SNELL
NEUROANATOMÍA CLÍNICA

8.ª EDICIÓN

EN MEMORIA DE:

Richard S. Snell, MRCS, LRCP, MB, MD, PhD
1925-2015

Anatomía clínica por regiones
Anatomía clínica por sistemas
Neuroanatomía clínica

SNELL
NEUROANATOMÍA CLÍNICA

8.ª EDICIÓN

RYAN SPLITTGERBER, PhD

Associate Professor, Department of Surgery
Vanderbilt University Medical Center
Office of Health Sciences Education
Vanderbilt University School of Medicine
Nashville, Tennessee

Formerly CQuence Distinguished Professor
Assistant Dean
College of Allied Health Professions
University of Nebraska Medical Center
Omaha, Nebraska

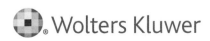. Wolters Kluwer

Philadelphia · Baltimore · New York · London
Buenos Aires · Hong Kong · Sydney · Tokyo

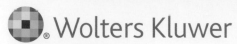

Av. Carrilet, 3, 9.ª planta, Edificio D - Ciutat de la Justícia
08902 L'Hospitalet de Llobregat, Barcelona (España)
Tel.: 93 344 47 18 Fax: 93 344 47 16 e-mail: consultas@wolterskluwer.com

Revisión científica
Dr. Alberto Manuel Ángeles Castellanos
Doctor en Ciencias. Jefe del Depto. de Anatomía, Facultad de Medicina, Universidad Nacional Autónoma de México (UNAM), México
Dr. Francisco Raúl Barroso Villafuerte
Coordinador de Ciclos Básicos, Facultad de Ciencias de la Salud, Universidad Anáhuac México Norte, México
Dra. María Griselda Fernández Acosta
Jefe de Departamento de Anatomía, Facultad de Medicina, Universidad Autónoma de Guadalajara, México
Dr. Alino Martínez-Marcos
Catedrático de Anatomía y Embriología Humana, Facultad de Medicina de Ciudad Real, Universidad de Castilla-La Mancha, España
Dr. William Humberto Ortiz Briceño
Responsable del programa de la Licenciatura de Médico General, Universidad Autónoma de Zacatecas, México
Dr. Ángel Luis Peña Melián
Profesor Titular, Depto. de Anatomía y Embriología, Facultad de Medicina, Universidad Complutense, España
Dr. Guillermo Adrián Rivera Cardona
Magíster en Ciencias Biomédicas. Profesor del Depto. de Ciencias Básicas de la Salud, Pontificia Universidad Javeriana Cali, Colombia
Dr. Gerardo Rivera Silva
Departamento de Ciencias Básicas, Escuela de Medicina, Universidad de Monterrey, México
Dr. René Rodríguez Vega
Médico Familiar. Coordinador del Depto. de Anatomía, Benemérita Universidad Autónoma de Puebla, México
Dr. Juan Ruiz Xicoténcatl
Doctorante en Ciencias de la Educación. Profesor e Investigador Titular A, Universidad Autónoma de Sinaloa, México
Dra. Ma. Guadalupe Treviño-Alanís
Coordinación de Anatomía Humana, División de Ciencias de la Salud, Universidad de Monterrey (UDEM), México
Dr. Antonio Soto Paulino
Presidende Ejecutivo de la Sociedad Mexicana de Anatomía, A.C. Profesor de Anatomía, Facultad de Medicina, UNAM, México

Traducción: **Joaquín Gabriel González Loyola, Gustavo Mezzano y Néstor Zumaya Cárdenas**

Dirección editorial: Carlos Mendoza
Editora de desarrollo: Núria Llavina
Gerente de mercadotecnia: Stephanie Manzo Kindlick
Cuidado de la edición: Doctores de Palabras
Diseño de portada: Jesús Esteban Mendoza
Impresión: C&C Offset Printing Co. Ltd. / Impreso en China

Se han adoptado las medidas oportunas para confirmar la exactitud de la información presentada y describir la práctica más aceptada. No obstante, los autores, los redactores y el editor no son responsables de los errores u omisiones del texto ni de las consecuencias que se deriven de la aplicación de la información que incluye, y no dan ninguna garantía, explícita o implícita, sobre la actualidad, integridad o exactitud del contenido de la publicación. Esta publicación contiene información general relacionada con tratamientos y asistencia médica que no debería utilizarse en pacientes individuales sin antes contar con el consejo de un profesional médico, ya que los tratamientos clínicos que se describen no pueden considerarse recomendaciones absolutas y universales.

El editor ha hecho todo lo posible para confirmar y respetar la procedencia del material que se reproduce en este libro y su copyright. En caso de error u omisión, se enmendará en cuanto sea posible. Algunos fármacos y productos sanitarios que se presentan en esta publicación sólo tienen la aprobación de la Food and Drug Administration (FDA) para uso limitado al ámbito experimental. Compete al profesional sanitario averiguar la situación de cada fármaco o producto sanitario que pretenda utilizar en su práctica clínica, por lo que aconsejamos consultar con las autoridades sanitarias competentes.

ISBN de la edición en español: 978-84-17602-10-9
Depósito legal: M-6206-2019
Edición en español de la obra original en lengua inglesa *Snell's clinical neuroanatomy*, 8.ª edición, editada por Ryan Splittgerber, publicada por Wolters Kluwer
Copyright © 2019 Wolters Kluwer

Two Commerce Square
2001 Market Street
Philadelphia, PA 19103
ISBN de la edición original: 978-14-96346-75-9

El camino ha sido largo y el coste elevado… pero nada grandioso se logra de forma fácil. Una larga historia, igual que una torre, debe construirse una piedra a la vez.

—Stephen King

A mi esposa, Brienne,
por brindarme más amor y apoyo de los que merezco.
A mis hijos, Carter y Caden,
por brindarme inspiración y humor, mucho humor.

A mis estudiantes,
que encuentren su torre.

Prefacio

Este libro contiene las bases neuroanatómicas necesarias para ejercer la medicina. Está pensado para estudiantes de medicina, odontología, enfermería y todos aquellos relacionados con la salud. También es útil para los residentes durante sus rotaciones.

Se ha hecho hincapié en la organización funcional del sistema nervioso, y en la forma en la que la lesión y la enfermedad pueden causar déficits neurológicos. **El volumen de información objetiva se ha limitado estrictamente a la que es importante desde el punto de vista clínico.**

Esta edición ya no cuenta con la autoría del fallecido Dr. Richard Snell, quien con sabiduría y dedicación creó las siete ediciones previas y estableció las bases para la octava. El contenido de cada capítulo se ha revisado y editado para ser más directo y conciso. Las figuras tradicionales se han actualizado para mejorar la claridad y brindar más información dentro de cada imagen. Se han actualizado con alta calidad las imágenes de resonancia magnética (RM) y microfotografías para contar con mayor detalle visual.

Cada capítulo muestra la relevancia de la neuroanatomía a través de un caso breve.

- **Caso clínico.** El texto empieza con un breve caso clínico que sirve para destacar la importancia de la neuroanatomía.
- **Objetivos del capítulo.** Aquí se mencionan los puntos más importantes que se deben aprender de cada capítulo.
- **Neuroanatomía básica.** En esta sección se ofrece información básica sobre las estructuras neuroanatómicas con importancia clínica. También se incluyen numerosas radiografías, tomografías computarizadas (TC), RM y tomografías por emisión de positrones (PET, *positron emission tomography*) normales, así como muchos diagramas representativos para animar a los estudiantes a pensar en términos de anatomía tridimensional, lo cual es muy importante en la interpretación de las imágenes de tomografía y RM.

- **Notas clínicas.** Esta sección se dedica a la aplicación práctica de características neuroanatómicas esenciales que aparecen en la práctica clínica. Se hace hincapié en las estructuras que encontrará el médico al diagnosticar y tratar a un paciente. También se ofrece la información necesaria para entender muchos procedimientos y técnicas, y se apuntan las "trampas" anatómicas con las que el médico se encuentra con frecuencia.
- **¡NUEVO! Conceptos clave.** Estas revisiones en viñetas cortas sirven para repasar temas e información clave al final de cada capítulo.
- **Solución de problemas clínicos.** En esta sección se ofrecen al estudiante muchos ejemplos de situaciones clínicas en las que es necesario conocer la neuroanatomía para resolver casos clínicos y para establecer el tratamiento; las soluciones de los casos se encuentran al final del capítulo.
- **Preguntas de revisión.** El objetivo de las preguntas es triple: centrar la atención en áreas de importancia, permitir a los estudiantes evaluar sus puntos débiles y ofrecer un tipo de autoevaluación cuando las preguntas se responden en condiciones de examen. Algunas de las preguntas se centran en un caso clínico que requiere una respuesta neuroanatómica. Las soluciones del caso se encuentran al final de cada capítulo.

Además de todo el texto del libro, está disponible una **prueba de repaso interactiva** en línea con más de 450 preguntas.

El libro está profusamente ilustrado. La mayoría de las figuras son sencillas y en color. Al igual que en la edición anterior, antes del texto se incluye un **Atlas en color** del encéfalo disecado. Este grupo de láminas en color, pequeño pero importante, permite al lector relacionar rápidamente una parte concreta del encéfalo con todo el órgano.

R.S.
R.S.S.

Agradecimientos

Desde la primera edición de *Neuroanatomía clínica*, publicada en 1980, numerosas personas han brindado su experiencia y deben ser reconocidas por sus contribuciones. En primer lugar, y de manera especial, gracias a Richard S. Snell, en cuyos hombros nos paramos para mejorar nuestro propio progreso intelectual.

Las siguientes personas han realizado contribuciones valiosas a lo largo de esta publicación y las ediciones anteriores, por lo que se les reconoce con mucho agradecimiento: N. Cauna, L. Clerk, D. O. Davis, H. Dey, M. Feldman, T. M. J. Fitzgerald, I. Grunther, J. M. Kerns, T. McCarthy, A. Peters, G. Sze y L. Wener.

OCTAVA EDICIÓN

Estoy en una enorme deuda con el personal de Wolters Kluwer, incluyendo a Crystal Taylor, quien me llamó y me proporcionó esta increíble oportunidad, así como a Andrea Vosburgh, editora de desarrollo, y a John Larkin, coordinador editorial. Gracias a la editora de desarrollo Kelly Horvath, quien me brindó una orientación invaluable y tuvo paciencia durante todo el proceso.

También se agradece a SPi Global por la brillante actualización de las imágenes y mejorar la personalidad de esta publicación.

Personalmente, agradezco a Stephanie Vas, directora del programa de resonancia magnética en el University of Nebraska Medical Center, quien produjo imágenes de resonancia magnética excepcionales para esta edición.

Deseo expresar mi gratitud a mis estudiantes, colegas y mentores por su motivación y sabiduría, en especial a Sabra Peetz, Art Dalley, Cathy Pettepher, Lillian Nanney y Kyle Meyer.

R.S.

Contenido

SNELL
NEUROANATOMÍA CLÍNICA

8.ª EDICIÓN

Atlas en color del encéfalo

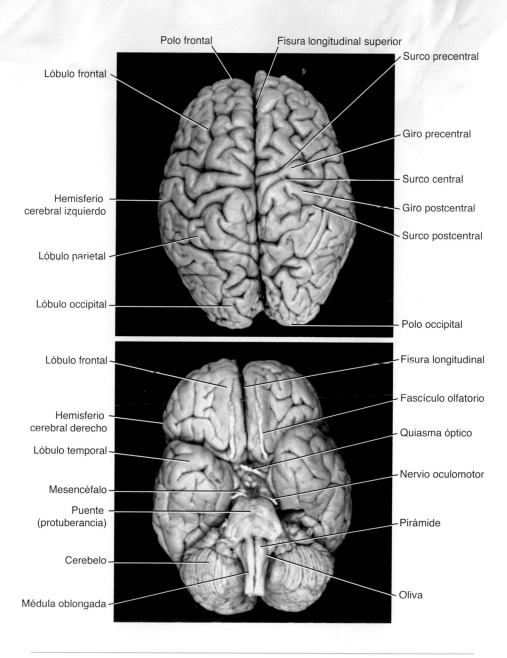

Polo frontal

Fisura longitudinal superior

Surco precentral

Lóbulo frontal

Giro precentral

Surco central

Hemisferio cerebral izquierdo

Giro postcentral

Surco postcentral

Lóbulo parietal

Lóbulo occipital

Polo occipital

Lóbulo frontal

Fisura longitudinal

Fascículo olfatorio

Hemisferio cerebral derecho

Quiasma óptico

Lóbulo temporal

Mesencéfalo

Nervio oculomotor

Puente (protuberancia)

Pirámide

Cerebelo

Médula oblongada

Oliva

Figura AC-1 **Arriba.** Vista superior del encéfalo. **Abajo.** Vista inferior del encéfalo.

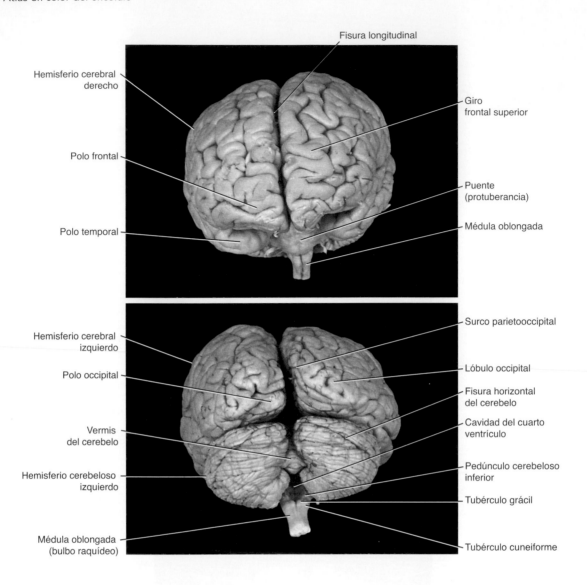

Figura AC-2   **Arriba.** Vista anterior del encéfalo. **Abajo.** Vista posterior del encéfalo.

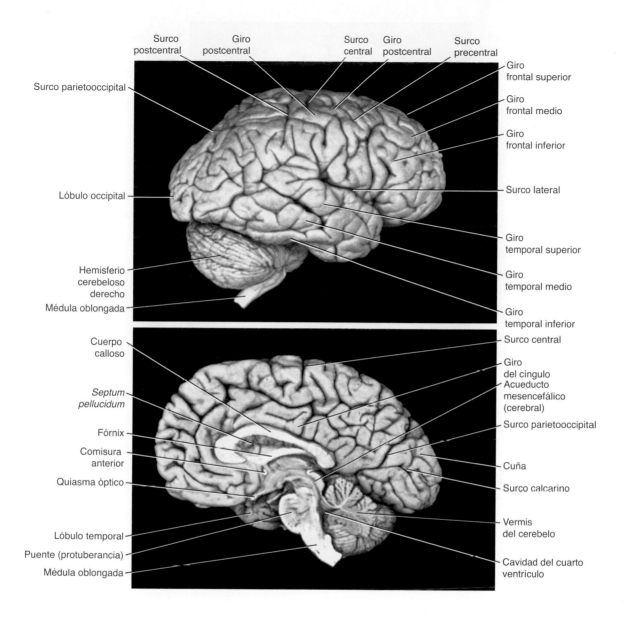

Figura AC-3   **Arriba.** Vista lateral derecha del encéfalo. **Abajo.** Vista medial del lado derecho del encéfalo después de haber realizado un corte sagital medio.

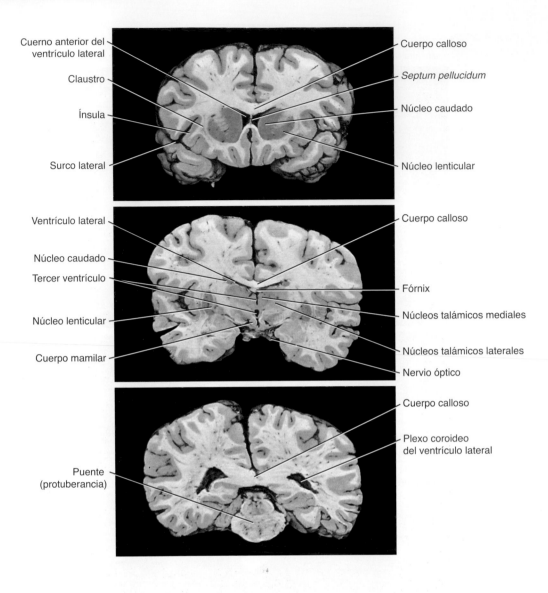

Cuerno anterior del ventrículo lateral

Claustro

Ínsula

Surco lateral

Cuerpo calloso

Septum pellucidum

Núcleo caudado

Núcleo lenticular

Ventrículo lateral

Núcleo caudado

Tercer ventrículo

Núcleo lenticular

Cuerpo mamilar

Cuerpo calloso

Fórnix

Núcleos talámicos mediales

Núcleos talámicos laterales

Nervio óptico

Puente (protuberancia)

Cuerpo calloso

Plexo coroideo del ventrículo lateral

Figura AC-4   Cortes coronales del encéfalo que pasan a través del fascículo anterior del ventrículo lateral (*arriba*), cuerpos mamilares (*centro*) y puente (*abajo*).

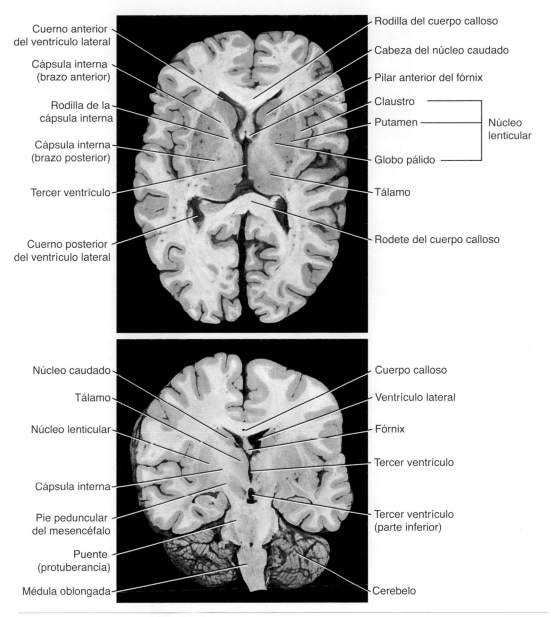

Figura AC-5 **Arriba.** Corte horizontal del cerebro que muestra el núcleo lenticular, el núcleo caudado, el tálamo y la cápsula interna. **Abajo.** Corte coronal oblicuo del encéfalo.

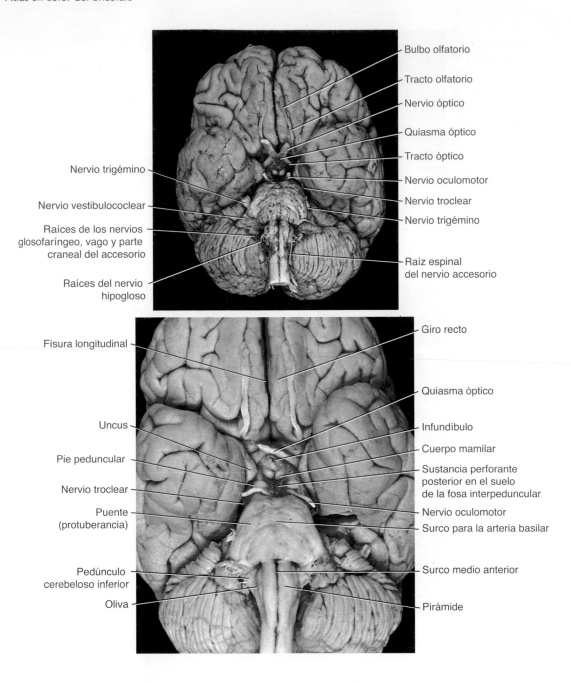

Figura AC-6   **Arriba.** Vista inferior del encéfalo que muestra los nervios craneales. No se ven los nervios *abducens* y facial. **Abajo.** Vista inferior agrandada de la parte central del encéfalo.

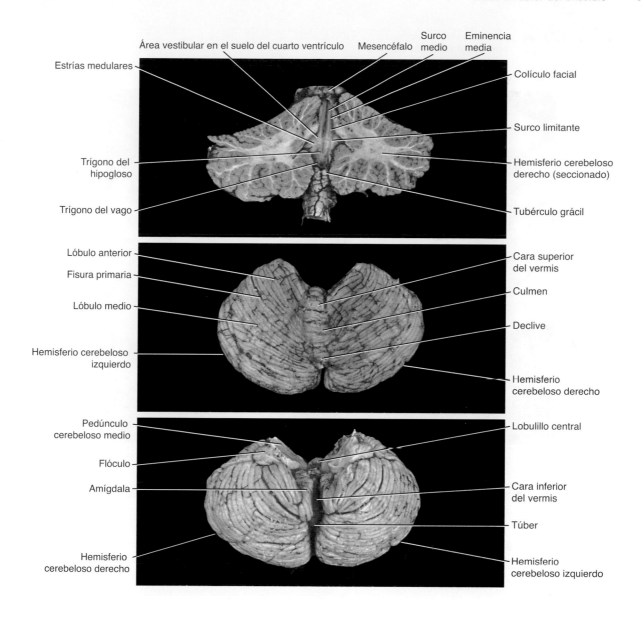

Figura AC-7   Arriba. Vista posterior del tronco del encéfalo. La mayor parte del cerebelo ha sido retirada para exponer el piso del cuarto ventrículo. **Centro.** Vista superior del cerebelo que muestra el vermis y los hemisferios cerebelosos derecho e izquierdo. **Abajo.** Vista inferior del cerebelo que muestra el vermis y los hemisferios cerebelosos derecho e izquierdo.

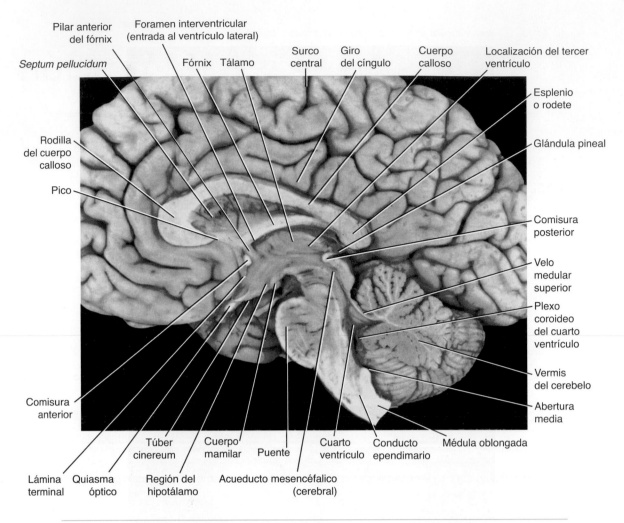

Figura AC-8   Vista medial ampliada del lado derecho del encéfalo después de un corte sagital que muestra la continuidad del conducto ependimario, cuarto ventrículo, acueducto mesencefálico (cerebral) y el tercer ventrículo y la entrada al ventrículo lateral a través del foramen interventricular.

1 Introducción y organización del sistema nervioso

OBJETIVOS DEL CAPÍTULO

- Explicar la organización básica de las principales estructuras que forman el sistema nervioso.

- Obtener una apreciación tridimensional de las partes del encéfalo y de sus posiciones respectivas.

Un estudiante de 23 años de edad iba conduciendo a su casa procedente de una fiesta y se estrelló con el auto frontalmente contra un árbol. En la exploración en el servicio de urgencias del hospital local se pudo apreciar que tenía una fractura con luxación de la séptima vértebra torácica, con signos y síntomas de lesión grave de la médula espinal. Después se observó que tenía parálisis de la pierna izquierda. Las pruebas de sensibilidad cutánea mostraron una banda de hiperestesia (aumento de la sensibilidad) que se extendía alrededor de la pared abdominal en el lado izquierdo a nivel del ombligo. Inmediatamente por debajo tenía una banda estrecha de anestesia y de analgesia. En el lado derecho, presentaba analgesia y termoanestesia totales y pérdida parcial de la sensibilidad al tacto en la piel de la pared abdominal por debajo del ombligo y que afectaba también toda la pierna derecha.

Con conocimiento de la anatomía, un médico sabe que una fractura con luxación de la séptima vértebra torácica puede producir un importante daño del décimo segmento torácico de la médula espinal. Debido al pequeño tamaño del foramen vertebral en las vértebras torácicas, una lesión como esta produce inevitablemente daño en la médula espinal. El conocimiento de los niveles vertebrales de los diversos segmentos de la médula espinal permite al médico determinar los déficits neurológicos probables. Las pérdidas sensitivas y motoras desiguales en ambos lados indican una hemisección izquierda de la médula. La banda de anestesia y analgesia era causada por la destrucción de la médula en el lado izquierdo

a nivel del décimo segmento torácico; todas las fibras nerviosas aferentes que se introducen en la médula en este punto estaban interrumpidas. La pérdida de la sensibilidad dolorosa y térmica y la pérdida de la sensación al tacto ligero por debajo del nivel del ombligo en el lado derecho eran causadas por la interrupción de los tractos espinotalámicos lateral y anterior en el lado izquierdo de la médula.

Para comprender lo que le ha pasado a este paciente, se debe entender la relación entre la médula espinal y la columna vertebral que la rodea. Los diferentes déficits neurológicos se comprenderán con mayor facilidad después de que el lector haya aprendido cómo las vías nerviosas tienen un trayecto hacia arriba y hacia abajo por la médula espinal. Esta información se analiza en el capítulo 4.

El sistema nervioso central (SNC) y el sistema endocrino controlan las funciones del cuerpo. El SNC está compuesto básicamente por células especializadas, cuya función es recibir los estímulos sensitivos y transmitirlos a los órganos efectores, ya sean musculares o glandulares. Los estímulos sensitivos que se originan en el exterior o en el interior del cuerpo se asocian en el SNC, y los diferentes impulsos son coordinados de modo que los órganos efectores trabajen juntos armoniosamente para el bienestar de la persona. Además, el sistema nervioso de las especies superiores puede almacenar información sensitiva recibida durante las experiencias pasadas. Esta información, cuando corresponde, se integra con otros impulsos nerviosos y se canaliza hacia la vía eferente común.

SISTEMA NERVIOSO CENTRAL Y PERIFÉRICO

Como se muestra en la figura 1-1, con fines descriptivos, el sistema nervioso se divide en dos partes principales: el **sistema nervioso central** (**SNC**), que se compone por el encéfalo y la médula espinal, y el **sistema nervioso periférico** (**SNP**), que consiste en los nervios craneales y los nervios espinales, así como de sus ganglios asociados.

En el SNC, el encéfalo y la médula espinal son los principales centros en los que se produce la correlación y la integración de la información nerviosa. Tanto el encéfalo como la médula espinal se hallan cubiertos por un sistema de membranas (las **meninges**) y están suspendidos en el **líquido cerebroespinal** (**LCE**). Las meninges están además protegidas por los huesos del cráneo y la columna vertebral (fig. 1-2).

El SNC se compone de un gran número de **neuronas**, que son células nerviosas excitables, y sus prolongaciones, llamadas

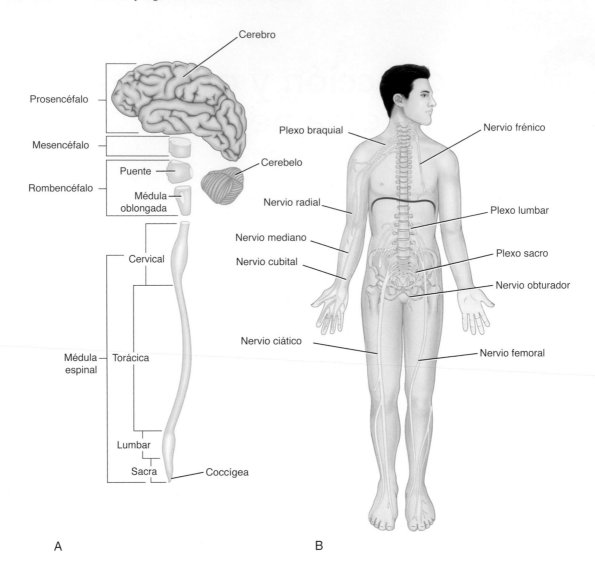

Figura 1-1 A. Divisiones principales del sistema nervioso central. **B.** Partes del sistema nervioso periférico (se han omitido los nervios craneales).

axones o *fibras nerviosas*. Las neuronas son sostenidas por un tejido especializado denominado *neuroglía* (fig. 1-3).

El interior del sistema nervioso central está organizado en la **sustancia gris** y la **sustancia blanca**. La primera, de color gris, está formada por células nerviosas rodeadas por neuroglía. La segunda está formada por fibras nerviosas rodeadas por neuroglía y es de color blanco debido a la presencia de material lipídico en las vainas de mielina de las fibras nerviosas.

En el SNP, los nervios craneales y espinales, formados por fascículos de fibras nerviosas (o axones), conducen información desde y hasta el SNC. Aunque los nervios están rodeados por vainas fibrosas a medida que se dirigen hacia las diferentes partes del cuerpo, se hallan relativamente desprotegidos y son dañados con frecuencia por traumatismos.

Sistema nervioso autónomo

El sistema nervioso autónomo (SNA), o vegetativo, es la parte del sistema nervioso central que inerva las estructuras invo-luntarias, como son el corazón, el músculo liso y las glándulas. Se distribuye por todo el sistema nervioso central y el periférico y se divide en dos partes, el sistema nervioso **simpático** y el sistema nervioso **parasimpático**, y ambos contienen fibras nerviosas aferentes y eferentes. Las actividades de la parte simpática del sistema nervioso autónomo preparan al cuerpo para una emergencia, mientras que las de la parte parasimpática tienen como objetivo la conservación y la res-tauración de energía.

PRINCIPALES DIVISIONES DEL SISTEMA NERVIOSO CENTRAL

Antes de proceder a una descripción detallada de la médula espinal y del encéfalo, es esencial comprender las principales características de estas estructuras y sus relaciones entre sí (tabla 1-1).

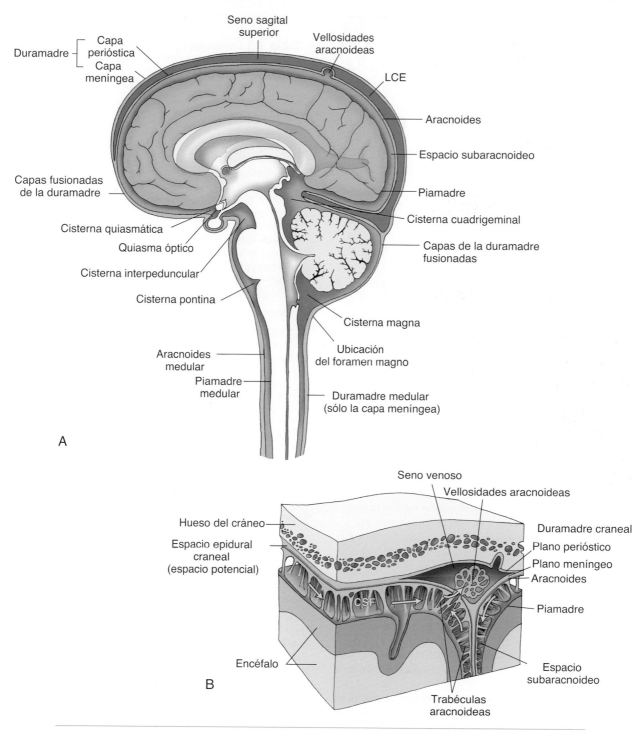

Figura 1-2   **A.** La cubierta protectora de la médula espinal, las meninges, está formada por duramadre, aracnoides y piamadre. El espacio entre las membranas aracnoidea y piamadre se llama *espacio subaracnoideo* y contiene líquido cerebroespinal (LCE). El espacio subaracnoideo es mayor en la cisterna magna y la cisterna quiasmática. **B.** En el cráneo, la duramadre está formada por las capas perióstica y meníngea fusionadas que se separan para formar senos durales. La aracnoides se proyecta en los senos venosos durales para drenar el LCE del espacio subaracnoideo (tomado de: Siegel, A., & Sapru, H. N. [2015]. *Essential neuroscience* [3rd ed.]. Baltimore, MD: Wolters Kluwer).

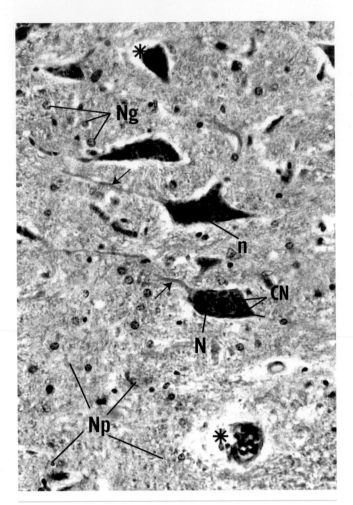

Figura 1-3 Microfotografía de varias células nerviosas grandes con neuroglía circundante. CN, cuerpos nucleares; N, Neurona; n, núcleo; Ng, neuroglía; Np, neuropilo; *flechas*, neuritas (tomado de: Gartner, L. P. [2017]. *Color atlas and text of histology* [7th ed.]. Baltimore, MD: Wolters Kluwer).

<table>
<tr><td colspan="2">Tabla 1-1 Divisiones principales de los sistemas nerviosos central y periférico</td></tr>
</table>

Tabla 1-1 Divisiones principales de los sistemas nerviosos central y periférico

Sistema nervioso central

Encéfalo
   Prosencéfalo
  Cerebro
  Diencéfalo (cerebro medio)
   Mesencéfalo
   Rombencéfalo
  Médula oblongada (bulbo raquídeo)
  Puente (protuberancia)
  Cerebelo
Médula espinal
   Segmentos cervicales
   Segmentos torácicos
   Segmentos lumbares
   Segmentos sacros
   Segmentos coccígeos

Sistema nervioso periférico

Nervios craneales y sus ganglios: 12 pares que salen del cráneo a través de los forámenes.
Nervios espinales o raquídeos y sus ganglios: 31 pares que salen de la columna vertebral a través de los forámenes intervertebrales.
   8 cervicales
   12 torácicos
   5 lumbares
   5 sacros
   1 coccígeo

Médula espinal

La médula espinal está situada dentro del **conducto vertebral** y está rodeada por tres meninges (figs. 1-4 y 1-5): la **duramadre,** la **aracnoides** y la **piamadre.** El **LCE** proporciona una mayor protección, ya que rodea a la médula espinal en el **espacio subaracnoideo.**

Se puede considerar que la médula espinal es cilíndrica y comienza a nivel del foramen magno del cráneo, donde se continúa con la **médula oblongada (bulbo raquídeo)** en el encéfalo. Termina en dirección inferior en la región lumbar. Por debajo, la médula espinal se vuelve más delgada en el **cono medular,** desde cuya punta desciende una prolongación de la piamadre, el **filamento terminal (*filum terminale*)** hasta fijarse en la parte posterior del cóccix (*véase* fig. 1-4B).

A lo largo de toda la médula espinal salen 31 pares de nervios espinales (raquídeos) por las **raíces anteriores motoras** y las **raíces posteriores sensitivas** (fig. 1-6; *véase también* fig. 1-5). Cada raíz está unida a la médula por una serie de fibras radiculares, que se extienden a lo largo del correspondiente segmento de la médula. Cada raíz nerviosa poste-

rior tiene un **ganglio espinal**, cuyas células dan nacimiento a fibras nerviosas periféricas y centrales.

Estructura de la médula espinal

La médula espinal está compuesta por un núcleo central de **sustancia gris** rodeado por una cubierta periférica de **sustancia blanca**. La sustancia gris se ve en la sección transversal como un pilar en forma de "H" con **cuernos anteriores** y **posteriores**, unidos por una fina **comisura gris** que contiene un pequeño **conducto central (ependimario)**. Con fines descriptivos, la sustancia blanca puede ser dividida en los **cordones blancos anterior**, **lateral** y **posterior** (*véase* fig. 1-6).

Encéfalo

El encéfalo (fig. 1-7) está situado en la cavidad craneal y se continúa con la médula espinal a través del foramen occipital (*véase* fig. 1-5A). Como muestra la figura 1-2, está rodeado por la **duramadre**, la **aracnoides** y la **piamadre**. Las tres meninges se continúan con las meninges correspondientes de la médula espinal. El líquido cerebroespinal rodea el encéfalo en el espacio subaracnoideo.

El encéfalo se divide convencionalmente en tres regiones principales: el **rombencéfalo**, el **mesencéfalo** y el **prosencéfalo** en orden ascendente desde la médula espinal (*véase* fig. 1-1A). El **tronco encefálico** (un término colectivo para la médula oblongada, el puente [protuberancia] y el mesen-

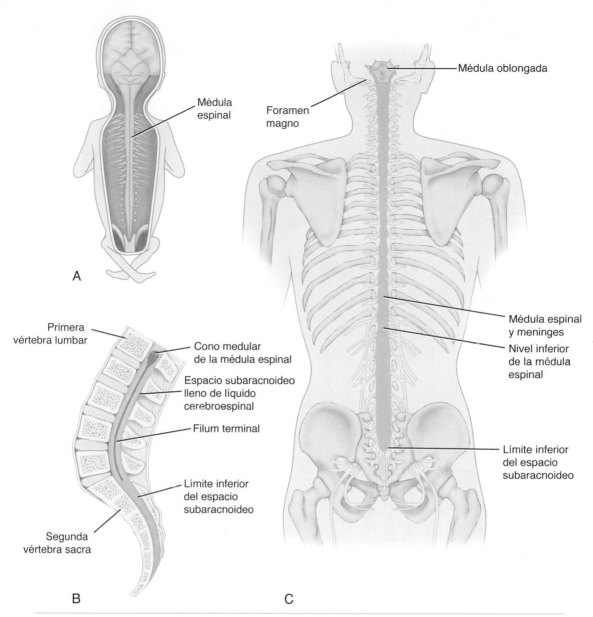

A

Médula
espinal

Foramen
magno

Médula oblongada

Médula espinal
y meninges

Nivel inferior
de la médula
espinal

Límite inferior
del espacio
subaracnoideo

Primera
vértebra lumbar

Cono medular
de la médula espinal

Espacio subaracnoideo
lleno de líquido
cerebroespinal

Filum terminal

Límite inferior
del espacio
subaracnoideo

Segunda
vértebra sacra

B   C

Figura 1-4   **A.** Feto con el encéfalo y la médula espinal expuestos en la superficie posterior. Obsérvese que la médula espinal se extiende a lo largo de toda la columna vertebral. **B.** Sección sagital de la columna vertebral en un adulto que muestra la médula espinal que termina por debajo a nivel del borde inferior de la primera vértebra lumbar. **C.** Médula espinal del adulto y meninges que la recubren que muestran la relación con las estructuras circundantes.

céfalo) es lo que queda después de que se retiran los hemisferios cerebrales y el cerebelo (*véase* más abajo).

Rombencéfalo

El rombencéfalo incluye la **médula oblongada**, el **puente** y el **cerebelo**.

Médula oblongada (bulbo raquídeo)

La médula oblongada tiene forma cónica y conecta el puente por arriba con la médula espinal por debajo (fig. 1-8). Contiene muchas colecciones de neuronas, denominadas ***núcleos***,

y sirve como conducto para las fibras nerviosas ascendentes y descendentes.

Puente (protuberancia)

El puente está situado en la superficie anterior del cerebelo, por debajo del mesencéfalo y por encima de la médula oblongada (fig. 1-9; *véase también* fig. 1-8). El nombre *puente* deriva del gran número de fibras transversales en su cara anterior que conectan los dos hemisferios cerebelosos. Contiene también muchos núcleos y fibras nerviosas ascendentes y descendentes.

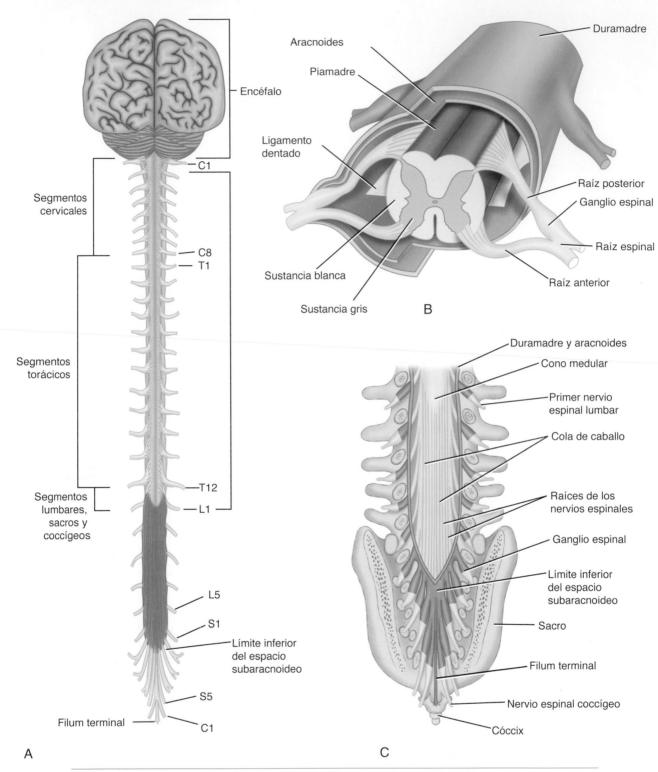

Figura 1-5   A. Encéfalo, médula espinal, raíces nerviosas espinales y nervios espinales tal como se ven en la cara posterior. **B.** Sección transversal a través de la región torácica de la médula espinal que muestra las raíces anterior y posterior de un nervio espinal y las meninges. **C.** Vista posterior del extremo inferior de la médula espinal y cola de caballo que muestra sus relaciones con las vértebras lumbares, sacro y cóccix.

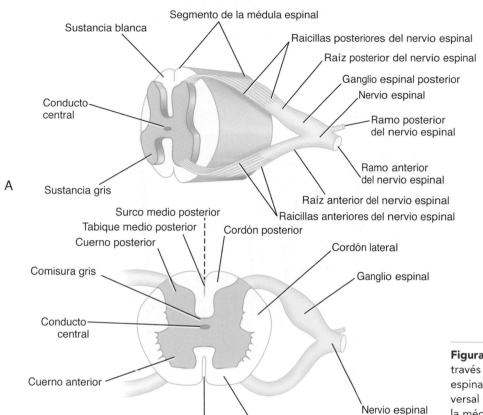

Sustancia blanca

Segmento de la médula espinal

Raicillas posteriores del nervio espinal

Raíz posterior del nervio espinal

Ganglio espinal posterior

Nervio espinal

Conducto central

Ramo posterior del nervio espinal

Ramo anterior del nervio espinal

A

Sustancia gris

Raíz anterior del nervio espinal

Raicillas anteriores del nervio espinal

Surco medio posterior

Tabique medio posterior

Cuerno posterior

Cordón posterior

Cordón lateral

Comisura gris

Ganglio espinal

Conducto central

Cuerno anterior

Nervio espinal

B

Fisura media anterior

Cordón anterior

Figura 1-6 **A.** Sección transversal a través de la parte lumbar de la médula espinal; vista oblicua. **B.** Sección transversal a través de la parte lumbar de la médula espinal, vista frontal, que muestra las raíces anterior y posterior de un nervio espinal.

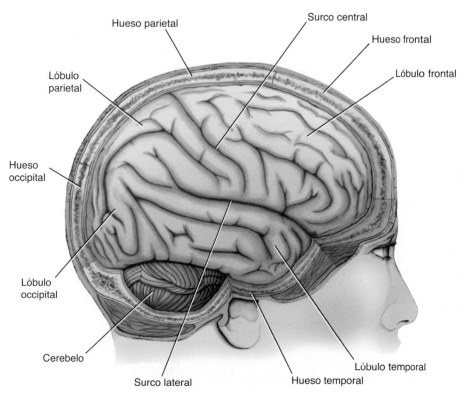

Hueso parietal

Surco central

Hueso frontal

Lóbulo parietal

Lóbulo frontal

Hueso occipital

Lóbulo occipital

Cerebelo

Lóbulo temporal

Surco lateral

Hueso temporal

Figura 1-7 Vista lateral del encéfalo dentro de la cavidad craneal.

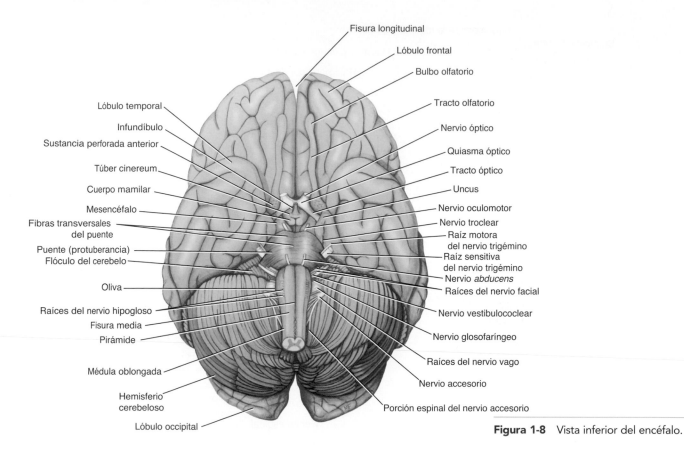

Fisura longitudinal

Lóbulo frontal

Bulbo olfatorio

Tracto olfatorio

Nervio óptico

Quiasma óptico

Tracto óptico

Uncus

Nervio oculomotor

Nervio troclear

Raíz motora del nervio trigémino

Raíz sensitiva del nervio trigémino

Nervio *abducens*

Raíces del nervio facial

Nervio vestibulococlear

Nervio glosofaríngeo

Raíces del nervio vago

Nervio accesorio

Porción espinal del nervio accesorio

Lóbulo temporal

Infundíbulo

Sustancia perforada anterior

Túber cinereum

Cuerpo mamilar

Mesencéfalo

Fibras transversales del puente

Puente (protuberancia)

Flóculo del cerebelo

Oliva

Raíces del nervio hipogloso

Fisura media

Pirámide

Médula oblongada

Hemisferio cerebeloso

Lóbulo occipital

Figura 1-8   Vista inferior del encéfalo.

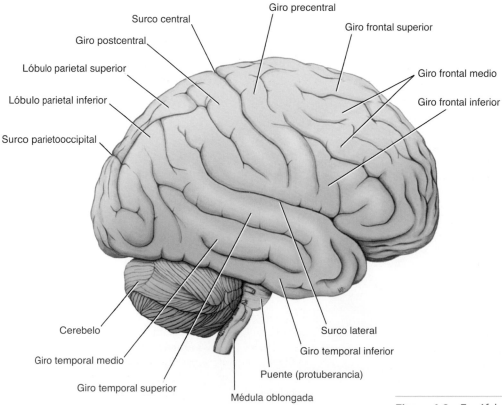

Giro precentral

Surco central

Giro frontal superior

Giro postcentral

Lóbulo parietal superior

Giro frontal medio

Lóbulo parietal inferior

Giro frontal inferior

Surco parietooccipital

Cerebelo

Giro temporal medio

Giro temporal superior

Médula oblongada

Puente (protuberancia)

Giro temporal inferior

Surco lateral

Figura 1-9   Encéfalo visto desde la cara lateral derecha.

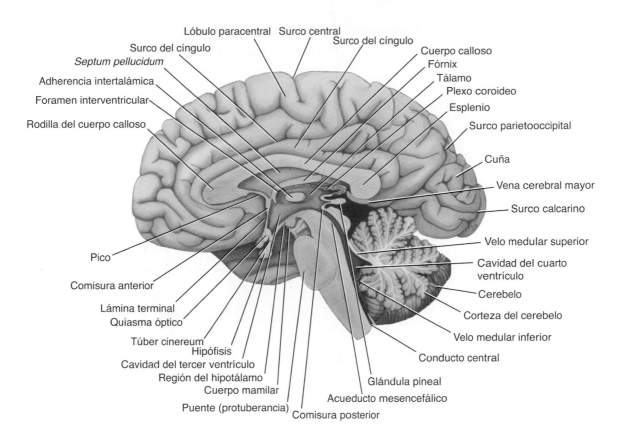

Figura 1-10   Sección sagital mediana del encéfalo que muestra el tercer ventrículo, el acueducto mesencefálico (cerebral) y el cuarto ventrículo.

Cerebelo

El cerebelo está situado en la fosa craneal posterior (*véanse* figs. 1-7 a 1-9), detrás del puente y la médula oblongada. Está formado por dos hemisferios colocados de forma lateral y conectados por una porción media, el **vermis**. El cerebelo está conectado con el mesencéfalo por los **pedúnculos cerebelosos superiores**, con el puente por los **pedúnculos cerebelosos medios**, y con la médula oblongada por los **pedúnculos cerebelosos inferiores** (*véase* fig. 6-9). Los pedúnculos están compuestos por grandes fascículos de fibras nerviosas que conectan el cerebelo con el resto del sistema nervioso.

La capa superficial de cada hemisferio cerebeloso recibe la denominación de *corteza* y está compuesto por sustancia gris (fig. 1-10). La corteza cerebelosa está moldeada en pliegues, o folias, separados por unas fisuras transversales muy próximas entre sí. En el interior del cerebelo se encuentran ciertas masas de sustancia gris, incluidas en la sustancia blanca; la mayor de ellas se conoce como *núcleo dentado* (*véase* fig. 6-7).

La médula oblongada, el puente y el cerebelo rodean una cavidad rellena de líquido cerebroespinal, denominada *cuarto ventrículo*. Éste se conecta por encima con el tercer ventrículo a través del **acueducto mesencefálico (cerebral)**; por debajo se continúa con el conducto central (del epéndimo) de la médula espinal (fig. 1-11). Se comunica con el espacio subaracnoideo a través de tres aberturas en la parte inferior del tectum. A través de estas aberturas, el LCE dentro del SNC puede penetrar en el espacio subaracnoideo.

Mesencéfalo

El mesencéfalo es la parte estrecha del encéfalo que conecta el prosencéfalo con el rombencéfalo (*véanse* figs. 1-1A y 1-10). La cavidad estrecha del mesencéfalo es el **acueducto mesencefálico**, que conecta el tercer y cuarto ventrículos. El mesencéfalo contiene muchos núcleos y fascículos de fibras nerviosas ascendentes y descendentes.

Prosencéfalo

El prosencéfalo se encuentra compuesto por el **diencéfalo** (cerebro medio), que es la parte central del prosencéfalo, y el **telencéfalo**.

Diencéfalo

El diencéfalo está casi completamente oculto por la superficie del encéfalo. Está formado por el **tálamo** superiormente y el **hipotálamo** inferiormente (*véase* fig. 1-10). El tálamo es una gran masa de forma ovoide de sustancia gris situada a ambos lados del tercer ventrículo. La parte más anterior del tálamo forma el límite posterior del **foramen interventricular**, la abertura entre el tercer ventrículo y los ventrículos laterales.

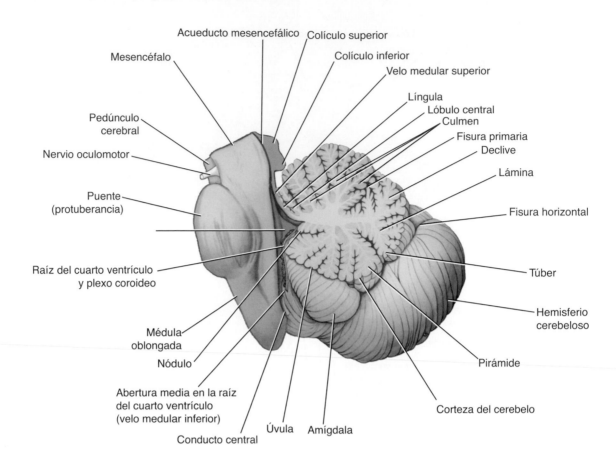

Figura 1-11 Sección sagital a través del tronco encefálico y del cerebelo.

El hipotálamo forma la parte inferior de la pared lateral y del piso del tercer ventrículo.

Cerebro

El cerebro, la mayor parte del encéfalo, está formado por dos hemisferios cerebrales, que se conectan a través de una masa de sustancia blanca llamada ***cuerpo calloso*** (*véanse* figs. 1-9 y 1-10). Cada hemisferio se extiende desde el hueso frontal al occipital en el cráneo, por encima de las fosas craneales anterior y media; por detrás, el cerebro se apoya en la tienda del cerebelo (*véase* fig. 15-3). Los hemisferios están separados por una profunda hendidura, la **fisura longitudinal**, en la que se proyecta la **falce** (**hoz**) **del cerebro** (*véase* fig. 15-1).

La capa superficial de cada hemisferio, la **corteza cerebral**, está compuesta por sustancia gris. La corteza cerebral forma pliegues (**giros** o **circunvoluciones**) separados por fisuras, o **surcos** (*véase* fig. 1-9). Esta disposición aumenta mucho el área superficial de la corteza. Un número importante de los grandes surcos son utilizados de manera práctica para subdividir la superficie de cada hemisferio en **lóbulos**, que se nombran de acuerdo con los huesos del cráneo debajo de los que se encuentran.

Dentro del hemisferio hay un núcleo de sustancia blanca que contiene varias masas de gran tamaño de sustancia gris, los **núcleos basales**. Una colección en forma de abanico de fibras nerviosas, denominada ***corona radiada*** (fig. 1-12), se introduce en la sustancia blanca hasta y desde la corteza cerebral en el tronco encefálico. La corona radiada converge en los núcleos basales y pasa entre ellos como la **cápsula interna**. El núcleo en forma de cola situado en la cara medial de la cápsula interna es el **núcleo caudado** (fig. 1-13), y el núcleo en forma de lente en la cara lateral de la cápsula interna es el **núcleo lenticular**.

La cavidad presente en cada hemisferio cerebral se conoce como ***ventrículo lateral*** (*véanse* figs. 16-2 y 16-3). Los ventrículos laterales se comunican con el tercer ventrículo a través de los **forámenes interventriculares**.

Durante el proceso de desarrollo, el cerebro se agranda considerablemente y sobresale por encima del diencéfalo, el mesencéfalo y el rombencéfalo.

Estructura del encéfalo

A diferencia de la médula espinal, el encéfalo está compuesto por un núcleo interno de sustancia blanca que está rodeado por una cubierta externa de sustancia gris. Sin embargo, tal como se ha mencionado antes, ciertas masas importantes de sustancia gris se hallan situadas en lo profundo de la sustancia blanca: los núcleos cerebelosos grises en el cerebelo y los núcleos talámicos, caudados y lenticulares grises en el cerebro.

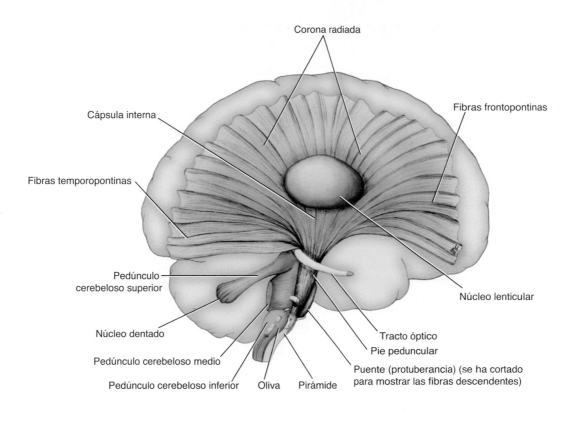

Corona radiada

Cápsula interna

Fibras frontopontinas

Fibras temporopontinas

Pedúnculo cerebeloso superior

Núcleo dentado

Pedúnculo cerebeloso medio

Pedúnculo cerebeloso inferior   Oliva   Pirámide

Núcleo lenticular

Tracto óptico

Pie peduncular

Puente (protuberancia) (se ha cortado para mostrar las fibras descendentes)

Figura 1-12   Vista lateral derecha que muestra la continuidad de la corona radiada, la cápsula interna y el pie peduncular de los pedúnculos cerebrales. Obsérvese la posición del núcleo lenticular por fuera de la cápsula interna.

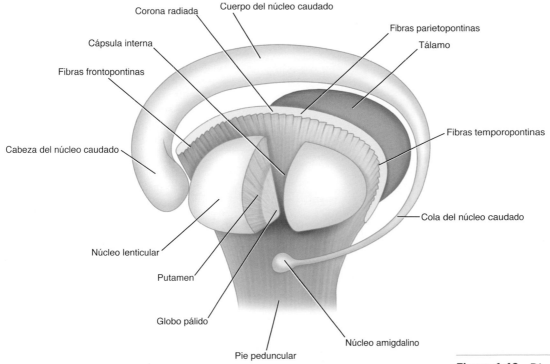

Corona radiada   Cuerpo del núcleo caudado

Cápsula interna

Fibras frontopontinas

Fibras parietopontinas

Tálamo

Cabeza del núcleo caudado

Fibras temporopontinas

Cola del núcleo caudado

Núcleo lenticular

Putamen

Globo pálido

Núcleo amigdalino

Pie peduncular

Figura 1-13   Diagrama que muestra la relación entre el núcleo lenticular, el núcleo caudado, el tálamo y la cápsula interna, vistas desde el lado izquierdo.

PRINCIPALES DIVISIONES DEL SISTEMA NERVIOSO PERIFÉRICO

El SNP está formado por los nervios craneales y espinales y por los ganglios asociados.

Nervios craneales y espinales

Los nervios craneales y espinales (raquídeos) están compuestos por fascículos de fibras nerviosas sostenidas por tejido conjuntivo.

Los 12 pares de **nervios craneales** (*véase* fig. 1-8) salen del encéfalo a través de forámenes en el cráneo. Los 31 pares de **nervios espinales** (*véase* fig. 1-5) salen de la médula espinal y atraviesan los forámenes intervertebrales en la columna vertebral. Los nervios espinales se asocian con las regiones de la médula espinal: 8 **cervicales**, 12 **torácicos**, 5 **lumbares**, 5 **sacros** y 1 **coccígeo**. Obsérvese que hay ocho nervios cervicales y sólo siete vértebras cervicales, y que hay un nervio coccígeo y cuatro vértebras coccígeas.

Cada nervio espinal está conectado con la médula espinal a través de dos raíces: la anterior y la posterior (*véase* fig. 1-5B). La **raíz anterior** está formada por fascículos de fibras nerviosas que transportan los impulsos nerviosos *fuera* del SNC (**fibras eferentes**). Aquellas que van a los músculos esqueléticos y hacen que se contraigan son las **fibras motoras**. Sus células de origen se hallan situadas en el cuerno anterior de sustancia gris de la médula espinal.

La **raíz posterior** está formada por fascículos de **fibras aferentes** que llevan los impulsos *hacia* el SNC. Como estas fibras llevan la información sobre las sensaciones de tacto, dolor, temperatura y vibración, reciben la denominación de *fibras sensitivas*. Los cuerpos celulares de estas fibras nerviosas se encuentran en un abultamiento de la raíz posterior llamado *ganglio de la raíz posterior*.

Las raíces de los nervios espinales salen de la médula espinal a nivel de sus respectivos forámenes intervertebrales, en donde se unen para formar un **nervio espinal** (fig. 1-14). Aquí, las fibras motoras y sensitivas se unen; en consecuencia, un nervio espinal está formado por fibras motoras y sensitivas.

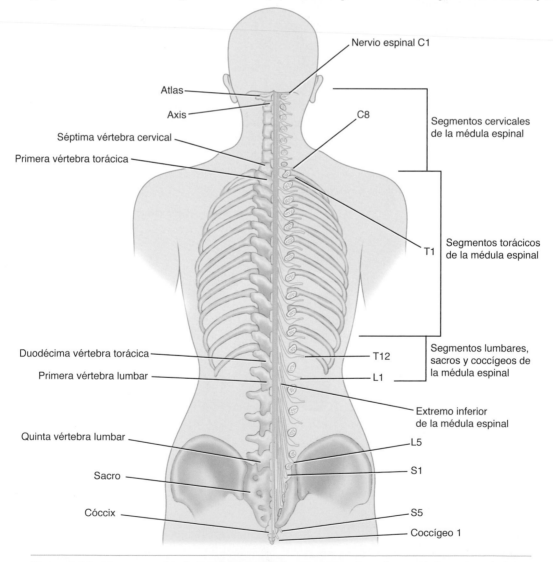

Figura 1-14 Vista posterior de la médula espinal que muestra los orígenes de las raíces de los nervios espinales y su relación con las diferentes vértebras. A la derecha, las láminas han sido retiradas para mostrar la mitad derecha de la médula espinal y las raíces nerviosas.

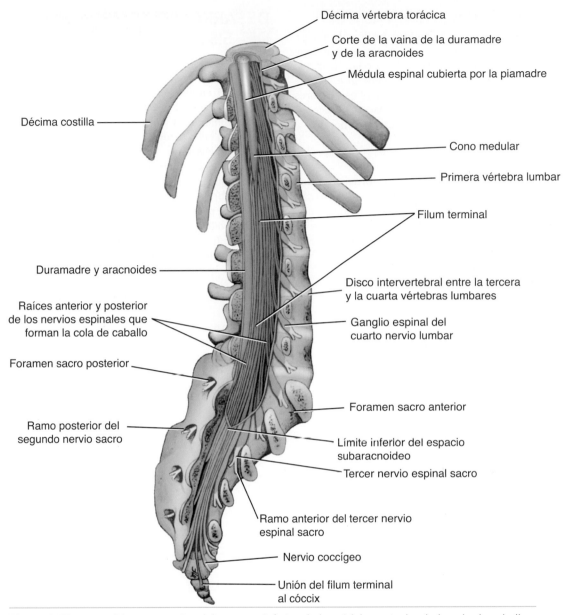

Décima vértebra torácica

Corte de la vaina de la duramadre y de la aracnoides

Médula espinal cubierta por la piamadre

Décima costilla

Cono medular

Primera vértebra lumbar

Filum terminal

Duramadre y aracnoides

Disco intervertebral entre la tercera y la cuarta vértebras lumbares

Raíces anterior y posterior de los nervios espinales que forman la cola de caballo

Ganglio espinal del cuarto nervio lumbar

Foramen sacro posterior

Foramen sacro anterior

Ramo posterior del segundo nervio sacro

Límite inferior del espacio subaracnoideo

Tercer nervio espinal sacro

Ramo anterior del tercer nervio espinal sacro

Nervio coccígeo

Unión del filum terminal al cóccix

Figura 1-15 Vista oblicua posterior del extremo inferior de la médula espinal y de la cola de caballo. A la derecha, las láminas han sido retiradas para mostrar la mitad derecha de la médula espinal y las raíces nerviosas.

Debido al desproporcionado crecimiento en longitud de la columna vertebral durante el desarrollo en comparación con el de la médula espinal, la longitud de las raíces aumenta progresivamente de arriba hacia abajo (fig. 1-15). En la parte superior de la región cervical, las raíces de los nervios espinales son cortas y corren casi horizontalmente, pero las raíces de los nervios lumbares y sacros por debajo del nivel de terminación de la médula (borde inferior de la primera vértebra lumbar en el adulto), forman una correa vertical de nervios alrededor del **filamento terminal** (*véase* fig. 1-15). En conjunto, estas raíces nerviosas inferiores se denominan *cola de caballo* (*cauda equina*).

Después de salir por el foramen intervertebral, cada nervio espinal se divide inmediatamente en un **ramo anterior** grande y un **ramo posterior** más pequeño, cada uno con fibras motoras y sensitivas. El ramo posterior pasa hacia atrás alrededor de la columna vertebral para inervar los músculos y la piel de la espalda. El ramo anterior continúa en dirección anterior para inervar los músculos y la piel sobre la pared anterolateral del cuerpo y todos los músculos y la piel de los miembros.

Los ramos anteriores se unen en la raíz de los miembros para formar complicados **plexos nerviosos** (*véase* fig. 1-1B). Los **plexos cervical** y **braquial** se encuentran en la raíz de los miembros superiores, y los **plexos lumbar** y **sacro** se hallan en la raíz de los miembros inferiores.

Ganglios

Los ganglios pueden organizarse en ganglios sensitivos de los nervios espinales (ganglios de la raíz posterior) y ganglios de los nervios craneales y autónomos.

Ganglios sensitivos

Los ganglios sensitivos son abultamientos fusiformes (*véase* fig. 1-5) en la raíz posterior de cada uno de los nervios espinales inmediatamente proximales a la unión de la raíz con la correspondiente raíz anterior. Se conocen como **ganglios de la raíz posterior** o **ganglios espinales**. Ganglios similares encontrados a lo largo del curso de los nervios craneales V, VII, VIII, IX y X son los **ganglios sensitivos** de estos nervios.

Ganglios autónomos

Los ganglios autónomos, con frecuencia de forma irregular, están situados a lo largo del curso de las fibras nerviosas eferentes del SNA. Se encuentran en las cadenas simpáticas paravertebrales (*véanse* figs. 14-1 y 14-2) alrededor de las raíces de las grandes arterias viscerales del abdomen y cerca, o incluidos en, las paredes de diversas vísceras.

DESARROLLO TEMPRANO DEL SISTEMA NERVIOSO

Antes de la formación del sistema nervioso en el embrión, se diferencian tres capas celulares principales. La capa más interna, el **endodermo**, forma el tubo digestivo, los pulmones y el hígado. El **mesodermo** constituye los músculos, los tejidos conjuntivos y el sistema vascular. La tercera capa más externa, el **ectodermo**, formado por epitelio cilíndrico, da origen a todo el sistema nervioso.

Durante la tercera semana del desarrollo, el ectodermo sobre la superficie dorsal del embrión entre el nodo primitivo y la membrana bucofaríngea se engruesa para formar la **placa neural**. La placa, piriforme y más ancha en dirección craneal, se desarrolla en un **surco neural** longitudinal. El surco se hace ahora profundo de modo que por ambos lados está limitado por los **bordes** o **pliegues neurales** (fig. 1-16).

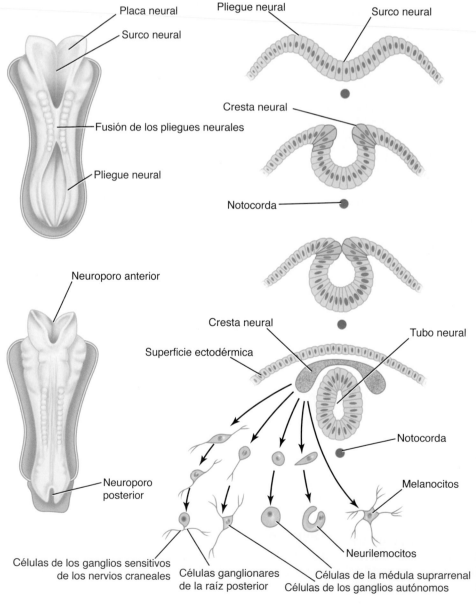

Figura 1-16 Formación de la placa neural, el surco neural y el tubo neural. Las células de la cresta neural se diferencian en células de los ganglios espinales, ganglios sensitivos de los nervios craneales, ganglios autónomos, células del neurilema (células de Schwann), células de la médula suprarrenal y melanocitos.

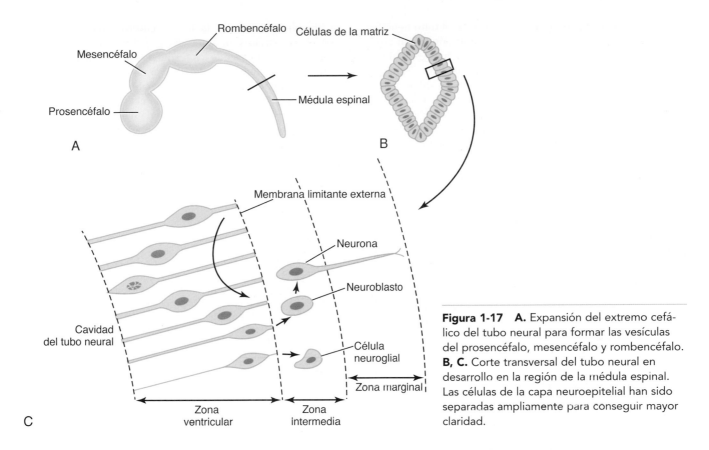

Figura 1-17 A. Expansión del extremo cefálico del tubo neural para formar las vesículas del prosencéfalo, mesencéfalo y rombencéfalo. **B, C.** Corte transversal del tubo neural en desarrollo en la región de la médula espinal. Las células de la capa neuroepitelial han sido separadas ampliamente para conseguir mayor claridad.

Al proseguir el desarrollo, los bordes neurales se fusionan, convirtiendo el surco neural en el **tubo neural**. La fusión inicia aproximadamente en el punto medio a lo largo del surco y se extiende en dirección superior e inferior, de modo que, en la etapa más temprana, la cavidad del tubo permanece comunicada con la cavidad amniótica a través de los **neuroporos anterior** y **posterior**. El neuroporo anterior se cierra primero, y 2 días después se cierra el neuroporo posterior. Así, en general, el cierre del tubo neural se completa en 28 días. Mientras tanto, el tubo neural se ha hundido por debajo de la superficie del ectodermo.

Durante la invaginación de la placa neural para formar el surco neural, las células que forman el borde externo de la placa no se incorporan al tubo neural, sino que forman una tira de células ectodérmicas que se sitúan entre el tubo neural y la cubierta del ectodermo: la **cresta neural** (*véase* fig. 1-16). A continuación, este grupo de células migra en dirección ventrolateral a cada lado alrededor del tubo neural. Finalmente, las células de la cresta neural se diferencian en las células de los **ganglios sensitivos de los nervios espinales**, los **ganglios sensitivos de los nervios craneales**, los **ganglios autónomos**, las **células de la médula suprarrenal** y los **melanocitos**. Es probable que estas células también formen las células mesenquimáticas en la cabeza y el cuello.

Mientras tanto, la proliferación de células en el extremo cefálico del tubo neural hace que se produzca una dilatación y se formen **tres vesículas encefálicas primarias**: las del **prosencéfalo**, el **mesencéfalo** y el **mesencéfalo** (fig. 1-17) (tabla 1-2). El resto del tubo se elonga y permanece con un diámetro más pequeño; formará la **médula espinal**.

Tabla 1-2 Divisiones primarias del encéfalo en desarrollo

Vesícula primaria	Primera división	Subdivisión	Estructuras adultas
Vesícula del prosencéfalo	Prosencéfalo	Telencéfalo	Hemisferio cerebral, núcleos basales, hipocampo
		Diencéfalo	Tálamo, hipocampo, cuerpo pineal, infundíbulo
Vesícula del mesencéfalo	Mesencéfalo	Mesencéfalo	Techo, tegmento, pie peduncular
Vesícula del rombencéfalo	Rombencéfalo	Metencéfalo	Puente (protuberancia), cerebelo
		Mielencéfalo	Médula oblongada (bulbo raquídeo)

La diferenciación posterior de células en el tubo neural se lleva a cabo por las interacciones de inducción de un grupo de células con otro. Los factores inductores influyen sobre el control de la expresión génica en las células diana. En último término, la célula progenitora más simple se diferencia en neuronas y células neurogliales. Es interesante observar que se desarrolla un gran número de neuronas y células de la neuroglía, y muchas (casi la mitad de las neuronas en desarrollo) están programadas para morir por un proceso conocido como **muerte celular programada**. La investigación en la identificación de los factores neurotróficos que promueven el desarrollo y la supervivencia de las neuronas es de gran importancia, ya que los resultados posiblemente podrían aplicarse al problema de la regeneración de neuronas de la médula espinal después de un traumatismo o en la inhibición de enfermedades degenerativas como la de Alzheimer.

El desarrollo posterior del sistema nervioso se describirá completamente en el capítulo 18 después de la descripción de las diferentes partes del sistema nervioso y sus conexiones neuronales.

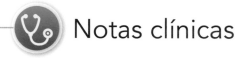

Notas clínicas

Relación de los segmentos de la médula espinal con los números de las vértebras

Como la médula espinal es más corta que la columna vertebral, sus segmentos no se corresponden numéricamente con las vértebras que se hallan situadas al mismo nivel (*véase* fig. 1-14). La siguiente tabla ayudará al médico a determinar qué segmento medular se relaciona con un cuerpo vertebral dado (tabla 1-3).

La exploración de la espalda de un paciente muestra que los procesos espinosos se encuentran aproximadamente al mismo nivel que los cuerpos vertebrales. Sin embargo, en la región torácica inferior, debido a la longitud y a la extrema oblicuidad de los procesos espinosos, las puntas de dichos procesos se ubican a nivel del cuerpo vertebral que está debajo.

Lesiones de la médula espinal y el encéfalo

La médula espinal y el encéfalo están bien protegidos. Ambos se encuentran suspendidos en **líquido cerebroespinal** (**LCE**) y están rodeados por los huesos de la columna vertebral y del cráneo (*véanse* capítulos 4 y 5). Sin embargo, con la fuerza suficiente, estas estructuras protectoras pueden dañarse, con el consiguiente daño en el delicado tejido nervioso subyacente. Además, también pueden lesionarse los nervios craneales y espinales y los vasos sanguíneos.

Lesiones de la médula espinal

El grado de lesión de la médula espinal en los diferentes niveles vertebrales depende de factores anatómicos. En la región cervical, la luxación o fractura con luxación son frecuentes, pero el gran tamaño del conducto vertebral suele evitar las lesiones graves en la médula espinal. Sin embargo, cuando se produce un desplazamiento considerable de los huesos o de los fragmentos óseos, la médula resulta seccionada. Si la médula es seccionada completamente por encima del origen segmentario de los nervios frénicos (C3-C5), la respiración cesa porque se paralizan los músculos intercostales y el diafragma, con lo que se produce la muerte.

En las fracturas con luxación de la región torácica, el desplazamiento puede ser considerable. El reducido tamaño del conducto vertebral conduce a una lesión grave de la médula espinal en esta región.

En las fracturas con luxación de la región lumbar, dos hechos anatómicos ayudan a evitar un daño nervioso importante. Primero, la médula espinal del adulto se extiende hacia abajo sólo hasta el nivel del borde inferior de la primera vértebra lumbar (*véase* fig. 1-15). Segundo, el gran tamaño del foramen vertebral en esta región proporciona un espacio amplio a las raíces de la cola de caballo.

La lesión de la médula espinal puede producir una pérdida parcial o total de la función a nivel de la lesión y una pérdida parcial o total de la función de los tractos aferentes y eferentes por debajo del nivel de la lesión. Los síntomas y signos de tales lesiones se estudiarán después de analizar la estructura detallada de la médula espinal, y las vías ascendente y descendente se analizan en el capítulo 4.

Lesiones de los nervios espinales

Los forámenes intervertebrales (fig. 1-18) permiten el paso de los nervios y las pequeñas arterias y venas segmentarias, los cuales se encuentran rodeados por tejido areolar. Cada foramen está limitado por arriba y por debajo por los pedículos de las vértebras adyacentes, por delante por la parte inferior del cuerpo vertebral y el disco intervertebral, y por detrás por los procesos articulares y la articulación entre ellos. En esta situación, el nervio espinal es muy vulnerable y puede ser comprimido o irritado por alteraciones en las estructuras circundantes. Las hernias del disco intervertebral, las fracturas de los cuerpos vertebrales y la artrosis que afecta a las articulaciones de los procesos articulares o entre los cuerpos vertebrales pueden dar lugar a compresión, estiramiento o edema del nervio espinal emergente. Tal compresión puede provocar dolor en el dermatoma, debilidad muscular y disminución o ausencia de reflejos.

HERNIAS DE LOS DISCOS INTERVERTEBRALES

La hernia de discos intervertebrales se produce muy frecuentemente en las áreas de la columna vertebral donde una parte móvil se une a una parte relativamente inmóvil, por ejemplo, la unión cervicotorácica y la unión lumbosacra. En estas áreas, la parte posterior del anillo fibroso del disco se rompe y el

Tabla 1-3 Relación de los segmentos de la médula espinal con los números vertebrales

Vértebra	Segmento medular
Vértebras cervicales	Añadir 1
Vértebras torácicas superiores	Añadir 2
Vértebras torácicas inferiores (7-9)	Añadir 3
Décima vértebra torácica	Segmentos medulares L1-L2
Undécima vértebra torácica	Segmentos medulares L3-L4
Duodécima vértebra torácica	Segmento medular L5
Primera vértebra lumbar	Segmentos medulares sacros y coccígeos

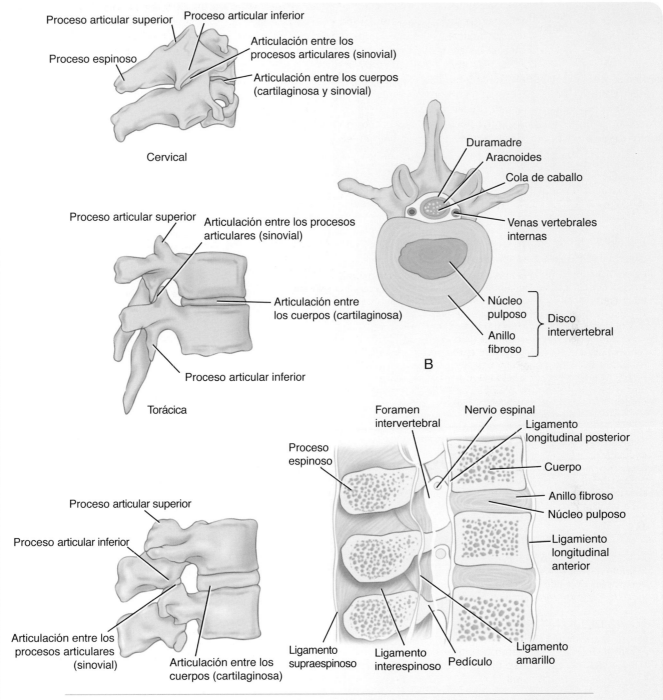

Figura 1-18 A. Articulaciones de las regiones cervical, torácica y lumbar de la columna vertebral. **B.** Tercera vértebra lumbar vista desde arriba que muestra la relación entre el disco intervertebral y la cola de caballo. **C.** Corte sagital a través de tres vértebras lumbares que muestra los ligamentos y los discos intervertebrales. Obsérvese la relación entre la salida del nervio espinal en un foramen intervertebral y el disco intervertebral.

núcleo pulposo central es impulsado en sentido dorsal como si fuera la pasta dentífrica saliendo del tubo. Esta hernia del núcleo pulposo puede dar lugar a una protrusión central en la línea media por debajo del ligamento longitudinal posterior de las vértebras o una protrusión lateral al lado del ligamento posterior próximo al foramen intervertebral (fig. 1-19).

Las **hernias discales cervicales** son menos frecuentes que las de la región lumbar. Los discos más susceptibles a esta afección son los situados entre la quinta y sexta y la sexta y séptima vértebras cervicales. Las protrusiones laterales causan presión sobre los nervios espinales o sus raíces. Cada nervio sale por encima de la vértebra correspondiente; así, la protrusión del disco entre la quinta y la sexta vértebras cervicales puede comprimir el nervio espinal C6 o sus raíces. Se siente dolor cerca de la parte inferior del cuello y el hombro y a lo largo de la distribución del nervio espinal afectado.

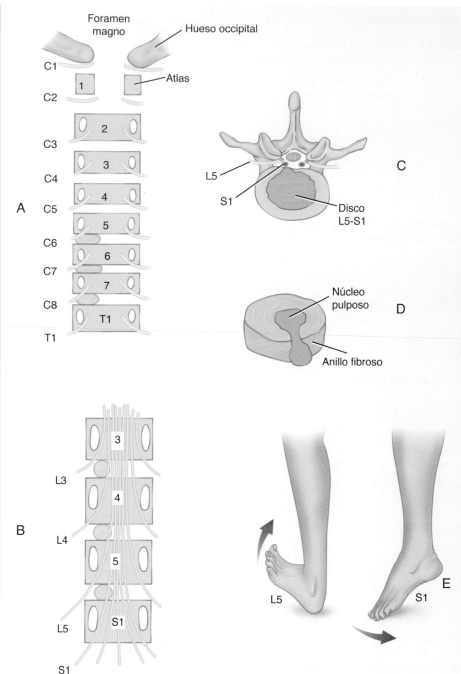

Figura 1-19   A, B. Vistas posteriores de los cuerpos vertebrales en las regiones cervical y lumbar que muestran las relaciones que podrían existir entre un núcleo pulposo herniado y las raíces de los nervios espinales. Obsérvese que hay ocho nervios espinales cervicales y sólo siete vértebras cervicales. En la región lumbar, por ejemplo, las raíces emergentes del nervio L4 salen lateralmente en la proximidad del pedículo de la cuarta vértebra lumbar y no se relacionan con el disco intervertebral entre la cuarta y la quinta vértebras lumbares.
C. Hernia posterolateral del núcleo pulposo del disco intervertebral entre la quinta vértebra lumbar y la primera vértebra sacra que muestra presión sobre la raíz nerviosa S1.
D. Disco intervertebral que tiene herniado su núcleo pulposo en sentido posterior.
E. La presión sobre la raíz nerviosa motora de L5 produce debilidad a la dorsiflexión del tobillo; la presión sobre la raíz nerviosa motora S1 causa debilidad de la flexión plantar en la articulación del tobillo.

Las protrusiones centrales pueden presionar la médula espinal y la arteria espinal anterior, e involucrar varios tractos espinales.

Las **hernias de disco lumbares** son más frecuentes que las cervicales. Los discos afectados en general son los correspondientes a la cuarta y quinta vértebras lumbares y entre la quinta lumbar y el sacro. En la región lumbar, las raíces de la cola de caballo corren por detrás de varios discos intervertebrales. Una hernia lateral puede presionar una o dos raíces y a menudo afecta la raíz nerviosa que va al foramen intervertebral inmediatamente inferior. El núcleo pulposo a veces se hernia directamente hacia atrás, y en el caso de ser una hernia grande, puede resultar comprimida la totalidad de la cola de caballo, produciendo paraplejía.

En las hernias de disco lumbares, el dolor es referido hacia abajo, hacia la pierna y el pie en la distribución del nervio afectado. Como las raíces posteriores sensitivas comprimidas con mayor frecuencia son la quinta lumbar y la primera sacra, el dolor suele sentirse en la parte inferior de la región lumbar y en la cara externa de la pierna, irradiándose hacia la planta del pie, alteración conocida como *ciática*. En los casos graves, puede haber parestesia o pérdida sensitiva real.

La compresión de las raíces motoras anteriores causa debilidad muscular. El compromiso de la raíz motora de la quinta lumbar debilita la dorsiflexión del tobillo, mientras que la compresión de la raíz motora de la primera sacra provoca debilidad de la flexión plantar. El reflejo aquiliano puede estar disminuido o ausente (fig. 1-19E).

Una gran protusión de ubicación central puede causar un dolor bilateral y debilidad motora en ambas piernas. También puede producirse retención aguda de orina.

Punción lumbar

La punción lumbar puede realizarse para extraer una muestra de LCE para examen microscópico o bacteriológico o para inyectar fármacos para combatir una infección o inducir anestesia. Por fortuna, la médula espinal termina en su parte baja a nivel del borde inferior de la primera vértebra lumbar en el adulto (en el lactante, puede llegar hasta la tercera vértebra lumbar). El espacio subaracnoideo se extiende por abajo hasta el borde inferior de la segunda vértebra sacra. La parte lumbar inferior del conducto vertebral está así ocupado por el espacio subaracnoideo, que contiene las raíces nerviosas lumbares y sacras y la cola de caballo (filamento terminal). Una aguja introducida en el interior del espacio subaracnoideo en esta región suele empujar las raíces nerviosas hacia un lado sin causar daño.

Con el paciente en posición de decúbito lateral o sentado en posición erguida, la columna vertebral bien flexionada, el espacio entre las láminas adyacentes en la región lumbar se abre hasta su máximo (fig. 1-20). Una línea imaginaria que une los puntos más elevados de las crestas ilíacas pasa por encima del proceso espinoso de la cuarta lumbar. Mediante una técnica aséptica cuidadosa y anestesia local, el médico pasa la aguja de punción lumbar, equipada con una guía, en el interior del conducto vertebral por encima o por debajo del proceso espinoso de la cuarta vértebra lumbar. La aguja pasa a través de las siguientes estructuras anatómicas antes de entrar al espacio subaracnoideo: 1) piel, 2) aponeurosis superficial, 3) ligamento supraespinoso, 4) ligamento interespinoso, 5) ligamento amarillo, 6) tejido conjuntivo laxo que contiene el plexo venoso vertebral interno, 7) duramadre y 8) aracnoides. La profundidad que tiene que introducirse la aguja varía de 2.5 cm o menos en un niño hasta 10 cm en un adulto obeso.

Una vez retirado el mandril central, pueden salir unas pocas gotas de sangre. Esto suele indicar que la punta de la aguja se encuentra en una de las venas del plexo vertebral interno y no ha llegado aún al espacio subaracnoideo. Si la aguja que penetra estimulase una de las raíces nerviosas de la cola de caballo, el paciente experimentará unas molestias fugaces en uno de los dermatomas o se contraerá un músculo, dependiendo de si se hubiese afectado una raíz sensitiva o motora.

Resulta posible medir la presión del líquido cerebroespinal conectando un manómetro a la aguja. Cuando el paciente se

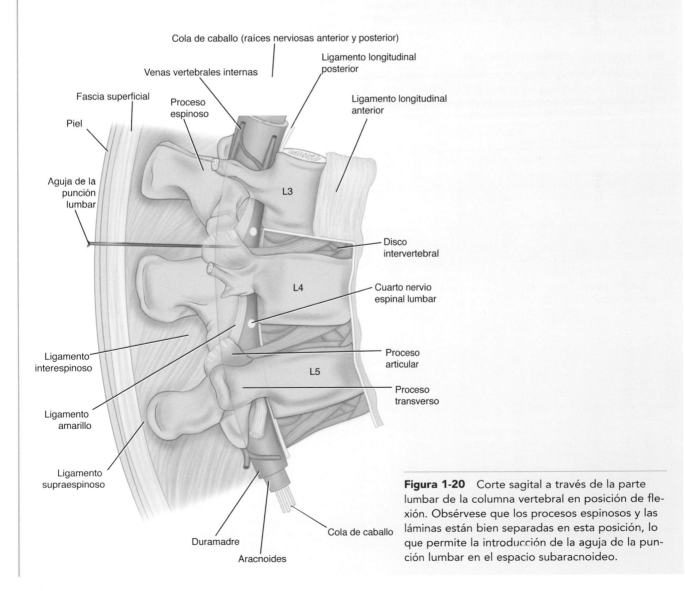

Figura 1-20 Corte sagital a través de la parte lumbar de la columna vertebral en posición de flexión. Obsérvese que los procesos espinosos y las láminas están bien separadas en esta posición, lo que permite la introducción de la aguja de la punción lumbar en el espacio subaracnoideo.

encuentra en posición de decúbito, la **presión normal varía entre un rango de 60 a 150 mm H$_2$O**. La presión muestra oscilaciones que se corresponden con los movimientos respiratorios y el pulso arterial.

Puede detectarse un bloqueo en el espacio subaracnoideo en el conducto vertebral, causado por un tumor de la médula espinal o de las meninges, si se comprimen las venas yugulares internas en el cuello. Con esta maniobra se eleva la presión venosa central y se inhibe la absorción de LCE en las granulaciones aracnoideas, produciéndose así un aumento en el manómetro de lectura de la presión del LCE. Si no ocurre esta elevación, el espacio subaracnoideo se encuentra bloqueado y se dice que el paciente presenta un **signo de Queckenstedt** positivo.

Anestesia caudal

Las soluciones anestésicas pueden inyectarse en el conducto sacro a través del hiato sacro. Las soluciones pasan en dirección ascendente en el tejido conjuntivo laxo y bañan los nervios espinales en los puntos de emergencia de la vaina dural (fig. 1-21). Los obstetras usan este método de bloqueo nervioso para aliviar los dolores en los estadios primero y segundo del trabajo de parto porque el anestésico administrado mediante este método no afecta al feto. También puede usarse la anestesia caudal en operaciones de la región sacra, incluida la cirugía anorrectal.

Traumatismos craneoencefálicos

Un golpe en la cabeza puede producir simplemente una equimosis en el cuero cabelludo; los golpes graves pueden hacer que el cuero cabelludo se desgarre o abra. Incluso si la cabeza está protegida por un casco, el encéfalo puede resultar gravemente dañado sin signos clínicos de lesión en el cuero cabelludo.

Fracturas de cráneo

Los golpes fuertes en la cabeza a menudo producen un cambio en la forma del cráneo en el punto de impacto. Los objetos pequeños pueden penetrar el cráneo y lacerar el encéfalo. Los objetos de mayor tamaño aplicados con gran fuerza pueden fragmentar los huesos del cráneo y los fragmentos óseos pueden penetrar en el interior del encéfalo en el sitio del impacto.

En el adulto, las fracturas de cráneo son frecuentes, pero en los niños pequeños lo son menos. En el lactante, los huesos craneales son más elásticos que en el adulto y están separados por ligamentos suturales fibrosos. En el adulto, la tabla interna del cráneo es particularmente frágil. Además, los ligamentos suturales comienzan a osificarse durante la mediana edad.

El tipo de fractura que se produce en el cráneo depende de la edad del paciente, de la intensidad del golpe y del área craneal que recibe el traumatismo. El **cráneo del adulto** puede compararse con la cáscara de un huevo, con limitada capacidad de recuperación. Un golpe intenso localizado produce una indentación local, acompañada, a menudo, de astillamiento del hueso. Los golpes en la bóveda craneal suelen dar lugar a una serie de fracturas longitudinales que se irradian a través de áreas delgadas del hueso. Las partes petrosas de los huesos temporales y las crestas occipitales (*véase* fig. 5-6) refuerzan bastante la base del cráneo y tienden a desviar las fracturas lineales.

El **cráneo de un niño pequeño** puede compararse con una pelota de tenis de mesa, porque un golpe localizado produce una depresión sin astillamiento. Este tipo frecuente de lesión circunscrita se conoce como *fractura por hundimiento en "pelota de ping-pong"*.

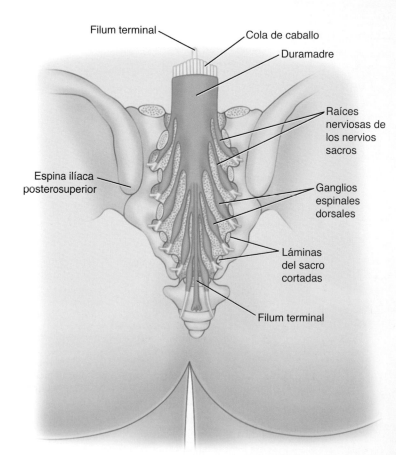

Figura 1-21 Vista posterior del sacro. Se han retirado las láminas para mostrar las raíces de los nervios sacros situados en el interior del conducto sacro.

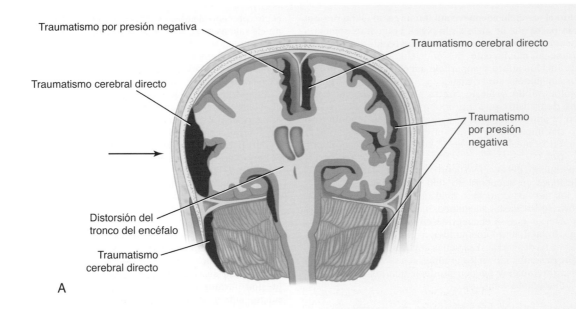

Traumatismo por presión negativa

Traumatismo cerebral directo

Traumatismo cerebral directo

Traumatismo por presión negativa

Distorsión del tronco del encéfalo

Traumatismo cerebral directo

A

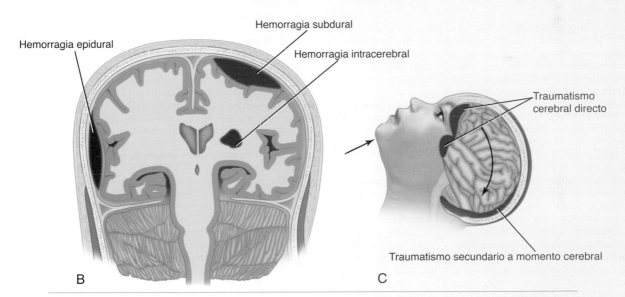

Hemorragia subdural

Hemorragia epidural

Hemorragia intracerebral

Traumatismo cerebral directo

Traumatismo secundario a momento cerebral

B

C

Figura 1-22   **A.** Mecanismos de lesión cerebral aguda cuando se aplica un golpe en el lado lateral de la cabeza. **B.** Variedades de hemorragia intracraneal. **C.** Mecanismo de traumatismo cerebral después de un golpe en el mentón. El movimiento del encéfalo dentro del cráneo también puede desgarrar las venas cerebrales.

Lesiones encefálicas

Las lesiones encefálicas se producen por desplazamiento y distorsión de los tejidos neuronales en el momento del impacto (fig. 1-22). El encéfalo, que no puede comprimirse, se asemeja a un leño suspendido en agua. Flota en el LCE en el espacio subaracnoideo y es capaz de un cierto movimiento de desplazamiento anteroposterior y lateral. El movimiento anteroposterior se ve limitado por la fijación de las venas cerebrales superiores al seno sagital superior. El desplazamiento lateral del encéfalo está limitado por la falce (hoz) del cerebro. La tienda y la falce del cerebelo también restringen el desplazamiento del encéfalo.

Por lo tanto, los golpes sobre la parte frontal o posterior de la cabeza producen un desplazamiento encefálico, que puede llevar a un daño cerebral importante, con estiramiento y distorsión del tronco del encéfalo, y estiramiento e incluso desgarro de las comisuras cerebrales. Los golpes en la parte lateral de la cabeza producen un menor desplazamiento encefálico, por lo que las lesiones del encéfalo, en consecuencia, tienden a ser menos importantes. Sin embargo, la falce del cerebro es una estructura resistente y puede causar un daño considerable en el tejido cerebral blando en los casos en los que ha habido un golpe fuerte en la parte lateral de la cabeza. Además, es importante recordar que los golpes de refilón en la cabeza pueden causar una importante rotación del encéfalo, con desgarros y distorsión encefálica; sobre todo en áreas en las prominencias óseas en las fosas craneales anterior y media impiden la rotación. Las laceraciones cerebrales tienen mayor probabilidad de presentarse cuando el encéfalo es lanzado con fuerza contra bordes afilados de hueso en el interior del cráneo (*véase* pp. 191-192), como las alas menores del esfenoides, por ejemplo.

Cuando el encéfalo se mueve súbitamente en el interior del cráneo, la parte que se aleja de la pared craneal es sometida a una menor presión porque el LCE no ha tenido tiempo para acomodarse al movimiento del encéfalo. Esto produce un efecto de succión sobre la superficie encefálica, con rotura de los vasos sanguíneos superficiales.

Un golpe súbito y fuerte contra la cabeza, como en un accidente de tránsito, puede producir daño encefálico en dos sitios: en el punto del impacto y en el polo cerebral opuesto al punto del impacto, en el que el encéfalo es lanzado contra la pared craneal. A esto se le conoce como *lesión por contragolpe*.

El movimiento del encéfalo dentro del cráneo en el momento de las lesiones en la cabeza no sólo puede causar una avulsión de los nervios craneales, sino que frecuentemente lleva a la rotura de los vasos sanguíneos anclados. Por suerte, las grandes arterias que se encuentran en la base del cráneo son tortuosas, lo cual, junto con su fuerza, explica la razón por la que rara vez se desgarran. Las venas corticales de paredes delgadas, que desembocan en los grandes senos venosos durales, son muy vulnerables y pueden producir una hemorragia subdural o subaracnoidea intensa.

Traumatismo craneoencefálico tras una explosión o estallido

Los soldados desplegados en áreas de combate con frecuencia están expuestos a explosiones que pueden producir extensas lesiones en miembros superiores e inferiores, ojos y oídos. Las lesiones abiertas en el cráneo en las que ha penetrado metralla en el encéfalo son claramente visibles y han de ser tratadas de modo acorde.

Sin embargo, en las lesiones cerradas, en las que el cráneo permanece intacto, el encéfalo subyacente puede resultar dañado, pero es posible dejarlo sin tratamiento. En estos casos, la explosión produce una onda expansiva de aire que golpea el cráneo y sacude el encéfalo, dando lugar a múltiples lesiones en el tejido encefálico blando al ser arrojado contra las proyecciones óseas duras en el interior de la cavidad craneal. Los síntomas y signos dependen de la extensión del daño neurológico, y serán leves, moderados o graves. Mientras que los casos moderados y graves son reconocidos rápidamente por el personal médico, los leves pueden ser pasados por alto y presentar cefaleas, náuseas, cambios de humor y pérdida de memoria más adelante. El diagnóstico temprano es imperativo, ya que los estudios de estos pacientes han demostrado que el daño neurológico leve se puede tratar con éxito. Las personas expuestas a explosiones deben recibir estudios de tomografía computarizada (TC) o resonancia magnética (RM) antes de volver a la vida civil.

Hemorragia intracraneal

Aunque el encéfalo está protegido por el LCE circundante en el espacio subaracnoideo, cualquier hemorragia intensa en el interior de la cavidad craneal, relativamente rígida, finalmente ejercerá presión sobre el encéfalo.

Las hemorragias intracraneales pueden ser consecuencia de lesiones traumáticas o vasculares cerebrales (*véase* fig. 1-22).

La **hemorragia epidural** (extradural) es consecuencia de lesiones en las arterias (en general, la división anterior de la arteria meníngea media) o venas meníngeas (*véase* fig. 15-6). Un golpe comparativamente menor en la parte lateral de la cabeza, que produce una fractura craneal en la región anteroinferior del hueso parietal, puede seccionar la arteria (*véase* fig. 1-22). Las probabilidades de que se produzca una lesión arterial o venosa son especialmente altas si los vasos entran en contacto con un conducto óseo en esta región. Se produce una hemorragia y se lesiona la capa meníngea de la duramadre de la superficie interna del cráneo. La presión intracraneal se eleva y el coágulo de sangre que aumenta de volumen ejerce presión local sobre

el giro precentral subyacente (área motora). La sangre también puede salir a través de la línea de fractura para formar una tumefacción blanda en la parte lateral de la cabeza. Para detener la hemorragia tiene que ligarse o taponarse la arteria desgarrada. El orificio trepanado a través del cráneo debe localizarse unos 4 cm sobre el punto medio del arco cigomático.

Se produce una **hemorragia subdural** por desgarro de las venas cerebrales superiores en el lugar donde entran en el seno sagital superior (*véanse* figs. 15-1 y 17-5). La causa suele ser un golpe en la parte anterior o posterior de la cabeza, lo que produce un desplazamiento anteroposterior excesivo del encéfalo en el interior del cráneo. Esta afección, que es mucho más frecuente que la hemorragia meníngea media, puede producirse por un golpe leve súbito. Una vez desgarrada la vena, la sangre a baja presión comienza a acumularse en el espacio potencial entre la duramadre y la aracnoides. Rara vez la lesión es bilateral.

La lesión puede ser aguda o crónica dependiendo de la velocidad de acumulación de líquido en el espacio subdural. Por ejemplo, si el paciente comienza a vomitar, la presión venosa se eleva como consecuencia del aumento de la presión intratorácica. En estas circunstancias, el coágulo de sangre subdural aumenta de tamaño de manera acelerada y se producen síntomas agudos. En la forma crónica, en el curso de varios meses, el pequeño coágulo de sangre atrae líquido por ósmosis, y se forma un quiste hemorrágico que se expande gradualmente y produce síntomas por presión. En ambas formas, el coágulo de sangre debe extraerse a través de orificios trepanados en el cráneo.

Una **hemorragia subaracnoidea** se produce por filtración no traumática o rotura de un aneurisma congénito en el círculo arterial cerebral (polígono de Willis) o, con menor frecuencia, por una malformación arteriovenosa. Los síntomas, que tienen un comienzo súbito, incluyen cefalea intensa, rigidez de nuca y pérdida de consciencia. El diagnóstico se establece por TC o RM o al extraer LCE teñido de sangre a través de una punción lumbar.

Con respecto a las **hemorragias cerebrales**, la **hemorragia intracerebral espontánea** (*véase* fig. 1-22) es muy frecuente en los pacientes con hipertensión. En general se debe a rotura de la arteria **lenticuloestriada**, de paredes finas (*véase* fig. 17-11), rama de la arteria cerebral media (*véase* fig. 17-4). La hemorragia implica importantes fibras nerviosas descendentes en la cápsula interna y produce hemiplejía en el lado opuesto del cuerpo. El paciente pierde inmediatamente la consciencia y la parálisis es manifiesta cuando la recupera. Se establece el diagnóstico por TC o RM.

Síndrome del niño sacudido

La lesión infligida en la cabeza es la causa más frecuente de muerte traumática en la lactancia. Se cree que una desaceleración súbita, que sucede cuando un lactante es sostenido por los brazos o por el tronco y es sacudido o la cabeza se golpea con fuerza frente a una superficie dura, es responsable de las lesiones craneoencefálicas. Los estudios biomecánicos han mostrado que la rotación del encéfalo que flota alrededor de su centro de gravedad causa lesiones encefálicas difusas, que incluyen lesión axónica difusa y hematoma subdural. En el síndrome del niño sacudido se producen fuerzas rotacionales importantes que superan claramente las encontradas en las actividades de juego normales del niño.

La mayoría de los casos del síndrome del niño sacudido se producen durante el primer año de vida, y suelen quedar restringidos a lactantes menores de 3 años de edad. Los síntomas frecuentes incluyen letargia, irritabilidad, convulsiones, alteración del tono muscular y síntomas que indican un aumento de la presión intracraneal (PIC), como deterioro de la consciencia, vómitos, anomalías respiratorias y apnea. En los casos graves, el niño no responde, las fontanelas se ven bajo tensión y el niño puede tener hemorragias retinianas. La punción lumbar puede mostrar sangre en el LCE. Las hemorragias subdural o subaracnoidea pueden detectarse fácilmente mediante TC o RM. Los hallazgos en la autopsia suelen incluir hemorragia subdural en la región parietooccipital y sangre subaracnoidea, acompañada de edema cerebral masivo y pérdida neuronal generalizada.

Lesiones ocupantes de espacio en la cavidad craneal

Las lesiones ocupantes de espacio o expansivas en el interior del cráneo incluyen tumor, hematoma y absceso. Como el cráneo es un contenedor rígido de volumen fijo, estas lesiones se añaden al volumen normal de los contenidos intracraneales.

Una lesión expansiva se adapta al principio expulsando el líquido cerebroespinal de la cavidad craneal. Luego, las venas se comprimen, comienza a producirse una interferencia de la circulación de sangre y de LCE, y a elevarse la PIC. La congestión venosa conduce a un aumento de la producción y a una disminución de la absorción de LCE, el volumen del LCE comienza a elevarse y, así, se establece un círculo vicioso.

La posición del tumor en el interior del encéfalo puede tener un efecto espectacular sobre los signos y síntomas. Por ejemplo, un tumor que obstruye la salida de LCE o que comprime directamente las grandes venas causa un rápido aumento de la PIC. Los signos y síntomas que permiten al médico localizar la lesión dependen del grado de interferencia con la función cerebral y de destrucción de tejido nervioso producida por la lesión. La cefalea intensa, posiblemente debida a estiramiento de la duramadre, y los vómitos, debidos a la presión sobre el tronco encefálico, son síntomas frecuentes.

No debe realizarse una punción lumbar en los pacientes con sospecha de tumor intracraneal. La extracción de LCE origina un desplazamiento súbito del hemisferio cerebral a través de la incisura de la tienda del cerebelo a la fosa craneal posterior (fig. 1-23) o una herniación de la médula oblongada y

el cerebelo a través del foramen magno. Para lograr el diagnóstico se utilizan TC o RM.

Tomografía computarizada

La TC se usa para la detección de lesiones intracraneales. El procedimiento es rápido, seguro y preciso. La dosis total de radiación no es mayor que la usada en una placa de cráneo convencional.

La TC se basa en los mismos principios físicos que las radiografías convencionales, en las que se distinguen las estructuras por su capacidad para absorber energía de los rayos X. El tubo de rayos X emite un estrecho haz de radiación al pasar por una serie de movimientos del tomógrafo a través de un arco de 180° alrededor de la cabeza del paciente. Los rayos X que han pasado a través de la cabeza son recogidos por un detector especial. La información es enviada a un sistema informático que la procesa y luego la muestra como una imagen reconstruida en un monitor. Esencialmente, el observador ve la imagen de un fino corte a través de la cabeza, que puede luego ser fotografiado para un examen posterior (fig. 1-24).

La sensibilidad es tal que pequeñas diferencias en la absorción de rayos X pueden verse fácilmente. Se puede reconocer la sustancia gris de la corteza cerebral, la sustancia blanca, la cápsula interna, el cuerpo calloso, los ventrículos y los espacios subaracnoideos. Puede inyectarse un medio de contraste yodado por vía intravenosa, que realza el contraste entre los tejidos que tienen un torrente sanguíneo diferente.

Dado que la TC se puede realizar en entre 5 y 10 min, es el método de elección en una situación de urgencia en los pacientes con un traumatismo craneoencefálico o con sospecha de hemorragia intracraneal.

Resonancia magnética

La técnica de RM usa las propiedades magnéticas del núcleo de hidrógeno excitado por radiación de radiofrecuencia transmitida por una bobina que rodea la cabeza. Los núcleos

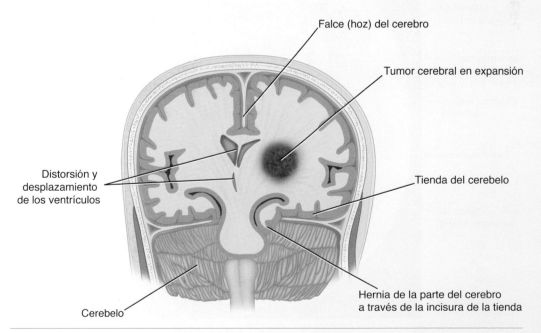

Falce (hoz) del cerebro

Tumor cerebral en expansión

Distorsión y desplazamiento de los ventrículos

Tienda del cerebelo

Cerebelo

Hernia de la parte del cerebro a través de la incisura de la tienda

Figura 1-23 Desplazamiento súbito de los hemisferios cerebrales a través de la incisura de la tienda en la fosa craneal posterior después de una punción lumbar; el tumor cerebral se ubica en el hemisferio cerebral derecho. Cuando se estudie un tumor cerebral, debe usarse la TC o la RM en vez de la punción lumbar.

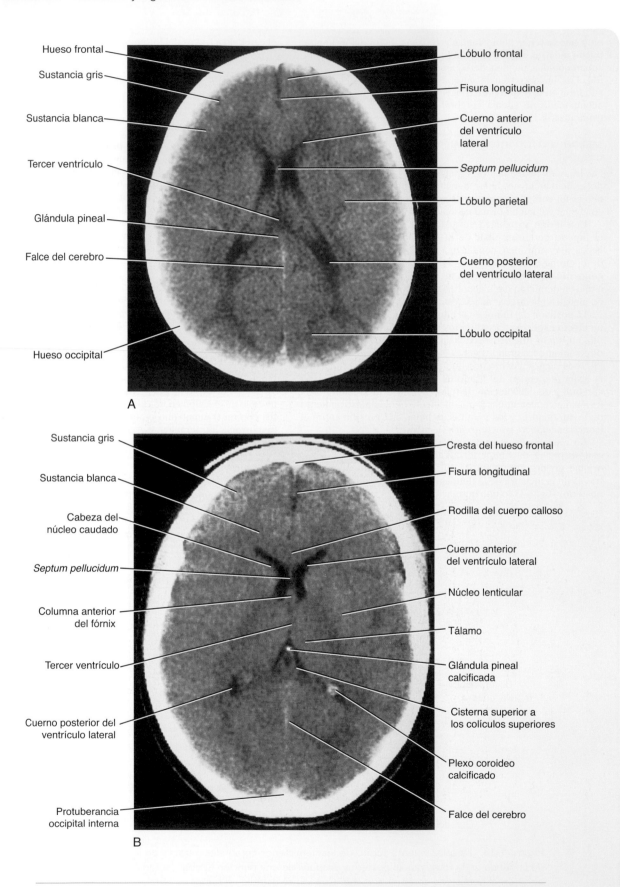

Hueso frontal

Sustancia gris

Sustancia blanca

Tercer ventrículo

Glándula pineal

Falce del cerebro

Hueso occipital

Lóbulo frontal

Fisura longitudinal

Cuerno anterior del ventrículo lateral

Septum pellucidum

Lóbulo parietal

Cuerno posterior del ventrículo lateral

Lóbulo occipital

A

Sustancia gris

Sustancia blanca

Cabeza del núcleo caudado

Septum pellucidum

Columna anterior del fórnix

Tercer ventrículo

Cuerno posterior del ventrículo lateral

Protuberancia occipital interna

Cresta del hueso frontal

Fisura longitudinal

Rodilla del cuerpo calloso

Cuerno anterior del ventrículo lateral

Núcleo lenticular

Tálamo

Glándula pineal calcificada

Cisterna superior a los colículos superiores

Plexo coroideo calcificado

Falce del cerebro

B

Figura 1-24 Exploración por TC que muestra la estructura del cerebro. **A, B.** Cortes horizontales (secciones axiales).

de hidrógeno excitados emiten una señal que es detectada como corrientes eléctricas inducidas en una bobina receptora. La RM es absolutamente inocua para el paciente y, al proporcionar una mejor diferenciación entre la sustancia gris y la sustancia blanca, puede ser más reveladora que la TC. La razón para ello es que la sustancia gris contiene más hidrógeno en forma de agua que la sustancia blanca y los átomos de hidrógeno se unen menos en la grasa (fig. 1-25). La RM es el mejor método de imagen para detectar lesiones de bajo contraste, como tumores cerebrales o pequeñas placas de

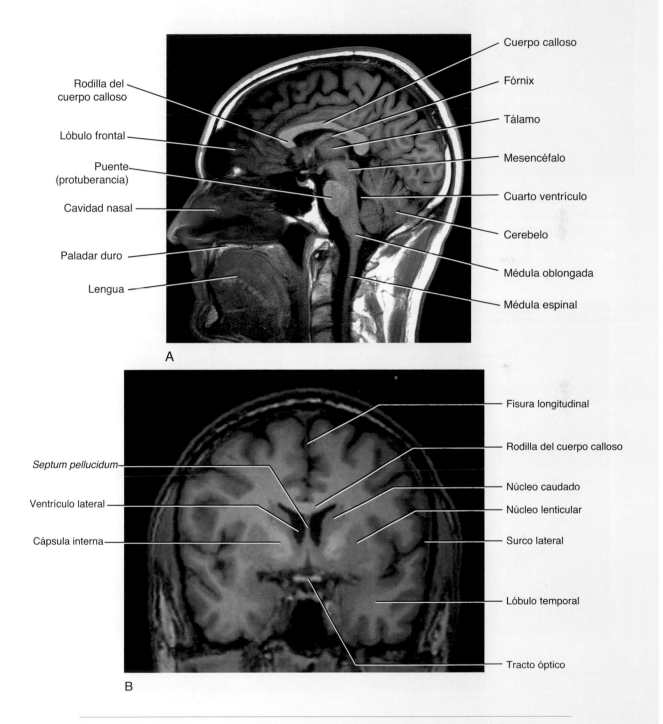

Figura 1-25 RM que muestra la estructura del encéfalo. **A.** Sagital. **B.** Coronal (frontal). Compárese con la figura 1-24. Obsérvese la mejor diferenciación entre la sustancia gris y la sustancia blanca.

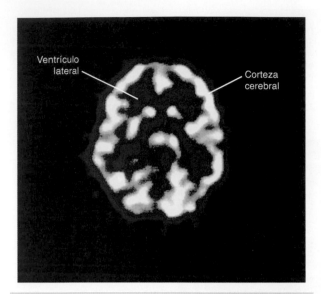

Figura 1-26 Exploración con PET; vista axial (horizontal) de un encéfalo normal después de la inyección de 18-fluorodesoxiglucosa. En la corteza cerebral se observan regiones de metabolismo activo (*áreas amarillas*). También se muestran los ventrículos laterales (cortesía de: Dr. Holley Dey).

esclerosis múltiple. También puede mostrar imágenes claras del tronco encefálico, el cerebelo y la fosa hipofisaria, que en el caso de la TC se ven ensombrecidas por los densos huesos de la base del cráneo. Las estructuras de la médula espinal se visualizan mucho más claramente con la RM.

Por desgracia, la RM requiere más tiempo para realizarse y cuesta dos terceras partes más que una TC.

Tomografía por emisión de positrones

La tomografía por emisión de positrones (PET, *positron emission tomography*) utiliza isótopos radiactivos que se descomponen emitiendo electrones cargados positivamente (positrones) para cartografiar los procesos bioquímicos, fisiológicos o farmacológicos que tienen lugar en el encéfalo.

El isótopo apropiado se inyecta al paciente y se incorpora a moléculas de comportamiento bioquímico conocido en el encéfalo. Así, se puede estudiar la actividad metabólica del compuesto realizando imágenes tomográficas transversales del encéfalo usando los mismos principios de la TC (fig. 1-26). Al hacer una serie de imágenes durante un período en diferentes localizaciones anatómicas, es posible estudiar las variaciones en el metabolismo encefálico en estos sitios. Esta técnica se ha empleado para estudiar la distribución y actividad de los neurotransmisores, las variaciones en la utilización de oxígeno y el torrente sanguíneo cerebral.

La PET se ha utilizado con éxito en la evaluación de pacientes con tumores cerebrales (figs. 1-27 y 1-28), las alteraciones del movimiento, las convulsiones y la esquizofrenia.

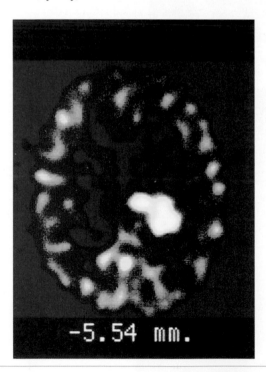

Figura 1-27 PET; vista axial (horizontal) de un paciente varón de 62 años con un glioma maligno en el lóbulo parietal después de la inyección de 18-fluorodesoxiglucosa. En la región del tumor se observa una elevada concentración del compuesto (*área circular amarilla*) (cortesía de: Dr. Holley Dey).

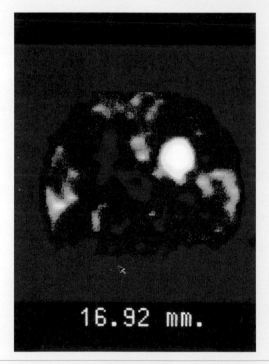

Figura 1-28 PET; vista coronal de un paciente varón de 62 años con un glioma maligno en el lóbulo parietal izquierdo, después de la inyección de 18-fluorodesoxiglucosa (mismo paciente que en la figura 1-27). En la región del tumor se observa una elevada concentración del compuesto (*área circular amarilla*) (cortesía de: Dr. Holley Dey).

Conceptos clave

Sistema nervioso central y periférico

- El sistema nervioso incluye el sistema nervioso central (SNC) y el sistema nervioso periférico (SNP).
- El SNC está formado por el encéfalo y la médula espinal, ambos rodeados por las meninges y el líquido cerebroespinal (LCE).
- El SNP está formado por los demás nervios del cuerpo.
- El sistema nervioso autónomo (SNA) se ocupa de las estructuras involuntarias y está distribuido por todo el SNC y SNP.

Principales divisiones del sistema nervioso central

- El encéfalo tiene tres divisiones principales: rombencéfalo, mesencéfalo y prosencéfalo.
- El rombencéfalo puede subdividirse en médula oblongada (bulbo raquídeo), puente (protuberancia) y cerebelo; y el prosencéfalo, en diencéfalo y cerebro.
- El cerebro es el componente más grande del encéfalo y consiste en dos hemisferios, cubiertos por la corteza cerebral, que se compone de una serie de pliegues y fisuras llamadas *giros* (circunvoluciones) y surcos.
- La médula espinal es una estructura cilíndrica continua con la médula oblongada del tronco encefálico.
- A lo largo de la médula espinal se pueden ver salir 31 pares de nervios espinales.

Principales divisiones del sistema nervioso periférico

- Las raíces motoras y sensitivas conectan el nervio espinal con la médula espinal.
- Los nervios espinales se dividen en ramos anteriores y posteriores, que contienen fibras motoras y sensitivas.
- Los ramos posteriores se distribuyen a los músculos y la piel de la espalda.
- Los ramos anteriores inervan los músculos y la piel de los miembros y la pared del cuerpo anterolateral.
- Los ganglios son colecciones de cuerpos celulares neuronales que dan lugar a abultamientos fusiformes dentro de las raíces posteriores, o como abultamientos irregulares dentro del SNA.

Desarrollo temprano del sistema nervioso

- Durante el desarrollo, el embrión se diferencia en tres capas: el endodermo, el mesodermo y el ectodermo.
- El ectodermo produce todo el sistema nervioso, formando inicialmente la placa neural, después los pliegues neurales y por último fusionándose en el tubo neural.
- El borde anterior de los pliegues neurales contiene células de la cresta neural que se diferencian en células ganglionares, células de Schwann, melanocitos y células de la médula suprarrenal.

? Solución de problemas clínicos

1. Una mujer de 45 años de edad fue examinada por su médico, quien encontró que la paciente tenía un carcinoma de la glándula tiroides. Además del aumento de volumen del cuello, la paciente también manifestaba dolor en la parte posterior de la región torácica inferior, con dolor urente que se irradiaba hacia el lado derecho del tórax sobre el décimo espacio intercostal. Aunque con frecuencia el dolor de espalda se aliviaba al cambiar de postura, empeoraba al toser o estornudar. Una radiografía lateral de la región torácica de la columna vertebral puso de manifiesto un depósito carcinomatoso secundario en el cuerpo de la décima vértebra torácica. La exploración física más detallada reveló debilidad muscular en ambas piernas. Usando sus conocimientos de la neuroanatomía, explique lo siguiente: 1) el dolor de espalda, 2) el dolor urente sobre el décimo espacio intercostal, 3) la debili-dad muscular en ambas piernas, y 4) qué segmentos de la médula espinal están situados a la altura del décimo cuerpo vertebral torácico.

2. Un minero de 35 años de edad estaba agachado en la mina para inspeccionar una máquina perforadora. De repente, una gran roca se desprendió del techo de la mina y le golpeó en la parte superior de la espalda. La exploración médica mostró un evidente desplazamiento hacia adelante de la octava vértebra torácica. ¿Qué factores anatómicos de la región torácica determinan el grado de lesión que puede ocurrir en la médula espinal?

3. Un varón de 20 años de edad con antecedentes de larga data de tuberculosis pulmonar fue examinado por un cirujano ortopédico por el desarrollo súbito de cifosis. Tenía también síntomas de dolor punzante que se irradiaba a ambos lados del tórax intensificado al toser o estornudar.

Se hizo diagnóstico de osteítis tuberculosa de la quinta vértebra torácica, con colapso del cuerpo vertebral responsable de la cifosis. Usando sus conocimientos de neuroanatomía, explique por qué el colapso del cuerpo de la quinta vértebra torácica produce dolor en la distribución del quinto nervio espinal torácico en ambos lados.

4. Un hombre de 50 años de edad se levantó una mañana con dolor intenso cerca de la parte inferior del cuello y del hombro izquierdo. El dolor se irradiaba también a lo largo del lado externo de la parte superior del brazo. El movimiento del cuello causaba un aumento de la intensidad del dolor, que también se acentuaba al toser. Una radiografía lateral del cuello mostró un ligero estrechamiento del espacio entre los cuerpos vertebrales de la quinta y sexta vértebra cervicales. Una RM mostró desestructuración del disco intervertebral entre la quinta y la sexta vértebras cervicales. Usando sus conocimientos de anatomía, establezca qué raíz nerviosa se hallaba afectada. También determine cuál es la naturaleza de la enfermedad.

5. Un estudiante de medicina se ofreció para ayudar a un compañero de estudios a enderezar el parachoques de su automóvil. Acababa de terminar el curso de neuroanatomía y tenía una mala condición física. Sin desanimarse, intentó levantar el extremo del parachoques mientras su amigo sostenía el otro extremo. De repente, sintió un intenso dolor agudo en la espalda que se extendía por la parte posterior y lado externo de la pierna derecha. Más tarde fue evaluado por un cirujano ortopedista que halló que el dolor se acentuaba con la tos. Una radiografía lateral de la columna vertebral lumbar no halló nada anómalo. Una RM en el plano sagital mostró un pequeño prolapso posterior del núcleo pulposo en el disco entre las vértebras quinta lumbar y primera sacra. Se hizo el diagnóstico de hernia del disco intervertebral entre la quinta vértebra lumbar y la primera sacra. Usando sus conocimientos de neuroanatomía, explique los síntomas de esta enfermedad. ¿Qué raíces nerviosas espinales estaban comprimidas?

6. Un niño de 5 años de edad fue evaluado en la sala de urgencias y se hizo el diagnóstico de meningitis aguda. El residente decidió realizar una punción lumbar para confirmar el diagnóstico. Usando sus conocimientos de neuroanatomía, ¿dónde realizaría la punción lumbar? Enumere, por orden, las estructuras perforadas cuando se introduce una aguja de punción lumbar en el espacio subaracnoideo.

7. Una joven embarazada le dijo a sus amigas que odiaba la idea de tener que pasar por el dolor del parto, pero que, igualmente, detestaba el pensamiento de ser sometida a anestesia general. ¿Hay alguna técnica de analgesia local que produzca un parto sin dolor?

8. Al cruzar un camino, un peatón fue golpeado por un automóvil en la parte derecha de la cabeza. Cayó al suelo, pero no perdió el conocimiento. Después de descansar una hora y levantarse luego, parecía estar confuso e irritable. Luego, se tambaleó y cayó al suelo. Al realizarle el interrogatorio, se observó que estaba somnoliento y presentaba una contracción en la parte inferior izquierda de la cara y del brazo izquierdo. Se hizo el diagnóstico de hemorragia epidural. ¿Cuál es la arteria que probablemente haya sido dañada? ¿Qué está causando la somnolencia y la contracción muscular?

9. Una mujer de 45 años de edad fue evaluada por un neurólogo que encontró que tenía un tumor craneal. La paciente refería cefaleas intensas, que aparecían durante la noche y por la mañana temprano. Describía el dolor "como si le fuera a reventar la cabeza", y aunque al principio, 6 meses antes, las cefaleas era intermitentes, ahora eran más o menos continuas. La tos, agacharse y los esfuerzos al defecar empeoraban el dolor. El dolor se acompañó de vómitos en tres ocasiones recientes. ¿Cuál es la secuencia de acontecimientos que se da en el cráneo cuando se produce un aumento de la PIC? ¿Realizaría una punción lumbar de modo habitual en los pacientes con sospecha de tener un tumor intracraneal?

10. Mientras evalúan a un joven inconsciente de 18 años de edad ingresado en la sala de urgencias después de un accidente de motocicleta, el neurocirujano preguntó al estudiante de medicina asistente qué sucede en el encéfalo en un accidente en el que súbitamente se produce una desaceleración en el interior del cráneo. ¿Podría usted responder la pregunta? ¿Para qué sirve llevar casco?

 ## Respuestas y explicaciones acerca de la solución de los problemas clínicos

1. El carcinoma de tiroides, mama, riñón, pulmón y próstata en general produce metástasis en los huesos. 1) El dolor de espalda era causado por el carcinoma que invadía y destruía el cuerpo de la décima vértebra torácica. 2) La compresión de la raíz nerviosa posterior del décimo nervio espinal torácico por el carcinoma de la columna vertebral producía la hiperestesia e hiperalgesia sobre el décimo espacio intercostal derecho. 3) La debilidad muscular de las piernas era causada por compresión de las fibras nerviosas motoras descendentes en la médula espinal consecuencia de la invasión del conducto vertebral por el carcinoma. 4) Aunque hay un crecimiento desproporcionado en la longitud de la columna vertebral durante el desarrollo en comparación con el de la médula espinal, los segmentos cervicales superiores de la médula espinal aún están situados por detrás de los cuerpos vertebrales del mismo número. Sin embargo, la médula espinal en el adulto termina en la parte inferior a nivel del borde inferior de la primera vértebra lumbar y, por consiguiente, los segmentos lumbares primero y segundo de la médula espinal están situados a nivel del cuerpo de la décima vértebra torácica.

2. Este paciente tenía una fractura luxación grave entre las vértebras torácicas séptima y octava. La disposición vertical de los procesos articulares y la escasa movilidad de esta región por la caja torácica hacen que pueda producirse una luxación en esta región y sólo los procesos articulares se fracturan debido a una gran fuerza. El pequeño conducto

vertebral circular deja poco espacio alrededor de la médula espinal; por ello, las lesiones medulares serán graves.

3. Cada nervio espinal está formado por la unión de una raíz sensitiva posterior y una raíz motora anterior y salen del conducto vertebral a través de un foramen intervertebral. Cada foramen está limitado por arriba y por abajo por los pedículos de las vértebras adyacentes, por delante por la parte inferior del cuerpo vertebral y por el disco intervertebral, y por detrás por los procesos articulares y la articulación entre ellos. En este paciente, el cuerpo de la quinta vértebra torácica se había colapsado, y los forámenes intervertebrales a ambos lados estaban considerablemente reducidos de tamaño, causando compresión de las raíces sensitivas posteriores y de los nervios espinales. La irritación consiguiente de las fibras sensitivas era la causa del dolor.

4. Este paciente tenía síntomas que sugerían irritación de la raíz nerviosa posterior del sexto nervio espinal izquierdo. La radiografía mostró un estrechamiento del espacio entre los cuerpos vertebrales de la quinta y sexta vértebras cervicales, lo que sugería una hernia del núcleo pulposo del disco intervertebral a este nivel. La RM mostró un núcleo pulposo que se extendía hacia atrás más allá del anillo fibroso, confirmando de este modo el diagnóstico.

5. La hernia se produjo en el lado derecho y era relativamente pequeña. El dolor se producía en el territorio de distribución de los segmentos quinto lumbar y primer sacro de la médula espinal, y las raíces sensitivas posteriores de estos segmentos de la médula estaban presionadas en el lado derecho.

6. En un niño de 5 años, la médula espinal termina en su parte inferior a la altura de la segunda vértebra lumbar (ciertamente no más abajo que la tercera vértebra lumbar). Con el niño recostado de lado y el cirujano usando una técnica aséptica, se anestesia la piel en la línea media inmediatamente por debajo del proceso espinoso de la cuarta vértebra lumbar. Éste se ubica en una línea imaginaria que une los puntos más altos de las crestas ilíacas. La aguja para punción lumbar con un mandril se introduce cuidadosamente en el interior del conducto vertebral. La aguja pasa a través de la piel, la aponeurosis superficial, los ligamentos supraespinoso e interespinoso, el ligamento amarillo, el tejido conjuntivo laxo que contiene el plexo venoso vertebral interno y la duramadre y la aracnoides antes de entrar en el espacio subaracnoideo.

7. La analgesia o anestesia caudal es muy eficaz para producir un parto sin dolor si se realiza con destreza. Las soluciones anestésicas se introducen en el conducto sacro a través del hiato sacro. Se inyecta solución suficiente de modo que queden bloqueadas las raíces nerviosas hasta T11-T12 y L1. Con ello se logra que las contracciones uterinas sean indoloras durante el primer estadio del trabajo de parto. Si también están bloqueadas las fibras nerviosas de S2-S4, el perineo quedará anestesiado.

8. Un golpe en la región lateral de la cabeza puede fracturar fácilmente la parte anterior delgada del hueso parietal. La rama anterior de la arteria meníngea media en general se introduce en un conducto óseo en esta región y es seccionada en el momento de la fractura. La hemorragia resultante causa una acumulación gradual de sangre bajo una elevada presión fuera de la capa meníngea de la duramadre. La presión se ejerce sobre el cerebro subyacente a medida que aumenta de volumen el coágulo de sangre, y se manifiestan los síntomas de confusión e irritabilidad. A continuación aparece la somnolencia. La presión sobre el extremo inferior del área motora de la corteza cerebral (giro precentral derecho) ocasiona contracciones de los músculos faciales y después contracciones espasmódicas de los músculos del brazo izquierdo. A medida que el coágulo de sangre aumenta de volumen, la PIC se eleva y el estado del paciente se deteriora.

9. En la p. 23 se relatan con detalle los diversos cambios que ocurren en el cráneo de los pacientes con un tumor intracraneal. Si se sospecha que una persona tiene un tumor intracraneal, *no* debe realizarse una punción lumbar. La extracción de LCE puede producir un desplazamiento súbito del hemisferio cerebral a través de la abertura en el tentorio (tienda) del cerebelo al interior de la fosa craneal posterior o una hernia de la médula oblongada y del cerebelo a través del foramen magno. En la actualidad se usan la TC y la RM para lograr el diagnóstico.

10. El encéfalo flota en el LCE en el interior del cráneo, de modo que un golpe en la cabeza o una desaceleración súbita producen su desplazamiento. Se puede producir así un daño cerebral grave, el estiramiento o la distorsión del tronco encefálico, la avulsión de los nervios craneales y, con frecuencia, la rotura de las venas cerebrales ancladas. El casco ayuda a proteger el encéfalo al amortiguar el golpe y reducir así la velocidad de desaceleración del encéfalo.

 Preguntas de revisión

Instrucciones: cada una de las afirmaciones de esta sección viene seguida por diferentes finales de frase. Seleccione el mejor en cada caso. Seleccione la terminación con UNA letra que sea la MEJOR en cada caso.

1. La médula espinal tiene:
   (a) Una cubierta externa de sustancia gris y un núcleo interno de sustancia blanca.
   (b) Un engrosamiento por debajo que forma el cono medular.
   (c) Raíces anteriores y posteriores de un único nervio espinal unido a un único segmento.
   (d) Células en el cuerno posterior que originan fibras eferentes que inervan los músculos esqueléticos.
   (e) Un canal central que está localizado en la comisura blanca.

2. La médula oblongada (bulbo raquídeo) tiene:
   (a) Una forma tubular.
   (b) El cuarto ventrículo ubicado por detrás de su parte inferior.
   (c) El mesencéfalo directamente continuo a su borde superior.
   (d) No tiene canal central en su parte inferior.
   (e) La médula espinal directamente continua a su parte inferior en el foramen magno.

3. El mesencéfalo tiene:
   (a) Una cavidad denominada *acueducto mesencefálico*.
   (b) Un gran tamaño.
   (c) No tiene LCE a su alrededor.
   (d) Una cavidad que se abre por arriba en el ventrículo lateral.
   (e) Se localiza en la fosa craneal media.

Instrucciones: cada uno de los apartados numerados en esta sección se acompaña de respuestas. Seleccione la letra de la respuesta CORRECTA.

4. Las siguientes afirmaciones se relacionan con el cerebelo:
   (a) Está situado en la fosa craneal media.
   (b) La corteza cerebelosa está compuesta por sustancia blanca.
   (c) El *vermis* es el nombre dado a la parte que une los hemisferios cerebelosos.
   (d) El cerebelo se encuentra por delante del cuarto ventrículo.
   (e) El núcleo dentado es una masa de sustancia blanca que se encuentra en cada uno de los hemisferios cerebelosos.

5. Las siguientes afirmaciones se relacionan con el cerebro:
   (a) Los hemisferios cerebrales están separados por un tabique fibroso denominado *tienda del cerebelo*.
   (b) Los huesos de la bóveda craneal reciben su denominación por los lóbulos del hemisferio cerebral sobre los que están situados.
   (c) El cuerpo calloso es una masa de sustancia gris situada en el interior de cada hemisferio cerebral.
   (d) La cápsula interna es una colección importante de fibras nerviosas, que tiene el núcleo caudado y el tálamo en su lado medial y el núcleo lenticular en su lado lateral.
   (e) La cavidad presente dentro de cada hemisferio cerebral se denomina *ventrículo cerebral*.

6. Las siguientes afirmaciones se relacionan con el sistema nervioso periférico:
   (a) Hay diez pares de nervios craneales.
   (b) Hay ocho pares de nervios espinales cervicales.
   (c) La raíz posterior de un nervio espinal contiene muchas fibras nerviosas motoras eferentes.
   (d) Un nervio espinal está formado por la unión de un ramo anterior y de un ramo posterior en el foramen intervertebral.
   (e) Un ganglio espinal contiene los cuerpos celulares de las fibras nerviosas autónomas que salen de la médula espinal.

7. Las siguientes afirmaciones se relacionan con el sistema nervioso central:
   (a) Un estudio del encéfalo mediante TC no puede distinguir entre sustancia blanca y gris.
   (b) Los ventrículos laterales se hallan en comunicación directa con el cuarto ventrículo.
   (c) Una RM del encéfalo utiliza las propiedades magnéticas del núcleo de hidrógeno excitado por una radiación de radiofrecuencia transmitida por una bobina que rodea la cabeza del paciente.
   (d) Después de un traumatismo y de un movimiento súbito del encéfalo en el interior del cráneo es frecuente que se desgarren las grandes arterias de la base del cráneo.
   (e) Es improbable que el movimiento del encéfalo en el momento de las lesiones en la cabeza dañe el pequeño sexto nervio craneal.

8. Las siguientes afirmaciones se relacionan con el LCE:
   (a) El LCE del conducto ependimario de la médula espinal no puede entrar en el cuarto ventrículo.
   (b) Con el paciente en posición de decúbito, la presión normal es de 60-150 mm de agua.
   (c) Desempeña sólo un pequeño papel en la protección del encéfalo y de la médula espinal frente a una lesión traumática.
   (d) La compresión de las venas yugulares internas en el cuello reduce la presión del LCE.
   (e) El espacio subdural está lleno de LCE.

9. Las siguientes afirmaciones se relacionan con los niveles vertebrales y con los niveles de los segmentos de la médula espinal:
   (a) La primera vértebra lumbar está situada frente a los segmentos L3-L4 de la médula.
   (b) La tercera vértebra torácica está situada frente al tercer segmento torácico de la médula espinal.
   (c) La quinta vértebra cervical está situada frente al séptimo segmento de la médula espinal torácica.
   (d) La octava vértebra torácica se encuentra situada frente al cuarto segmento torácico de la médula espinal cervical.
   (e) La tercera vértebra cervical está situada frente al cuarto segmento cervical de la médula espinal.

Instrucciones: cada historia clínica continúa con preguntas. Seleccione la MEJOR respuesta.

Una mujer de 23 años de edad se hallaba inconsciente cuando fue ingresada en el servicio de urgencias. Cuando cruzaba la carretera fue golpeada en la parte lateral de la cabeza por un autobús. Una hora después se observó que la paciente tenía tumoración sobre la región temporal derecha. Tenía también signos de parálisis muscular en el lado izquierdo del cuerpo. Una radiografía lateral del cráneo mostraba una línea de fractura que iba hacia abajo y adelante a través del ángulo anteroinferior del hueso parietal derecho. El coma de la paciente se profundizó y falleció 5 h después del accidente.

10. Seleccione la causa más probable de la tumoración sobre la región temporal derecha en esta paciente:
   (a) Contusión superficial de la piel.
   (b) Hemorragia de un vaso sanguíneo en el músculo temporal.
   (c) Rotura de los vasos meníngeos medios.
   (d) Edema de la piel.
   (e) Hemorragia de un vaso sanguíneo que se encuentra en la fascia superficial.

11. Seleccione la causa más probable de parálisis muscular del lado izquierdo del cuerpo en esta paciente:
    (a) Laceración del lado derecho del hemisferio cerebral.
    (b) Hemorragia epidural del lado derecho.
    (c) Hemorragia epidural del lado izquierdo.
    (d) Lesión de la corteza cerebral en el lado izquierdo del cerebro.
    (e) Lesión del hemisferio cerebeloso derecho.

Un hombre de 69 años de edad fue ingresado en la unidad de neurología por intensas molestias en la región lumbar. La exploración radiológica de la región lumbar de la columna vertebral puso de manifiesto una estenosis significativa del conducto medular causada por artrosis avanzada.

12. Explique las molestias en la región lumbar experimentadas por este paciente:
    (a) Fatiga muscular.
    (b) Prolapso del disco intervertebral.
    (c) Desgarro del ligamento en las articulaciones de la región lumbar de la columna vertebral.
    (d) Compresión de la cola de caballo.
    (e) Mala postura.

Posteriormente, el dolor lumbar se intensificó y se irradió hacia abajo, en dirección a la pierna izquierda; el paciente también presentaba dificultades en la marcha. La exploración del individuo mostró debilidad y una cierta atrofia muscular de la pierna izquierda. En la exploración radiológica se observó que las alteraciones artrósicas se habían extendido hasta afectar a los límites de muchos de los forámenes intervertebrales lumbares.

13. Explique el cambio en los síntomas y signos observados en este paciente:
    (a) El nervio ciático se hallaba comprimido en la pelvis por un cáncer de recto en expansión.
    (b) El paciente presentaba ateroesclerosis avanzada de las arterias del miembro inferior derecho.
    (c) El proceso artrósico había producido osteofitos que invadían los forámenes intervertebrales, los cuales comprimían las raíces de los nervios espinales segmentarios.
    (d) Se había producido neuritis en el tronco del nervio ciático.
    (e) El paciente estaba experimentando problemas psiquiátricos.

Respuestas y explicaciones a las preguntas de revisión

1. C es correcta. Las raíces anterior y posterior de un nervio espinal se hallan unidas a un único segmento de la médula espinal. A. La médula espinal tiene una cubierta periférica de sustancia blanca y un núcleo central de sustancia gris (*véase* fig. 1-5). B. La médula espinal se hace más delgada en dirección inferior para formar el cono medular. D. Las células del cuerno posterior de sustancia gris de la médula espinal se asocian con la función sensitiva (*véase* p. 139). E. El conducto central de la médula espinal está situado en la comisura gris (*véase* fig. 1-6).

2. E es correcta. El extremo inferior de la médula oblongada se continúa directamente con la médula espinal en el foramen magno (*véase* fig. 1-4). A. La médula oblongada tiene una forma cónica (*véase* fig. 1-8). B. El cuarto ventrículo está situado detrás de la parte superior de la médula oblongada. C. La médula oblongada se continúa directamente por su borde superior con el puente. D. La médula oblongada tiene un conducto central en su parte inferior que es continuo con el de la médula espinal.

3. A es correcta. El mesencéfalo presenta una cavidad denominada *acueducto mesencefálico*. B. El mesencéfalo es diminuto (*véase* fig. 1-1). C. El mesencéfalo está completamente rodeado de LCE en el espacio subaracnoideo (*véase* fig. 1-2A). D. El mesencéfalo tiene una cavidad denominada *acueducto mesencefálico*, que se abre por encima en el tercer ventrículo (*véase* fig. 1-10). E. El mesencéfalo se localiza en la fosa craneal posterior.

4. C es correcta. *Vermis* es el nombre dado a la parte del cerebelo en la que se juntan los hemisferios cerebelosos (*véase* fig. 6-2). A. El cerebelo está situado en la fosa craneal posterior (*véase* fig. 1-7). B. La corteza cerebelosa está compuesta de sustancia gris (*véase* fig. 1-10). D. El cere-

belo está situado por detrás del cuarto ventrículo (*véase* fig. 1-10). E. El núcleo dentado es una masa de sustancia gris que se encuentra en cada uno de los hemisferios del cerebelo (*véase* fig. 6-7).

5. D es correcta. La cápsula interna es una colección importante de fibras nerviosas ascendentes y descendentes que tiene el núcleo caudado y el tálamo en su parte medial y el núcleo lenticular en su parte externa (*véase* fig. 1-13). A. Los hemisferios cerebrales están separados por un tabique fibroso vertical, colocado sagitalmente denominado *falce (hoz) del cerebro*. La tienda del cerebelo está situada horizontalmente y forma el techo sobre la fosa craneal posterior y separa el cerebelo de los lóbulos occipitales del cerebro (*véase* fig. 15-1). B. Los lóbulos del hemisferio cerebral reciben su denominación por los huesos craneales bajo los que están situados. C. El cuerpo calloso es una masa de sustancia blanca situado en el interior de cada hemisferio cerebral (*véase* fig. 1-10). E. La cavidad presente dentro de cada hemisferio cerebral recibe el nombre de *ventrículo lateral*.

6. B es correcta. Hay 8 pares de nervios espinales cervicales (sólo 7 vértebras cervicales). A. Hay 12 pares de nervios craneales. C. La raíz posterior de un nervio espinal contiene fibras nerviosas aferentes. D. Un nervio espinal está formado por la unión de una raíz anterior y de otra raíz posterior en un foramen intervertebral. E. Un ganglio espinal contiene los cuerpos celulares de las fibras nerviosas sensitivas que entran en la médula espinal.

7. C es correcta. La RM del encéfalo usa las propiedades magnéticas del núcleo de hidrógeno excitado por radiación de radiofrecuencia transmitida por una bobina que rodea la cabeza del paciente (*véase* p. 23). A. La TC del encéfalo

puede distinguir entre la sustancia blanca y la gris (*véase* fig. 1-22). B. Los ventrículos laterales se comunican indirectamente con el cuarto ventrículo a través del foramen interventricular, el tercer ventrículo y el acueducto mesencefálico (cerebral) (*véase* fig. 1-10). D. Rara vez las grandes arterias de la base del cráneo se desgarran por un traumatismo o un movimiento súbito del encéfalo en el interior del cráneo. E. El movimiento del encéfalo en el momento de las lesiones craneales puede estirar y dañar el pequeño y delicado sexto nervio craneal (también puede resultar dañado el pequeño cuarto nervio craneal).

8. B es correcta. Con el paciente en posición de decúbito, la presión normal del líquido cerebroespinal es de 60-150 mm de agua. A. El LCE en el conducto central de la médula espinal es capaz de entrar en el cuarto ventrículo a través del conducto central de la parte inferior de la médula oblongada (*véase* fig. 1-2A). C. El LCE es importante para proteger el encéfalo y la médula espinal de una lesión traumática al disipar la fuerza (compárese con la función del líquido amniótico en la protección del feto en el útero de una mujer embarazada). D. La compresión de la vena yugular interna en el cuello eleva la presión del LCE al inhibir su absorción en el sistema venoso. E. El espacio subaracnoideo está lleno de LCE: el potencial espacio subdural contiene sólo líquido tisular.

9. E es correcta. La tercera vértebra cervical está situada frente al cuarto segmento de la médula espinal (*véase* tabla 1-3, p. 16). A. La primera vértebra lumbar está situada frente a los segmentos medulares sacros y coccígeos. B. La tercera vértebra torácica está situada frente al quinto segmento medular torácico. C. La quinta vértebra cervical está localizada frente al sexto segmento medular cervical. D. La octava vértebra torácica está situada frente al undécimo segmento medular torácico.

10. C es correcta. La tumoración sobre la región temporal derecha y el hallazgo radiológico de una fractura longitudinal sobre el ángulo anteroinferior del hueso parietal derecho son muy indicativos de una lesión de la arteria meníngea media derecha y de formación de una hemorragia epidural (extradural). La sangre se extiende a través de la línea de fractura al músculo temporal y tejido blando por encima.

11. B es correcta. La parálisis del lado izquierdo (hemiplejía izquierda) se debía a la presión ejercida por la hemorragia epidural del lado derecho sobre el giro precentral del hemisferio cerebral derecho.

12. D es correcta. En las personas en las que el conducto medular era originalmente pequeño, una estenosis significativa del conducto en la región lumbar puede llevar a la compresión neurológica de la cola de caballo, con dolor que se irradia hacia la espalda, como en este paciente.

13. C es correcta. Una de las complicaciones de la artrosis de la columna vertebral es el crecimiento de osteofitos, que frecuentemente invaden los forámenes intervertebrales, por lo que se origina dolor a lo largo de la distribución del nervio segmentario. En este paciente estaban afectados los nervios segmentarios L4-L5 y S1-S3, que forman el importante nervio ciático. Ello explicaría el dolor que se irradiaba hacia abajo, en la pierna izquierda, y la atrofia de los músculos de la pierna.

Neuronas y neuroglía

OBJETIVOS DEL CAPÍTULO

- Definir qué es la neurona e identificar sus prolongaciones.

- Aprender las variedades de las neuronas e identificarlas en las diferentes partes del sistema nervioso.

- Revisar la biología celular de una neurona y explicar la función de una célula nerviosa y de sus prolongaciones.

- Analizar la estructura de la membrana plasmática en relación con su fisiología.

- Conocer el transporte de materiales desde el cuerpo celular hasta los axones.

- Explicar la estructura y la función de las sinapsis y de los neurotransmisores.

- Revisar la función de sostén de las células neurogliales en relación con las células nerviosas y el papel que desempeñan en el metabolismo, la función y la muerte neuronal.

Un hombre de 38 años de edad con antecedentes de movimientos involuntarios, cambios de la personalidad y problemas cognitivos fue derivado a un neurólogo. Los síntomas comenzaron gradualmente 8 años antes y empeoraron progresivamente. Los primeros síntomas consistían en movimientos involuntarios, bruscos y sin propósito de los miembros superiores asociados con torpeza y dejar caer objetos. En la consulta, el paciente mostró dificultad para deambular, hablar y deglutir. En relación con estos defectos del movimiento, se observó un deterioro de la memoria y pérdida de la capacidad intelectual, además de conducta impulsiva y depresión. La anamnesis detallada al paciente y su esposa reveló que el padre y el hermano mayor del paciente tuvieron síntomas similares antes de fallecer. Se estableció el diagnóstico de enfermedad de Huntington.

La enfermedad de Huntington es una alteración autosómica dominante en el brazo corto del cromosoma 4. Histológicamente, el núcleo caudado y el putamen muestran degeneración extensa que afecta principalmente a las neuronas productoras de acetilcolina y de ácido γ-aminobutírico (GABA); las neuronas productoras de dopamina no resultan afectadas. También se observa degeneración secundaria de la corteza cerebral. Este caso constituye un ejemplo de una enfermedad hereditaria que afecta a un grupo particular de neuronas.

El propósito de este capítulo es ayudar a los estudiantes a comprender cómo la célula excitable básica (la neurona) se comunica con otras neuronas. También se consideran ciertas lesiones en la neurona y los efectos de los fármacos en el mecanismo por el cual las neuronas se comunican entre sí.

NEURONAS

El nombre que se da a la célula nerviosa es **neurona**, que también comprende a todas sus prolongaciones (fig. 2-1). Las *neuronas* son células excitables especializadas en la recepción de estímulos y la conducción del impulso nervioso. Estas células varían considerablemente en tamaño y forma, pero todas ellas contienen un **cuerpo celular** del cual se proyectan uno o más procesos llamados **neuritas** (fig. 2-2). Las neuritas responsables de recibir la información y de conducirla hacia el cuerpo celular son las **dendritas**. La neurita tubular larga (única) que conduce los impulsos desde el cuerpo celular se denomina **axón**. Las dendritas y los axones en general se conocen como **fibras nerviosas**.

Las neuronas se encuentran en el encéfalo, la médula espinal y los ganglios. A diferencia de la mayoría de otras células del cuerpo, las neuronas maduras normales de la persona adulta no se dividen o replican.

Tipos de neuronas

Aunque el cuerpo celular de una neurona puede ser tan pequeño como de 5 μm o tan grande como de 135 μm de diámetro, las prolongaciones, o neuritas, pueden extenderse por más de 1 metro. El número, la longitud y el modo de ramificación de las neuritas proporcionan un método morfológico para clasificar las neuronas (fig. 2-3).

Las **neuronas unipolares** tienen una única neurita que se divide a una corta distancia del cuerpo celular en dos ramos, una que se dirige a alguna estructura periférica y otra que se introduce en el sistema nervioso central (SNC). Los ramos de esta neurita única tienen las características estructurales y

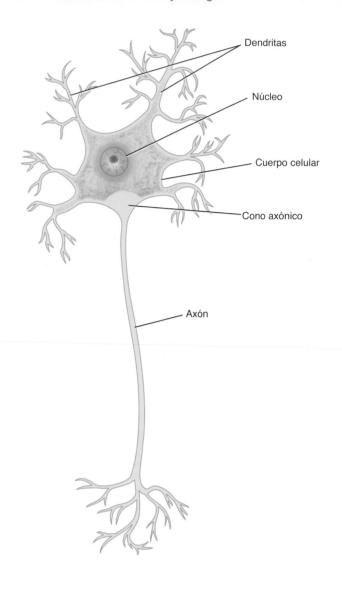

Figura 2-1   Neurona.

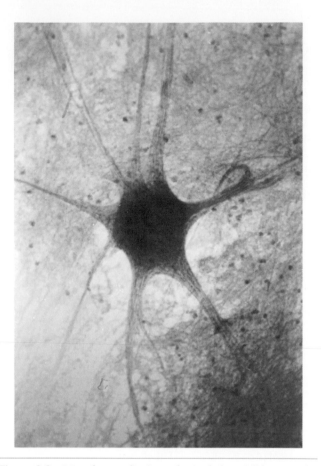

Figura 2-2   Microfotografía de un frotis de la médula espinal que muestra una neurona con su cuerpo celular y sus procesos o neuritas.

funcionales de un axón. En este tipo de neurona, los ramos terminales finos que se encuentran en el extremo periférico del axón en el sitio receptor reciben con frecuencia el nombre de *dendritas*. En el ganglio espinal se encuentran ejemplos de este tipo de neurona.

Las **neuronas bipolares** tienen un cuerpo celular alargado. A partir de un extremo emerge un axón y del otro una dendrita. Los ejemplos de este tipo de neuronas son las células bipolares de la retina y las neuronas de los ganglios sensitivos coclear y vestibular.

Las **neuronas multipolares** tienen gran cantidad de dendritas que nacen del cuerpo celular. Con la excepción del axón, que es único, el resto de las neuritas son dendritas. La mayoría de las neuronas del encéfalo y de la médula espinal son de este tipo.

Las neuronas también pueden clasificarse según el tamaño. Las **neuronas de Golgi de tipo I** tienen un axón largo que puede tener una longitud de 1 m o mayor (figs. 2-4 a 2-6). Los

axones de estas neuronas forman los largos tractos de fibras del encéfalo, de la médula espinal y de los nervios periféricos. Las células piramidales de la corteza cerebral, las células de Purkinje de la corteza cerebelosa y las células motoras de la médula espinal son ejemplos de este tipo de células.

Las **neuronas de Golgi de tipo II** tienen un axón corto que termina en vecindad del cuerpo celular o puede faltar completamente (*véanse* figs. 2-5 y 2.6); superan por mucho a las neuronas de Golgi de tipo I. Las dendritas cortas que se originan de estas neuronas les confieren un aspecto estrellado. Estas neuronas son numerosas en la corteza cerebral y en la corteza cerebelosa y a menudo tienen una función inhibidora. La tabla 2-1 resume la clasificación de las neuronas.

Estructura de la neurona

El cuerpo celular de una neurona, como el de otras células, consiste esencialmente en una masa de citoplasma en la que está incluido un núcleo (figs. 2-7 y 2-8), rodeado externamente por la membrana plasmática.

Cuerpo de la célula nerviosa

Es interesante destacar que el volumen del citoplasma en el interior del cuerpo de la célula nerviosa es, con frecuencia, muy inferior al volumen total del citoplasma en las neuritas. Los cuerpos celulares de las pequeñas células granulosas de

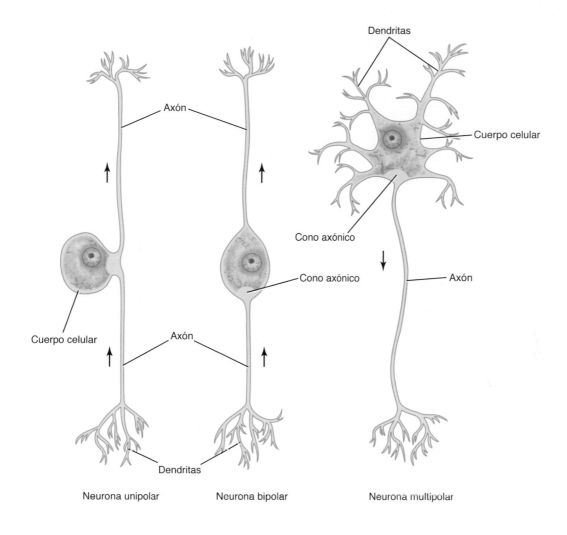

Neurona unipolar   Neurona bipolar   Neurona multipolar

Figura 2-3 Clasificación de las neuronas según el número, la longitud y el modo de ramificación de las neuritas.

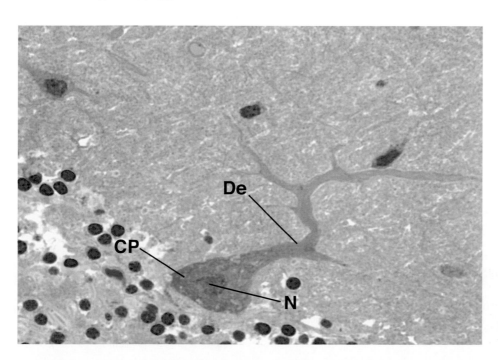

Figura 2-4 Microfotografía de un corte de la corteza cerebelosa que muestra dos células de Purkinje. Estos son ejemplos de neuronas de Golgi de tipo I. CP, célula de Purkinje; De, dendrita; N, Núcleo (tomado de: Gartner, L. P. [2018]. *Color atlas and text of histology* [7th ed.]. Baltimore, MD: Wolters Kluwer).

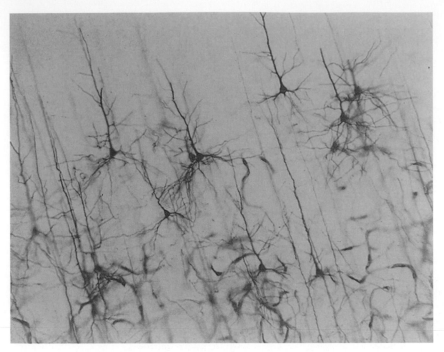

Figura 2-5 Microfotografía de un corte teñido con plata de la corteza cerebral. Obsérvese la presencia de células piramidales grandes, que son ejemplos de neuronas de Golgi de tipo I y numerosas neuronas de Golgi de tipo II (tomado de: Bear, M. F., Connors, B. W., & Paradiso, M. A. (2016). *Neuroscience: Exploring the brain* (4th ed). Baltimore, MD: Wolters Kluwer).

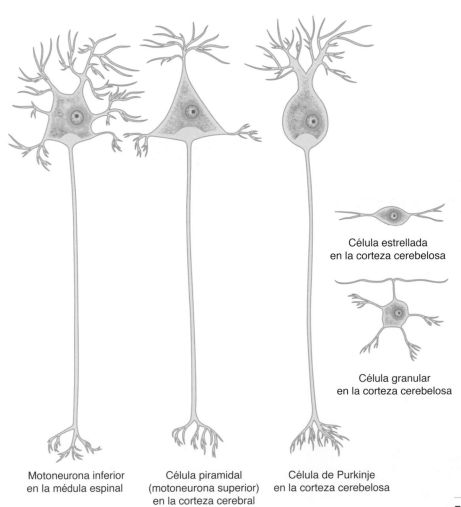

Célula estrellada
en la corteza cerebelosa

Célula granular
en la corteza cerebelosa

Motoneurona inferior
en la médula espinal

Célula piramidal
(motoneurona superior)
en la corteza cerebral

Célula de Purkinje
en la corteza cerebelosa

Figura 2-6 Diferentes tipos de neuronas.

Tabla 2-1 Clasificación de las neuronas

Clasificación morfológica	Disposición de las neuritas	Ubicación
Número, longitud y modo de ramificación de las neuritas		
Unipolar	Una sola neurita se divide a corta distancia del cuerpo celular	Ganglios de la raíz posterior
Bipolar	Una sola neurita se origina a partir de cualquier extremo del cuerpo celular	Retina, cóclea sensitiva y ganglios vestibulares
Multipolar	Muchas dendritas y un axón largo	Tractos de fibras del cerebro y de la médula espinal, nervios periféricos y motoneuronas de la médula espinal
Tamaño de las neuronas		
Golgi de tipo I	Axón único largo	Tractos de fibras del cerebro y de la médula espinal, nervios periféricos y motoneuronas de la médula espinal
Golgi de tipo II	Axón corto que, con las neuritas, se asemeja a una estrella	Cortezas cerebral y cerebelosa

la corteza cerebelosa miden unos 5 μm de diámetro, mientras que las de las grandes células del cuerno anterior de sustancia gris de la médula espinal pueden medir hasta 135 μm de diámetro. Las principales estructuras del cuerpo de una célula nerviosa se resumen en la tabla 2-2.

Núcleo

El núcleo contiene los genes y suele tener una ubicación central en el interior del cuerpo celular; típicamente es de gran tamaño y esférico. No se debe confundir el término *núcleo* en citología con *núcleo* en neuroanatomía, ya que en este último caso se refiere a un grupo definido de cuerpos de células nerviosas en el SNC. En las neuronas maduras, los cromosomas ya no se duplican y funcionan sólo para la expresión génica. Por ello, los cromosomas no están dispuestos como estructuras compactas, sino que se encuentran desenrollados. Debido a esta conformación, el núcleo es pálido y los finos gránulos de cromatina están ampliamente dispersos (*véanse* figs. 2-6 y 2-7).

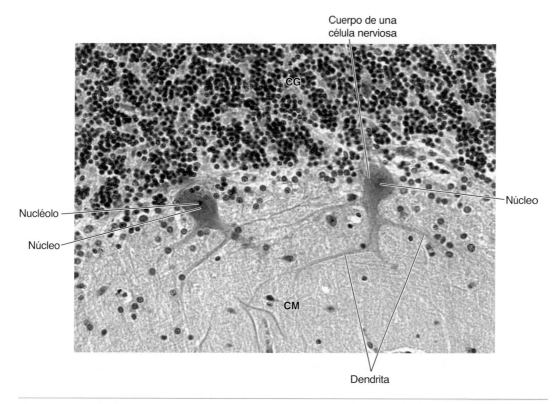

Figura 2-7 Microfotografía de un corte del cuerno anterior de sustancia gris de la médula espinal que muestra dos grandes células motoras con núcleos. Obsérvese el nucléolo prominente en uno de los núcleos. CG, capa granular; CM, capa molecular.

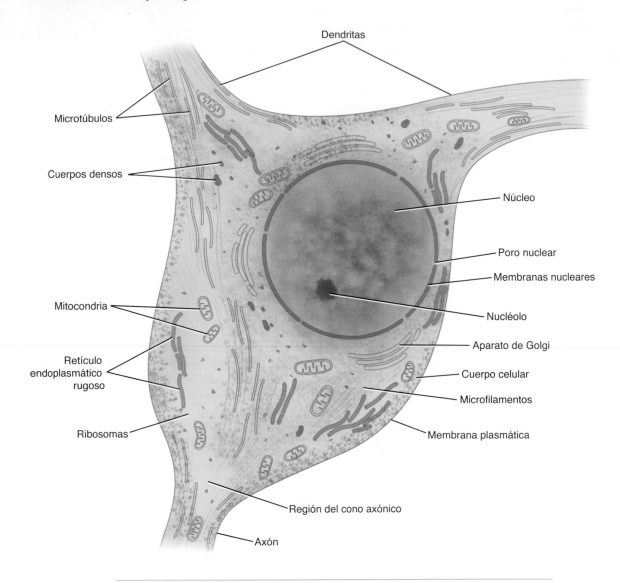

Figura 2-8   Representación esquemática de la estructura fina de una neurona.

Un único nucléolo prominente sintetiza el ácido ribonucleico ribosómico (ARNr) y brinda apoyo para el ensamblaje de la subunidad del ribosoma. El gran tamaño del nucléolo probablemente se deba a la elevada tasa de síntesis de proteínas, necesaria para mantener la concentración de proteínas en el citoplasma presente en las neuritas, así como en el cuerpo celular.

En las mujeres, uno de los cromosomas X es compacto y se conoce como *cuerpo de Barr*. Está compuesto de cromatina sexual, y se encuentra situado en la superficie interna de la membrana nuclear.

La **membrana nuclear** (fig. 2-9; *véase también* fig. 2-8) es continua con el retículo endoplasmático rugoso (RER) o granular. La membrana tiene una doble capa y finos **poros nucleares**, a través de los cuales pueden difundir los materiales hacia y desde el núcleo. Por lo tanto, la sustancia en el núcleo y el citoplasma puede considerarse como funcionalmente continua. Las subunidades ribosómicas recién formadas pueden pasar al interior del citoplasma a través de los poros nucleares.

Citoplasma

El citoplasma es rico en retículo endoplasmático rugoso (granular) y liso (agranular) (fig. 2-10; *véase también* fig. 2-9), y contiene los siguientes orgánulos (u organelos) e inclusiones: a) gránulos de Nissl, b) aparato de Golgi, c) mitocondrias, d) microfilamentos, e) microtúbulos, f) lisosomas, g) centríolos y h) lipofuscina, melanina, glucógeno y lípidos.

Los **gránulos de Nissl** están formados por moléculas distribuidas a través de todo el citoplasma del cuerpo celular, excepto por la región cercana al axón, llamada *cono axónico* (fig. 2-11). El material granular también se extiende hacia las partes proximales de las dendritas, pero no está presente en el axón.

Las microfotografías electrónicas muestran que los gránulos de Nissl están compuestos por RER (fig. 2-12) dispuesto en la forma de cisternas anchas apiladas una encima de la otra. Aunque muchos de los ribosomas se encuentran fijos a la superficie del retículo endoplasmático, muchos más están libremente dispuestos en los intervalos entre las cisternas. Como los ribosomas contienen ácido ribonucleico (ARN), los gránulos de

Tabla 2-2 Principales estructuras del cuerpo de una neurona

Estructura	Forma	Aspecto	Ubicación	Función
Núcleo	Grande, redondeado	Pálido, cromatina ampliamente dispersa; nucléolo único prominente; cuerpo de Barr presente en las mujeres	Central, desplazado a la periferia en el daño celular	Controla la actividad celular
Orgánulos citoplasmáticos Gránulos de Nissl	Gránulos de retículo endoplasmático rugoso	Cisternas grandes; ribosomas basófilos	Por todo el citoplasma y la parte proximal de las dendritas; ausente del cono axónico y el axón; la fatiga y el daño hacen que se concentren en la periferia	Síntesis proteica
Aparato de Golgi	Hebras onduladas; agrupaciones de cisternas aplanadas y pequeñas vesículas	Retículo endoplasmático liso	Cerca del núcleo	Agrega hidratos de carbono a la molécula de proteína; almacena productos para su transporte a las terminaciones nerviosas; forma las membranas celulares
Mitocondria	Esférica, en forma de bastoncillo	Doble membrana con crestas	Dispersas	Producen la energía química
Neurofibrillas	Fibrillas lineales	Dispuestas en paralelo; fascículos compuestos de microfilamentos, cada uno de ellos de 10 nm de diámetro	Van de las dendritas a través del cuerpo celular hasta el axón	Determinan la forma de la neurona
Microfilamentos	Fibrillas lineales	Filamentos de 3-5 nm de diámetro	Forman una densa malla por debajo de la membrana plasmática	Formación y retracción de las prolongaciones celulares y el transporte celular
Microtúbulos	Tubos lineales	Entre las miofibrillas, 25 nm de diámetro	Van de las dendritas a través del cuerpo celular hasta el axón	Transporte celular
Lisosomas	Vesículas	Diámetro = 8 nm; primarios, secundarios y cuerpos residuales	Por toda la célula	"Basureros" celulares
Centríolos	Cilindros huecos pares	Pared compuesta por haces de microtúbulos	Confinados al citoplasma del cuerpo celular	Participan en la división celular; mantienen a los microtúbulos
Lipofuscina	Gránulos	Pardo amarillenta	Dispersa por el citoplasma	Producto de degradación metabólica
Melanina	Gránulos	Pardo amarillenta	Sustancia negra del mesencéfalo	Relacionada con la formación de dopamina

Nissl son basófilos y su presencia puede demostrarse mediante tinción con azul de toluidina u otros colorantes de anilinas básicas (*véase* fig. 2-11) y usando el microscopio óptico.

Los gránulos de Nissl son responsables de la síntesis de proteínas, las cuales fluyen a lo largo de las dendritas y del axón y sustituyen a las degradadas durante la actividad celular. La fatiga o el daño neuronal hace que los gránulos de Nissl se movilicen y se concentren en la periferia del citoplasma. Este fenómeno, que da la impresión de que los gránulos de Nissl han desaparecido, se conoce como *cromatólisis*.

El **aparato de Golgi**, cuando se observa con el microscopio óptico después de la tinción con un método de plata-osmio, aparece como una red de hebras onduladas irregulares alrededor del núcleo. En las microfotografías electrónicas aparece como agrupaciones de cisternas aplanadas y pequeñas vesículas formadas por retículo endoplasmático liso (REL) (*véanse* figs. 2-8 y 2-9).

Las proteínas producidas por los gránulos de Nissl son transferidas al interior del aparato de Golgi en vesículas de transporte, donde son almacenadas temporalmente y se les

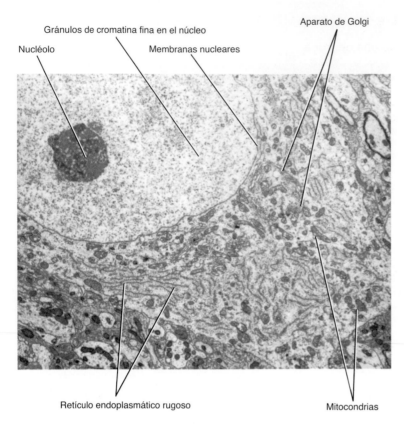

Nucléolo

Gránulos de cromatina fina en el núcleo

Membranas nucleares

Aparato de Golgi

Retículo endoplasmático rugoso

Mitocondrias

Figura 2-9   Microfotografía electrónica de una neurona que muestra la estructura del núcleo y numerosos orgánulos citoplasmáticos (cortesía de: Dr. J. M. Kerns).

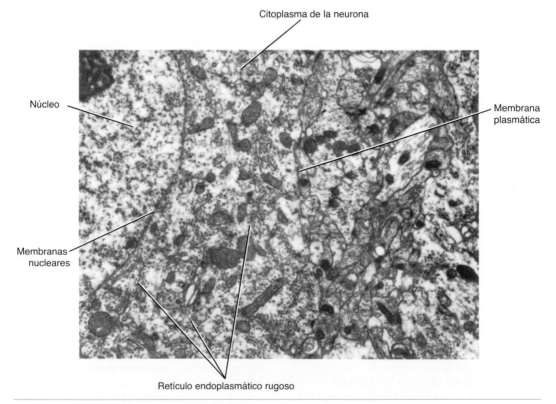

Citoplasma de la neurona

Núcleo

Membrana plasmática

Membranas nucleares

Retículo endoplasmático rugoso

Figura 2-10   Microfotografía electrónica de una neurona que muestra las membranas nuclear y plasmática y los orgánulos citoplasmáticos (cortesía de: Dr. J. M. Kerns).

Gránulos de Nissl

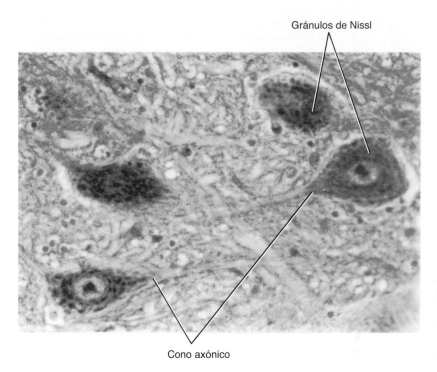

Cono axónico

Figura 2-11 Microfotografía de un corte del cuerno anterior de sustancia gris de la médula espinal. Obsérvese la presencia de los gránulos de Nissl teñidos de oscuro en el citoplasma de cuatro neuronas.

pueden agregar hidratos de carbono para formar glucoproteínas. Se postula que las proteínas viajan de una cisterna a otra a través de un transporte vesicular. Cada cisterna del aparato de Golgi está especializada en diferentes tipos de reacción enzimática. En el lado *trans* del aparato de Golgi, las macromoléculas son empaquetadas en vesículas para su transporte hacia las terminales nerviosas. También se considera que el aparato de Golgi participa en la producción de lisosomas y en la síntesis de las membranas celulares. Esta última función es particularmente importante para la formación de vesícu-

las sinápticas en las terminaciones axónicas de las neuronas del sistema nervioso.

Las **mitocondrias** se hallan dispersas por todo el cuerpo celular, las dendritas y los axones (*véanse* figs. 2-8 y 2-9). Son esféricas o tienen forma de bastón. En las microfotografías electrónicas, las paredes muestran características de doble membrana. La membrana interna está dispuesta en pliegues o crestas que se proyectan hacia el centro de la mitocondria. Las mitocondrias tienen numerosas enzimas, que se localizan principalmente en la membrana mitocondrial interna. Estas

Gránulos de Nissl

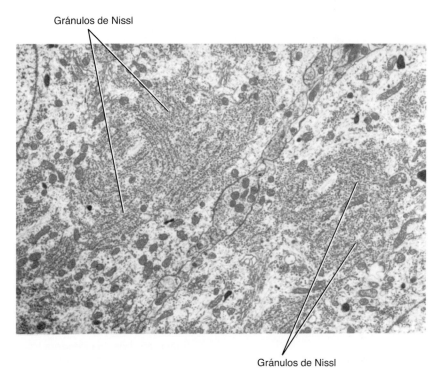

Gránulos de Nissl

Figura 2-12 Microfotografía electrónica del citoplasma de dos neuronas donde se muestra la estructura de los cuerpos (gránulos) de Nissl (cortesía de: Dr. J. M. Kerns).

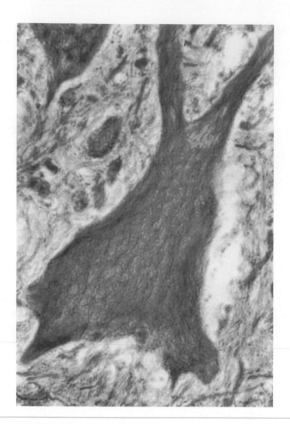

Figura 2-13 Microfotografía de un corte con tinción argéntica de una neurona que muestra la presencia de grandes cantidades de neurofibrillas en el citoplasma del cuerpo celular y de las neuritas.

enzimas forman parte del ciclo de los ácidos tricarboxílicos y de las cadenas respiratorias del citocromo. Por lo tanto, las mitocondrias son importantes en las células nerviosas, como en otras células, para la producción de energía.

Las **neurofibrillas**, vistas en el microscopio óptico después de una tinción argéntica, son numerosas y transcurren paralelas por el cuerpo celular hacia las neuritas (fig. 2-13). Con el microscopio electrónico, las neurofibrillas se disponen en fascículos de **neurofilamentos**; cada filamento mide unos 10 nm de diámetro (fig. 2-14). Los neurofilamentos forman el componente principal del citoesqueleto. Químicamente, los neurofilamentos son muy estables y pertenecen a la familia de la citoqueratina.

Los **microfilamentos** miden 3-5 nm de diámetro y están formados por actina. Los microfilamentos se concentran en la periferia del citoplasma, inmediatamente por debajo de la membrana plasmática, donde forman una red densa. Junto con los microtúbulos, los microfilamentos desempeñan un papel clave en la formación de las nuevas prolongaciones celulares y la retracción de las antiguas. Los microfilamentos también ayudan a los microtúbulos en el transporte axónico.

Los **microtúbulos** son similares a los vistos en otros tipos de células. Miden unos 25 nm de diámetro y se encuentran entremezclados con los neurofilamentos (*véase* fig. 2-14). Se extienden por todo el cuerpo celular y sus prolongaciones. En el axón, todos los microtúbulos están dispuestos paralelos, con un extremo apuntando al cuerpo celular y el otro apuntando en sentido distal, alejándose del cuerpo celular.

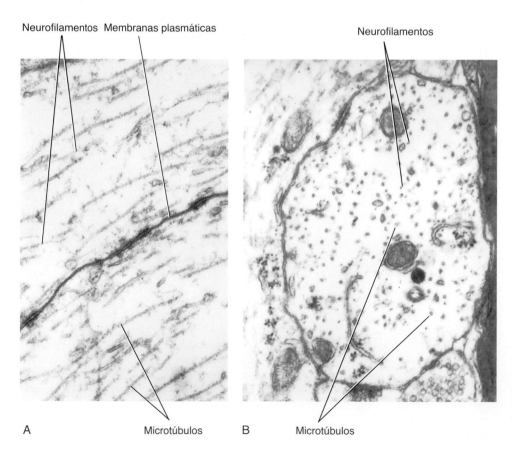

Figura 2-14 Microfotografía electrónica de las dendritas que muestra la presencia de neurofilamentos y microtúbulos en el interior del citoplasma. **A.** Sección longitudinal de dos dendritas adyacentes. **B.** Sección transversal de una dendrita (cortesía de: Dr. J. M. Kerns).

Los microtúbulos y los microfilamentos proporcionan una vía estable que permite que orgánulos específicos se muevan a través de motores moleculares. El movimiento de inicio y parada es causado por la disociación periódica de los orgánulos de la vía o por la colisión con otras estructuras.

El transporte celular implica el movimiento de orgánulos con membrana, materiales de secreción, precursores de las membranas sinápticas, grandes vesículas de núcleo denso, mitocondrias y retículo endoplasmático liso.

El transporte celular se produce en ambas direcciones del cuerpo celular y sus prolongaciones. El **transporte celular** (100-400 mm/día) es mediado por dos proteínas motoras asociadas con los sitios de unión microtubulares de la adenosina-trifosfatasa. En el movimiento *anterógrado* (alejándose de la célula), se postula que los orgánulos cubiertos de **cinesina** se mueven hacia un extremo del túbulo, mientras que en el movimiento *retrógrado* (en dirección a la célula) se postula que los orgánulos cubiertos de dineína se mueven hacia el otro extremo del túbulo. La dirección y la velocidad del movimiento de un orgánulo pueden deberse a la activación de una de las proteínas motoras o de las dos proteínas motoras simultáneamente.

El **transporte lento** (0.1-3.0 mm/día) implica el movimiento de gran parte del citoplasma, e incluye el movimiento de las mitocondrias y de otros orgánulos. El transporte axónico sólo se produce en dirección anterógrada. No se ha identificado el motor molecular, pero es probable que sea de la familia de la cinesina.

Los *lisosomas* son vesículas unidas a la membrana que miden unos 8 nm de diámetro. Actúan en la célula como "barrenderos" intracelulares y contienen enzimas hidrolíticas. Se forman por gemación del aparato de Golgi. Hay tres formas de lisosomas: 1) **lisosomas primarios**, que se acaban de formar; 2) **lisosomas secundarios**, que contienen material parcialmente digerido (figuras de mielina); y 3) **cuerpos residuales**, en los que las enzimas están inactivas y los cuerpos han evolucionado a materiales digeridos como pigmentos y lípidos.

Los *centríolos* son estructuras pequeñas pares halladas en células nerviosas inmaduras en división. Cada centríolo es un cilindro hueco cuya pared está formada por haces de microtúbulos. Se asocian con la formación del huso durante la división celular y en la conformación de los microtúbulos. Los centríolos se encuentran también en las células nerviosas maduras, donde es posible que estén implicados en el mantenimiento de los microtúbulos.

La **lipofuscina** (material pigmentario) está formada por gránulos amarillo-pardos dentro del citoplasma (fig. 2-15). Se considera que se forma como resultado de la actividad lisosómica y representa un bioproducto metabólico inocuo. La lipofuscina se acumula a lo largo de la edad.

Los **gránulos de melanina** se encuentran en el citoplasma de las células en ciertas partes del encéfalo (p. ej., la sustancia negra del mesencéfalo). Su presencia puede asociarse con la capacidad de síntesis de catecolaminas de estas neuronas, cuyo neurotransmisor es la dopamina.

Membrana plasmática

La membrana plasmática forma el límite externo continuo del cuerpo celular y sus prolongaciones, y en la neurona es el sitio para el inicio y la conducción del impulso nervioso (*véanse* figs. 2-10 y 2-14). La membrana tiene un grosor de unos 8 nm,

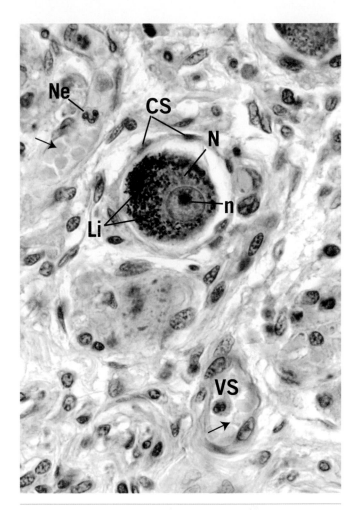

Figura 2-15 Microfotografía de un corte longitudinal de un ganglio de la raíz posterior que muestra la presencia de gránulos de lipofuscina en el interior de las neuronas sensitivas. CS, células satélite; Li, lipofuscina; N, núcleo; n, nucléolo; Ne, neutrófilo; VS, vaso sanguíneo; *flecha*, eritrocitos (tomado de: Gartner, L. P. [2018]. *Color atlas and text of histology* [7th ed] Baltimore, MD: Wolters Kluwer).

demasiado delgada como para poder ser observada mediante el microscopio óptico. En el microscopio electrónico, la membrana plasmática se ve como dos líneas oscuras con una línea clara entre ellas. La membrana plasmática está compuesta por una capa interna y otra capa externa de moléculas proteicas dispuestas muy laxamente; cada capa tiene un grosor de unos 2.5 nm, y están separadas por una capa media de lípidos de aproximadamente 3 nm. La capa lipídica está compuesta por dos filas de moléculas de fosfolípidos dispuestas de tal modo que sus extremos hidrofóbicos se hallan en contacto entre sí, y sus terminaciones polares están en contacto con las capas de proteínas. Ciertas moléculas proteicas están situadas en el interior de la capa fosfolipídica y se extienden por toda la anchura de la capa lipídica. Estas moléculas proporcionan a la membrana conductos hidrofílicos a través de los cuales los iones inorgánicos pueden penetrar en la célula o salir de ella. Las moléculas de hidratos de carbono están fijadas a la parte exterior de la membrana plasmática y, por lo tanto, a las proteínas o a los lípidos, formando lo que se conoce como *cubierta celular* o *glucocáliz*.

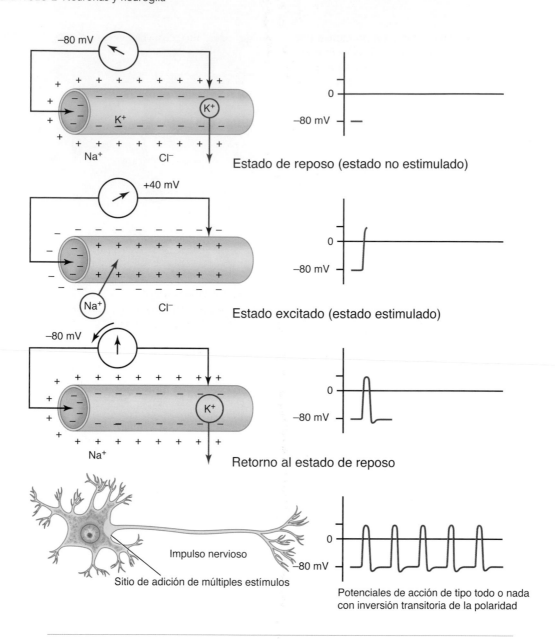

Figura 2-16 Cambios iónicos y eléctricos que se producen en una neurona cuando es estimulada.

La membrana plasmática y la cubierta celular juntas forman una membrana semipermeable que permite la difusión de ciertos iones, pero que restringe la de otros. En la fase de reposo (estado no estimulado), los iones de K^+ difunden a través de la membrana plasmática desde el citoplasma celular hacia los líquidos tisulares (fig. 2-16). La permeabilidad de la membrana a los iones de K^+ es mucho mayor que la de los iones de Na^+; por lo tanto, la salida pasiva de K^+ es bastante mayor que la entrada de Na^+. Lo anterior produce una diferencia de potencial estable de unos –80 mV que puede medirse a lo largo de la membrana plasmática porque el lado interno de la membrana es negativo con respecto al externo. Este potencial se conoce como *potencial de reposo*.

Excitación de la membrana y conducción

En el estado de reposo no estimulado, una fibra nerviosa está polarizada, de modo que el interior es negativo respecto del exterior. La diferencia de potencial a través de la membrana plasmática (axolema) es de unos –80 mV, lo que se conoce como *potencial de membrana en reposo* (fig. 2-17).

Cuando la célula nerviosa es estimulada (excitación neuronal) por medios eléctricos, mecánicos o químicos, tiene lugar un cambio rápido en la permeabilidad de la membrana frente a los iones de Na^+, y éstos difunden a través de la membrana plasmática al interior del citoplasma celular desde el líquido tisular. Este efecto hace que la membrana se despolarice de manera progresiva. La entrada súbita de iones de Na^+, seguida de la alteración de la polaridad, produce un **potencial de acción** (**PA**), que es de unos +40 mV. Este potencial es muy breve, de unos 5 ms. El incremento de la permeabilidad de la membrana a los iones de Na^+ cesa rápidamente y aumenta la permeabilidad a los iones de K^+. Así, los iones de K^+ comienzan a fluir desde el citoplasma celular y vuelven el área localizada de la célula a su estado de reposo.

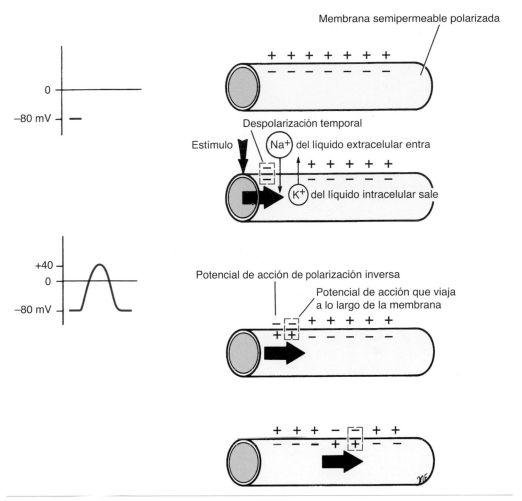

Figura 2-17 Cambios iónicos y eléctricos que se producen en una neurona cuando conduce un impulso.

Un potencial de acción (PA) comienza en el segmento inicial del axón; es una onda autopropagante de negatividad eléctrica que pasa rápidamente a lo largo de la superficie del axolema. Una vez generado, el PA se extiende sobre la membrana plasmática y es conducido a lo largo de las neuritas en forma de **impulso nervioso**. La onda de negatividad eléctrica es iniciada por un estímulo adecuado aplicado a la superficie de la neurona (fig. 2-18). En circunstancias normales, el efecto se produce en el segmento inicial del axón, que es la parte más sensible de la neurona. El estímulo altera la permeabilidad de la membrana ante los iones de Na⁺ en el punto de estimulación. Ahora, los iones de Na⁺ entran rápidamente en el axón (*véase* fig. 2-17). Los iones positivos fuera del axolema disminuyen rápidamente a cero. Por lo tanto, el potencial de membrana se reduce a cero y se dice que está ***despolarizada***. El típico potencial de reposo es de –80 mV entre el exterior de la membrana positivo y el interior; el PA es de unos 140 mV entre el exterior negativo de la membrana y el interior. En los axones de diámetro pequeño, el potencial de acción no puede ser mayor de 40 mV.

El punto cargado negativamente en el exterior del axolema ahora actúa como un estímulo para el axolema cargado positivamente adyacente y, en menos de 1 ms, la polaridad del potencial de reposo adyacente se invierte. El PA ahora se ha movido a lo largo del axolema desde el punto originalmente estimulado hasta el punto adyacente en la membrana. De esta manera, el PA viaja a lo largo de toda la fibra nerviosa hasta su extremo.

A medida que el PA se mueve a lo largo de la fibra nerviosa, cesa la entrada de iones de Na⁺ en el axón, y aumenta la permeabilidad del axolema a los iones de K⁺. Ahora, los iones de K⁺ difunden rápidamente fuera del axón porque la concentración es mucho más alta dentro del axón que en el exterior, de modo que se recupera el potencial de membrana de reposo original. La permeabilidad del axolema ahora disminuye y el *status quo* se restaura mediante el transporte activo de los iones de Na⁺ fuera del axón y los de K⁺ en el axón. La superficie externa del axolema es otra vez eléctricamente positiva en comparación con la superficie interna. Ésta es una descripción simplista de los movimientos de los iones de Na⁺ y los de K⁺ (para más detalles sobre los canales de Na⁺ y K⁺ dependientes de voltaje, las bombas de Na⁺ y K⁺ y los canales de salida de Na⁺ y K⁺, consulte un libro de texto de fisiología).

Durante un corto lapso después del paso de un impulso nervioso a lo largo de una fibra nerviosa, mientras el axolema todavía está despolarizado, un segundo estímulo es incapaz de excitar el nervio, por más fuerte que sea. Este lapso se conoce como ***período refractario absoluto***. La razón

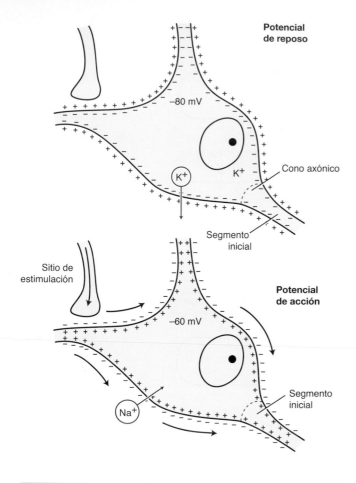

Potencial de reposo

−80 mV

Cono axónico

Segmento inicial

Sitio de estimulación

Potencial de acción

−60 mV

Segmento inicial

Figura 2-18 Creación del potencial de acción por la llegada de un estímulo desde una sola terminal presináptica. Tenga en cuenta que el potencial de acción generado en el segmento inicial sólo se produce si el umbral de excitación se alcanza en el segmento inicial (tomado de: Snell, R. S. *Clinical neuroanatomy: A review with questions and explanations* [3rd ed., p. 7]. Baltimore, MD: Lippincott Williams & Wilkins).

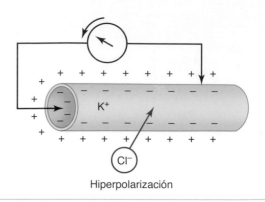

Hiperpolarización

Figura 2-19 Cambios iónicos y eléctricos que se producen en una neurona durante la hiperpolarización.

subyacente para el período refractario es que los canales de Na⁺ se inactivan, y ninguna estimulación, por fuerte que sea, abrirá las compuertas de Na⁺. Este período es seguido por un corto intervalo adicional durante el cual la excitabilidad del nervio regresa gradualmente a la normalidad. Este último lapso se conoce como ***período refractario relativo***. Por lo tanto, el período refractario hace que un estado excitador continuo del nervio sea imposible y limita la frecuencia de los impulsos.

Cuanto mayor sea la fuerza del estímulo inicial, mayor será la despolarización inicial y más se extenderá al interior de las áreas circundantes de la membrana plasmática. Los estímulos excitatorios múltiples aplicados a la superficie de una neurona dan como resultado una **suma**. Por ejemplo, los estímulos subumbrales pueden pasar por la superficie del cuerpo celular y sumarse en el origen del axón y, así, iniciar un PA. Se considera que los estímulos inhibitorios generan su efecto permitiendo entrada de iones de Cl⁻ a través de la membrana plasmática al interior de la neurona, produciéndose así hiperpolarización y reduciéndose el estado excitatorio de la célula (fig. 2-19).

La **velocidad de conducción** de una fibra nerviosa es proporcional al área de la sección transversal del axón, con las fibras más gruesas conduciendo más rápidamente que las de diámetro más pequeño (tabla 2-3). En las fibras motoras grandes (fibras α), la velocidad puede alcanzar hasta los 70-120 m/s;

Tabla 2-3 Clasificación de las fibras nerviosas según la velocidad de conducción y el tamaño

Tipo de fibra	Velocidad de conducción (m/s)	Diámetro de las fibras (μm)	Funciones	Mielina	Sensibilidad a los anestésicos locales
Fibras A					
α	70-120	12-20	Motora: musculoesquelética	Sí	Menor
β	40-70	5-12	Sensitiva: tacto, presión, vibración	Sí	
γ	10-50	3-6	Huso muscular	Sí	
δ	6-30	2-5	Dolor (agudo, localizado), temperatura, tacto	Sí	
Fibras B	3-15	≤ 3	Pregangliónicas autónomas	Sí	
Fibras C	0.5-2.0	0.4-1.2	Dolor (difuso, profundo), temperatura, posgangliónicas autónomas	No	Mayor

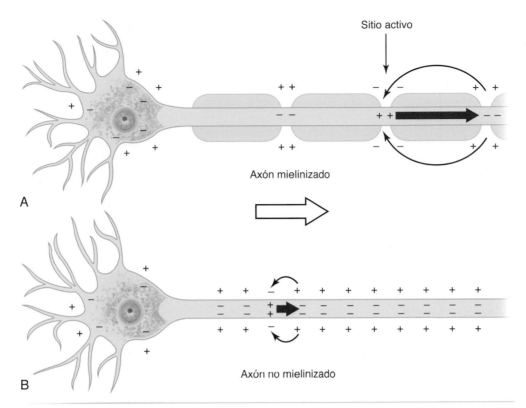

Figura 2-20 Cambios eléctricos que ocurren en el axón mielinizado estimulado (conducción saltatoria) (**A**) y el axón no mielinizado estimulado (**B**).

las fibras sensitivas más pequeñas tienen tasas de conducción más lentas.

En las fibras desmielinizadas, el PA pasa continuamente a lo largo del axolema y avanza de forma progresiva a las áreas vecinas de la membrana (fig. 2-20). En las fibras mielinizadas, la presencia de una vaina de mielina sirve como aislante, y pocos iones pueden fluir a través de la vaina. En consecuencia, una fibra nerviosa mielinizada se puede estimular sólo en los nódulos de Ranvier, donde el axón está desnudo y los iones pueden pasar libremente a través de la membrana plasmática entre el líquido extracelular y el axoplasma. En estas fibras, el PA salta de un nódulo al siguiente. El PA en un nódulo establece una corriente en el líquido del tejido circundante, que rápidamente produce la despolarización en el siguiente nódulo. Este salto del PA de un nódulo al siguiente se conoce como **conducción saltatoria**. Se trata de un mecanismo más rápido que el que se encuentra en las fibras desmielinizadas (120 m/s en una fibra mielinizada grande, en comparación con 0.5 m/s en una fibra desmielinizada muy pequeña).

Canales de sodio y potasio

Los canales de sodio y potasio, a través de los cuales ambos iones difunden a través de la membrana plasmática, están formados por moléculas proteicas que se extienden a través de todo el espesor de la membrana celular (fig. 2-21). Es difícil explicar la razón por la que un canal particular permite el paso de iones de K^+ mientras que excluye los de Na^+. La selectividad no puede deberse al diámetro de los iones, ya que el ion de K^+ es más grande que el de Na^+. Sin embargo, el movimiento de los iones en una solución depende no sólo del tamaño de éste, sino también del tamaño de la cubierta de agua que lo rodea. Los iones de K^+ tienen campos eléctricos más débiles que los de Na^+; por lo tanto, los iones de K^+ atraen menos agua que los de Na^+. Así, los iones de K^+ se comportan como si fueran más pequeños que los de Na^+. Sin embargo, esta explicación fisicoquímica no justifica completamente por qué un canal es selectivo. Los canales pueden tener regiones estrechas en su longitud, que actúan como tamices o filtros moleculares. Los iones también pueden participar en interacciones electrostáticas con los residuos de aminoácidos que recubren las paredes del canal.

Las proteínas del canal iónico son relativamente estables, pero existen en por lo menos dos estados de conformación: los estados funcionales abierto y cerrado. El mecanismo responsable de la apertura y el cierre de un canal no se comprende bien, pero puede considerarse como una compuerta. **La compuerta** puede implicar la torsión y distorsión del canal, creando así una luz más ancha o más estrecha. Parece que la activación se produce en respuesta a estímulos como el cambio de voltaje, la presencia de un ligando o el estiramiento y la presión.

En el estado no estimulado, las compuertas de los canales de potasio se abren más que las de los canales de sodio, que se encuentran casi cerradas. Esto permite que los iones de K^+ se difundan fuera del citoplasma celular más fácilmente que los de Na^+. En el estado estimulado, las compuertas de los canales de sodio están abiertas al principio; luego, las compuertas de los canales de potasio se abren y las de los canales de sodio están casi cerradas de nuevo. Se postula que la apertura y el cierre de estos canales producen la despolarización y la repolarización de la membrana plasmática.

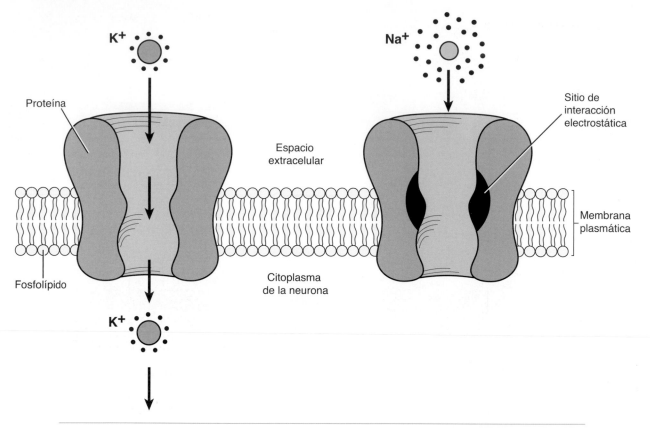

Figura 2-21 Permeabilidad iónica de la membrana plasmática. En el diagrama se muestran las interacciones de los iones con el agua, la bicapa lipídica de la membrana y los canales iónicos.

Prolongaciones de las células nerviosas

Las neuritas (las prolongaciones de una célula nerviosa) pueden dividirse en dendritas y axones.

Las ***dendritas*** son las prolongaciones cortas del cuerpo celular (fig. 2-22). Su diámetro se afina a medida que se aleja del cuerpo celular, y a menudo se ramifican de forma profusa. En muchas neuronas, las ramas más finas tienen un gran número de pequeñas proyecciones llamadas ***espinas dendríticas***. El citoplasma de las dendritas se parece mucho al del cuerpo celular y contiene gránulos de Nissl, mitocondrias, microtúbulos, microfilamentos, ribosomas y REL. Las dendritas son extensiones del cuerpo celular que aumentan la superficie para la recepción de los axones de otras neuronas. Esencialmente, conducen el impulso nervioso hacia el cuerpo celular.

Durante las primeras fases del desarrollo embrionario hay una sobreproducción de dendritas. Más adelante, disminuyen en número y tamaño como respuesta a una alteración de la demanda funcional por los axones aferentes. Hay pruebas de que las dendritas permanecen plásticas durante toda la vida y se alargan, ramifican o contraen como respuesta a la actividad aferente.

El **axón** es la prolongación más larga del cuerpo celular. Surge de una pequeña elevación cónica en el cuerpo celular, desprovista de gránulos de Nissl, llamada ***cono axónico*** (fig. 2-23; *véase también* fig. 2-8). A veces se origina un axón a partir de la parte proximal de una dendrita. El axón es tubular y su diámetro es uniforme; tiende a tener una superficie lisa.

Los axones no suelen ramificarse en la proximidad del cuerpo celular; puede haber ramas colaterales en toda su longitud. Poco antes de su terminación, los axones se dividen en general de modo profuso. Los extremos distales de las ramas terminales de los axones se hallan con frecuencia agrandados; se conocen como ***terminales*** (fig. 2-24). Algunos axones (especialmente los de los nervios autónomos) muestran cerca de su terminación una serie de ensanchamientos que se asemejan a una hilera de cuentas; estos abultamientos se conocen como ***varicosidades***.

Los axones pueden ser muy cortos (0.1 mm), como se observa en muchas neuronas del sistema nervioso central, o extraordinariamente largos (3 m), como se ve cuando se extienden desde un receptor periférico en la piel de un dedo del pie hasta la médula espinal y de ahí al cerebro.

El diámetro de los axones varía de manera considerable según las diferentes neuronas. Los de mayor diámetro conducen los impulsos rápidamente y los de diámetro más pequeño conducen los impulsos con gran lentitud.

La membrana plasmática unida al axón se conoce como ***axolema***; el citoplasma del axón es el **axoplasma**. El axoplasma se diferencia del citoplasma del cuerpo celular por no contener gránulos de Nissl ni aparato de Golgi. No tiene sitios para la síntesis de proteínas, es decir, ni ARN ni ribosomas. Así, la supervivencia del axón depende del transporte de sustancias a partir de los cuerpos celulares.

El **segmento inicial** del axón comprende los primeros 50-100 μm una vez que ha abandonado el cono axónico del

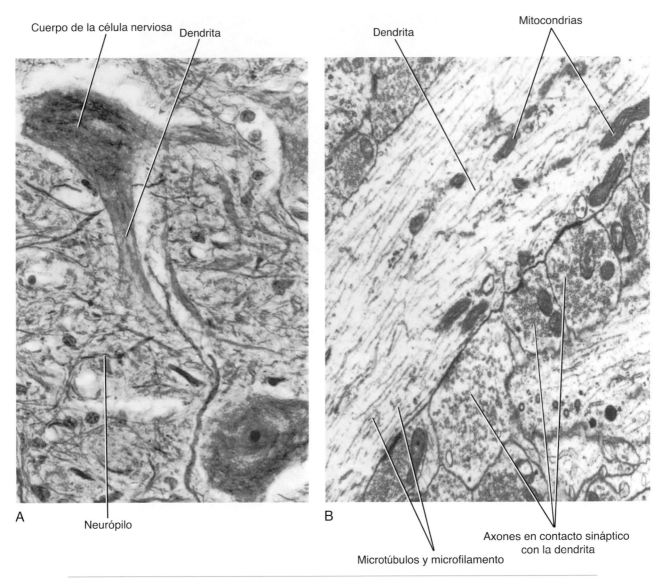

Figura 2-22 A. Microfotografía óptica de una neurona motora en el cuerno anterior de la médula espinal. **B.** Microfotografía electrónica de una dendrita que muestra la sinapsis axodendrítica (cortesía de: Dr. J. M. Kerns).

cuerpo de la célula nerviosa (*véase* fig. 2-23). Ésta es la parte más excitable del axón, y es el lugar en el que se origina el potencial de acción. Es importante recordar que, en condiciones normales, un PA no se origina en la membrana plasmática del cuerpo celular, sino que siempre lo hace en el segmento inicial.

Un axón conduce siempre los impulsos alejándolos del cuerpo celular. Los axones de las células de los ganglios sensitivos espinales son una excepción; aquí, la neurita larga, que es indistinguible de un axón, lleva el impulso hacia el cuerpo celular (*véase* p. 33).

Transporte axónico

Los materiales son transportados desde el cuerpo celular hasta las terminaciones axónicas (**transporte anterógrado**) y, en menor medida, en la dirección opuesta (**transporte retrógrado**).

El ***transporte anterógrado rápido*** de 100-400 mm/día hace referencia al transporte de proteínas y de sustancias transmisoras o de sus precursores. El ***transporte anteró-*** ***grado lento*** de 0.1-3 mm/día hace referencia al transporte del axoplasma e incluye a los microfilamentos y microtúbulos.

El **transporte retrógrado** explica cómo es que los cuerpos celulares de las células nerviosas responden a los cambios en el extremo distal de los axones. Por ejemplo, los receptores del factor de crecimiento activado pueden ser transportados a lo largo del axón hasta su sitio de acción en el núcleo. Las vesículas pinocitósicas que se originan en las terminaciones axónicas pueden ser devueltas rápidamente al cuerpo celular. Los orgánulos desgastados pueden ser devueltos al cuerpo celular para su degradación por los lisosomas.

El transporte axónico es llevado a cabo por los microtúbulos ayudados por los microfilamentos.

Sinapsis

El sistema nervioso está formado por un gran número de neuronas conectadas entre sí para formar vías de conducción

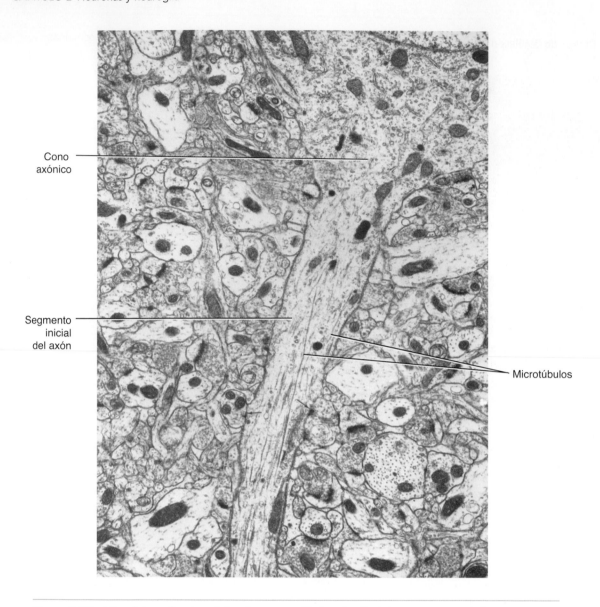

Cono axónico

Segmento inicial del axón

Microtúbulos

Figura 2-23 Microfotografía electrónica de una sección longitudinal de una neurona de la corteza cerebral que muestra la estructura detallada de la región del cono axónico y el segmento inicial del axón. Obsérvese la ausencia de gránulos de Nissl (retículo endoplasmático rugoso) en el cono axónico y la presencia de numerosos microtúbulos en el axoplasma. Observe también las terminales axónicas (*flechas*) que forman sinapsis axoaxónicas con el segmento inicial del axón (cortesía de: Dr. A. Peters).

funcionales. El sitio en el que dos neuronas (o una neurona y el músculo esquelético o una célula glandular) se ponen en estrecha proximidad y se produce la comunicación interneuronal funcional se conoce como *sinapsis* (fig. 2-25). La mayoría de las neuronas realizan conexiones sinápticas con unas 1 000 o más neuronas, y pueden recibir hasta 10 000 conexiones de otras neuronas. La comunicación en una sinapsis en condiciones fisiológicas tiene lugar únicamente en una dirección. Hay varias formas de sinapsis. El tipo más habitual es el que se da entre un axón de una neurona y la dendrita o el cuerpo celular de una segunda neurona. En la medida en que el axón se aproxima a la sinapsis, puede tener una expansión terminal (botón terminal) o puede tener una serie de expansiones (botón de transmisión), cada una de las cuales establece contacto sináptico. En otros tipos de sinapsis, como las axoaxónicas, el axón establece contacto sináptico sobre el segmento inicial de otro axón (proximal al lugar en que comienza la vaina de mielina) o puede haber sinapsis entre expansiones terminales de diferentes neuronas. Según el sitio de la sinapsis, se conocen como *axodentríticas*, *axosomáticas* o *axoaxónicas*.

La forma en la que termina un axón varía considerablemente en las diferentes partes del sistema nervioso. Por ejemplo, un axón único puede terminar en una neurona única, o un axón único puede establecer contacto con múltiples neuronas, como en el caso de las fibras paralelas de la corteza cerebe-

Axón que contiene un gran número
de vesículas presinápticas

Expansión terminal del axón (botón terminal)

Dendrita

e

Sinapsis
axodendríticas

Sinapsis axodendríticas

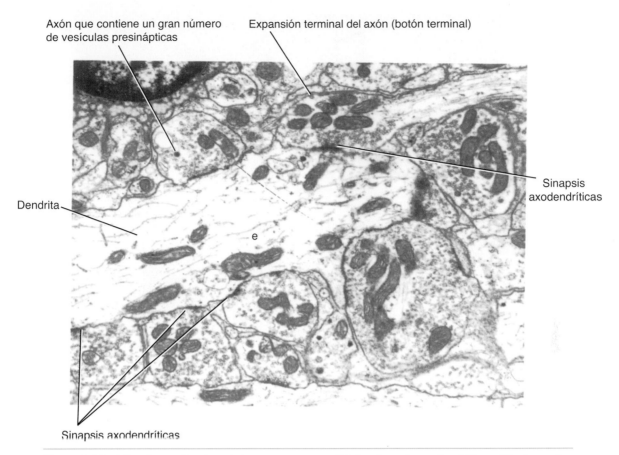

Figura 2-24 Microfotografía electrónica que muestra múltiples sinapsis axodendríticas. Obsérvese la presencia de un gran número de vesículas presinápticas dentro de los axones. La definición ha llegado a incluir el sitio en el que una neurona se acerca mucho a una célula muscular esquelética y se produce una comunicación funcional (cortesía de: Dr. J. M. Kerns).

losa que establecen sinapsis con múltiples células de Purkinje. Del mismo modo, una sola neurona puede tener uniones sinápticas con axones de muchas neuronas diferentes. La disposición de estas sinapsis determina los medios por los que una neurona puede ser estimulada o inhibida. Las **espinas sinápticas**, extensiones de la superficie de la neurona, forman sitios receptores para el contacto sináptico con botones aferentes.

Hay dos tipos de sinapsis: las químicas y las eléctricas. La mayoría de las sinapsis son químicas, en las cuales una sustancia química, el **neurotransmisor**, pasa a través del espacio estrecho entre las células y se fija a una molécula proteica en la membrana postsináptica denominada *receptor*.

En la mayoría de las sinapsis químicas puede haber varios neurotransmisores. Un neurotransmisor suele ser el activador principal, y actúa directamente en la membrana postsináptica, mientras que los otros transmisores funcionan como moduladores y modifican la actividad del transmisor principal.

Sinapsis químicas

Al estudio con el microscopio electrónico, las sinapsis se observan como áreas de especialización estructural (fig. 2-26; *véase también* fig. 2-24). Las superficies opuestas de la expansión axónica terminal y la neurona se denominan *membranas presináptica* y *postsináptica*, respectivamente, y se encuentran separadas por una **hendidura sináptica** que mide unos

20-30 nm de ancho. Las membranas presináptica y postsináptica están engrosadas, y el citoplasma adyacente bajo ellas muestra una mayor densidad. En la cara presináptica, el citoplasma se divide en grupos: en la cara postsináptica, la densidad se extiende con frecuencia en un **retículo subsináptico**. En el citoplasma, cerca de la membrana presináptica, hay **vesículas presinápticas**, mitocondrias y algunos lisosomas (*véase* fig. 2-26). En la porción postsináptica, el citoplasma contiene con frecuencia cisternas paralelas. La hendidura sináptica contiene polisacáridos.

La terminal presináptica tiene muchas vesículas presinápticas pequeñas que contienen moléculas de uno o más neurotransmisores. Las vesículas se fusionan con la membrana presináptica y liberan el o los neurotransmisores en la hendidura sináptica por un proceso de exocitosis (fig. 2-27).

Cuando las sinapsis se forman por primera vez en el embrión, se ven como pequeñas zonas densas separadas por una hendidura sináptica. Después, maduran en estructuras bien diferenciadas. La presencia de sinapsis indiferenciadas simples en el sistema nervioso posnatal ha llevado a sugerir que se pueden desarrollar sinapsis según lo requerido y que posiblemente sufran atrofia cuando son redundantes. Esta plasticidad de las sinapsis puede ser de gran importancia en el proceso de aprendizaje y en el desarrollo y el mantenimiento de la memoria.

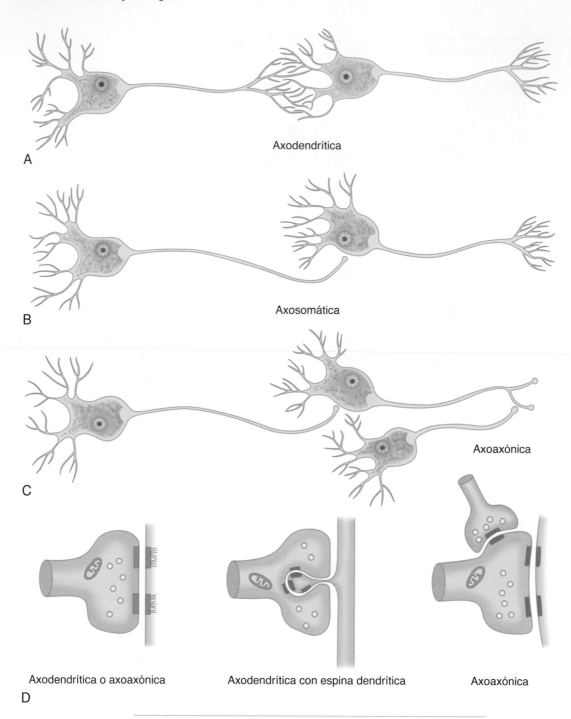

Figura 2-25 A-D.   Diferentes tipos de sinapsis químicas.

Neurotransmisores

Las vesículas presinápticas y mitocondrias tienen un papel clave en la liberación de las sustancias neurotransmisoras en las sinapsis. Las vesículas contienen la sustancia neurotransmisora que se libera en la hendidura sináptica; las mitocondrias proporcionan trifosfato de adenosina (ATP, *adenosine triphosphate*) para la síntesis de nueva sustancia transmisora.

La mayoría de las neuronas producen y liberan sólo un transmisor principal en todas sus terminaciones nerviosas. Por ejemplo, la acetilcolina (ACh) es ampliamente utilizada como transmisor por diferentes neuronas en las partes central y periférica del sistema nervioso, mientras que las neuronas de la sustancia negra liberan dopamina. La glicina, otro neurotransmisor, se encuentra principalmente en las sinapsis de la médula espinal.

Las siguientes sustancias químicas actúan como neurotransmisores (aunque hay muchas más): ACh, noradrenalina, adrenalina, dopamina, glicina, serotonina, ácido γ-aminobutírico (GABA), encefalinas, sustancia P y ácido glutámico.

Todas las uniones neuromusculares utilizan sólo ACh como neurotransmisor, mientras que las sinapsis interneuronales utilizan una gran variedad de neurotransmisores.

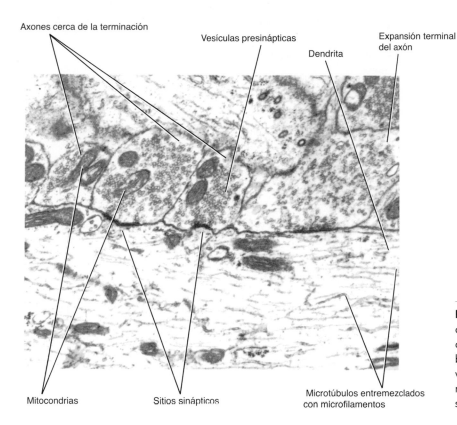

Axones cerca de la terminación

Vesículas presinápticas

Dendrita

Expansión terminal del axón

Mitocondrias

Sitios sinápticos

Microtúbulos entremezclados con microfilamentos

Figura 2-26 Microfotografía electrónica de alta potencia de sinapsis axodendríticas que muestra el engrosamiento de las membranas celulares en los sitios sinápticos, las vesículas presinápticas y la presencia de mitocondrias dentro de los axones cerca de su terminación (cortesía de: Dr. J. M. Kerns).

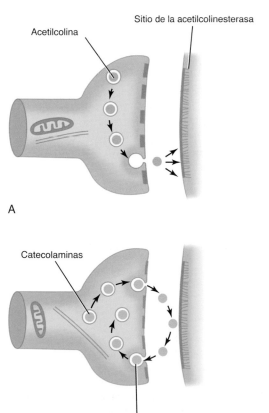

Acetilcolina

Sitio de la acetilcolinesterasa

A

Catecolaminas

Proceso de captación

B

Figura 2-27 Liberación de neurotransmisores. **A.** Acetilcolina. **B.** Catecolaminas.

ACCIÓN DE LOS NEUROTRANSMISORES

Todos los neurotransmisores son liberados de sus terminaciones nerviosas con la llegada del potencial de acción. Éste da lugar a una entrada de iones de Ca^{2+}, que hace que las vesículas sinápticas se fusionen con la membrana presináptica. A continuación, los neurotransmisores son expulsados al líquido extracelular en la hendidura sináptica. Una vez en la hendidura, difunden a través de ella y llegan a la membrana postsináptica. Ahí, logran su objetivo aumentando o disminuyendo el potencial de reposo de la membrana postsináptica durante un período breve.

Las proteínas receptoras de la membrana postsináptica se unen a la sustancia transmisora y experimentan un cambio inmediato en su conformación que abre el canal iónico, generándose un potencial postsináptico excitador (PPSE) inmediato pero breve, o un potencial postsináptico inhibidor (PPSI). Se observa una rápida excitación con ACh (nicotínicos) y L-glutamato, o una inhibición con GABA (tabla 2-4). Otras proteínas receptoras se unen a la sustancia transmisora y activan un sistema de segundo mensajero, por lo general mediante un transductor molecular, una proteína G. Estos receptores tienen un período de latencia más prolongado, y la duración de la respuesta puede ser de varios minutos o más. Algunos buenos ejemplos de este tipo de transmisores son la ACh (muscarínicos), la serotonina, la histamina, los neuropéptidos y la adenosina, a los que con frecuencia se conocen como *neuromoduladores* (*véase* Acción de los neuromoduladores).

Los efectos excitadores e inhibidores sobre la membrana postsináptica de la neurona dependen de la suma de las respuestas postsinápticas en las diferentes sinapsis. Si el efecto global es de despolarización, la neurona es excitada, y comienza un PA en el segmento inicial del axón, y un impulso

Tabla 2-4 Ejemplos de neurotransmisores principales (clásicos) y neuromoduladores de las sinapsis

Neuromediadores[a]	Función	Mecanismos del receptor	Mecanismos iónicos	Ubicación
Neurotransmisores principales				
ACh (nicotínicos), L-glutamato	Excitación rápida	Receptores de los canales iónicos	Abren el canal catiónico (PPSE rápido)	Principales sistemas sensitivos y motores
GABA	Inhibición rápida		Abre el canal iónico de Cl^- (PPSI rápido)	
Neuromoduladores				
ACh (muscarínicos), serotonina, histamina, adenosina	Modulación y modificación de la actividad	Receptores acoplados a la proteína G	Abren y cierran los canales de K^+ o Ca^{2+} (PPSI lentos y PPSE lentos)	Sistemas que controlan la homeostasis

[a]Obsérvese que estos son sólo algunos ejemplos de un número cada vez mayor de neuromediadores conocidos.
ACh, acetilcolina; GABA, ácido γ-aminobutírico; PPSE, potencial postsináptico excitatorio; PPSI, potencial postsináptico inhibitorio.

nervioso se desplaza a lo largo del axón. Si, por otra parte, el efecto global es de hiperpolarización, la neurona resulta inhibida y no se origina impulso nervioso alguno.

DISTRIBUCIÓN Y DESTINO DE LOS NEUROTRANSMISORES

La distribución de los neurotransmisores varía según las diferentes partes del sistema nervioso. La ACh, por ejemplo, se encuentra en la unión neuromuscular en los ganglios autónomos y en las terminaciones nerviosas parasimpáticas. En el SNC, las motoneuronas colaterales a las **células de Renshaw** son colinérgicas. En el hipocampo, en las vías reticulares ascendentes y las fibras aferentes para los sistemas visual y auditivo, los neurotransmisores también son colinérgicos.

La **noradrenalina** se encuentra en las terminaciones nerviosas simpáticas. En el sistema nervioso central, se encuentra en altas concentraciones en el hipotálamo. La **dopamina** se halla en concentraciones elevadas en diferentes partes del SNC, como en los núcleos (ganglios) de la base.

El efecto producido por un neurotransmisor está limitado por su destrucción o reabsorción. Por ejemplo, en el caso de la ACh, el efecto que ejerce sobre las neuronas se ve limitado por la destrucción del neurotransmisor en la hendidura sináptica por la enzima **acetilcolinesterasa** (AChE) (*véase* fig. 2-27). Sin embargo, con las **catecolaminas**, el efecto está limitado por el retorno del transmisor a la terminación nerviosa presináptica.

Neuromoduladores

Es interesante destacar que muchas sinapsis introducen sustancias diferentes de los neurotransmisores principales desde la membrana presináptica al interior de la hendidura sináptica. Estas sustancias son capaces de modular y modificar la actividad de la neurona postsináptica y reciben la denominación de **neuromoduladores**.

ACCIÓN DE LOS NEUROMODULADORES

Los neuromoduladores pueden coexistir con el principal neurotransmisor en una única sinapsis. En general, pero no siempre, los neuromoduladores se hallan en vesículas presinápticas diferentes. Aunque los principales neurotransmisores tienen un efecto breve y rápido en la membrana postsináptica al liberarse en la hendidura sináptica, los neuromoduladores no tienen un efecto directo sobre la membrana postsináptica. Más bien favorecen, prolongan, inhiben o limitan el efecto del neurotransmisor principal sobre la membrana postsináptica. Los neuromoduladores actúan a través de un sistema de segundo mensajero, en general por medio de un transductor molecular, como la proteína G, y alteran la respuesta del receptor al neurotransmisor. En un área determinada del sistema nervioso, muchas neuronas aferentes diferentes pueden liberar varios neuromoduladores distintos que afectan la neurona postsináptica. Esta disposición puede llevar a una amplia variedad de respuestas, dependiendo de la entrada de neuronas aferentes.

Sinapsis eléctricas

Las *sinapsis eléctricas* son uniones intercelulares comunicantes que contienen canales que se extienden desde el citoplasma de la neurona presináptica al de la neurona postsináptica. Son infrecuentes en el SNC humano. Las neuronas se comunican eléctricamente; no hay un transmisor químico. Los canales que forman puentes permiten que se produzca el flujo de corriente iónica desde una célula a otra con un mínimo retraso. En las sinapsis eléctricas, la rápida diseminación de la actividad desde una neurona a otra asegura que un grupo de neuronas que desarrollan una función idéntica actúen en conjunto. Las sinapsis eléctricas también tienen la ventaja de ser bidireccionales; las sinapsis químicas no lo son.

NEUROGLÍA

Las neuronas del sistema nervioso central están sostenidas por diversas variedades de células no excitables que, en conjunto, reciben el nombre de **neuroglía** (fig. 2-28). Las células neurogliales en general son más pequeñas que las neuronas y las superan en número de cinco a diez veces; representan casi la mitad del volumen total del encéfalo y la médula espinal.

Existen cuatro tipos de células neurogliales: 1) astrocitos, 2) oligodendrocitos, 3) microglía y 4) células ependimarias. En la tabla 2-5 se presenta un resumen de las características estructurales, la localización y las funciones de las diferentes células neurogliales.

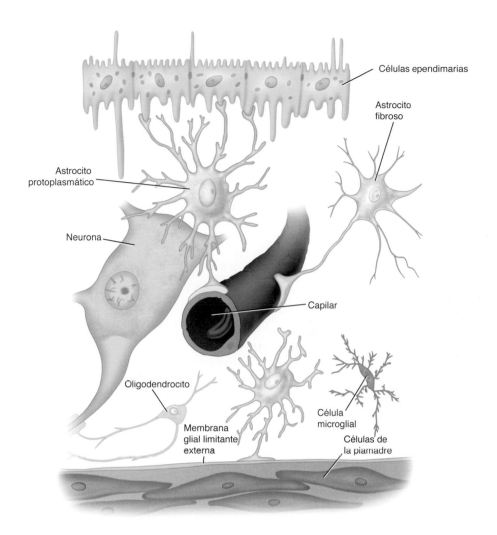

Células ependimarias

Astrocito
fibroso

Astrocito
protoplasmático

Neurona

Capilar

Oligodendrocito

Célula
microglial

Membrana
glial limitante
externa

Células de
la piamadre

Figura 2-28   Representación esquemática de la disposición de diferentes tipos de células neurogliales.

Astrocitos

Los astrocitos tienen pequeños cuerpos celulares con prolongaciones que se ramifican y que se extienden en todas direcciones. Hay dos tipos de astrocitos: los fibrosos y los protoplasmáticos.

Los **astrocitos fibrosos** se encuentran principalmente en la sustancia blanca, donde sus prolongaciones pasan entre las fibras nerviosas (fig. 2-29). Cada prolongación es larga, delgada, lisa y no muy ramificada. Los cuerpos celulares y las prolongaciones contienen numerosos filamentos en su citoplasma.

Los **astrocitos protoplasmáticos** se encuentran principalmente en la sustancia gris, donde sus prolongaciones pasan entre los cuerpos de las células nerviosas (figs. 2-30 y 2-31). Las prolongaciones son más cortas, más gruesas y más ramificadas que las de los astrocitos fibrosos; sus citoplasmas contienen menos filamentos que los de los astrocitos fibrosos.

Muchas de las prolongaciones de los astrocitos terminan en expansiones sobre los vasos sanguíneos (pies perivasculares), donde forman una cubierta casi total sobre la super-ficie externa de los capilares. Muchas de las prolongaciones astrocíticas se hallan entretejidas en las superficies externa e interna del SNC, donde forman las **membranas limitantes neurogliales externa** e **interna**. Así, la membrana limitante externa se encuentra por debajo de la piamadre, mientras que la limitante interna está situada debajo del epéndimo que recubre los ventrículos cerebrales y el conducto ependimario o conducto central de la médula espinal.

Las prolongaciones astrocíticas se encuentran también en grandes cantidades alrededor del segmento inicial de la mayoría de los axones, y en los segmentos desnudos de los axones, en los nódulos de Ranvier. Las terminaciones axónicas en muchos sitios se hallan separadas de otras células nerviosas y de sus prolongaciones por una cubierta de prolongaciones astrocíticas.

Funciones de los astrocitos

Los astrocitos, con sus prolongaciones ramificadas, forman un armazón de sostén para las células nerviosas y las fibras nerviosas. Sus prolongaciones se acoplan funcionalmente en

Tabla 2-5 Características estructurales, ubicación y funciones de las diferentes células neurogliales

Células neurogliales	Estructura	Ubicación	Función
Astrocitos			
Fibrosos	Cuerpos celulares pequeños, prolongaciones largas y delgadas, filamentos citoplasmáticos, pies perivasculares	Sustancia blanca	Proporcionan un armazón de sostén, son aislantes eléctricos, limitan la diseminación de los neurotransmisores, captan iones K^+
Protoplasmáticos	Cuerpos celulares pequeños, prolongaciones cortas y gruesas, muchas ramas, pocos filamentos citoplasmáticos, pies perivasculares	Sustancia gris	Almacenan glucógeno, tienen función fagocítica, ocupan el lugar de las neuronas muertas, son un conducto para metabolitos o la materia prima. Producen sustancias tróficas
Oligodendrocitos	Cuerpos celulares pequeños, pocas prolongaciones delicadas, sin filamentos citoplasmáticos	Hileras a lo largo de las fibras mielínicas, alrededor de los cuerpos neuronales	Forman mielina en el SNC, influyen sobre la bioquímica de las neuronas
Microglía	Células más pequeñas de la neuroglía, ramas onduladas con espinas	Dispersa por el SNC	Son inactivas en el SNC normal, proliferan en la enfermedad y la fagocitosis, acompañadas por los monocitos
Epéndimo			
Ependimocitos	De forma cuboide o cilíndrica, con cilios y microvellosidades; uniones intercelulares comunicantes	Revisten ventrículos, conducto ependimario	Hacen circular el LCE, absorben LCE
Tanicitos	Prolongaciones basales largas, con pies terminales en los capilares	Revisten el piso del tercer ventrículo	Transportan sustancias del LCE al sistema portal hipofisario
Células epiteliales coroideas	Lados y bases que forman pliegues, uniones estrechas	Cubren las superficies de los plexos coroideos	Producen y segregan LCE

LCE, líquido cerebroespinal; SNC, sistema nervioso central.

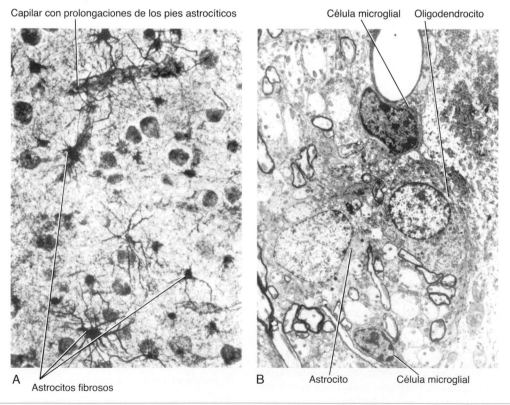

Capilar con prolongaciones de los pies astrocíticos

Célula microglial   Oligodendrocito

A   Astrocitos fibrosos

B   Astrocito   Célula microglial

Figura 2-29   **A.** Microfotografía de un corte de sustancia gris de la médula espinal que muestra astrocitos fibrosos. **B.** Microfotografía electrónica que muestra un astrocito (cortesía de: Dr. J. M. Kerns).

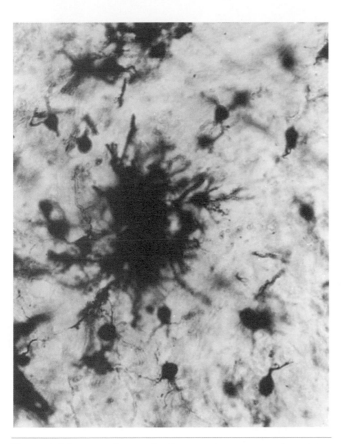

Figura 2-30 Microfotografía de un astrocito protoplasmático en la corteza cerebral.

las uniones intercelulares comunicantes. En el embrión, sirven como armazón para la migración de las neuronas inmaduras. Al cubrir los contactos sinápticos entre las neuronas, pueden servir como aislantes eléctricos que previenen que las terminaciones axónicas influyan sobre las neuronas vecinas y las no relacionadas. Pueden incluso formar barreras para la diseminación de las sustancias neurotransmisoras liberadas en las sinapsis. Se ha identificado que los astrocitos se ven afectados por el GABA y el ácido glutámico segregado por las terminaciones nerviosas, limitando así la influencia de estos neurotransmisores. Es posible que los astrocitos sean capaces de captar un exceso de iones de K^+ del espacio extracelular, de modo que tengan una importante función durante las descargas repetitivas de una neurona. Almacenan glucógeno en el interior del citoplasma. El glucógeno puede desdoblarse en glucosa e incluso en lactato, ambos liberados a las neuronas circundantes como respuesta a la noradrenalina.

Los astrocitos pueden servir como fagocitos al eliminar las terminaciones axónicas sinápticas degeneradas. Después de la muerte de las neuronas por enfermedad, los astrocitos proliferan y rellenan los espacios previamente ocupados por las neuronas, proceso denominado ***gliosis de reemplazo***. Es posible que los astrocitos sirvan como conducto para el paso de metabolitos o de materias primas desde los capilares sanguíneos a las neuronas a través de los pies perivasculares. Como los astrocitos se encuentran unidos por uniones intercelulares comunicantes, los iones pueden pasar de una célula a otra sin entrar en el espacio extracelular. Los astrocitos son capaces de producir sustancias que tienen un efecto trófico sobre las neuronas vecinas. Las investigaciones recientes

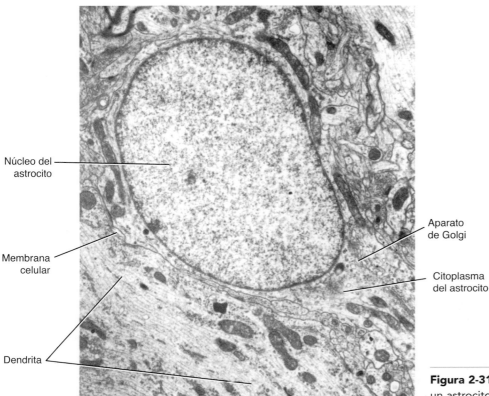

Núcleo del astrocito · Membrana celular · Dendrita · Aparato de Golgi · Citoplasma del astrocito

Figura 2-31 Microfotografía electrónica de un astrocito protoplasmático en la corteza cerebral (cortesía de: Dr. A. Peters).

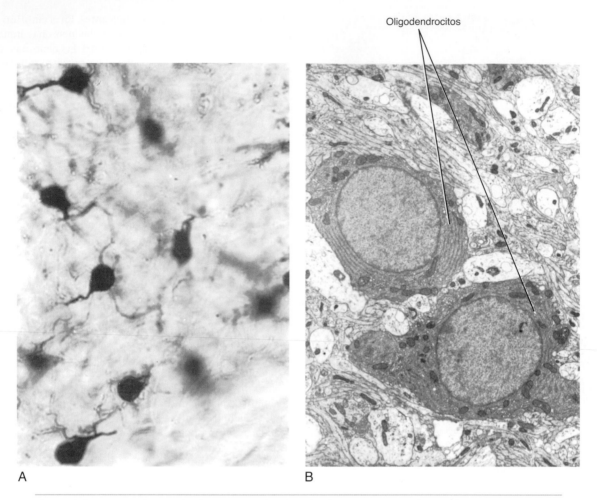

Oligodendrocitos

A

B

Figura 2-32 A. Microfotografía de un grupo de oligodendrocitos. **B.** Microfotografía electrónica de dos oligodendrocitos (cortesía de: Dr. J. M. Kerns).

sugieren que los astrocitos segregan citocinas que regulan la actividad de las células inmunitarias al entrar en el sistema nervioso durante una enfermedad. Por último, los astrocitos desempeñan un papel importante en la estructura de la barrera hematoencefálica. Aquí, las prolongaciones de los astrocitos terminan como pies expandidos en la membrana basal de los vasos sanguíneos.

Oligodendrocitos

Los oligodendrocitos tienen cuerpos celulares pequeños y pocas prolongaciones delicadas; no hay filamentos en su citoplasma. Los oligodendrocitos se encuentran con frecuencia en filas a lo largo de las fibras nerviosas mielínicas y rodean los cuerpos celulares nerviosos (fig. 2-32). Las microfotografías electrónicas muestran las prolongaciones de un único oligodendrocito uniéndose a las vainas de mielina de varias fibras nerviosas (fig. 2-33). Sin embargo, sólo una prolongación se une a la mielina entre dos nódulos de Ranvier adyacentes.

Funciones de los oligodendrocitos

Los oligodendrocitos son responsables de la formación de la vaina de mielina de las fibras nerviosas en el SNC, mientras que la mielina de los nervios periféricos es formada por las células de Schwann. La formación y el mantenimiento de la mielina

alrededor de muchos de los axones del SNC proporcionan a los axones una cubierta de aislamiento que aumenta mucho la velocidad de la conducción nerviosa a lo largo de estos axones (*véase* p. 47). Como los oligodendrocitos tienen varias prolongaciones, a diferencia de las células de Schwann, pueden formar varios segmentos internodales de mielina en los mismos o diferentes axones. Un oligodendrocito puede formar hasta 60 segmentos internodales. Obsérvese que, a diferencia de las células de Schwann en el sistema nervioso periférico (SNP), los oligodendrocitos y sus axones asociados *no* están rodeados por una membrana basal. La mielinización inicia alrededor de la semana 16 de la vida intrauterina y continúa después del nacimiento hasta que prácticamente todas las fibras nerviosas principales ya están mielinizadas cuando el niño deambula.

Los oligodendrocitos rodean también los cuerpos de las células nerviosas (oligodendrocitos satélites), y tienen probablemente una función similar a la de las células satélites o capsulares de los ganglios sensitivos periféricos. Además, influyen en el medio bioquímico de las neuronas.

Microglía

Las células microgliales no se relacionan embriológicamente con las otras células neurogliales, y derivan de macrófagos

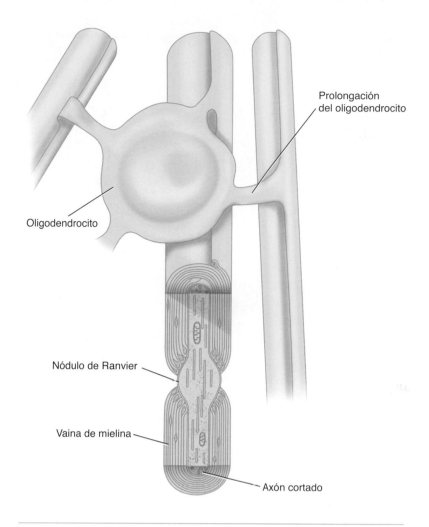

Prolongación del oligodendrocito

Oligodendrocito

Nódulo de Ranvier

Vaina de mielina

Axón cortado

Figura 2-33 Oligodendrocito cuyas prolongaciones se continúan con las vainas de mielina de cuatro fibras nerviosas en el SNC.

externos al sistema nervioso. Son las células neurogliales más pequeñas y se encuentran esparcidas por todo el SNC (fig. 2-34). De sus cuerpos celulares pequeños se originan prolongaciones ondulantes ramificadas de las que se separan numerosas proyecciones espiculares. Se asemejan estrechamente a los macrófagos del tejido conjuntivo. Migran al sistema nervioso durante la vida fetal. Las células microgliales aumentan en número en presencia de tejido nervioso dañado por traumatismo o lesión isquémica y en enfermedades como la de Alzheimer, la de Parkinson, la esclerosis múltiple y el sida. Muchas de estas células nuevas son monocitos que han migrado desde la sangre.

Funciones de la microglía

Las células microgliales del cerebro y de la médula espinal normales parecen ser inactivas y, en ocasiones, reciben la denominación de *células microgliales en reposo*. En la enfermedad inflamatoria del SNC se convierten en las células inmunitarias efectoras. Retraen sus prolongaciones y migran al sitio de la lesión. Aquí proliferan y se convierten en células presentadoras de antígeno, que junto con los linfocitos T presentes, se enfrentan a los organismos invasores. También

son activamente fagocíticas; su citoplasma se llena de lípidos y de restos celulares. Las células microgliales se unen a monocitos procedentes de los vasos sanguíneos vecinos.

Epéndimo

Las células ependimarias revisten las cavidades del cerebro y del conducto ependimario de la médula espinal. Forman una capa única de células de forma cuboide o cilíndrica y tienen microvellosidades y cilios (fig. 2-35). Con frecuencia los cilios son móviles y sus movimientos contribuyen al flujo del líquido cerebroespinal (LCE). Las bases de las células ependimarias se hallan situadas en la membrana limitante interna de la glía.

Las células ependimarias pueden dividirse en tres grupos:

1. **Ependimocitos.** Revisten los ventrículos encefálicos y el conducto ependimario de la médula espinal y se hallan en contacto con el LCE. Las superficies adyacentes tienen uniones intercelulares en hendidura, pero el LCE está en libre comunicación con los espacios intercelulares del SNC.
2. **Tanicitos.** Revisten el piso del tercer ventrículo por encima de la eminencia media del hipotálamo. Estas células tienen

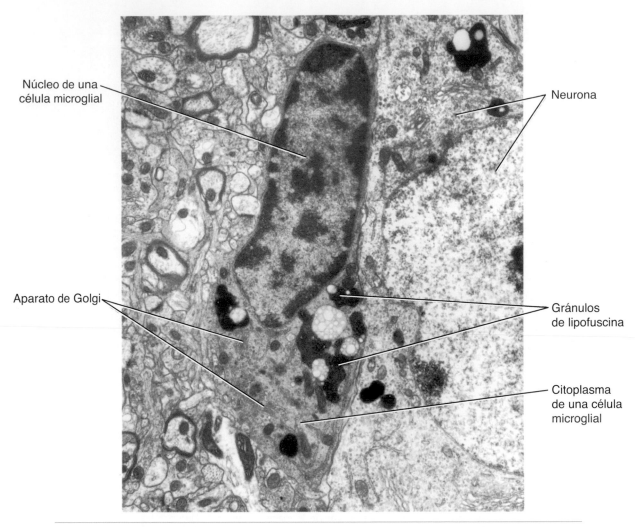

Figura 2-34 Microfotografía electrónica de una célula de microglía en la corteza cerebral (cortesía de: Dr. A. Peters).

prolongaciones basales largas que pasan entre las células de la eminencia media y sitúan sus pies terminales sobre los capilares sanguíneos.

3. **Células epiteliales coroideas.** Cubren las superficies de los plexos coroideos. Los lados y las bases de estas células forman pliegues y, cerca de sus superficies luminales, las células se mantienen juntas por uniones estrechas que las rodean. La presencia de uniones estrechas previene la filtración de LCE a los tejidos subyacentes.

Funciones de las células ependimarias

Los ependimocitos ayudan a la circulación del LCE en el interior de las cavidades cerebrales y del conducto ependimario de la médula espinal por los movimientos de los cilios. Las microvellosidades de la superficie libre de los ependimocitos indicarían que tienen también una función de absorción. Los tanicitos transportan sustancias químicas desde el LCE al sistema portal hipofisario. De este modo, pueden desempeñar un papel en el control de la producción hormonal del lóbulo anterior de la hipófisis. Las células epiteliales coroideas se encuentran implicadas en la producción y secreción de LCE de los plexos coroideos.

ESPACIO EXTRACELULAR

Cuando se examina el tejido nervioso al microscopio electrónico, se observa una hendidura muy estrecha que separa las neuronas y las células neurogliales. Estas hendiduras están unidas entre sí y llenas de líquido tisular formando el denominado *espacio extracelular*. El espacio extracelular está en continuidad casi directa con el LCE en el espacio subaracnoideo externamente y con el LCE en los ventrículos cerebrales y el conducto ependimario de la médula espinal internamente. Este espacio también rodea los capilares sanguíneos del cerebro y la médula espinal (no hay capilares linfáticos en el SNC.)

El espacio extracelular proporciona así una vía para el intercambio de iones y de moléculas entre la sangre y las neuronas y las células neurogliales. La membrana plasmática de las células endoteliales de la mayoría de los capilares es impermeable a muchos compuestos químicos, y esto forma la barrera hematoencefálica.

Cilios

Cavidad del conducto ependimario de la médula espinal

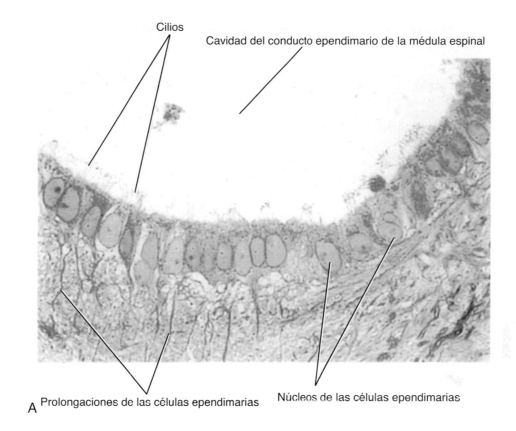

A Prolongaciones de las células ependimarias

Núcleos de las células ependimarias

Cilios

Uniones estrechas

Cavidad del ventrículo

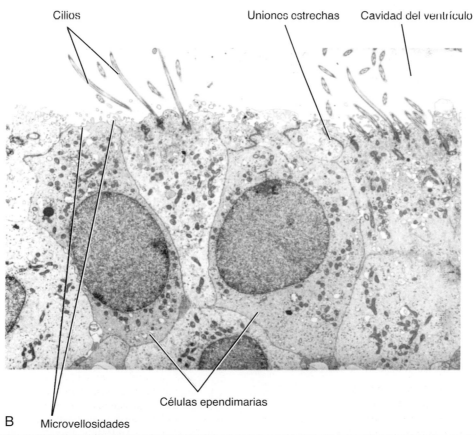

Células ependimarias

B Microvellosidades

Figura 2-35 **A.** Microfotografía de las células ependimarias que revisten el conducto ependimario de la médula espinal. **B.** Microfotografía electrónica de las células ependimarias que revisten la cavidad del tercer ventrículo (cortesía de: Dr. J. M. Kerns).

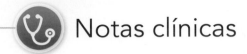 Notas clínicas

Consideraciones generales

Las neuronas son las unidades funcionales básicas del sistema nervioso. En el ser humano maduro, si son destruidas por traumatismo o enfermedad, no son sustituidas. Son incapaces de realizar la división celular.

La neurona está formada por el cuerpo celular y sus prolongaciones, los axones y las dendritas. Las tres partes se hallan implicadas en el proceso de conducción. El cuerpo celular es necesario para el metabolismo normal de todas las prolongaciones. En el caso de que estas prolongaciones quedaran separadas del cuerpo celular por una enfermedad o un simple traumatismo, degenerarían rápidamente. Ello explica la necesidad del transporte de macromoléculas en el axón en sentido distal, alejándose del cuerpo celular, y también subraya la dependencia del axón del cuerpo celular. La velocidad del transporte axoplasmático es insuficiente para satisfacer la liberación de sustancias transmisoras en las terminaciones nerviosas. Este problema se resuelve de dos maneras. Primero, hay enzimas en el interior de las terminaciones nerviosas que sintetizan los transmisores a partir de aminoácidos derivados del líquido extracelular y, segundo, en algunas terminaciones, el transmisor es reabsorbido de nuevo a la propia terminación después de haber sido liberado. Clínicamente, con el empleo de fármacos, es posible influir sobre este mecanismo de recaptación.

Las células neurogliales, en contraste con las neuronas, no son excitables y no tienen axones; además, las terminaciones axónicas no establecen sinapsis en ellas. Son más pequeñas que las neuronas, pero las superan en número en cinco a diez veces. Representan casi la mitad del volumen total del SNC.

Reacción neuronal al daño

La primera reacción de una célula nerviosa a un daño es la pérdida de función. Que la célula se recupere o muera depende de la intensidad y duración del daño causado. Si se produce la muerte rápidamente, es decir, en pocos minutos por falta de oxígeno, no habrá cambios evidentes de inmediato. La prueba morfológica del daño celular requiere un mínimo de 6-12 h de supervivencia. La célula nerviosa se hincha y se redondea, el núcleo se hincha y es desplazado hacia la periferia de la célula, y los gránulos de Nissl se dispersan hacia la periferia del citoplasma. En esta etapa, la neurona aún se puede recuperar. Si el tipo de daño neuronal no fuera tan intenso como para causar la muerte, podrían comenzar a aparecer cambios reparadores. La célula recupera su tamaño y forma anteriores, el núcleo vuelve al centro del cuerpo celular y los gránulos de Nissl adoptan su posición normal.

Cuando la muerte celular es inminente o acaba por producirse, el citoplasma celular se tiñe de oscuro con colorantes básicos (hipercromatismo), y la estructura nuclear no es definida. La etapa final ocurre después de la muerte celular. El citoplasma se vuelve vacuolado y el núcleo y los orgánulos citoplasmáticos se desintegran. La neurona se disuelve y es eliminada por la actividad de los fagocitos. En el SNC, esta función es llevada a cabo por las células microgliales, mientras que en el SNP, por el sistema reticuloendotelial.

En las formas crónicas de daño, el tamaño del cuerpo celular disminuye, el núcleo y el citoplasma muestran hipercromatismo y las membranas nucleares y las de los orgánulos citoplasmáticos muestran irregularidades.

Reacción y degeneración de los axones

La *reacción* y *degeneración axónicas* son cambios que tienen lugar en una célula nerviosa cuando el axón ha sido cortado o lesionado. Los cambios comienzan a aparecer 24-48 h después de la lesión; el grado de los cambios depende de la intensidad de la lesión en el axón, y será mayor si el daño se produjo cerca del cuerpo celular. La célula nerviosa se vuelve redondeada y tumefacta, el núcleo se hincha y es desplazado excéntricamente, y los gránulos de Nissl se dispersan hacia la periferia del citoplasma. Estos cambios alcanzan su máximo aproximadamente a los 12 días.

En el SNP, después de la sección de un axón aparecen intentos de regeneración y se producen cambios reparadores del cuerpo celular.

En el SNC, no hay regeneración después de la degeneración. Por ejemplo, si los tractos corticoespinales son destruidos por un proceso patológico, las células nerviosas de estos axones degeneran y desaparecen completamente.

Una importante excepción a la reacción axónica de las células nerviosas descrita es la de los ganglios de la raíz posterior de los nervios espinales. Si son seccionados los axones periféricos, las células nerviosas muestran cambios degenerativos; sin embargo, si los axones centrales son dañados o destruidos por una enfermedad, como la tabes dorsal, las células nerviosas no muestran cambios degenerativos.

Transporte axónico y propagación de infecciones

La **rabia**, enfermedad vírica aguda del sistema nervioso central, se transmite por la mordedura de un animal infectado. El virus está presente en la saliva del animal infectado. Después de una mordedura, éste se desplaza hasta el SNC por medio del transporte axónico, tanto por los nervios sensitivos como por los motores. El período de incubación depende de la longitud del nervio periférico afectado. Cuanto más largo es el nervio, mayor es la duración del período de incubación. El **herpes simple** y el **herpes zóster** son enfermedades víricas que se diseminan mediante transporte axónico a diferentes partes del cuerpo. Se postula que el transporte axónico también desempeña un papel en la diseminación del virus de la **poliomielitis** desde el aparato digestivo hasta las células motoras de los cuernos anteriores de sustancia gris de la médula espinal y del tronco del encéfalo.

Tumores neuronales

Se debe recordar que el sistema nervioso está formado por muchos tipos diferentes de tejidos: neuronas, neuroglía, vasos sanguíneos y meninges en el SNC; y neuronas, células de Schwann, tejido conjuntivo y vasos sanguíneos en el SNP. Los tumores de neuronas en el SNC son raros, pero los tumores de neuronas periféricas no son infrecuentes.

El **neuroblastoma** aparece en las glándulas suprarrenales; es altamente maligno y se presenta en lactantes y niños. El **ganglioneuroma** aparece en la médula suprarrenal o en los ganglios simpáticos; es benigno y se observa en niños y adultos. El **feocromocitoma** es una afección de la médula suprarrenal; suele ser benigno y se acompaña de hipertensión, ya que segrega noradrenalina y adrenalina.

Bloqueadores sinápticos

La transmisión de un impulso nervioso a través de una sinapsis se lleva a cabo por la liberación de neurotransmisores en la hendidura sináptica. La transmisión se produce en una dirección, y la estimulación subumbral de muchas sinapsis tiene efecto de suma. El transmisor liberado ejerce entonces su efecto en la membrana postsináptica mediante el aumento de la permeabilidad al sodio, causando la excitación o mejorando la permeabilidad de la membrana postsináptica al cloruro y provocando la inhibición.

La sinapsis es una región en la que la transmisión se puede bloquear fácilmente. Como regla general, se bloquean con mayor facilidad las cadenas largas de neuronas con múltiples sinapsis que las cadenas de neuronas más cortas y más simples. En general, los anestésicos son eficaces porque tienen la capacidad de bloquear la transmisión sináptica.

En los ganglios del sistema nervioso autónomo (SNA), las fibras preganglionares penetran en los ganglios y realizan sinapsis con las neuronas simpáticas o parasimpáticas posganglionares. Al alcanzar la terminal del nervio preganglionar, el impulso nervioso produce la liberación de **acetilcolina** (ACh), la cual desencadena un impulso nervioso en la neurona postsináptica.

Los bloqueadores ganglionares pueden dividirse en tres grupos, según su mecanismo de acción. El primer grupo de fármacos, que incluye las **sales de hexametonio** y de **tetraetilamonio**, se asemeja a la ACh en la membrana postsináptica; así, estos fármacos inhiben la transmisión a través de la sinapsis. El segundo grupo de fármacos, que incluye la **nicotina**, tiene la misma acción que la ACh en la membrana postsináptica, pero no son destruidos por la colinesterasa. Se produce así una despolarización prolongada de la membrana postsináptica; por lo tanto, es insensible a una nueva estimulación por la ACh. Por desgracia, este bloqueo de la despolarización se asocia con una estimulación inicial, de modo que estos agentes no son adecuados para su uso clínico. El tercer grupo de fármacos, que incluye la **procaína**, inhibe la liberación de ACh a partir de las fibras preganglionares.

En el SNC es mucho más difícil demostrar la liberación de una sustancia transmisora particular en las sinapsis específicas, por inaccesibilidad. Por ejemplo, es imposible perfundir áreas cerebrales localizadas específicas por su sistema vascular, y es muy difícil estimular una vía neuronal aislada en el interior del cerebro o en la médula espinal. Se ha identificado que las colaterales de las motoneuronas a las células de Renshaw liberan ACh en sus terminaciones. Muchas sinapsis del SNC también son colinérgicas. El desarrollo de técnicas de anticuerpos monoclonales ha abierto un planteamiento totalmente nuevo para la identificación y localización de mediadores químicos en el SNC. La sustancia P, la somatostatina y la colecistocinina son ejemplos de los neuropéptidos que han sido localizados en el SNC.

Las concentraciones no uniformes de noradrenalina en el SNC han llevado a muchos investigadores a considerar que es posible que este fármaco funcione como un neurotransmisor central. Las concentraciones son mayores en la sustancia gris que en la sustancia blanca, y las mayores concentraciones se encuentran en el hipotálamo. La dopamina se encuentra en altas concentraciones en el SNC y es segregada por las neuronas que se originan en la sustancia negra.

Muchos de los bloqueadores colinérgicos utilizados en el SNP tienen escaso o nulo efecto sobre las sinapsis colinérgicas del SNC porque son incapaces de atravesar la barrera hematoencefálica en concentraciones significativas. La **atropina**, la **escopolamina** y el **diisopropil fosforofluoridato** (**DPF**) son capaces de atravesar de modo eficaz la barrera hematoencefálica; sus efectos sobre la conducta humana han sido ampliamente estudiados. De modo similar, se postula que muchos fármacos psicotrópicos (psicofármacos) producen cambios en las actividades del SNC al influir sobre la liberación de catecolaminas en los sitios sinápticos. Por ejemplo, es posible que las **fenotiazinas** bloqueen los receptores de dopamina en las neuronas postsinápticas.

Tratamiento de enfermedades neurológicas mediante manipulación de neurotransmisores

La cifra creciente de neurotransmisores que se están descubriendo en el sistema nervioso central, su localización y sitio de acción están suscitando la posibilidad de que ciertas enfermedades puedan ser modificadas por la administración de fármacos específicos. En la corea de Huntington, por ejemplo, hay una pérdida de neuronas que utilizan el GABA y la ACh como transmisores. El GABA es incapaz de atravesar la barrera hematoencefálica, pero la fisostigmina, inhibidora de la colinesterasa, puede cruzarla; su empleo ha producido ciertas mejorías. El uso de levodopa en el tratamiento del parkinsonismo ha sido muy satisfactorio. En esta enfermedad, sustituye la deficiencia de dopamina que se libera habitualmente en los núcleos basales por las neuronas de la sustancia negra.

En la actualidad se están elaborando rápidamente fármacos para modificar el proceso de la transmisión sináptica de diversos modos: 1) interferir en el proceso de la síntesis del neurotransmisor, 2) inhibir la captación de fármacos por la membrana postsináptica, 3) unir el neurotransmisor en el sitio receptor de la membrana postsináptica y 4) terminar la acción neurotransmisora.

Reacciones de la neuroglía ante el daño

La reacción de las células neurogliales al daño, ya sea causada por traumatismo físico o por oclusión vascular, se caracteriza por hiperplasia e hipertrofia de los astrocitos, que se vuelven fibrosos con independencia de su morfología antecedente. La proliferación de los astrocitos recibe la denominación de ***astrocitosis*** o ***gliosis***. La pérdida de tejido neuronal no se compensa en volumen con la hipertrofia neuroglial. El citoplasma de los astrocitos agrandados contiene un gran número de fibrillas y gránulos de glucógeno. La densa red de prolongaciones astrocíticas presente en las áreas de degeneración neuronal origina la denominada ***cicatriz gliótica***. El grado de gliosis es mayor en presencia de tejido neuronal dañado residual, en comparación con una resección quirúrgica limpia en la que no queda cerebro afectado. Esta es la razón por la que en los pacientes con epilepsia focal debida a una gran cicatriz gliótica se extirpa quirúrgicamente la cicatriz, dejando una mínima reacción neuroglial.

Los oligodendrocitos responden al daño expandiéndose y mostrando vacuolización de su citoplasma; los núcleos tienden también a volverse picnóticos. Un daño grave a los oligodendrocitos da lugar a desmielinización.

Las células microgliales en las lesiones inflamatorias y degenerativas del SNC retraen sus prolongaciones y migran al sitio de la lesión. Aquí proliferan y son activamente fagocíticas, y el citoplasma se llena de lípidos y de restos celulares. A la actividad depuradora se añaden monocitos que migran desde los vasos sanguíneos vecinos.

Las células microgliales son activas en diversas enfermedades, como la esclerosis múltiple, la demencia en el sida, la enfermedad de Parkinson y la enfermedad de Alzheimer.

Neoplasias de la neuroglía

Los tumores de la neuroglía dan cuenta del 40-50% de los tumores intracraneales. Tales tumores se conocen como ***gliomas***. Los tumores de los astrocitos son los que se producen con mayor frecuencia, e incluyen los **astrocitomas** y los **glioblastomas**. A excepción de los ependimomas, los tumores de la neuroglía son muy invasivos. Ello explica la dificultad para lograr una resección quirúrgica completa, y la gran posibilidad de recurrencia después de la cirugía. Otra característica es que estos tumores van infiltrando a menudo sin interferir en la función de las neuronas circundantes. Como consecuencia, el tumor es en general mucho mayor de lo que indicarían los síntomas y los signos físicos.

Esclerosis múltiple

La esclerosis múltiple es una de las enfermedades más frecuentes del SNC, y afecta a unos 250 000 estadounidenses. Se caracteriza por la aparición de placas de desmielinización en la sustancia blanca del SNC, iniciándose en general en el nervio óptico, la médula espinal o el cerebelo. Las vainas de mielina degeneran, y la mielina es eliminada por las células microgliales. Los astrocitos proliferan, lo que lleva a la formación de una cicatriz gliótica. A medida que se produce la desmielinización, se obstaculiza la conducción de los impulsos nerviosos en los axones. Como el aumento de la temperatura acorta la duración del potencial de acción, una de las primeras señales de la esclerosis múltiple es que los signos y síntomas pueden mejorar al enfriarse y empeorar al calentarse con un baño caliente. La mayoría de los casos aparecen entre los 20 y 40 años de edad. La causa de la enfermedad es desconocida, aunque puede ser responsable una interacción entre una infección vírica y una respuesta inmunitaria del hospedero. *Véase* el capítulo 4 para mayor información sobre esta enfermedad.

Edema cerebral

El edema cerebral es una afección clínica muy habitual que puede producirse por lesiones de la cabeza, infecciones cerebrales o tumores. La hinchazón resultante del cerebro puede llevar a aplanamiento de los giros cerebrales, herniación cerebral a través de la incisura de la tienda (del cerebelo) o del foramen magno, e incluso a la muerte.

Puede definirse al *edema cerebral* como un aumento anómalo del contenido acuoso de los tejidos del SNC y hay tres formas: el **edema vasogénico** es el tipo más frecuente, y se debe a la acumulación de líquido tisular en el espacio extracelular tras el daño en las paredes capilares vasculares, o a la presencia de nuevos capilares sin barreras hematoencefálicas plenamente formadas. Puede ser consecuencia de infecciones, traumatismos o tumores. El **edema citotóxico** se debe a la acumulación de líquido en el interior de las células del tejido nervioso (neuronas y glía), lo que produce hinchazón celular. La causa puede ser tóxica o metabólica, y provoca una deficiencia en el mecanismo de la bomba de sodio por ATP en la membrana plasmática. El **edema intersticial** se observa en la hidrocefalia obstructiva cuando la elevación en la presión del LCE fuerza al líquido fuera del sistema ventricular al espacio extracelular.

Siempre hay que considerar dos factores anatómicos en el edema cerebral: 1) el volumen cerebral está limitado por el cráneo y 2) el líquido tisular drena principalmente en los senos venosos por las venas cerebrales, pues no hay drenaje linfático.

Conceptos clave

Neuronas

- *Neurona* es el nombre que recibe la célula nerviosa y todas sus prolongaciones, incluyendo el cuerpo celular, las dendritas y el axón.

- El número, la longitud y el modo de ramificación permiten un método morfológico para clasificar las neuronas.

- Las neuronas unipolares son aquellas en las que el cuerpo celular tiene una sola neurita que se divide en dos ramas, una que termina en una estructura periférica y la otra en el SNC.

- Las neuronas bipolares son aquellas en las que un cuerpo celular alargado tiene dos neuritas que se extienden desde cada extremo.

- Las neuronas multipolares tienen abundantes neuritas que surgen del cuerpo celular; sólo una de ellas es el axón.

- El cuerpo celular de la neurona es similar al de otras células, y está formado por una masa de citoplasma en la que está incluido un núcleo.

- El citoplasma de una neurona contiene gránulos de Nissl, un retículo endoplasmático rugoso dispuesto en forma de cisternas apiladas y anchas.

- La tinción de los gránulos de Nissl se utiliza a menudo para identificar los cuerpos de células neuronales en secciones histológicas.

- Los neurofilamentos se extienden por toda la célula y forman el citoesqueleto de la neurona.

- Los microfilamentos y los microtúbulos se intercalan entre el citoesqueleto y proporcionan una vía estacionaria para el transporte de los orgánulos.

- Las proteínas motoras, la cinesina y la dineína, mueven los orgánulos a través de la neurona en un proceso llamado *transporte rápido*.

- La membrana plasmática de la célula forma una membrana semipermeable que permite la difusión de ciertos iones pero restringe la de otros, lo que produce un potencial negativo constante dentro de la célula, en comparación con el exterior, el cual es llamado *potencial de reposo*.

- Las células excitadas, ya sea por medios eléctricos, mecánicos o químicos, experimentan un cambio rápido en la permeabilidad, lo que provoca que el potencial negativo de la membrana se despolarice rápidamente y, en consecuencia, un potencial de acción.

- El potencial de acción se extiende sobre la membrana plasmática, en sentido distal del sitio de inicio, como un impulso nervioso.

Neuroglía

- La neuroglía es un grupo de pequeñas células no excitables que superan en gran número a las neuronas.

- La neuroglía incluye astrocitos, oligodendrocitos, microglía y células ependimarias.

Astrocitos

- Los tipos fibrosos y protoplasmáticos forman un marco de apoyo para las células nerviosas y las fibras nerviosas.

- Al cubrir los contactos sinápticos entre las neuronas, los astrocitos sirven como aislantes eléctricos, impidiendo que los axones vecinos influyan sobre las fibras no relacionadas.

Oligodendrocitos

- Los oligodendrocitos son responsables de la formación de la vaina de mielina de las fibras nerviosas en el SNC.

- Tienen múltiples prolongaciones y aíslan segmentos de fibra de múltiples nervios.

Microglía

- Las células de la microglía, las más pequeñas de todos los tipos neurogliales, actúan como efectoras inmunitarias durante las enfermedades inflamatorias.

Epéndimo

- Las células ependimarias forman una capa única de células cilíndricas o cuboides que ayudan a la circulación del LCE en las cavidades del cerebro.

- Los ependimocitos y los tanicitos cubren la superficie de los ventrículos lateral y tercero, respectivamente. Las células epiteliales coroideas cubren la superficie del plexo coroideo.

 Solución de problemas clínicos

1. Durante una intervención quirúrgica para la reparación del nervio radial seccionado en el brazo, el neurocirujano sabe que opera un gran haz de fibras nerviosas sostenidas por tejido conjuntivo. Comprende que las fibras nerviosas son axones o dendritas y que el nervio está compuesto por una mezcla de axones y dendritas. ¿Qué sabe usted sobre la composición del nervio radial?

2. Un reconocido libro de texto de neurocirugía hace las siguientes afirmaciones en relación con el pronóstico después de la reparación de un nervio periférico: 1) cuanto más joven es el paciente, mejor es la recuperación de la función, 2) cuanto más distal es la lesión en un nervio, más eficaz es la regeneración, 3) cuanto más próxima esté la lesión al cuerpo celular, más profundo es el efecto sobre este centro trófico, y 4) las células nerviosas sensitivas se ven más afectadas por este fenómeno retrógrado que las células nerviosas motoras. Analice estas afirmaciones.

3. Un joven de 18 años de edad fue evaluado por un neurocirujano 12 meses después de una lesión en el antebrazo derecho en la que resultó seccionado el nervio mediano. En la intervención inicial, poco después de que se hubiese producido la lesión, se efectuó un desbridamiento y las terminaciones nerviosas separadas fueron marcadas con suturas radioopacas. Por desgracia, la herida se infectó y se tuvo que demorar la reparación quirúrgica del nervio. ¿Es práctico considerar la reparación de un nervio periférico después de que hayan transcurrido 12 meses?

4. Al examinar una muestra de anatomía patológica de tejido nervioso al microscopio, el patólogo pudo determinar el sexo de la persona por el tejido que había sido extirpado. ¿Cómo podría hacerlo usted?

5. El flujo axoplasmático está implicado en el transporte de ciertos virus en el sistema nervioso. ¿Qué estructuras presentes en el citoplasma de la neurona participan en este proceso?

6. Casi el 1% de todas las muertes se deben a tumores intracraneales. Además del sistema nervioso, hay muchos tejidos diferentes en el interior de la cavidad craneal; incluso el propio sistema nervioso está compuesto por muchos tipos diferentes de tejidos. De hecho, los tumores que se originan como neoplasias de las células y fibras nerviosas son infrecuentes. Nombre los diferentes tipos de tejidos que se encuentran en el SNC y en el SNP.

7. Al estimular una célula nerviosa, la permeabilidad de la membrana plasmática cambia, permitiendo que se produzcan ciertos movimientos iónicos a través de la membrana. 1) ¿Cuál es la estructura de la membrana plasmática? 2) ¿Aumenta o disminuye la permeabilidad de la membrana plasmática cuando se estimula la célula nerviosa? 3) ¿Cómo actúan los anestésicos locales sobre la membrana celular?

8. La sinapsis es una región en la que la transmisión nerviosa se bloquea fácilmente. Desde el punto de vista clínico, los fármacos bloqueadores ganglionares utilizados actúan compitiendo con la ACh liberada por las terminaciones nerviosas en los ganglios. Mencione dos grupos de fármacos que han sido utilizados para este propósito e indique el sitio en el que actúan.

9. Un niño de 2 años de edad es llevado al pediatra porque su madre se percata de que el ojo derecho sobresale (proptosis). Al ser interrogada, la madre afirma que observó esta protrusión por vez primera un mes antes y que ha empeorado progresivamente desde entonces. Por lo demás, el niño no muestra anomalías. En la exploración física se observa que el niño está completamente sano, a excepción de la acusada proptosis del ojo derecho. Sin embargo, una palpación cuidadosa pone de manifiesto una gran masa blanda en la parte superior del abdomen, que se extiende más allá de la línea media. Los estudios radiográficos, incluida una tomografía computarizada (TC), muestran una gran masa de tejido blando que desplaza el riñón derecho hacia abajo. Se realiza un diagnóstico de tumor maligno del tejido nervioso simpático suprarrenal, o vecino, con metástasis en la cavidad orbitaria derecha, siendo este último el responsable de la proptosis del lado derecho. Mencione un tumor de la glándula suprarrenal o del tejido nervioso simpático frecuente en los niños y que es capaz de metastatizar a los huesos de la órbita.

10. En una autopsia, un estudiante de medicina de tercer año recibe una porción del cerebro y se le pregunta qué proporción de tejido nervioso central está formada por neuroglía. ¿Cómo habría respondido esta pregunta? ¿Qué células hay en mayor número? ¿Neuronas o células neurogliales?

11. Mientras se encontraba en el ejército en Vietnam, un hombre de 23 años de edad recibió una herida de bala penetrante en el lado izquierdo de la cabeza. En la intervención, el neurocirujano pudo extraer la bala del lóbulo frontal izquierdo del cerebro. Además de una ligera debilidad de la pierna izquierda, el paciente no presentó alteraciones y se recuperó sin problemas. No obstante, 18 meses más tarde, el paciente comenzó a sufrir crisis convulsivas generalizadas e intensas, durante las cuales se alteraba su estado de consciencia. Desde entonces, las crisis convulsivas se han producido de modo irregular, aproximadamente a intervalos mensuales. Cada crisis es precedida de la sensación de irritabilidad mental, y se producen espasmos de la pierna derecha. Por exploración neurológica se estableció el diagnóstico de epilepsia. ¿Es posible que las crisis epilépticas de este paciente guarden relación con la herida de bala que recibió en Vietnam? ¿La epilepsia traumática es una alteración frecuente? ¿Qué tratamiento recomendaría?

12. Una mujer de 42 años de edad consulta a su médico por cefaleas muy intensas. Hasta 6 meses antes, la paciente sólo presentaba cefaleas leves. Desde entonces, las cefaleas han aumentando gradualmente en intensidad y duración. En la actualidad, duran 3-4 h y son tan intensas que la paciente tiene que guardar reposo en cama. Ha tenido náuseas en dos ocasiones, pero ha vomitado sólo una vez. Las cefaleas tienen naturaleza generalizada y empeoran al toser o con los esfuerzos al defecar. La exploración física revela edema de ambas papilas, con congestión de las venas retinianas y presencia de múltiples hemorragias retinianas. También se detecta debilidad del músculo recto externo del ojo derecho. Las radiografías anteroposteriores (AP) del cráneo muestran el desplazamiento de la glándula pineal calcificada hacia el lado izquierdo. Las radiografías AP y laterales también muestran cierto grado de calcificación en un área localizada en el hemisferio cerebral derecho. Estos hallazgos, junto con los obtenidos en la TC y la resonancia magnética (RM) del cerebro, certifican el diagnóstico de un tumor cerebral del lado derecho. La exploración quirúrgica confirma la presencia de un gran tumor infiltrante del lóbulo parietal derecho. ¿Cuál es el tipo de tumor más frecuentemente observado en esta localización en un paciente de mediana edad? ¿Cómo trataría a la paciente?

 ## Respuestas y explicaciones acerca de la solución de los problemas clínicos

1. El nervio radial está compuesto por fibras nerviosas derivadas de neuronas motoras (motoneuronas), sensitivas y autónomas. Por definición, las fibras nerviosas, o las prolongaciones de las células nerviosas, se conocen como *neuritas* (las cortas son las dendritas y las largas son los axones). Habitualmente, las neuritas que conducen el impulso nervioso hacia el cuerpo celular se conocen como *dendritas*, mientras que las que conducen los impulsos alejándose del cuerpo celular se denominan *axones*. Sin embargo, en el caso de las neuronas sensitivas unipolares presentes en los ganglios espinales, la neurita que lleva la información nerviosa hacia el cuerpo celular tiene todas las características estructurales de un axón, por lo que sí recibe la denominación de *axón*. Así, el nervio radial, que está compuesto por fibras sensitivas y motoras, tiene axones.

2. Las respuestas son: 1) es regla general que todos los fenómenos reparadores del cuerpo se produzcan con mayor facilidad en una persona joven que en una persona mayor. 2) A medida que nos aproximamos a la terminación distal de un nervio periférico, quedan menos ramos y, por lo tanto, hay menos estructuras que inervar; en consecuencia, existe menor probabilidad de que las fibras nerviosas inerven la estructura errónea durante el proceso de regeneración. Además, cuanto más distal es la lesión, menos se afecta el metabolismo del cuerpo celular del nervio proximal por la lesión. 3) Se trata de un hecho fisiológico. Una lesión nerviosa muy grave próxima al cuerpo de la neurona puede dar lugar a la muerte de ésta en su totalidad. 4) La fisiología de las neuronas sensitivas es más sensible al cambio por fenómenos retrógrados que la de las neuronas motoras.

3. Si la herida no está infectada, el mejor momento para realizar una sutura nerviosa es aproximadamente 3 semanas después de la lesión. Se han obtenido resultados satisfactorios después de un retraso de hasta 14 meses, siempre que los músculos paralizados no se hayan estirado en exceso y se hayan evitado las adherencias de las articulaciones mediante movimientos pasivos. En otras palabras, la neurona aún conserva la capacidad de regenerar sus prolongaciones incluso después de 14 meses, pero el grado de recuperación de la función depende en gran medida de la atención que reciben las estructuras desinervadas en el tiempo transcurrido.

4. En 1949, Barr y Bertram observaron la presencia de un cuerpo de cromatina pequeño y capaz de teñirse (cuerpo de Barr) situado en la superficie interna de la membrana nuclear en la mujer que no se observó en las células del hombre. Este es uno de los dos cromosomas X presentes en la mujer. La presencia o ausencia del cuerpo de Barr permite determinar fácilmente el sexo de la persona de la que se ha obtenido el tejido.

5. Un microscopio electrónico permite observar en el interior del citoplasma de una neurona pequeños túbulos que miden unos 25 nm de diámetro, así como microfilamentos que miden 3-5 nm de diámetro. El posible papel que desempeñan estas estructuras en el transporte celular se describe en la p. 43.

6. El SNC está compuesto por: 1) neuronas, 2) neuroglía, 3) vasos sanguíneos y 4) meninges. El SNP está compuesto por: 1) neuronas, 2) células de Schwann, 3) tejido conjuntivo y 4) vasos sanguíneos.

7. 1) La estructura de la membrana plasmática se describe en la p. 43. 2) Cuando una neurona es excitada, aumenta la

permeabilidad de la membrana a los iones de Na⁺ y éstos difunden desde el líquido tisular al interior del citoplasma neuronal. 3) Los anestésicos locales actúan como estabilizadores de la membrana e inhiben el aumento de la permeabilidad a los iones de Na⁺ como respuesta a la estimulación. No se comprende aún cómo ocurre esta estabilización. Una hipótesis propone que el anestésico se une a sitios de receptores en la capa de proteínas de la membrana plasmática, reduciendo la permeabilidad a los iones de Na⁺ y evitando que tenga lugar la despolarización. Las fibras nerviosas de pequeño diámetro son bloqueadas más fácilmente que las de mayor diámetro, mientras que las fibras amielínicas son bloqueadas más fácilmente que las mielínicas. Por estas razones, las fibras nerviosas que conducen los estímulos dolorosos y térmicos son bloqueadas más fácilmente, mientras que es más difícil bloquear las grandes fibras nerviosas. Las pequeñas fibras nerviosas del sistema autónomo son bloqueadas antes, lo que explica la rápida aparición de vasodilatación.

8. Los dos grupos de fármacos son las sales de tetraetilamonio y de hexametonio. Estas sales se asemejan mucho en su estructura a la ACh, y compiten con ésta en la membrana postsináptica. Por este medio bloquean satisfactoriamente un ganglio, aunque la cantidad de ACh liberada no se ve afectada.

9. El *neuroblastoma* es un tumor de los neuroblastos primitivos que se origina en la médula suprarrenal o en los ganglios simpáticos abdominales superiores. Es maligno y sólo lo tienen los niños. El tumor produce metástasis tempranas, y las metástasis suelen ser el motivo por el que los pacientes consultan al médico, como en el caso citado. Los huesos de la órbita son una localización habitual de las metástasis de un neuroblastoma.

10. La neuroglía comprende casi la mitad del volumen total del SNC. Las células neurogliales superan en número a las neuronas en cinco a diez veces.

11. En el sistema nervioso central, la reacción del tejido a la lesión se caracteriza por hiperplasia e hipertrofia de los astrocitos. La proliferación de astrocitos recibe con frecuencia el nombre de *astrocitosis* o *gliosis*. El grado de gliosis es mayor en presencia de tejido cerebral dañado residual que con una incisión quirúrgica limpia. El tejido cicatricial resultante, llamado *cicatriz gliótica*, en el caso de una herida penetrante por proyectil de arma de fuego puede ser extenso y causar crisis epilépticas focales o generalizadas. La mayoría de estos pacientes que desarrollan epilepsia lo hacen en el transcurso de 2 años. Después de un examen cuidadoso de estos pacientes, que incluye radiografías y estudios cerebrales con TC, RM y electroencefalografía, debe explorarse el lugar del traumatismo con la intención de eliminar la cicatriz gliótica. Esta cicatriz es sustituida por una cicatriz quirúrgica mucho más pequeña. La intervención quirúrgica cura a muchos de estos pacientes.

12. Los antecedentes de cefalea intensa y náuseas, y el hallazgo de papiledema (edema de la papila óptica, congestión de las venas retinianas y hemorragias retinianas), no es siempre diagnóstico de un tumor cerebral. Sin embargo, el hallazgo de debilidad del músculo recto externo del ojo derecho debida a compresión del nervio *abducens* (VI nervio craneal) contra la base del cráneo, junto con los resultados positivos en las pruebas radiográficas y de laboratorio, apuntan a este diagnóstico. El glioma (tumor de la neuroglía) es el tipo de tumor que se encuentra con mayor frecuencia en un paciente en estas circunstancias. Por desgracia, los gliomas tienden a infiltrar el tejido cerebral y no pueden ser extirpados quirúrgicamente por completo. Se realiza una biopsia para hacer el diagnóstico, se extirpa el tumor lo máximo que se pueda y se trata el área de forma postoperatoria con radioterapia profunda. El tiempo de supervivencia logra aumentarse también con quimioterapia.

❓ Preguntas de revisión

Instrucciones: cada uno de los apartados numerados en esta sección se acompaña de respuestas. Seleccione UNA letra para la respuesta CORRECTA.

1. Las siguientes afirmaciones se asocian con la citología de una neurona:
   (a) Una neurona unipolar es la que tiene una sola neurita que se divide a corta distancia del cuerpo celular en dos ramos, uno procedente de alguna estructura periférica y otro que se introduce en el SNC.
   (b) Una neurona bipolar tiene dos neuritas que se originan juntas en el cuerpo celular.
   (c) Los gránulos de Nissl se encuentran en el axón de una neurona.
   (d) El aparato de Golgi no sintetiza membranas celulares.
   (e) Los gránulos de melanina no se encuentran en las neuronas de la sustancia negra.

2. Las siguientes afirmaciones se asocian con la citología de una neurona:
   (a) Las moléculas proteicas que se proyectan a partir de los microtúbulos superficiales no participan en el transporte rápido del axoplasma.
   (b) Las moléculas proteicas que se extienden por todo el espesor de la membrana plasmática de una neurona sirven como canales de sodio y potasio.
   (c) Hay importantes datos experimentales que sugieren que las compuertas de los canales de sodio y de potasio están formadas por moléculas de actina.
   (d) El tamaño de un nucléolo de una neurona no se relaciona con el volumen del citoplasma de las neuronas.
   (e) Una *sinapsis* es el sitio en el que dos neuronas se unen y sus membranas entran en contacto; por lo tanto, se produce una comunicación interneuronal.

3. Las siguientes afirmaciones se relacionan con el axón:
   (a) El segmento inicial del axón son los primeros 500 μm de éste después de abandonar el cono axónico.
   (b) El impulso nervioso de una neurona no se origina en el segmento inicial del axón, sino en la dendrita.
   (c) El potencial de acción se produce por la entrada súbita de iones de Na⁺ en el interior del citoplasma.
   (d) Tras la entrada de iones de Na⁺ en la producción del potencial de acción, la permeabilidad para los iones de Na⁺ aumenta aún más y cesa la permeabilidad para los iones de K⁺.
   (e) La propagación del potencial de acción a lo largo de los microtúbulos del axón constituye el impulso nervioso.

4. Las siguientes aseveraciones se relacionan con un impulso nervioso:
   (a) El *período refractario* es la duración del estado no excitable de la membrana plasmática después del paso de una onda de repolarización.
   (b) Los estímulos subumbrales, cuando se aplican a la superficie de una neurona, no pueden ser sumados.
   (c) Se considera que los estímulos inhibidores producen su efecto al originar una entrada de iones de K⁺ a través de la membrana plasmática de la neurona.
   (d) La hiperpolarización puede producirse cuando se presenta la entrada de iones de K⁺ a través de la membrana plasmática.
   (e) El *axolema* es el sitio de la conducción nerviosa.

5. Las siguientes afirmaciones se relacionan con la estructura de una sinapsis:
   (a) Las sinapsis pueden ser axodendríticas, axosomáticas o axoaxónicas.
   (b) La hendidura sináptica es el espacio entre las membranas presináptica y postsináptica, y mide unos 200 nm.
   (c) El retículo subsináptico está situado por debajo de la membrana presináptica.
   (d) Las vesículas presinápticas no contienen la sustancia neurotransmisora.
   (e) Todas las neuronas producen y liberan varios tipos de sustancias neurotransmisoras en todas sus terminaciones nerviosas.

6. Las siguientes afirmaciones se relacionan con una neurona:
   (a) Las fibras nerviosas son las dendritas y los axones de una neurona.
   (b) El volumen de citoplasma en el interior del cuerpo de la célula nerviosa siempre excede por mucho el que se encuentra en las neuritas.
   (c) Las neuronas de Golgi de tipo I tienen axones muy cortos.
   (d) Las neuronas de Golgi de tipo II tienen axones muy largos.
   (e) Las neuronas de Golgi de tipo II forman las células de Purkinje de la corteza cerebelosa.

7. Las siguientes afirmaciones se relacionan con los orgánulos y las inclusiones neuronales:
   (a) Los centríolos no se encuentran en las células nerviosas maduras.
   (b) Los gránulos de lipofuscina disminuyen hasta desaparecer con la edad.
   (c) Los gránulos de Nissl llenan el cono axónico, pero están ausentes de otras áreas del citoplasma.
   (d) Los microfilamentos contienen actina y no participan en el transporte celular.
   (e) Las mitocondrias se encuentran en dendritas y axones.

8. Las siguientes aseveraciones se refieren a las dendritas:
   (a) Una dendrita transmite el impulso nervioso en sentido distal del cuerpo de la célula nerviosa.
   (b) Las *espinas dendríticas* son pequeñas proyecciones de la membrana plasmática que aumentan la superficie receptora de la dendrita.
   (c) El citoplasma de las dendritas no contiene ribosomas ni retículo endoplasmático agranular.
   (d) La mayoría de las dendritas aumentan en anchura a medida que se extienden desde el cuerpo de la célula nerviosa.
   (e) Las dendritas rara vez se ramifican.

9. Las siguientes afirmaciones se relacionan con los neuromoduladores:
   (a) Los neuromoduladores pueden coexistir con el transmisor principal (clásico) en una sola sinapsis.
   (b) Con frecuencia disminuyen y acortan el efecto del transmisor principal.
   (c) No actúan nunca a través de un segundo mensajero.
   (d) Tienen un breve efecto en la membrana postsináptica.
   (e) La ACh (muscarínico) no es un buen ejemplo de neuromodulador.

10. Las siguientes afirmaciones se relacionan con la neurobiología de las estructuras neuronales:
    (a) Un *lisosoma* es una vesícula unida a la membrana cubierta de ribosomas.
    (b) Un botón terminal es la parte postsináptica de un axón.
    (c) Un receptor es una molécula de proteína en la membrana postsináptica.
    (d) Los gránulos de Nissl están formados por retículo endoplasmático de superficie lisa.
    (e) Los microtúbulos proporcionan un trayecto móvil que permite que los orgánulos específicos se muevan por motores moleculares.

11. Las siguientes afirmaciones se relacionan con la neuroglía:
    (a) Los astrocitos fibrosos se localizan principalmente en la sustancia gris del sistema nervioso central.
    (b) La gliosis de sustitución sigue a la muerte de neuronas en el SNC y se debe a la proliferación de astrocitos.
    (c) Los astrocitos no están implicados en la absorción del ácido γ-aminobutírico (GABA) segregado por las terminaciones nerviosas.
    (d) Los oligodendrocitos son responsables de la formación de la mielina de las fibras nerviosas en el sistema nervioso periférico.
    (e) Un solo oligodendrocito puede formar, por medio de sus prolongaciones, sólo un segmento internodal de mielina en el mismo axón.

12. Las siguientes afirmaciones se relacionan con las células microgliales:
    (a) Las células microgliales se asemejan a los mastocitos del tejido conjuntivo.
    (b) Las células microgliales son más grandes que los astrocitos o los oligodendrocitos.
    (c) Las células microgliales migran al sistema nervioso central durante la vida adulta.
    (d) En presencia de neuronas dañadas, las células microgliales se vuelven ramificadas.
    (e) En las lesiones degenerativas del SNC, la sangre circulante contribuye con células a la población de células microgliales.

13. Las siguientes afirmaciones se relacionan con las células ependimarias:
    (a) Las células epiteliales coroideas no segregan LCE.
    (b) Los ependimocitos revisten el sistema ventricular, pero no permiten que el LCE penetre en los espacios extracelulares del tejido nervioso.
    (c) Los tanicitos tienen prolongaciones basales cortas no ramificadas, muchas de las cuales tienen pies terminales sobre los capilares de la eminencia media.
    (d) Las células ependimarias forman una sola capa, y muchas tienen microvellosidades y cilios.
    (e) Las células ependimarias son incapaces de absorber sustancias del LCE.
14. Las siguientes afirmaciones se relacionan con el espacio extracelular:
    (a) El espacio extracelular se encuentra formado por hendiduras entre las neuronas y no por hendiduras entre las células neurogliales.
    (b) El espacio extracelular rodea los capilares linfáticos presentes en el encéfalo y la médula espinal.
    (c) El espacio extracelular no está en continuidad con el espacio subaracnoideo.
    (d) El espacio extracelular está lleno de líquido tisular.
    (e) El espacio extracelular no es continuo con la hendidura sináptica entre dos neuronas.
15. Las siguientes afirmaciones se relacionan con los tumores de la neuroglía:
    (a) Representan alrededor del 5% de todos los tumores intracraneales.
    (b) Aparte de los ependimomas, los tumores de la neuroglía crecen lentamente y no son muy invasivos.
    (c) En general, se infiltran entre neuronas, lo que origina un mínimo de alteración de la función.
    (d) No son malignos y se pueden extirpar fácilmente con una cirugía.
    (e) A medida que se expanden, elevan la presión dentro del cráneo.
16. Las siguientes afirmaciones se relacionan con las células neurogliales:
    (a) Tienden a tener un mayor tamaño que los cuerpos celulares nerviosos.
    (b) El calor aumenta el potencial de acción en un axón y disminuye los signos y síntomas en la esclerosis múltiple.
    (c) Los oligodendrocitos se encuentran lejos de los cuerpos de las células nerviosas y sus neuritas.
    (d) La esclerosis múltiple es una enfermedad que afecta a los oligodendrocitos.
    (e) Al igual que las células de Schwann, los oligodendrocitos están rodeados por una membrana basal.
17. Las siguientes afirmaciones generales se relacionan con las células neurogliales:
    (a) Las células microgliales tienen prolongaciones rectas con proyecciones espiculares.
    (b) Los astrocitos sirven de riel para las neuronas que se encuentran en desarrollo.
    (c) Las prolongaciones de los oligodendrocitos no son continuas con las vainas de mielina.
    (d) Las células ependimarias no tienen cilios en sus bordes libres.
    (e) *Macroglía* es el término usado para distinguir los oligodendrocitos de gran tamaño de los astrocitos más pequeños.

Respuestas y explicaciones a las preguntas de revisión

1. A es correcta. Una neurona unipolar es la que da lugar a una sola neurita que se divide a una corta distancia del cuerpo celular en dos ramos, una que se dirige a alguna estructura periférica, y otra que se introduce en el SNC (*véase* fig. 2-3). B. Una neurona bipolar es la que da origen a una neurita que emerge de cada extremo del cuerpo celular. Los ganglios sensitivos del nervio vestibulococlear (VIII nervio craneal) tienen neuronas bipolares. C. Los gránulos de Nissl no se encuentran en el axón de una neurona sino en el cuerpo celular de la neurona. D. El aparato de Golgi es importante en la síntesis de las membranas celulares. E. Los gránulos de melanina se encuentran en las neuronas de la sustancia negra, y son estas neuronas las encargadas de la liberación del neurotransmisor dopamina.
2. B es correcta. Las moléculas proteicas que se proyectan a través del grosor completo de la membrana plasmática de una neurona sirven como canales de sodio y potasio (*véase* fig. 2-21). A. Las moléculas proteicas que se proyectan desde la superficie de los microtúbulos participan en el transporte rápido en el axoplasma. C. Las compuertas de los canales de sodio y potasio están formadas por moléculas proteicas, pero no por moléculas de actina. D. El gran tamaño del nucléolo en una neurona se relaciona con el volumen muy grande del citoplasma que tienen ciertas neuronas. E. Una *sinapsis* es el sitio en el que dos neuronas se ponen en estrecha proximidad y en donde se produce la comunicación interneuronal funcional.
3. C es correcta. El potencial de acción en el interior de un axón está producido por la entrada súbita de iones de Na^+ al interior del citoplasma (*véase* fig. 2-17). A. El segmento inicial del axón corresponde a los primeros 50-100 μm después de que éste abandona el cono axónico. B. El impulso nervioso generado por una neurona se origina en el segmento inicial del axón, pero no en la dendrita. D. Después de la entrada de iones de Na^+ en la producción del potencial de acción, cesa la permeabilidad para los iones de Na^+ y aumenta la permeabilidad para los iones de K^+; así, los iones de K^+ comienzan a fluir desde el citoplasma celular. E. La propagación del potencial de acción a lo largo de la membrana plasmática del axón constituye el impulso nervioso.
4. E es correcta. El axolema es el sitio de la conducción nerviosa. A. El *período refractario* es la duración del estado no excitable de la membrana plasmática tras el paso de una onda de despolarización (*véase* p. 45). B. Los estímulos subumbrales pueden sumarse cuando se aplican a la superficie de una neurona. C. Se cree que los estímulos inhibidores producen su efecto causando la entrada de iones de Cl^- por la membrana plasmática de la neurona. D. Puede haber hiperpolarización provocando la entrada de iones de Cl^- a través de la membrana plasmática.

5. A es correcta. Las sinapsis pueden ser axodendríticas, axosomáticas o axoaxónicas (*véase* fig. 2-25). B. La *hendidura sináptica* es el espacio existente entre las membranas presináptica y postsináptica y mide unos 20 nm. C. El retículo subsináptico está situado por debajo de la membrana postsináptica. D. Las vesículas presinápticas pueden contener la sustancia neurotransmisora (*véase* fig. 2-27). E. La mayoría de las neuronas producen y liberan solamente un neurotransmisor principal en todas sus terminaciones nerviosas.

6. A es correcta. Las fibras nerviosas son las dendritas y axones de una neurona. B. El volumen de citoplasma en el interior del cuerpo de la célula nerviosa es, con frecuencia, menor que el volumen total de citoplasma en las neuritas. C. Las neuronas de Golgi de tipo I tienen axones muy largos. D. Las neuronas de Golgi de tipo II tienen axones muy cortos. E. Las neuronas de Golgi de tipo I forman las células de Purkinje de la corteza cerebelosa.

7. E es correcta. Las mitocondrias se encuentran en las dendritas y axones. A. Los centríolos se encuentran en las células nerviosas maduras, así como en las células nerviosas inmaduras en división. B. Los gránulos de lipofuscina tienden a acumularse con la edad. C. Los gránulos de Nissl están ausentes del cono axónico. D. Los microfilamentos contienen actina, la cual probablemente participe en el transporte celular (*véase* p. 42).

8. B es correcta. Las espinas dendríticas son pequeñas proyecciones de la membrana plasmática que aumentan la superficie receptora de la dendrita. A. Una dendrita conduce el impulso nervioso hacia el cuerpo de la célula nerviosa (*véase* p. 48). C. El citoplasma de las dendritas contiene ribosomas y retículo endoplasmático agranular, así como gránulos de Nissl, microtúbulos y microfilamentos. D. La mayoría de las dendritas se afinan a medida que se extienden desde el cuerpo de la célula nerviosa. E. Las dendritas con frecuencia se ramifican de modo profuso.

9. A es correcta. Los neuromoduladores pueden coexistir con el transmisor principal (clásico) en una única sinapsis (*véase* p. 54). B. Los neuromoduladores con frecuencia potencian y prolongan el efecto del transmisor principal. C. Los neuromoduladores actúan a través de un segundo mensajero. D. Los neuromoduladores pueden tener un efecto prolongado sobre la membrana postsináptica. E. La ACh es un buen ejemplo de neuromodulador.

10. C es correcta. Un *receptor* es una molécula de proteína en la membrana postsináptica. A. Un *lisosoma* es una vesícula rodeada de una membrana que no está cubierta de ribosomas. B. Un *botón terminal* es la parte presináptica de un axón. D. Los gránulos de Nissl están formados por retículo endoplasmático rugoso. E. Los microtúbulos proporcionan un trayecto estacionario que permite que los orgánulos específicos se muevan por motores moleculares.

11. B es correcta. La gliosis de reemplazo sigue a la muerte de neuronas en el SNC, y se debe a la proliferación de astrocitos (*véase* p. 57). A. Los astrocitos fibrosos se localizan principalmente en la sustancia blanca del SNC. C. Los astrocitos se hallan implicados en la absorción del GABA, y éste es segregado por las terminaciones nerviosas. D. Los oligodendrocitos son los responsables de la formación y el mantenimiento de la mielina de las fibras nerviosas en el SNC (*véase* p. 58). E. A diferencia de las células de Schwann

en el sistema nervioso central, un único oligodendrocito puede formar varios segmentos internodales de mielina en el mismo o en diferentes axones por medio de sus abundantes prolongaciones.

12. E es correcta. En las lesiones degenerativas del SNC, la sangre circulante contribuye con células a la población de células microgliales. A. Las células microgliales son similares a los macrófagos del tejido conjuntivo. B. Las células microgliales son más pequeñas que los astrocitos o los oligodendrocitos (*véase* fig. 2-28). C. Las células microgliales migran al SNC durante la vida fetal. D. En presencia de neuronas dañadas, las células microgliales se redondean, pierden sus ramificaciones y aumentan en número.

13. D es correcta. Las células ependimarias forman una única capa, y muchas tienen microvellosidades y cilios (*véase* p. 60). A. Las células epiteliales coroideas segregan LCE. B. Los ependimocitos revisten el sistema ventricular, pero permiten que el LCE entre en los espacios extracelulares del sistema nervioso. C. Los tanicitos tienen prolongaciones basales largas y ramificadas, muchas de las cuales tienen pies terminales sobre los capilares de la eminencia media. E. Las células ependimarias absorben sustancias presentes en el LCE.

14. D es correcta. El espacio extracelular se encuentra lleno de líquido tisular. A. El espacio extracelular está formado por hendiduras entre las neuronas y las células neurogliales (*véase* p. 60). B. No hay vasos linfáticos en el interior del SNC. C. El espacio extracelular está en comunicación casi directa con el espacio subaracnoideo. E. El espacio extracelular es continuo con la hendidura sináptica entre dos neuronas.

15. E es correcta. Los tumores neurogliales elevan la presión intracraneal a medida que se expanden. A. Los tumores neurogliales forman aproximadamente el 40-50% de todos los tumores intracraneales. B. Aparte de los ependimomas, los tumores de la neuroglía son muy invasivos. C. Los tumores de la neuroglía infiltran habitualmente entre las neuronas, causando inicialmente alteración mínima de la función. Más tarde, desestructuran completamente las actividades neuronales. D. Los tumores neurogliales, aparte de los ependimomas, son muy malignos y difíciles de extirpar quirúrgicamente.

16. D es correcta. La esclerosis múltiple es una enfermedad que afecta el oligodendrocito (*véanse* pp. 63-64). A. Las células neurogliales tienden a ser más pequeñas que los cuerpos de las células nerviosas. B. El calor reduce el potencial de acción en un axón y acentúa los signos y síntomas en la esclerosis múltiple. C. Los oligodendrocitos se encuentran próximos a los cuerpos de las células nerviosas y de sus neuritas. E. A diferencia de las células de Schwann, los oligodendrocitos no están rodeados por una membrana basal.

17. B es correcta. Los astrocitos sirven de riel para las neuronas en desarrollo. A. Las células microgliales tienen prolongaciones onduladas con proyecciones espiculares. C. Las prolongaciones de los oligodendrocitos son continuas con las vainas de mielina. D. Las células ependimarias tienen cilios en los bordes libres. E. *Macroglía* es el término colectivo que suele emplearse para describir los astrocitos y los oligodendrocitos como entes distintos de las células microgliales más pequeñas.

3 Fibras nerviosas e inervación periférica

OBJETIVOS DEL CAPÍTULO

- Considerar la estructura y función básica de las fibras nerviosas.

- Comprender el proceso de degeneración y regeneración de los nervios.

- Revisar los órganos especiales que se encuentran en las terminaciones de los nervios sensitivos y motores.

- Examinar las distintas modalidades sensitivas.

- Aprender los términos utilizados para la evaluación de la pérdida sensitiva cutánea y la actividad muscular anómala.

Un hombre de 45 años de edad que se estaba recuperando de una infección leve de las vías respiratorias altas observó súbitamente que tenía debilidad en ambos miembros inferiores al subir escaleras. Presentó también una sensación de entumecimiento en la parte inferior de ambas piernas y en los pies. Dos días más tarde, al afeitarse, tuvo sensación de debilidad de los músculos del lado derecho de la cara.

En la exploración física, el paciente no parecía estar enfermo. No tenía fiebre. La exploración de los músculos de los miembros inferiores mostró signos evidentes de debilidad muscular que afectaba ambas piernas, especialmente por debajo de las rodillas. No había reflejos en ambos tobillos y había disminución del reflejo patelar. Presentaba un déficit sensitivo en cuanto a la sensibilidad táctil y algésica, con distribución "en calcetín" en ambos pies y en la parte inferior de las piernas, y una forma leve de parálisis del nervio facial que afectaba al lado derecho de la cara. No había signos neurológicos de pérdida de función encefálica ni de la médula espinal.

Se sospechaba que el paciente podía tener síndrome de Guillain-Barré, y fue hospitalizado para observación. Se desconoce la causa de esta enfermedad, aunque se considera que tiene un origen vírico y que afecta al sistema inmunitario. Histológicamente, los nervios periféricos muestran áreas localizadas dispersas de desmielinización, con acumulación de linfocitos y de macrófagos. A medida que se pierde la mielina, los axones quedan desnudos y los cuerpos de los neurilemocitos (células de Schwann) permanecen intactos. En la mayoría de los pacientes se observa la recuperación en 2-4 semanas a medida que se produce la remielinización. Se requiere hospitalización en los estadios iniciales, porque la enfermedad puede diseminarse de manera rápida y afectar los nervios intercostales y frénicos, lo que da lugar a parálisis de los músculos intercostales y del diafragma. Por la misma razón, han de observarse cuidadosamente los reflejos de la tos y de la deglución. El médico debe entender que resulta imposible comprender esta enfermedad sin un conocimiento de la estructura de los nervios periféricos.

En este capítulo se describe con detalle el proceso de la degeneración y regeneración nerviosa porque las lesiones nerviosas son muy habituales en la práctica clínica, y se observan en traumatismos, neoplasias, infecciones, disfunción metabólica (diabetes) e intoxicaciones por sustancias químicas tóxicas, como el plomo. El proceso de degeneración nerviosa es rápido y puede producirse en los nervios del sistema nervioso central (SNC) y periférico (SNP). La regeneración de los nervios es lenta y queda confinada al SNP. Dado que en la actualidad se está dedicando mucho tiempo a la investigación en el estudio de por qué la regeneración en el SNC cesa dentro de las 2 semanas, se deben aprender los cambios histológicos que se producen.

El material de este capítulo constituye la base para las preguntas de examen.

FIBRAS NERVIOSAS

Fibra nerviosa es el nombre con el que se conoce a un axón (o una dendrita) de una célula nerviosa. La estructura de los axones y de las dendritas se describe en las pp. 33-34. Los fascículos de fibras nerviosas que se encuentran en el SNC a menudo se conocen como ***tractos nerviosos*** (fig. 3-1); los fascículos de fibras nerviosas que se encuentran en el SNP se conocen como ***nervios periféricos*** (fig. 3-2).

Hay dos tipos de fibras nerviosas presentes en el SNC y SNP: mielinizadas (mielínicas) y no mielinizadas (amielínicas).

Fibras nerviosas mielinizadas

Una fibra nerviosa mielinizada es una que está rodeada por una vaina de mielina. La vaina de mielina no es parte de

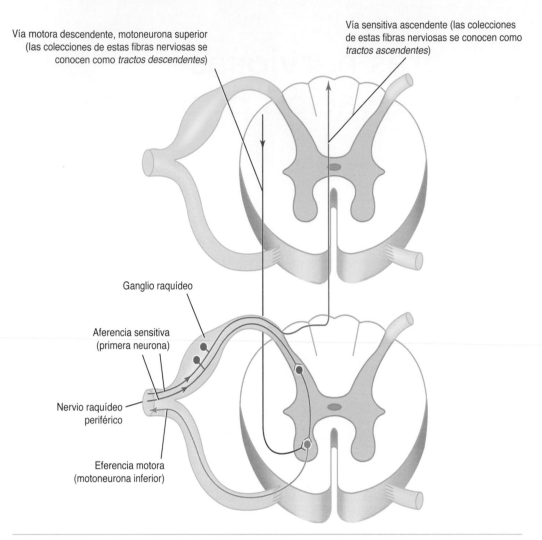

Vía motora descendente, motoneurona superior (las colecciones de estas fibras nerviosas se conocen como *tractos descendentes*)

Vía sensitiva ascendente (las colecciones de estas fibras nerviosas se conocen como *tractos ascendentes*)

Ganglio raquídeo

Aferencia sensitiva (primera neurona)

Nervio raquídeo periférico

Eferencia motora (motoneurona inferior)

Figura 3-1 Secciones a través de la región torácica de la médula espinal que muestran ejemplos de fibras nerviosas que entran o salen del sistema nervioso central; también se muestran fibras nerviosas ascendentes y descendentes (tractos o vías).

la neurona, sino que está formada por una célula de sostén (fig. 3-3; *véase* fig. 3-2). En el SNC, la célula de sostén recibe la denominación de *oligodendrocito*; en el SNP se conoce como *neurilemocito*.

La vaina de mielina es una capa segmentada, discontinua e interrumpida a intervalos regulares por los **nódulos de Ranvier** (figs. 3-4 y 3-5). Cada segmento de la vaina de mielina mide unos 0.5-1 mm de longitud. En el SNC, cada oligodendrocito puede formar y mantener las vainas de mielina hasta de 60 fibras nerviosas (axones). En el SNP hay un solo neurilemocito para cada segmento de una fibra nerviosa.

Formación de mielina

Las vainas de mielina comienzan a formarse antes del nacimiento y durante el primer año de vida. Este proceso se ha estudiado con el microscopio electrónico (fig. 3-6).

En el **sistema nervioso periférico** la fibra nerviosa o axón primero deja un espacio en la parte lateral de un neurilemocito (*véase* fig. 3-4). Luego, a medida que el axón se hunde

más en el neurilemocito, la membrana plasmática de esta célula forma un **mesoaxón**, que sostiene el axón en el interior del neurilemocito (*véase* fig. 3-6A). Posteriormente, se cree que el neurilemocito rota sobre el axón, de modo que la membrana plasmática envuelve el axón en forma de espiral. La dirección de rotación de la espiral es horaria en algunos segmentos y antihoraria en otros. Al principio las capas son laxas, pero gradualmente el citoplasma entre las capas de la membrana celular desaparece, y sólo queda citoplasma cerca de la superficie y en la región del núcleo. Las capas se vuelven más oscuras con la maduración de la fibra nerviosa. El grosor de la mielina depende del número de vueltas de la membrana del neurilemocito. Algunas fibras nerviosas están rodeadas por sólo unas vueltas de la membrana, mientras que otras tienen hasta 50 capas. En las fotomicrografías electrónicas de cortes transversales de fibras nerviosas mielínicas maduras se observa que la mielina está laminada. Cada lámina tiene un grosor de 13-18 nm. La **línea densa mayor** oscura, de unos 2.5 nm de grosor, está formada por dos capas proteicas internas de membrana plasmática que están fusio-

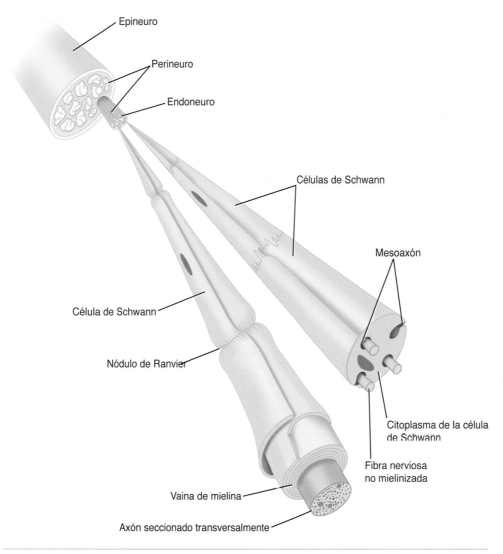

Epineuro

Perineuro

Endoneuro

Células de Schwann

Mesoaxón

Célula de Schwann

Nódulo de Ranvier

Citoplasma de la célula de Schwann

Fibra nerviosa no mielinizada

Vaina de mielina

Axón seccionado transversalmente

Figura 3-2   Esquema de un nervio periférico que muestra las vainas de tejido conjuntivo y la estructura de las fibras nerviosas mielinizadas y no mielinizadas.

nadas. La **línea densa menor** más clara, de unos 10 nm de grosor, está formada por la aproximación de las superficies externas de las membranas plasmáticas adyacentes, y está compuesta por lípidos. Las capas de proteínas externas fusionadas de las membranas plasmáticas son muy finas y forman una línea intraperiódica fina situada en el centro de una capa lipídica más clara. En el nódulo de Ranvier terminan dos neurilemocitos adyacentes, y las vainas de mielina se vuelven más delgadas porque es donde se doblan y finalizan las láminas (*véase* fig. 3-5). En estas regiones queda expuesta la membrana plasmática del axón: el axolema.

Las **incisuras de Schmidt-Lanterman** se observan en cortes longitudinales de fibras nerviosas mielinizadas. Representan áreas en las que la línea densa mayor no se forma por la persistencia localizada del citoplasma de los neurilemocitos (fig. 3-7). Esta persistencia del citoplasma afecta a todas las capas de mielina y, por lo tanto, hay una espiral continua del citoplasma desde la región más externa del neurilemocito hasta la región del axón. La espiral de citoplasma puede pro-

porcionar una vía para la conducción de metabolitos desde la región superficial del neurilemocito al axón.

En el **sistema nervioso central**, los oligodendrocitos son responsables de la formación de las vainas de mielina. La membrana plasmática del oligodendrocito se enrolla alrededor del axón, y el número de capas determina el grosor de la vaina de mielina (*véase* fig. 3-3). Los **nódulos de Ranvier** están situados en los intervalos entre los oligodendrocitos adyacentes. Un solo oligodendrocito puede estar conectado con las vainas de mielina hasta de 60 fibras nerviosas. Por esta razón, el proceso de mielinización en el SNC no ocurre por rotación del oligodendrocito sobre el axón, como lo hacía el neurilemocito en el SNP. Es posible que la mielinización en el SNC se produzca por el crecimiento en longitud de la prolongación del oligodendrocito, que se envuelve alrededor del axón. Hay incisuras de Schmidt-Lanterman en las fibras nerviosas del SNC. La tabla 3-1 (*véase* p. 78) proporciona un resumen de los hechos relacionados con la mielinización en el SNC y el SNP.

(*el texto continúa en la p. 79*)

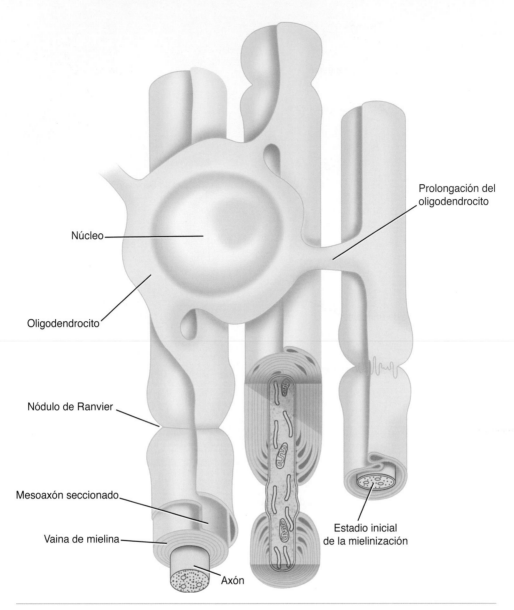

Figura 3-3   Relación entre un oligodendrocito y las fibras nerviosas mielinizadas en el SNC. Obsérvese la ausencia de membrana basal.

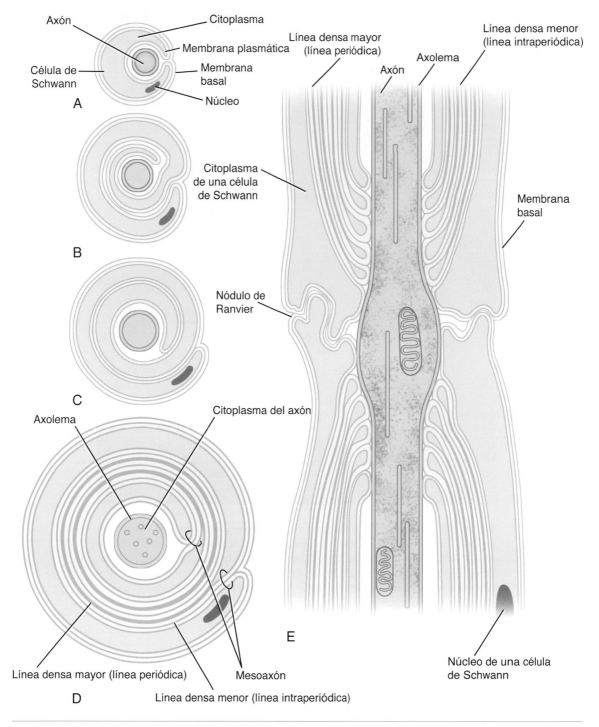

Figura 3-4 Una fibra nerviosa mielinizada en el SNP. **A-D.** Cortes transversales que muestran los estadios en la formación de la vaina de mielina. **E.** Corte longitudinal de una fibra nerviosa mielinizada madura que muestra un nódulo de Ranvier. Obsérvese la presencia de una membrana basal.

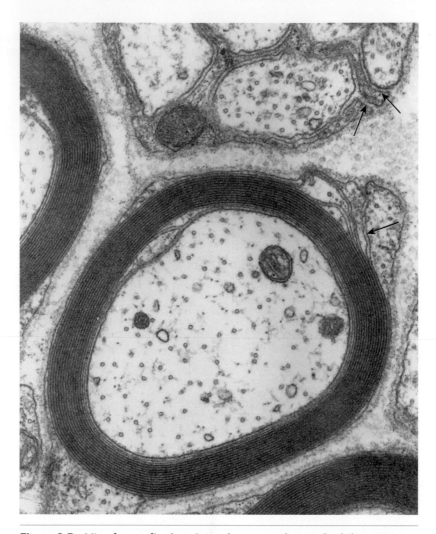

Figura 3-5 Microfotografía electrónica de un corte longitudinal de varios axones mielinizados que muestran la estructura de un nódulo de Ranvier (*flecha*). En el nodo terminan dos neurilemocitos adyacentes, y las vainas de mielina se adelgazan por desconexión de las laminillas. Obsérvense los numerosos microtúbulos y microfilamentos en el interior de los axones (12 220×) (cortesía de: Dr. H. de F. Webster).

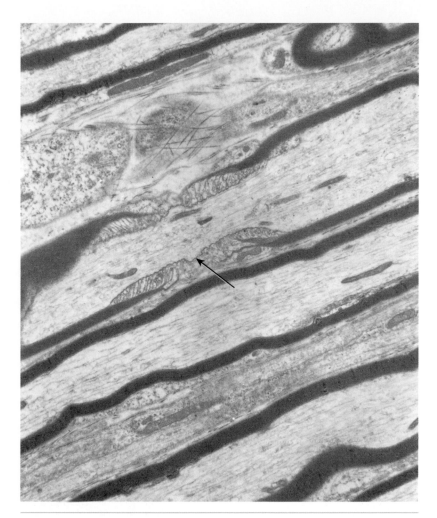

Figura 3-6 Microfotografía electrónica de un corte transversal de un nervio periférico que muestra un axón mielinizado con láminas de mielina en espiral (**centro**). Obsérvese el mesoaxón (*flecha*). También se muestran partes de otras dos fibras mielinizadas. Algunos axones amielínicos se hallan encerrados en el citoplasma periférico de un neurilemocito (**arriba**). Los mesoaxones están indicados por flechas (28 000×) (cortesía de: Dr. H. de F. Webster).

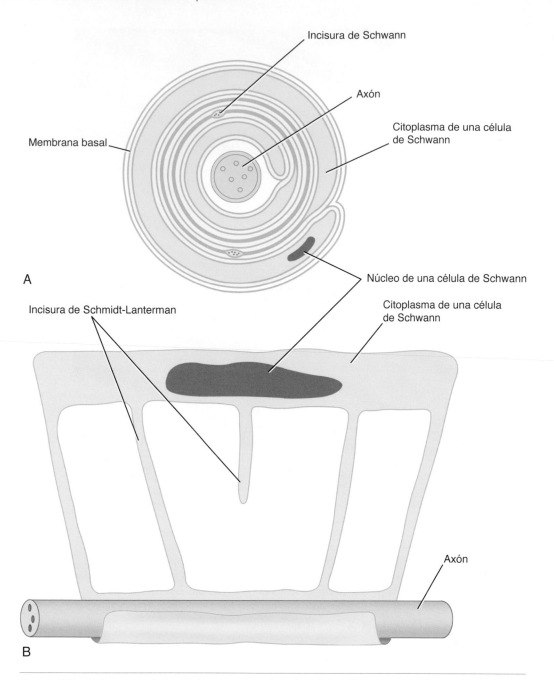

Figura 3-7 Incisuras de Schmidt-Lanterman en la vaina de mielina de un nervio periférico. **A.** Corte transversal de una fibra nerviosa mielinizada. **B.** Diagrama esquemático de una fibra nerviosa mielinizada en la que se ha desplegado la vaina de mielina.

Tabla 3-1 Clasificación de las neuronas

Ubicación	Célula responsable	Número de fibras nerviosas estimuladas por una célula	Nódulos de Ranvier	Incisuras de Schmidt-Lanterman	Mesoaxón
Nervio periférico	Neurilemocito	1	Presentes	Presentes	Presente
Tracto en el SNC	Oligodendrocito	Hasta 60	Presentes	Presentes	Ausente

SNC, sistema nervioso central.

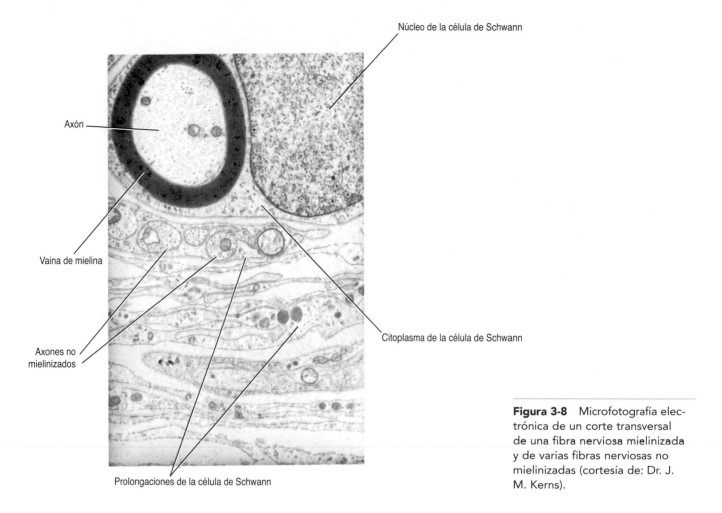

Núcleo de la célula de Schwann

Axón

Vaina de mielina

Axones no mielinizados

Citoplasma de la célula de Schwann

Prolongaciones de la célula de Schwann

Figura 3-8 Microfotografía electrónica de un corte transversal de una fibra nerviosa mielinizada y de varias fibras nerviosas no mielinizadas (cortesía de: Dr. J. M. Kerns).

Fibras nerviosas no mielinizadas (amielínicas)

Los axones más pequeños del SNC, los axones posganglionares de la parte autónoma del sistema nervioso y algunos axones sensitivos finos asociados con la recepción del dolor no están mielinizados.

En el **SNP**, cada axón, que en general tienen un diámetro inferior a 1 μm, deja una depresión en la superficie del neurilemocito en la que deja un canal (*véase* fig. 3-2). Hasta 15 o más axones pueden compartir un único neurilemocito, cada uno de ellos situado en su propia depresión o en ocasiones compartiendo una depresión. En algunas situaciones, las depresiones son profundas y los axones están incluidos profundamente en los neurilemocitos, formando un **mesoaxón** a partir de la membrana plasmática del neurilemocito (fig. 3-8; *véase* fig. 3-6). Los neurilemocitos están situados muy próximos unos a otros a lo largo de la longitud de los axones y no hay nódulos de Ranvier.

En las áreas en las que hay sinapsis o en las que se produce transmisión motora, el axón emerge de la depresión del neurilemocito una distancia corta, exponiendo así la región activa del axón (fig. 3-9).

En el **SNC**, las fibras nerviosas no mielinizadas transcurren en pequeños grupos y no están particularmente relacionadas con los oligodendrocitos.

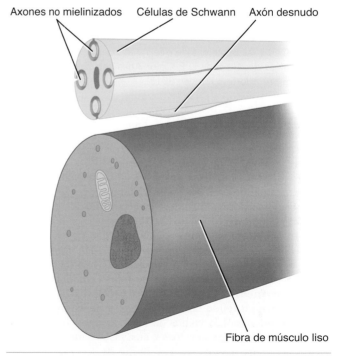

Axones no mielinizados   Células de Schwann   Axón desnudo

Fibra de músculo liso

Figura 3-9 Unión neuromuscular autónoma entre un axón no mielinizado y una fibra muscular lisa.

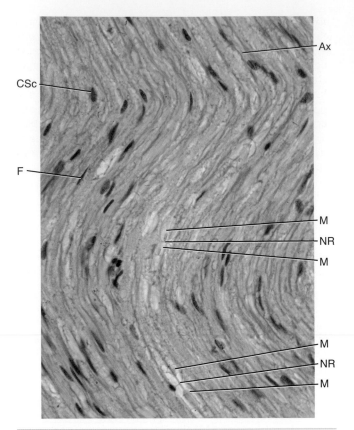

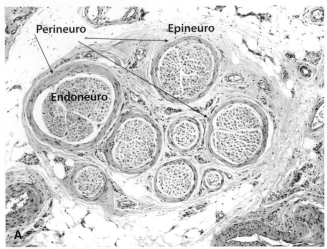

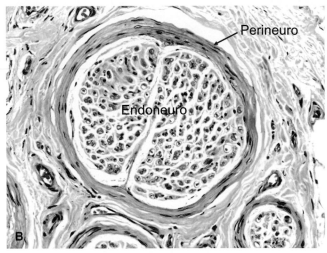

Figura 3-10   Nervio periférico. Corte en parafina. 270×. Aumento mayor de una región similar al área en el recuadro de la figura 1a. Una característica distintiva de los cortes longitudinales de los nervios periféricos es que parecen seguir un curso en zigzag, evidente en esta microfotografía. El curso sinuoso de estas fibras se acentúa por la presencia de núcleos de neurilemocitos (Ne), fibroblastos (F) y células endoteliales de los capilares del endoneuro. Muchas de estas fibras nerviosas están mielinizadas (M), como se corrobora por la presencia de los nódulos de Ranvier (NR) y las proteínas de mielina alrededor de los axones (Ax) (tomado de: Gartner, L. P. Color *Atlas and Text of Histology*, 7e. Baltimore: Wolters Kluwer, 2018).

NERVIOS PERIFÉRICOS

Nervios periféricos es un término colectivo para los nervios craneales y espinales (raquídeos). Cada nervio periférico está compuesto por fascículos paralelos de fibras nerviosas, que pueden ser axones eferentes o aferentes, ser mielinizados o no mielinizados, y estar rodeados por vainas de tejido conjuntivo (figs. 3-10 y 3-11).

El tronco nervioso está rodeado por una densa vaina de tejido conjuntivo llamado **epineuro** (fig. 3-12). Dentro de la vaina hay haces de fibras nerviosas, cada una de las cuales se halla rodeada por una vaina de tejido conjuntivo denominada **perineuro**. Entre las fibras nerviosas individuales se encuentra un tejido conjuntivo laxo y delicado conocido como **endoneuro**. Las vainas de tejido conjuntivo sirven de sostén para las fibras nerviosas, sus vasos sanguíneos y los vasos linfáticos asociados. Las fibras de los nervios periféricos pueden clasificarse de acuerdo con su velocidad de conducción y tamaño (*véase* tabla 2-3).

Figura 3-11   Vainas y compartimentos de un nervio periférico. **A.** Una vista de baja potencia de una sección transversal de un nervio sural normal. Los fascículos nerviosos con contornos casi circulares están rodeados de perineuro e incluidos en el tejido conjuntivo del epineurio. Los vasos sanguíneos epineuriales (A) también se cortan en sección transversal y hay tejido adiposo adherente. Los cortes de 1 μm se tiñen con hematoxilina y eosina (16×). **B.** El compartimento endoneural que contiene fibras nerviosas mielinizadas y no mielinizadas y sus neurilemocitos que lo acompañan está rodeado por perineuro. Corte parafinado teñido con hematoxilina y eosina (45×) (tomado de: Mills, S. E. *Histology for Pathologists*, 4e. Philadelphia, PA: Wolters Kluwer, 2013).

Nervios espinales y raíces de los nervios espinales

Hay 31 pares de nervios espinales, que salen de la médula espinal y pasan a través de los forámenes intervertebrales de la columna vertebral (para más detalles, *véase* fig. 1-5). Cada nervio espinal está conectado a la médula espinal por **dos raíces**: la **raíz anterior** y la **raíz posterior** (fig. 3-13). La raíz anterior está formada por fascículos de fibras nerviosas que transportan los impulsos nerviosos *fuera* del SNC: las **fibras eferentes**. La **raíz posterior** está formada por fascículos de

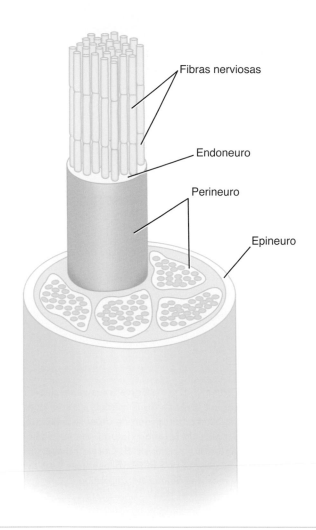

Fibras nerviosas

Endoneuro

Perineuro

Epineuro

Figura 3-12 Estructura de un nervio periférico.

fibras nerviosas que llevan los impulsos nerviosos *hacia* el SNC: las **fibras aferentes**. Como estas fibras tienen la función de llevar información al SNC, se conocen como *fibras sensitivas*. Los cuerpos celulares de estas fibras nerviosas se encuentran en una parte engrosada de la raíz posterior que recibe el nombre de *ganglio espinal* (**de la raíz posterior**).

Nervios craneales

Hay 12 pares de nervios craneales (*véase* fig. 3-13) que salen del encéfalo y pasan a través de forámenes del cráneo. Algunos de estos nervios están compuestos en su totalidad por fibras nerviosas aferentes que traen la sensibilidad hacia el cerebro (olfatorio, óptico y vestibulococlear), otros están compuestos totalmente por fibras eferentes (oculomotor, troclear y *abducens*, accesorio e hipogloso), mientras que el resto tienen fibras tanto aferentes como eferentes (trigémino, facial, glosofaríngeo y vago). Los nervios craneales (o pares craneales) se describen con detalle en el capítulo 11.

Ganglios sensitivos

Los ganglios sensitivos de las raíces posteriores de los nervios espinales y de los troncos de los nervios craneales trigémino (V), facial (VII), glosofaríngeo (IX) y vago (X) tienen la

misma estructura. Cada ganglio está rodeado por una capa de tejido conjuntivo que se continúa con el epineuro y el perineuro del nervio periférico. Las neuronas son unipolares y tienen cuerpos celulares redondos u ovalados (fig. 3-14). Los cuerpos celulares tienden a estar agregados y separados por haces de fibras nerviosas. Una sola prolongación no mielinizada sale de cada cuerpo celular y después de un recorrido con muchas curvas se bifurca en una unión en "T" en las ramas periférica y central. El primer axón termina en una serie de dendritas en una terminación sensitiva periférica, y el último axón se introduce en el SNC. El impulso nervioso, al llegar a la unión en "T", pasa directamente desde el axón periférico al axón central, con lo que evita así el cuerpo de la célula nerviosa.

Cada cuerpo de cada célula nerviosa está rodeado por una capa de células aplanadas llamadas *células capsulares* o *células satélite*. Las células capsulares tienen una estructura similar a la de los neurilemocitos, y son continuas con estas células, ya que envuelven las prolongaciones periféricas y centrales de cada neurona.

Ganglios autónomos

Los ganglios autónomos o neurovegetativos (ganglios simpáticos y parasimpáticos) se encuentran situados a cierta distancia del encéfalo y de la médula espinal. Se encuentran en los troncos simpáticos, en los plexos autónomos prevertebrales (p. ej., en los plexos cardíaco, celíaco y mesentérico) y como ganglios en las vísceras o en su proximidad. Cada ganglio está rodeado por una capa de tejido conjuntivo que se continúa con el epineuro y el perineuro del nervio periférico. Las neuronas son multipolares y tienen cuerpos celulares de forma irregular (fig. 3-15). Las dendritas de las neuronas establecen conexiones sinápticas con los axones mielinizados de las neuronas preganglionares. Los axones de las neuronas tienen un pequeño diámetro (fibras C), no son mielinizados y pasan a las vísceras, las vasos sanguíneos y las glándulas sudoríparas.

Al igual que con los ganglios sensitivos, cada cuerpo de una célula nerviosa está estrechamente rodeado por **células capsulares** (o **células satélite**). Sin embargo, a diferencia de los ganglios sensitivos, las células capsulares tienen una estructura similar a los neurilemocitos y se continúan con ellas, ya que envuelven las prolongaciones periféricas y centrales de cada neurona.

Plexos nerviosos periféricos

Los nervios periféricos están compuestos por haces de fibras nerviosas. En su curso, los nervios periféricos se dividen a veces en ramos que se unen a los nervios periféricos vecinos. Si esto ocurre de manera frecuente, se forma una malla de nervios llamada *plexo nervioso*. Debe subrayarse que la formación de un plexo nervioso permite que las fibras nerviosas individuales pasen de un nervio periférico a otro y, **en la mayoría de casos, las fibras nerviosas no se ramifican**. Un plexo permite una redistribución de las fibras nerviosas en el interior de diferentes nervios periféricos.

En la raíz de los miembros, los ramos anteriores de los nervios espinales forman plexos complejos. Los plexos cervical y braquial se hallan en las raíces de los miembros superiores (fig. 3-16), y los plexos lumbar y sacro en las raíces de los miembros inferiores. Esto permite que las fibras nerviosas derivadas de diferentes segmentos de la médula espinal se

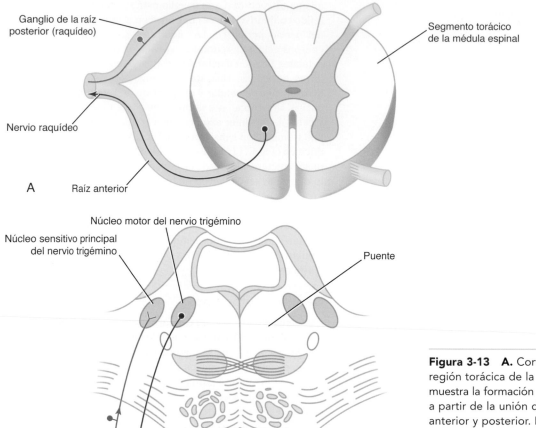

Ganglio de la raíz posterior (raquídeo)

Segmento torácico de la médula espinal

Nervio raquídeo

A   Raíz anterior

Núcleo motor del nervio trigémino

Núcleo sensitivo principal del nervio trigémino

Puente

B

Figura 3-13 A. Corte transversal de la región torácica de la médula espinal que muestra la formación de un nervio espinal a partir de la unión de una raíz nerviosa anterior y posterior. **B.** Corte transversal del puente que muestra las raíces sensitivas y motoras del nervio trigémino.

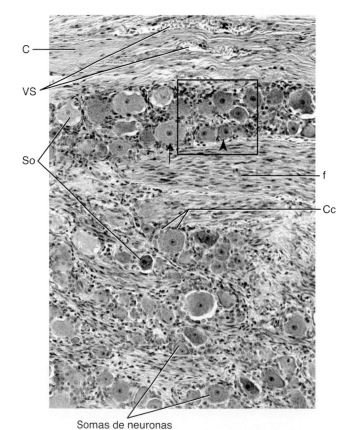

Somas de neuronas

Figura 3-14   Ganglio sensitivo. Humano. Corte en parafina. 132×. El ganglio de la raíz dorsal proporciona un buen ejemplo representativo de un ganglio sensitivo. Tiene una **cápsula** (C) de tejido conjuntivo **vascular** (VS), que también envuelve su raíz sensorial. Las neuronas del ganglio de la raíz dorsal tienen una morfología seudounipolar; por lo tanto, sus **somas** (So) tienen forma esférica. Las **fibras** (f), muchas de las cuales son mielinizadas, alternan con filas de cuerpos celulares. Obsérvese que algunos somas son grandes (*flecha*), mientras que otros son pequeños (*puntas de flecha*). Cada soma está rodeado por **células capsulares** (Cc) derivadas del neuroectodermo. Una región similar a la del área del recuadro se presenta con mayor aumento en la figura 4 (tomado de: Gartner, L. P. *Color Atlas and Text of Histology*, 7e. Baltimore: Wolters Kluwer).

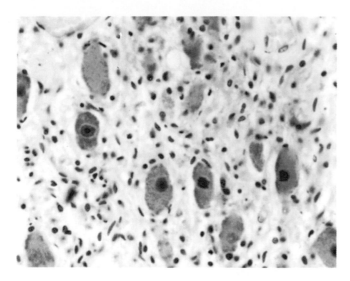

Figura 3-15 Microfotografía de una sección longitudinal de un ganglio del tronco simpático teñido con hematoxilina y eosina (300×).

organicen y distribuyan de una manera eficaz en diferentes troncos nerviosos en las diversas partes de los miembros superiores e inferiores.

A medida que se aproximan a su destino final, los nervios cutáneos en general forman finos plexos que, de nuevo, permiten una redistribución de las fibras nerviosas antes de que alcancen sus terminaciones sensitivas terminales.

El sistema nervioso autónomo también tiene numerosos plexos nerviosos que constan de fibras nerviosas y ganglios preganglionares y posganglionares.

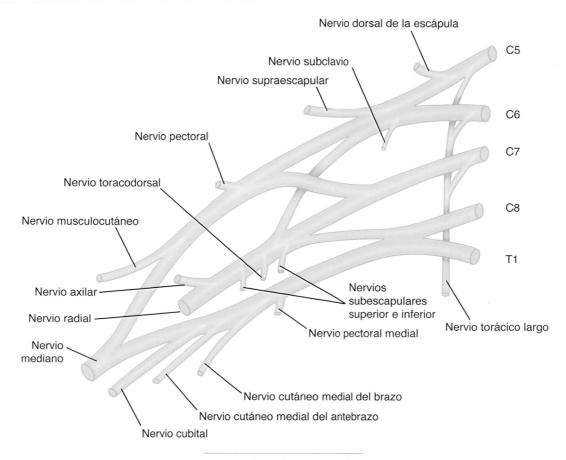

Figura 3-16 Plexo braquial.

TERMINACIONES RECEPTORAS

Una persona recibe impresiones desde el mundo exterior y desde el interior del propio cuerpo a través de terminaciones nerviosas sensitivas especiales o receptores.

Los receptores sensitivos pueden clasificarse en cinco tipos funcionales básicos:

Los **mecanorreceptores** responden a la deformación mecánica.

Los **termorreceptores** responden a cambios en la temperatura; algunos receptores reaccionan al frío y otros al calor.

Los **nociceptores** responden a cualquier estímulo que ocasione daño tisular.

Los **receptores electromagnéticos**, como los conos y los bastones de los ojos, son sensibles a los cambios en la intensidad de la luz y a la longitud de onda.

Los **quimiorreceptores** responden a los cambios químicos asociados con el gusto y el olfato, y a las concentraciones de oxígeno y de dióxido de carbono en la sangre.

Tipos anatómicos de receptores

Por practicidad, las terminaciones sensitivas pueden clasificarse, por su estructura, en receptores no encapsulados y encapsulados. En la tabla 3-2 se clasifican y comparan los tipos de receptores.

Receptores no encapsulados

Terminaciones nerviosas libres

Las terminaciones nerviosas libres se hallan ampliamente distribuidas por todo el cuerpo (fig. 3-17). Se encuentran entre las células epiteliales de la piel, la córnea y el aparato digestivo, y en los tejidos conjuntivos, incluida la dermis, aponeurosis, ligamentos, cápsulas articulares, tendones, periostio, pericondrio, conductos de Havers (osteónicos) del hueso, tímpano y pulpa dental; también se hallan presentes en el músculo.

Las fibras nerviosas aferentes de las terminaciones nerviosas libres son mielinizadas o no mielinizadas. Las terminaciones finales están desprovistas de una vaina de mielina y no hay neurilemocitos que cubran las puntas.

La mayoría de estas terminaciones detectan el dolor, mientras que otras detectan el tacto grueso, la presión y sensaciones de cosquilleo, y posiblemente frío y calor.

Discos de Merkel

Los discos de Merkel se encuentran en la piel glabra (sin pelo), por ejemplo, en las puntas de los dedos (figs. 3-18 y 3-19) y en los folículos pilosos. La fibra nerviosa pasa a la epidermis y termina en una expansión discoide yuxtapuesta a una célula epitelial que se tiñe oscura en la parte más profunda de la epidermis, llamada *célula de Merkel*. En la piel con pelo se encuentran grupos de discos de Merkel, conocidos como *cúpulas táctiles* en la epidermis, entre los folículos pilosos.

Los discos de Merkel son receptores táctiles de adaptación lenta que transmiten información sobre el grado de presión ejercida sobre la piel, como cuando se sostiene un lápiz.

Receptores foliculares pilosos

Las fibras nerviosas se enrollan alrededor del folículo en su vaina de tejido conjuntivo más externa, por debajo de la glándula sebácea. Algunos ramos rodean el folículo, mientras que otros tienen un trayecto en paralelo al eje longitudinal (figs. 3-20 y 3-21). Muchos filamentos axónicos desnudos terminan entre las células de la vaina de la raíz externa.

Tabla 3-2 Clasificación y comparación de los tipos de receptores

Tipo de receptor	Ubicación	Estímulo	Modalidad sensitiva	Adaptabilidad	Fibras
Receptores no encapsulados					
Terminaciones nerviosas libres	Epidermis, córnea, intestino, dermis, ligamentos, cápsulas articulares, huesos, pulpa dentaria, etc.	Mecanorreceptor	Dolor (rápido), dolor (lento), tacto (grueso), presión, calor y frío	Rápida	A δ, C
Discos de Merkel	Piel glabra (sin pelo)	Mecanorreceptor	Tacto	Lenta	A β
Receptores de los folículos pilosos	Piel pilosa	Mecanorreceptor	Tacto	Rápida	A β
Receptores encapsulados					
Corpúsculos de Meissner	Papilas dérmicas de la piel de las palmas y las plantas	Mecanorreceptor	Tacto	Rápida	A β
Corpúsculos de Pacini	Dermis, ligamentos, cápsulas articulares, peritoneo, genitales externos, etc.	Mecanorreceptor	Vibración	Rápida	A β
Corpúsculos de Ruffini	Dermis de la piel pilosa	Mecanorreceptor	Estiramiento	Lenta	A β
Husos neuromusculares	Músculo esquelético	Mecanorreceptor	Estiramiento; longitud muscular	Rápida	A α, A β
Husos neurotendinosos	Tendones	Mecanorreceptor	Compresión; tensión muscular	Rápida	A α

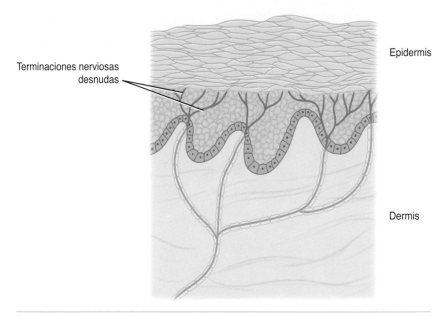

Figura 3-17   Terminaciones nerviosas en la piel. Las fibras nerviosas en la epidermis están desnudas.

La flexión del pelo estimula al receptor folicular, que pertenece al grupo de los mecanorreceptores de adaptación rápida. Mientras el pelo permanece flexionado, el receptor está silente, pero cuando se libera, se inicia un nuevo estallido de impulsos nerviosos.

Receptores encapsulados

Los receptores encapsulados muestran amplias variaciones en tamaño y forma, y la terminación del nervio se encuentra cubierta por una cápsula.

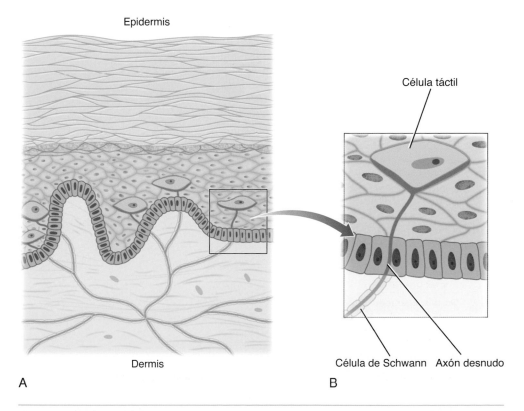

Figura 3-18   Discos de Merkel en la piel. **A.** Poco aumento. **B.** Disco de Merkel que muestra la terminación expandida de un axón con una célula táctil granulada.

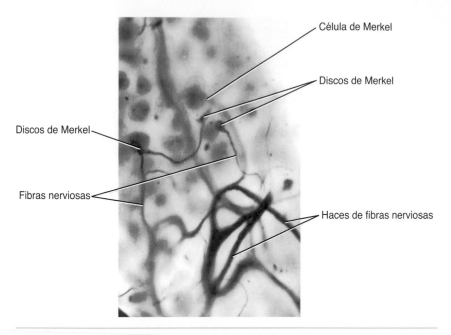

Célula de Merkel

Discos de Merkel

Discos de Merkel

Fibras nerviosas

Haces de fibras nerviosas

Figura 3-19 Microfotografía de la piel de los dedos que muestra terminaciones nerviosas finas que acaban en discos de Merkel, teñida con el método de coloración argéntica (cortesía de: Dr. N. Cauna).

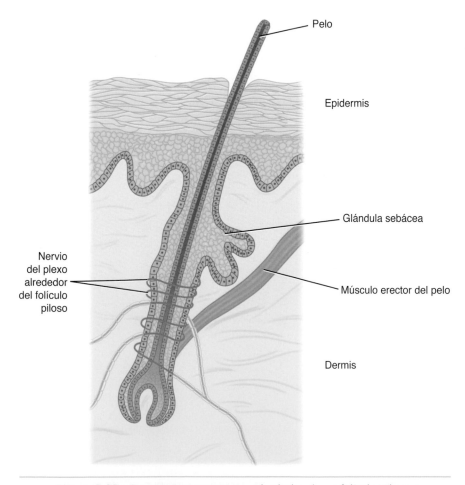

Pelo

Epidermis

Glándula sebácea

Nervio del plexo alrededor del folículo piloso

Músculo erector del pelo

Dermis

Figura 3-20 Terminaciónes nerviosas alrededor de un folículo piloso.

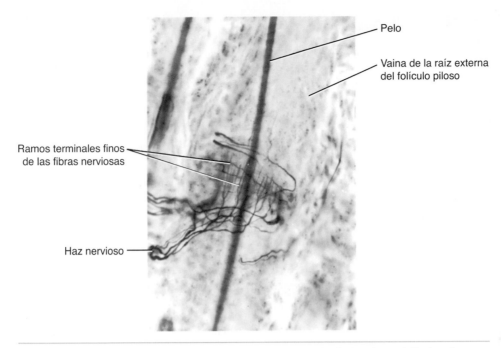

Figura 3-21 Microfotografía de terminaciones nerviosas alrededor de un folículo piloso con tinción argéntica (cortesía de: Dr. M. J. T. Fitzgerald).

Corpúsculos de Meissner

Los corpúsculos de Meissner se localizan en las papilas dérmicas de la piel (figs. 3-22 y 3-23), especialmente en la palma de la mano y en la planta del pie. También se encuentran muchos en la piel del pezón y en los genitales externos. Cada corpúsculo tiene una forma ovoide y está formado por una pila de neurile-

mocitos modificados aplanados dispuestos transversalmente a lo largo del eje del corpúsculo. El corpúsculo está rodeado por una cápsula de tejido conjuntivo que es continuo con el endoneuro de los nervios que entran en él. Algunas fibras nerviosas mielinizadas entran en el extremo profundo del corpúsculo; los ramos mielinizados y no mielinizados disminuyen en tamaño

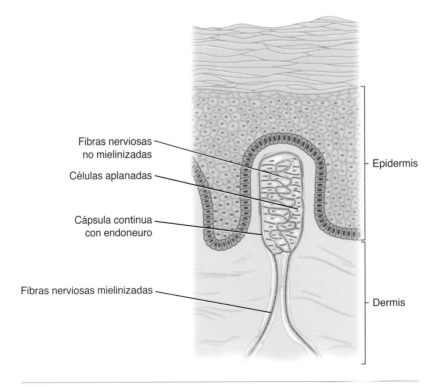

Figura 3-22 Estructura detallada de un corpúsculo de Meissner de la piel.

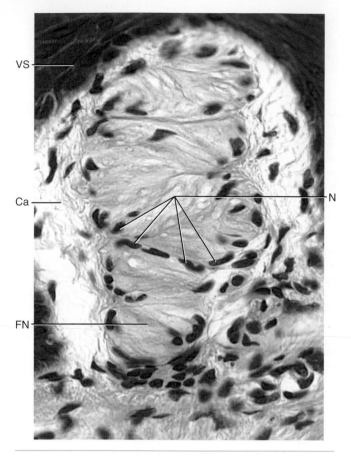

VS

Ca — N

FN

Figura 3-23 Microfotografía de un corpúsculo de Meissner de la piel (cortesía de: Dr. N. Cauna).

y se ramifican entre los neurilemocitos. Hay una considerable reducción en el número de corpúsculos de Meissner entre el nacimiento y la edad avanzada.

Los corpúsculos de Meissner son muy sensibles al contacto y son mecanorreceptores que se adaptan rápidamente. Permiten que una persona distinga entre dos estructuras puntiformes cuando están colocadas próximas sobre la piel (discriminación táctil entre dos puntos).

Corpúsculos de Pacini

Los corpúsculos de Pacini (figs. 3-24 y 3-25) están ampliamente distribuidos por todo el cuerpo y son abundantes en la dermis, tejido subcutáneo, ligamentos, cápsulas articulares, pleura, pericardio, pezones y genitales externos. Cada corpúsculo tiene una forma ovoide, con una longitud de unos 2 mm y un ancho aproximado de 100-500 μm. Están formados por una cápsula y por una parte central que contiene la terminación nerviosa. La cápsula está formada por numerosas láminas concéntricas de células aplanadas. Una gran fibra nerviosa mielinizada se introduce en el corpúsculo y pierde la vaina de mielina y después su cubierta del neurilemocito. El axón desnudo, rodeado por láminas formadas de células aplanadas, pasa a través del centro de la parte central y acaba en una terminación expandida.

El corpúsculo de Pacini es un mecanorreceptor de adaptación rápida particularmente sensible a la vibración. Puede responder hasta a 600 estímulos por segundo.

Corpúsculos de Ruffini

Los corpúsculos de Ruffini se localizan en la dermis de la piel pilosa. Cada corpúsculo está formado por varias fibras nerviosas no mielinizadas grandes que terminan en un fascículo de fibras colágenas y se hallan rodeadas por una cápsula celular.

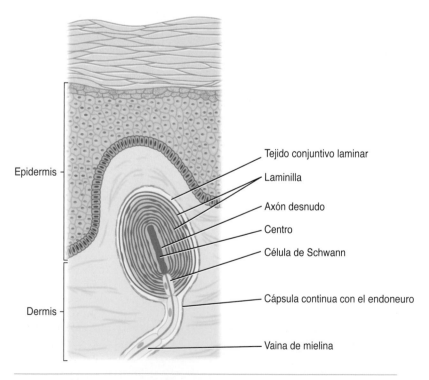

Epidermis

Dermis

Tejido conjuntivo laminar

Laminilla

Axón desnudo

Centro

Célula de Schwann

Cápsula continua con el endoneuro

Vaina de mielina

Figura 3-24 Estructura detallada de un corpúsculo de Pacini en la piel.

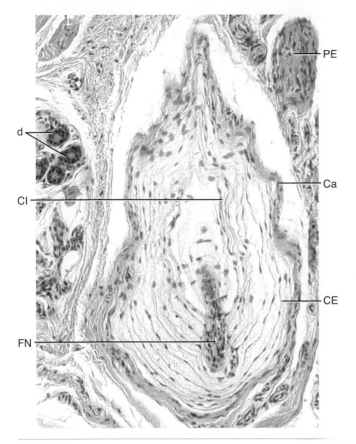

PE

d

Ca

CI

CE

FN

Figura 3-25 Corpúsculo de Pacini. Corte parafinado. 132×.
Los corpúsculos de Pacini, localizados en la dermis y la hipoder-
mis, son mecanorreceptores. Se componen de un núcleo con
una región interna (CI) y una externa (CE), así como una cápsula
(Ca) que rodea el núcleo. El núcleo interno cubre la fibra nerviosa aferente (FN), que pierde rápidamente su vaina de mielina después de ingresar al corpúsculo. Las células del núcleo
son neurilemocitos modificados, mientras que los componentes
de la cápsula son continuos con el endoneuro de la fibra nerviosa aferente. Los corpúsculos de Pacini son fácilmente reconocibles en el corte porque se parecen a la superficie cortada
de una cebolla. Obsérvese la presencia de un músculo piloe-
rector (PE) y los perfiles de los conductos (d) de una glándula
sudorípara en la vecindad, pero no asociada con el corpúsculo
de Pacini (tomado de: Gartner, L. P. *Color Atlas and Text of Histology*, 7e. Baltimore: Wolters Kluwer, 2018).

Estos mecanorreceptores de adaptación lenta son receptores
de distensión, que responden cuando se estira la piel.

Función de los receptores cutáneos

Antes se creía que los diferentes tipos histológicos de receptores correspondían con tipos específicos de sensaciones, hasta
que los científicos descubrieron que hay áreas del cuerpo que
tienen sólo uno o dos tipos histológicos de receptores y, aun así,
son sensibles a una variedad de estímulos distintos. Además,
aunque el cuerpo tenga estos receptores diferentes, todos los
nervios transmiten solamente impulsos nerviosos. Hoy en día
los científicos en general están de acuerdo con que el tipo de
sensación percibida es determinada por el área específica
del SNC a la que ingresa la fibra nerviosa aferente. Por ejemplo,

si una fibra nerviosa para el dolor es estimulada por calor, frío,
tacto o presión, la persona sólo experimentará dolor.

Transducción de los estímulos sensitivos a impulsos nerviosos

La *transducción* es el proceso por el cual una forma de energía
(el estímulo) se transforma en otra forma de energía (energía electroquímica del impulso nervioso). Cuando se aplica un
estímulo a un receptor, se origina un cambio en el potencial en
la membrana plasmática de la terminación nerviosa. Como este
proceso ocurre en el receptor, se llama **potencial del receptor**.
La amplitud del potencial del receptor es proporcional a la intensidad del estímulo. Al abrir más canales iónicos durante mayor
tiempo, una mayor presión mecánica, por ejemplo, puede producir una mayor despolarización que una presión débil. En los
quimiorreceptores y fotorreceptores, el potencial del receptor
es producido por segundos mensajeros activados cuando el
agente del estímulo se une a los receptores de membrana aco-
plados a proteínas G. Si es suficientemente grande, el potencial
del receptor genera un potencial de acción que se desplazará a
lo largo de la fibra nerviosa aferente hasta el SNC.

Receptores articulares

Se pueden localizar cuatro tipos de terminaciones sensitivas en las cápsulas y los ligamentos de las articulaciones
sinoviales. Tres de estas terminaciones son capsuladas y se
parecen a los receptores de Pacini, de Ruffini y de distensión
tendinosa. Dan al SNC información en relación con la posición
y los movimientos de la articulación. Un cuarto tipo de terminación no está encapsulada, y se supone que es sensible a los
movimientos excesivos y transmite sensaciones de dolor.

Husos neuromusculares

Los husos neuromusculares, o husos musculares (figs. 3-26
y 3-27), se encuentran en el músculo esquelético, y son más
numerosos en dirección de la inserción tendinosa del músculo. Proporcionan al SNC información en relación con la longitud del músculo y la velocidad de cambio en la longitud del
músculo. El SNC utiliza esta información para el control de la
actividad muscular.

Cada huso muscular mide de 1-4 mm de longitud y está
rodeado por una cápsula fusiforme de tejido conjuntivo
(fig. 3-28). En el interior de la cápsula hay de 6-14 **fibras
musculares intrafusales** finas: las fibras musculares ordi-
narias situadas fuera del huso reciben el nombre de **fibras
extrafusales**. Las fibras intrafusales de los husos son de dos
tipos: fibras en **bolsa nuclear** y fibras en **cadena nuclear**. Las
fibras en bolsa nuclear se reconocen por la presencia de
numerosos núcleos en la región ecuatorial que, en consecuencia, está expandida; además, no hay estriaciones cruzadas
en esta región. En las fibras en cadena nuclear, los núcleos
forman una única fila longitudinal o cadena en el centro de
cada fibra en la región ecuatorial. Las fibras en bolsa nuclear
tienen un mayor diámetro que las fibras en cadena nuclear y
se extienden más allá de la cápsula en cada terminación para
insertarse en el endomisio de las fibras extrafusales.

Los dos tipos de inervación sensitiva de los husos musculares comprenden la anuloespiral y la terminación secundaria
o en ramillete. Las **terminaciones anuloespirales** se hallan

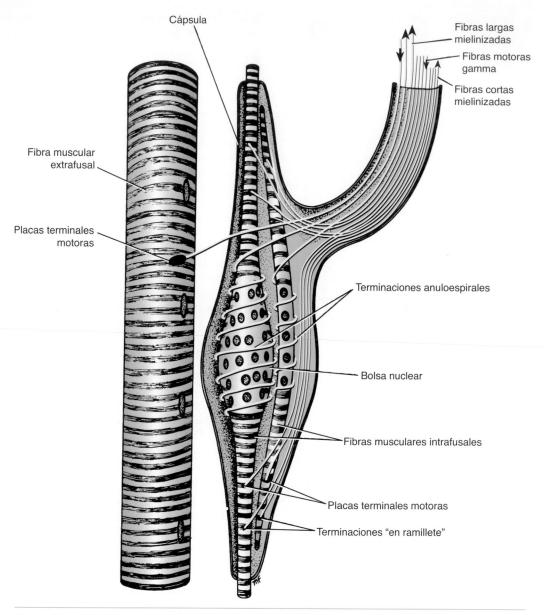

Cápsula

Fibras largas mielinizadas

Fibras motoras gamma

Fibras cortas mielinizadas

Fibra muscular extrafusal

Placas terminales motoras

Terminaciones anuloespirales

Bolsa nuclear

Fibras musculares intrafusales

Placas terminales motoras

Terminaciones "en ramillete"

Figura 3-26 Huso neuromuscular que muestra dos tipos de fibras intrafusales: la bolsa nuclear y las fibras de la cadena nuclear.

en el ecuador de las fibras intrafusales. Cuando la gran fibra nerviosa mielinizada perfora la cápsula, pierde la vaina de mielina y el axón desnudo se enrolla en espiral alrededor de las porciones en bolsa o cadena nuclear de las fibras intrafusales.

Las **terminaciones en ramillete** se encuentran principalmente en las fibras en cadena nuclear a cierta distancia de la región ecuatorial. Una fibra nerviosa mielinizada un poco más pequeña que la de la terminación anuloespiral perfora la cápsula y pierde la vaina de mielina, y el axón desnudo se ramifica terminalmente para finalizar como varicosidades; se asemeja a un ramillete de flores.

La elongación o estiramiento de las fibras intrafusales produce la estimulación de las terminaciones anuloespirales y en ramillete, y los impulsos nerviosos se dirigen hacia la médula espinal por las neuronas aferentes.

La inervación motora de las fibras intrafusales es proporcionada por finas fibras motoras γ. Los nervios terminan en pequeñas placas terminales motoras situadas en ambos extremos de las fibras intrafusales. La estimulación de los nervios motores causa que ambos extremos de las fibras intrafusales se contraigan y activen las terminaciones sensitivas. La región ecuatorial, sin estriaciones cruzadas, no es contráctil. Las fibras extrafusales del resto del músculo reciben su inervación del modo habitual a partir de axones grandes de tipo α.

Función del huso neuromuscular

En condiciones de reposo, los husos musculares originan impulsos nerviosos aferentes todo el tiempo, y la mayor parte de esta información no se percibe de modo consciente. Cuando se produce la actividad muscular, ya sea de forma activa o pasiva, las

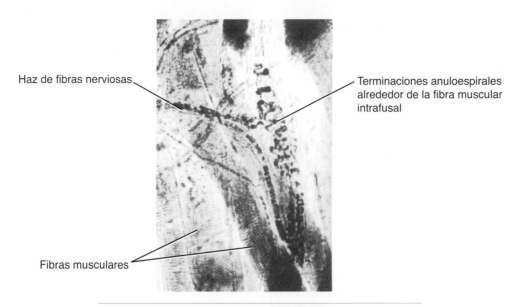

Haz de fibras nerviosas

Terminaciones anuloespirales alrededor de la fibra muscular intrafusal

Fibras musculares

Figura 3-27 Microfotografía de un huso neuromuscular.

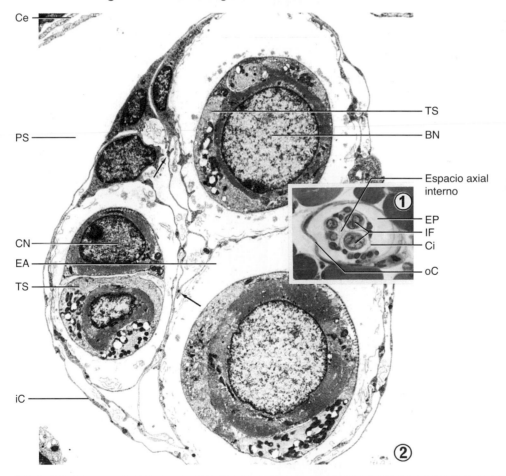

Figura 3-28 Huso muscular. Ratón. Microscopia electrónica. 6300×. Partes de la cápsula externa (Ce) se pueden observar en las esquinas de esta microfotografía electrónica. El espacio periaxial (EP) rodea la cápsula interna esbelta (Ci), cuyas células componentes forman ramas atenuadas, subdividen el espacio axial (EA) en varios compartimentos para la cadena nuclear (CN) y fibras intrafusales de bolsas nucleares (BN) y sus correspondientes terminales sensitivas (TS). Téngase en cuenta que las prolongaciones atenuadas de las células internas de la cápsula establecen contacto entre sí (*flechas*) (tomado de: Ovalle, W., Dow, P. (1983). Comparative ultrastructure of the inner capsule of the muscle spindle and the tendon organ. *American Journal of Anatomy*, 166, 343–357).

fibras intrafusales se distienden y se produce un aumento de la velocidad de paso de los impulsos nerviosos a la médula espinal o al encéfalo en las neuronas aferentes. De manera similar, si se relajan las fibras intrafusales por el cese de actividad muscular, el resultado es una reducción de la velocidad del paso de los impulsos nerviosos a la médula espinal o al encéfalo. Así, el huso neuromuscular desempeña un papel muy importante en el mantenimiento de la información al SNC sobre la longitud de un músculo y la velocidad de cambio de su longitud, influyendo de forma indirecta en el control del músculo voluntario.

Reflejo de estiramiento

Las neuronas de la médula espinal implicadas en el reflejo de estiramiento simple funcionan del siguiente modo. Al estirarse un músculo, se produce una elongación de las fibras intrafusales del huso muscular y una estimulación de las terminaciones anuloespirales y en ramillete. Los impulsos nerviosos alcanzan la médula espinal en las neuronas aferentes y establecen sinapsis con las motoneuronas α grandes situadas en el cuerno anterior de sustancia gris de la médula espinal. Los impulsos nerviosos pasan entonces a través de los nervios motores eferentes y estimulan las fibras musculares extrafusales, y el músculo se contrae. Este reflejo de estiramiento simple depende de un arco bineuronal formado por una neurona aferente y una neurona eferente. Es interesante observar que los impulsos aferentes del huso muscular inhiben las motoneuronas α que inervan los músculos antagonistas. Este efecto se conoce como *inhibición recíproca*.

Control de las fibras intrafusales

En el encéfalo y en la médula espinal hay centros que dan lugar a tractos que establecen sinapsis con motoneuronas γ de la médula espinal. La formación reticular, los núcleos basales y el cerebelo son ejemplos de tales centros. De esta manera, estos centros pueden influir en gran medida en la actividad muscular voluntaria. Las fibras motoras eferentes γ causan un acortamiento de las fibras intrafusales, estirando las regiones ecuatoriales y estimulando las terminaciones anuloespirales y en ramillete. A su vez, este hecho inicia la contracción refleja de las fibras extrafusales descrita previamente.

Se calcula que alrededor de un tercio de todas las fibras motoras que pasan a un músculo son eferentes γ; los dos tercios restantes son las grandes fibras motoras α. Se considera que las fibras en bolsa nuclear participan en las respuestas dinámicas, y se asocian más con la posición y la velocidad de contracción, mientras que las fibras en cadena nuclear se asocian con contracciones estáticas lentas del músculo voluntario.

Husos neurotendinosos

Los husos neurotendinosos (órganos neurotendinosos de Golgi) se encuentran en los tendones y se localizan cerca de las uniones entre los tendones y los músculos (fig. 3-29). Proporcionan información sensitiva al SNC en relación con la tensión de los músculos.

Cada huso está formado por una cápsula fibrosa que rodea un pequeño fascículo de fibras tendinosas (colágenas) dispuesto laxamente (fibras intrafusales). Las células tendinosas son más

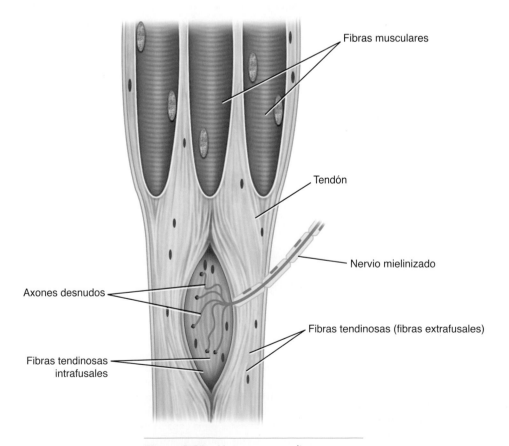

Fibras musculares

Tendón

Nervio mielinizado

Axones desnudos

Fibras tendinosas (fibras extrafusales)

Fibras tendinosas intrafusales

Figura 3-29   Huso neurotendinoso.

grandes y numerosas que las que se hallan en otras partes del tendón. Una o más fibras nerviosas sensitivas mielinizadas perforan la cápsula, pierden su vaina de mielina, se ramifican y acaban en terminaciones en forma de baqueta de tambor.

Las terminaciones nerviosas se activan al ser comprimidas por las fibras tendinosas adyacentes en el interior del huso cuando se produce tensión en el tendón. A diferencia del huso neuromuscular, que es sensible a los cambios en longitud muscular, el órgano neurotendinoso detecta cambios en la tensión del músculo.

Función del huso neurotendinoso

Un aumento de la tensión muscular estimula los husos neurotendinosos, y un mayor número de impulsos nerviosos alcanzan la médula espinal a través de las fibras nerviosas aferentes. Estas fibras hacen sinapsis con las grandes motoneuronas α situadas en los cuernos anteriores de sustancia gris de la médula espinal. A diferencia del reflejo del huso muscular, este reflejo inhibe la contracción muscular. Así, el reflejo tendinoso previene el desarrollo de demasiada tensión en el músculo. Aunque esta función probablemente sea importante como mecanismo protector, su principal función es brindar información al SNC que pueda influir sobre la actividad muscular voluntaria.

TERMINACIONES EFECTORAS

El SNP controla las funciones musculares y de las células secretoras. Estas terminaciones axónicas establecen sinapsis químicas en células no neuronales como las células musculares esqueléticas, lisas y cardíacas y en las células del tejido glandular.

Inervación del músculo esquelético

El músculo esquelético está inervado por uno o más nervios. En los miembros y en la cabeza y el cuello, la inervación suele ser única, pero en los grandes músculos de la pared abdominal, la inervación es múltiple, ya que estos músculos han conservado su inervación segmentaria embrionaria.

La inervación y la irrigación musculares adoptan una configuración más o menos constante llamada *hilio neurovascular*. El nervio que va a un músculo contiene fibras motoras y sensitivas. Las fibras motoras son de tres tipos: a) fibras grandes mielinizadas α, b) fibras pequeñas mielinizadas γ y c) fibras finas C no mielinizadas. Los grandes axones mielínicos de las células α de los cuernos anteriores inervan las fibras extrafusales que forman la masa principal del músculo. Las pequeñas fibras no mielinizadas γ inervan las fibras intrafusales de los husos neuromusculares. Las fibras no mielinizadas finas son eferencias autónomas posganglionares que inervan el músculo liso de las paredes de los vasos sanguíneos.

Las fibras sensitivas son de tres tipos principales: 1) fibras mielinizadas que se originan en las terminaciones anuloespirales y en ramillete de los husos neuromusculares, 2) fibras mielinizadas que se originan en los husos neurotendinosos, y 3) fibras mielinizadas y no mielinizadas que se originan de diversas terminaciones sensitivas en el tejido conjuntivo del músculo.

Unidad motora

La *unidad motora* puede definirse como la motoneurona α y las fibras musculares por ella inervadas (fig. 3-30). Las fibras musculares de una única motoneurona se hallan ampliamente dispersas por todo el músculo. Allí donde se requiere

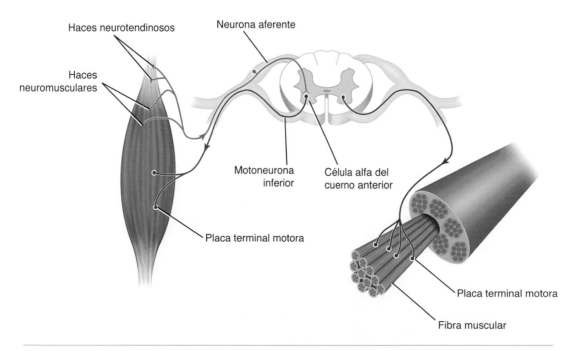

Figura 3-30 Arco reflejo simple formado por una neurona aferente que surge de husos neuromusculares y husos neurotendinosos y una motoneurona inferior eferente cuyo cuerpo celular es una motoneurona α del cuerno anterior dentro de la médula espinal. Téngase en cuenta que la neurona eferente termina en las fibras musculares en las placas motoras.

un control muscular fino y preciso, como en los músculos extraoculares o en los pequeños músculos de la mano, las unidades motoras tienen sólo unas pocas fibras musculares. Sin embargo, donde no se requiere un control preciso, como en un gran músculo de un miembro como el glúteo mayor, un único nervio motor puede inervar cientos de fibras musculares.

Uniones neuromusculares en el músculo esquelético

Las fibras musculares esqueléticas están inervadas por fibras nerviosas mielínicas α de gran tamaño, derivadas de grandes motoneuronas en los cuernos anteriores de sustancia gris de la médula espinal o de los núcleos motores de los nervios craneales. Cuando cada fibra mielinizada se introduce en un músculo esquelético, se ramifica muchas veces. El número de ramos depende del tamaño de la unidad motora. Un único ramo termina entonces en una fibra muscular en un sitio que

recibe el nombre de ***unión neuromuscular*** o ***placa terminal motora*** (figs. 3-31 y 3-32).

La gran mayoría de las fibras musculares están inervadas por sólo una placa terminal motora. Al alcanzar la fibra muscular, el nervio pierde su vaina de mielina y se desdobla en varios ramos finos. Cada ramo termina como un axón desnudo y forma el **elemento nervioso** de la placa terminal motora (fig. 3-33). El axón se expande un poco y contiene muchas mitocondrias y vesículas (de unos 45 nm de diámetro). En el sitio de la placa terminal motora, la superficie de la fibra muscular se eleva ligeramente para formar el **elemento muscular** de la placa, a la que con frecuencia se denomina ***placa basal*** (*véase* fig. 3-31A). La elevación se debe a la acumulación local de sarcoplasma granular por debajo del sarcolema y a la presencia de numerosos núcleos y mitocondrias; éstas proporcionan trifosfato de adenosina (ATP, *adenosine triphosphate*), que es la fuente de energía para la síntesis del transmisor acetilcolina (ACh).

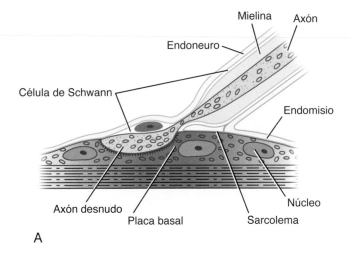

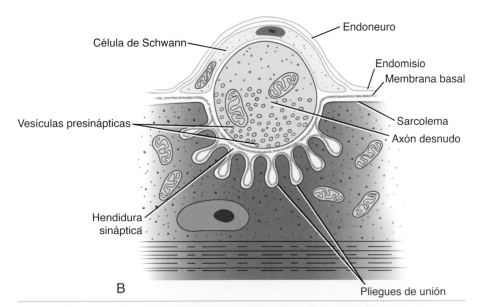

Figura 3-31 **A.** Unión neuromuscular esquelética. **B.** Vista ampliada de una fibra muscular que muestra el axón terminal desnudo que se encuentra en el surco de la superficie de la fibra muscular.

Fibras nerviosas y haces
de fibras nerviosas

Acetilcolinesterasa en las placas
terminales motoras

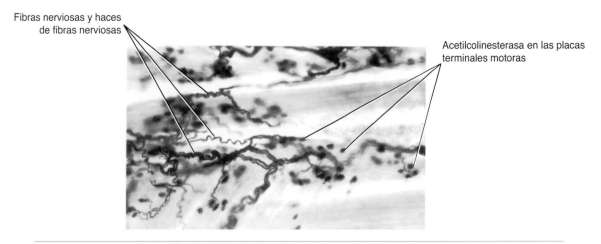

Figura 3-32 Microfotografía que muestra las fibras nerviosas que terminan en las placas motoras de las fibras del músculo esquelético, teñidas histoquímicamente para la acetilcolinesterasa y con tinción argéntica (cortesía de: Dr. M. J. T. Fitzgerald).

Fibra muscular

Célula de Schwann

Placa terminal motora

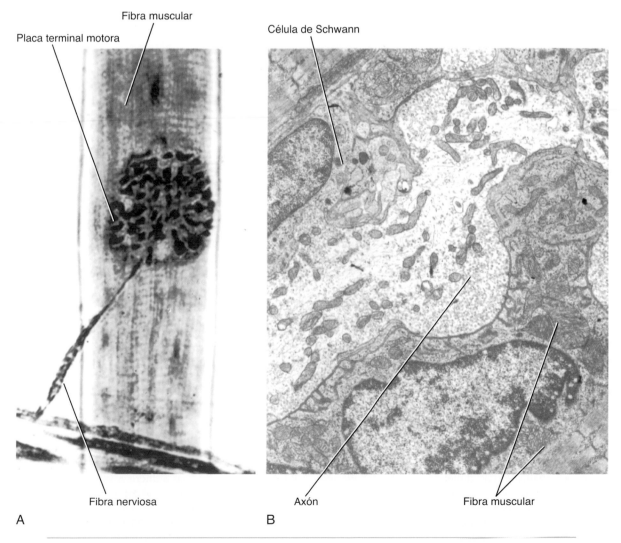

Fibra nerviosa

Axón

Fibra muscular

A

B

Figura 3-33 A. Microfotografía de una placa terminal motora que muestra la ramificación terminal de una fibra nerviosa. **B.** Microfotografía electrónica de un axón en una placa terminal motora que muestra el axón que se encuentra en una ranura en la superficie de la fibra muscular (cortesía de: Dr. J. M. Kerns).

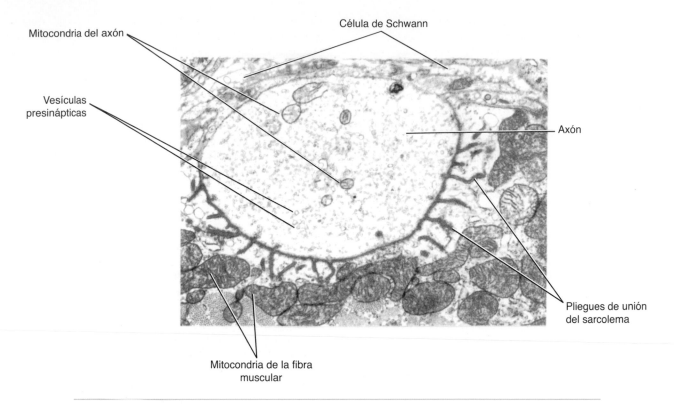

Mitocondria del axón

Vesículas presinápticas

Célula de Schwann

Axón

Pliegues de unión del sarcolema

Mitocondria de la fibra muscular

Figura 3-34 Microfotografía electrónica de un corte transversal de un axón en una placa terminal motora que muestra el axón que se encuentra en una ranura de sarcolema plegado (cortesía de: Dr. J. M. Kerns).

El axón desnudo expandido está situado en un surco de la superficie de la fibra muscular, fuera de la membrana plasmática (sarcolema). Cada surco está formado por el repliegue de la membrana plasmática. El surco puede ramificarse muchas veces y cada ramo contiene una división del axón. Es importante destacar que los axones están realmente desnudos; los neurilemocitos sirven meramente como casquete o techo para el surco, y nunca se proyectan en éste. El piso del surco está formado por membrana plasmática, que está moldeada en numerosos pliegues pequeños, llamados **pliegues de la unión**; éstos sirven para aumentar la superficie de la membrana plasmática situada próxima al axón desnudo (fig. 3-34).

La membrana plasmática del axón (axolema o membrana presináptica) está separada por un espacio de unos 30-50 nm de ancho, de la membrana plasmática de la fibra muscular (sarcolema o membrana postsináptica). Este espacio constituye la **hendidura sináptica**, la cual está llena de membranas basales del axón y de la fibra muscular (*véase* fig. 3-31B). La placa terminal motora está reforzada por la vaina de tejido conjuntivo de la fibra nerviosa (endoneuro), que se continúa con la vaina de tejido conjuntivo de la fibra muscular (endomisio).

Al alcanzar la membrana presináptica de la placa terminal motora, un impulso nervioso (potencial de acción) provoca la abertura de los canales de Ca^{2+} dependientes del voltaje que permiten que los iones de Ca^{2+} penetren en el axón. Ello estimula la fusión de algunas de las vesículas sinápticas con la membrana presináptica, y causa la liberación de acetilcolina a la hendidura sináptica. La ACh es liberada así en la hendidura por un proceso de **exocitosis**, y difunde rápidamente a través de la hendidura para alcanzar receptores nicotínicos de ACh en la membrana postsináptica de los pliegues de la unión. La membrana postsináptica tiene grandes cantidades de canales dependientes de la ACh.

Una vez que se han abierto los canales dependientes de la ACh, la membrana postsináptica se vuelve más permeable a los iones de Na^+, que fluyen al interior de la célula muscular y se crea un potencial local llamado **potencial de la placa terminal** (los canales dependientes de la ACh también son permeables a los iones de K^+, que salen de la célula, pero en menor medida). Si el potencial de la placa terminal es lo suficientemente grande, se abren los canales de Na^+ dependientes del voltaje, y comienza un potencial de acción que se extenderá a lo largo de la superficie de la membrana plasmática (sarcolema). La onda de despolarización es llevada al interior de la fibra muscular a las miofibrillas contráctiles por el sistema de túbulos T. Ello lleva a la liberación de iones de Ca^{2+} desde el retículo sarcoplasmático, que, a su vez, hace que el músculo se contraiga.

La cantidad de ACh liberada en la placa terminal motora depende del número de impulsos nerviosos que llegan a la terminación nerviosa. Una vez que la acetilcolina cruza la hendidura sináptica y dispara los canales iónicos en la membrana postsináptica, sufre inmediatamente hidrólisis debido a la presencia de la enzima **acetilcolinesterasa** (**AChE**) (*véase* fig. 3-32). La enzima se adhiere a las finas fibrillas de colágeno de la membrana basal en la hendidura; parte de la ACh difunde alejándose de la hendidura. La ACh permanece durante 1 ms en contacto con la membrana postsináptica, y es rápidamente destruida para prevenir la reexcitación de la fibra muscular. Después de la caída de la concentración de la ACh en la hendidura, se cierran los canales iónicos y permanecen cerrados hasta la llegada de más ACh.

La contracción de la fibra muscular esquelética está controlada de este modo por la frecuencia de impulsos nerviosos que llegan a la placa terminal motora. Unas fibras musculares en reposo muestran pequeñas despolarizaciones ocasionales (potenciales de placa terminal) en la placa terminal motora, pero son insuficientes para causar un potencial de acción y conseguir que la fibra se contraiga. Se considera que se debe a la liberación esporádica de ACh en la hendidura sináptica a partir de una única vesícula presináptica.

La secuencia de acontecimientos que tienen lugar en una placa terminal motora en la estimulación de un nervio motor puede resumirse brevemente como sigue:

ACh → Receptor nicotínico de ACh, apertura de los canales dependientes de la ACh → Entrada de Na⁺ → Generación de un potencial de placa terminal.
Potencial de placa terminal (si es suficientemente grande) → Se abren los canales dependientes del Na⁺ → Entrada de Na⁺ → Generación de un potencial de acción.
Potencial de acción → Aumento en la liberación de Ca²⁺ → Contracción de la fibra muscular.
Hidrólisis inmediata de la ACh por la AChE → Se cierran los canales dependientes de la ACh → Repolarización de la fibra muscular.

Si llegasen fármacos con estructura química similar a la de la ACh al sitio receptor de una placa terminal motora, podrían producir los mismos cambios que la ACh y simular su acción. Dos ejemplos de tales fármacos son la **nicotina** y la **carbamilcolina**. Si, por otra parte, fármacos con una estructura química similar a la ACh llegaran al sitio receptor de una placa terminal motora y fueran incapaces de producir la secuencia de cambios inducidos habitualmente por la ACh, ocuparían el sitio receptor y bloquearían el acceso de la ACh. Estos fármacos competirían con la ACh, y se llaman *agentes bloqueadores competitivos*. Un ejemplo de tal fármaco es la *d*-**tubocurarina**, que hace que se relaje el músculo esquelético y no se contraiga, impidiendo la acción local de la acetilcolina (*véase* p. 114).

Uniones neuromusculares en el músculo liso

En el músculo liso donde la acción es lenta y difusa, como en la pared del intestino, las fibras nerviosas neurovegetativas se ramifican extensamente; así, una única neurona ejerce control sobre numerosas fibras musculares. En algunas áreas (p. ej., capa longitudinal de músculo liso en el intestino), sólo algunas fibras musculares se asocian con terminaciones neurovegetativas, y la onda de contracción pasa de una célula muscular a otra por medio de las uniones comunicantes en hendidura (fig. 3-35).

En el músculo liso donde la acción es rápida y se requiere precisión, como en el iris, la ramificación de las fibras nerviosas es menos extensa; así, una única neurona ejerce control sobre sólo unas pocas fibras musculares.

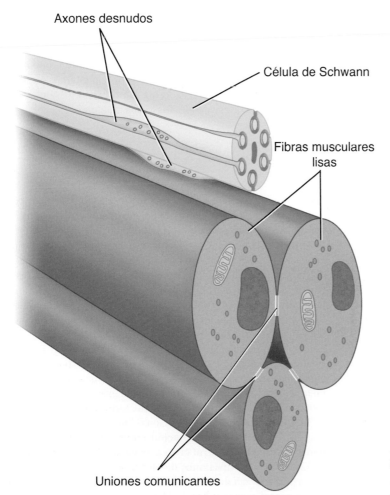

Figura 3-35 Unión neuromuscular autónoma. Los axones expuestos están cerca de las fibras del músculo liso.

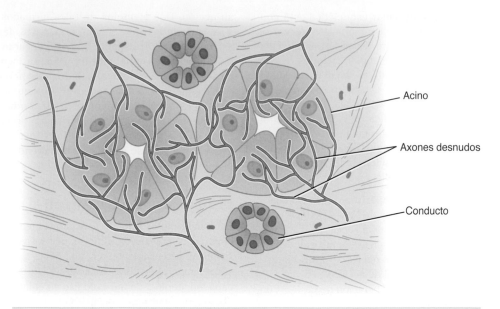

Acino

Axones desnudos

Conducto

Figura 3-36 Fibras nerviosas que terminan alrededor de los acinos glandulares.

Las fibras nerviosas neurovegetativas, que son posganglionares, son no mielinizadas y terminan en una serie de ramas varicosas. Puede existir un intervalo de 10-100 nm entre el axón y la fibra muscular. En el sitio en el que se produce la transmisión, el neurilemocito se retrae de tal modo que el axón está situado en el interior de un surco poco profundo en su superficie. Por consiguiente, parte del axón está desnudo, permitiendo la libre difusión de la sustancia transmisora desde el axón hacia la célula muscular. Aquí el axoplasma contiene numerosas vesículas similares a las que se observan en la placa terminal motora del músculo esquelético.

El músculo liso está inervado por la división simpática y parasimpática del sistema neurovegetativo. Los nervios colinérgicos liberan ACh en sus terminaciones por un proceso de exocitosis, y la ACh está presente en las vesículas en la terminación nerviosa. Los nervios que son noradrenérgicos liberan **noradrenalina** (**NA**) en sus terminaciones por un proceso de exocitosis, y la NA se encuentra en las vesículas de centro oscuro en las terminaciones nerviosas. Tanto la ACh como la NA producen la despolarización de las fibras musculares inervadas que, a continuación, se contraen. El destino de estas sustancias neurotransmisoras difiere. La ACh se hidroliza en presencia de AChE en la hendidura sináptica de la fibra muscular, y la NA es captada por las terminaciones nerviosas. Cabe destacar que, en algunas áreas del cuerpo (p. ej., el músculo bronquial), la NA liberada de las fibras simpáticas posganglionares causa relajación en vez de contracción del músculo liso.

Uniones neuromusculares en el músculo cardíaco

Los nervios autónomos simpáticos y parasimpáticos posganglionares no mielinizados se extienden por el interior del tejido conjuntivo entre las fibras musculares y terminan en la proximidad de las fibras musculares cardíacas individuales. En el lugar en el que tiene lugar la transmisión, el axón queda desnudo por la retracción del neurilemocito. Ello permite la difusión libre de la sustancia neurotransmisora desde el axón hasta la fibra muscular. Por la presencia de desmosomas inter-

mitentes y de uniones intercelulares comunicantes entre las fibras musculares colindantes, la excitación y contracción de una fibra muscular se extienden rápidamente de fibra a fibra.

Terminaciones nerviosas en las células secretoras de las glándulas

Los nervios no mielinizados posganglionares del sistema neurovegetativo se extienden al interior del tejido conjuntivo de las glándulas y se ramifican cerca de las células secretoras (fig. 3-36). Se ha observado que en muchas glándulas las fibras nerviosas inervan sólo los vasos sanguíneos.

INERVACIÓN SEGMENTARIA DE LA PIEL

El área de la piel inervada por un único nervio espinal y, por lo tanto, un único segmento de la médula espinal, recibe la denominación de **dermatoma**. En el tronco, los dermatomas se extienden alrededor del cuerpo desde el plano medio posterior hacia el anterior. Los dermatomas adyacentes se superponen considerablemente, de modo que para conseguir una anestesia completa hay que seccionar por lo menos tres nervios espinales contiguos. Es interesante destacar que el área de pérdida táctil siempre es mayor que el área de pérdida de sensaciones dolorosas y térmicas. La razón de esta diferencia es que el grado de superposición de las fibras que transmiten las sensaciones dolorosas y térmicas es mucho más extenso que la superposición de fibras que transportan sensaciones táctiles. En las figuras 3-37 y 3-38 se representa un gráfico con los dermatomas de las superficies anterior y posterior del cuerpo.

En los miembros, la disposición de los dermatomas es más complicada debido a la rotación embriológica de las extremidades a medida que, al crecer, se van alejando del tronco.

En la cara, las divisiones del nervio trigémino inervan una superficie precisa de la piel, y hay una escasa o nula superposición con el área cutánea de otra división.

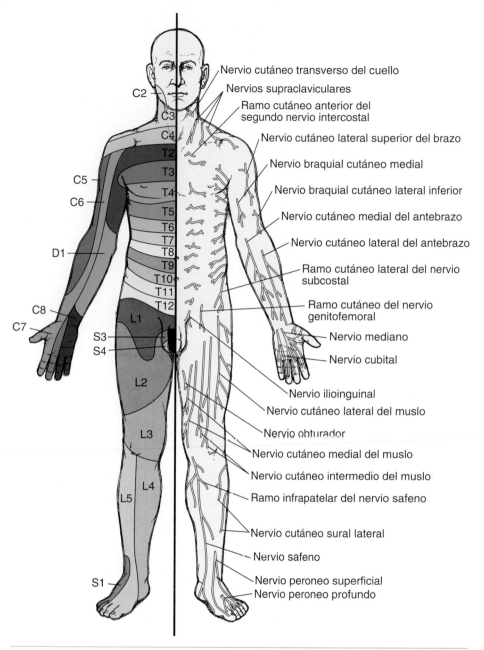

C2

C3

C4

T2

C5

T3

C6

T4

T5

T6

T7

T8

T9

T10

T11

T12

D1

C8

C7

L1

S3

S4

L2

L3

L4

L5

S1

Nervio cutáneo transverso del cuello

Nervios supraclaviculares

Ramo cutáneo anterior del segundo nervio intercostal

Nervio cutáneo lateral superior del brazo

Nervio braquial cutáneo medial

Nervio braquial cutáneo lateral inferior

Nervio cutáneo medial del antebrazo

Nervio cutáneo lateral del antebrazo

Ramo cutáneo lateral del nervio subcostal

Ramo cutáneo del nervio genitofemoral

Nervio mediano

Nervio cubital

Nervio ilioinguinal

Nervio cutáneo lateral del muslo

Nervio obturador

Nervio cutáneo medial del muslo

Nervio cutáneo intermedio del muslo

Ramo infrapatelar del nervio safeno

Nervio cutáneo sural lateral

Nervio safeno

Nervio peroneo superficial

Nervio peroneo profundo

Figura 3-37 Cara anterior del cuerpo que muestra la distribución de los nervios cutáneos en el lado izquierdo y los dermatomas en el lado derecho.

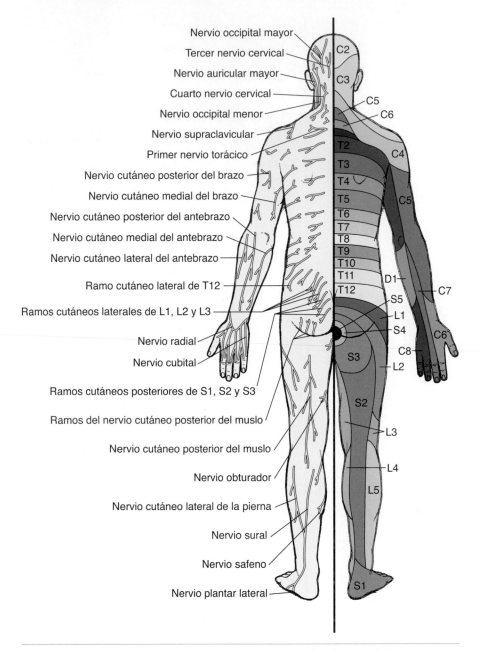

Figura 3-38 Cara posterior del cuerpo que muestra la distribución de los nervios cutáneos en el lado izquierdo y los dermatomas en el lado derecho.

INERVACIÓN SEGMENTARIA DE LOS MÚSCULOS

El músculo esquelético recibe también una inervación segmentaria. La mayoría de estos músculos están inervados por más de un nervio espinal y, en consecuencia, por el mismo número de segmentos de la médula espinal. Así, para paralizar completamente un músculo sería necesario seccionar varios nervios espinales o destruir varios segmentos de la médula espinal.

Aprender la inervación segmentaria de todos los músculos del cuerpo es una tarea imposible. Sin embargo, debe conocerse la inervación segmentaria de los siguientes músculos,

porque es posible explorarlos clínicamente desencadenando reflejos musculares simples en el paciente (fig. 3-39):

Reflejo bicipital C5-C6: flexión de la articulación del codo al percutir el tendón del bíceps braquial.

Reflejo tricipital C6-C7 y C8: extensión de la articulación del codo al percutir el tendón del tríceps.

Reflejo estilorradial C5-C6 y C7: supinación de las articulaciones radiocubitales al percutir la inserción del tendón del braquiorradial.

Reflejos cutaneoabdominales: contracción de los músculos abdominales subyacentes al acariciar la piel: cutaneoabdominal superior T6-T7; cutaneoabdominal medio T8-T9; cutaneoabdominal inferior T10-T12.

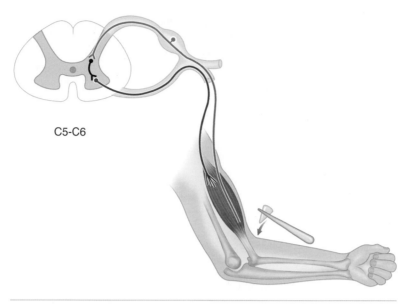

C5-C6

Figura 3-39 Reflejo tendinoso del bíceps braquial. Téngase en cuenta que el arco reflejo pasa a través de los segmentos cervicales quinto y sexto de la médula espinal. Suele ser monosináptico y no hay neurona internuncial (*negra*).

Reflejo patelar o rotuliano L2, L3 y L4: extensión de la articulación de la rodilla al percutir el tendón patelar.

Reflejo aquíleo S1 y S2: flexión plantar de la articulación del tobillo al percutir el tendón aquíleo (calcáneo).

TONO MUSCULAR Y ACCIÓN MUSCULAR

Una **unidad motora** consta de una motoneurona en el cuerno anterior de sustancia gris de la médula espinal y de todas

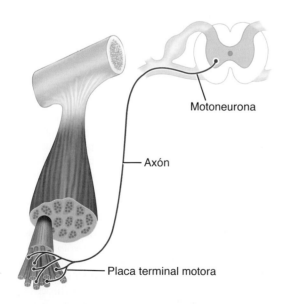

Motoneurona

Axón

Placa terminal motora

Haz de fibras musculares

Figura 3-40 Componentes de una unidad motora.

las fibras musculares por ella inervadas (fig. 3-40). En un gran músculo de la nalga, como el glúteo mayor, donde no se requiere un control fino, una motoneurona dada puede inervar hasta 200 fibras musculares. En contraste, en los pequeños músculos de la mano o en los músculos extrínsecos del globo ocular, donde se requiere un control muy preciso, una fibra nerviosa inerva sólo unas pocas fibras musculares.

Cada músculo esquelético, mientras está en reposo, se halla en un estadio parcial de contracción, el cual recibe el nombre de *tono muscular*. Sin un estadio intermedio, las fibras musculares están totalmente contraídas o relajadas; por lo tanto, unas pocas fibras musculares dentro del músculo están plenamente contraídas en todo momento. Para producir este estadio y evitar la fatiga, diferentes grupos de unidades motoras y, por lo tanto, diferentes grupos de fibras musculares, se ponen en acción en diferentes momentos. Ello es posible por la descarga asíncrona de impulsos nerviosos en las motoneuronas del cuerno anterior de sustancia gris de la médula espinal.

Básicamente, el tono muscular depende de la integridad de un arco reflejo monosináptico simple compuesto de dos neuronas en el sistema nervioso (fig. 3-41). El alargamiento y acortamiento de un músculo son detectados por terminaciones sensitivas llamadas *husos musculares* (*véase* p. 90), y la tensión es detectada por los **husos tendinosos** (*véase* p. 92). Los impulsos nerviosos se desplazan por las grandes fibras aferentes hasta la médula espinal. Allí establecen sinapsis con las motoneuronas situadas en el cuerno anterior, la cual, a su vez, envía impulsos por sus axones hasta las fibras musculares. Los propios husos musculares están inervados por pequeñas fibras γ eferentes que regulan la respuesta de los husos musculares, actuando de modo sinérgico con el estiramiento externo. De esta forma, se mantiene el tono muscular de modo reflejo y se ajusta a las necesidades de la postura y el movimiento.

En el caso de que se cortasen las vías aferentes o eferentes del arco reflejo, el músculo perdería de inmediato su tono y se volvería flácido. A la palpación, un músculo flácido se siente

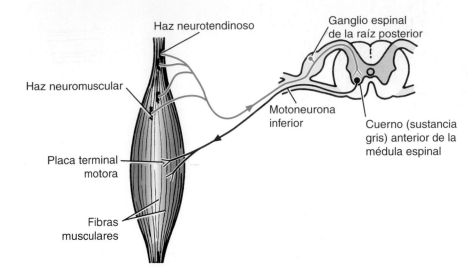

Figura 3-41 Arco reflejo simple formado por una neurona aferente que surge de husos neuromusculares y neurotendinosos y una neurona eferente cuyo cuerpo celular está en el cuerno anterior de la médula espinal. Téngase en cuenta que, para simplificar, las fibras aferentes del huso neurotendinoso y el huso neuromuscular se muestran como una vía; de hecho, el receptor neurotendinoso es inhibitorio y reduce el tono, mientras que el huso neuromuscular es excitador e incrementa el tono.

como una masa blanda que ha perdido por completo su elasticidad. Rápidamente se atrofia y reduce en volumen. Es importante destacar que el grado de actividad de las células motoras del cuerno anterior y, por lo tanto, el grado del tono muscular, dependen de la suma de los impulsos nerviosos recibidos por estas células de otras neuronas del sistema nervioso.

El movimiento muscular se logra activando cantidades crecientes de unidades motoras y, al mismo tiempo, reduciendo la actividad de las unidades motoras de músculos que se oponen al movimiento o lo antagonizan. Cuando se requiere el máximo esfuerzo, todas las unidades motoras se ponen en acción.

SUMA DE UNIDADES MOTORAS

Cuando un músculo comienza a contraerse, las unidades motoras más pequeñas son las que se estimulan en primer lugar. La razón es que las unidades motoras más pequeñas son inervadas por las neuronas más pequeñas de la médula espinal y del tronco encefálico, y tienen un menor umbral de excitabilidad. A medida que aumenta la contracción, se ponen en acción progresivamente las unidades motoras mayores. Este fenómeno origina un aumento gradual de la fuerza muscular a medida que se contrae el músculo.

FATIGA MUSCULAR

La pérdida progresiva de fuerza de un músculo con contracción fuerte prolongada se debe a la reducción de la cantidad de ATP en el interior de las fibras musculares. Los impulsos nerviosos continúan llegando a la unión neuromuscular, y se produce una despolarización normal de la membrana plasmática de la fibra muscular.

POSTURA

Puede definirse la postura como la posición adoptada por la persona en su entorno. En la posición de bipedestación,

la línea de gravedad pasa a través del proceso odontoides del axis, por detrás de los centros de las articulaciones de la cadera y por delante de las articulaciones de las rodillas y de los tobillos. Para estabilizar el cuerpo y evitar que se desplome, no es sorprendente encontrar que en los seres humanos los músculos antigravitatorios están bien desarrollados y muestran el máximo grado de tono. Por consiguiente, se puede decir que la postura depende del grado y de la distribución del tono muscular, el cual, a su vez, depende de la integridad normal de los arcos reflejos simples centrados en la médula espinal.

Una persona puede adoptar una postura particular (sentada o parada) durante largos períodos, con pocos signos de cansancio. La razón de ello es que el tono muscular se mantiene por diferentes grupos de fibras musculares que se contraen en relevos, y sólo una pequeña cantidad de fibras musculares dentro de un músculo se encuentran en estado de contracción en un momento dado. Los grupos de fibras musculares activas están diseminados por el músculo.

Para mantener la postura, el reflejo miotático simple, del que depende el tono muscular, ha de tener una inervación adecuada procedente de los niveles superiores del sistema nervioso (fig. 3-42). Por ejemplo, los impulsos que se originan del laberinto y de los músculos del cuello, la información que se origina del cerebelo, el mesencéfalo y los centros encefálicos, y la información general que surge de otros grupos musculares, articulaciones e incluso receptores cutáneos, dan lugar a impulsos nerviosos que inciden en las células grandes del cuerno anterior (es decir, la vía final común) que controla las fibras musculares.

Cuando una persona adopta una postura determinada, el tono de los músculos que controlan la postura está realizando constantemente ajustes finos para mantenerla. La postura normal depende, por lo tanto, no sólo de la integridad del arco reflejo, sino también de la suma de los impulsos nerviosos recibidos por las células motoras del cuerno anterior de otras neuronas del sistema nervioso (fig. 3-43). En el capítulo 4 se trata del detalle de las diferentes vías nerviosas implicadas en el aporte de información a las células del cuerno anterior.

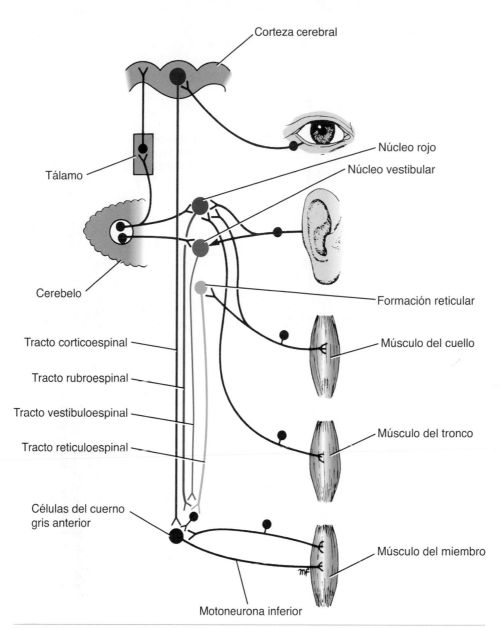

Figura 3-42 Estímulo nervioso de los niveles superiores del SNC que puede influir sobre la actividad de las células del cuerno anterior de sustancia gris de la médula espinal.

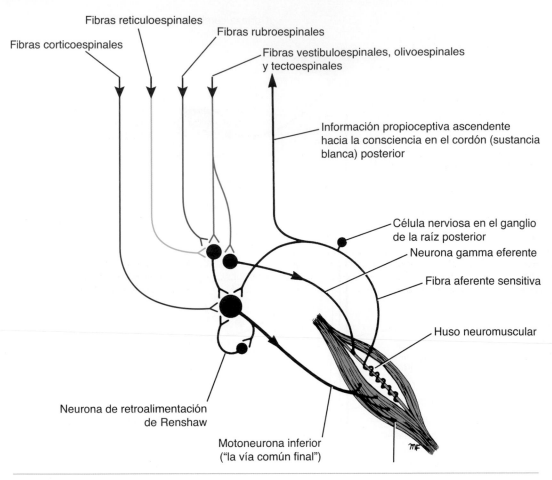

Figura 3-43 El tono postural normal del músculo esquelético depende no sólo de la integridad del arco reflejo, sino también de la suma de los impulsos nerviosos recibidos por las células del cuerno anterior motor de otras neuronas del sistema nervioso.

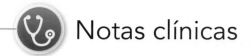

Notas clínicas

Respuesta de las neuronas a la lesión

La supervivencia del citoplasma de una neurona depende de que esté conectada, aunque sea indirectamente, con el núcleo. El núcleo desempeña un papel clave en la síntesis de proteínas, que pasan al interior de las prolongaciones celulares y sustituyen a las proteínas que han sido metabolizadas por la actividad celular. Así, el citoplasma de los axones y dendritas experimenta una rápida degeneración si estas prolongaciones son separadas del cuerpo de la célula nerviosa.

Lesión del cuerpo de la célula nerviosa

Un daño grave en el cuerpo de la célula nerviosa debido a traumatismo, interferencia en su irrigación o enfermedad puede causar la degeneración del total de la neurona, incluidas las dendritas y las terminaciones sinápticas. En el encéfalo y la médula espinal, los restos neuronales y los fragmentos de mielina (si las prolongaciones son mielinizadas) son interiorizados y fagocitados por las células microgliales. Más adelante, los astrocitos vecinos proliferan y sustituyen la neurona con tejido cicatricial.

En el SNP, los macrófagos tisulares eliminan los restos, y los fibroblastos locales sustituyen la neurona con tejido cicatricial.

Lesión de la prolongación de la célula nerviosa

Si se secciona el axón de la célula nerviosa, se producen cambios degenerativos en: 1) el segmento distal que está separado del cuerpo celular, 2) una porción del axón proximal a la lesión y 3) posiblemente, el cuerpo celular del que se origina el axón.

CAMBIOS EN EL SEGMENTO DISTAL DEL AXÓN

Los cambios se extienden en dirección distal desde el sitio de la lesión (fig. 3-44) e incluyen sus terminaciones; el proceso se conoce como **degeneración walleriana**. En el SNP, en el primer día, el axón se vuelve tumefacto e irregular; en el tercer

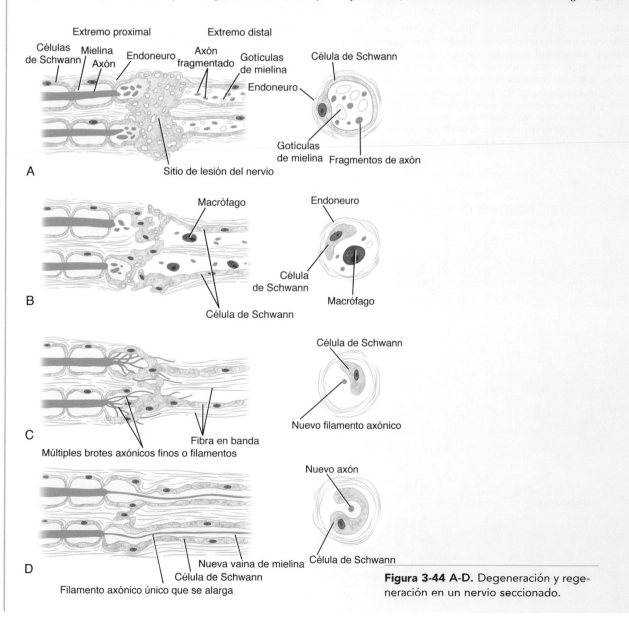

Figura 3-44 A-D. Degeneración y regeneración en un nervio seccionado.

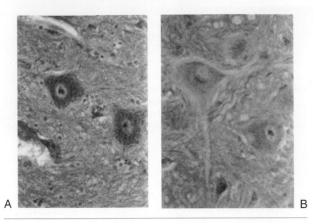

Figura 3-45   Microfotografías de las neuronas motoras del cuerno anterior de la médula espinal. **A.** Gránulos de Nissl en las neuronas normales. **B.** Después de la sección de las raíces anteriores del nervio espinal, que muestra cromatólisis.

o cuarto día, el axón se fragmenta y el resto es digerido por los neurilemocitos circundantes y por los macrófagos tisulares. La totalidad del axón queda destruida en una semana.

Mientras tanto, la vaina de mielina se degrada lentamente y aparecen gotículas lipídicas en el interior del citoplasma del neurilemocito. Luego, las gotículas son expulsadas de los neurilemocitos y posteriormente son fagocitadas por los macrófagos tisulares. Los neurilemocitos comienzan entonces a proliferar rápidamente, y quedan dispuestos en cordones paralelos en el interior de la membrana basal. La vaina endoneural y los cordo-

nes de neurilemocitos presentes en su interior a veces se conocen como **fibras en banda**. Si no hay regeneración, el axón y los neurilemocitos son sustituidos por tejido fibroso producido por los fibroblastos locales.

En el SNC, la degeneración de los axones y las vainas de mielina sigue un curso similar, y los restos son eliminados por la actividad fagocítica de las células microgliales. Es poco lo que se sabe sobre el papel de los oligodendrocitos en este proceso. Los astrocitos proliferan entonces, y sustituyen a los axones.

CAMBIOS EN EL SEGMENTO PROXIMAL DEL AXÓN

Los cambios en el segmento proximal del axón son similares a los que se producen en el segmento distal (*véase* fig. 3-44), pero se extienden sólo en dirección proximal por encima de la lesión hasta el primer nódulo de Ranvier. Los cordones proliferantes de los neurilemocitos en los nervios periféricos protruyen desde las superficies de corte de los tubos endoneurales.

CAMBIOS EN EL CUERPO DE LA CÉLULA NERVIOSA

Los cambios que se producen en el cuerpo celular después de una lesión en su axón se conocen como **degeneración retrógrada**; los cambios que tienen lugar en el segmento proximal del axón quedan incluidos habitualmente bajo este nombre. La posible razón para estos cambios es que la sección del axón desconecta el cuerpo celular del aporte de factores tróficos derivados de los órganos diana en el extremo distal del axón.

El cambio más característico se produce en el cuerpo celular en los primeros 2 días después de la lesión, y alcanza su máximo en 2 semanas. Los gránulos de Nissl se vuelven finos (figs. 3-45 y 3-46), y se dispersan por la totalidad del citoplasma, proceso que se conoce como **cromatólisis**. La cromatólisis inicia cerca del cono axónico, y se extiende a todas las partes del cuerpo celular. Además, el núcleo se mueve desde su ubicación central hacia la periferia de la célula, y el cuerpo celular

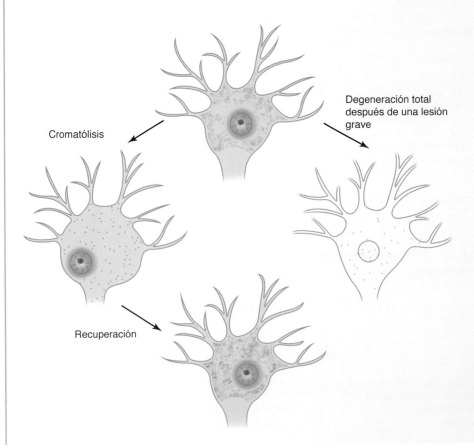

Cromatólisis

Degeneración total después de una lesión grave

Recuperación

Figura 3-46   Cambios que pueden producirse en el cuerpo de una célula nerviosa después de la sección de una de sus prolongaciones.

se hincha y se vuelve esférico. El grado de cromatólisis y el grado de tumefacción de la célula son máximos cuando la lesión del axón está cerca del cuerpo celular. En algunas neuronas, un daño muy grave al axón próximo al cuerpo celular puede llevar a la muerte de la neurona. Por otra parte, el daño en la prolongación más distal puede producir cambios pequeños o indetectables en el cuerpo celular. La dispersión de los gránulos de Nissl (es decir, del ARN citoplasmático) y la tumefacción de la célula son causadas por edema celular. La pérdida aparente de afinidad tintórea de los gránulos de Nissl se debe a la dispersión del ARN citoplasmático. El desplazamiento del núcleo alejándose del centro de la célula puede deberse al edema celular.

Las terminaciones sinápticas se retraen de la superficie del cuerpo de la neurona lesionada y sus dendritas, y son sustituidas por neurilemocitos en el SNP y por células microgliales o astrocitos en el SNC, proceso conocido como ***denudación sináptica***. Las posibles causas de esta última son: 1) pérdida de la adhesividad de la membrana plasmática después del daño, y 2) estimulación de las células de sostén por sustancias químicas liberadas de la neurona dañada. Si la lesión es lo suficientemente extensa, las células del sistema inmunitario (monocitos y macrófagos) pueden migrar hacia el área.

Recuperación neuronal

A diferencia del comienzo rápido de la degeneración retrógrada, la recuperación del cuerpo de la célula nerviosa y la regeneración de sus prolongaciones puede llevar varios meses.

Recuperación del cuerpo de la célula nerviosa

El nucléolo se desplaza a la periferia del núcleo y reaparecen grupos de polisomas en el citoplasma. Ello indica que la síntesis de ARN y proteínas está acelerada para preparar la nueva formación del axón. Así, se reconstituyen los gránulos de Nissl originales, disminuye la tumefacción del cuerpo celular y el núcleo vuelve a su posición central característica (*véase* fig. 3-46).

Regeneración de los axones en los nervios periféricos

El recrecimiento de los axones (motores, sensitivos y autónomos) es posible en los nervios periféricos, y parece depender de la presencia de tubos endoneurales y de las cualidades especiales que tienen los neurilemocitos. Crecen brotes a partir de los axones desde el muñón terminal y hasta el muñón distal hacia los órganos efectores del nervio. Se cree que están implicados los siguientes mecanismos: 1) los axones son atraídos por factores quimiotrópicos segregados por los neurilemocitos en el muñón distal, 2) hay factores estimulantes del crecimiento en el interior del muñón distal y 3) hay factores inhibidores en el perineuro para impedir que los axones abandonen el nervio.

La regeneración satisfactoria de los axones y el retorno a la función normal dependen de los siguientes factores:

1. En las lesiones nerviosas por aplastamiento, en las que el axón ha sido seccionado o está desprovisto de su irrigación pero las vainas endoneurales permanecen intactas, el proceso regenerativo puede ser muy satisfactorio.
2. En los nervios que han sido completamente seccionados hay una probabilidad mucho más baja de recuperación, porque las fibras regeneradoras a partir del muñón proximal pueden ser dirigidas a un destino incorrecto en el muñón distal, es decir, fibras cutáneas que se introducen en terminaciones nerviosas incorrectas o nervios motores que inervan músculos incorrectos.
3. Si la distancia entre los muñones proximal y distal del nervio completamente seccionado es mayor de unos pocos milímetros, o si el espacio queda relleno de tejido fibroso proliferante o queda sencillamente ocupado por los músculos adyacentes que protruyen en dicho espacio, las pro-

babilidades de recuperación son muy escasas. Los brotes axónicos que crecen hacia fuera se escapan al tejido conjuntivo circundante y forman una masa enmarañada o **neuroma**. En estos casos, la aproximación quirúrgica temprana de los extremos seccionados, si es posible, facilita en gran medida las probabilidades de recuperación.

4. Cuando los nervios mixtos (los que contienen fibras sensitivas, motoras y neurovegetativas) son completamente seccionados, las probabilidades de una buena recuperación son mucho menores que cuando el nervio es puramente sensitivo o puramente motor. La razón de este hecho es que las fibras que se regeneran a partir del muñón proximal pueden ser guiadas a un destino incorrecto en el muñón distal; por ejemplo, las fibras cutáneas pueden penetrar en tubos endoneurales motores, y viceversa.
5. La fisioterapia insuficiente sobre los músculos paralizados dará lugar a la degeneración antes de que los axones motores regeneradores los hayan alcanzado.
6. La presencia de una infección en el sitio de la herida interfiere de modo importante en el proceso de regeneración.

Si los muñones proximal y distal del nervio seccionado están bien yuxtapuestos, tienen lugar los siguientes procesos regenerativos (*véase* fig. 3-44). Los neurilemocitos, que habrán sufrido una división mitótica, llenan ahora el espacio en el interior de la lámina basal de los tubos endoneurales del muñón proximal, tan cerca como hasta el siguiente nódulo de Ranvier, y en el muñón distal tan lejos como los órganos efectores. Donde exista una pequeña brecha entre los muñones proximal y distal, los neurilemocitos en multiplicación forman cordones para rellenar la brecha.

Cada extremo del axón proximal produce entonces múltiples brotes finos o filamentos con puntas bulbosas. A medida que crecen, estos filamentos avanzan a lo largo de las hendiduras entre los neurilemocitos, y cruzan de este modo el intervalo entre los muñones nerviosos proximal y distal. Muchos de estos filamentos se introducen entonces en el extremo proximal de cada tubo endoneural y crecen en dirección distal en contacto con los neurilemocitos (fig. 3-47). Aunque los filamentos procedentes de muchos axones diferentes pueden introducirse en un único tubo endoneural, sólo persiste un filamento, el resto degenera, y este filamento crece en dirección distal para reinervar un órgano efector motor o sensitivo. Mientras cruzan la brecha entre las terminaciones nerviosas seccionadas, muchos filamentos no llegan a penetrar en el tubo endoneural y crecen hacia fuera, hacia el tejido conjuntivo circundante. Es interesante destacar que la formación de múltiples brotes o filamentos a partir de un único axón proximal aumenta mucho la probabilidad de que una neurona quede conectada a una terminación sensitiva o motora. No se conoce la razón por la cual se selecciona un filamento en el interior de un único tubo endoneural para que persista mientras el resto degenera.

Una vez que el axón ha alcanzado el órgano efector, los neurilemocitos adyacentes comienzan a formar una vaina de mielina. Este proceso se inicia en el sitio de la lesión original, y se extiende en dirección distal. Por este medio se forman los nódulos de Ranvier y las incisuras de Schmidt-Lanterman.

Pueden transcurrir muchos meses antes de que el axón alcance su órgano efector apropiado, dependiendo del sitio de la lesión nerviosa. Se ha calculado que la velocidad de crecimiento es de unos 2-4 mm/día. Sin embargo, si se toma en consideración el retraso que sufren los axones cuando cruzan el sitio de la lesión, es útil recordar para su uso una cifra de 1.5 mm/día de velocidad de regeneración global. Incluso en el caso de que se superen todas las dificultades antes indicadas y de que una neurona dada alcance el *órgano efector original*, el filamento axónico en crecimiento dentro del tubo endoneural sólo alcanza aproximadamente el 80% de

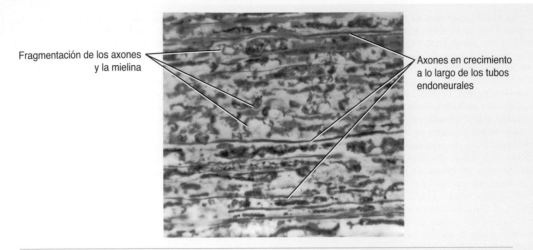

Fragmentación de los axones y la mielina

Axones en crecimiento a lo largo de los tubos endoneurales

Figura 3-47   Microfotografía de un corte longitudinal del muñón distal del nervio ciático que muestra degeneración y regeneración del axón después de una lesión (cortesía de: Dr. M. J. T. Fitzgerald).

su diámetro original. Por este motivo, la velocidad de conducción no será tan alta como la del axón original. Además, un axón motor dado tiende a inervar más fibras musculares que el antiguo; por ello, el control del músculo es menos preciso.

Regeneración de los axones en el sistema nervioso central

En el SNC hay un intento de regeneración de los axones, como se pone de manifiesto por los brotes de axones, pero el proceso cesa después de 2 semanas. La regeneración a larga distancia es rara, y los axones lesionados producen pocas sinapsis nuevas. No hay datos de que haya un restablecimiento de la función. El proceso de regeneración se detiene por la ausencia de tubos endoneurales (que son necesarios para guiar los axones en regeneración), por el fracaso de los oligodendrocitos para servir del mismo modo que los neurilemocitos y por el depósito de tejido cicatricial por los astrocitos activos. Se ha sugerido igualmente que hay una ausencia de factores de crecimiento del nervio en el SNC o que las células neurogliales pueden producir factores inhibidores del crecimiento del nervio.

La investigación ha mostrado que las láminas basales de los neurilemocitos contienen laminina y moléculas de adhesión celular de la familia de las inmunoglobulinas, y ambas estimulan el crecimiento axónico. El SNC contiene sólo concentraciones bajas de estas moléculas. En el embrión, cuando tiene lugar activamente el crecimiento del axón, tanto en el SNC como en el SNP hay factores promotores del crecimiento en ambos sistemas. Más adelante en el desarrollo, estos factores desaparecen en el SNC. La mielina en el SNC inhibe el crecimiento axónico, y es interesante destacar que la mielinización en dicho sistema tiene lugar en una etapa tardía en el proceso del desarrollo, cuando se ha completado el crecimiento de las principales vías nerviosas.

Los axones centrales pueden no ser tan buenos para la regeneración como los axones periféricos. En cultivo tisular, los axones periféricos tienen mayor éxito en el crecimiento que los axones centrales. Además, la capacidad de los axones centrales para crecer disminuye con el envejecimiento.

INVESTIGACIÓN NEUROBIOLÓGICA EN LA REGENERACIÓN DEL SISTEMA NERVIOSO CENTRAL

Como una lesión traumática en el SNC produce discapacidades tan devastadoras que en gran medida son irreversibles,

los neurobiólogos estimulan con entusiasmo la investigación en este campo. No hay duda de que existen diferencias entre el ambiente del SNC y el SNP. Además, la capacidad de los axones centrales para regenerarse en los vertebrados inferiores, como las ranas, es un enorme estímulo para futuros trabajos.

La investigación ha emprendido las siguientes direcciones:

1. Se han introducido moléculas presentes en el SNP, como lamininas y neurotropinas, en el SNC, en el lugar de la lesión, para promover el crecimiento axónico.
2. Se han injertado neurilemocitos en el SNC, y se ha observado que los axones centrales crecen hacia el interior del injerto.
3. Se han realizado esfuerzos para reducir los factores inhibidores presentes en el SNP. Se ha llevado a cabo la infusión de anticuerpos en el sitio de la lesión, con un cierto éxito.
4. Se ha utilizado con éxito la introducción de antiinflamatorios para suprimir la respuesta neuroglial y de los monocitos. En la actualidad se utiliza a menudo la **metilprednisolona** en cuanto es posible después del incidente en todos los pacientes con lesión de la médula espinal.

Aunque todavía se deben realizar muchos estudios, la combinación de tratamientos puede proporcionar el retorno de parte de la función a los pacientes con lesiones en el SNC.

Degeneración transneuronal

En la sección anterior se han considerado las respuestas a la lesión de una neurona única. En el SNC, si resulta lesionado un grupo de neuronas, un segundo grupo más adelante en la misma vía, con la misma función, también puede presentar cambios degenerativos. **Este fenómeno recibe la denominación de *degeneración transneuronal anterógrada*.** Por ejemplo, si resultan seccionados los axones de las células ganglionares de la retina, no sólo sufren degeneración los extremos distales de los axones que van a los cuerpos geniculados laterales, sino que también sufren degeneración las neuronas de los cuerpos geniculados laterales con los que forman sinapsis estos axones. De hecho, un nuevo grupo de neuronas puede verse implicado en el proceso degenerativo en la corteza visual.

En situaciones en el SNC en las que múltiples neuronas establecen sinapsis con una neurona distal única, la lesión en una de las neuronas proximales no produce la degeneración de la neurona distal.

La experimentación con animales con lesiones artificiales del SNC ha mostrado que puede producirse una **degeneración transneuronal retrógrada** en ciertas situaciones.

Degeneración neuronal asociada con el envejecimiento

Muchas neuronas degeneran y desaparecen durante el desarrollo fetal. Se cree que este proceso se debe a su fracaso para establecer conexiones funcionales adecuadas. Durante la vida posnatal sigue produciéndose una degeneración neuronal gradual. En la edad avanzada, una persona puede haber perdido hasta el 20% del número original de neuronas. Esto puede explicar, en cierta medida, la pérdida de eficiencia del SNC que se asocia con el envejecimiento.

Atrofia del músculo voluntario y de otros órganos efectores después de la degeneración nerviosa periférica

El músculo voluntario experimenta cambios degenerativos después de la sección de un nervio motor. Primero, se produce una alteración en la respuesta de la ACh, seguida de una pérdida gradual del sarcoplasma y, por último, pérdida de las fibrillas y de las estriaciones. Por último, el músculo se atrofia totalmente y queda sustituido por tejido fibroso. La reinervación del músculo detiene su degeneración y, si no está demasiado avanzada la atrofia, se recuperan la estructura y la función normales.

Además, si el nervio motor que inerva las fibras musculares voluntarias rápidas es intercambiado por un nervio motor que inerva fibras musculares voluntarias rojas lentas, las fibras musculares cambian sus propiedades estructurales y funcionales para ajustarse al nuevo tipo de inervación. Este resultado experimental sugiere que no sólo las células musculares voluntarias dependen de la presencia de nervios motores intactos, sino que también el nervio debe tener alguna influencia trófica sobre el músculo e incluso determina el tipo de músculo que inerva.

Otro órgano efector, la papila gustativa, depende también de la integridad del nervio sensitivo. Si se secciona el nervio, se atrofia rápidamente la papila gustativa. Una vez que se regenera el nervio sensitivo en la mucosa, se desarrollan nuevas papilas gustativas.

Lesiones traumáticas de los nervios periféricos

Seddon (1944) describió tres tipos clínicos de lesión nerviosa:

* *Neuropraxia* es un bloqueo transitorio. La parálisis es incompleta, la recuperación rápida y completa, y no hay datos microscópicos de degeneración nerviosa. La presión es la causa más habitual. Es esencialmente una interferencia temporal de la función.
* *Axonotmesis* es una lesión nerviosa en la que los axones son dañados pero las vainas circundantes de tejido conjuntivo permanecen más o menos intactas. Se produce periféricamente una degeneración walleriana. La recuperación funcional es más rápida y más completa que después de la sección completa del tronco nervioso porque las fibras nerviosas, aunque están gravemente dañadas, en su mayor parte mantienen sus relaciones anatómicas normales entre sí, debido a la preservación de las vainas del tejido conjuntivo. Las lesiones por aplastamiento, tracción y compresión son las causas más frecuentes.
* *Neurotmesis* es la sección completa del tronco nervioso.

Síntomas y signos de la neurotmesis

La sección total de un nervio periférico se puede ver en la clínica como parálisis o anestesia. La magnitud de la lesión se evalúa por la respuesta de los reflejos, la fuerza muscular y la distribución de la pérdida de sensibilidad cutánea.

CAMBIOS MOTORES

Los músculos que son inervados muestran parálisis flácida y rápida atrofia. Los reflejos en los que participan los músculos se pierden. El músculo paralizado deja de responder a la estimulación farádica después de 4-7 días. Después de 10 días, el músculo responde lentamente a la estimulación galvánica, y la fuerza de la corriente ha de ser mayor que la que se requiere en un músculo inervado normal. Esta respuesta alterada del músculo a la estimulación eléctrica se conoce como *reacción de degeneración*.

CAMBIOS SENSITIVOS

Hay una pérdida total de la sensibilidad cutánea sobre el área inervada exclusivamente por el nervio. Esta área se halla rodeada por una zona de pérdida sensitiva parcial en la que se superponen nervios adyacentes. El área cutánea en la que se pierde la sensibilidad al tacto leve es mucho mayor que la del área de sensibilidad protopática.

CAMBIOS VASOMOTORES, SUDOMOTORES Y TRÓFICOS

La sección de un nervio periférico da lugar a la interrupción de las fibras simpáticas posganglionares que viajan en el nervio. Como resultado de la pérdida del control vascular, el área de la piel se vuelve al principio roja y caliente. Luego, el área afectada se vuelve azul y más fría de lo normal, especialmente en climas fríos. Por la pérdida del control sudomotor, las glándulas sebáceas dejan de producir sudor, y la piel se vuelve seca y escamosa. El crecimiento de las uñas se retrasa como resultado directo de una mala circulación periférica. Si queda desinervada una gran área del cuerpo, como en los casos de sección del nervio ciático, los huesos sufren descalcificación como consecuencia de la falta de uso y la pérdida del control circulatorio.

NEUROTMESIS Y RECUPERACIÓN

Suponiendo que el nervio periférico seccionado haya sido suturado cuidadosamente, el médico ha de conocer los síntomas y signos de recuperación y su secuencia.

RECUPERACIÓN MOTORA

Los axones motores en regeneración crecen a una velocidad promedio de unos 1.5 mm/día. Los músculos proximales se recuperan primero y los músculos distales después. Los músculos pueden responder a la estimulación farádica antes de recuperar el control voluntario.

RECUPERACIÓN SENSITIVA

La recuperación sensitiva se produce antes que la del movimiento voluntario. La parte del nervio distal a la sección se vuelve muy sensible a la estimulación mecánica una vez que los axones sensitivos en regeneración han entrado en el segmento distal. Un simple contacto en el tronco nervioso distal da lugar a la sensación de parestesias en el área de distribución cutánea del nervio. Este signo se llama *signo de Tinel*. La recuperación de la sensibilidad cutánea profunda (es decir, dolor causado por compresión profunda) es el primer signo de recuperación. Luego regresa el dolor cutáneo superficial mal localizado. El control vasomotor también regresa en ese momento. Después se recuperan la sensibilidad al frío y al calor. El tacto ligero y la discriminación táctil son las últimas sensaciones en recuperarse; estas sensaciones vuelven muchos meses más tarde y, con frecuencia, son incompletas.

Lesiones de nervios espinales específicos

La tabla 3-3 resume las características importantes halladas en los síndromes de la raíz cervical y lumbosacra (una descripción detallada de los déficits neurológicos tras diferentes lesiones de nervios espinales observadas en la práctica clínica está fuera del alcance de este libro). También se incluyen tablas que resumen los ramos de los plexos braquial (tabla 3-4) y lumbar y

Tabla 3-3 Características importantes de los síndromes radiculares cervicales y lumbosacros

Lesión radicular	Dolor dermatómico	Músculos inervados	Debilidad de movimientos	Reflejos afectados
C5	Cara lateral de la parte superior del brazo	Deltoides y bíceps braquial	Abducción del hombro, flexión del codo	Bicipital
C6	Cara lateral del antebrazo	Extensores radiales largo y corto del carpo	Extensores de la muñeca	Braquiorradial
C7	Dedo medio	Tríceps y flexor radial del carpo	Extensión del codo y flexión de la muñeca	Tricipital
C8	Cara medial del antebrazo	Flexor superficial y flexor profundo de los dedos	Flexión de los dedos	Ninguno
L1	Ingle	Iliopsoas	Flexión de la cadera	Cremastérico
L2	Parte anterior del muslo	Iliopsoas, sartorio, aductores de la cadera	Flexión y aducción de la cadera	Cremastérico
L3	Cara medial de la rodilla	Iliopsoas, sartorio, cuádriceps, aductores de la cadera	Flexión de la cadera, extensión de la rodilla, aducción de la cadera	Patelar
L4	Cara medial de la pantorrilla	Tibial anterior, cuádriceps	Inversión del pie, extensión de la rodilla	Patelar
L5	Cara lateral de la parte inferior de la pierna y dorso del pie	Extensor largo del primer dedo del pie, extensor largo de los dedos del pie	Extensión de los dedos del pie, dorsiflexión del tobillo	Ninguno
S1	Borde lateral del pie	Gastrocnemio, sóleo	Flexión plantar del tobillo	Aquíleo
S2	Parte posterior del muslo	Flexor largo de los dedos del pie, flexor del primer dedo del pie	Flexión plantar del tobillo, flexión de los dedos del pie	Ninguno

sacro (tabla 3-5) y su distribución. Estas tablas pueden ayudar al lector a determinar la lesión nerviosa específica asociada con un déficit motor o sensitivo particular en los miembros superiores o inferiores.

Las lesiones de los nervios craneales se consideran en el capítulo 11.

Algunos principios clínicos básicos en las lesiones de los nervios periféricos

- En las heridas abiertas y sucias, en las que hay un elevado riesgo de infección, debe ignorarse el nervio seccionado y tratarse la infección de la herida. Luego, cuando la herida haya cicatrizado satisfactoriamente, se debe explorar el nervio y suturar sus extremos seccionados.
- En un paciente con una herida cicatrizada y sin datos de recuperación del nervio, el tratamiento debe ser conservador. Debe permitirse a las fibras nerviosas que transcurra un tiempo suficiente para que alcancen los músculos proximales. Si no se produce la recuperación, se debe explorar el nervio quirúrgicamente.
- En los casos en los que se llegue a interponer tejido conjuntivo, fragmentos óseos o músculos entre los extremos de un nervio seccionado, se debe explorar el nervio; si es posible, se aproximan los extremos cortados y se suturan.
- Debe mantenerse la nutrición de los músculos paralizados con una fisioterapia adecuada. Los baños calientes, el masaje y la ropa cálida ayudan a mantener la circulación adecuada.
- No se debe permitir que los músculos paralizados queden estirados por los músculos antagonistas o por la fuerza de la gravedad. Además, el acortamiento excesivo de los músculos paralizados lleva a su contractura.

- Debe preservarse la movilidad por medio de movimientos pasivos diarios de todas las articulaciones en el área afectada. Si no se hace, se producirá la formación de adherencias y la consiguiente limitación del movimiento.

Una vez que vuelve el movimiento voluntario a los músculos más proximales, el fisioterapeuta puede ayudar al paciente a la realización de ejercicios activos. Así no sólo se ayuda al retorno de una circulación normal a la parte afectada, sino que también a que el paciente aprenda de nuevo la complicada función muscular de los movimientos especializados.

Trasplante de nervio

Se han usado injertos nerviosos con cierto éxito para restablecer el tono muscular en la parálisis del nervio facial. En las lesiones nerviosas mixtas, los injertos nerviosos han tenido éxito sólo en el restablecimiento de la función sensitiva y una ligera actividad muscular. La presencia de dos líneas de sutura y la mayor posibilidad de mezcla de las fibras nerviosas es, probablemente, la razón de la falta de éxito en los injertos nerviosos. En la mayoría de las lesiones nerviosas, incluso en el caso de que la separación entre los extremos proximal y distal sea hasta de 10 cm, suele ser posible movilizar el nervio o alterar su posición en relación con las articulaciones, de modo que puedan juntarse los extremos proximal y distal sin una tensión excesiva; a continuación, se suturan los extremos.

Tumores de los nervios periféricos

Un nervio periférico está formado esencialmente por fibras nerviosas (axones), cada una de las cuales se asocia con neurilemocitos; las fibras son mielinizadas o no mielinizadas. Las

Tabla 3-4 Ramos del plexo braquial y su distribución

Ramos	Distribución
Raíces	
Nervio escapular dorsal (C5)	Músculos romboides menor, romboides mayor y elevador de la escápula.
Nervio torácico largo (C5-C7)	Músculo serrato anterior.
Tronco superior	
Nervio subescapular (C5-C6)	Músculos supraespinoso e infraespinoso.
Nervio subclavio (C5-C6)	Músculo subclavio.
Fascículo lateral	
Nervio pectoral lateral (C5-C7)	Músculo pectoral mayor.
Nervio musculocutáneo (C5-C7)	Músculos coracobraquial, bíceps braquial, braquial; inerva la piel a lo largo del borde lateral del antebrazo cuando se convierte en el nervio cutáneo lateral del antebrazo.
Raíz lateral del nervio mediano (C5-C7)	*Véase* raíz medial del nervio mediano.
Fascículo posterior	
Nervio subescapular superior (C5-C6)	Músculo subescapular.
Nervio toracodorsal (C6-C8)	Músculo dorsal ancho.
Nervio subscapular inferior (C5-C6)	Músculos subescapular y redondo mayor.
Nervio axilar (C5-C6)	Músculos deltoides y redondo menor; el nervio cutáneo superoexterno del brazo inerva la piel de la mitad inferior del músculo deltoides.
Nervio radial (C5-C8, T1)	Tríceps, ancóneo, parte del braquial, braquiorradial, extensor radial largo del carpo; por el ramo del nervio radial profundo inerva los músculos extensores del antebrazo: supinador, extensor radial corto del carpo, extensor cubital del carpo, extensor de los dedos, extensor del meñique, extensor del índice, abductor largo del pulgar, extensor largo del pulgar, extensor corto del pulgar; piel, nervio cutáneo inferoexterno del brazo, nervio cutáneo posterior del brazo, y nervio cutáneo posterior del antebrazo; piel de la cara lateral del dorso de la mano y superficie dorsal de los 3½ dedos externos; ramos articulares de codo, muñeca y mano.
Fascículo medial	
Nervio pectoral medial (C8, T1)	Músculos pectorales mayor y menor.
Nervio cutáneo braquial medial unido por el nervio braquial intercostal del segundo nervio intercostal (C8, T1-T2)	Piel de la cara medial del brazo.
Nervio cutáneo medial del antebrazo (C8, T1)	Piel del lado medial del antebrazo.
Nervio cubital (C8, T1)	Flexor cubital del carpo y mitad medial del flexor profundo de los dedos, flexor del meñique, oponente del meñique, abductor del meñique, aductor del pulgar, tercero y cuarto lumbricales, interóseos, palmar corto, piel de la mitad medial del dorso de la mano y palma, piel de las superficies palmar y dorsal de los 1½ dedos internos.
La raíz medial del nervio mediano (con la raíz lateral) forma el nervio mediano (C5-C8, T1)	Pronador redondo, flexor radial del carpo, palmar largo, flexor superficial de los dedos, abductor corto del pulgar, flexor corto del pulgar, oponente del pulgar, dos primeros lumbricales (por el ramo interóseo anterior), flexor largo del pulgar, flexor profundo de los dedos (mitad externa), pronador cuadrado, ramo palmar cutáneo a la mitad lateral de la palma y ramos digitales a la superficie palmar de los 3½ dedos laterales; ramos articulares a las articulaciones de codo, muñeca y carpo.

Tabla 3-5 Ramos de los plexos lumbar y sacro y su distribución

Ramos	Distribución
Nervio femoral (L2-L4)	Músculos ilíaco, pectíneo, sartorio y cuádriceps femoral; piel, nervios cutáneo medial y cutáneo intermedio del muslo, nervio safeno de la cara medial de la pierna, lado medial del pie hasta el primer dedo, ramos articulares de las articulaciones de la cadera y las rodillas.
Nervio obturator (L2-L4)	Músculos pectíneo, aductor largo, aductor corto, aductor mayor (porción aductora), recto interno; piel, cara medial del muslo; ramos articulares de las articulaciones de la cadera y las rodillas.
Nervio ciático (L4-L5, S1-S3)	
Nervio peroneo común	Músculo bíceps femoral (porción corta); piel, nervio cutáneo lateral de la pantorrilla, ramo sural comunicante de la cara externa de la pierna, cara lateral del pie y dedo pequeño.
Nervio peroneo superficial	Músculos peroneo largo y corto, parte inferior de la pierna y dorso del pie.
Nervio peroneo profundo	Músculos tibial anterior, extensor del primer dedo, extensor largo de los dedos, peroneo anterior, extensor corto de los dedos; piel, hendidura entre el primero y segundo dedos del pie; ramos articulares de las articulaciones tibioperonea, del tobillo y del pie.
Nervio tibial	Músculos semitendinoso, bíceps femoral (porción larga), semimembranoso, aductor mayor (porciones isquiotibiales), gastrocnemio, sóleo, plantar, poplíteo, tibial posterior, flexor largo de los dedos, flexor del primer dedo; piel, cara medial del tobillo; ramos articulares de las articulaciones de la cadera, la rodilla y el tobillo.
Nervio plantar medial	Abductor del primer dedo, flexor corto de los dedos, flexor corto del primer dedo, primer lumbrical; piel, cara medial de la planta del pie; ramos articulares de las articulaciones del pie.
Nervio plantar lateral	Músculos flexor accesorio, abductor del quinto dedo, flexor del quinto dedo, segundo, tercero y cuarto lumbricales, aductor del primer dedo, todos los músculos interóseos; piel, cara lateral de la planta del pie.

fibras nerviosas se disponen en fascículos paralelos y éstos se hallan rodeados por vainas de tejido conjuntivo.

Un **fibroma benigno** o **sarcoma maligno** puede aparecer en el tejido conjuntivo del nervio, y no difieren de tumores similares en otros sitios. Se cree que los **neurilemomas** se originan a partir de neurilemocitos. Aparecen en cualquier tronco nervioso, craneal o espinal, y en cualquier parte de su curso. Los tumores primarios de los axones son muy infrecuentes.

Vasos sanguíneos, linfáticos y espacios endoneurales en el interior de los nervios periféricos

Los nervios periféricos reciben ramas de las arterias de las regiones por las que pasan. La malla anastomótica que existe en el interior de un nervio es considerable, y no se produce isquemia local si se obstruye una sola arteria.

Dentro de los tejidos conjuntivos del epineuro hay un plexo de vasos linfáticos que drenan en los ganglios linfáticos regionales.

Como muestran los resultados de experimentos en los que se han inyectado colorantes en los nervios periféricos, hay espacios entre cada fibra nerviosa. Parece haber pocas dudas de que estos espacios endoneurales sirven de ruta potencial para el ascenso de la **toxina tetánica** a la médula espinal.

Acción de los anestésicos locales sobre la conducción nerviosa

Los anestésicos locales son fármacos que bloquean la conducción nerviosa cuando se aplican localmente en una fibra nerviosa en concentraciones adecuadas. Su sitio de acción es el axolema (membrana plasmática) e interfieren en el aumento transitorio de la permeabilidad del axolema a los iones de Na^+, K^+ y otros. La sensibilidad de las fibras nerviosas a los anestésicos loca-

les depende del tamaño de dichas fibras (*véase* tabla 3-2). Las fibras nerviosas pequeñas son más susceptibles que las grandes; las fibras pequeñas también se recuperan más lentamente.

La cocaína se usó clínicamente para bloquear la conducción nerviosa. Lamentablemente, es un potente estimulador de la corteza cerebral y causa fácilmente adicción. La **procaína** es un compuesto sintético muy usado como anestésico local.

Recuperación aparente de la función del sistema nervioso central después de una lesión

La regeneración axónica en el encéfalo y en la médula espinal es mínima después de una lesión; sin embargo, con frecuencia se produce una recuperación funcional considerable. Existen varias explicaciones, y puede haber más de un mecanismo implicado.

1. La función de las fibras nerviosas puede verse interferida como consecuencia de la compresión por el líquido de edema. Una vez remitido el edema, puede producirse la recuperación sustancial.
2. La fibra nerviosa dañada proximal a la lesión puede formar nuevas sinapsis con neuronas vecinas sanas.
3. Después de una lesión en los ramos de un nervio, todos los neurotransmisores pueden pasar a los ramos que quedan, produciéndose un mayor efecto.
4. Después de la lesión de una neurona aferente, puede desarrollarse un mayor número de sitios receptores en la membrana postsináptica. Lo anterior puede hacer que una segunda neurona responda a sustancias neurotransmisoras de las neuronas vecinas.
5. Las neuronas no funcionantes pueden hacerse cargo de la función de las neuronas dañadas.
6. La fibra nerviosa dañada proximal a la lesión puede formar nuevas sinapsis con neuronas vecinas sanas.

7. Las fibras nerviosas vecinas sanas pueden dar ramos distales a la lesión, que siguen luego la vía previamente ocupada por las fibras dañadas.
8. Si una función particular, como la contracción del músculo voluntario, se encuentra inervada por dos vías neurales en el SNC y una vía está dañada, la parte remanente no dañada de la vía puede hacerse cargo de la función en su totalidad. Así, es concebible que si el tracto corticoespinal resulta lesionado, el fascículo corticorreticuloespinal pueda hacerse cargo del papel principal del control del movimiento muscular.
9. Mediante fisioterapia intensiva se puede entrenar a los pacientes para que usen otros músculos con el fin de compensar la pérdida de los músculos paralizados.

Herpes zóster

El herpes zóster es una afección relativamente frecuente causada por la reactivación del virus de la varicela zóster latente en un paciente que previamente ha tenido varicela. La infección se encuentra en la primera neurona sensitiva en un nervio craneal o espinal. La lesión se observa como una inflamación y degeneración de la neurona sensitiva, con formación de vesículas e inflamación de la piel. El primer síntoma es dolor en la distribución de la neurona sensitiva, seguido a los pocos días de una erupción cutánea. La afección se observa con mayor frecuencia en los pacientes de más de 50 años de edad.

Polineuropatía

La polineuropatía es el deterioro de la función de muchos nervios periféricos de modo simultáneo. Existen muchas causas, como infecciones (endotoxina de la difteria, síndrome de Guillain-Barré [*véase* el caso clínico al comienzo del capítulo]), trastornos metabólicos (deficiencia de vitaminas B_1 y B_{12}, intoxicación por metales pesados, fármacos) y trastornos endocrinos (diabetes). Puede producirse una degeneración axónica o desmielinización segmentaria, y afectarse el cuerpo de la neurona. En los casos leves, la afección es reversible, pero en los casos graves llega a ser permanente. Puede haber síntomas y signos sensitivos y motores manifiestos.

Receptores

Por todo el cuerpo se hallan distribuidas terminaciones sensitivas tanto en las áreas somáticas como en las viscerales. Por fortuna, se hallan muy ampliamente distribuidas, y así permiten que la persona reaccione a los cambios en el ambiente externo e interno.

Para establecer un diagnóstico o estudiar el efecto del tratamiento sobre el proceso de una enfermedad, el médico se basa casi completamente en la capacidad de los pacientes para describir los cambios en las sensaciones subjetivas o para responder a estímulos específicos durante la exploración física. Estas descripciones, como "dolor como si me clavaran un cuchillo", "dolor sordo", "dolor cólico", "hormigueo" y "no siento nada", resultan muy familiares para el médico. Cada tipo de sensación principal que pueda ser experimentada, como dolor, temperatura y tacto o presión, se llama *modalidad de la sensación*. El tipo de modalidad sentida por un paciente a partir de una parte particular del cuerpo viene determinado por el área específica del SNC al que llega la fibra nerviosa aferente. Sin embargo, es clínicamente útil recordar que los axones que transmiten modalidades específicas se asocian con uno o más receptores anatómicamente distintos (tabla 3-6).

Receptores sensitivos y envejecimiento

Con una esperanza de vida en aumento, muchos pacientes alcanzan en la actualidad una edad en la que la degeneración de los receptores sensitivos puede causar desequilibrio. Esta

Tabla 3-6 Receptores y funciones asociadas

Receptor	Función asociada
Terminaciones nerviosas libres	Sensibilidad al dolor, tacto, presión, cosquilleo y, posiblemente, frío y calor
Discos de Merkel	Tacto y presión
Receptores de los folículos pilosos	Tacto
Corpúsculos de Meissner	Tacto (discriminación táctil de dos puntos)
Corpúsculos de Pacini	Presión y vibración
Corpúsculos de Ruffini	Estiramiento
Husos neuromusculares	Elongación (estiramiento) del músculo
Husos neurotendinosos	Tensión

edad crítica varía según las diferentes personas, pero una vez que comienza, hay un deterioro progresivo en los sistemas sensitivos que afecta no sólo a los aparatos visual y auditivo, sino también a la propiocepción y a la capacidad para integrar la información aferente que entra en el SNC.

Exploración de la modalidad sensitiva

Una exploración física precisa permite al neurólogo hacer un diagnóstico preciso. Puede determinar si una sensibilidad particular puede ser apreciada o si es inferior a la normal. El médico podrá determinar el área precisa de la superficie del cuerpo en la que se encuentra el deterioro de la sensibilidad. En general, se exploran las siguientes sensibilidades:

1. **Tacto superficial.** Se explora aplicando un estímulo táctil suave sobre la piel con un hisopo de algodón; el paciente mantiene cerrados los ojos y responde "sí" cuando siente el estímulo. Es importante comprender que las diferentes áreas de la piel muestran en general umbrales diferentes al tacto. La espalda y las nalgas son menos sensibles que la cara o las puntas de los dedos. En las superficies pilosas, suele percibirse el más mínimo movimiento de un pelo.
2. **Localización del tacto.** Una vez que el paciente detecta el tacto superficial con los ojos cerrados, se pide que ponga un dedo en el sitio exacto que ha sido tocado. El hecho de no poder hacerlo puede deberse a daño en la corteza cerebral.
3. **Discriminación táctil entre dos puntos.** Se aplican sobre la piel dos estímulos romos mientras el paciente mantiene los ojos cerrados. Gradualmente, se aproximan los puntos hasta que el paciente ya no sea capaz de distinguir los dos puntos como separados. Una persona sana es capaz de distinguir dos puntos separados en la punta del dedo índice cuando la separación es mayor de 3 mm. En la espalda, por el contrario, han de estar separados hasta por 3-4 cm.
4. **Dolor.** Puede tocarse la piel con la punta de un alfiler. Primero se establece el umbral del dolor, y a continuación se pueden cartografiar o mapear las áreas en las que hay una menor sensibilidad al dolor o en las que éste puede faltar. Es aconsejable aplicar el estímulo de modo irregular, utilizando primero el extremo afilado del alfiler y luego la cabeza roma, y el paciente responda "pincha" o "toca". En ciertas enfermedades, como en la tabes dorsal o la

polineuropatía (polineuritis), hay un retraso de hasta 3 s antes de que el paciente reconozca el dolor agudo.

5. **Dolor por presión.** Este dolor mal localizado se percibe por presión profunda en un músculo o al comprimir un tendón.

6. **Prueba de la temperatura.** Pueden usarse tubos de ensayo llenos de agua caliente o fría. Cuando se aplican los tubos de ensayo a la piel, el paciente responde "frío" o "caliente". Primero, se establece el umbral de temperatura, y luego se cartografían las áreas en las que esté disminuida o ausente la sensibilidad a la temperatura.

7. **Vibración.** Cuando se aplica el mango de un diapasón vibrando sobre la piel que descansa sobre un hueso (p. ej., maléolo interno de la tibia u olécranon del cúbito), se percibe una sensación de hormigueo. Se debe a la estimulación de los receptores de presión superficiales y profundos. Se pide al paciente que responda cuándo siente primero la vibración y cuándo ya no la detecta. La percepción de la vibración en las piernas suele estar disminuida después de los 60 años de edad.

8. **Apreciación de la forma (estereognosia).** Con el paciente con los ojos cerrados, el explorador pone objetos comunes, como monedas o llaves, en sus manos. El paciente debe ser capaz de identificar los objetos moviéndolos en la mano y palpándolos con los dedos.

9. **Movimientos pasivos de las articulaciones.** Puede llevarse a cabo esta prueba en los dedos de la mano o de los pies. Con el paciente completamente relajado y en posición de decúbito supino y con los ojos cerrados, se flexiona o extiende el dedo de modo irregular. Después de cada movimiento se pregunta al paciente: "¿está el dedo hacia arriba o hacia abajo?". Una persona sana no sólo puede determinar que tiene lugar el movimiento pasivo, sino que también percibe la dirección del movimiento.

10. **Sensibilidad postural.** Es la capacidad para describir la posición de un miembro cuando se coloca en una posición dada, con el paciente con los ojos cerrados. Otro modo de realizar la prueba es indicando al sujeto que cierre los ojos y ponga el miembro contralateral en la misma posición. Se comprenderá más plenamente la aplicación y la interpretación de los resultados de estas pruebas cuando se hayan analizado las vías ascendentes o sensitivas (*véase* capítulo 4).

Miembro fantasma

En cualquier localización en la que se estimule una vía sensitiva particular a lo largo de su curso, desde el receptor hasta la corteza sensitiva del cerebro, la sensación experimentada por la persona se refiere al sitio del receptor. Por ejemplo, si se estimulan las fibras dolorosas de los receptores en el dedo meñique en el nervio cubital a la altura del codo, la persona experimentará dolor en el dedo meñique y no en el codo.

Tras la amputación de un miembro, el paciente puede presentar dolor intenso en el miembro ausente debido a presión sobre las fibras nerviosas en el extremo del muñón. Este fenómeno recibe clínicamente el nombre de ***miembro fantasma***.

Acción de los fármacos y de otras sustancias sobre las uniones neuromusculares esqueléticas

La tabla 3-7 proporciona algunos ejemplos de fármacos y de enfermedades que afectan a las placas terminales motoras en el músculo esquelético.

Fármacos bloqueadores neuromusculares

La ***d-tubocurarina*** produce una parálisis flácida del músculo esquelético que afecta primero a los músculos extrínsecos del ojo y luego a los de la cara, los miembros y, por último, el diafragma. La dimetiltubocurarina, la galamina y el benzoquinonio tienen efectos similares.

Tabla 3-7 Fármacos y enfermedades que afectan a las placas terminales motoras del músculo esquelético

Fármaco o enfermedad	Aumento de la liberación de ACh	Disminución de la liberación de ACh	Acción sobre los receptores de ACh		
			Bloqueo de la despolarización	Bloqueo del receptor de ACh	Inhibición de la AChE
Fármaco					
4-aminopiridinas	Sí				
Clorhidrato de guanidina	Sí				
Succinilcolina			Sí		
d-tubocurarina				Sí	
Dimetiltubocurarina				Sí	
Galamina				Sí	
Benzoquinonio				Sí	
Fisostigmina					Sí
Neostigmina					Sí
Enfermedad					
Toxina botulínica		Sí			
Miastenia grave			Destrucción de los receptores		

ACh, acetilcolina; AChE, acetilcolinesterasa.

Estos fármacos se combinan en los sitios receptores en la membrana postsináptica normalmente utilizados por la ACh y, de este modo, bloquean la acción neurotransmisora de la ACh. Por consiguiente, reciben el nombre de *agentes bloqueadores competitivos*, ya que compiten por el mismo sitio receptor que la ACh. Cuando estos fármacos son metabolizados lentamente, la parálisis cede.

El **decametonio** y la **succinilcolina** también paralizan el músculo esquelético, pero su acción difiere con respecto a la de los fármacos bloqueadores competitivos porque producen su efecto provocando la despolarización de la placa terminal motora. Al actuar como la ACh, causan la despolarización de la membrana postsináptica, y el músculo se contrae una vez. Le sigue una parálisis flácida y luego un bloqueo de la actividad neuromuscular. Aunque la acción bloqueadora persiste durante cierto tiempo, los fármacos son metabolizados y la parálisis cede. La parálisis real está producida por la despolarización continuada de la membrana postsináptica. Debe recordarse que la despolarización continua no produce una contracción muscular esquelética continua. Antes de que pueda producirse una nueva despolarización, ha de tener lugar la repolarización.

Los agentes bloqueadores neuromusculares se usan junto con los anestésicos generales para producir el grado de relajación muscular deseada sin necesidad de emplear grandes dosis de anestésicos generales. Dado que quedan paralizados los músculos respiratorios, es esencial disponer de un sistema apropiado de respiración artificial.

Anticolinesterasas

La **fisostigmina** y la **neostigmina** tienen la capacidad de combinarse con la AChE e impedir que la esterasa inactive la ACh. Además, la neostigmina tiene una acción estimuladora directa sobre el músculo esquelético. Las acciones de ambos fármacos son reversibles, y se han usado con éxito en el tratamiento de la miastenia grave.

Toxinas bacterianas

La bacteria ***Clostridium botulinum***, el agente causal de ciertos casos de intoxicación alimentaria, produce una toxina que inhibe la liberación de ACh en la unión neuromuscular. La muerte se produce por parálisis de los músculos respiratorios. El curso de la enfermedad puede mejorarse con la administración de gluconato de calcio o guanidina, que promueven la liberación de ACh de las terminaciones nerviosas.

Nervio motor y músculo esquelético

El nervio motor no sólo controla la actividad del músculo que inerva, sino que su integridad es esencial para el mantenimiento normal del músculo. Después de la sección de un nervio motor, las fibras musculares rápidamente se atrofian y son sustituidas por tejido conjuntivo. Puede reducirse la masa total del músculo en ¾ partes en tan sólo 3 meses. Este grado de atrofia no se produce si el músculo es simplemente inmovilizado, es decir, no es sólo una atrofia por desuso. Es manifiesto que el mantenimiento de un músculo normal depende de la recepción continuada de ACh en la membrana postsináptica en la unión neuromuscular.

Hipersensibilidad por desinervación del músculo esquelético

Después de unas 2 semanas de desinervación, las fibras del músculo esquelético responden a la ACh aplicada externamente en sitios distintos a las uniones neuromusculares. Esta hipersensibilidad podría explicarse porque se han desarrollado muchos nuevos receptores de acetilcolina a lo largo de las fibras musculares después de la desinervación.

Miastenia grave

La miastenia grave es una enfermedad frecuente caracterizada por la caída de los párpados superiores (ptosis), visión doble (diplopia), dificultad en la deglución (disfagia), dificultad para hablar (disartria) y debilidad y fatiga muscular generalizadas. Inicialmente, la enfermedad afecta con mayor frecuencia a los músculos oculares y faríngeos, y los síntomas pueden aliviarse con el reposo. En su forma progresiva, la debilidad empeora de forma continua y finalmente se produce la muerte.

La afección es una enfermedad autoinmunitaria en la que se producen anticuerpos contra los receptores nicotínicos de la ACh en la membrana postsináptica. Se desconoce la causa de esta alteración autoinmunitaria. Los anticuerpos interfieren en la transmisión sináptica al reducir el número de receptores o bloquear la interacción de la ACh con sus receptores. El tamaño de los pliegues de la unión también se halla reducido, y está aumentada la anchura de la hendidura sináptica. En conjunto, estos cambios dan lugar a una menor amplitud de los potenciales de la placa terminal. Puede aliviarse temporalmente el trastorno mediante agentes que inhiben la AChE, como la **neostigmina**, lo que potencia la acción de la ACh.

En los adultos con miastenia grave, cerca del 70% muestran signos de hiperplasia tímica. En el timo maduran los linfocitos T, que median en la protección inmunitaria. La síntesis excesiva de hormonas tímicas que estimulan el desarrollo de linfocitos T puede contribuir a la respuesta autoinmunitaria.

Puede haber una forma congénita rara de miastenia grave desde el nacimiento, y en esta forma no hay anticuerpos anómalos presentes. Las causas de la enfermedad congénita incluyen una deficiencia de acetilcolinesterasa en las placas terminales motoras, un trastorno en la liberación de ACh, una alteración de la capacidad de los receptores para interactuar con la ACh y un menor número de receptores de ACh.

Parálisis hipocalémica y parálisis hipercalémica periódica

La parálisis hipocalémica y la parálisis hipercalémica periódica son enfermedades debidas a concentraciones de potasio en sangre menores o mayores de las normales. Se sabe que la capacidad de la ACh para iniciar los cambios eléctricos en la membrana postsináptica de la unión neuromuscular puede estar influida en gran medida por la concentración de potasio en sangre, y es este cambio del potasio en la sangre el causante de la parálisis en estos pacientes.

Acción de los fármacos sobre las uniones neuromusculares en el músculo liso, el músculo cardíaco y las terminaciones nerviosas sobre las células secretoras

Se ha afirmado que en la fisiología corporal normal la ACh liberada de las fibras parasimpáticas posganglionares puede causar la despolarización y la contracción de las fibras musculares lisas. La ACh, no obstante, es inútil si es administrada por el médico, porque es rápidamente destruida por las **colinesterasas**. Además, sus acciones son tan generalizadas que no puede usarse de modo selectivo. Al cambiar ligeramente la estructura, como en el caso del cloruro de **metacolina** o carbacol, los fármacos son menos susceptibles a la destrucción por las AChE, pero tienen aún la capacidad de reaccionar con los receptores.

La **atropina** y la **escopolamina** son fármacos que compiten con la ACh por los mismos receptores. Estos fármacos son antagonistas competitivos de la ACh en los sitios receptores del músculo liso y cardíaco, y diversas células secretoras.

La noradrenalina (NA) es liberada de las fibras simpáticas posganglionares, y puede causar la despolarización del músculo liso en las paredes de las arterias, por ejemplo, dando lugar a su contracción. En otros sitios, como en los bronquios, produce la relajación del músculo liso. Se han clasificado los receptores simpáticos en α y β. Las funciones de los receptores α son vasoconstricción, midriasis (dilatación pupilar) y relajación del músculo liso del intestino. Los receptores β se asocian con vasodilatación, aceleración del pulso, relajación bronquial y relajación intestinal.

Se ha observado que la **fenoxibenzamina** bloquea los receptores α, mientras que el **propranolol** bloquea los receptores β. No se conoce la estructura de estos receptores.

Anomalías de la percepción sensitiva

Se deben investigar las anomalías en la percepción sensitiva en cara, tronco y miembros. Deben identificarse las áreas con una menor sensibilidad al dolor (**hipoalgesia**) o a la sensibilidad táctil (**hipoestesia**) o una mayor sensibilidad (**hiperestesia**). Un paciente puede experimentar una sensibilidad anómala (**parestesia**), como el hormigueo, con una lesión localizada en cualquier lugar del curso de la vía sensitiva desde el nervio periférico hasta la corteza cerebral. Se deben definir y registrar con precisión las áreas de alteración sensitiva, y cada modalidad se debe registrar por separado.

La exploración de la función sensitiva requiere práctica y experiencia. Muchos pacientes tienen dificultades para responder a la exploración del sistema sensitivo realizada por el médico. Algunas personas intentan ayudar al explorador anticipando de modo erróneo la respuesta correcta. Se puede solucionar el problema en gran medida explorando la sensibilidad cutánea teniendo el paciente los ojos cerrados. De esta manera, el paciente no puede ver qué áreas de la piel están siendo examinadas. Otros pacientes encuentran difícil comprender con precisión qué información se les pide. Algunos responden a las diferencias en intensidad del estímulo con más de una simple respuesta de "sí" o "no" a la pregunta "¿siente usted algo?". El médico siempre debe tener en cuenta la posibilidad de histeria, que es cuando un paciente manifiesta pérdida de la sensibilidad que no tiene una explicación neuroanatómica. Por ejemplo, una pérdida total de la sensibilidad de la piel en un lado de la cara, incluido el ángulo de la mandíbula, implicaría que el paciente tiene una lesión que afecta al nervio trigémino (V nervio craneal) en el puente (protuberancia) y el nervio auricular mayor (C2-C3), lo que anatómicamente es muy improbable. Se requiere paciencia y objetividad, y en el caso de que persistan las dudas sobre la precisión de la evaluación, se debe volver a explorar al paciente en otra ocasión.

Inervación segmentaria de la piel

El hecho de que haya grandes plexos nerviosos en las raíces de los miembros superiores e inferiores indica que un único nervio espinal puede enviar fibras motoras y sensitivas a varios nervios periféricos y, a la inversa, un único nervio periférico puede recibir fibras nerviosas de muchos nervios espinales. Además, indica que una lesión de un segmento de la médula espinal, raíz posterior o nervio espinal dará lugar a la pérdida sensitiva, que es diferente de la que se produce después de una lesión de un nervio periférico.

El área de la piel inervada por un único nervio espinal y, por lo tanto, un único segmento de la médula espinal, recibe la denominación de **dermatoma**. El médico debe recordar que los dermatomas se superponen y que en el tronco se deben seccionar por lo menos tres nervios espinales contiguos para producir una región con anestesia completa. También debe recordar que el grado de superposición en relación con las sensibilidades dolorosa y térmica es mucho mayor que en relación con la sensibilidad táctil. El médico puede determinar la inervación segmentaria de la piel (dermatómica) con un alfiler o una torunda de algodón, para definir si es normal la función sensitiva de un nervio espinal particular o segmento

de la médula espinal. Al explorar las gráficas dermatómicas, hay que observar que, debido al desarrollo de los miembros superiores, los ramos anteriores de los nervios cervicales inferiores y del primer nervio torácico han perdido su inervación cutánea del tronco en la parte anterior, y a nivel del segundo cartílago costal, el cuarto dermatoma cervical es contiguo con el segundo dermatoma torácico. En la inervación sensitiva de la cabeza, el nervio trigémino (V nervio craneal) inerva una gran superficie de la cara y del cuero cabelludo, y su área cutánea es contigua con la del segundo segmento cervical.

Dado que los dermatomas tienen un trayecto longitudinal a lo largo del eje mayor de los miembros superiores, se debe explorar la sensibilidad arrastrando un hisopo de algodón o un alfiler a lo largo del eje longitudinal de los bordes interno y externo de los miembros. En el tronco, los dermatomas tienen un trayecto casi horizontal, de modo que el estímulo debe ser aplicado moviéndolo en dirección vertical.

Inervación segmentaria de los músculos

Es importante recordar que la mayoría de los músculos esqueléticos son inervados por más de un nervio espinal y, por consiguiente, por el mismo número de segmentos de la médula espinal. La destrucción completa de un segmento de la médula espinal como consecuencia de traumatismo o de compresión por un tumor causará debilidad de todos los músculos que son inervados a partir de dicho segmento. Para paralizar completamente un músculo se deben destruir varios segmentos adyacentes de la médula espinal.

Dada la presencia de los plexos cervicales, braquiales y lumbosacros, los axones de las células del cuerno anterior de sustancia gris se distribuyen en varios nervios periféricos. El médico, al conocer este hecho, puede distinguir entre la lesión de un segmento de la médula espinal, una raíz anterior o un nervio espinal por una parte, y la lesión de un nervio periférico por otra. Por ejemplo, el nervio musculocutáneo del brazo, que recibe fibras nerviosas de los segmentos cervicales quinto, sexto y séptimo de la médula espinal, inerva un número finito de músculos (es decir, los músculos bíceps braquial, braquial y coracobraquial), y una sección de dicho nervio produciría la parálisis total de estos músculos; una lesión de los segmentos medulares cervicales quinto, sexto y séptimo, o sus raíces anteriores o sus nervios espinales, produciría la parálisis de estos músculos; y una lesión de los segmentos medulares cervicales quinto, sexto y séptimo, la parálisis de estos músculos y también una parálisis parcial de otros muchos músculos, como el deltoides, el supraespinoso, el redondo menor y el infraespinoso.

Debe memorizarse la inervación segmentaria del bíceps braquial, el tríceps, el braquiorradial, los músculos abdominales anteriores, el cuádriceps, el gastrocnemio y el sóleo, pues es fácil explorarlos al producir su contracción refleja (*véase* p. 110).

Tono muscular

El tono del músculo esquelético se debe a la presencia de unas pocas fibras musculares en el interior del músculo que se hallan en estado de contracción completa permanente. El tono muscular está controlado de modo reflejo por las terminaciones nerviosas aferentes situadas en el propio músculo. Por consiguiente, ello quiere decir que cualquier proceso patológico que interfiera en cualquier parte del arco reflejo abolirá el tono muscular. Algunos ejemplos son la infección sifilítica de la raíz posterior (tabes dorsal), la destrucción de las células motoras del cuerno anterior, como en la poliomielitis o siringomielia, la destrucción de un segmento de la médula espinal por traumatismo o compresión por un tumor, la sección de una raíz anterior, la compresión de un nervio espinal por un disco intervertebral prolapsado o la sección de un nervio periférico, como en una herida por arma blanca. Todas estas afecciones clínicas producen la pérdida del tono muscular.

Aunque se ha subrayado que el mecanismo básico del tono muscular es la integridad del reflejo medular segmentario, no hay que olvidar que esta actividad refleja está influida por impulsos nerviosos recibidos por las células del cuerno anterior de todos los niveles del cerebro y de la médula espinal. El choque medular, después de una lesión de la médula espinal, es causado por la pérdida de actividad funcional de las neuronas y ocasiona la disminución del tono muscular. La enfermedad cerebelosa también reduce el tono muscular, porque el cerebelo facilita el reflejo de estiramiento. La formación reticular tiende a aumentar el tono muscular, pero su actividad se ve inhibida por los centros cerebrales superiores. Por consiguiente, se deduce que si el control cerebral superior queda interferido por traumatismos o enfermedad, se pierde la inhibición y se exagera el tono muscular (rigidez de descerebración). No hay que olvidar que la degeneración primaria de los propios músculos (miopatías) puede causar la pérdida del tono muscular.

Postura

La postura depende del grado y distribución del tono muscular y, por lo tanto, de la actividad de las motoneuronas que inervan los músculos. Las motoneuronas de los cuernos anteriores de sustancia gris de la médula espinal son los puntos en los que convergen los impulsos nerviosos de muchas raíces nerviosas posteriores y de fibras descendentes de varios niveles diferentes del encéfalo y la médula espinal. La coordinación satisfactoria de todas estas influencias nerviosas da lugar a una postura normal.

Cuando alguien está de pie, se está produciendo una actividad muscular muy pequeña en los músculos de los miembros y el tronco. La razón de ello es que el centro de gravedad de cualquier parte del cuerpo está principalmente por encima de las articulaciones sobre las que se dirige su peso. Además, en muchas articulaciones, como en la cadera y en la rodilla, los ligamentos son muy fuertes y sostienen el cuerpo en la postura erecta. Sin embargo, debe subrayarse que una persona no puede permanecer en bipedestación si todos los músculos están paralizados. Una vez que una persona comienza a caerse, ya sea hacia delante, hacia atrás o hacia los lados, los husos musculares y otros receptores de estiramiento aumentan inmediatamente su actividad y se pone en marcha el arco reflejo; así se producen contracciones musculares compensadoras reflejas para restablecer el estado de equilibrio. Los ojos y los receptores del laberinto membranoso desempeñan también un papel crucial en la conservación del equilibrio. La importancia de los ojos en la conservación de la posición de pie puede explorarse fácilmente en una persona sana. Cuando cierra los ojos, la persona muestra una tendencia a balancearse ligeramente porque ha de basarse ahora exclusivamente en los receptores musculares y laberínticos para conservar el equilibrio.

Se comprende fácilmente que una alteración del tono muscular afectará la postura. Por ejemplo, en la hemiplejía o en la enfermedad de Parkinson, en la que hay hipertonicidad, se cambiará la postura. Como se ve en la enfermedad cerebelosa, la hipotonicidad causa una caída del hombro del lado afectado. Las lesiones que afectan a los nervios periféricos que inervan músculos antigravitatorios producen una caída de la muñeca (nervio radial) o del pie (nervio peroneo común).

Observación clínica de la actividad muscular

La magnitud de la lesión muscular se evalúa mediante la observación de la dimensión, el tono y la presencia de movimientos involuntarios.

Fuerza muscular

Se pide al paciente que realice movimientos en los que el músculo explorado sea el principal responsable. A continuación, se le pide que lleve a cabo cada uno de los movimientos oponiendo resistencia, comparando la fuerza de los músculos en ambos lados del cuerpo. La sección del nervio periférico que inerva el músculo o la enfermedad que afecte a las células del cuerno anterior (p. ej., poliomielitis) reducirá claramente la fuerza de los músculos afectados o los paralizará.

Atrofia muscular

Dos a tres semanas después de la sección del nervio motor se produce una atrofia muscular. En los miembros se evalúa fácilmente midiendo el diámetro de los miembros en un punto dado sobre el músculo afectado y comparando las determinaciones obtenidas con las del mismo sitio en el miembro opuesto.

Fasciculación muscular

La contracción de grupos de fibras musculares se observa con mayor frecuencia en los pacientes con enfermedades crónicas que afectan las células del cuerno anterior (p. ej., la atrofia muscular progresiva).

Contractura muscular

Esta ocurre con mayor frecuencia en los músculos que suelen oponerse a los músculos paralizados. Éstos se contraen y sufren un acortamiento permanente.

Tono muscular

Un músculo sin tono (es decir, un músculo en el que no funcionan los arcos reflejos simples) no se contrae y tiene consistencia blanda a la palpación. Se pueden explorar los grados de pérdida moviendo pasivamente las articulaciones y comparando la resistencia al movimiento por los músculos de los dos lados del cuerpo. Puede producirse un aumento del tono muscular después de la eliminación de la inhibición cerebral sobre la formación reticular.

Coordinación muscular

Para determinar la coordinación muscular, se pide al paciente que se toque, con los ojos abiertos, la punta de la nariz con la punta del dedo índice, y luego que repita el mismo proceso con los ojos cerrados. Puede realizarse una prueba similar con los miembros inferiores con el paciente en decúbito supino. Se pide al sujeto que ponga un talón sobre la rodilla opuesta, con los ojos abiertos, y luego que repita el proceso con los ojos cerrados.

Otra prueba es pedir al paciente que haga movimientos rápidos y simultáneos de supinación y pronación de ambos antebrazos. Una enfermedad en el cerebelo, que coordina la actividad muscular, impediría realizar estos movimientos repetitivos rápidos.

Movimiento involuntario de los músculos

Un *tic* es un movimiento coordinado y repetitivo que afecta a uno o más músculos.

Los *movimientos coreiformes* son movimientos rápidos, en sacudidas, e irregulares, que no son repetitivos. Las muecas rápidas y los movimientos repentinos de la cabeza o los miembros son ejemplos de este trastorno.

La *atetosis* son movimientos lentos, ondulados, de contorsión, que afectan en general a los segmentos distales de los miembros.

Los *temblores* son contracciones alternadas de los músculos agonistas y antagonistas de una articulación.

Los *mioclonos* son contracciones musculares similares a un golpe de una porción de un músculo, un músculo completo o un grupo de músculos.

Los *espasmos tónicos* son contracciones sostenidas de un músculo o grupo de músculos, como en la fase tónica de un ataque epiléptico.

Síntomas neurológicos de tipo sensitivo y motor: ¿tienen siempre un origen neurológico primario?

Un diagnóstico neurológico depende de la determinación del sitio de la lesión y de la naturaleza de la patología que causa la enfermedad. El médico no puede considerar el sistema nervioso de modo aislado, porque los síntomas y signos neurológicos pueden depender de trastornos que afectan princi-palmente a otro sistema o aparato. Por ejemplo, una embolia cerebral puede deberse a la formación de un coágulo de sangre en la pared ventricular de un paciente con trombosis corona-ria. Un absceso cerebral puede deberse a la formación de un absceso pulmonar. Por lo tanto, una exploración neurológica en muchos pacientes debe ir acompañada de una exploración física más general de otros aparatos y sistemas.

Conceptos clave

Fibras nerviosas

- Las fibras nerviosas mielinizadas están rodeadas por vainas de mielina discontinuas segmentadas de células de neuroglía de sostén.

- En el SNP, varios neurilemocitos se envuelven alrededor de un solo axón en una espiral cerrada.

- En el SNC, un solo oligodendrocito extenderá múltiples prolongaciones de mielina que cubren varias porciones de fibras nerviosas.

- Algunos axones más pequeños no requieren mielinización, como los finos nervios sensitivos o los autonómicos.

Nervios periféricos

- Los 31 pares de nervios espinales y 12 pares de nervios craneales llevan cada uno fibras sensitivas y/o motoras.

- Los nervios espinales que llevan información sensitiva tienen un ganglio de la raíz dorsal, formado por la colección de cuerpos celulares unipolares. Los nervios craneales que llevan fibras sensitivas también tienen ganglios sensitivos.

- Los nervios simpáticos y parasimpáticos tienen ganglios autónomos, formados por la colección de cuerpos celulares postsinápticos autónomos, ubicados lejos del encéfalo y la médula espinal.

- Los haces de los nervios periféricos se pueden dividir en ramos que se unen a los nervios periféricos vecinos, formando un plexo nervioso. Ello permite que las fibras nerviosas de diferentes segmentos de la médula espinal se distribuyan de manera eficiente en diferentes troncos nerviosos hacia varias partes del cuerpo.

Conducción en los nervios periféricos

- La inversión del potencial negativo de reposo mediante difusión de sodio (Na^+) y potasio (K^+) a través de la membrana plasmática, que conduce a la propagación de la despolarización eléctrica por la fibra, se llama *potencial de acción*.

- Durante un corto tiempo después del potencial de acción, el nervio no puede ser excitado porque los canales de sodio están inactivados. Ello se conoce como *período refractario absoluto*.

- La velocidad de conducción se ve afectada positivamente por factores como el diámetro de la fibra y la mielinización.

Terminaciones receptoras

- Los receptores sensitivos se clasifican por tipo funcional (mecanorreceptores, termorreceptores, nociceptores, receptores electromagnéticos y quimiorreceptores) y anatómico (encapsulado o no encapsulado).

- Las terminaciones nerviosas libres no están encapsuladas y típicamente detectan dolor, tacto grueso, presión y sensación de cosquilleo.

- Los discos de Merkel son terminaciones no encapsuladas que se encuentran en la piel sin pelo y se considera que son receptores táctiles de adaptación lenta.

- Los receptores de los folículos pilosos son terminaciones no encapsuladas que rodean el folículo y responden a la flexión del pelo.

- Los corpúsculos de Meissner están encapsulados, se encuentran en las papilas dérmicas de la piel y funcionan como detectores de tacto fino de adaptación rápida.

- Los corpúsculos de Pacini son terminaciones encap-suladas en la piel que responden a las sensaciones de vibración.

- Los corpúsculos de Ruffini son receptores de estiramiento encapsulados de la piel.

- Los husos neuromusculares y los neurotendinosos se encuentran en los músculos y los tendones para detectar el estiramiento muscular y la tensión muscular, respectivamente.

Terminaciones efectoras

- El músculo esquelético está inervado por grandes fibras nerviosas mielinizadas derivadas de las neuronas motoras en los cuernos anteriores de la médula espinal.

- Una sola fibra nerviosa termina en múltiples fibras musculares en un sitio conocido como *unión neuromuscular* o *placa motora terminal*.

- El músculo liso y las fibras musculares cardíacas son inervadas por las partes simpáticas y parasimpáticas del sistema autónomo.

Solución de problemas clínicos

1. Un hombre de 20 años de edad consulta en el servicio de urgencias después de un accidente de automóvil. Se diagnostica fractura-luxación de la cuarta vértebra torácica, con lesión de la médula espinal como complicación. Se realiza una laminectomía para descomprimir la médula espinal y evitar así una lesión permanente en los tractos de la médula. ¿Qué es un tracto nervioso en la médula espinal? ¿De qué modo difiere en su estructura de la de un nervio periférico?

2. La esclerosis múltiple es un ejemplo de enfermedad desmielinizante del sistema nervioso. Muchas otras enfermedades del sistema nervioso tienen también la característica patológica común de destrucción de las vainas de mielina de las fibras nerviosas. ¿Cómo se produce habitualmente la mielinización en los nervios periféricos y en los tractos del SNC? ¿Cuándo se produce normalmente la mielinización de los nervios?

3. Se dice que la vaina de mielina se forma en el SNP por la rotación de los neurilemocitos sobre el axón, de modo que la membrana plasmática queda envuelta alrededor del axón en espiral. ¿Rotan en el SNC los oligodendrocitos sobre los axones de modo similar para formar la mielina?

4. Un hombre de 26 años está implicado en una pelea callejera y recibe una herida de cuchillo en el brazo derecho en aproximadamente el nivel mediohumeral. La exploración física muestra que el nervio mediano ha sido seccionado. Tiene pérdida motora con parálisis de los músculos pronadores del antebrazo y flexores largos de la muñeca y los dedos, con la excepción del flexor cubital del carpo y la mitad medial del flexor profundo de los dedos. Como resultado, el antebrazo derecho se mantiene en posición supina; la flexión de la muñeca es débil y se acompaña de aducción. La última desviación se debe a la parálisis del flexor radial del carpo y la pérdida de fuerza tanto del flexor cubital del carpo como de la mitad medial del flexor profundo de los dedos. No puede realizar la flexión de las articulaciones interfalángicas de los dedos índice y medio, aunque los interóseos producen una flexión débil de las articulaciones metacarpofalángicas. Cuando se pide al paciente que cierre el puño con su mano derecha, el índice y en menor medida el dedo medio tienden a permanecer rectos, mientras que el anular y el meñique se flexionan. Los dos últimos dedos están débiles por la pérdida del flexor superficial de los dedos. La flexión de la falange terminal del pulgar se pierde debido a la parálisis del flexor largo del pulgar. Los músculos de la eminencia tenar están paralizados, y el pulgar derecho se gira lateralmente y se aduce.

   La pérdida sensitiva de la piel de la mano derecha afecta la mitad lateral de la palma y la cara palmar de los tres dedos laterales y la mitad del índice. También hay pérdida sensitiva en la piel de las partes distales de las superficies dorsales de los tres dedos y laterales y la mitad del índice.

   Las áreas de la piel implicadas en la pérdida sensitiva están más calientes y secas de lo normal, evidenciando cambios vasomotores. Ello se debe a la dilatación arteriolar y la ausencia de sudoración resultantes de la pérdida del control nervioso simpático.

   1) Describa los cambios que tendrían lugar en el nervio mediano proximal y distal al sitio de la sección. 2) ¿Cómo trataría este caso? 3) ¿Cuáles serán los primeros signos y síntomas que indicarían que el nervio se está regenerando adecuadamente? 4) ¿Qué función regresará primero: sensitiva o muscular? 5) ¿Cuánto tiempo tomará para que el nervio se regenere y llegue a sus órganos terminales?

5. Se examina a una mujer de 45 años de edad con parálisis facial derecha. Durante la anamnesis, cuenta que 3 años antes había experimentado una debilidad en el lado derecho de la cara y cierto grado de pérdida de la sensación de sabor después de un viaje en un automóvil abierto en un día frío. Se diagnostica parálisis de Bell (hemiparesia). ¿Qué es la parálisis de Bell? ¿Cómo trataría a esta paciente?

6. Una familia con cinco niños pequeños se muda a una casa vieja. Seis meses después, la madre se da cuenta de que su hijo de un año se está volviendo somnoliento y silencioso. Mientras que antes era muy activo y gateaba por toda la casa, ahora tiende a yacer sobre el piso, sin interés en sus juguetes. También ha dejado de comer bien y está muy estreñido. La madre decide llevarlo a un pediatra cuando, como ella dice, al niño repentinamente "le dio un ataque". El examen no revela signos físicos positivos excepto por una línea oscura entre las encías y los dientes. Cuando se le pregunta más a fondo, la madre admite que al niño le gustaba chupar la pintura descascarillada en las barandas que están fuera de la casa. El diagnóstico es intoxicación crónica por plomo. Ésta se confirma al encontrar que la concentración de plomo en la sangre fue superior a 50 µg por 100 mL. ¿Qué efecto tiene el plomo en el sistema nervioso?

7. Un hombre de 54 años de edad desarrolla repentinamente un fuerte dolor en ambas piernas en la distribución del nervio ciático. También nota adormecimiento en los glúteos y el perineo y recientemente observa que no puede sentir la eliminación de orina o heces. El diagnóstico es protrusión central posterior del disco intervertebral entre la tercera y cuarta vértebras lumbares. Los síntomas indican que la cauda equina está siendo comprimida. ¿Puede producirse la regeneración en la cauda equina?

8. ¿Por qué vía anatómica se cree que la toxina tetánica pasa de una herida al SNC?

9. Después de un accidente automovilístico, un hombre de 35 años de edad es atendido en el servicio de urgencias con fracturas de la quinta y sexta costillas en el lado derecho. Para aliviar el dolor y las molestias que el paciente experimenta al respirar, el médico decide bloquear los nervios intercostales quinto y sexto derechos mediante una inyección de un anestésico local, lidocaína, alrededor de los troncos nerviosos. ¿Cuál es el efecto del agente

anestésico local sobre las fibras nerviosas? ¿Son más susceptibles las fibras nerviosas de gran diámetro o las de pequeño diámetro a la acción del fármaco?

10. Un hombre de 65 años de edad, al regresar a casa de una fiesta, descubre que no puede subir las escaleras. Ha consumido una gran cantidad de whisky y parece haber perdido el control de sus piernas. Se sienta en una silla en el pasillo y pronto se duerme profundamente, con el brazo derecho colgado sobre el respaldo de la silla. A la mañana siguiente, se despierta con un fuerte dolor de cabeza y la pérdida del uso de su brazo y mano derechos. En el examen en el servicio de urgencias se observa que el paciente tiene una parálisis grave que involucra ramos del tronco medial del plexo braquial y el nervio radial. El diagnóstico es neuropraxia como resultado de la compresión de la parte posterior de la silla sobre los nervios afectados. ¿Qué es la neuropraxia? ¿En qué se diferencia esto de la axonotmesis y la neurotmesis? ¿Cuál es el pronóstico de este paciente? ¿Cómo trataría este caso?

11. Un conocido político asiste a un mitin cuando un joven de repente le dispara por la espalda. El examen en el servicio de urgencias muestra que la bala ha entrado oblicuamente por la espalda y está alojada en el conducto vertebral al nivel de la octava vértebra torácica. El paciente no puede sentir nada por debajo de este nivel y está paralizado de la cintura hacia abajo. En la operación, se realiza una laminectomía y se extrae la bala. Se observa un daño considerable a la médula espinal. ¿Qué cambios se producen en la médula espinal cuando se dañan las fibras nerviosas? ¿Se puede regenerar el SNC?

12. Una mujer de 18 años de edad consulta a su médico porque tiene quemaduras, que no puede sentir, en la punta de los dedos de la mano derecha. También informa debilidad en su mano derecha. En la exploración física se observa cicatrización extensa en la mano derecha. También se observa atrofia evidente de los músculos de la mano derecha. La prueba de las modalidades sensitivas de la piel muestra pérdida total de la sensibilidad al dolor y la temperatura en la parte distal del miembro superior derecho. La mano izquierda presenta disminución de la sensibilidad al dolor y la temperatura. Se confirma debilidad muscular definitiva en los músculos pequeños de la mano derecha y también una ligera debilidad en los músculos de la mano izquierda. El diagnóstico es siringomielia. 1) Según sus conocimientos de neuroanatomía, describa el tipo de terminaciones nerviosas sensitivas para el dolor y la temperatura. 2) ¿Cómo examinaría a un paciente para determinar el dolor cutáneo y la pérdida de la sensibilidad a la temperatura?

13. Un hombre de 35 años, mientras pasa por delante de algunos trabajadores que están cavando un foramen en el camino, de repente se da cuenta de un cuerpo extraño en su ojo izquierdo. Como la córnea es extremadamente sensible, sufre un considerable malestar. ¿Qué terminaciones nerviosas se encuentran en la córnea? ¿Es la córnea sensible a otros estímulos además del dolor?

14. Un hombre de 60 años de edad consulta a su médico porque durante los últimos 3 meses ha estado experimentando un dolor punzante intenso en la parte media del lado derecho de su cara. El dolor dura unos pocos segundos pero puede repetirse varias veces. "Es el peor dolor que he sentido", le dice al médico. Ha notado especialmente que una corriente de aire frío en la cara o el contacto de unos pocos pelos del cuero cabelludo en la región temporal puede desencadenar el dolor. La exploración física no revela pérdida sensitiva o motora del nervio trigémino. El diagnóstico es neuralgia del trigémino. Según sus conocimientos sobre neuroanatomía, explique por qué los pelos son tan sensibles al tacto.

15. Un hombre de 50 años de edad recibe diagnóstico de tabes dorsal. En la exploración física se observan varios signos de enfermedad sifilítica, incluida una falta total de sensibilidad al dolor profundo. La compresión intensa del tendón calcáneo o los testículos no produce respuesta. Según sus conocimientos de neuroanatomía, explique cómo se experimenta normalmente la sensación de dolor profundo.

16. Mientras lleva a cabo una exploración física, el médico le pide al paciente que cruce las rodillas y relaje los músculos de la pierna. Después realiza unos ligeros golpes con un martillo de reflejos sobre el tendón patelar, que inmediatamente producen una extensión parcial involuntaria de la articulación de la rodilla izquierda (el examen de rodilla es positivo). ¿Cómo recibe el SNC la información nerviosa del músculo cuádriceps femoral para que pueda responder de manera refleja extendiendo la rodilla?

17. Un hombre de 55 años de edad que padece sífilis de la médula espinal presenta signos y síntomas característicos de tabes dorsal. Presenta dolor intenso en puñalada en el abdomen y las piernas desde hace 6 meses. Cuando se le pide que camine, el paciente lo hace con una base ancha, golpeando los pies contra el piso. ¿Cómo probaría la capacidad del paciente para percibir la posición de sus miembros inferiores y su sentido de la vibración? Según sus conocimientos de neuroanatomía, explique cómo una persona normal puede percibir la posición de los miembros y detectar vibraciones.

18. Según sus conocimientos sobre farmacología, nombre dos fármacos bloqueantes competitivos de las uniones neuromusculares esqueléticas. Nombre la sustancia química contra la cual compiten estos medicamentos. Nombre los sitios sobre los cuales se cree que actúan los agentes de bloqueo.

19. Nombre un agente que provoque la parálisis flácida del músculo esquelético causando la despolarización de la membrana postsináptica.

20. En casos de intoxicación alimentaria grave, el responsable puede ser el microorganismo *Clostridium botulinum*. ¿Cómo causa este microorganismo la parálisis de los músculos respiratorios?

21. Durante una ronda de guardia, un cirujano ortopedista afirma que el grado de atrofia muscular que se produce en un miembro inmovilizado en un yeso o escayola es totalmente diferente del grado de atrofia muscular que sigue a la sección de la inervación motora de los músculos. El cirujano le pide a un estudiante de medicina que

explique estas diferencias. ¿Cómo explicaría las diferencias en el grado de atrofia muscular?

22. Un hombre de 57 años de edad consulta a su médico por dolor en la nalga derecha que se extiende hacia abajo por la pierna derecha, la parte posterior del muslo, el lado externo y posterior de la pantorrilla y el borde externo del pie. El paciente no tiene antecedentes de lesión previa, pero afirma que el dolor comenzó hace unos 3 meses como una lumbalgia sorda. Desde entonces, el dolor ha aumentado en intensidad y se ha extendido por la pierna derecha. Cuando se le preguntó si el dolor desapareció alguna vez, respondió que en dos ocasiones distintas el dolor había disminuido en intensidad, pero su espalda permanecía "rígida" todo el tiempo. Él dice que el dolor se agrava al agacharse o al toser y estornudar. A veces, experimenta una sensación de "pinchazos" a lo largo del borde externo de su pie derecho. Después de una exploración física completa, se diagnostica hernia de un disco intervertebral lumbar. Según sus conocimientos de la neuroanatomía, indique qué disco intervertebral es más probable que se haya herniado.

23. Una mujer de 61 años de edad consulta a su médico por presentar un dolor punzante y ardiente en el lado izquierdo de su pecho. Tres días después, aparece un grupo de pápulas localizadas en la piel que cubre el quinto espacio intercostal izquierdo. Un día después, las pápulas se vuelven vesículas. Unos días más tarde, las vesículas se secan y forman costras. Luego las costras se caen, dejando cicatrices permanentes pequeñas. La paciente también nota cierta pérdida de la sensibilidad del lado izquierdo del pecho. El diagnóstico es herpes zóster. Según sus conocimientos de anatomía, indique el segmento de la médula espinal implicado con la enfermedad.

24. Al examinar la inervación sensitiva de la piel de la cabeza y el cuello en un paciente, un estudiante de medicina tiene dificultades para recordar el patrón dermatómico en la unión de la cabeza con el cuello y en la unión del cuello con el tórax. ¿Se disponen los dermatomas de manera especial en estas áreas? En caso afirmativo, ¿cuál es la razón? Si es así, ¿cuál es la razón subyacente de esto?

25. En la exploración física, se encuentra que un hombre de 30 años de edad tiene debilidad y disminución del tono de los músculos romboides, deltoides y bíceps braquial en ambos lados del cuerpo. El grado de debilidad es mayor del lado derecho. No se observa abolición del reflejo del tendón del bíceps en el lado derecho y está disminuido en el lado izquierdo. Los reflejos del tríceps son normales en ambos lados del cuerpo. Los músculos del tronco y los miembros inferiores muestran un tono mayor y presentan parálisis espástica. La radiología de la columna vertebral revela la presencia de destrucción vertebral debido a un tumor que surge dentro del conducto vertebral. Según sus conocimientos de anatomía, responda las siguientes preguntas: 1) ¿Qué vértebra es probable que tenga el tumor dentro del conducto vertebral? 2) Nombre los segmentos de la médula espinal que están siendo comprimidos por el tumor. 3) ¿Qué segmentos de la médula espinal participan en los arcos reflejos responsables de la inhibición del reflejo del tendón del bíceps braquial?

4) ¿Por qué los músculos romboides y deltoides exhiben un tono muscular disminuido, mientras que los músculos del miembro inferior muestran un tono mayor?

26. Nombre tres trastornos clínicos que podrían conducir a una pérdida de tono del músculo esquelético.

27. A un hombre de 69 años de edad con tabes dorsal avanzada se le pide que se pare con los dedos de los pies y los talones juntos y los ojos cerrados. De inmediato comienza a balancearse violentamente, y si la enfermera no lo hubiera tomado de su brazo, habría caído al piso (prueba de Romberg positiva). ¿Por qué era vital para este paciente mantener los ojos abiertos para mantenerse erguido?

28. Un hombre de 63 años de edad con enfermedad de Parkinson moderadamente avanzada se desviste y se le pide que camine en línea recta en la sala de examen. El médico observa que el paciente tiene la cabeza y los hombros inclinados hacia delante, los brazos ligeramente abducidos, las articulaciones del codo parcialmente flexionadas y las muñecas ligeramente extendidas con los dedos flexionados en las articulaciones metacarpofalángicas y extendidas en las articulaciones interfalángicas. Al comenzar a caminar, el paciente se inclina hacia adelante y lentamente arrastra los pies. Cuanto más se inclina hacia adelante, más rápido mueve sus piernas, de modo que cuando ha cruzado la habitación, casi está corriendo. La cara del paciente parece una máscara y muestra pocos movimientos emocionales. Las manos muestran un temblor grueso, y los músculos de los miembros superiores e inferiores muestran un aumento del tono en los grupos musculares opuestos cuando las articulaciones se mueven pasivamente. La enfermedad de Parkinson o el síndrome de Parkinson pueden ser causados por una serie de afecciones patológicas, pero en general son provocados por alteraciones en la función normal del cuerpo estriado o la sustancia negra. Según sus conocimientos de anatomía y fisiología de la acción muscular, explique los diferentes signos que se observan en este importante síndrome.

29. Una niña de 10 años de edad es llevada a un neurólogo por antecedentes de 6 meses de ataques epilépticos. Los padres describen los ataques como un inicio de movimientos involuntarios repentinos del tronco, los brazos o las piernas. A veces, los movimientos musculares son leves, pero otras veces son tan violentos que ella arroja un objeto en su mano a través de la habitación. En otras ocasiones, la paciente simplemente cae al piso como resultado de una pérdida repentina del tono muscular. Después de caer al piso, la niña se levanta de inmediato. En una ocasión, se lastimó gravemente la cabeza y el hombro al golpear contra una silla y una mesa. Hace un mes, los padres observaron que su hija pareció perder el conocimiento brevemente. En esa ocasión, ella mantenía una conversación normal cuando de repente se detuvo y su mirada estaba fija. Luego de unos segundos, volvió a estar consciente y siguió con la conversación. Esta niña sufre una forma de epilepsia conocida como *pequeño mal* (crisis de ausencia). ¿Cuál es el término correcto para la contracción involuntaria repentina de los músculos del tronco o los miembros? Nombre el trastorno de un paciente que repentinamente pierde todo el tono muscular y cae al piso.

30. Una estudiante de tercer año examina a un hombre de 45 años de edad que padece esclerosis lateral amiotrófica. La estudiante descubre que los músculos flexores y extensores de las articulaciones de la rodilla y el tobillo de la pierna derecha son más débiles que los de la pierna izquierda. Sin embargo, cree que los músculos de la pierna izquierda también son un poco más débiles que lo normal. En la palpación de los músculos extensores del muslo derecho, detecta una contracción de las fibras musculares en el cuádriceps. También observa atrofia marcada de los músculos de ambos miembros inferiores. No hay pérdida sensitiva en ninguno de los dos miembros. La esclerosis lateral amiotrófica es un trastorno en el que las células motoras del cuerno anterior de la médula espinal y el tronco encefálico degeneran, con una degeneración secundaria de las vías nerviosas en las porciones lateral y anterior de la médula espinal. ¿Por qué considera que este paciente tenía debilidad y atrofia de los músculos de los miembros inferiores? ¿Cuál es el término clínico correcto para la contracción de las fibras musculares en los músculos extensores de la rodilla derecha?

31. A una niña de 12 años de edad se le diagnostica un meduloblastoma de cerebelo. Los exámenes clínicos y radiográficos revelan que el tumor está invadiendo predominantemente el hemisferio cerebeloso derecho. Sabiendo que el cerebelo es responsable de la coordinación de la actividad motora, de modo que puedan realizarse movimientos complejos voluntarios que involucren grupos musculares antagónicos, ¿qué debería probar para demostrar la pérdida de la función cerebelosa? Describa la prueba para cada parámetro.

 ## Respuestas y explicaciones acerca de la solución de los problemas clínicos

1. Los tractos nerviosos son haces de fibras nerviosas que se encuentran en el cerebro y la médula espinal; la mayoría de las cuales están mielinizadas. Algunas de las principales diferencias estructurales entre un tracto nervioso mielinizado y una fibra nerviosa periférica mielinizada son las siguientes:

   Tracto nervioso
   Oligodendrocito
   Ausencia de mesoaxón
   Presencia de incisuras de Schmidt-Lanterman
   Fibras nerviosas sostenidas por neuroglía
   Fibra nerviosa periférica
   Neurilemocito
   Presencia de mesoaxón
   Presencia de incisuras de Schmidt-Lanterman
   Fibras nerviosas sostenidas por vainas de tejido conjuntivo, endoneuro, perineuro y epineuro

2. La mielinización se describe a detalle en la p. 72. Las vainas de mielina comienzan a formarse durante el desarrollo fetal y durante el primer año posnatal.

3. En el SNC, un único oligodendrocito puede ser responsable de la formación de mielina hasta de 60 fibras nerviosas. Claramente no sería posible que un oligodendrocito rotara sobre cada axón como lo hace el neurilemocito en el SNP. Se postula que en el SNC la prolongación del oligodendrocito crece en longitud y se enrolla alrededor del axón.

4. Respuestas: 1) Los cambios microscópicos que ocurren en los segmentos proximal y distal de un nervio periférico seccionado se describen de manera detallada en la p. 105. Recuérdese que, en el segmento proximal, los cambios se producen sólo tan proximalmente como el siguiente nódulo de Ranvier, mientras que los cambios se extienden distalmente desde el sitio de la lesión e incluyen sus terminaciones. 2) Si se tienen en cuenta las consideraciones descritas en la p. 109 y el cirujano tiene experiencia en realizar suturas nerviosas, se debe instituir el siguiente tratamiento. Si el arma blanca estaba limpia, el nervio debe suturarse de inmediato y cualquier daño arterial debe repararse. Por otro lado, si el arma estaba contaminada o si la herida tenía más de 6 h, la herida debe tratarse y el nervio debe ignorarse. En este último caso, cuando la herida haya cicatrizado y no haya signos de infección residual, los extremos de los nervios deben explorarse y suturarse juntos sin tensión. En cualquier caso, los músculos paralizados deben protegerse con una férula adecuada, y las articulaciones se deben ejercitar suavemente a diario. 3) Una vez que los axones de regeneración han entrado en el segmento distal, el nervio distal de la sección se vuelve muy sensible a la estimulación mecánica (signo de Tinel). 4) La recuperación sensitiva ocurre primero. La sensación de presión profunda es el primer signo en recuperarse. A ésta le sigue el retorno del dolor cutáneo superficial y el control vasomotor de los vasos sanguíneos. Después, vuelve la sensación de calor y frío. Más tarde aún, vuelven el toque ligero y la discriminación táctil. La recuperación sensitiva se produce antes que la del movimiento voluntario. 4) Para fines clínicos, una cifra de 1.5 mm por día es la tasa promedio de regeneración. Use estos números para determinar aproximadamente el tiempo que tardará un nervio regenerador en llegar a sus órganos terminales.

5. La parálisis de Bell se produce por la inflamación del séptimo nervio craneal (nervio facial) en el conducto del nervio facial del cráneo. Su causa es desconocida, aunque a menudo aparece después de la exposición al frío. Como el conducto del facial es óseo, el nervio no puede expandirse y, por lo tanto, se comprime y se produce isquemia. En casos graves, los músculos de la expresión facial están paralizados en un lado de la cara, y hay una pérdida de la sensación de sabor en la parte anterior de la lengua en el mismo lado. Se debe realizar un masaje de los músculos paralizados para preservar su integridad hasta que vuelva la función nerviosa. La mayoría de los pacientes se recuperan completamente. Esta paciente tenía una parálisis grave después de 3 años. Un tratamiento que ha tenido éxito en muchos casos es seccionar el nervio hipogloso debajo y detrás del ángulo de la mandíbula y anastomosar su extremo

proximal al extremo distal del nervio facial. Aunque la mitad derecha de la lengua quedaría paralizada, esto causa poca discapacidad. Se puede esperar un retorno razonable de la movilidad facial. La paciente aprende a mover la cara en lugar de la lengua practicando frente a un espejo. Tenga en cuenta que tanto el nervio hipogloso como el facial son nervios periféricos; por lo tanto, la regeneración es posible. El pronóstico es especialmente bueno, ya que el nervio hipogloso es un nervio exclusivamente motor.

6. El plomo causa degeneración neuronal en el SNC y desmielinización en los tractos de la médula espinal y los nervios periféricos. El tratamiento consiste en retirar al niño de la fuente del plomo y ayudar a su rápida excreción mediante la administración de versenato de calcio disódico, un agente quelante. El versenato de plomo, que no es tóxico, se excreta por la orina.

7. Sí. La cauda equina está formada por las raíces anteriores y posteriores de los nervios espinales que se encuentran debajo del nivel del primer segmento lumbar de la médula espinal. Éstos son nervios periféricos con una vaina endoneural y neurilemocitos. Por lo tanto, si se instituye rápidamente el tratamiento adecuado, puede producirse la regeneración.

8. Como resultado de experimentos en los que se han inyectado tintes en los nervios periféricos, se ha demostrado la existencia de espacios entre las fibras nerviosas individuales en el endoneuro. Se cree que estos espacios proporcionan la vía para el ascenso de la toxina tetánica a la médula espinal.

9. La lidocaína es un anestésico local que bloquea la conducción nerviosa cuando se aplica a una fibra nerviosa. El anestésico actúa sobre el axolema e interfiere con el aumento transitorio de la permeabilidad del axolema al Na^+ y, en el axón en reposo, reduce la permeabilidad del axolema al Na^+, K^+ y otros iones. Las fibras del dolor de diámetro pequeño son más susceptibles a la acción de este fármaco.

10. *Neuropraxia* es el término utilizado para el bloqueo nervioso transitorio. La compresión es la causa más frecuente, y este caso se debió a la compresión del borde superior de la silla sobre el plexo braquial en la axila. La pérdida de la función probablemente se deba a isquemia de las fibras nerviosas. No existe evidencia microscópica de degeneración. *Axonotmesis* es el término empleado para una lesión nerviosa en la que se dañan los axones pero la vaina de tejido conjuntivo alrededor permanece intacta. *Neurotmesis* es el término aplicado para la sección completa de un tronco nervioso.

    El pronóstico en este paciente es excelente para una recuperación rápida y completa. Los músculos paralizados no deben quedar estirados por los músculos antagonistas o la gravedad. Por lo tanto, se debe utilizar una férula adecuada y realizar movimientos articulares pasivos suaves una vez al día.

11. La degeneración en el SNC ocurre de una manera similar a la observada en el SNP. Los axones degeneran en pequeños fragmentos, y los restos son digeridos por las células microgliales vecinas. La vaina de mielina se degrada en gotículas lipídicas, que resultan fagocitadas por las células microgliales.

Los axones intentan regenerarse, como lo evidencian los brotes axónicos, pero no hay pruebas de restablecimiento de la función. Las razones del fracaso en la regeneración se describen en la p. 107.

12. La siringomielia es una enfermedad crónica de la médula espinal que se debe a una anomalía en el desarrollo en la formación del conducto central. Se caracteriza por la aparición de una cavidad llena de líquido dentro de la médula espinal que aumenta gradualmente, causando la destrucción del tejido nervioso circundante. En esta paciente, la cavidad o siringa se ubicó en los segmentos cervical inferior y torácico superior de la médula, causando la destrucción de los tractos ascendentes que llevan el dolor y la temperatura de los miembros superiores. La cavidad estaba invadiendo también las células motoras del cuerno anterior de ambos lados, causando debilidad en los pequeños músculos de las manos.

    1) Como se acepta en la actualidad, el tipo de sensación que se siente no está determinado por un receptor específico, sino por el área específica del sistema nervioso central al que pasa la fibra nerviosa aferente. Las terminaciones nerviosas libres se asocian frecuentemente con axones que recogen la sensación de dolor y temperatura. 2) El examen de un paciente para probar diferentes modalidades sensitivas se analiza en la p. 113.

13. Los únicos receptores sensitivos presentes en la córnea son las terminaciones nerviosas libres. La córnea es sensible al tacto y los cambios en la temperatura además del dolor.

14. Todos los folículos pilosos están ricamente inervados. Las terminaciones nerviosas libres se encuentran como una red ramificada que se enrolla alrededor del folículo debajo de la entrada del conducto sebáceo. En la epidermis del folículo también pueden hallarse discos de Merkel. El tallo del cabello actúa como una palanca, por lo que el menor movimiento del cabello estimula fácilmente las terminaciones nerviosas en el folículo piloso. En este paciente que padecía neuralgia del trigémino, la región temporal del cuero cabelludo era el área desencadenante que, al estimularla, iniciaba el dolor intenso en puñalada en la distribución de la división maxilar del nervio trigémino.

15. Numerosas terminaciones nerviosas libres se encuentran en el tejido conjuntivo de los tendones y los testículos. En general, apretar estas estructuras provoca un tipo de dolor sordo. En la tabes dorsal, la enfermedad afecta las neuronas sensitivas en las raíces posteriores de los nervios espinales.

16. Golpear el ligamento patelar con un martillo de reflejos provoca el alargamiento de las fibras intrafusales de los husos musculares del músculo cuádriceps y la estimulación de las terminaciones anuloespirales y en ramillete. Los impulsos nerviosos alcanzan la médula espinal en las neuronas aferentes dentro del nervio femoral y entran en la médula a nivel de L2-L4. Las neuronas aferentes hacen sinapsis con las neuronas motoras grandes α en los cuernos anteriores de sustancia gris de la médula espinal. Los impulsos nerviosos pasan a través de las motoneuronas eferentes en el nervio femoral y estimulan las fibras musculares extrafusales del músculo cuádriceps, que se contraen. Los impulsos aferentes del huso muscular inhiben las neuronas motoras

de los músculos antagonistas (*véase* el concepto de *inhibición recíproca*, p. 92).

17. Para probar el sentido de la posición, el paciente se coloca en decúbito supino y se le pide que cierre los ojos. Se toma el dedo gordo por los lados con el índice y el pulgar y se extiende y flexiona. Se pregunta al paciente, al terminar cada movimiento, ¿está el dedo gordo apuntando hacia arriba o hacia abajo? Otra prueba simple es pedirle al paciente, una vez más con los ojos cerrados, que coloque el talón derecho en la espinilla izquierda y lo pase por la espinilla hasta el dorso del pie izquierdo. A continuación, se pide al paciente que repita la operación con el talón izquierdo sobre la espinilla derecha.

    El sentido vibratorio se puede probar colocando el mango de un diapasón en la tuberosidad tibial, el borde anterior de la tibia y el maléolo medial o lateral. Se pide al paciente que indique cuándo siente primero la vibración y cuándo cesa. Se pueden comparar puntos simétricos de los dos miembros, y el médico puede usar sus propios miembros como control. En el individuo normal, el sentido de posición depende de que el SNC reciba la información adecuada de los receptores de presión (corpúsculos de Pacini) en las cápsulas y los ligamentos articulares, los receptores táctiles (terminaciones nerviosas libres) en los tejidos dentro y alrededor de las articulaciones, y los receptores de estiramiento en los músculos y tendones (especialmente los husos neurotendinosos).

    En general, se considera que el sentido de la vibración se debe a la estimulación de los receptores de presión superficiales y profundos (corpúsculos de Pacini).

    La apreciación de los movimientos pasivos de las articulaciones, la sensibilidad postural y el sentido de la vibración a menudo se pierden en la tabes dorsal debido a la destrucción sifilítica de los cuernos posteriores de la médula espinal y la degeneración de las raíces posteriores.

18. La *d*-tubocurarina, la dimetiltubocurarina, la galamina y el benzoquinonio son ejemplos de agentes bloqueadores competitivos. Estos agentes compiten con el neurotransmisor de acetilcolina (ACh). Se considera que los agentes bloqueantes competitivos se combinan con los mismos sitios en la membrana postsináptica (sarcolema) de la placa terminal motora normalmente empleados por la ACh.

19. El decametonio y la succinilcolina paralizan el músculo esquelético al despolarizar la placa motora.

20. La bacteria *Clostridium botulinum* produce una toxina que inhibe la liberación de ACh en la placa terminal motora. La muerte se produce por la parálisis de los músculos respiratorios.

21. Los músculos esqueléticos que no se utilizan, como en un miembro inmovilizado con una férula por una fractura, sufren atrofia por desuso. Cuanto más tiempo no se usen los músculos, mayor será el grado de atrofia. En los casos graves, la atrofia puede llegar hasta el 25% de la masa muscular. Las fibras musculares se atrofian rápidamente después de la sección de un nervio motor, por lo que la masa total del músculo puede reducirse hasta en un 75% en tan sólo 3 meses. La razón precisa de esta grave atrofia no se comprende. Aparentemente, el mantenimiento del músculo normal depende de la recepción continua de ACh y sustancias tróficas de las terminales nerviosas en la membrana postsináptica en la unión neuromuscular. Este último mecanismo sería imposible si el nervio motor estuviera seccionado y el extremo distal hubiera degenerado.

22. Sus conocimientos acerca de los dermatomas de los miembros inferiores le permitirán determinar que el dolor del paciente se sintió en el área de distribución de las raíces nerviosas del quinto lumbar y del primer sacro. El compromiso de estas raíces en general es provocado por una hernia del cuarto o quinto disco intervertebral lumbar.

23. El herpes zóster constituye una infección vírica de los ganglios de la raíz posterior (o ganglios sensitivos de los nervios craneales), la raíz posterior o el cuerno posterior de la médula espinal. Esta paciente presentó dolor y tuvo una erupción cutánea en el área de distribución del quinto nervio intercostal izquierdo. El virus estaba produciendo una inflamación aguda en algún punto a lo largo del curso de las neuronas sensitivas del quinto segmento de la médula espinal en el lado izquierdo.

24. El nervio trigémino (V par craneal) inerva la piel de la mayor parte de la cara. El siguiente dermatoma por debajo de éste es el del segundo nervio cervical. Los nervios craneales del 6 al 12 no inervan la piel de la cara. En la unión del cuello con el tórax, el cuarto dermatoma cervical es contiguo con el segundo dermatoma torácico; los ramos anteriores de los nervios vertebrales cervicales inferiores y del primero torácico pierden su distribución cutánea en el cuello y el tronco durante el desarrollo del miembro superior.

25. Respuestas: 1) La exploración física reveló debilidad de los músculos romboides, deltoides y bíceps braquial, que son inervados por el quinto y sexto segmento cervical de la médula espinal. Estos segmentos de la médula espinal se encuentran dentro de los forámenes vertebrales de la sexta y séptima vértebras cervicales, respectivamente. 2) Son comprimidos los segmentos cervical quinto y sexto de la médula espinal. 3) El arco reflejo del bíceps braquial incluye los segmentos quinto y sexto de la médula espinal. 4) Los músculos romboides y deltoides muestran una disminución del tono muscular debido a que los arcos reflejos de los cuales depende su tono viajan a través de los segmentos comprimidos de la médula espinal, es decir, los arcos reflejos ya no funcionaban normalmente. Debido a la compresión del tumor en la región cervical de la médula espinal, se interrumpieron las vías nerviosas que bajan a los segmentos inferiores de la médula espinal. Ello dio lugar a que las células del cuerno anterior motor de los segmentos medular por debajo del nivel de compresión recibieran menos información de los centros superiores, con el consiguiente aumento del tono muscular.

26. Cualquier enfermedad que pueda interrumpir el funcionamiento normal del arco reflejo espinal básico del cual depende el tono del músculo esquelético causará la pérdida del tono muscular. Algunos ejemplos son el choque espinal después de un traumatismo en la médula espinal, la sección o compresión de un nervio espinal, una raíz posterior o una raíz anterior, la siringomielia y la poliomielitis.

27. La tabes dorsal, que es consecuencia de infección sifilítica del cerebro y la médula espinal, produce la degeneración de las prolongaciones centrales de las células ganglionares de la raíz posterior y también, en general, las células ganglionares en sí. Los segmentos sacros lumbar y torácico inferiores se comprometen primero, y la interrupción de las fibras propioceptivas provoca un deterioro de la apreciación de la postura y la tendencia a caerse si se cierran los ojos mientras está de pie. En estos pacientes, la vista compensa la falta de propiocepción.

28. En un individuo normal, pararse y caminar son en gran parte automáticos, pero como ha leído en este capítulo, estas actividades son muy complejas y requieren la integración adecuada de los mecanismos neurales en todos los niveles de la médula espinal y el cerebro. El mecanismo básico subyacente al tono muscular es el reflejo segmentario medular. Para mantener la postura normal, estos arcos reflejos deben recibir la información nerviosa adecuada de las estructuras superiores del sistema nervioso. Las enfermedades que comprometen el cuerpo estriado (núcleos caudado y lentiforme) o la sustancia negra pueden producir una alteración del patrón de los impulsos nerviosos que estimulan las células de la médula espinal en el cuerno anterior, lo que altera el tono muscular. El aumento del tono es igual en extensión en los grupos musculares opuestos. El temblor en el síndrome parkinsoniano se produce por los movimientos alternados de los músculos agonistas y antagonistas de una articulación. El temblor es más pronunciado cuando el miembro está en reposo, cesa temporalmente cuando se realiza un movimiento voluntario, y luego comienza de nuevo cuando se completa el movimiento. El temblor cesa cuando el paciente está dormido. En la enfermedad de Parkinson, la degeneración neuronal se observa en la sustancia negra, lo que conduce a la pérdida del control inhibitorio de la sustancia negra sobre el núcleo lentiforme, el putamen y el núcleo caudado.

29. El síndrome del *petit mal* (crisis de ausencia) en general tiene tres conjuntos de síntomas: 1) convulsiones mioclónicas, en las que el paciente experimenta una contracción involuntaria repentina de los músculos del tronco y los miembros; 2) convulsiones acinéticas, en las que todos los músculos del cuerpo pierden tono repentinamente; 3) breves pérdidas de consciencia, en las que el paciente pierde contacto con el entorno durante unos segundos.

30. La destrucción de las células del cuerno anterior de sustancia gris en las regiones lumbar y sacra de la médula espinal dio lugar a la parálisis y atrofia de los músculos de ambas piernas. La contracción de los grupos de fibras musculares se conoce como *fasciculación muscular* y se observa con frecuencia en pacientes con enfermedades crónicas que afectan a las células del cuerno anterior.

31. Respuestas: 1) Hipotonía muscular, que está presente en el mismo lado del cuerpo que la lesión. Se realizan movimientos pasivos de las articulaciones en el lado derecho del cuerpo y luego en el lado izquierdo, y se compara la resistencia a estos movimientos por los músculos en los dos lados del cuerpo. 2) Postura. La cintura escapular del lado afectado cae debido a la pérdida del tono muscular. Con la paciente desvestida, pida que se pare recta con la espalda hacia usted. Con una lesión cerebelosa unilateral, el hombro en el lado afectado puede ser más bajo que en el lado opuesto, normal. 3) Trastornos del movimiento voluntario (ataxia) debido a la pérdida de la coordinación muscular. 4) Nistagmo. Este es un movimiento involuntario de los ojos. Se ve con frecuencia en la enfermedad cerebelosa y se debe a la falta de coordinación muscular. Cuando los ojos se giran horizontalmente, se producen sacudidas rítmicas y rápidas en la dirección de la mirada. En las lesiones cerebelosas unilaterales, la amplitud del nistagmo es mayor y su velocidad es más lenta cuando los ojos giran hacia el lado de la lesión que cuando se desplazan hacia el lado opuesto.

 ## Preguntas de revisión

Instrucciones: cada uno de los apartados numerados en esta sección se acompaña de respuestas. Seleccione la letra de la respuesta CORRECTA.

1. Las siguientes afirmaciones se relacionan con los nervios:
   (a) *Tracto nervioso* es el nombre que se da a una fibra nerviosa en el SNC y el SNP.
   (b) La célula de sostén de una fibra nerviosa mielinizada en el SNC se llama *oligodendrocito*.
   (c) Un nódulo de Ranvier en los nervios periféricos es el lugar en el que dos neurilemocitos se juntan y cubren la parte externa de la membrana plasmática axónica.
   (d) Los nódulos de Ranvier están ausentes de las fibras nerviosas mielinizadas en el SNC.
   (e) La línea densa principal de la mielina está formada por dos capas lipídicas internas de la membrana plasmática que se fusionan entre sí.

2. Las siguientes afirmaciones se relacionan con los nervios:
   (a) La línea densa menor de la mielina se compone de proteínas.
   (b) Las incisiones de Schmidt-Lanterman son causadas por los mesoaxones de los neurilemocitos.
   (c) Sólo cinco o seis axones no mielinizados pueden compartir un solo neurilemocito en el SNP.
   (d) El nódulo de Ranvier representa el sitio de la actividad nerviosa.
   (e) *Cromatólisis* es el término utilizado para describir los cambios en la disposición de los gránulos de Nissl dentro del axón después de una lesión.

3. Las siguientes afirmaciones se relacionan con los oligodendrocitos:
   (a) Un solo oligodendrocito puede estar asociado con un
       segmento de mielina en un solo axón.
   (b) Las incisiones de Schmidt-Lanterman no están pre-
       sentes en las fibras mielinizadas del SNC.
   (c) La mielinización en el SNC se produce por la rotación
       del axón dentro de la prolongación del oligodendro-
       cito y su envoltura alrededor del axón.
   (d) Un axón no mielinizado en el SNC tiene una relación
       especial con el oligodendrocito.
   (e) Un solo oligodendrocito puede estar asociado con
       las vainas de mielina de hasta 60 axones.

4. Las siguientes afirmaciones se relacionan con los nervios:
   (a) Hay 26 pares.
   (b) Están formados por la unión de las raíces nerviosas
       anteriores y posteriores.
   (c) El ramo posterior contiene sólo axones sensitivos.
   (d) La raíz anterior contiene sólo axones sensitivos.
   (e) El ganglio de la raíz posterior contiene neuronas
       bipolares envueltas en células capsulares.

5. Las siguientes afirmaciones se relacionan con los plexos
   nerviosos periféricos:
   (a) Se encuentran formados por una red de fibras
       de tejido conjuntivo.
   (b) Los haces de fibras nerviosas no se ramifican y, en la
       mayoría de los casos, las fibras nerviosas individua-
       les no se ramifican.
   (c) Los plexos en las raíces de las extremidades se for-
       man a partir de los ramos posteriores de los nervios
       espinales.
   (d) Los plexos del sistema nervioso autónomo tienen
       una red de fibras nerviosas eferentes y no presentan
       células nerviosas.
   (e) Un plexo situado en la raíz de un miembro permite
       que las fibras nerviosas de diferentes segmentos de
       la médula espinal se reordenen para viajar más fácil-
       mente a diferentes partes del miembro.

6. Las siguientes afirmaciones se relacionan con la conducción nerviosa:
   (a) El estímulo adecuado disminuye la permeabilidad del
       axolema a los iones Na^+ en el punto de estimulación.
   (b) Durante el período refractario absoluto, un estímulo
       muy fuerte excitará la fibra nerviosa.
   (c) A medida que el potencial de acción se mueve a lo
       largo del axón, aumenta la entrada de iones Na^+ en
       el axón y la permeabilidad a K^+ disminuye.
   (d) Un potencial de acción típico es de unos +40 mV.
   (e) En la fibra nerviosa no estimulada en reposo, el inte-
       rior del axolema es positivo respecto al exterior.

7. Las siguientes afirmaciones se relacionan con la propagación de un impulso nervioso:
   (a) La velocidad de conducción es menor en las fibras
       nerviosas que tienen un gran diámetro de sección
       transversal.
   (b) En las fibras nerviosas no mielinizadas, el potencial
       de acción ocurre a lo largo de la fibra.
   (c) Una fibra nerviosa mielinizada se puede estimular
       sólo entre los nódulos de Ranvier.
   (d) La conducción saltatoria sólo se presenta en el sistema
       nervioso central.

(e) En el nódulo de Ranvier, el potencial de acción
    no tiene efecto sobre el líquido del tejido circundante.

8. Las siguientes afirmaciones se relacionan con la degeneración walleriana:
   (a) La mielina se descompone en gotículas que son fago-
       citadas por los neurilemocitos.
   (b) El axón desaparece rápidamente.
   (c) Los neurilemocitos se redondean y no proliferan.
   (d) En el SNC, los astrocitos eliminan los residuos.
   (e) En el SNP, los macrófagos tisulares no participan en la
       digestión de los fragmentos nerviosos.

9. Las siguientes afirmaciones se relacionan con el fracaso
   de la regeneración de las fibras nerviosas en el SNC:
   (a) Hay tubos endoneurales.
   (b) Los oligodendrocitos tienen una membrana basal.
   (c) Los oligodendrocitos no proliferan y forman una
       banda de fibra, al igual que los neurilemocitos en el
       sistema nervioso periférico.
   (d) La irrigación no suele ser adecuada.
   (e) No hay factores de crecimiento nervioso.

10. El siguiente factor puede explicar el retorno parcial de la
    función después de una lesión en la médula espinal:
    (a) El líquido del edema persiste en el sitio de la lesión.
    (b) Las neuronas no funcionantes nunca asumen la fun-
        ción de las neuronas dañadas.
    (c) Puede producirse una reducción en el número de sitios
        receptores en las membranas postsinápticas.
    (d) Algunos de los axones se regeneran completamente.
    (e) Con entrenamiento, el paciente puede emplear
        otros músculos para compensar la pérdida de los
        paralizados.

11. Las siguientes afirmaciones se relacionan con las termina-
    ciones receptoras:
    (a) Los bastones y los conos de los ojos son quimiorre-
        ceptores.
    (b) Las terminaciones del gusto y el olfato son receptores
        electromagnéticos.
    (c) Las terminaciones nerviosas libres no tienen neurile-
        mocitos que cubran sus extremos.
    (d) Los discos de Merkel son receptores táctiles de rápida
        adaptación.
    (e) Los corpúsculos de Meissner están ausentes de la
        piel de la palma de la mano y de la planta del pie.

12. Las siguientes afirmaciones se relacionan con las termina-
    ciones receptoras:
    (a) Los corpúsculos de Pacini se están adaptando lenta-
        mente a los mecanorreceptores.
    (b) Los corpúsculos de Ruffini son receptores de estira-
        miento de adaptación rápida que se encuentran en
        la dermis de la piel con pelo.
    (c) Los corpúsculos de Pacini no tienen cápsula, pero
        sí un núcleo central que contiene la terminación
        nerviosa.
    (d) Las terminaciones anuloespirales en el músculo
        esquelético no tienen fibras musculares intrafusales.
    (e) El número de corpúsculos de Meissner disminuye
        considerablemente entre el nacimiento y la vejez.

13. Las siguientes afirmaciones se relacionan con los recep-
    tores cutáneos:
    (a) Los diferentes tipos histológicos de receptores trans-
        miten diferentes tipos de impulsos nerviosos.

(b) El tipo de sensación está determinado por el área específica del SNC a la que llega la fibra nerviosa sensitiva.

(c) La transducción en el receptor es el proceso mediante el cual el estímulo transforma la energía mecánica en el impulso nervioso.

(d) Cuando se aplica al receptor, el estímulo provoca un cambio en el potencial de las membranas plasmáticas de las células de la cápsula y no en la terminación del nervio.

(e) Si es lo suficientemente pequeño, el potencial del receptor generará un potencial de acción en la fibra nerviosa sensitiva aferente.

14. Las siguientes afirmaciones se relacionan con la función de un huso neuromuscular:

(a) Produce impulsos nerviosos aferentes intermitentes.

(b) Sólo el movimiento muscular activo provoca un aumento en la velocidad de paso de los impulsos nerviosos en la fibra nerviosa aferente.

(c) El huso neuromuscular mantiene el SNC informado sobre la actividad muscular.

(d) El huso neuromuscular influye directamente sobre el control del movimiento voluntario.

(e) Las terminaciones "en ramillete" se encuentran principalmente en las fibras de la bolsa nuclear cerca de la región ecuatorial.

15. Las siguientes afirmaciones se relacionan con los husos neurotendinosos:

(a) Están situados en tendones a cierta distancia de la unión musculotendinosa.

(b) El nervio termina en una sola terminación en forma de baqueta de tambor.

(c) Cada uno tiene una cápsula fibrosa, fibras de colágeno dispuestas de manera laxa y células tendinosas.

(d) Los husos neurotendinosos se encuentran sólo en los músculos de acción lenta.

(e) El huso neurotendinoso se activa por cambios en la tensión muscular y estimula la contracción muscular.

16. Las siguientes afirmaciones se relacionan con las uniones neuromusculares en el músculo esquelético:

(a) Cada ramo terminal del nervio motor finaliza como un axón cubierto con tejido conjuntivo fino.

(b) Cada axón se encuentra en un surco en la superficie de la fibra muscular formada por el plegamiento de la membrana plasmática del músculo (sarcolema).

(c) Después de haber provocado la despolarización de la membrana postsináptica, la ACh se reabsorbe en el terminal del axón.

(d) La ACh se libera desde el terminal del axón cuando el impulso nervioso deja el segmento inicial del axón.

(e) Los neurilemocitos forman el piso para el surco en la superficie de la fibra muscular.

17. Las siguientes afirmaciones se relacionan con las uniones neuromusculares en el músculo liso y cardíaco:

(a) En el músculo liso, la fibra nerviosa autónoma ejerce el control sobre una sola fibra muscular.

(b) En el músculo liso, la onda de contracción no pasa de una fibra muscular a otra.

(c) En el músculo cardíaco, la onda de contracción se propaga lentamente de una fibra muscular a otra a través de desmosomas y uniones comunicantes en hendidura.

(d) Las fibras nerviosas autónomas terminan en el músculo liso como fibras no mielinizadas.

(e) En el sitio de la unión neuromuscular, el axón está completamente rodeado por neurilemocitos.

18. Las siguientes afirmaciones se relacionan con las sensaciones de la piel y los dermatomas:

(a) Para producir una región de anestesia completa en el tronco, deben dañarse al menos tres segmentos de la médula espinal.

(b) Cuando se seccionan nervios espinales contiguos, el área de pérdida táctil es siempre más pequeña que el área de pérdida de sensaciones dolorosas y térmicas.

(c) El dermatoma presente en el lado medial de la muñeca es C5.

(d) El dermatoma presente en la punta del hombro es C2.

(e) Los dermatomas para los miembros corren casi horizontalmente.

19. Las siguientes afirmaciones se relacionan con los reflejos musculares:

(a) El reflejo del tendón del bíceps braquial implica los segmentos C5-C6 de la médula espinal.

(b) El reflejo del tendón del tríceps implica el segmento T1 de la médula espinal.

(c) El reflejo del tendón patelar implica los segmentos L5-S1 de la médula espinal.

(d) Es probable que un tumor que comprima los segmentos lumbares segundo, tercero y cuarto de la médula espinal interfiera con el reflejo aquíleo.

(e) Los reflejos superficiales abdominales implican los segmentos T3-T5 de la médula espinal.

20. Las siguientes afirmaciones se relacionan con los dermatomas del tronco y los miembros inferiores:

(a) El dermatoma T8 incluye la piel del ombligo.

(b) El dermatoma L5 se encuentra sobre la parte lateral de la articulación de la rodilla.

(c) El dermatoma L2 se encuentra sobre la parte medial de la articulación de la rodilla.

(d) El dermatoma S2 recorre la parte lateral del pie.

(e) El dermatoma L1 se encuentra sobre el ligamento inguinal.

21. Las siguientes afirmaciones se relacionan con la inervación muscular:

(a) Una unidad motora está formada por el ganglio de la raíz posterior y todos los husos neuromusculares a los que está conectado.

(b) En los músculos pequeños de la mano, una fibra nerviosa suministra una gran cantidad de fibras musculares.

(c) Los husos neurotendinosos están inervados por fibras nerviosas no mielinizadas.

(d) El tono muscular depende de la integridad de un simple arco reflejo monosináptico.

(e) Las fibras motoras eferentes γ inervan las fibras extrafusales de un huso muscular.

22. Las siguientes afirmaciones se relacionan con la acción del músculo esquelético:

(a) Cuando un músculo comienza a contraerse, las unidades motoras más grandes se estimulan primero.

(b) La fatiga muscular es causada por un agotamiento de las vesículas presinápticas en la unión neuromuscular.

(c) Cuando un músculo primario se contrae, los músculos antagónicos se inhiben.

(d) Cuando un músculo está paralizado, no pierde inmediatamente su tono normal.

(e) Para paralizar completamente un músculo, no es necesario destruir varios segmentos adyacentes de la médula espinal o sus raíces nerviosas.

23. Las siguientes afirmaciones se relacionan con la postura:

(a) En la posición de pie, la línea de gravedad pasa a través del proceso odontoides del axis, detrás de los centros de las articulaciones de la cadera y delante de las articulaciones de la rodilla y el tobillo.

(b) La postura depende de la fuerza de los ligamentos articulares y no del grado y la distribución del tono muscular.

(c) Una postura particular a menudo puede mantenerse durante largos períodos mediante grupos de fibras musculares en un músculo que se contraen juntos continuamente.

(d) La corteza cerebral no desempeña ningún papel en el mantenimiento de la postura normal.

(e) Los impulsos nerviosos que surgen en los ojos y oídos no pueden influir en la postura.

24. Se puede realizar la siguiente observación clínica sobre la actividad muscular:

(a) La contractura muscular es una condición en la cual el músculo se contrae durante un largo período.

(b) La fasciculación muscular se observa con una enfermedad crónica que afecta a los nervios sensitivos y a los músculos.

(c) La atrofia muscular no se produce cuando un miembro se inmoviliza con una férula.

(d) La atrofia muscular puede ocurrir si sólo se seccionan las fibras nerviosas motoras eferentes de un músculo.

(e) La atrofia no ocurre en los músculos que actúan sobre la articulación del hombro en los pacientes con pericapsulitis dolorosa que afecta esa articulación.

Respuestas y explicaciones a las preguntas de revisión

1. B es correcta. La célula de sostén de una fibra nerviosa mielinizada en el SNC se llama *oligodendrocito*. A. *Tracto nervioso* es el nombre que recibe una fibra nerviosa en el SNC. C. Un *nódulo de Ranvier* en los nervios periféricos es donde dos neurilemocitos terminan y la membrana plasmática del axón está expuesta (*véase* p. 72). D. Los nódulos de Ranvier se encuentran en las fibras nerviosas mielinizadas en el SNC. E. La línea densa principal de la mielina está formada por las dos capas de proteínas internas de la membrana plasmática que se fusionan entre sí.

2. D es correcta. El nódulo de Ranvier es el sitio de la actividad nerviosa. A. La línea densa menor de la mielina está formada por lípidos. B. Las incisuras de Schmidt-Lanterman son el sitio donde la línea densa mayor oscura no se forma como resultado de la persistencia localizada del citoplasma de neurilemocitos (*véase* fig. 3-7). C. Hasta 15 o más axones no mielinizados pueden compartir un solo neurilemocito en el SNP. E. *Cromatólisis* es el término usado para describir los cambios en la disposición de los gránulos de Nissl dentro del citoplasma del cuerpo de la célula nerviosa después de una lesión (*véase* p. 106).

3. E es correcta. Un solo oligodendrocito puede estar asociado con las vainas de mielina de hasta 60 axones. A. Un solo oligodendrocito puede estar asociado con varios segmentos de mielina en un solo axón. B. Las incisuras de Schmidt-Lanterman se encuentran en las fibras mielinizadas del SNC. C. La mielinización en el SNC se produce por el crecimiento en longitud de la prolongación del oligodendrocito y su envoltura alrededor del axón. D. Un axón no mielinizado en el SNC no tiene una relación especial con el oligodendrocito (*véase* p. 79).

4. B es correcta. Los nervios espinales están formados por la unión de las raíces nerviosas anteriores y posteriores (*véase* fig. 3-1). A. Hay 31 pares de nervios espinales. C. El ramo posterior de un nervio espinal contiene axones motores y sensitivos. D. La raíz anterior de un nervio espinal contiene sólo axones motores. E. El ganglio de la raíz posterior de un nervio espinal contiene neuronas unipolares envueltas en células capsulares.

5. E es correcta. Un plexo nervioso periférico situado en la raíz de un miembro permite que las fibras nerviosas de diferentes segmentos de la médula espinal se reordenen para viajar más fácilmente a diferentes partes del miembro (*véase* p. 81). A. Los plexos nerviosos periféricos están formados por una red de fibras nerviosas. B. En los plexos nerviosos periféricos, los haces de fibras nerviosas se ramifican, pero en la mayoría de los casos, las fibras nerviosas individuales no se ramifican. C. Los plexos nerviosos periféricos en las raíces de los miembros se forman a partir de los ramos anteriores de los nervios espinales. D. Los plexos nerviosos del sistema nervioso autónomo tienen una red de fibras nerviosas y células nerviosas.

6. D es correcta. En la conducción nerviosa, un potencial de acción típico es unos +40 mV (*véase* pp. 44-45). A. En la conducción nerviosa, un estímulo adecuado aumenta la permeabilidad del axolema a los iones de Na^+ en el punto de estimulación. B. Durante el período refractario absoluto de la conducción nerviosa, ningún estímulo, sin importar cuán intenso sea, excitará la fibra nerviosa. C. Durante la conducción nerviosa, el potencial de acción se mueve a lo largo del axón; la entrada de iones de Na^+ en el axón cesa, y la permeabilidad de la membrana plasmática del axón a los iones de K^+ aumenta (*véase* p. 44). E. En la fibra nerviosa en reposo no estimulada, el interior de la membrana plasmática (axolema) es negativo respecto del exterior.

7. B es correcta. En las fibras nerviosas no mielinizadas, el potencial de acción se produce a lo largo de la longitud de la fibra. A. La velocidad de conducción es mayor en las fibras nerviosas que tienen un diámetro transversal grande. C. Una fibra nerviosa mielinizada se puede estimular sólo en los nódulos de Ranvier. D. La conducción saltatoria ocurre tanto en el SNC como en el SNP. E. En el nódulo de Ranvier, el potencial de acción establece una corriente eléctrica en el líquido del tejido circundante (*véase* p. 72).

8. A es correcta. En la degeneración walleriana, la mielina se descompone en gotículas que son fagocitadas por los neurilemocitos. B. En la degeneración walleriana, el axón primero se fragmenta antes de que sea fagocitado por los neurilemocitos que lo rodean (*véase* p. 105). C. En la degeneración walleriana, los neurilemocitos proliferan rápidamente y se organizan en cuerdas paralelas dentro de la membrana basal persistente. D. En la degeneración walleriana en el SNC, las células microgliales eliminan los residuos. E. En la degeneración walleriana en el SNP, los macrófagos tisulares son muy activos en la eliminación de los fragmentos nerviosos.

9. C es correcta. Después de una lesión en el SNC, los oligodendrocitos no se multiplican y forman una banda de fibra como lo hacen los neurilemocitos en el SNP dañado (*véase* p. 106). A. La ausencia de tubos endoneurales puede ser importante en la falla en la regeneración del tejido del SNC lesionado (*véase* p. 106). B. Los oligodendrocitos no tienen membrana basal. D. La irrigación del tejido nervioso central suele ser adecuada. E. En el SNC, no hay factores de crecimiento nervioso.

10. E es correcta. El retorno parcial de la función observado en las lesiones de la médula espinal puede deberse en parte al paciente que usa otros músculos para compensar la pérdida de los músculos paralizados. A. Después de una lesión en el SNC, el líquido de edema por lo general desaparece en el lugar de la lesión, y como resultado hay una mejoría clínica (*véase* p. 107). B. Las neuronas no funcionantes pueden asumir la función de las neuronas dañadas. C. Los sitios receptores en la membrana postsináptica pueden aumentar en número y ser responsables de algunas mejorías postraumáticas. D. La evidencia no muestra que los axones destruidos en el SNC se regeneren completamente después de la lesión.

11. C es correcta. Las terminaciones nerviosas libres no tienen neurilemocitos que cubran sus extremos (*véase* p. 84). A. Los bastones y los conos en el ojo son ejemplos de receptores electromagnéticos. B. Los receptores del gusto y el olfato son quimiorreceptores. D. Los discos de Merkel son receptores táctiles de adaptación lenta. E. Los corpúsculos de Meissner están presentes en la piel de la palma de la mano y en la planta del pie.

12. E es correcta. El número de corpúsculos de Meissner se reduce considerablemente entre el nacimiento y la vejez. A. Los corpúsculos de Pacini son mecanorreceptores de adaptación rápida. B. Los corpúsculos de Ruffini son receptores de estiramiento de adaptación lenta en la dermis y la piel pilosa. C. Cada corpúsculo de Pacini tiene una cápsula laminada y un núcleo central que contiene la terminación nerviosa (*véanse* figs. 3-23 y 3-24). D. Las terminaciones anuloespirales en el músculo esquelético tienen fibras musculares intrafusales.

13. B es correcta. El tipo de sensación que se siente está determinado por el área específica del SNC al que llega la fibra nerviosa sensitiva (*véase* p. 89). A. Aunque hay una variedad de tipos histológicos de receptores, sus nervios sólo transmiten los mismos impulsos nerviosos. C. La transducción en el receptor es el proceso por el cual la energía del estímulo se transforma en energía electroquímica del impulso nervioso. D. Cuando se aplica al receptor, el estímulo provoca un cambio en el potencial de la membrana plasmática de la terminación nerviosa (*véase* p. 89). E. Si es lo suficientemente grande, el potencial del receptor generará un potencial de acción en la fibra nerviosa sensorial aferente.

14. C es correcta. El huso neuromuscular mantiene al SNC informado sobre la actividad muscular (*véase* p. 89). A. El huso neuromuscular produce impulsos nerviosos aferentes todo el tiempo. B. Cuando se produce un movimiento muscular activo o pasivo, aumenta la velocidad de los impulsos nerviosos en las fibras nerviosas aferentes de los husos neuromusculares. D. El huso neuromuscular influye indirectamente en el control del movimiento voluntario (*véase* p. 90). E. Las terminaciones "en ramillete" están situadas principalmente en las fibras de la cadena nuclear, a cierta distancia de la región ecuatorial (*véase* fig. 3-25).

15. C es correcta. Cada huso neurotendinoso tiene una cápsula fibrosa, fibras de colágeno dispuestas de manera laxa y células tendinosas (*véase* p. 92). A. Los husos neurotendinosos están situados en tendones cercanos a la unión musculotendinosa. B. Los nervios terminan dentro del huso y se ramifican y llegan a terminaciones en forma de baqueta de tambor. D. Los husos neurotendinosos se encuentran en los músculos de acción rápida y lenta. E. El huso neurotendinoso es activado por cambios en la tensión muscular e inhibe la contracción muscular.

16. B es correcta. En una unión neuromuscular, cada axón se encuentra en un surco en la superficie de la fibra muscular formada por el plegamiento de la membrana plasmática del músculo (sarcolema) (*véase* fig. 3-30). A. En una unión neuromuscular, cada ramo terminal del nervio motor termina como un axón desnudo. C. Tras haber causado la despolarización de la membrana postsináptica, la ACh se hidroliza inmediatamente en la hendidura sináptica mediante la AChE (*véase* p. 96). D. La ACh es liberada desde la terminación axónica cuando el impulso nervioso llega a la unión neuromuscular. E. En la unión neuromuscular, los neurilemocitos forman una tapa o techo para el surco en la superficie de la fibra muscular.

17. D es correcta. Las fibras nerviosas autonómicas terminan en las fibras musculares lisas como fibras no mielinizadas (*véase* p. 98). A. En las uniones neuromusculares del músculo liso, la fibra nerviosa autónoma ejerce el control sobre varias fibras musculares (*véase* p. 98). B. En el músculo liso, la onda de contracción pasa de una fibra muscular a otra por medio de uniones comunicantes en hendidura. C. En el músculo cardíaco, la onda de contracción se propaga rápidamente de una fibra muscular a otra por medio de desmosomas y uniones comunicantes en hendidura. E. En el sitio de una unión neuromuscular que involucra músculo liso, el axón se encuentra en un surco poco profundo en la superficie muscular, y el neurilemocito se retrae para exponer el axolema (*véase* fig. 3-34).

18. A es correcta. Para producir una región de anestesia completa en el tronco, deben dañarse al menos tres segmentos de la médula espinal (*véase* p. 98). B. Cuando se seccionan nervios espinales contiguos, el área de pérdida táctil es siempre más pequeña que el área de pérdida de sensaciones dolorosas y térmicas. C. El dermatoma presente en el lado medial de la muñeca es C8. D. Los dermatomas presentes en el extremo del hombro son C3-C4. E. Los dermatomas de los miembros corren casi verticalmente (*véanse* figs. 3-36 y 3-37).

19. A es correcta. El reflejo del tendón del bíceps braquial implica los segmentos C5-C6 de la médula espinal (*véase* p. 100). B. El reflejo del tendón del tríceps implica los segmentos C6-C7 y C8 de la médula espinal. C. El reflejo del tendón patelar implica a los segmentos L2-L4 de la médula espinal. D. Un tumor que comprime los segmentos S1-S2 de la médula espinal probablemente interfiera con el reflejo aquíleo. E. Los reflejos superficiales abdominales involucran segmentos T6-T12 de la médula espinal.

20. E es correcta. El dermatoma L1 se encuentra sobre el ligamento inguinal (*véase* fig. 3-36). A. El dermatoma T10 incluye la piel del ombligo; el dermatoma T8 implica la piel entre el proceso xifoides y el ombligo. B. El dermatoma L5 se encuentra sobre las superficies anterior y lateral de la pierna debajo de la rodilla. C. El dermatoma L2 se encuentra sobre las superficies anterior y lateral del muslo. D. El dermatoma S2 se extiende hacia la mitad de la superficie posterior del muslo y la pierna (*véase* fig. 3-37).

21. D es correcta. El tono muscular depende de la integridad de un arco reflejo simple (*véase* p. 101). A. Una unidad motora está formada por una motoneurona en el cuerno anterior de la médula espinal y todas las fibras musculares que inerva (*véase* fig. 3-39). B. En los músculos pequeños de la mano, una fibra nerviosa inerva sólo unas pocas fibras musculares. C. Los husos neurotendinosos están inervados por fibras nerviosas mielinizadas. E. Las fibras eferentes motoras γ inervan las fibras intrafusales de un huso muscular.

22. C es correcta. En el movimiento muscular voluntario, cuando un motor primario se contrae, los músculos antagónicos se inhiben (*véase* p. 92). Cuando un músculo comienza a contraerse, las unidades motoras más pequeñas son las que se estimulan primero. B. La fatiga muscular es causada por la reducción del trifosfato de adenosina dentro de las fibras musculares. D. Cuando un músculo se encuentra paralizado, pierde inmediatamente su tono normal (*véase* p. 101). E. Para paralizar completamente un músculo, suele ser necesario destruir varios segmentos adyacentes de la médula espinal o sus raíces nerviosas.

23. A es correcta. En la posición de pie, la línea de gravedad pasa a través del proceso odontoides del axis, detrás de los centros de las articulaciones de la cadera y delante de las articulaciones de la rodilla y el tobillo (*véase* p. 102). B. La postura depende del grado y distribución del tono muscular. C. A menudo, una postura particular puede mantenerse durante largos períodos mediante diferentes grupos de fibras musculares en un músculo que se contrae en relevos. D. La corteza cerebral hace una importante contribución al mantenimiento de la postura normal (*véase* p. 102). E. Los impulsos nerviosos que salen de los ojos y los oídos pueden influir mucho en la postura.

24. D es correcta. La pérdida de masa muscular puede ocurrir si sólo se seccionan las fibras nerviosas motoras eferentes de un músculo (*véase* p. 109). A. La contractura muscular es una alteración en la cual el músculo se contrae y sufre un acortamiento permanente; ocurre con frecuencia en los músculos que normalmente se oponen a los músculos paralizados. B. La fasciculación muscular se observa en una enfermedad crónica que afecta las células del cuerno anterior o los núcleos motores de los nervios craneales. C. La atrofia muscular se produce cuando un miembro se inmoviliza en una férula. E. La atrofia ocurre en los músculos que actúan sobre la articulación del hombro en pacientes con pericapsulitis dolorosa que afecta esa articulación.

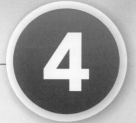

4 Médula espinal y tractos ascendentes, descendentes e intersegmentarios

OBJETIVOS DEL CAPÍTULO

- Aprender cómo pueden producirse las lesiones en la médula espinal.

- Comprender la posición de las vías nerviosas principales y los grupos de células nerviosas en la médula espinal, así como poder asociar la evidencia radiográfica de las lesiones óseas con los niveles segmentarios de la médula espinal y los déficits neurológicos.

- Revisar la estructura básica de la delicada médula espinal y las posiciones y las funciones de los diversos tractos ascendentes y descendentes que se encuentran en ella.

- Realizar diagramas simples de cada uno de los tractos ascendentes y descendentes, mostrando sus células de origen, su curso a través del sistema nervioso central (SNC) y su destino.

Un hombre de 35 años de edad galopa en su caballo cuando intenta saltar sobre la puerta de una granja. El caballo se niega a saltar y el hombre es arrojado al piso. Su cabeza golpea un tronco y sufre una flexión excesiva de la cabeza y el cuello. En la evaluación inicial en el servicio de urgencias, una vez que recupera la consciencia, se encuentran signos y síntomas de déficits neurológicos graves en los miembros superiores e inferiores. Una radiografía lateral de la región cervical de la columna vertebral muestra la fragmentación del cuerpo de la cuarta vértebra cervical con el desplazamiento hacia atrás de un fragmento óseo grande en el lado izquierdo.

Tras la estabilización de la columna vertebral mediante tracción esquelética para evitar un daño neurológico adicional, un examen completo revela que el paciente tiene signos y síntomas que indican una hemisección incompleta de la médula espinal en el lado izquierdo.

Cualquier miembro del personal médico implicado en la evaluación y el tratamiento de un paciente con lesiones de la médula espinal debe conocer la estructura de la médula y la disposición y las funciones de los distintos tractos nerviosos que pasan por este conducto vital en el SNC.

Debido a la naturaleza devastadora de las lesiones de la médula espinal y la discapacidad prolongada que producen, todos los interesados en el cuidado de dichos pacientes deben recibir capacitación para prevenir cualquier lesión adicional de la médula espinal y brindar la mejor oportunidad de recuperación. Todo el personal médico debe tener un panorama claro de la extensión de la lesión medular y las posibles expectativas para el retorno de la función.

Las lesiones de la médula espinal son frecuentes y pueden producirse como resultado de accidentes en automóviles o motocicletas, caídas, deportes y heridas por armas de fuego. El daño en la médula y los nervios espinales también puede asociarse con fracturas, infecciones, tumores vertebrales tanto primarios como secundarios, y hernias de los discos intervertebrales. El estudiante debe aprender el recorrido y las conexiones de las diferentes vías dentro de la médula espinal para poder diagnosticar y tratar las lesiones medulares. Se debe prestar atención particular a si una vía específica cruza la línea media hasta el lado opuesto del SNC o si permanece en el mismo lado. Si la vía cruza la línea media, es importante conocer el nivel en el que se produce la decusación.

La evaluación del daño neurológico requiere no sólo una comprensión de las principales vías nerviosas dentro de la médula espinal, sino también la capacidad de correlacio-

nar la evidencia radiográfica de lesión ósea con los niveles segmentarios de la médula espinal. La estrecha relación de la médula espinal con la columna vertebral ósea requiere una breve revisión de la columna vertebral antes de considerar la médula espinal.

REVISIÓN BREVE DE LA COLUMNA VERTEBRAL

La columna vertebral es el pilar óseo central del cuerpo. Proporciona sostén al cráneo, la cintura escapular, los miembros superiores y la parrilla costal, y a través de la cintura pélvica transmite el peso del cuerpo a los miembros inferiores. Dentro de su cavidad está situada la médula espinal, las raíces de los nervios espinales y las meninges, a las que la columna vertebral proporciona una gran protección.

Composición de la columna vertebral

La columna vertebral (figs. 4-1 y 4-2) está compuesta por 33 vértebras (7 cervicales, 12 torácicas, 5 lumbares, 5 sacras [fusionadas para formar el sacro]) y 4 coccígeas (las últimas tres en general están fusionadas). Como está segmentada y compuesta por vértebras, articulaciones y cojinetes de fibrocartílago llamados *discos intervertebrales*, es una estructura flexible. Los discos intervertebrales forman aproximadamente un cuarto de la longitud de la columna.

Características generales de una vértebra

Aunque las vértebras muestran diferencias regionales, todas tienen un patrón común (*véase* fig. 4-2B). Una **vértebra típica** está formada por un **cuerpo** redondeado por delante y un **arco vertebral** por detrás. Este espacio cerrado se llama *agujero* o *foramen vertebral*, a través del cual transcurre la médula espinal y sus cubiertas. El arco vertebral está formado por un par de **pedículos** cilíndricos, que forman los lados del arco, y un par de **láminas** aplanadas, que completan el arco por detrás.

El arco vertebral origina siete procesos: uno espinoso, dos transversos y cuatro articulares.

El **proceso espinoso**, o *espina*, se dirige hacia atrás desde la unión de las dos láminas. Los procesos transversos están dirigidos en dirección lateral desde la unión de las láminas y los pedículos. Tanto los procesos espinosos como los transversos sirven como palancas y reciben las inserciones de músculos y ligamentos.

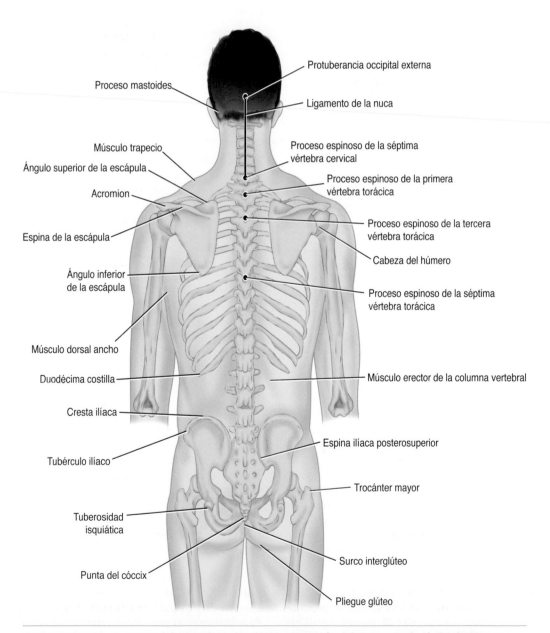

Figura 4-1 Vista posterior del esqueleto donde se muestra la columna vertebral. También se muestran los aspectos externos de la protuberancia occipital externa en el cráneo, el ligamento de la nuca (*línea negra sólida*) y algunas espinas palpables importantes (*puntos sólidos*).

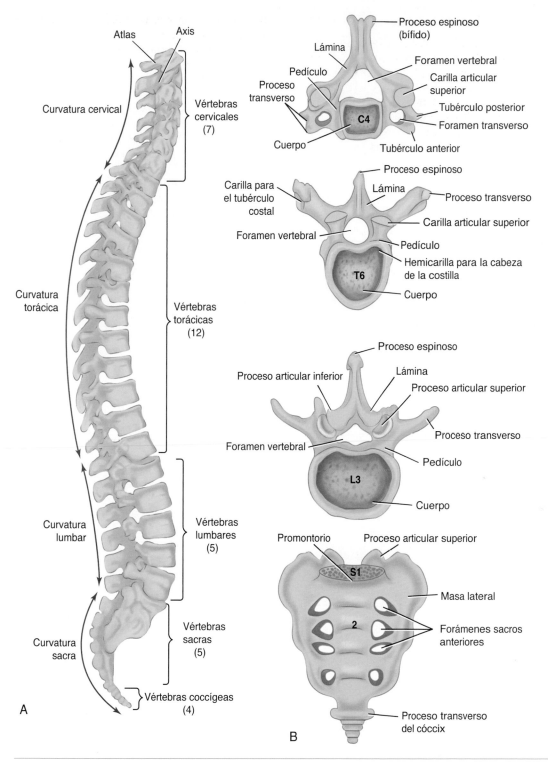

Figura 4-2 **A.** Vista lateral de la columna vertebral. **B.** Características generales de las diferentes clases de vértebras.

Los **procesos articulares** están dispuestos en dirección vertical y se encuentra formados por dos procesos superiores y dos inferiores. Nacen de la unión de las láminas y los pedículos. Los dos procesos articulares superiores de un arco vertebral se articulan con los dos proceso articulares inferiores del arco superior, formando dos articulaciones sinoviales.

Los pedículos tienen muescas en sus bordes superior e inferior, que forman las **incisuras vertebrales superior** e **inferior**. A cada lado, la incisura superior de una vértebra y la inferior de la vértebra adyacente forman un **agujero** o **foramen intervertebral**. En un esqueleto articulado, estos forámenes permiten el paso de los nervios espinales y los vasos sanguíneos. Las raíces

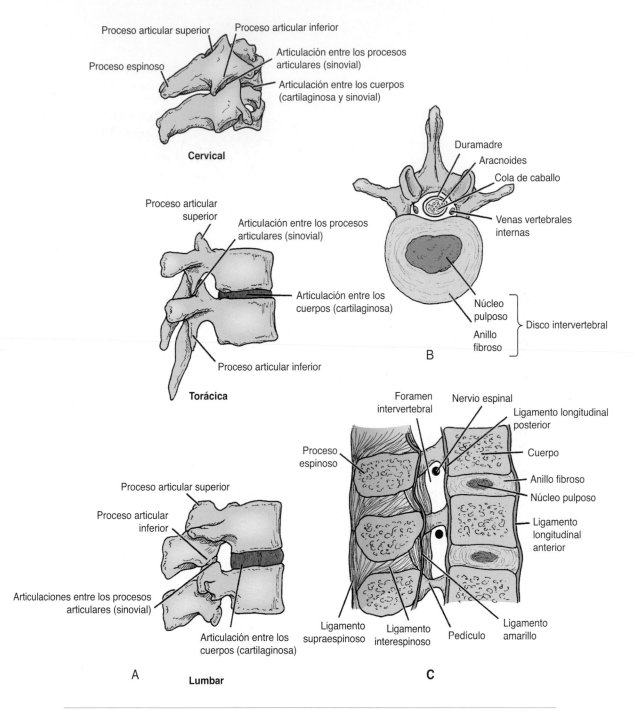

Figura 4-3   A. Articulaciones en las regiones cervical, dorsal y lumbar de la columna vertebral. **B.** La tercera vértebra lumbar vista desde arriba muestra la relación entre el disco intervertebral y la cola de caballo. **C.** Vértebras lumbares en sección sagital que muestran las relaciones del ligamento vertebral.

nerviosas anterior y posterior de un nervio espinal se unen dentro de esos forámenes con sus coberturas de duramadre para formar los nervios espinales segmentarios.

Articulaciones de la columna vertebral

Por debajo del axis, las vértebras se articulan entre sí mediante articulaciones cartilaginosas entre sus cuerpos y por articulaciones sinoviales entre sus procesos articulares.

Articulaciones entre dos cuerpos vertebrales

Entre los cuerpos vertebrales se encuentra un disco intervertebral de fibrocartílago (fig. 4-3).

Discos intervertebrales

Los discos intervertebrales son más gruesos en las regiones cervical y lumbar, donde la columna vertebral tiene más movilidad. Amortiguan los golpes cuando la carga sobre la columna vertebral aumenta de forma súbita. Por desgracia, su resistencia se pierde gradualmente con la edad avanzada.

Cada disco está formado por una parte periférica, el anillo fibroso, y una central, el núcleo pulposo (*véase* fig. 4-3B, C). El **anillo fibroso** está compuesto por fibrocartílago, que está firmemente unido a los cuerpos vertebrales y los ligamentos longitudinales anterior y posterior de la columna vertebral.

El **núcleo pulposo** en el joven es una masa ovoide de material gelatinoso. Por lo general, está bajo presión y se encuentra un poco más cerca de la parte posterior que del borde anterior del disco. Las superficies superior e inferior de los cuerpos de las vértebras adyacentes que se apoyan en el disco están cubiertas por placas delgadas de cartílago hialino.

La naturaleza semilíquida del núcleo pulposo le permite cambiar de forma y que una vértebra se mueva hacia adelante o hacia atrás sobre la otra. Un aumento repentino en la carga de compresión en la columna vertebral aplana el núcleo pulposo, que es acomodado por la resistencia del anillo fibroso circundante. A veces, el empuje hacia afuera es demasiado grande para el anillo fibroso y éste se rompe, lo que permite que el núcleo pulposo se hernie y sobresalga hacia el conducto vertebral, donde puede presionar las raíces del nervio espinal, el propio nervio espinal o incluso la médula.

A medida que avanza la edad, el núcleo pulposo se vuelve más pequeño y es reemplazado por fibrocartílago. Las fibras de colágeno del anillo degeneran y, como resultado, el anillo no siempre puede contener el núcleo pulposo bajo presión. En la vejez, los discos son finos y menos elásticos, y ya no es posible distinguir el núcleo del anillo.

Ligamentos

Los **ligamentos longitudinales anterior** y **posterior** transcurren como bandas continuas por las superficies anterior y posterior de la columna vertebral desde el cráneo hasta el sacro (*véase* fig. 4-3C). El ligamento anterior es ancho y está firmemente adherido a la parte frontal y los lados de los cuerpos vertebrales y a los discos intervertebrales. El ligamento posterior es débil y estrecho y está unido a los bordes posteriores de los discos.

Articulaciones entre dos arcos vertebrales

Las articulaciones de dos arcos vertebrales son de tipo sinovial entre los procesos articulares superiores e inferiores de las vértebras adyacentes (*véase* fig. 4-3A).

Ligamentos

Véase la figura 4-3C.

* El **ligamento supraespinoso** transcurre entre las puntas de los procesos espinosos adyacentes.
* El **ligamento interespinoso** conecta procesos adyacentes.
* Los **ligamentos intertransversos** transcurren entre los procesos transversos adyacentes.
* El **ligamento amarillo** (interlaminar) conecta las láminas de vértebras adyacentes.

En la región cervical, los ligamentos supraespinosos e interespinosos están muy engrosados y forman el poderoso **ligamento de la nuca**.

Inervación de las articulaciones vertebrales

Las articulaciones entre los cuerpos vertebrales se encuentran inervadas por los pequeños ramos meníngeos de cada nervio espinal (fig. 4-4). Las articulaciones entre los procesos articulares están inervadas por fibras de los ramos posteriores de los nervios espinales; las articulaciones de cualquier nivel particular reciben fibras nerviosas de dos nervios espinales adyacentes.

Las articulaciones atlantooccipital y atlantoaxoidea deben estudiarse en un texto de anatomía macroscópica.

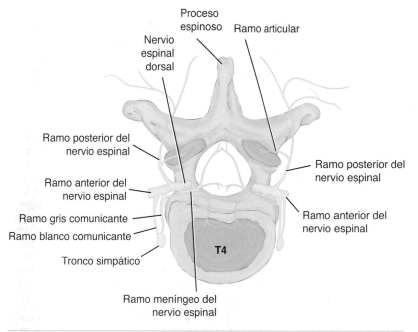

Figura 4-4 Inervación de las articulaciones vertebrales. A cualquier nivel vertebral particular, las articulaciones reciben fibras nerviosas de dos nervios espinales adyacentes.

MÉDULA ESPINAL

La médula espinal tiene una forma aproximadamente cilíndrica. Comienza en el foramen magno del cráneo, inferior a la decusación piramidal en la **médula oblongada** (bulbo raquídeo) en el encéfalo, y en el adulto termina inferiormente, a nivel del **borde inferior de la primera vértebra lumbar**. En el niño pequeño es relativamente más larga y en general termina en el borde superior de la tercera vértebra lumbar. Por lo tanto, ocupa los dos tercios superiores del **conducto vertebral** de la columna vertebral y está rodeada por las tres meninges,

la **duramadre**, la **aracnoides** y la **piamadre**. También proporciona protección el **líquido cerebroespinal (LCE)**, que rodea la médula en el **espacio subaracnoideo**.

En la región cervical, donde se originan los plexos braquiales, y en las regiones torácicas y lumbares inferiores, donde se origina el plexo lumbosacro, la médula espinal presenta agrandamientos fusiformes, conocidos como *intumescencias cervical* y *lumbar* (fig. 4-5). En la porción inferior, la médula espinal se afina para formar el **cono medular**, desde cuyo extremo desciende una prolongación de la piamadre, el **filum terminal (filamento terminal)**, que desciende hasta

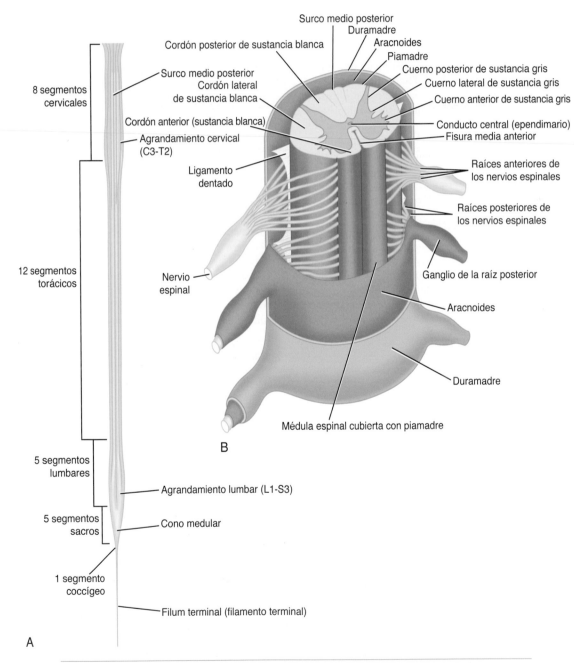

Figura 4-5 Médula espinal. **A.** La vista posterior muestra los agrandamientos cervical y lumbar. **B.** Tres segmentos de la médula espinal muestran las coberturas de duramadre, aracnoides y piamadre.

insertarse en la superficie posterior del cóccix. La médula tiene una fisura longitudinal profunda llamada ***surco medio anterior*** en la línea media por delante y un pliegue superficial denominado ***surco medio posterior*** en la superficie posterior (*véase* fig. 4-5B).

A lo largo de toda la médula espinal salen 31 pares de nervios espinales por las **raíces anteriores** o **motoras** y las **raíces posteriores** o **sensitivas** (*véase* fig. 4-5B). Cada raíz está unida a la médula por una serie de raicillas, que se extienden a lo largo

del segmento medular correspondiente. Cada raíz nerviosa posterior tiene un **ganglio de la raíz posterior**, cuyas células dan origen a las fibras nerviosas periféricas y centrales.

Estructura de la médula espinal

La médula espinal se compone de un núcleo interno de sustancia gris, rodeado de una cubierta externa de sustancia blanca (fig. 4-6); no hay ninguna indicación de que la médula esté segmentada.

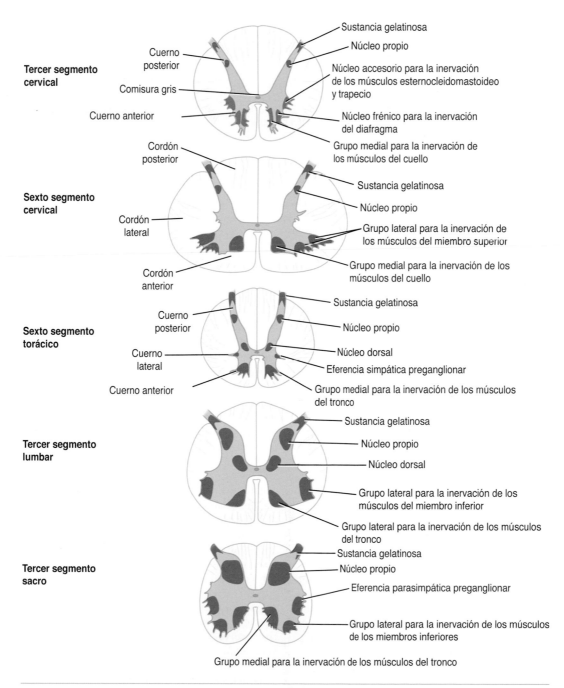

Figura 4-6 Los cortes transversales de la médula espinal a diferentes niveles muestran la disposición de las sustancias gris y blanca.

Tabla 4-1 Comparación de los detalles estructurales de las diferentes regiones de la médula espinal[a]

Región	Forma	Sustancia blanca	Sustancia gris		
			Cuerno anterior	Cuerno posterior	Cuerno lateral
Cervical	Ovalada	Presencia del fascículo cuneiforme y el fascículo grácil	Grupo medial de células para los músculos del cuello; grupo central de células para núcleo accesorio (C1-C5) y núcleo frénico (C3-C5); grupos laterales de células para los músculos del miembro superior	Presencia de la sustancia gelatinosa, se continúa con núcleo del V nervio craneal a nivel de C2; presencia del núcleo propio; ausencia del núcleo dorsal (columna de Clarke)	Ausente
Torácica	Redonda	Presencia del fascículo cuneiforme (T1-T6) y el fascículo grácil	Grupo medial de células para los músculos del tronco	Presencia de la sustancia gelatinosa, el núcleo propio y el núcleo aferente visceral	Presente; da lugar a fibras simpáticas preganglionares
Lumbar	Redondeada a ovalada	Ausencia del fascículo cuneiforme; presencia del fascículo grácil	Grupo medial de células para los músculos de los miembros inferiores; grupo central de células para el nervio lumbosacro	Presencia de la sustancia gelatinosa, el núcleo propio, el núcleo dorsal (columna de Clarke) en L1-L4 y el núcleo aferente visceral	Presente (L1-L2 [L3]); da lugar a fibras simpáticas preganglionares
Sacra	Redondeada	Pequeña cantidad; ausencia del fascículo cuneiforme; presencia del fascículo grácil	Grupo medial de células para el miembro inferior y los músculos perineales	Presencia de la sustancia gelatinosa y el núcleo propio	Ausente; presencia de grupos de células en S2-S4 para inervación parasimpática

[a]La información de esta tabla es útil para la identificación del nivel específico de la médula espinal del que se ha sufrido una sección.

En la tabla 4-1 se presenta una comparación de los detalles estructurales de las diferentes regiones de la médula espinal.

Sustancia gris

La sustancia gris se ve en la sección transversal como un pilar en forma de "H" con **cuernos anteriores** y **posteriores**, o **astas**, unidos por una fina **comisura gris** que contiene el pequeño **conducto central** (**ependimario**). En los segmentos torácico y lumbar superior de la médula hay un pequeño **cuerno lateral**. La cantidad de sustancia gris presente en cualquier nivel dado de la médula espinal depende de la cantidad de músculos inervados en ese nivel. Así, el tamaño es mayor dentro de los agrandamientos cervical y lumbosacro de la médula que inervan los músculos de los miembros superiores e inferiores, respectivamente (figs. 4-7 a 4-10; *véase también* fig. 4-6).

Estructura

Como en otras regiones del SNC, la sustancia gris de la médula espinal está formada por una mezcla de células nerviosas y sus prolongaciones, neuroglía y vasos sanguíneos. Las células nerviosas son multipolares, y la neuroglía forma una red intrincada alrededor de los cuerpos de las células nerviosas y sus neuritas.

GRUPOS DE CÉLULAS NERVIOSAS EN LOS CUERNOS ANTERIORES DE SUSTANCIA GRIS

La mayoría de las células nerviosas son grandes y multipolares, y sus axones pasan a las raíces anteriores de los nervios espinales como eferentes α, que inervan los músculos esqueléticos. Las células nerviosas más pequeñas también son multipolares, y los axones de muchas de ellas pasan a las raíces anteriores de los nervios espinales como eferentes γ, que inervan las fibras musculares intrafusales de los husos neuromusculares.

Para fines prácticos, las células nerviosas del cuerno anterior pueden clasificarse en tres grupos básicos: medial, central y lateral (*véase* fig. 4-6).

El grupo medial se encuentra en la mayoría de los segmentos de la médula espinal, y es responsable de la inervación de los músculos esqueléticos del cuello y el tronco, entre ellos la musculatura intercostal y la abdominal.

El grupo central es el más pequeño y se encuentra en algunos segmentos cervicales y lumbosacros. En la porción cervical de la columna, algunas de estas células nerviosas (segmentos C3-C5) inervan específicamente el diafragma y se conocen colectivamente como el *núcleo frénico* (*véase* fig. 4-7). En los cinco o seis segmentos cervicales superiores, algunas de las células nerviosas inervan los músculos esternocleidomastoideo y trapecio y se conocen como **núcleo accesorio**. Los axones de estas células forman la parte espinal del nervio accesorio. El **núcleo lumbosacro**, presente en el segundo segmento lumbar hasta el primero sacro de la médula, está formado por células nerviosas cuyos axones tienen una distribución que no se conoce completamente en la actualidad.

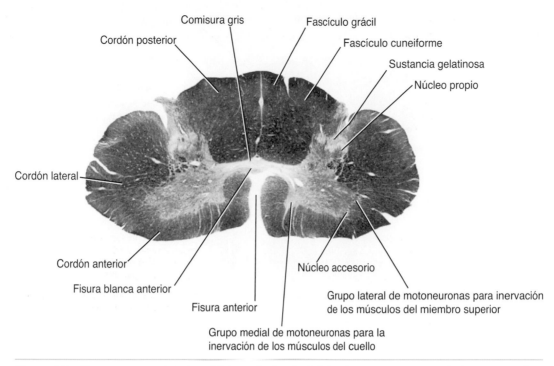

Figura 4-7 Corte transversal de la médula espinal a nivel del quinto segmento cervical (tinción de Weigert).

El grupo lateral se encuentra en los segmentos cervical y lumbosacro de la médula, y es responsable de la inervación de los músculos esqueléticos de los miembros (*véanse* figs. 4-6, 4-7, 4-9 y 4-10).

GRUPOS DE CÉLULAS NERVIOSAS EN LOS CUERNOS POSTERIORES DE SUSTANCIA GRIS

Dos de los cuatro grupos de células nerviosas de los cuernos posteriores se extienden a lo largo de la columna; los otros dos están restringidos a los segmentos torácico y lumbar.

El **grupo de la sustancia gelatinosa** se encuentra en el ápice del cuerno posterior a lo largo de la médula espinal (*véanse* figs. 4-6 a 4-10). Está compuesto principalmente por neuronas de Golgi de tipo II y recibe fibras aferentes relacionadas con el dolor, la temperatura y el tacto desde la raíz posterior. Además, recibe información de fibras descendentes desde niveles supraespinales. Se postula que la información de las sensaciones de dolor y temperatura son modificadas por la información excitadora o inhibidora de otras fibras sensitivas y por la información procedente de la corteza cerebral.

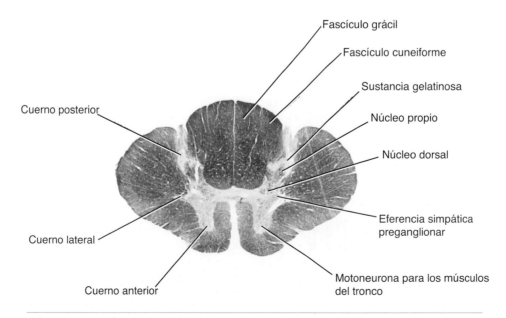

Figura 4-8 Corte transversal de la médula espinal a nivel del segundo segmento torácico (tinción de Weigert).

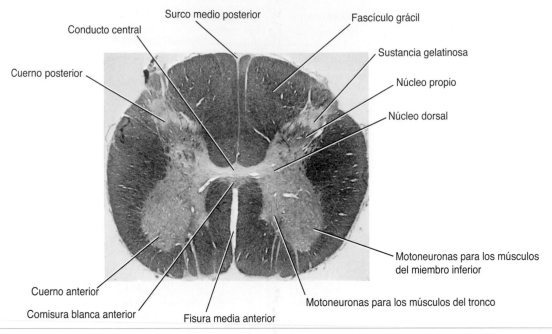

Figura 4-9 Corte transverso de la médula espinal a nivel del cuarto segmento lumbar (tinción de Weigert).

El **núcleo propio** es un grupo de células nerviosas grandes situadas delante de la sustancia gelatinosa a lo largo de la médula espinal (*véanse* figs. 4-6 a 4-10). Constituye la masa principal de células en el cuerno posterior, y recibe fibras del cordón posterior relacionadas con las sensaciones de posición y movimiento (propiocepción), que sirve para la discriminación entre dos puntos y la vibración.

El **núcleo dorsal** (**columna de Clarke**) es un grupo de células nerviosas situadas en la base del cuerno posterior y que se extiende desde el octavo segmento cervical en dirección inferior al tercer o cuarto segmento lumbar (*véanse* figs. 4-6 a 4-9). La mayoría de las células son comparativamente grandes y están asociadas con terminaciones propioceptivas (husos neuromusculares y husos tendinosos).

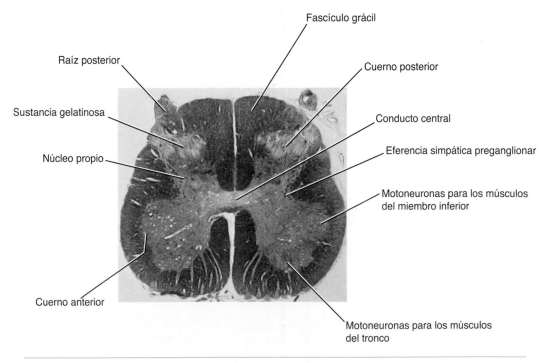

Figura 4-10 Corte transversal de la médula espinal a nivel del segundo segmento sacro (tinción de Weigert).

El **núcleo aferente visceral** es un grupo de células nerviosas de tamaño mediano situado lateralmente respecto del núcleo dorsal; se extiende desde el primer segmento torácico hasta el tercer segmento lumbar de la médula espinal. Se considera que está asociado con la recepción de información aferente visceral.

GRUPOS DE CÉLULAS NERVIOSAS DEL CUERNO LATERAL DE SUSTANCIA GRIS

El grupo intermedio lateral de células constituye el pequeño cuerno lateral, que se extiende desde el primer segmento torácico hasta el segundo o tercer segmento lumbar de la médula espinal (*véanse* figs. 4-6 y 4-8). Las células son relativamente pequeñas y dan lugar a fibras simpáticas preganglionares.

Un grupo similar de células que se encuentra en los segmentos sacros segundo, tercero y cuarto de la médula espinal da lugar a las fibras parasimpáticas preganglionares (*véanse* figs. 4-6 y 4-10).

COMISURA GRIS Y CONDUCTO CENTRAL

En los cortes transversales de la médula espinal, los cuernos anteriores y posteriores a cada lado están conectados por una **comisura gris** transversa; la sustancia gris se parece a una letra "H" (*véanse* figs. 4-6 a 4-10). El **conducto central** se encuentra en el centro de la comisura gris. La parte de la comisura gris situada en la parte posterior del conducto central es la **comisura gris posterior**; la parte anterior es la **comisura gris anterior**.

El conducto central o ependimario se encuentra a lo largo de la médula espinal. En la parte superior se continúa con el conducto ependimario de la mitad inferior de la médula oblongada, y por encima de ésta se abre a la cavidad del cuarto ventrículo. Hacia abajo, en el cono medular, se expande hacia el **ven-**trículo terminal** fusiforme y termina en la raíz del filum terminal. Está lleno de LCE y recubierto con epitelio cilíndrico ciliado, el **epéndimo**. Por lo tanto, el conducto central se cierra hacia abajo y se abre hacia el interior del cuarto ventrículo.

Sustancia blanca

Para propósitos descriptivos, la sustancia blanca puede dividirse en **cordones anterior**, **lateral** y **posterior** (*véanse* figs. 4-5 a 4-10). El cordón anterior de cada lado se encuentra entre la línea media y el punto de origen de las raíces nerviosas anteriores; el cordón lateral se encuentra entre el origen de las raíces nerviosas anteriores y la entrada de las raíces nerviosas posteriores; el cordón posterior se encuentra entre la entrada de las raíces posteriores de los nervios y la línea media.

Estructura

Al igual que en otras regiones del SNC, la sustancia blanca de la médula espinal está formada por una mezcla de fibras nerviosas, neuroglía y vasos sanguíneos. Rodea la sustancia gris, y su color blanco se debe a la alta proporción de fibras nerviosas mielinizadas.

DISPOSICIÓN DE FIBRAS NERVIOSAS EN TRACTOS

La disposición de los tractos de las fibras nerviosas dentro de la médula espinal se ha deducido de la experimentación con animales y del estudio de la médula espinal humana en busca de fibras nerviosas en degeneración por lesiones o enfermedades. Aunque algunos tractos nerviosos están concentrados en ciertas áreas de la sustancia blanca, existe una superposición considerable. Para fines descriptivos, los tractos espinales se dividen en tractos ascendentes, descendentes e intersegmentarios, y sus posiciones relativas en la sustancia blanca se describen a continuación. En la figura 4-11 se muestra

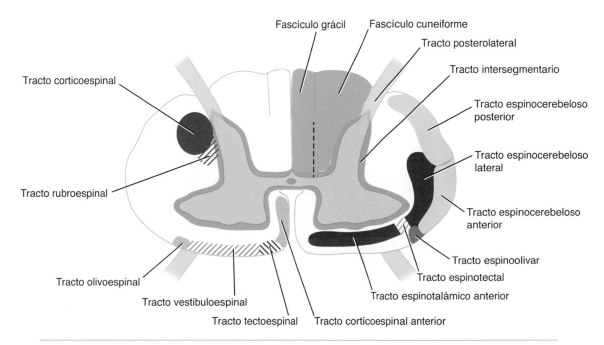

Figura 4-11 Corte transversal de la médula espinal en el nivel cervical medio que muestra la disposición general de los tractos ascendentes a la derecha y los tractos descendentes a la izquierda.

un diagrama simplificado, que exhibe la disposición general de los principales tramos.

TRACTOS ASCENDENTES

Al entrar en la médula espinal, las fibras nerviosas sensitivas de diferentes tamaños y funciones se clasifican y separan en haces o **tractos** en la sustancia blanca (fig. 4-12; *véase también* fig. 4-11). Algunas de las fibras nerviosas sirven para enlazar diferentes segmentos de la médula espinal, mientras que otras ascienden desde la médula espinal a los centros superiores y, por lo tanto, conectan la médula espinal con el encéfalo. Estos haces de las fibras ascendentes se llaman *tractos* o *vías ascendentes*.

Los tractos ascendentes conducen dos tipos de información aferente, que puede o no alcanzar el nivel consciente. La información **estereoceptiva** se origina fuera del cuerpo, como el dolor, la temperatura o el tacto. La información **propioceptiva** se origina dentro del cuerpo, por ejemplo, de los músculos y las articulaciones.

Organización anatómica

La información general de las terminaciones sensitivas periféricas es conducida a través del sistema nervioso por una serie de neuronas. En su forma más simple, el camino ascendente hacia la consciencia está formado por tres neuronas (*véase* fig. 4-12). La primera neurona, la **neurona de primer orden**, tiene su cuerpo celular en el **ganglio de la raíz posterior** del nervio espinal (raquídeo). Una prolongación periférica se conecta con una terminación sensitiva receptora, mientras que una prolongación central ingresa a la médula espinal a través de la raíz posterior para hacer una sinapsis con la neurona de segundo orden. La **neurona de segundo orden** da origen a un axón que se decusa (cruza al lado opuesto) y asciende a un nivel superior del SNC, donde hace sinapsis con una **neurona de tercer orden**. La neurona de tercer orden suele estar en el tálamo, y da origen a una fibra de proyección que llega a una región sensitiva de la corteza cerebral. Esta cadena formada por tres neuronas es la disposición más habitual, pero algunas vías aferentes usan un número mayor o menor de neuronas. Muchas neuronas de las vías ascendentes se ramifican y envían información importante a la formación reticular, la cual, a su vez, activa la corteza cerebral y mantiene el estado de vigilia. Otras ramas pasan a las motoneuronas y participan en la actividad muscular refleja.

Funciones

Las sensaciones dolorosas y térmicas ascienden por el haz o fascículo espinotalámico lateral; el tacto suave (protopático) y la presión ascienden por el haz espinotalámico anterior (fig. 4-13). El tacto discriminatorio (es decir, la capacidad de localizar con precisión el área del cuerpo tocada y también de distinguir entre dos puntos cercanos tocados a la vez o discriminación entre dos puntos) asciende por los cordones posteriores. Por estos cordones asciende también la información procedente de los músculos y de las articulaciones relacionadas con el movimiento y la posición de las diferentes partes del cuerpo. Además, la sensibilidad vibratoria asciende por el cordón posterior. La información inconsciente procedente de los músculos, las articulaciones, la piel y el tejido subcutáneo llega al cerebelo por medio de los fascículos espinocerebelosos anteriores y posteriores, y por el fascículo cuneocerebeloso. La información dolorosa, térmica y táctil es transmitida al colículo superior del mesencéfalo a través del fascículo espinotectal para permitir los reflejos espinovisuales. El fascículo espinorreticular representa una vía que va desde los músculos, las articulaciones y la piel hasta la formación reticular, mientras que el fascículo espinoolivar proporciona una vía indirecta para la llegada de más información aferente hasta el cerebelo.

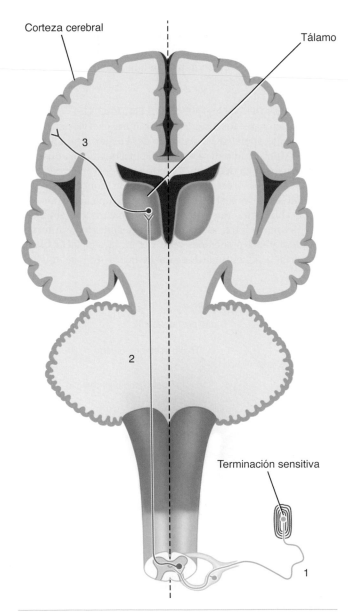

Corteza cerebral

Tálamo

3

2

Terminación sensitiva

1

Figura 4-12 Forma más simple de la vía sensitiva ascendente desde la terminación nerviosa sensitiva hasta la corteza cerebral. Obsérvese la participación de tres neuronas.

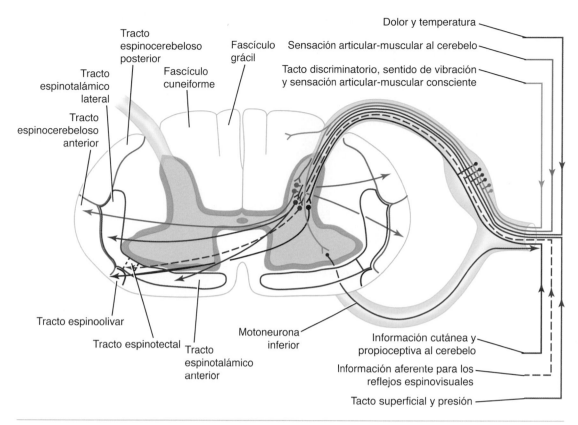

Figura 4-13 El corte transversal de la médula espinal muestra el origen de los principales fascículos sensitivos ascendentes. Obsérvese que las sensaciones de dolor y temperatura ascienden por el fascículo espinotalámico lateral, y el tacto ligero y la presión ascienden por el fascículo espinotalámico anterior.

Vías del dolor y la temperatura

Los receptores del dolor y la temperatura en la piel y otros tejidos son terminaciones nerviosas libres. Los impulsos dolorosos son transmitidos a la médula espinal por fibras de tipo A-δ de conducción rápida y por fibras de tipo C de conducción lenta.

Las fibras de conducción rápida alertan a la persona del dolor agudo inicial, mientras que las fibras de conducción lenta son responsables de la transmisión del dolor urente prolongado. Las sensaciones de calor y de frío también viajan por fibras Λ-δ y las C.

Las vías somatosensitivas se resumen en la tabla 4-2.

Tabla 4-2 Principales vías somatosensitivas hacia la consciencia[a]

Sensación	Receptor	Neurona de primer orden	Neurona de segundo orden	Neurona de tercer orden	Vías	Destino
Temperatura y dolor	Terminaciones nerviosas libres	Ganglios de la raíz posterior	Sustancia gelatinosa	Núcleo ventral posterolateral del tálamo	Espinotalámicas laterales, lemnisco espinal	Giro central posterior
Tacto ligero y presión	Terminaciones nerviosas libres	Ganglios de la raíz posterior	Sustancia gelatinosa	Núcleo ventral posterolateral del tálamo	Espinotalámicas anteriores, lemnisco espinal	Giro central posterior
Tacto discriminativo, sentido de vibración, sensibilidad muscular y articular consciente	Corpúsculos de Meissner, corpúsculos de Pacini, husos musculares, órganos tendinosos	Ganglios de la raíz posterior	Núcleos grácil y cuneiforme	Núcleo ventral posterolateral del tálamo	Fascículos grácil y cuneiforme, lemnisco medial	Giro central posterior

[a]Obsérvese que todas las vías ascendentes envían ramos al sistema reticular activador.

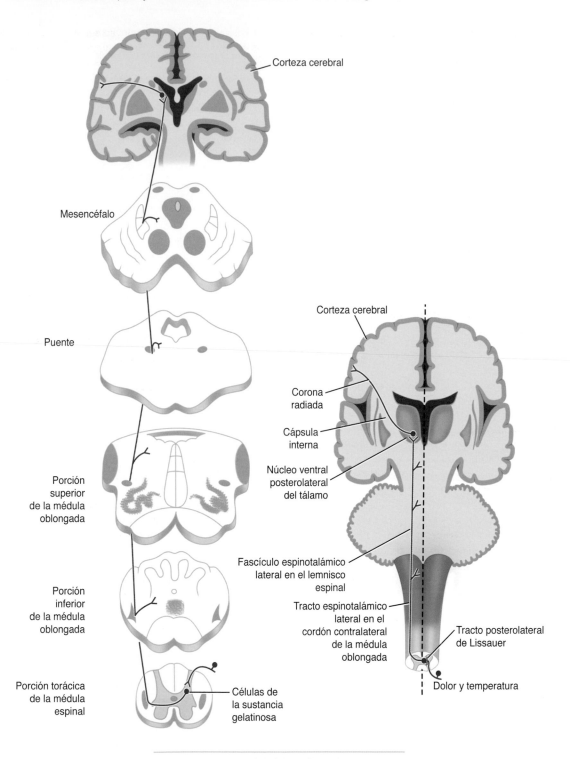

Figura 4-14 Vías del dolor y la temperatura.

Tracto espinotalámico lateral

Los axones que entran en la médula espinal desde el ganglio de la raíz posterior continúan hasta la punta del cuerno posterior, y se dividen en ramos ascendentes y descendentes (fig. 4-14). Estos ramos recorren una distancia de uno o dos segmentos de la médula espinal y forman el **tracto posterolateral de Lissauer**. Estas fibras de las neuronas de primer orden terminan haciendo sinapsis con las células del cuerno posterior, incluidas las células de la sustancia gelatinosa. Se cree que la sustancia P, un péptido, es el neurotransmisor de esta sinapsis.

Los axones de las neuronas de segundo orden ahora **cruzan en sentido oblicuo al lado opuesto en las comisuras blanca y gris anterior dentro de un segmento espinal de** la **médula**, y ascienden por el cordón contralateral como el haz espinotalámico lateral. El fascículo espinotalámico lateral ocupa una posición medial respecto al fascículo espinocerebeloso anterior. Conforme el haz espinotalámico lateral asciende a lo largo de la médula espinal, se añaden nuevas fibras a la porción anteromedial del fascículo. Así, en los segmentos cervicales superiores de la médula, las fibras sacras son laterales y en los segmentos cervicales son mediales. Las fibras que llevan dolor están situadas ligeramente por delante de aquellas que conducen la temperatura.

Cuando el tracto espinotalámico lateral asciende a través de la médula oblongada, se encuentra cerca de la superficie lateral y entre el núcleo olivar inferior y el núcleo del tracto espinal del nervio trigémino. Ahora está acompañado por el tracto espinotalámico anterior y el tracto espinotectal; juntos forman el **lemnisco espinal**.

El lemnisco espinal sigue ascendiendo a través de la parte posterior del puente. En el mesencéfalo, yace sobre el tegmento lateral del lemnisco medial. Muchas de las fibras del tracto espinotalámico lateral terminan haciendo sinapsis con las neuronas de tercer orden en el núcleo posterolateral ventral del tálamo. Probablemente aquí se perciben el dolor crudo y las sensaciones de temperatura y se inician las reacciones emocionales.

Los axones de las neuronas de tercer orden en el núcleo posterolateral ventral del tálamo ahora pasan a través del ramo posterior de la cápsula interna y la corona radiada para alcanzar el área somestésica en el giro postcentral de la corteza cerebral. La mitad contralateral del cuerpo se representa como invertida, con la mano y la boca situadas en la parte inferior y la pierna en la parte superior, y con el pie y la región anogenital en la superficie medial del hemisferio (para más detalles, *véase* cap. 7). Desde aquí, la información se transmite a otras regiones de la corteza cerebral para ser empleada por las áreas motoras y el área de asociación parietal. El papel de la corteza cerebral es interpretar la calidad de la información sensitiva en el nivel consciente.

Percepción del dolor

La percepción del dolor es un fenómeno complejo que está influido por el estado emocional y las experiencias pasadas de la persona. El dolor es una sensación que avisa del peligro de lesión y alerta a la persona para que lo evite o lo trate.

El dolor puede dividirse en dos tipos principales: **dolor rápido** y **dolor lento**. El dolor rápido se experimenta en unos 0.1 s después de que se aplica el estímulo del dolor; el dolor lento se siente 1 s o más después de la estimulación. El paciente describe el dolor rápido como dolor agudo o punzante y es el tipo de dolor que se siente después de pincharse el dedo con una aguja. El dolor rápido se limita casi a la piel.

El dolor lento se describe como urente, sordo y pulsátil y se produce por la destrucción del tejido, como en el desarrollo de un absceso o en la artritis grave. El dolor lento puede aparecer en cualquier tejido del cuerpo.

Todos los tipos de recepción del dolor ocurren en las terminaciones nerviosas libres. El dolor rápido es experimentado por estímulos mecánicos o térmicos, y el dolor lento puede ser provocado por estímulos mecánicos, térmicos y químicos.

Se han encontrado muchas sustancias químicas en los extractos de tejidos dañados que excitan las **terminaciones nerviosas libres**. Éstas incluyen **serotonina**, **histamina**, **bradicinina**, ácidos como el **ácido láctico** y iones de **K+**. El umbral para las terminaciones dolorosas puede ser reducido por las prostaglandinas y la sustancia P, pero no pueden estimular las terminaciones directamente por sí mismas.

La persona debe ser consciente de la existencia de estímulos que, si permite que persistan, originarán una destrucción tisular; los receptores del dolor tienen escasa o nula capacidad de adaptación.

Conducción del dolor hasta el sistema nervioso central

El dolor rápido se desplaza por los nervios periféricos en axones A-δ de gran diámetro, a velocidades de entre 6 y 30 m/s. El dolor lento se desplaza por las fibras C de pequeño diámetro a velocidades de entre 0.5 y 2 m/s. Los impulsos de dolor rápido alcanzan primero la consciencia para avisar a la persona del peligro, de forma que se pueda iniciar una respuesta protectora adecuada. El dolor lento se advierte más tarde y dura mucho más tiempo.

Conducción del dolor en el sistema nervioso central

Las fibras aferentes del dolor penetran en la médula espinal, por ejemplo, en las raíces posteriores de un nervio espinal, y terminan predominantemente en las capas superficiales del cuerno posterior. El principal neurotransmisor excitador liberado por las fibras A-δ y C es el aminoácido **glutamato**. Las fibras C también liberan sustancia P, un neuropéptido. Mientras que el glutamato es un neurotransmisor localizado de acción rápida, la sustancia P tiene una liberación lenta y se difunde ampliamente en el cordón posterior y puede influir en muchas neuronas.

Las fibras de dolor (nociceptivas) de acción rápida, punzantes y de inicio rápido estimulan las neuronas de segundo orden del tracto espinotalámico lateral. Los axones cruzan inmediatamente al lado opuesto de la médula espinal y ascienden hasta el tálamo, desde donde se transmiten al giro postcentral sensitivo. Las fibras de dolor urente, sordo, de acción lenta, también estimulan a las neuronas de segundo orden del fascículo espinotalámico lateral en el cuerno posterior y ascienden con los axones de las fibras de dolor de acción rápida. Sin embargo, hoy se considera que la mayoría de las fibras lentas entrantes en la médula espinal hacen conexiones adicionales con varias neuronas del cuerno posterior antes de ascender por la médula espinal. La llegada repetida de estímulos nocivos a través de las fibras C en el cuerno posterior durante las lesiones graves conduce a un aumento de la respuesta de las células neuronales de segundo orden. Este fenómeno de **potenciación** se atribuye a la liberación de la sustancia neurotransmisora glutamato por las fibras C.

El tipo rápido de dolor se localiza con precisión. Por ejemplo, si nos golpeamos el pulgar con un martillo, no habrá duda de dónde se ha producido el daño. El dolor de tipo lento se encuentra mal localizado. Por ejemplo, en el caso de la artrosis de la cadera la persona sólo puede localizar de forma vaga el dolor en el área de la cadera y no en el sitio específico de la lesión. La diferencia se puede explicar por el hecho de que las fibras del dolor rápido ascienden directamente por la médula espinal por el fascículo espinotalámico lateral, mientras que las fibras del dolor lento establecen múltiples conexiones en el cuerno posterior antes de ascender hasta los centros superiores.

Otras terminaciones del fascículo espinotalámico lateral

Hoy en día, en general se acepta que los impulsos de dolor rápido se desplazan directamente hasta el núcleo ventral posterolateral del tálamo, y son transmitidos después a la corteza cerebral.

La mayoría de las fibras de dolor lento en el haz espinotalámico lateral terminan en la formación reticular, que activa todo el sistema nervioso. En las áreas inferiores del encéfalo es donde la persona percibe el tipo de dolor crónico, nauseoso, sordo.

De acuerdo con el resultado de investigaciones realizadas con tomografía por emisión de positrones (PET, *positron emission tomography*), el giro postcentral, el giro del cíngulo del sistema límbico y el giro de la ínsula son los sitios que participan en la recepción y la interpretación de la información nociceptiva. El giro postcentral es responsable de la interpretación del dolor en relación con experiencias pasadas. El giro del cíngulo participa en la interpretación del aspecto emocional del dolor, mientras que el giro de la ínsula está relacionado con la actividad de interpretación de los estímulos dolorosos procedentes de los órganos internos del cuerpo y la producción de una respuesta nerviosa autónoma.

La recepción de la información dolorosa por el SNC puede ser modulada primero en los cordones posteriores de la médula espinal y en otros sitios a niveles superiores.

Control del dolor en el sistema nervioso central

El masaje y la aplicación de linimentos en las áreas dolorosas del cuerpo pueden aliviar el dolor. La técnica de la acupuntura, descubierta hace miles de años en China, también es beneficiosa para aliviar el dolor. La estimulación eléctrica con baja frecuencia de la piel también mejora el dolor en ciertos casos.

Teoría de la compuerta

Aunque no se comprende el mecanismo preciso para los fenómenos antes descritos, la teoría de la activación sugirió que, en el sitio donde la fibra del dolor entra en el SNC, podría producirse una inhibición por medio de neuronas conectoras excitadas por fibras aferentes mielinizadas grandes que transportan información del contacto no doloroso y la presión. El exceso de estimulación táctil producida por el masaje, por ejemplo, "cerró la compuerta" para el dolor. Sin embargo, una vez que cesó la estimulación táctil no dolorosa, "la compuerta se abrió" y la información sobre los estímulos dolorosos ascendió por el tracto espinotalámico lateral. Aunque la teoría de la compuerta puede explicar parcialmente los fenómenos, el sistema de analgesia tal vez esté asociado con la liberación de encefalinas y endorfinas en los cuernos posteriores.

Sistema de analgesia

La estimulación de ciertas áreas del tronco encefálico puede reducir o bloquear las sensaciones dolorosas. Estas áreas incluyen el área periventricular del diencéfalo, la sustancia gris periacueductal del mesencéfalo y los núcleos de la línea media del tronco encefálico. Se considera que las fibras del tracto reticuloespinal pasan a la médula espinal y hacen sinapsis con las células relacionadas con la sensación de dolor en el cuerno posterior. El sistema analgésico tiene la capacidad de suprimir tanto el dolor punzante agudo como las sensaciones de dolor ardiente.

Recientemente se han aislado dos compuestos con acciones parecidas a la morfina, las **encefalinas** y las **endorfinas**, en el SNC. Estos compuestos y la **serotonina** sirven como sustancias neurotransmisoras en el sistema analgésico del encéfalo, y pueden inhibir la liberación de sustancia P en el cuerno posterior.

Vías del tacto superficial (protopático) y la presión

Estas vías se resumen en la tabla 4-2.

Tracto espinotalámico anterior

Los axones entran en la médula espinal desde el ganglio de la raíz posterior y continúan hasta la punta del cuerno posterior, donde se dividen en ramos ascendentes y descendentes (fig. 4-15). Estos ramos viajan una distancia de uno o dos segmentos de la médula espinal, contribuyendo con el tracto posterolateral de Lissauer. Se considera que estas fibras de las neuronas de primer orden terminan haciendo sinapsis con células en el grupo la sustancia gelatinosa en el cuerno posterior.

Los axones de la neurona de segundo orden después **cruzan muy oblicuamente al lado contralateral en las comisuras anteriores gris y blanca, dentro de varios segmentos espinales** y ascienden por el cordón anterolateral opuesto como fascículo espinotalámico anterior. A medida que el tracto espinotalámico anterior asciende a través de la médula espinal, se agregan nuevas fibras a la parte medial del tracto. De esta forma, en los segmentos cervicales superiores de la médula, las fibras sacras son principalmente laterales, mientras que las fibras cervicales son principalmente mediales.

Conforme el haz espinotalámico anterior asciende a lo largo de la médula oblongada, acompaña al haz espinotalámico lateral y al haz espinotectal, y todos ellos forman el **lemnisco espinal**.

El lemnisco espinal sigue ascendiendo a través de la parte posterior del puente (protuberancia), y el tectum del mesencéfalo y las fibras del fascículo espinotalámico anterior terminan haciendo sinapsis con las neuronas de tercer orden en el núcleo ventral posterolateral del tálamo. Se considera que las sensaciones protopáticas del tacto y la presión se perciben aquí.

Los axones de las neuronas de tercer orden en el núcleo posterolateral ventral del tálamo pasan a través del ramo posterior de la **cápsula interna** y la **corona radiada** para alcanzar el área somestésica en el giro postcentral de la corteza cerebral. La mitad contralateral del cuerpo es representada invertida, con la mano y la boca situadas en una posición inferior, como se describió antes (para mayores detalles, *véase* cap. 7). La apreciación consciente del tacto y la presión depende de la actividad de la corteza cerebral. Las sensaciones pueden

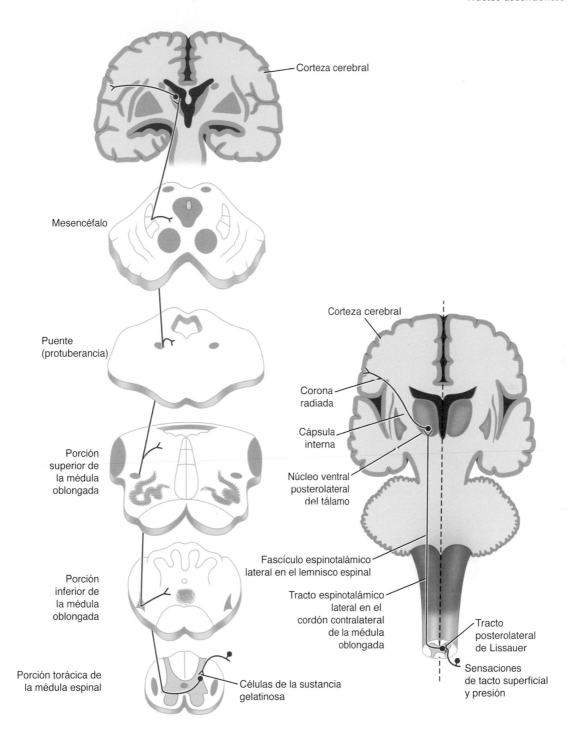

Figura 4-15   Vías del tacto superficial y la presión.

localizarse de manera aproximada y con muy poca discriminación de intensidad.

Tacto discriminativo, sentido de la vibración y sensibilidad muscular y articular consciente

Estas vías se resumen en la tabla 4-2.

Cordón posterior: fascículo grácil y fascículo cuneiforme

Los axones entran en la médula espinal desde el ganglio espinal posterior y pasan directamente al cordón posterior del mismo lado (fig. 4-16). Aquí, las fibras se dividen en ramos ascendentes largos y ramos descendentes cortos. Los

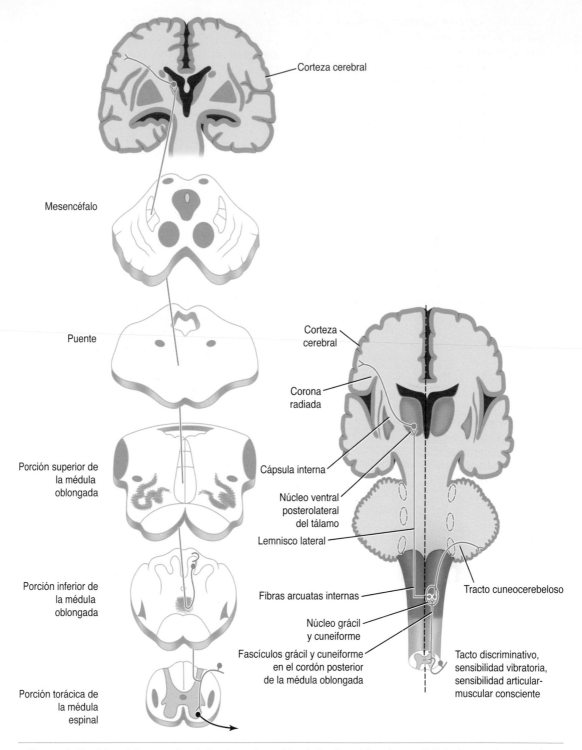

Corteza cerebral

Mesencéfalo

Puente

Porción superior de la médula oblongada

Porción inferior de la médula oblongada

Porción torácica de la médula espinal

Corteza cerebral

Corona radiada

Cápsula interna

Núcleo ventral posterolateral del tálamo

Lemnisco lateral

Fibras arcuatas internas

Núcleo grácil y cuneiforme

Fascículos grácil y cuneiforme en el cordón posterior de la médula oblongada

Tracto cuneocerebeloso

Tacto discriminativo, sensibilidad vibratoria, sensibilidad articular-muscular consciente

Figura 4-16 Vías del tacto discriminativo, el sentido de la vibración y la sensibilidad muscular-articular.

ramos descendentes bajan un número variable de segmentos y dan lugar a ramos colaterales que hacen sinapsis con las células del cuerno posterior, las neuronas internunciales y las células del cuerno anterior. Estas fibras cortas y descendentes están claramente involucradas con los reflejos intersegmentarios.

Las fibras ascendentes largas también pueden hacer sinapsis con las células del cuerno posterior, con las neuronas internunciales y con las neuronas del cuerno anterior. Su distribución puede extenderse sobre numerosos segmentos de la médula espinal. Como en el caso de las fibras descendentes cortas, participan en los reflejos intersegmentarios.

Muchas de las fibras largas y ascendentes viajan hacia arriba en el cordón posterior como el **fascículo grácil** y el **fascículo cuneiforme**. El fascículo grácil se encuentra a lo largo de la médula espinal y contiene las largas fibras ascendentes desde los nervios espinales torácicos sacros, lumbares e inferiores. El fascículo cuneiforme se encuentra en posición lateral con respecto a los segmentos torácico superior y cervical de la médula espinal y está separado del fascículo grácil por un tabique. El fascículo cuneiforme contiene las largas fibras ascendentes desde los seis nervios torácicos superiores y todos los nervios espinales cervicales.

Las fibras de los fascículos grácil y cuneiforme ascienden **homolateralmente** y terminan haciendo sinapsis con las neuronas de segundo orden en los núcleos grácil y **cuneiforme** de la médula oblongada. Los axones de las neuronas de segundo orden, llamadas *fibras arcuatas internas*, pasan de forma anteromedial alrededor de la sustancia gris central y **atraviesan el plano medio**, cruzándose con las fibras correspondientes del lado opuesto en la **decusación sensitiva**. Luego, las fibras ascienden como un solo paquete compacto, el **lemnisco medial**, a través de la médula oblongada, el puente y el mesencéfalo. Las fibras terminan haciendo sinapsis con las neuronas de tercer orden en el núcleo posterolateral ventral del tálamo.

Los axones de la neurona de tercer orden salen y pasan a través del brazo posterior de la **cápsula interna** y la **corona radiada** para alcanzar el área somestésica en el giro postcentral de la corteza cerebral. La mitad contralateral del cuerpo es representada invertida, con la mano y la boca situadas en una posición inferior, como se describió antes (para detalles, *véase* cap. 7). De esta manera, se pueden apreciar impresiones táctiles finas con gradaciones de intensidad, localización precisa y discriminación de dos puntos. El sentido vibratorio y la posición de las diferentes partes del cuerpo pueden reconocerse conscientemente.

Muchas fibras en el fascículo cuneiforme de los segmentos cervical y torácico superior, que hicieron sinapsis con las neuronas de segundo orden del núcleo cuneiforme, son retransmitidas y viajan como los axones de las neuronas de segundo orden para ingresar en el cerebelo a través del pedúnculo cerebeloso inferior del mismo lado. Esta vía es el **tracto cuneocerebeloso**, y las fibras se conocen como *fibras arcuatas externas posteriores*. La función de estas fibras es transmitir información del sentido articular y muscular al cerebelo.

Vías por las que la sensibilidad articular y muscular llega al cerebelo

Las vías sensitivas de las articulaciones y los músculos hacia el cerebelo se resumen en la tabla 4-3.

Tracto espinocerebeloso posterior

Los axones que ingresan en la médula espinal desde el ganglio de la raíz posterior entran en el cuerno posterior y terminan haciendo sinapsis con las neuronas de segundo orden en la base del cuerno posterior (fig. 4-17). Estas neuronas se conocen colectivamente como el *núcleo dorsal* (**columna de Clarke**). Los axones de las neuronas de segundo orden entran en la parte posterolateral del cordón lateral del **mismo lado** y ascienden como el tracto espinocerebeloso posterior hasta la médula oblongada. Aquí, el tracto se une al pedúnculo cerebeloso inferior y termina en la corteza del cerebelo. Obsérvese que no asciende hasta la corteza cerebral. Como el núcleo dorsal sólo se extiende desde el octavo segmento cervical hasta el tercer o cuarto segmento lumbar, los axones que entran en la médula espinal desde las raíces posteriores de los segmentos lumbares inferiores y sacros ascienden por el cordón posterior hasta que alcanzan el tercer o cuarto segmento lumbar, donde ingresan en el núcleo dorsal.

Las fibras espinocerebelosas posteriores reciben información articular y muscular desde los husos musculares, los órganos tendinosos y los receptores articulares del tronco y los miembros inferiores. Esta información sobre la tensión de los tendones musculares y los movimientos de los músculos y las articulaciones es utilizada por el cerebelo en la coordinación de los movimientos de los miembros y el mantenimiento de la postura.

Tracto espinocerebeloso anterior

Los axones que ingresan en la médula espinal desde el ganglio de la raíz posterior finalizan haciendo sinapsis con las neuronas de segundo orden en el **núcleo dorsal** en la base del cuerno posterior (*véase* fig. 4-17). La mayoría de los axones de las neuronas de segundo orden **cruzan** hacia el lado opuesto y ascienden como tracto espinocerebeloso anterior en el cordón contralateral; una minoría asciende como tracto espinocerebeloso anterior en el cordón lateral del **mismo lado**. Las fibras, que han ascendido a través de la médula oblongada y el puente, entran en el cerebelo a través del pedúnculo cerebeloso superior y terminan en la corteza del cerebelo. Se cree que las fibras que cruzaron hacia el lado opuesto en la médula espinal **se vuelven a cruzar** dentro del cerebelo. El tracto espinocerebeloso anterior transmite información musculoarticular de los husos musculares, órganos tendinosos y receptores articulares del tronco y los miembros superiores e inferiores. También se cree que el cerebelo recibe información de la piel y de las aponeurosis superficiales por esta vía.

Tabla 4-3 Vías de la sensibilidad muscular articular hacia el cerebelo

Sensibilidad	Receptor	Neurona de primer orden	Neurona de segundo orden	Vías	Destino
Sensibilidad muscular-articular inconsciente	Husos musculares, órganos tendinosos, receptores articulares	Ganglios de la raíz posterior	Núcleo dorsal	Espinocerebelosas anteriores y posteriores	Corteza cerebelosa

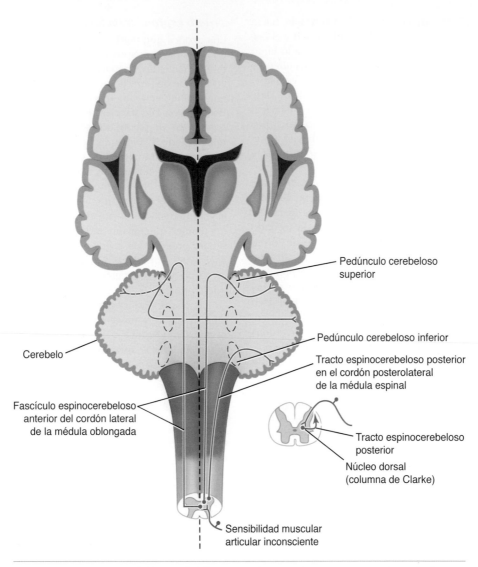

Figura 4-17 Vías de la sensibilidad muscular-articular inconsciente al cerebelo.

Tracto cuneocerebeloso

Estas fibras se describen en la página 142. Se originan en el núcleo cuneiforme y entran en el cerebelo a través del pedúnculo cerebeloso inferior del **mismo lado** (*véase* fig. 4-16). Se les conoce como las **fibras arcuatas externas posteriores**, y su función es transmitir información sensitiva de la articulación muscular al cerebelo.

Otras vías ascendentes

Los tractos espinotectal, espinorreticular y espinoolivar se muestran en la figura 4-18.

Tracto espinotectal

Los axones ingresan en la médula espinal desde el ganglio de la raíz posterior y viajan a la sustancia gris, donde hacen sinapsis con neuronas de segundo orden desconocidas. Los axones de las neuronas de segundo orden **cruzan el plano medio** y ascienden como el tracto espinotectal en el cordón anterolateral que se encuentra cerca del tracto espinotalámico lateral. Después de pasar a través de la médula oblongada y el puente, terminan haciendo sinapsis con las neuronas en el colículo superior del mesencéfalo. Esta vía proporciona información aferente para los reflejos espinovisuales y provoca movimientos de los ojos y la cabeza hacia la fuente de la estimulación.

Tracto espinorreticular

Los axones entran en la médula espinal desde el ganglio de la raíz posterior y terminan en neuronas de segundo orden desconocidas en la sustancia gris. Los axones de estas neuronas de segundo orden ascienden por la médula espinal a medida que el tracto espinorreticular en el cordón lateral se mezcla con el tracto espinotalámico lateral. La mayoría de las fibras **no se cruzan** y finalmente hacen sinapsis con las neuronas de la formación reticular en la médula oblongada, el puente y el mesencéfalo. El tracto espinorreticular proporciona una vía aferente para la formación reticular, que desempeña un papel

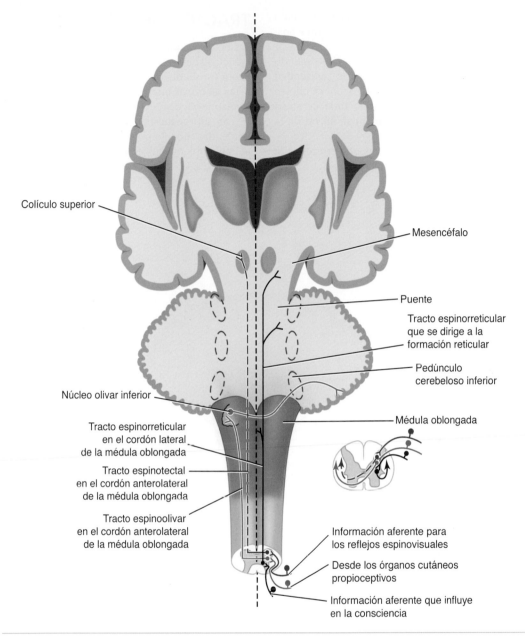

Figura 4-18 Fascículos espinotectales, espinorreticulares y espinoolivares.

importante influyendo en los niveles de consciencia (para más detalles, *véase* p. 204).

Tracto espinoolivar

Los axones ingresan en la médula espinal desde el ganglio de la raíz posterior y terminan en neuronas de segundo orden desconocidas en el cuerno posterior. Los axones de las neuronas de segundo orden **cruzan la línea media** y ascienden como tracto espinoolivar en la sustancia blanca en la unión de los cuernos anterior y lateral. Los axones terminan haciendo sinapsis con las neuronas de tercer orden en los núcleos olivares inferiores en la médula oblongada (bulbo raquídeo). Los axones de las neuronas de tercer orden cruzan la línea media y entran en el cerebelo a través del pedúnculo

cerebeloso inferior. El tracto espinoolivar transmite información en dirección al cerebelo desde los órganos cutáneos y propioceptivos.

Tractos sensitivos viscerales

Las sensaciones originadas en las vísceras ubicadas en el tórax y el abdomen entran en la médula espinal a través de las raíces posteriores. Los cuerpos celulares de las neuronas de primer orden están situados en los ganglios de la raíz posterior. Las prolongaciones periféricas de estas células reciben impulsos nerviosos de los receptores de dolor y estiramiento en las vísceras. Las causas del dolor visceral incluyen isquemia, daño químico, espasmos del músculo liso y distensión. Las prolongaciones centrales, tras ingresar en la médula espinal, hacen sinapsis con las neuronas de segundo orden en la sustancia gris, probablemente en los cuernos posteriores o laterales.

Se considera que los axones de las neuronas de segundo orden se unen a los tractos espinotalámicos, ascienden y terminan en las neuronas de tercer orden en el núcleo posterolateral ventral del tálamo. El destino final de estos axones con cierta probabilidad es el giro postcentral de la corteza cerebral.

Muchas de las fibras aferentes viscerales que entran en la médula espinal participan en la actividad refleja.

TRACTOS DESCENDENTES

Las neuronas motoras situadas en los cuernos anteriores de la médula espinal envían axones que inervan el músculo esquelético a través de las raíces anteriores de los nervios espinales. Estas neuronas motoras se llaman ***motoneuronas inferiores*** y forman la vía común final hacia los músculos (fig. 4-19).

Las motoneuronas inferiores son constantemente bombardeadas por impulsos nerviosos que descienden de la médula oblongada, el puente, el mesencéfalo y la corteza cerebral, así como por los que entran a lo largo de las fibras

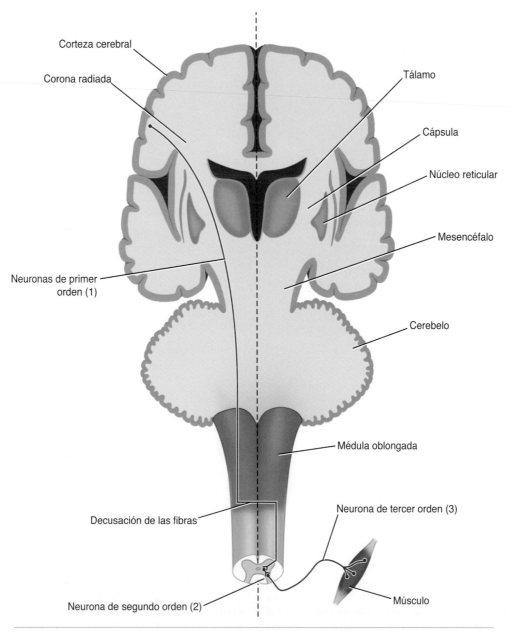

Figura 4-19 Esquema simple de la vía motora descendente desde la corteza cerebral hasta el músculo esquelético. Obsérvense las tres neuronas participantes.

Tabla 4-4 Vías descendentes principales de la médula espinal[a]

Vía	Función	Origen	Lugar de cruce	Destino	Ramos a
Tractos corticoespinales	Movimientos rápidos, hábiles y precisos, especialmente en los extremos de los miembros	Corteza motora primaria (área 4), corteza motora secundaria (área 6), lóbulo parietal (áreas 3, 1 y 2)	La mayoría cruzan en la decusación piramidal y descienden como fascículos corticoespinales laterales; algunas continúan como fascículos corticoespinales anteriores y cruzan a la altura del destino	Neuronas internunciales o moto-neuronas α	Corteza cerebral, núcleos basales, núcleo rojo, núcleos olivares, formación reticular
Tractos reticuloespinales	Inhiben o facilitan los movimientos voluntarios; el hipotálamo controla las aferencias simpáticas y parasimpáticas	Formación reticular	Algunas cruzan varios niveles	Motoneuronas α y γ	Múltiples ramos conforme descienden
Tracto tectoespinal	Movimientos posturales reflejos relacionados con la visión	Colículo superior	Poco después del origen	Motoneuronas α y γ	¿?
Tracto rubroespinal	Facilita la actividad de los músculos flexores e inhibe la actividad de los músculos extensores	Núcleo rojo	Inmediatamente	Motoneuronas α y γ	¿?
Tracto vestibuloespinal	Facilita la actividad de los extensores e inhibe los músculos flexores	Núcleos vestibulares	No se cruzan	Motoneuronas α y γ	¿?
Tracto olivoespinal	¿?	Núcleos olivares inferiores	Cruzan en el tronco encefálico	¿Motoneuronas α y γ?	—
Fibras descendentes autónomas	Control de los sistemas simpático y parasimpático	Corteza cerebral, hipotálamo, complejo amigdalino, formación reticular		Aferencias somáticas y parasimpáticas	—

[a]Se considera que los fascículos corticoespinales controlan los músculos primarios de los movimientos (en particular, de los movimientos muy especializados), mientras que los otros tractos descendentes son importantes para controlar los movimientos básicos simples. Por razones de simplicidad, en esta tabla se han omitido las neuronas.

sensitivas de las raíces posteriores. Las fibras nerviosas que descienden por la sustancia blanca desde diferentes centros nerviosos supraespinales están separadas en haces de nervios llamados *tractos descendentes*. Estas neuronas supraespinales y sus tractos se conocen como *motoneuronas superiores*, y proporcionan numerosas vías separadas que pueden influir en la actividad motora.

En la tabla 4-4 se muestra un resumen de las principales vías descendentes en la médula espinal.

Organización anatómica

El control de la actividad del músculo esquelético desde la corteza cerebral y otros centros superiores es conducido a través del sistema nervioso mediante una serie de neuronas (*véase* fig. 4-19). La vía descendente desde la corteza cerebral a menudo está constituida por tres neuronas. La primera neurona, la **neurona de primer orden**, tiene su cuerpo celular en la corteza cerebral. Su axón desciende para hacer sinapsis

en una **neurona de segundo orden**, una interneurona, localizada en el cuerno anterior de la médula espinal. El axón de la neurona de segundo orden es corto y hace sinapsis con la **neurona de tercer orden**, la motoneurona inferior, en el cuerno anterior. El axón de la neurona de tercer orden inerva el músculo esquelético a través de la raíz anterior y el nervio espinal. En algunos casos, el axón de la neurona de primer orden termina directamente en la neurona de tercer orden (como en los arcos reflejos).

Funciones

Los **tractos corticoespinales** (fig. 4-20) son las vías relacionadas con los movimientos voluntarios, especializados y precisos, especialmente los de las partes distales de los miembros. Los **tractos reticuloespinales** pueden facilitar o inhibir la actividad de las motoneuronas α y γ en los cuernos anteriores y, por lo tanto, facilitar o inhibir los movimientos voluntarios o la actividad refleja. El **tracto tectoespinal** se relaciona con

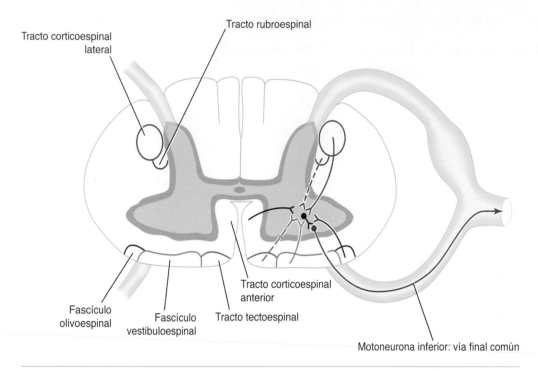

Tracto corticoespinal lateral

Tracto rubroespinal

Fascículo olivoespinal

Fascículo vestibuloespinal

Tracto corticoespinal anterior

Tracto tectoespinal

Motoneurona inferior: vía final común

Figura 4-20 Corte transversal de la médula espinal que muestra la terminación de los fascículos motores descendentes. Téngase en cuenta que la existencia del tracto olivoespinal como una vía separada hoy en día está en duda considerable.

los movimientos posturales reflejos en respuesta a estímulos visuales. Las fibras asociadas con las neuronas simpáticas en el cuerno lateral participan en el reflejo de dilatación pupilar como respuesta a la oscuridad. El **tracto rubroespinal** actúa sobre las motoneuronas α y γ en los cuernos anteriores, facilita la actividad de los músculos flexores e inhibe la actividad de los músculos extensores o antigravitatorios. Al actuar sobre las motoneuronas en los cuernos anteriores, el **tracto vestibulospinal** facilita la actividad de los músculos extensores, inhibe la de los músculos flexores e interviene en la actividad postural asociada con el equilibrio. El **tracto olivoespinal** puede desempeñar un papel en la actividad muscular, pero algunos dudan de su existencia. Las **fibras autónomas descendentes** se relacionan con el control de la actividad visceral.

Tractos corticoespinales

Las fibras del tracto corticoespinal surgen como axones de células piramidales situadas en la quinta capa de la corteza cerebral (fig. 4-21). Alrededor de un tercio de las fibras se originan en la corteza motora primaria (área 4), otro tercio de la corteza motora secundaria (área 6) y el tercio final en el lóbulo parietal (áreas 3, 1 y 2); así, dos tercios de las fibras surgen del giro precentral, y un tercio de las fibras surgen del giro postcentral. Estas fibras no controlan la actividad motora, pero influyen en la aferencia sensitiva al sistema nervioso. Como la estimulación eléctrica de diferentes partes del giro precentral produce movimientos en distintos lugares del lado opuesto del cuerpo, podemos representar las partes del cuerpo en esta área de la corteza. Dicho ho-

múnculo se muestra en la figura 4-21. Se debe tener en cuenta que la región que controla la cara está situada en la parte inferior y que la región de la corteza que controla el miembro inferior está ubicada en la parte superior y en la superficie medial del hemisferio. El homúnculo es una imagen distorsionada del cuerpo, con varias partes que tienen un tamaño proporcional al área de la corteza cerebral que se especializa en su control. Curiosamente, la mayoría de las fibras corticoespinales están mielinizadas y son fibras pequeñas de conducción relativamente lenta.

Las fibras descendentes convergen en la **corona radiada** y luego pasan a través del brazo posterior de la cápsula interna. En este caso, las fibras están organizadas de modo que aquellas más cercanas a la rodilla inervan las porciones cervicales del cuerpo, mientras que las que están situadas más posteriores inervan los miembros inferiores. El tracto continúa después a través de las tres quintas partes medias de los **pedúnculos cerebrales del mesencéfalo**. Aquí, las fibras relacionadas con las porciones cervicales del cuerpo están situadas medialmente, mientras que las relacionadas con la pierna se encuentran lateralmente.

Al ingresar en el puente (protuberancia), el tracto se divide en muchos haces por las **fibras transversas pontocerebelosas** (*véanse* figs. 5-19 a 5-22). En la médula oblongada, los haces se agrupan a lo largo del borde anterior para formar un abultamiento conocido como la *pirámide* (de ahí el nombre alternativo, **tracto piramidal**) (*véanse* figs. 5-11 y 5-12). En la unión de la médula oblongada con la médula espinal, la mayoría de las fibras **cruzan** la línea media en la **decusación piramidal** (*véase* fig. 4-21) e ingresan en el cordón lateral de la médula espinal para conformar el **tracto**

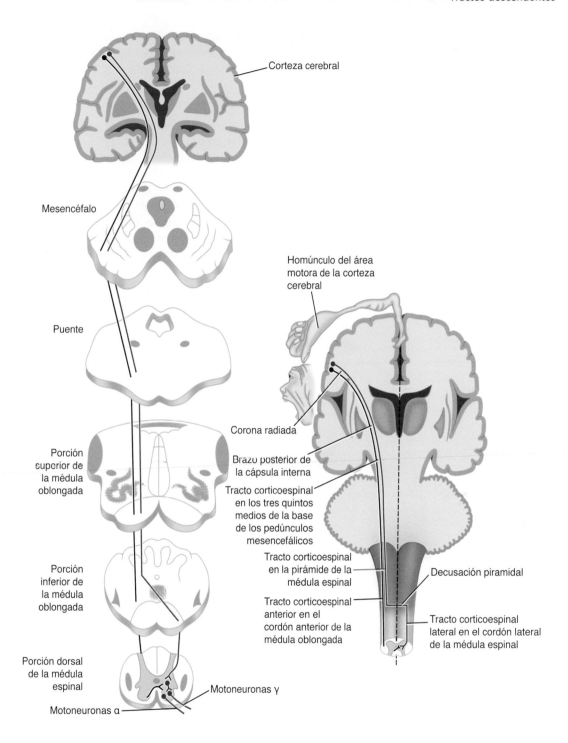

Figura 4-21 Tractos corticoespinales.

corticoespinal lateral (*véase* fig. 4-20). Las fibras restantes no se cruzan en la decusación, sino que descienden dentro del cordón anterior de la médula espinal agrupadas como el **tracto corticoespinal anterior** (*véanse* figs. 4-20 y 4-21). Estas fibras finalmente **cruzan** la línea media y terminan en el cuerno anterior de los segmentos de la médula espinal, que se encuentra en las regiones cervical y torácica superior.

El tracto corticoespinal lateral desciende a lo largo de la médula espinal; sus fibras terminan en el cuerno anterior de todos los segmentos de la médula espinal.

La mayoría de las fibras corticoespinales hacen sinapsis con las interneuronas, que, a su vez, hacen sinapsis con las motoneuronas α y algunas motoneuronas γ. Solamente las fibras corticoespinales más grandes hacen sinapsis directamente con una motoneurona.

Los tractos corticoespinales no son la única vía encargada del movimiento voluntario. Más bien, forman la vía que confiere velocidad y agilidad a los movimientos voluntarios y, por lo tanto, se utiliza para realizar movimientos rápidos y precisos. Muchos de los movimientos voluntarios simples y básicos están mediados por otras vías descendentes.

Ramos

1. Los ramos nacen pronto en su descenso y regresan a la corteza cerebral para inhibir la actividad en regiones adyacentes de la corteza.
2. Los ramos pasan a los núcleos caudado y lenticular, el núcleo rojo y el olivar, y la formación reticular. Estos ramos mantienen a las regiones subcorticales informadas sobre la actividad motora cortical. Una vez alertadas, las regio-nes subcorticales pueden reaccionar y enviar sus propios impulsos nerviosos a las motoneuronas α y γ a través de otras vías descendentes.

Tractos reticuloespinales

A lo largo del mesencéfalo, el puente y la médula oblongada existen grupos de células nerviosas dispersas y fibras nervio-sas que se conocen en conjunto como *formación reticular*. Desde el puente del encéfalo, estas neuronas envían fibras axonales, que en su mayoría **no se cruzan**, hacia la médula espinal y forman el **tracto reticuloespinal pontino** (*véase* fig. 4-22). Desde la médula oblongada, neuronas similares envían axones (que a veces se cruzan y otras no) a la médula espinal y dan lugar al **tracto bulborreticuloespinal medular**.

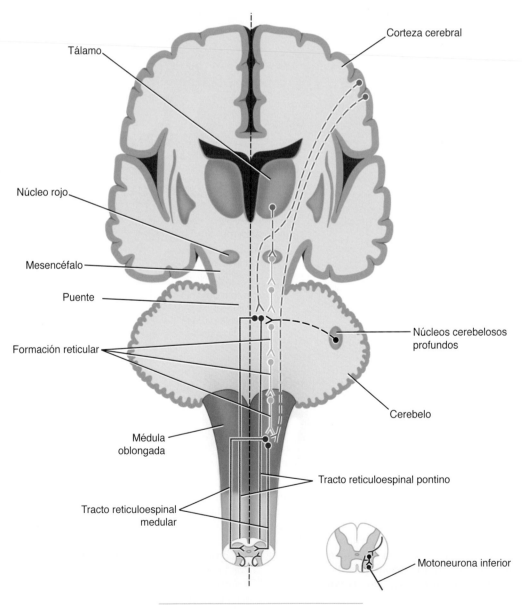

Figura 4-22   Tractos reticuloespinales.

Las fibras reticuloespinales del puente descienden a través del cordón anterior, mientras que las de la médula oblongada descienden en el cordón lateral. Ambos conjuntos de fibras ingresan en los cuernos anteriores de la médula espinal y pueden facilitar o inhibir la actividad de las motoneuronas α y γ. Así, los tractos reticuloespinales influyen en los movimientos voluntarios y en la actividad refleja. Se piensa que las fibras reticuloespinales incluyen fibras autónomas descendentes. Los tractos reticuloespinales proporcionan así una vía por la cual el hipotálamo puede controlar las eferencias simpáticas y parasimpáticas sacras.

Tracto tectoespinal

Las fibras de este tracto nacen en las células nerviosas en el **colículo superior** del mesencéfalo (fig. 4-23). La mayoría de las fibras **cruzan** poco después de su origen y descienden por el tronco encefálico cerca del **fascículo longitudinal medial**. El tracto tectoespinal desciende a través del cordón anterior de la médula espinal cerca de la fisura media anterior (*véase* fig. 4-20). La mayoría de las fibras terminan en el cuerno anterior en los segmentos cervicales superiores de la médula espinal haciendo sinapsis con las neuronas internunciales. Se considera que estas fibras están relacionadas con movimientos posturales reflejos en respuesta a estímulos visuales.

Tracto rubroespinal

El **núcleo rojo** se encuentra en el tectum del mesencéfalo en el nivel del colículo superior (fig. 4-24). Los axones de las neuronas en este núcleo cruzan la línea media a nivel del núcleo

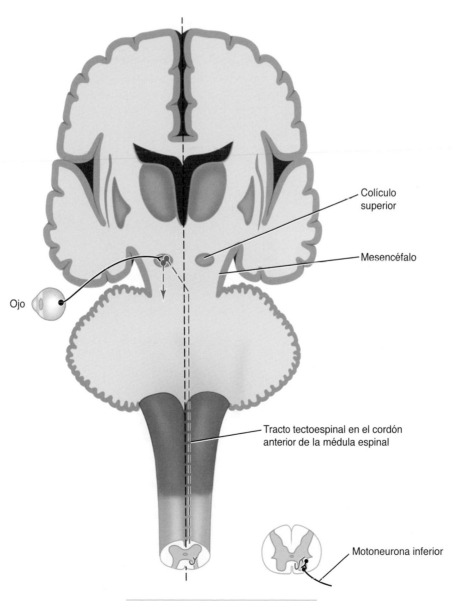

Figura 4-23 Tractos tectoespinales.

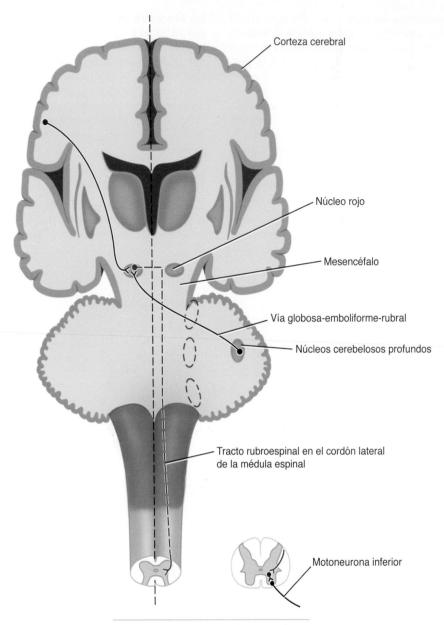

Corteza cerebral

Núcleo rojo

Mesencéfalo

Vía globosa-emboliforme-rubral

Núcleos cerebelosos profundos

Tracto rubroespinal en el cordón lateral de la médula espinal

Motoneurona inferior

Figura 4-24 Tractos rubroespinales.

y descienden como tracto rubroespinal a través del puente y la médula oblongada para ingresar en el cordón lateral de la médula espinal (*véase* fig. 4-20). Las fibras terminan haciendo sinapsis con las neuronas internas en el cuerno anterior de la médula espinal.

Las neuronas del núcleo rojo reciben impulsos aferentes a través de conexiones con la corteza cerebral y el cerebelo. Se teoriza que ésta es una vía indirecta importante por la cual la corteza cerebral y el cerebelo pueden influir en la actividad de las motoneuronas α y γ. El tracto facilita la actividad de los músculos flexores e inhibe la actividad de los músculos extensores o antigravitatorios.

Tracto vestibuloespinal

Los **núcleos vestibulares** se encuentran en el puente y la médula oblongada por debajo del piso del cuarto ventrículo (fig. 4-25). Los núcleos vestibulares reciben fibras aferentes del oído interno a través del nervio vestibular y del cerebelo. Las neuronas del núcleo vestibular lateral dan lugar a los axones que forman el tracto vestibuloespinal. El tracto desciende **sin cruzarse** a través de la médula oblongada y a lo largo de la médula espinal en el cordón anterior (*véase* fig. 4-20). Las fibras terminan haciendo sinapsis con las neuronas internunciales del cuerno anterior de la médula espinal.

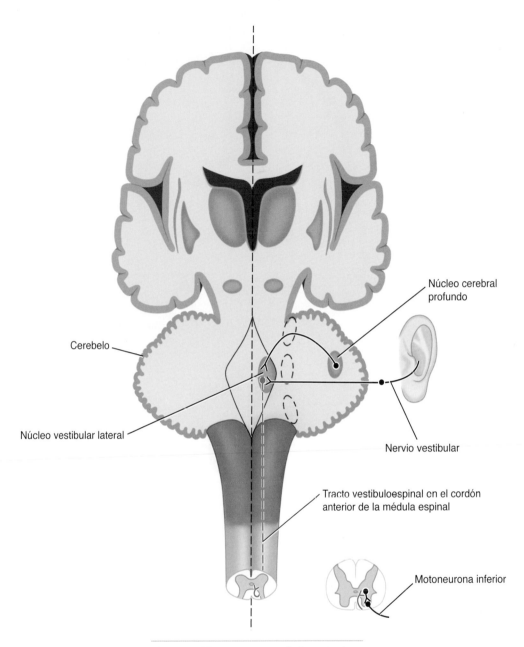

Figura 4-25 Tractos vestibuloespinales.

Gracias a este tracto, el oído interno y el cerebelo facilitan la actividad de los músculos extensores e inhiben la actividad de los músculos flexores para la conservación del equilibrio.

Tracto olivoespinal

Se creía que el tracto olivoespinal nacía en el núcleo olivar inferior y descendía por el cordón lateral de la médula espinal (fig. 4-26), para influir en la actividad de las motoneuronas en el cuerno anterior. Hoy existen dudas sobre la existencia de este tracto.

Fibras descendentes autónomas

Los centros superiores del SNC asociados con el control de la actividad autónoma están situados en la corteza cerebral, el hipotálamo, el complejo amigdalino y la formación reticular. Aunque no se han reconocido tractos distintos, la investigación de las lesiones de la médula espinal ha mostrado que existen tractos autónomos descendentes y que probablemente formen parte del tracto reticuloespinal.

Sus fibras nacen de las neuronas de los centros superiores y cruzan la línea media en el tronco encefálico. Se cree que

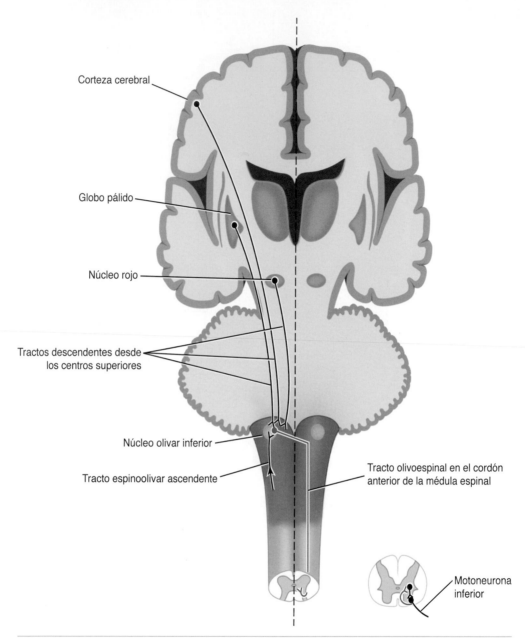

Corteza cerebral

Globo pálido

Núcleo rojo

Tractos descendentes desde
los centros superiores

Núcleo olivar inferior

Tracto espinoolivar ascendente

Tracto olivoespinal en el cordón
anterior de la médula espinal

Motoneurona
inferior

Figura 4-26 Tracto olivoespinal. Actualmente se pone en duda la existencia de este fascículo
como una vía separada.

descienden por el cordón lateral de la médula espinal y terminan haciendo sinapsis con las células motoras autónomas en
los cuernos laterales en los niveles torácico y lumbar superior
(eferencias simpáticas) y sacro medio (parasimpáticas) de la
médula espinal.

TRACTOS INTERSEGMENTARIOS

Hay tractos cortos ascendentes y descendentes que se originan y terminan dentro de la médula espinal, en los cordones anterior, lateral y posterior. La función de estas vías es
conectar las neuronas de diferentes niveles segmentarios,
y son particularmente importantes en los reflejos espinales
intersegmentarios.

Arcos reflejos

Un *reflejo* puede definirse como una respuesta involuntaria a un estímulo. Depende de la integridad del arco reflejo
(fig. 4-27). En su forma más simple, un arco reflejo está formado por las siguientes estructuras anatómicas: 1) un órgano
receptor, 2) un órgano aferente, 3) una neurona efectora y
4) un órgano efector. Un arco reflejo que implica sólo una
sinapsis se conoce como *arco reflejo monosináptico*. La
interrupción del arco reflejo en cualquier punto de su curso
puede abolir la respuesta.

En la médula espinal, los arcos reflejos tienen un papel
importante en el mantenimiento del tono muscular, que es la
base para la postura corporal. El órgano receptor se encuentra
en la piel, los músculos y los tendones. El cuerpo celular de

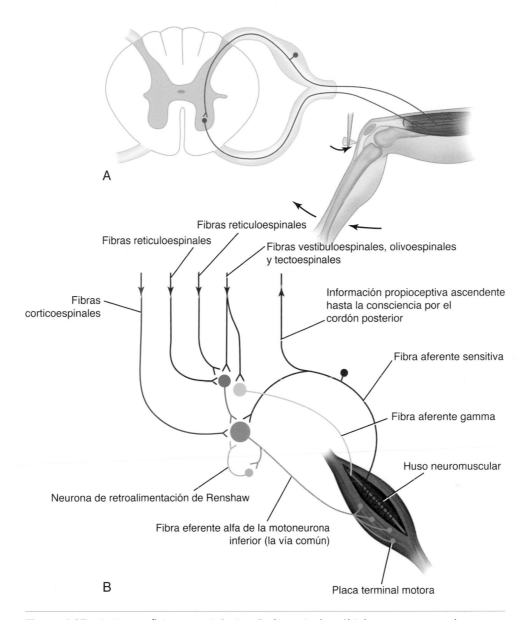

A

Fibras reticuloespinales

Fibras reticuloespinales

Fibras vestibuloespinales, olivoespinales
y tectoespinales

Fibras
corticoespinales

Información propioceptiva ascendente
hasta la consciencia por el
cordón posterior

Fibra aferente sensitiva

Fibra aferente gamma

Huso neuromuscular

Neurona de retroalimentación de Renshaw

Fibra eferente alfa de la motoneurona
inferior (la vía común)

B

Placa terminal motora

Figura 4-27 **A.** Arco reflejo monosináptico. **B.** Sinapsis de múltiples neuronas con la moto-neurona inferior. Obsérvese la presencia de la neurona de retroalimentación de Renshaw.

la neurona aferente está ubicado en el ganglio de la raíz poste-rior, y el axón central de esta neurona de primer orden termina haciendo sinapsis en la neurona efectora. Dado que las fibras aferentes son de gran diámetro y de conducción rápida, y dada la presencia de una sola sinapsis, la respuesta es veloz.

Los estudios fisiológicos de la actividad eléctrica de la neurona efectora muestran que, después de la descarga mono-sináptica muy rápida, existe una descarga asincrónica prolongada. Esta descarga se debe a que las fibras aferentes que entran en la médula espinal suelen ramificarse, y los ramos hacen sinapsis con muchas neuronas internunciales que, en último término, establecen sinapsis con las neuronas efectoras (fig. 4-28). Estos circuitos neuronales adicionales prolongan la activación de las neuronas efectoras una vez que la estimula-ción inicial por la neurona aferente ha cesado. La presencia de neuronas internunciales también permite la diseminación del estímulo aferente a neuronas en diferentes niveles segmenta-rios de la médula espinal.

Es importante comprender la **ley de la inervación recí-proca** cuando se considera la actividad muscular esquelética refleja. En términos simples, esta ley afirma que no es posible activar simultáneamente los reflejos flexor y extensor del mismo miembro. Para que la ley funcione, las fibras nerviosas aferentes responsables de la acción muscular refleja flexora deben tener ramos que hagan sinapsis con las motoneuronas extensoras del mismo miembro para inhibirlas.

Otra propiedad interesante de los reflejos espinales es que la evocación de un reflejo en un lado del cuerpo causa efectos opuestos en el miembro del otro lado del cuerpo. Este **reflejo extensor cruzado** se demuestra cuando la estimulación del arco reflejo que hace que el miembro homolateral se flexione produce una extensión del miembro contralateral.

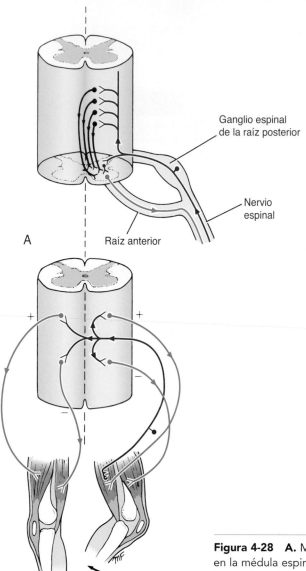

Ganglio espinal
de la raíz posterior

Nervio
espinal

A

Raíz anterior

B

Figura 4-28   A. Múltiples ramos de fibras aferentes que penetran en la médula espinal y presencia de muchas interneuronas que hacen sinapsis con la neurona efectora. **B.** Ley de la inervación recíproca y reflejo extensor cruzado.

Influencia de los centros neuronales superiores sobre la actividad de los reflejos espinales

El arco reflejo segmentario de la columna vertebral que implica la actividad motora está muy influido por los centros superiores en el encéfalo. Estas influencias se hallan mediadas a través de los fascículos corticoespinal, reticuloespinal, tectoespinal, rubroespinal y vestibuloespinal. En el trastorno clínico conocido como *sideración medular* (*véase* p. 167), que sigue a la eliminación repentina de estas influencias por la sección de la médula espinal, los reflejos espinales segmentarios están deprimidos. Cuando la sideración medular desaparece al cabo de unas pocas semanas, los reflejos espinales segmentarios regresan, y el tono muscular aumenta. Esta **rigidez de descerebración** se debe a la hiperactividad de las fibras nerviosas eferentes γ que van a los husos musculares, originada por la liberación de estas neuronas de los centros superiores. La siguiente etapa es la **paraplejía en extensión** con predominio de un aumento del tono de los músculos extensores sobre los músculos fle-

xores. Algunos neurólogos creen que este trastorno se debe a la sección incompleta de todos los tractos descendentes con persistencia del tracto vestibuloespinal. Si se cortan todos los tractos descendentes, se produce la **paraplejía en flexión**. En este trastorno, las respuestas reflejas son de naturaleza flexora y el tono de los músculos extensores disminuye.

CÉLULAS DE RENSHAW E INHIBICIÓN DE LA MOTONEURONA INFERIOR

Los axones de las motoneuronas inferiores emiten ramos colaterales a medida que pasan a través de la materia blanca para alcanzar las raíces anteriores del nervio espinal. Estos colaterales hacen sinapsis con las neuronas descritas por Renshaw, que, a su vez, hacen sinapsis en las neuronas motoras inferiores (*véase* fig. 4-27). Se cree que estas neuronas internunciales proporcionan retroalimentación sobre las motoneuronas inferiores, lo que inhibe su actividad.

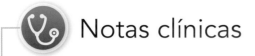

Notas clínicas

Características anatómicas generales de importancia clínica

La *médula espinal* se puede describir, con fines prácticos, como compuesta por cuernos de células nerviosas motoras y sensitivas (sustancia gris) rodeados por tractos ascendentes y descendentes (sustancia blanca). Está situada dentro del conducto vertebral, y se encuentra protegida por tres membranas fibrosas que la rodean, las meninges. Está acojinada contra traumatismos por el líquido cerebroespinal (LCE), y se mantiene en posición por los ligamentos dentados a cada lado y el filum terminal en la parte inferior. La médula está segmentada, y los pares de raíces posteriores (sensitivas) y anteriores (motoras) correspondientes a cada segmento dejan el conducto vertebral a través de los forámenes intervertebrales.

La médula espinal es más corta que la columna vertebral, y en el adulto termina por debajo del nivel del borde inferior de la primera vértebra lumbar. El espacio subaracnoideo se extiende hacia abajo más allá del final de la médula, y termina a nivel del borde inferior de la segunda vértebra sacra.

Como la médula es más corta que la columna vertebral, las raíces nerviosas de los segmentos lumbares y sacros adoptan un curso oblicuo descendente para alcanzar sus forámenes intervertebrales respectivos; el haz consiguiente de raíces nerviosas forma la cola de caballo.

Se puede insertar una aguja espinal en el espacio subaracnoideo por debajo del nivel de la segunda vértebra lumbar sin dañar la médula espinal (para más detalles, *véase* p. 19).

Lesiones de raíces nerviosas anteriores y posteriores

Cada raíz nerviosa tiene una cobertura de piamadre, aracnoides y duramadre. Las raíces anteriores y posteriores se unen en los forámenes intervertebrales para formar los nervios espinales. En este lugar, las meninges se fusionan con el epineuro de los nervios espinales. Una o ambas raíces nerviosas espinales pueden resultar afectadas por la meningitis espinal sifilítica o la meningitis piógena. Las raíces posteriores pueden estar comprometidas en la tabes dorsal y en el herpes zóster. Su ubicación anatómica, tanto en el conducto vertebral como en los forámenes intervertebrales, las expone a compresión por tumores de la columna vertebral y a irritación por la presencia de constituyentes anómalos en el LCE, como la sangre por una hemorragia subaracnoidea. Un disco intervertebral herniado, un tumor vertebral primario o secundario, la destrucción vertebral por un tumor o por infección, o una fractura-luxación pueden provocar la compresión de las raíces nerviosas espinales en los forámenes intervertebrales. Incluso la escoliosis grave es capaz de producir la compresión de las raíces nerviosas medulares.

Una lesión de una raíz nerviosa espinal posterior producirá dolor en la piel inervada por esa raíz y en los músculos que reciben su inervación sensitiva de ésta. Los movimientos de la columna vertebral en la región de la lesión aumentarán el dolor, y la tos y los estornudos harán que empeore al elevar la presión dentro del conducto vertebral. Antes de la pérdida de sensibilidad en el dermatoma puede existir hiperalgesia e hiperestesia.

Una lesión de la raíz anterior producirá parálisis de cualquier músculo inervado exclusivamente por esta raíz y a parálisis parcial de cualquier músculo inervado parcialmente por la raíz. En ambos casos puede haber fasciculaciones y atrofia muscular.

Importancia clínica de la laminación de los tractos ascendentes

Dentro del cordón anterolateral de la médula espinal, los axones de los fascículos espinotalámicos procedentes de los segmentos sacros y lumbares del cuerpo son desviados en sentido lateral por los axones que cruzan la línea media a niveles sucesivamente superiores. Dentro del cordón posterior, los axones procedentes de los segmentos sacros y lumbares del cuerpo son empujados en sentido medial por los axones procedentes de segmentos superiores del cuerpo. Esta desviación de los fascículos produce laminación; así, en los fascículos espinotalámicos (sistema anterolateral), los segmentos cervicales a sacros se localizan desde la posición medial hasta la lateral, mientras que en el cordón posterior (sistema del lemnisco medial) los segmentos sacros a cervicales se localizan desde la posición medial hasta la lateral. Esta disposición se muestra de forma esquemática en la figura 4-29.

Lesión del tracto ascendente

La información detallada antes descrita es de valor práctico en pacientes que experimentan compresión externa ejercida sobre la médula espinal en la región de los tractos espinotalámicos. Esto explica, por ejemplo, por qué los pacientes presentan primero una pérdida de la sensación de dolor y temperatura en los dermatomas sacros del cuerpo y, si la presión aumenta, en los otros dermatomas segmentarios superiores del cuerpo.

Tracto espinotalámico lateral

La destrucción de este tracto produce pérdida contralateral de la sensibilidad de dolor y temperatura por debajo del nivel de la lesión. Por lo tanto, el paciente no responde a los pinchazos ni reconoce los objetos fríos y calientes que se ponen en contacto con la piel.

Tracto espinotalámico anterior

La destrucción de este tracto produce una pérdida contralateral de sensibilidad del tacto y la presión por debajo del nivel de la lesión. Recuerde que el tacto discriminativo todavía está presente, porque esta información se conduce a través de los fascículos grácil y cuneiforme. El paciente no siente el tacto superficial de un hisopo de algodón sobre la piel ni sentirá la presión de un objeto contundente sobre ella.

Fascículos grácil y cuneiforme

La destrucción de estos tractos interrumpe la información de los músculos y las articulaciones hacia la consciencia; por lo tanto, el individuo no conoce la posición y los movimientos de los miembros homolaterales por debajo del nivel de la lesión. Con los ojos cerrados, el paciente no puede decir dónde está el miembro o parte de éste en el espacio. Por ejemplo, si se dorsiflexiona pasivamente el primer dedo del pie del paciente, no se puede decir si el dedo está apuntando hacia arriba o hacia abajo. El paciente presenta alteración del control muscular, y los movimientos son bruscos o atáxicos.

El paciente también tiene una pérdida del sentido de la vibración por debajo del nivel de la lesión en el mismo lado. Esto se prueba fácilmente aplicando un diapasón sobre una prominencia ósea, como el maléolo peroneo lateral o el proceso estiloides del radio.

La discriminación táctil también se pierde en el lado de la lesión. Esto se prueba con mayor facilidad separando gradualmente los dos puntos de un compás hasta que el paciente pueda apreciarlos como dos puntos separados, no como uno

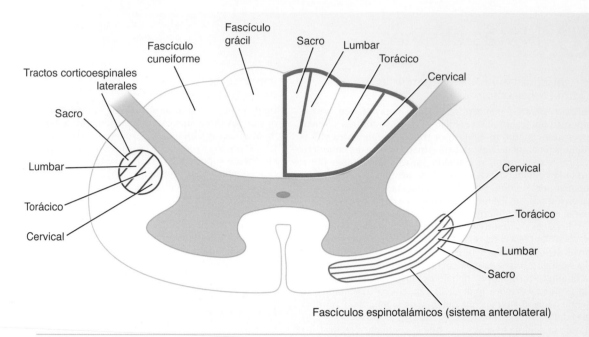

Figura 4-29   Organización segmentaria de los fascículos en los cordones posterior, lateral y anterior de la médula espinal.

solo, cuando se aplican sobre la superficie de la piel. La discriminación varía entre las distintas partes del cuerpo. En una persona normal, los puntos deben estar separados 3-4 mm antes de reconocerlos como puntos separados en las yemas de los dedos. Sin embargo, en la espalda, los puntos deben estar separados 65 mm o más antes de ser reconocibles como distintos.

La sensación de tacto superficial general no se vería afectada, ya que estos impulsos ascienden por los tractos espinotalámicos anteriores.

Téngase en cuenta que una lesión de la médula espinal tan localizada que afecta sólo a un tracto sensitivo es extremadamente rara; en general, varias vías ascendentes y descendentes están afectadas.

Dolor somático y visceral

El dolor somático ha sido objeto de una extensa consideración en este capítulo. Los órganos sensitivos para el dolor somático son las terminaciones nerviosas desnudas. El dolor agudo inicial es transmitido por las fibras de conducción rápida, mientras que el dolor urente más prolongado viaja por las fibras nerviosas de conducción lenta (*véase* p. 143).

En las vísceras existen receptores especiales, quimiorreceptores, barorreceptores, osmorreceptores y de distensión sensibles a una variedad de estímulos, como isquemia, estiramiento y daño químico. Las fibras aferentes de los receptores viscerales alcanzan el SNC a través de las porciones simpática y parasimpática del SNA. Una vez dentro del SNC, los impulsos dolorosos viajan por los mismos tractos ascendentes que el dolor somático y finalmente alcanzan el giro postcentral.

El dolor visceral es mal localizado y muchas veces se acompaña de salivación, náuseas, vómitos, taquicardia y sudoración. El dolor visceral puede ser referido desde el órgano afectado hasta un área distante del cuerpo (**dolor irradiado**).

Tratamiento del dolor agudo

Los salicilatos pueden usarse para reducir la síntesis de la prostaglandina, una sustancia que sensibiliza las terminaciones nerviosas libres a los estímulos dolorosos. Los anestésicos locales,

como la procaína, se pueden usar para bloquear la conducción nerviosa en los nervios periféricos.

Los analgésicos opiáceos, como la morfina y la codeína, reducen la reacción afectiva al dolor y actúan sobre los sitios receptores de los opiáceos en las células del cuerno posterior de la médula, así como en otras células del sistema analgésico del encéfalo, probablemente al inhibir la liberación de glutamato, sustancia P y otros transmisores de las terminaciones nerviosas sensitivas. Para disminuir los efectos secundarios de la morfina administrada mediante inyección sistémica, el opiáceo puede aplicarse mediante inyección local directamente en el cuerno posterior de la médula espinal o mediante inyección indirecta en el LCE en el espacio subaracnoideo. El dolor crónico del cáncer se ha tratado con éxito mediante la infusión continua de morfina en la médula espinal.

Tratamiento del dolor crónico

Algunas nuevas técnicas, como la acupuntura y la estimulación eléctrica de la piel, se están usando con éxito. El alivio del dolor se puede lograr mediante placebos en algunos pacientes. Se postula que la anticipación del alivio del dolor estimula la liberación de endorfinas, que inhiben la vía normal del dolor.

Alivio del dolor mediante rizotomía o cordotomía

El alivio quirúrgico del dolor se ha usado extensamente en los pacientes con cáncer terminal. La rizotomía, o división posterior de la raíz posterior de un nervio espinal, interrumpe eficazmente la conducción del dolor en el SNC. Es un procedimiento relativamente simple, pero, por desgracia, la operación priva al paciente de otras sensaciones además del dolor. Además, si la sensación de dolor ingresa a la médula espinal a través de más de un nervio espinal, puede ser necesario dividir varias raíces posteriores.

La cordotomía torácica se ha realizado con éxito en pacientes con dolor intenso originado en la parte inferior del abdomen o la pelvis. En esencia, la operación consiste en seccionar los tractos espinotalámicos laterales insertando un bisturí en el

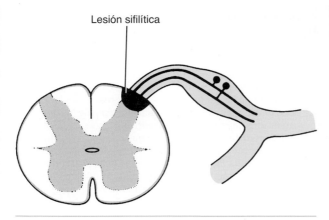

Lesión sifilítica

Figura 4-30 Sitio de una lesión sifilítica en la médula espinal.

cuadrante anterolateral de la médula espinal. Recuérdese que las fibras espinotalámicas laterales se originan en células de la sustancia gelatinosa en el cuerno posterior opuesta y que cruzan la médula espinal oblicuamente y alcanzan su tracto en el cordón tres o cuatro segmentos más altos que su raíz posterior de entrada. La cordotomía cervical se ha realizado con éxito en pacientes con dolor intratable en el cuello o tórax.

Tabes dorsal

La tabes dorsal es causada por la sífilis. El microorganismo causa una destrucción selectiva de las fibras nerviosas en el punto de entrada de la raíz posterior a la médula espinal, especialmente en las regiones torácica inferior y lumbosacra (fig. 4-30). Se pueden hallar los siguientes síntomas: 1) dolor punzante en los miembros inferiores, que puede ser muy intenso, 2) parestesias con entumecimiento de los miembros inferiores, 3) hipersensibilidad de la piel al tacto, calor y frío, 4) pérdida de sensibilidad de la piel en ciertas partes del tronco y en los miembros inferiores, y pérdida de la sensación de plenitud de la vejiga urinaria, 5) pérdida de apreciación de la postura o de los movimientos pasivos en los miembros, especialmente en las piernas, 6) pérdida de sensibilidad profunda, de forma que el paciente no nota la compresión fuerte de los músculos ni del tendón aquíleo con los dedos, 7) pérdida de la sensibilidad dolorosa de la piel en ciertas áreas del cuerpo, como las alas de la nariz, el borde medial del antebrazo, la pared torácica entre los pezones o el borde lateral de la pierna, 8) ataxia de los miembros inferiores como resultado de la pérdida de sensibilidad propioceptiva (la inestabilidad de la marcha es compensada, hasta cierto punto, por la visión; sin embargo, en la oscuridad o cuando se cierran los párpados, la ataxia empeora y el sujeto puede caerse), 9) hipotonía como resultado de la pérdida de información propioceptiva procedente de los músculos y de las articulaciones, y 10) pérdida de reflejos tendinosos debida a la degeneración de las fibras aferentes del arco reflejo (los reflejos aquíleo y patelar son los que primero se pierden en el avance de la enfermedad).

Actividad muscular

El *tono muscular* es el estado de contracción parcial continua de un músculo, y depende de la integridad de un arco reflejo monosináptico (*véase* la descripción a detalle en la p. 160). Los órganos receptores son los husos musculares. La neurona aferente entra en la médula espinal a través de la raíz posterior, y hace sinapsis con la neurona efectora o motoneurona inferior en el cuerno anterior. La motoneurona inferior inerva las fibras musculares a través de las raíces anteriores, los nervios espinales y los nervios periféricos.

Tono muscular

El tono muscular desaparece cuando se destruye cualquier parte de este arco reflejo simple. El músculo atónico parece blando y débil, y se atrofia rápidamente. El tono muscular normal muestra cierta resistencia y elasticidad, y el estiramiento pasivo del músculo por un movimiento de la articulación puede encontrar cierto grado de resistencia. El tono muscular normal depende de la integridad del arco reflejo monosináptico antes descrito y el control superpuesto de impulsos recibido a través de los tractos descendentes desde los niveles supraespinales. Obsérvese que los husos musculares tienen un efecto excitador sobre el tono, mientras que los receptores neurotendinosos inhiben el tono muscular.

Movimiento voluntario

El movimiento voluntario es iniciado por la persona. Se mueve una serie de músculos para conseguir un objetivo. Ello sugiere que los tractos descendentes que influyen en la actividad de las motoneuronas inferiores son impulsados por información recibida por el sistema sensitivo, los ojos, los oídos y los propios músculos, y son afectados también por la información aferente pasada que ha sido almacenada en la memoria. Además, el proceso completo puede ser matizado por la información emocional pasada y presente. Las estructuras límbicas parecen desempeñar un papel en la emoción, la motivación y la memoria, y pueden influir en el proceso de iniciación del movimiento voluntario a través de sus proyecciones hasta la corteza cerebral.

Las vías descendentes desde la corteza cerebral y el tronco encefálico, es decir, las motoneuronas superiores, influyen en la actividad de las motoneuronas inferiores directamente o a través de neuronas internunciales. La mayoría de los fascículos que se originan en el tronco encefálico y descienden hasta la médula espinal reciben también información desde la corteza cerebral.

Se cree que los fascículos corticoespinales controlan los músculos primarios del movimiento, en especial los responsables de los movimientos muy específicos de las porciones distales de los miembros. Los otros tractos descendentes supraespinales desempeñan un papel importante en los movimientos voluntarios básicos simples y además ajustan el tono muscular para permitir los movimientos fáciles y rápidos de las articulaciones.

Es interesante destacar que los núcleos basales y el cerebelo no dan directamente tractos descendentes que influyan en las actividades de la motoneurona inferior; sin embargo, estas partes del sistema nervioso tienen mucha influencia en los movimientos voluntarios. Su influencia es indirecta a través de las fibras que se proyectan a la corteza cerebral y los núcleos del tronco encefálico, que son los lugares de origen de los tractos descendentes.

Tractos piramidales y extrapiramidales

El término **tracto piramidal** es empleado en general por los médicos para referirse específicamente a los tractos corticoespinales. El término se volvió de uso común cuando se supo que las fibras corticoespinales se concentran en la parte anterior de la médula oblongada en un área conocida como las **pirámides**.

El término **tracto extrapiramidal** se refiere a todos los tractos descendentes que no son los tractos corticoespinales.

Lesiones de motoneurona superior

El daño a los tractos descendentes produce una variedad de signos clínicos, según la ubicación específica.

Lesiones del tracto corticoespinal (tracto piramidal)

Las lesiones restringidas a los tractos corticoespinales producen los siguientes signos clínicos:

1. El **signo de Babinski** positivo. El dedo gordo del pie se flexiona en dirección dorsal y los demás dedos se abren lateralmente cuando se estimula la piel a lo largo de la cara externa de la planta del pie. La respuesta normal es la flexión plantar de todos los dedos del pie. Recuérdese que el signo de Babinski suele estar presente durante el primer año de vida porque el tracto corticoespinal no está mielinizado hasta el final del primer año.
2. Se piensa que la causa del signo de Babinski es que, normalmente, los tractos corticoespinales producen flexión plantar de los dedos en respuesta a la estimulación sensorial de la piel de la planta del pie. Sin embargo, cuando los tractos corticoespinales están lesionados, la influencia de los otros tractos descendentes en los dedos de los pies se hace evidente, y se produce una especie de reflejo de abstinencia en respuesta a la estimulación de la planta, lo que flexiona el primer dedo en dirección dorsal y los otros dedos hacia afuera.
3. La ausencia de **reflejos abdominales superficiales**. Los músculos abdominales no se contraen cuando se estimula la piel del abdomen. Este reflejo depende de la integridad de los tractos corticoespinales, que ejercen una influencia excitadora tónica sobre las neuronas internas.
4. Falta el **reflejo cremastérico**. El músculo cremáster no se contrae cuando se acaricia la piel en la parte medial del muslo. Este arco reflejo pasa a través del primer segmento lumbar de la médula espinal. Este reflejo depende de la integridad de los tractos corticoespinales, que ejercen una influencia excitadora tónica sobre las neuronas internas.
5. **Se pierden los movimientos musculares finos y hábiles.** Lo anterior ocurre especialmente en los extremos de los miembros.

Lesiones de otros tractos descendentes (tractos extrapiramidales)

Los siguientes signos clínicos están presentes en lesiones limitadas de otras vías descendentes:

1. **Parálisis grave** con muy poca o ninguna atrofia muscular (excepto la atrofia por falta de uso).
2. **Espasticidad** o **hipertonicidad** muscular. El miembro inferior se mantiene en extensión y el superior en flexión.
3. Puede haber **reflejos tendinosos profundos exagerados** y clono en los flexores de los dedos, el cuádriceps femoral y los músculos de la pantorrilla.
4. **Reacción en navaja.** Cuando se intenta el movimiento pasivo de una articulación, la espasticidad muscular produce resistencia. Los músculos, al estirarse, ceden repentinamente debido a una inhibición mediada por los órganos neurotendinosos.

En la práctica, las lesiones orgánicas limitadas sólo a los tractos piramidales o sólo a los tractos extrapiramidales son raras. En general, ambos conjuntos de vías se ven afectados en una medida variable, produciendo ambos grupos de signos clínicos. Como los tractos piramidales en general tienden a aumentar el tono muscular y los tractos extrapiramidales lo inhiben, el equilibrio entre estos efectos opuestos se alterará, produciendo diferentes grados de tono muscular.

Lesiones en las motoneuronas inferiores

Traumatismos, infecciones (poliomielitis), trastornos vasculares, enfermedades degenerativas y neoplasias pueden producir una lesión de la motoneurona inferior al destruir el cuerpo celular en el cuerno anterior o su axón en la raíz anterior o nervio espinal. Los siguientes signos clínicos se encuentran en las lesiones de las motoneuronas inferiores:

1. Los músculos presentan **parálisis flácida**.
2. **Atrofia** muscular.
3. **Pérdida de los reflejos** de los músculos.
4. **Fasciculaciones musculares** sólo en el caso de una destrucción lenta de las motoneuronas inferiores.
5. Las **contracturas musculares** (acortamiento de los músculos paralizados) aparecen con mayor frecuencia en los músculos antagonistas, cuya acción ya no está contrapuesta por la de los músculos paralizados.
6. Los músculos normalmente inervados responden a la estimulación mediante una corriente farádica (alterna), y la contracción continúa mientras la corriente pasa. La corriente galvánica o directa provoca la contracción sólo cuando se conecta o se desconecta. Cuando se desconecta la motoneurona inferior, un músculo ya no responderá a la estimulación eléctrica alterna 7 días después de la sección del nervio, aunque seguirá respondiendo a la corriente continua o directa. Después de 10 días, la respuesta a la corriente continua también cesa. Este cambio en la respuesta muscular a la estimulación eléctrica se conoce como *reacción de degeneración*.

Tipos de parálisis

La *hemiplejía* es la parálisis de un lado del cuerpo e incluye el miembro superior, un lado del tronco y el miembro inferior.
La *monoplejía* es la parálisis de un solo miembro.
La *diplejía* es la parálisis de dos miembros correspondientes (es decir, superiores o inferiores).
La *paraplejía* es la parálisis de los dos miembros inferiores.
La *cuadriplejía* es la parálisis de los cuatro miembros.

Relación de los signos y síntomas musculares con el sistema nervioso central

El tipo de tono muscular anómalo resultante del daño al sistema nervioso dependerá de la ubicación de la lesión.

Hipotonía

Se produce una hipotonía cuando el tono muscular está disminuido o ausente. Ocurre cuando cualquier parte del arco reflejo de estiramiento monosináptico está interrumpido. También aparece en las enfermedades cerebelosas como resultado de una disminución en la influencia de las motoneuronas γ desde el cerebelo.

Hipertonía

La *hipertonía* (espasticidad, rigidez) es el aumento del tono muscular. Aparece cuando hay lesiones que comprometen los centros supraespinales o sus tractos descendentes, pero *no* el tracto corticoespinal. También puede ocurrir a nivel del segmento espinal local y producirse por excitación local del reflejo de estiramiento por irritación sensitiva (p. ej., espasmos de los músculos de la espalda secundarios a un prolapso de un disco intervertebral, espasmos de los músculos abdominales secundarios a peritonitis).

Temblores

Los *temblores* son movimientos involuntarios rítmicos que resultan de la contracción de grupos musculares opuestos. Éstos pueden ser lentos, como en el **parkinsonismo**, o rápidos, como en los temblores tóxicos de la tirotoxicosis. Pueden ocurrir en reposo, como en el parkinsonismo, o con la acción, el llamado *temblor intencional*, como se ve en la enfermedad cerebelosa.

Espasmos

Los *espasmos* son contracciones repentinas e involuntarias de grandes grupos musculares. Ejemplos de espasmos se observan en la paraplejía y se deben a lesiones que afectan a las vías descendentes pero no el tracto corticoespinal.

Atetosis

La *atetosis* son movimientos continuos, lentos, involuntarios, arrítmicos que son siempre iguales en el mismo paciente y desaparecen durante el sueño. Impiden el movimiento voluntario. La atetosis se produce en lesiones del cuerpo estriado.

Corea

La *corea* es una serie de movimientos continuos, rápidos, involuntarios, bruscos, toscos y sin propósito que pueden ocurrir durante el sueño. La corea se produce en las lesiones del cuerpo estriado.

Distonía

La *distonía* consiste en contracciones frecuentes y continuas de músculos hipertónicos, que conducen a posturas extrañas. Aparece en las lesiones del núcleo lentiforme.

Mioclonía

La *mioclonía* es una contracción repentina de un músculo aislado o parte de un músculo. Aparece de forma irregular, y en general compromete un músculo o un miembro. Puede estar presente en enfermedades que comprometen la formación reticular y el cerebelo. Las sacudidas mioclónicas normales a veces ocurren en individuos cuando se están quedando dormidos y se cree que se deben a una reactivación temporal repentina de la formación reticular.

Hemibalismo

El *hemibalismo* es una forma rara de movimientos involuntarios confinados a un lado del cuerpo. En general implica la musculatura del miembro proximal, y el miembro afectado revolotea en todas direcciones. La lesión responsable se encuentra en el núcleo subtalámico opuesto.

Lesión aguda de la médula espinal

La incidencia de lesiones agudas de la médula espinal en los Estados Unidos es de unas 10 000 por año. La lesión es catastrófica, porque se produce poca o ninguna regeneración de las vías nerviosas seccionadas (*véase* p. 71) y el individuo está discapacitado de forma permanente. El tratamiento se ha restringido a la realineación anatómica y la estabilización de la columna vertebral o la descompresión de la médula espinal. Durante el proceso de recuperación, el paciente pasa por una rehabilitación intensiva para optimizar la función neurológica restante. Además de la mejoría en el control de las complicaciones médicas, muy pocas terapias novedosas han tenido éxito a pesar de una enorme cantidad de investigaciones sobre el problema de la regeneración neuronal en la médula espinal. Recientemente, el uso de ciertos fármacos (gangliósido GM$_1$ y metilprednisolona) administrados al paciente poco después de la lesión ha producido cierta mejoría en el déficit neurológico. Los experimentos con animales parecen indicar que estos fármacos mejoran la recuperación funcional de las neuronas dañadas.

Compresión crónica de la médula espinal

Si se excluye la lesión aguda de la médula espinal, las causas de la compresión se pueden dividir en extradurales e intradurales, que se dividen a su vez en aquellas que surgen fuera de la médula espinal (extramedular) y aquellas que surgen dentro de la médula (intramedular).

Las causas extradurales incluyen hernia de un disco intervertebral, infección de las vértebras con tuberculosis y tumores primarios y secundarios de las vértebras. Los depósitos leucémicos y los abscesos extradurales también pueden comprimir la médula espinal. Los dos tumores extramedulares frecuentes son los meningiomas y los fibromas nerviosos. Las causas intramedulares incluyen tumores primarios de la médula espinal, como los gliomas.

Los signos y síntomas clínicos se producen por una interferencia con las funciones anatómicas y fisiológicas normales de la médula espinal. La compresión de las arterias espinales causa isquemia de la médula espinal con degeneración de las células nerviosas y sus fibras. La compresión de las venas espinales causa edema de la médula espinal con interferencia en la función de las neuronas. Por último, la compresión directa sobre las sustancias blanca y gris de la médula espinal y las raíces nerviosas espinales interfiere con la conducción nerviosa. Al mismo tiempo, la circulación del LCE está obstruida y la composición del líquido cambia por debajo del nivel de la obstrucción.

Signos clínicos

Uno de los primeros signos es el dolor, que puede ser dolor local en la vértebra afectada o dolor que se irradia a lo largo de la distribución de una o más raíces nerviosas espinales. El dolor empeora al toser o estornudar y suele empeorar durante la noche, cuando el paciente está recostado.

La interferencia con la función motora ocurre rápidamente. El compromiso de las células motoras del cuerno anterior en el nivel de la lesión da como resultado una parálisis parcial o total de los músculos, con pérdida de tono y consunción o atrofia muscular. La afectación temprana de las vías corticoespinales y otras vías descendentes produce debilidad muscular, aumento del tono (espasticidad), aumento de los reflejos tendinosos por debajo del nivel de la lesión y una respuesta plantar extensora. El grado de pérdida sensitiva dependerá de las vías nerviosas comprometidas. Una lesión de los cordones posteriores de la médula espinal causará la pérdida de la sensibilidad articular-muscular (propiocepción), el sentido de la vibración y la discriminación táctil por debajo del nivel de la lesión en el mismo lado. El compromiso de los tractos talamoespinales laterales causará pérdida de la sensibilidad al dolor y al calor y frío en el lado opuesto del cuerpo por debajo del nivel de la lesión. En las páginas 163 y 166 se ofrece un análisis más detallado de los síntomas y signos después de una lesión en las vías ascendente y descendente de la médula espinal.

Como muchos tumores de la columna vertebral son benignos y pueden extirparse con éxito (siempre que no se haya producido un daño irreversible a la médula espinal como resultado de la compresión de la irrigación), es esencial un diagnóstico precoz y preciso. Se deben realizar las siguientes evaluaciones: 1) radiografía de la columna vertebral, incluida tomografía computarizada (TC) y resonancia magnética (RM), 2) punción lumbar y 3) mielografía cuando confirmar el diagnóstico resulta difícil.

Síndromes clínicos que afectan la médula espinal

Las mielopatías se deben a varias causas, entre ellas, traumatismos, anomalías del desarrollo, infecciones, destrucción autoinmunitaria y enfermedades genéticas.

Síndrome de sideración medular

El *síndrome de sideración medular* es un trastorno clínico debido a una lesión aguda grave de la médula espinal. Todas las funciones de la médula por debajo del nivel de la lesión quedan deprimidas o se pierden, y se producen alteraciones sensitivas y parálisis flácida. Los reflejos espinales segmentarios están deprimidos debido a la eliminación de las influencias de los centros superiores mediadas por las vías corticoespinal, reticuloespinal, tectoespinal, rubroespinal y vestibuloespinal. La sideración medular, especialmente cuando la lesión está en un nivel alto de la médula, también puede causar hipotensión grave por la pérdida del tono vasomotor simpático.

En la mayoría de los pacientes, el síndrome persiste durante menos de 24 h, mientras que, en otros, puede mantenerse durante 1-4 semanas. A medida que los síntomas disminuyen, las neuronas recuperan su excitabilidad y aparecen los efectos de la pérdida de la motoneurona superior en los segmentos medulares por debajo de la lesión, por ejemplo, espasticidad y reflejos exagerados.

La presencia de sideración medular se puede determinar evaluando la actividad del reflejo del esfínter anal. El reflejo puede iniciarse colocando un dedo enguantado en el conducto anal y estimulando que el esfínter anal se contraiga apretando el glande del pene o el clítoris o tirando suavemente de una sonda Foley colocada. La ausencia de reflejo anal indica sideración medular. Una lesión medular que afecte los segmentos sacros haría que esta prueba fuera negativa, dado que las neuronas que originan el nervio hemorroidal inferior del esfínter anal (S2-S4) no funcionan.

Síndromes por destrucción de la médula espinal

Cuando el deterioro neurológico se identifica después de la desaparición de la sideración medular, a menudo se puede clasificar en uno de los siguientes síndromes: 1) síndrome de la sección total de la médula espinal, 2) síndrome medular anterior, 3) síndrome medular central, o 4) síndrome de Brown-Séquard o hemisección medular. Los hallazgos clínicos a menudo indican una combinación de lesión de la motoneurona inferior (en el nivel de la destrucción medular) y lesión de la motoneurona superior (para aquellos segmentos por debajo del nivel de destrucción).

SÍNDROME DE SECCIÓN TOTAL DE LA MÉDULA ESPINAL

El síndrome de sección total de la médula espinal (fig. 4-31) produce una pérdida completa de toda sensibilidad y movimiento voluntario por debajo del nivel de la lesión. Puede ser causado por una fractura-luxación de la columna vertebral, por una bala o una herida de arma blanca, o por un tumor en expansión. Se observarán los siguientes signos clínicos característicos *una vez que* el período de sideración medular ha finalizado:

1. Parálisis bilateral de las motoneuronas inferiores y atrofia muscular en el segmento de la lesión producto del daño a las neuronas en los cuernos anteriores (es decir, las motoneuronas inferiores) y posiblemente del daño a las raíces nerviosas del mismo segmento.
2. En la parálisis espástica bilateral por debajo del nivel de la lesión, el signo de Babinski bilateral está presente y, dependiendo del nivel del segmento de la médula espinal dañado, se produce una pérdida bilateral de los reflejos abdominales superficiales y cremastéricos. Todos estos signos son causados por una interrupción de los tractos corticoespinales en ambos lados de la médula. La parálisis espástica bilateral se produce por el corte de las vías descendentes distintas de las vías corticoespinales.
3. En la pérdida bilateral de todas las sensaciones por debajo del nivel de la lesión, la pérdida de la discriminación táctil y las sensaciones vibratorias y propioceptivas se debe a la destrucción bilateral de las vías ascendentes en los cordones posteriores. La pérdida de la sensación de dolor, temperatura y tacto superficial se debe a la sección bilateral de los tractos espinotalámicos lateral y anterior. Como estos tractos se cruzan oblicuamente, la pérdida de sensaciones térmicas y de tacto superficial o ligero se produce en dirección distal dos o tres segmentos por debajo de la lesión.

4. La función vesical e intestinal ya no están bajo control voluntario, porque todas las fibras autónomas descendentes han quedado destruidas.

Con una fractura-luxación completa a nivel vertebral L2-L3 (un nivel por debajo del extremo inferior de la médula en el adulto), no se produce lesión medular. El daño neuronal se limita a la cauda equina, y están implicadas las motoneuronas inferiores y las fibras autónomas y sensitivas.

SÍNDROME MEDULAR ANTERIOR

El síndrome medular anterior (*véase* fig. 4-31) es causado por una contusión de la médula espinal durante una fractura-luxación vertebral, una lesión en la arteria espinal anterior o sus ramas con la isquemia resultante en la médula o una hernia de disco intervertebral. Las siguientes características clínicas se hallan *después* de terminado el período de sideración medular:

1. La parálisis bilateral de las motoneuronas inferiores en el segmento de la lesión y la atrofia muscular son causadas por el daño a las neuronas de los cuernos anteriores (es decir, la motoneurona inferior) y posiblemente por el daño de las raíces nerviosas anteriores de este segmento.
2. En la parálisis espástica bilateral por debajo del nivel de la lesión, la extensión depende del tamaño del área medular lesionada. La parálisis bilateral es causada por la interrupción de los tractos corticoespinales anteriores en ambos lados de la médula. La espasticidad surge por la interrupción de otros tractos que no sean los corticoespinales.
3. La pérdida bilateral de la sensibilidad al dolor, la temperatura y el tacto superficial por debajo del nivel de la lesión se deben a la interrupción de los tractos espinotalámicos anterior y lateral en ambos lados.
4. La discriminación táctil y las sensaciones vibratorias y propioceptivas se conservan porque los cordones posteriores en ambos lados no están dañados.

SÍNDROME MEDULAR CENTRAL

El síndrome medular central suele ser ocasionado por la hiperextensión de la región cervical de la columna vertebral (*véase* fig. 4-31). La médula es comprimida en la parte anterior por los cuerpos vertebrales y en la porción posterior por el abultamiento del ligamento amarillo, lo que causa daños en la región central de la médula espinal. Las radiografías de estas lesiones a menudo parecen normales porque no se han producido fracturas ni luxaciones. Las siguientes características clínicas se hallan *después* de terminado el período de sideración medular:

1. La parálisis bilateral de las motoneuronas inferiores en el segmento de la lesión y la atrofia muscular son causadas por el daño a las neuronas de los cuernos anteriores (es decir, la motoneurona inferior) y posiblemente por el daño de las raíces nerviosas anteriores del mismo segmento.
2. En la parálisis espástica bilateral por debajo del nivel de la lesión con la característica "preservación" sacra, las fibras de los miembros inferiores se afectan menos que las de los superiores porque las fibras descendentes en los tractos corticoespinales laterales están laminadas, con las fibras de los miembros superiores ubicadas medialmente y las de los inferiores ubicadas lateralmente (*véase* fig. 4-29).
3. En la pérdida bilateral de sensibilidad al dolor, la temperatura, el tacto superficial y de presión por debajo del nivel de la lesión con la característica "preservación" sacra, como las fibras ascendentes en los tractos espinotalámico lateral y anterior también están laminadas, con las fibras de los miembros superiores ubicadas medialmente y las de los inferiores lateralmente, las fibras de los miembros superiores son más susceptibles al daño que las de los inferiores.

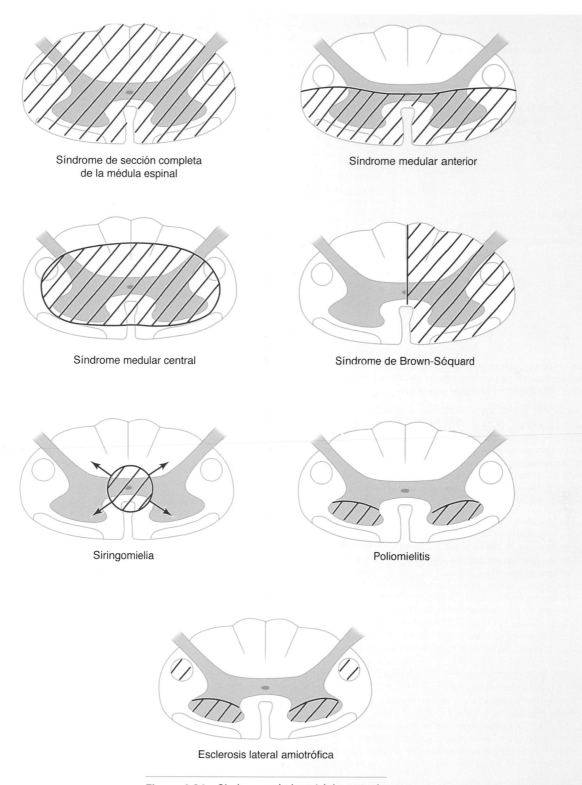

Síndrome de sección completa
de la médula espinal

Síndrome medular anterior

Síndrome medular central

Síndrome de Brown-Séquard

Siringomielia

Poliomielitis

Esclerosis lateral amiotrófica

Figura 4-31   Síndromes de la médula espinal.

Por lo tanto, el cuadro clínico de un paciente con ante-cedentes de lesión por hiperextensión del cuello, que se presenta con lesiones motoras y de los tractos sensitivos que afectan principalmente a los miembros superiores, sugiere un síndrome medular central. La conservación de la parte inferior del cuerpo puede evidenciarse por: 1) la presencia de sensibilidad perianal, 2) un buen tono del esfínter anal y 3) la capacidad de mover los dedos de los pies, aunque sea un poco. En los pacientes cuyo daño es causado únicamente por el edema de la médula espinal, el pronóstico suele ser

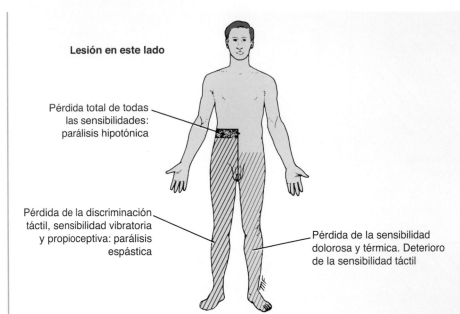

Lesión en este lado

Pérdida total de todas las sensibilidades: parálisis hipotónica

Pérdida de la discriminación táctil, sensibilidad vibratoria y propioceptiva: parálisis espástica

Pérdida de la sensibilidad dolorosa y térmica. Deterioro de la sensibilidad táctil

Figura 4-32 Síndrome de Brown-Séquard con una lesión de la médula espinal a nivel de T10 del lado derecho.

muy bueno. El síndrome medular central leve consiste sólo en parestesias de la parte superior del brazo y puede presentar cierta debilidad en el brazo y la mano.

SÍNDROME DE BROWN-SÉQUARD (HEMISECCIÓN MEDULAR)

La hemisección de la médula espinal puede ser causada por la fractura-luxación de la columna vertebral, por una herida de bala o una puñalada, o por un tumor expansivo (*véase* fig. 4-31). La hemisección incompleta es frecuente; la hemisección completa no lo es. Las siguientes características clínicas se observan en pacientes con hemisección total de la columna (fig. 4-32) *una vez que* el período de sideración medular ha finalizado:

1. La parálisis de la motoneurona inferior homolateral en el segmento de la lesión y la atrofia muscular son provocadas por el daño a las neuronas en el cuerno anterior y posiblemente por el daño a las raíces nerviosas del mismo segmento.
2. En la parálisis espástica homolateral por debajo del nivel de la lesión, hay signo de Babinski homolateral y, según el segmento de la columna dañado, se produce pérdida homolateral de los reflejos abdominales superficiales y el reflejo cremastérico. Todos estos signos se deben a la pérdida de los tractos corticoespinales en el lado de la lesión. La parálisis espástica se produce por la interrupción de tractos descendentes distintos de los tractos corticoespinales.
3. La banda homolateral de anestesia cutánea en el segmento de la lesión resulta de la destrucción de la raíz posterior y su entrada en la médula espinal a nivel de la lesión.
4. La pérdida homolateral de la discriminación táctil y de las sensaciones vibratorias y propioceptivas por debajo del nivel de la lesión es causada por la destrucción de las vías ascendentes en el cordón posterior en el mismo lado de la lesión.
5. La pérdida contralateral de dolor y las sensaciones de temperatura por debajo del nivel de la lesión se debe a la destrucción de los tractos espinotalámicos laterales cruzados en el mismo lado de la lesión. Como los tractos se cruzan oblicuamente, la pérdida sensitiva ocurre dos o tres segmentos por debajo de la lesión en dirección distal.
6. La pérdida contralateral pero no completa de la sensibilidad táctil por debajo del nivel de la lesión es causada por

la destrucción de los tractos espinotalámicos anteriores cruzados en el lado de la lesión. Aquí, nuevamente, como los tractos se cruzan oblicuamente, el deterioro sensitivo ocurre en dirección distal dos o tres segmentos por debajo de la lesión. La pérdida contralateral del sentido táctil es incompleta porque el tacto discriminativo que viaja en las vías ascendentes en el cordón posterior contralateral permanece intacto.

Siringomielia

La siringomielia, que se debe a una anomalía del desarrollo en la formación del conducto central, afecta con mayor frecuencia al tronco encefálico y la región cervical de la médula espinal. En el sitio de la lesión, se producen cavitación y gliosis en la región central del neuroeje (fig. 4-33). Se encuentran los siguientes signos y síntomas característicos:

1. La sensibilidad dolorosa y térmica se pierden en los dermatomas de ambos lados del cuerpo en relación con los segmentos medulares afectados. Esta pérdida en general tiene una distribución en forma de "chal" y es causada por la interrupción de los tractos espinotalámicos laterales a medida que cruzan la línea media en las comisuras blancas y grises anteriores. Son frecuentes las quemaduras accidentales en los dedos.
2. La discriminación táctil, el sentido vibratorio y el sentido propioceptivo son normales porque los tractos ascendentes en el cordón posterior no se ven afectados.
3. Hay debilidad de las motoneuronas inferiores para los músculos pequeños de la mano. Puede ser bilateral, o una mano puede verse afectada antes que la otra. A medida que la lesión se expande en la región cervical inferior y torácica superior, destruye las células de los cuernos anteriores de estos segmentos. Después, los otros músculos del brazo y los hombros sufren atrofia.
4. Puede producirse parálisis espástica bilateral en ambas piernas, con reflejos tendinosos profundos exagerados y la presencia de signo de Babinski. Estos signos aparecen por la expansión adicional de la lesión en dirección lateral hacia los cordones para implicar las vías neuronales descendentes.

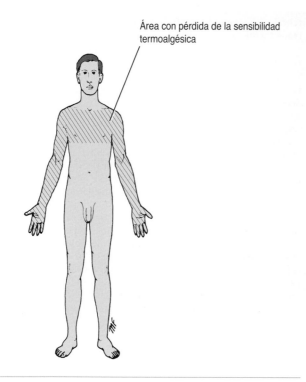

Área con pérdida de la sensibilidad termoalgésica

Figura 4-33 Área cutánea con pérdida de la sensibilidad al dolor y la temperatura en la siringomielia.

5. Puede aparecer un síndrome de Horner. Éste es causado por la interrupción de las fibras autónomas descendentes en los tractos reticuloespinales en el cordón lateral por la expansión de la lesión.

Poliomielitis

La poliomielitis es una infección vírica aguda de las neuronas de los cuernos anteriores de la médula espinal (*véase* fig. 4-31) y los núcleos motores nerviosos craneales. La vacunación ha reducido en gran medida la incidencia de la poliomielitis, que alguna vez fue una enfermedad temible. La parálisis y la atrofia muscular siguen a la muerte de las células nerviosas motoras. Los músculos de los miembros inferiores se ven afectados con mayor frecuencia que los de las superiores. En la poliomielitis grave, la respiración puede encontrarse amenazada debido a la parálisis que se extiende a los músculos intercostales y al diafragma. Los músculos de la cara, la faringe, la laringe y la lengua también pueden estar paralizados. La mejoría en general comienza al final de la primera semana a medida que el edema en el área afectada cede y la función regresa a las neuronas que no han sido destruidas.

Esclerosis múltiple

La esclerosis múltiple es una enfermedad frecuente limitada al SNC, que causa desmielinización de las vías ascendentes y descendentes. Es una enfermedad de adultos jóvenes, y la causa es desconocida. La autoinmunidad, la infección y la herencia, solas o combinadas, pueden tener un papel en su etiología. Una rotura de la integridad de la barrera hematoencefálica en un individuo genéticamente predispuesto a la enfermedad puede ser la causa. Ello podría conducir a la invasión del cerebro y la médula espinal por alguna infección que permita que los leucocitos ingresen en el SNC inmunitariamente protegido. La infla-

mación y la desmielinización con pérdida de la vaina de mielina dan como consecuencia la rotura del aislamiento alrededor de los axones, y la velocidad de los potenciales de acción se reduce y finalmente se bloquea. Aunque la mielina es relativamente rica en lípidos (70-80%), también contiene proteínas que desempeñan un papel en su compactación. Muchas de estas proteínas en la mielina del SNC difieren de las del SNP. Se ha mostrado experimentalmente que las proteínas básicas de mielina inyectadas en animales producen una respuesta inmunitaria poderosa, y se observa una desmielinización del SNC. Puede haber mutaciones en la estructura de la proteína de la mielina y ser responsables de algunas formas hereditarias de desmielinización. También es posible que aparezcan autoantígenos en la esclerosis múltiple.

El curso de la esclerosis múltiple es crónico con exacerbaciones y remisiones. Debido a la participación generalizada de diferentes vías en diferentes niveles del neuroeje, los signos y síntomas son variables, pero existen remisiones. La debilidad de los miembros es el signo más frecuente de la enfermedad. Puede aparecer ataxia debido a la participación de los tractos cerebelosos, pero también puede presentarse la parálisis espástica.

Investigaciones recientes han sugerido que las remisiones en la esclerosis múltiple pueden explicarse en parte por la remodelación de la membrana plasmática axónica desmielinizada para que adquiera un número de canales de sodio más alto que lo normal, lo que permite la conducción de potenciales de acción a pesar de la pérdida de mielina.

Los pacientes que presentan la forma progresiva de la enfermedad sin remisiones tienen un daño sustancial en los axones y en la mielina. Ello sugeriría que la esclerosis múltiple no es sólo una enfermedad desmielinizante, sino también una patología axónica.

Esclerosis lateral amiotrófica (ELA)

La *esclerosis lateral amiotrófica* (enfermedad de Lou Gehrig) es una enfermedad limitada a los tractos corticoespinales y las motoneuronas de los cuernos anteriores de la médula espinal (*véase* fig. 4-31). Rara vez es familiar y se hereda en aproximadamente el 10% de los pacientes. La ELA es una enfermedad crónica progresiva de etiología desconocida. En general, aparece en la mediana edad tardía y es inevitablemente mortal en 2-6 años. Los signos de las motoneuronas inferiores, como atrofia muscular progresiva, paresia y fasciculaciones, se superponen con los signos y síntomas de la enfermedad de las motoneuronas superiores, como paresia, espasticidad y signo de Babinski. Los núcleos motores de algunos nervios craneales también pueden estar afectados.

Enfermedad de Parkinson

La enfermedad de Parkinson se asocia con degeneración neuronal en la sustancia negra y, en menor medida, en el globo pálido, el putamen y el núcleo caudado. La degeneración de las fibras inhibidoras nigroestriadas da lugar a una reducción en la liberación del neurotransmisor dopamina dentro del cuerpo estriado. Ello lleva a una hipersensibilidad de los receptores de dopamina en las neuronas postsinápticas en el cuerpo estriado, que se vuelven hiperactivos. Los signos característicos de la enfermedad incluyen temblor y rigidez en rueda dentada (actividad hipercinética) y dificultad para iniciar movimientos voluntarios, que son lentos (actividad hipocinética).

Anemia perniciosa

La anemia perniciosa, una forma de anemia megaloblástica, es causada por una deficiencia de vitamina B_{12}. La enfermedad puede producir un daño extenso en los tractos en los cordones posteriores y laterales de la médula espinal, así como la degeneración de nervios periféricos. Puede haber pérdidas sensitivas y motoras generalizadas debido a la participación de los tractos ascendentes y descendentes de la médula espinal.

Radiografía de la columna vertebral

Las vistas generalmente utilizadas en radiografía son la anteroposterior, la lateral y la oblicua. La destrucción vertebral debida a tuberculosis o tumores primarios o secundarios de las vértebras o fracturas debidas a un traumatismo suele revelarse mediante un examen radiográfico. Se puede ver la erosión de los pedículos por un tumor dentro de los forámenes intervertebrales. También se puede ver el estrechamiento del espacio entre los cuerpos vertebrales con espolones óseos debidos a cambios artrósicos en los cuerpos vertebrales adyacentes.

Tomografía computarizada y resonancia magnética

Se puede realizar una TC de las vértebras y las articulaciones (fig. 4-34). Es posible identificar la protrusión de un disco intervertebral y diagnosticar la presencia de un estrechamiento del conducto vertebral (**estenosis espinal**).

La RM sagital se usa cada vez más para reemplazar la TC y la mielografía. Las partes de una vértebra, el disco intervertebral, el ligamento longitudinal posterior y el saco meníngeo (**saco tectal**) pueden identificarse fácilmente (fig. 4-35).

Mielografía

El espacio subaracnoideo puede estudiarse radiográficamente tras la inyección de un medio de contraste en el espacio subaracnoideo mediante punción lumbar. Se ha usado aceite yodado con éxito. Esta técnica se conoce como *mielografía* (figs. 4-36 y 4-37).

Si el paciente está sentado en posición vertical, el aceite se acumula en el límite inferior del espacio subaracnoideo a nivel del borde inferior de la segunda vértebra sacra. Al colocar al paciente sobre una mesa basculante, se puede hacer que el aceite gravite gradualmente hacia niveles más altos de la columna vertebral.

Una mielografía normal mostrará proyecciones laterales puntiagudas a intervalos regulares en los niveles del espacio intervertebral porque el medio opaco llena las extensiones laterales del espacio subaracnoideo alrededor de cada nervio espinal. La presencia de un tumor o un disco intervertebral prolapsado puede obstruir el movimiento del aceite de una región a otra cuando el paciente se inclina.

Con los avances tecnológicos recientes en las TC y las RM, los procedimientos invasivos, como la mielografía, en general no se requieren para alcanzar el diagnóstico.

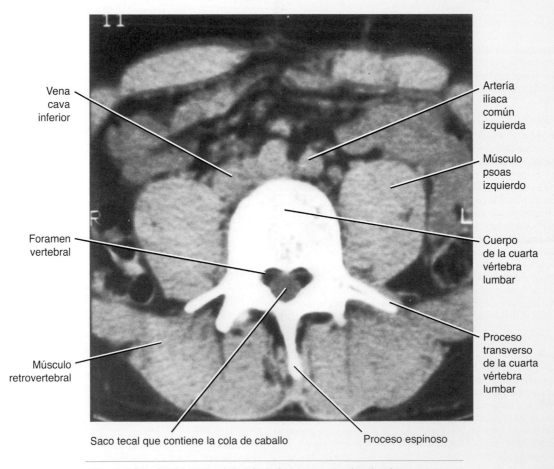

Figura 4-34 TC horizontal (axial) de la cuarta vértebra lumbar.

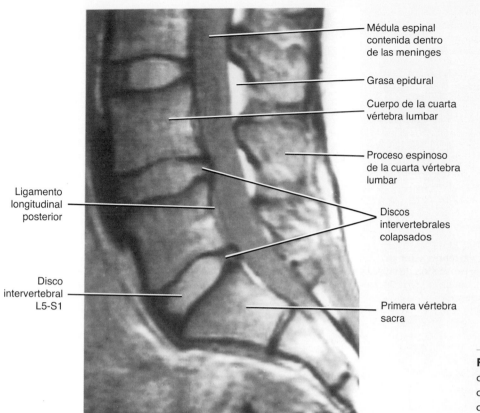

Médula espinal contenida dentro de las meninges

Grasa epidural

Cuerpo de la cuarta vértebra lumbar

Proceso espinoso de la cuarta vértebra lumbar

Ligamento longitudinal posterior

Discos intervertebrales colapsados

Disco intervertebral L5-S1

Primera vértebra sacra

Figura 4-35 RM sagital de la porción lumbosacra de la columna vertebral que muestra varios discos intervertebrales prolapsados (cortesía de: Dr. Pait).

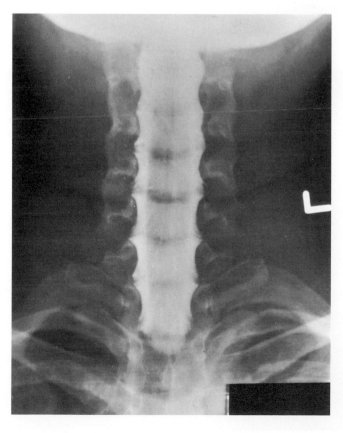

Figura 4-36 Mielografía posteroanterior de la región cervical en una mujer de 22 años de edad.

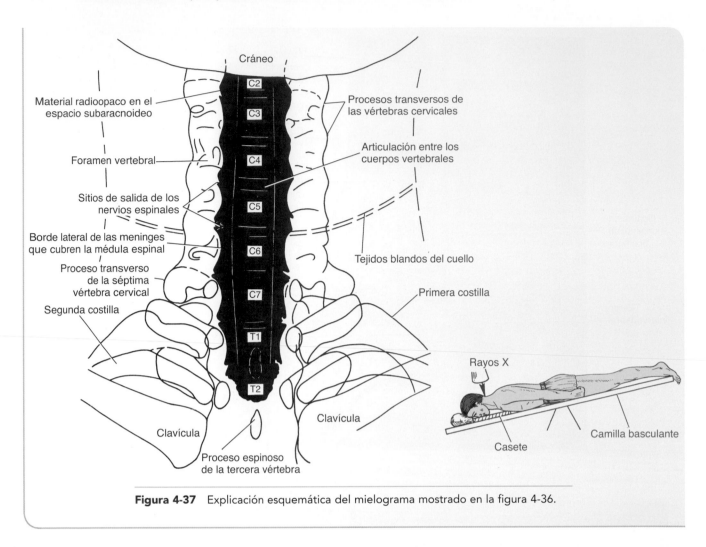

Figura 4-37 Explicación esquemática del mielograma mostrado en la figura 4-36.

Conceptos clave

Columna vertebral

- La columna vertebral está compuesta por 33 vértebras: 7 cervicales, 12 torácicas, 5 lumbares, 5 sacras (fusionadas) y 4 coccígeas (fusionadas).

- Como está segmentada y compuesta por vértebras, articulaciones y discos intervertebrales, es una estructura flexible.

- El arco vertebral encierra un espacio llamado *agujero* o *foramen vertebral*. Los forámenes vertebrales colectivos forman el conducto vertebral, que aloja la médula espinal.

Médula espinal

- Aproximadamente cilíndrica, la médula espinal se extiende desde el extremo rostral de la médula oblongada hasta la eventual reducción de la médula, llamada *cono medular*.

- Dentro del conducto vertebral, la médula espinal está cubierta por tres capas de meninges: la duramadre, la aracnoides y la piamadre. Entre los dos últimos, está el espacio subaracnoideo, que está lleno de LCE.

- La médula espinal está compuesta por un núcleo interno de sustancia gris rodeado por una cubierta externa de sustancia blanca.

- En la sección transversal, la sustancia gris se ve como un pilar en forma de "H" con cuernos anteriores y posteriores. Una cuerno lateral de sustancia gris está presente en los segmentos torácicos y lumbares superiores.

- La mayoría de las células nerviosas en los cuernos anteriores son grandes, alfa y multipolares, y sus axones se distribuyen en las raíces anteriores de los nervios espinales.

- La sustancia gelatinosa del cuerno posterior está compuesta en gran parte por neuronas que reciben fibras aferentes relacionadas con el dolor, la temperatura y el tacto de la raíz posterior.

- El núcleo propio está situado delante de la sustancia gelatinosa a través de la médula espinal y comunica información sobre la sensación de propiocepción, discriminación de dos puntos y vibración con los cordones posteriores.

- El cuerno lateral se extiende desde los segmentos T1-L2 (3) y contiene células que dan lugar a fibras simpáticas preganglionares.

- La *sustancia blanca* de la médula espinal se puede describir como cordones anterior, lateral y posterior formados por múltiples haces de nervios mielinizados o tractos.

Tractos ascendentes

- Las sensaciones de dolor y temperatura ascienden en el tracto espinotalámico lateral; el tacto superficial y la presión ascienden en el tracto espinotalámico anterior. Juntos, éstos también se conocen como el *sistema anterolateral*.

- Los axones de primer orden, que ingresan en la médula espinal con información sobre el dolor y la temperatura, hacen sinapsis con las neuronas de segundo orden de la sustancia gelatinosa, cruzan oblicuamente hacia el lado opuesto a través de la comisura anterior gris y blanca, y ascienden en el cordón contralateral como tracto espinotalámico lateral. El espinotalámico anterior asciende por el cordón anterior contralateral.

- A medida que los tractos del sistema anterolateral ascienden a través de la médula oblongada y el puente, forman el lemnisco espinal y, finalmente, hacen sinapsis con las neuronas de tercer orden en el núcleo posterolateral ventral del tálamo.

- Los axones de primer orden que llevan sensaciones de tacto y vibración discriminatorias entran en el cuerno dorsal y continúan viajando hacia arriba en el cordón posterior como el fascículo grácil (nervios espinales dorsales o torácicos inferiores, lumbares y sacros) y

el fascículo cuneiforme (nervios espinales dorsales o torácicos y cervicales). Las fibras de estos fascículos hacen sinapsis en las neuronas de segundo orden de los núcleos grácil y cuneiforme homolaterales en la médula oblongada, respectivamente.

- Los axones de las neuronas de segundo orden se cruzan de forma anteromedial como las fibras arcuatas internas y ascienden a un haz compacto, llamado *lemnisco medial*, hasta que hacen sinapsis con las neuronas de tercer orden en el núcleo posterolateral ventral del tálamo.

Tractos descendentes

- Las neuronas motoras situadas en los cuernos anteriores de la médula espinal envían axones a través de las raíces anteriores a los nervios espinales y, a menudo, se conocen como *motoneuronas inferiores*. Se trata de la vía final hacia los músculos.

- Los tractos corticoespinales son vías relacionadas con el movimiento voluntario de los músculos. Los axones de las células piramidales en la corteza motora descienden a través de la cápsula interna, forman los pedúnculos cerebrales del mesencéfalo, y posteriomente se separan en haces más pequeños a lo largo del puente del encéfalo. A medida que los axones se acercan a la médula, se unen formando la pirámide de la médula oblongada rostral y cruzan a la región caudal como la decusación piramidal. Los axones continúan como el tracto corticoespinal lateral de la médula espinal hasta que hacen sinapsis en las motoneuronas inferiores de los cuernos anteriores.

- Los tractos reticuloespinales pueden facilitar o inhibir los movimientos voluntarios o la actividad refleja.

- Los tractos tectoespinales son responsables de los movimientos posturales reflejos en respuesta a los estímulos visuales, mientras que los tractos vestibuloespinales son responsables de la actividad postural asociada con el equilibrio.

- El tracto rubroespinal facilita la actividad de los músculos flexores e inhibe la actividad de los extensores.

 ## Solución de problemas clínicos

1. Un viudo de 53 años de edad es internado por un dolor urente en la región del hombro derecho y en la parte superior de su brazo derecho. El dolor comenzó 3 semanas antes y, desde entonces, ha empeorado progresivamente. El dolor se acentúa cuando el paciente mueve su cuello o tose. Dos años antes, había recibido tratamiento para

artrosis de la columna vertebral. El paciente cuenta que había sido jugador de fútbol en la universidad y continuó participando activamente en el juego hasta los 42 años de edad. La exploración física confirma debilidad, atrofia y fasciculaciones en los músculos deltoides y bíceps braquial derechos. El reflejo del tendón del bíceps derecho está ausente. Las radiografías muestran una extensa formación de espolones en los cuerpos de la cuarta, quinta y sexta vértebras cervicales. El paciente presenta hiperestesia y analgesia parcial en la piel en la parte inferior del deltoides derecho y en la parte lateral del brazo. Según sus conocimientos de neuroanatomía, ¿cuál sería su diagnóstico?, ¿cómo se produce el dolor?, ¿por qué el dolor empeora con la tos?

2. Una mujer de 66 años de edad es internada por una creciente dificultad para caminar. Dos semanas antes del ingreso, caminaba con ayuda de un bastón. Desde entonces, caminar se ha vuelto cada vez más difícil, y durante los últimos 2 días, no puede caminar en absoluto. Tiene el control total de la micción y la defecación. En la exploración física, la fuerza de prensión con las manos está disminuida en ambos lados, pero la fuerza es normal en los segmentos proximales de los miembros superiores. Los reflejos tendinosos de las extremidades superiores y las funciones sensoriales son normales. Ambos miembros inferiores muestran debilidad muscular con aumento del tono muscular, especialmente en el lado izquierdo. Los reflejos patelar y aquíleo en ambas extremidades inferiores están muy exagerados, y se hallan respuestas plantares extensoras en ambos lados. La paciente tiene una pérdida de la sensibilidad al dolor debajo del quinto dermatoma torácico en ambos lados del cuerpo. El sentido de la posición se encuentra alterado en ambos dedos gordos del pie, y el sentido de vibración está ausente por debajo del quinto nivel segmentario torácico. El examen radiográfico, incluida una RM de la columna vertebral, no muestra nada anómalo. Una mielografía en la región lumbar revela un bloqueo completo en el borde inferior de la cuarta vértebra torácica. Según sus conocimientos de neuroanatomía, ¿cuál sería un posible diagnóstico?, ¿cómo trataría a esta paciente? Nombre los tractos en la médula espinal que son responsables de la conducción de la sensibilidad al dolor. ¿Cuál es la posición de estos tractos en la médula espinal? Nombre los tractos responsables de la conducción del sentido de la posición y de la sensación de vibración desde la médula espinal hasta el cerebro. ¿Por qué la paciente tiene cada vez más dificultad para caminar? ¿Por qué se exageraron los reflejos tendinosos en los miembros inferiores y por cuál motivo la paciente tiene respuestas plantares extensoras bilaterales?

3. Un estudiante varón de 20 años de edad celebra haber aprobado un examen tomando varias cervezas en una fiesta. Al regresar a casa, estrelló el automóvil contra el pilar de un puente. En el servicio de urgencias se encontró una fractura-luxación de la novena vértebra torácica, con signos y síntomas de lesión grave en la médula espinal. En la exploración física mostraba una parálisis de la motoneurona de la pierna izquierda. También había pérdida de la sensibilidad en la articulación y los músculos de la pierna. En la prueba de sensibilidad cutánea, tenía una banda de hiperestesia cutánea que se extendía alrededor de la pared abdominal en el lado izquierdo a nivel del ombligo. Inmediatamente por debajo tenía una banda estrecha de anestesia y de analgesia. En el lado derecho presentaba analgesia total, termoanestesia y pérdida parcial del sentido táctil de la piel de la pared abdominal por debajo del nivel del ombligo y que afectaba a toda la pierna derecha. Según sus conocimientos de la neuroanatomía, ¿que nivel de la médula espinal se encuentra dañado? ¿La médula está completamente seccionada? Si no es así, ¿de qué lado ha ocurrido la hemisección? Explique la pérdida sensitiva hallada en la exploración de este paciente.

4. Una mujer de 35 años de edad es hospitalizada para evaluación. Presenta analgesia y termoanalgesia en el lado medial de la mano izquierda de 6 meses de evolución. Tres semanas antes de la hospitalización, se había quemado gravemente el dedo meñique de su mano izquierda con una estufa caliente y no sabía que la quemadura había ocurrido hasta que olió la piel quemada. En la exploración física se encuentra que tiene una reducción considerable de la sensibilidad a la temperatura y al dolor que afecta el octavo dermatoma cervical y el primero torácico de la mano izquierda. Sin embargo, su sensibilidad táctil es perfectamente normal en estas áreas. La evaluación del brazo derecho muestra una pérdida sensitiva disociativa similar pero mucho menos grave que afecta a las mismas áreas. No se hallaron otros signos anómalos. Según sus conocimientos de neuroanatomía, ¿que tractos están implicados en este trastorno?, ¿cuál es su enfermedad?

5. Un hombre de 60 años de edad entra caminando a la clínica de neurología y el médico presta atención a su marcha. El paciente levanta los pies más de lo necesario y los pisa con fuerza. Mientras espera por el médico, se para con los pies muy separados. Al ser interrogado, el paciente dice que le resulta cada vez más difícil caminar y está empezando a usar un bastón, especialmente cuando sale a caminar en la oscuridad. El médico indica que se pare con los dedos de los pies y los talones juntos y que cierre los ojos. El paciente inmediatamente comienza a balancearse y el enfermero debe estabilizarlo para evitar que se caiga. En un estudio más detenido, se descubre que el paciente tiene pérdida de la sensibilidad articular y muscular de ambas piernas y no puede detectar ninguna sensación de vibración cuando se coloca un diapasón en el maléolo medial de cualquiera de las piernas. No se observan otras pérdidas sensitivas. Según sus conocimientos de neuroanatomía, ¿que vías ascendentes están comprometidas por enfermedad en este paciente?, ¿qué enfermedad podría ser responsable de los hallazgos?

6. Un hombre de 68 años de edad tiene un carcinoma de próstata inoperable avanzado con múltiples metástasis en las vértebras lumbares y los huesos de la cadera. Aparte del dolor intenso e intratable, el paciente todavía puede disfrutar de su vida familiar. Después de una conversación sobre el pronóstico con el paciente y su esposa, la esposa se dirige al médico y le dice: "¿No puede hacer algo para detener este terrible dolor para que mi esposo pueda morir feliz?". ¿Qué puede hacer un médico para ayudar a un paciente en estas circunstancias?

7. Un estudiante de tercer año de medicina asiste a una conferencia sobre los efectos de los traumatismos de columna vertebral. El cirujano ortopédico describe muy superficialmente los diferentes déficits neurológicos que pueden seguir a una lesión en la médula espinal. Al final de la conferencia, el estudiante dice que no entiende lo que significa *sideración medular*. No entiende cuál es el mecanismo subyacente tras este trastorno. También pide al cirujano que explique qué se entiende por paraplejía en extensión y paraplejía en flexión. ¿Puede el cirujano explicar por qué un trastorno a veces se transforma en el otro? Son buenas preguntas. ¿Puede usted responderlas?

8. Mientras explora a un paciente con una hemiplejía del lado derecho causada por un ictus (accidente cerebro-vascular), el neurólogo pregunta al alumno qué signos clínicos pueden atribuirse a una interrupción de las vías corticoespinales y qué signos pueden atribuirse al daño en otras vías descendentes. Según sus conocimientos de neuroanatomía, responda esta pregunta.

9. Un gran avión civil se ve obligado a abortar su despegue porque tres neumáticos han estallado cuando el avión avanzaba a lo largo de la pista. El piloto logró detener el avión cuando se desvió de la pista y se detuvo bruscamente en una zanja. Los pasajeros salen ilesos, pero una de las sobrecargos es ingresada en el servicio de urgencias con sospecha de una lesión en la médula espinal. En el interrogatorio, la paciente de 25 años de edad dice que, aunque tenía el cinturón de seguridad abrochado, fue lanzada violentamente hacia adelante en el impacto. Dice que no puede sentir nada en sus piernas y no puede moverlas. En la exploración se observa una pérdida sensitiva y motora total en ambas piernas debajo del ligamento inguinal, así como la ausencia de todos los reflejos tendinosos profundos de ambas piernas. Doce horas más tarde, puede mover los dedos de los pies y el tobillo de su miembro inferior izquierdo, y recupera la sensibilidad de su pierna derecha, excepto por la pérdida de la discriminación táctil, la sensación vibratoria y el sentido propioceptivo. Presenta una banda de anestesia total sobre el ligamento inguinal derecho. La pierna izquierda muestra analgesia total, termoanestesia y pérdida parcial del sentido táctil. Su pierna derecha está totalmente paralizada y los músculos se hallan espásticos. Presenta signo de Babinski del lado derecho, así como clono del tobillo derecho. El reflejo patelar está exagerado. Según sus conocimientos de neuroanatomía,

explique los signos y síntomas de esta paciente. ¿Cuál es la vértebra lesionada?

10. ¿Por qué es tan peligroso mover a un paciente con sospecha de fractura o luxación de la columna vertebral?

11. Un varón de 18 años de edad es internado después de un grave accidente automovilístico. Luego de una exploración neurológica completa, se le dice a la familia que estará paralizado de la cintura para abajo por el resto de su vida. El neurólogo describe al personal médico la importancia de prevenir complicaciones en estos casos. Las complicaciones frecuentes son las siguientes: 1) infección urinaria, 2) úlceras, 3) deficiencia nutricional, 4) espasmos musculares y 5) dolor. Según sus conocimientos de neuroanatomía, explique las razones subyacentes para estas complicaciones. ¿Cuánto tiempo después del accidente sería posible dar un pronóstico preciso en este paciente?

12. Un hombre de 67 años de edad es llevado a la clínica de neurología por su hija porque ella nota que su brazo derecho tiene un temblor. Aparentemente, comenzó hace unos 6 meses y empeora cada vez más. Cuando se le pregunta, el paciente dice que se da cuenta de que los músculos de sus miembros a veces se sienten rígidos, pero lo ha atribuido a la vejez. Mientras habla, el paciente rara vez sonríe y aun así con dificultad. Parpadea muy pocas veces. Tiende a hablar con una voz baja y débil. Cuando se le pide que camine, el paciente tiene una postura y marcha normales, aunque tiende a mantener flexionado el brazo derecho en la articulación del codo. Cuando está sentado, los dedos de la mano derecha se contraen y relajan alternativamente, y se ve un temblor fino que afecta la muñeca y el codo en el lado derecho. El temblor empeora cuando el brazo está en reposo. Cuando se le pide que sostenga un libro con la mano derecha, el temblor se detiene momentáneamente, pero comienza de nuevo después de colocar el libro sobre la mesa. La hija dice que cuando su padre duerme, el temblor desaparece de inmediato. En el examen, los movimientos pasivos del codo derecho y la muñeca muestran un aumento del tono y se observa rigidez en rueda dentada. El paciente no tiene pérdida de la sensibilidad cutánea ni profunda, y los reflejos son normales. Según sus conocimientos de neuroanatomía, ¿cuál sería su diagnóstico?, ¿qué región del encéfalo está enferma?

13. Nombre un centro en el SNC que pueda ser responsable de los siguientes signos clínicos: 1) temblor intencional, 2) atetosis, 3) corea, 4) distonía y 5) hemibalismo.

Respuestas y explicaciones acerca de la solución de los problemas clínicos

1. Este paciente presenta espondilosis, que es un término general utilizado para los cambios degenerativos en la columna vertebral causados por artrosis. En la región cervical, el crecimiento de osteofitos comprime las raíces anteriores y posteriores de los nervios espinales quinto y sexto. Como consecuencia de traumatismos repetidos o del envejecimiento, se produjeron cambios degenerativos en las superficies articulares de la cuarta, quinta y sexta

vértebras cervicales. La formación extensa de osteofitos o espolones condujo al estrechamiento de los forámenes intervertebrales, con compresión de las raíces nerviosas. El dolor urente, la hiperestesia y la analgesia parcial se deben a la compresión de las raíces posteriores, mientras que la debilidad, la atrofia y las fasciculaciones de los músculos deltoides y bíceps braquial son causadas por la compresión de las raíces anteriores. Los movimientos del cuello aparentemente intensifican los síntomas al ejercer una mayor tracción o compresión sobre las raíces nerviosas. Toser o estornudar elevó la presión dentro del conducto vertebral y produjo una mayor compresión de las raíces nerviosas.

2. La paciente fue operada y se realizó una laminectomía de la tercera, cuarta y quinta vértebras torácicas. A nivel de la cuarta vértebra torácica, se observó una pequeña inflamación en la superficie posterior de la médula espinal; estaba adherida a la duramadre. El examen histológico confirmó un meningioma. El tumor fue extirpado fácilmente, y la paciente se recuperó de la operación. Recobró la fuerza de los miembros inferiores y pudo caminar sin bastón. El caso de esta paciente enfatiza la importancia de hacer un diagnóstico precoz y preciso porque los tumores espinales extramedulares benignos son fácilmente tratables. Los tractos talámicos espinales laterales son responsables de la conducción de los impulsos de dolor hacia la médula espinal. Estos tractos están situados en los cordones laterales de la médula espinal (*véase* p. 141). El sentido postural y la sensación de vibración suben por la médula espinal en el cordón posterior a través del fascículo cuneiforme desde los miembros superiores y la parte superior del tórax y en el fascículo grácil desde la parte inferior del tronco y las piernas. La dificultad para caminar se debía a la compresión de los tractos corticoespinales en los cordones laterales. La exageración en los reflejos tendinosos de los miembros inferiores y la respuesta plantar del extensor bilateral se debían a la compresión de las vías descendentes en la médula espinal a nivel del tumor. Ésta también producía la parálisis de los músculos de los miembros inferiores.

3. La fractura-luxación de la novena vértebra torácica produce daño grave al décimo segmento torácico de la médula espinal. Las pérdidas sensitivas y motoras desiguales en ambos lados indican una hemisección izquierda de la médula. La estrecha banda de hiperestesia en el lado izquierdo se debía a la irritación medular localizada inmediatamente por encima del sitio de la lesión. La banda de anestesia y analgesia se debía a la destrucción medular en el lado izquierdo a nivel del décimo segmento torácico, es decir, todas las fibras aferentes que entran en la médula en ese punto estaban interrumpidas. La pérdida de la sensación del dolor y térmica y del tacto superficial por debajo del nivel del ombligo en el lado derecho se debía a la interrupción de los tractos espinotalámico lateral y anterior en el lado izquierdo de la médula.

4. Esta paciente presenta los primeros signos y síntomas de siringomielia. La gliosis y la cavitación habían provocado la interrupción de los tractos espinotalámico lateral y anterior a medida que se decusaban en las comisuras anteriores grises y blancas de la médula espinal a nivel de los segmentos octavo cervical y primero torácico de la médula espinal. Debido al crecimiento desigual de la cavitación, el trastorno era peor en el lado izquierdo que en el derecho. Como la discriminación táctil era normal en ambos miembros superiores, el fascículo cuneiforme en ambos cordones posteriores no se vio afectado. Esta pérdida sensitiva disociativa es característica de esta enfermedad.

5. La marcha con pasos fuertes peculiar y la oscilación postural con los ojos cerrados son los signos característicos de pérdida de sensibilidad propioceptiva en los miembros inferiores. Ello, junto con la incapacidad para detectar las vibraciones de un diapasón colocado en el maléolo medial de ambas piernas, indicaba que el paciente tenía una lesión que afectaba el fascículo grácil en ambos cordones posteriores. El interrogatorio adicional de este paciente indicó que había sido tratado por sífilis. El diagnóstico fue tabes dorsal.

6. El tratamiento del dolor intratable en el cáncer terminal es un problema difícil. En general se usan opiáceos por su fuerte acción analgésica. La probabilidad de que estos fármacos produzcan dependencia es aceptable en un paciente moribundo. Los tratamientos alternativos incluyen la infusión continua de morfina directamente en la médula espinal (*véase* p. 164) o la sección quirúrgica de las fibras nerviosas que llevan la sensibilidad dolorosa al sistema nervioso. Las técnicas de rizotomía posterior y cordotomía se describen en la página 164.

7. La *sideración medular* es una interrupción temporal de la función fisiológica de la médula espinal después de una lesión. Puede ser en parte un fenómeno vascular que compromete la sustancia gris de la médula espinal; por otro lado, ciertos expertos consideran que se debe a la repentina interrupción de la influencia de los centros superiores en los reflejos segmentarios locales. Cualquiera sea la causa, en general desaparece después de 1-4 semanas. La afección se caracteriza por parálisis flácida, pérdida de sensibilidad y actividad refleja por debajo del nivel de la lesión; esto incluye la parálisis de la vejiga y el recto.

La paraplejía en extensión y la paraplejía en flexión se producen después de una lesión grave en la médula espinal. La paraplejía en extensión indica un aumento en el tono muscular extensor debido a la actividad excesiva de las fibras nerviosas eferentes γ que van a los husos musculares como resultado de la liberación de estas neuronas desde los centros superiores. Sin embargo, algunos neurólogos consideran que los tractos vestibuloespinales están intactos en estos casos. Si se seccionan todos los tractos descendentes, se produce paraplejía en flexión, con respuestas reflejas de naturaleza flexora cuando se aplica un estímulo nocivo. Recuérdese que la paraplejía en extensión y la paraplejía en flexión sólo aparecen después de que la sideración medular ha cesado. La paraplejía en extensión puede cambiar a paraplejía en flexión si el daño a la médula espinal se hace más extenso y se destruyen las vías vestibuloespinales.

8. Si asumimos que este paciente tiene una lesión en la cápsula interna izquierda como consecuencia de una hemorragia cerebral, las fibras corticoespinales deben estar interrumpidas en el nivel en el que descienden a través del ramo posterior de la cápsula interna. Como la mayoría de las fibras cruzan al lado derecho en la decusación piramidal o más abajo del nivel segmentario de la médula espinal, deben estar afectados los músculos del lado opuesto. La interrupción de estas fibras corticoespinales habría producido los siguientes signos clínicos: 1) signo de Babinski, 2) pérdida de reflejos abdominales superficiales y cremastéricos, y 3) pérdida de la capacidad para movimientos voluntarios y precisos, especialmente en los extremos distales de los miembros.

En los pacientes con hemorragia grave en la cápsula interna, las conexiones subcorticales entre la corteza cerebral y el núcleo caudado, el globo pálido y otros núcleos subcorticales pueden resultar lesionadas. Además, algunos núcleos pueden quedar destruidos. La interrupción de otras vías descendentes desde los centros subcorticales puede producir los siguientes signos clínicos: 1) parálisis grave del lado opuesto del cuerpo, 2) espasticidad de los músculos paralizados, 3) reflejos musculares profundos exagerados en el lado opuesto del cuerpo (clono), y 4) reacción en navaja, que puede observarse en los músculos paralizados.

9. Una radiografía lateral de la parte torácica de la columna vertebral mostró una fractura-luxación que afectaba la décima vértebra. El primer segmento lumbar de la médula espinal se relaciona con esa vértebra. El primer dermatoma lumbar cubre el ligamento inguinal, y la anestesia total sobre el ligamento derecho sugiere una lesión parcial de la médula espinal que implica todas las vías sensitivas a ese nivel. La pérdida de discriminación táctil, sensibilidad vibratoria y sensibilidad propioceptiva en la pierna derecha era causada por la interrupción de las vías ascendentes en el cordón posterior del lado derecho de la médula espinal. La pérdida de la sensación de dolor y temperatura en la piel de la pierna izquierda se debió a la destrucción de los tractos espinotalámicos laterales cruzados en el lado derecho a nivel de la lesión. La pérdida de la sensibilidad táctil en la piel de la pierna izquierda era causada por la destrucción de los tractos espinotalámicos anteriores cruzados en el lado derecho. La parálisis espástica de la pierna derecha y el clono del tobillo derecho se debían a la interrupción de los tractos descendentes del lado derecho distintos de los tractos corticoespinales. El signo de Babinski del lado derecho era provocado por la interrupción de las fibras corticoespinales en el lado derecho.

La pérdida total motora y sensitiva de ambas piernas y la ausencia de todos los reflejos tendinosos profundos de ambas piernas durante las primeras 12 h se debieron a la sideración medular.

10. La médula espinal ocupa el conducto vertebral de la columna y, por lo tanto, en circunstancias normales, está bien protegida. Por desgracia, una vez que la integridad de la protección ósea se destruye por una fractura-luxación, especialmente en la región torácica, donde el conducto tiene un diámetro más pequeño, el hueso puede dañar la médula y cortarla igual que un cuchillo corta la mantequilla. Todos los pacientes con sospecha de una lesión en la columna vertebral deben tratarse con mucho cuidado para evitar que los huesos se luxen aún más y causen más lesiones en la médula. El paciente debe levantarse cuidadosamente con múltiples soportes debajo de los pies, las rodillas, la pelvis, la espalda, los hombros y la cabeza, y debe colocarse en una camilla o tabla rígida para el transporte al centro médico más cercano.

11. Las infecciones urinarias debidas a una disfunción vesical son extremadamente frecuentes en los pacientes parapléjicos. El paciente no sólo ha perdido el control de la vejiga, sino que tampoco sabe cuándo está llena. Se coloca inmediatamente una sonda Foley en la vejiga para un drenaje continuo y se instituye terapia con antibióticos.

Las úlceras por decúbito son habituales en los pacientes que han perdido la sensibilidad sobre las prominencias óseas, como las tuberosidades isquiáticas y el sacro. La prevención incluye: 1) limpieza minuciosa de la piel, 2) rotación de posición del paciente y 3) acojinado blando debajo de las prominencias óseas.

Las deficiencias nutricionales son frecuentes en aquellos individuos activos que de repente están confinados a sus camas y que están paralizados. La pérdida del apetito debe combatirse ofreciendo a los pacientes una dieta rica en calorías que contenga todos los nutrientes necesarios, especialmente vitaminas.

Los espasmos musculares se producen en la paraplejía en extensión o en flexión y pueden deberse incluso a los menores estímulos. La causa es desconocida, pero la irritación neuronal en el sitio de la lesión puede ser la responsable. Los baños calientes son útiles, pero, a veces, en casos extremos, puede ser necesaria la sección nerviosa.

El dolor aparece en las áreas anestésicas en casi el 25% de los pacientes con una sección total de la médula espinal. El dolor puede ser urente o punzante, así como superficial o visceral profundo. De nuevo, la irritación neuronal en el sitio de la lesión puede ser la responsable. Se deben probar los analgésicos, pero en algunos individuos puede ser necesaria una rizotomía o incluso una cordotomía.

Es imposible un pronóstico preciso hasta que la etapa de sideración medular haya finalizado, y esto puede durar hasta 4 semanas.

12. El temblor grueso característico de la mano (como contando monedas) y del brazo derechos, la facies en máscara y con poco parpadeo, y la rigidez en rueda dentada de los músculos afectados confirman el diagnóstico de

enfermedad de Parkinson (*paralysis agitans*) temprana. Se producen lesiones degenerativas en la sustancia negra y otros núcleos subcorticales, incluido el núcleo lentiforme. La pérdida de la función normal de estas áreas subcorticales y la ausencia de su influencia sobre las motoneuronas inferiores causan el aumento del tono y el temblor.

13. 1) El temblor intencional se ve en la enfermedad cerebelosa. 2) La atetosis se observa en las lesiones del cuerpo estriado. 3) La corea aparece en las lesiones del cuerpo estriado. 4) La distonía se presenta en las lesiones del núcleo lentiforme. 5) El hemibalismo se ve en la enfermedad del núcleo subtalámico contralateral.

 ## Preguntas de revisión

Instrucciones: cada uno de los apartados numerados en esta sección se acompaña de respuestas. Seleccione la letra de la respuesta CORRECTA.

1. Las siguientes afirmaciones corresponden a la médula espinal:
   (a) Los cuernos anterior y posterior de cada lado están unidos por una comisura blanca.
   (b) El ventrículo terminal es el extremo inferior expandido del cuarto ventrículo.
   (c) Los cuerpos de las células nerviosas más grandes en los cuernos anteriores generan las fibras nerviosas eferentes α en las raíces anteriores.
   (d) Los grupos de células de la sustancia gelatinosa se ubican en la base de cada cuerno posterior.
   (e) El núcleo dorsal (columna de Clarke) es un grupo de células nerviosas en el cuerno posterior y limitado a los segmentos lumbares de la médula.

2. Las siguientes afirmaciones corresponden a los cordones de la médula espinal:
   (a) El fascículo espinocerebeloso posterior está situado en el cordón posterior.
   (b) El fascículo espinotalámico anterior está localizado en el cordón anterior.
   (c) El fascículo espinotalámico lateral está ubicado en el cordón anterior.
   (d) El fascículo delgado está situado en el cordón lateral de la médula espinal.
   (e) El fascículo rubroespinal se encuentra en el cordón anterior.

3. Las siguientes afirmaciones corresponden a la médula espinal:
   (a) La médula espinal tiene un agrandamiento cervical para el plexo braquial.
   (b) La médula espinal tiene nervios espinales que están conectados a la médula por las raíces anteriores y posteriores.
   (c) En el adulto, la médula espinal suele terminar por debajo del borde inferior de la cuarta vértebra lumbar.
   (d) El ligamento dentado ancla la médula espinal a los pedículos de las vértebras a cada lado.
   (e) El conducto central o ependimario no comunica con el cuarto ventrículo del encéfalo.

Preguntas pareadas. Instrucciones: las preguntas 4 a 9 se aplican a la siguiente figura. Paree los números presentados a la izquierda con las letras más apropiadas que designan las estructuras presentadas a la derecha. Cada letra puede seleccionarse ninguna, una o más de una vez.

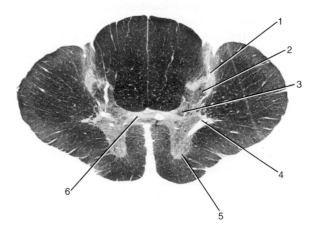

4. Número 1   (a) Núcleo propio
5. Número 2   (b) Eferencia simpática preganglionar
6. Número 3   (c) Núcleo dorsal
7. Número 4   (d) Sustancia gelatinosa
8. Número 5   (e) Ninguna de las anteriores
9. Número 6

Instrucciones: cada uno de los apartados numerados en esta sección se acompaña de respuestas. Seleccione la letra de la respuesta CORRECTA.

10. Las siguientes afirmaciones corresponden a la célula de origen de los tractos mencionados a continuación:
    (a) El fascículo cuneiforme nace de las células de la sustancia gelatinosa.
    (b) El fascículo espinotalámico anterior nace de las células del ganglio espinal posterior.
    (c) El fascículo grácil nace de las células del núcleo dorsal (columna de Clarke).
    (d) El fascículo espinocerebeloso anterior nace de las células del ganglio espinal posterior.
    (e) El fascículo espinotalámico lateral nace de las células de la sustancia gelatinosa.

11. Las siguientes afirmaciones corresponden a los trayectos seguidos por los tractos enumerados a continuación:
    (a) El fascículo grácil no cruza al lado opuesto del neuroeje.
    (b) El fascículo espinotectal no cruza al lado opuesto de la médula espinal.
    (c) El fascículo espinotalámico lateral no cruza al lado opuesto de la médula espinal.
    (d) El fascículo espinocerebeloso posterior no cruza al lado opuesto del neuroeje.
    (e) El fascículo espinotalámico anterior cruza inmediatamente al lado opuesto de la médula espinal.

12. Las siguientes afirmaciones corresponden a los núcleos de terminación de los tractos enumerados a continuación:
    (a) Los fascículos de los cordones posteriores terminan en el colículo inferior.
    (b) El fascículo espinorreticular termina en las neuronas del hipocampo.
    (c) El fascículo espinotectal termina en el colículo inferior.
    (d) El fascículo espinotalámico anterior termina en el núcleo ventral posterolateral del tálamo.
    (e) El fascículo espinocerebeloso anterior termina en el núcleo dentado del cerebelo.

13. Las siguientes afirmaciones asocian las sensaciones con las vías nerviosas adecuadas:
    (a) La discriminación táctil entre dos puntos se desplaza por el fascículo espinotalámico lateral.
    (b) El dolor viaja por el fascículo espinotalámico anterior.
    (c) La sensibilidad muscular y articular inconsciente se desplaza por el fascículo espinocerebeloso anterior.
    (d) La presión se desplaza por el fascículo espinotalámico posterior.
    (e) La vibración se desplaza por el fascículo espinocerebeloso posterior.

14. Las siguientes afirmaciones corresponden a la teoría de la compuerta del dolor:
    (a) La estimulación de las fibras pequeñas no conductoras del dolor en un nervio periférico puede reducir la sensibilidad al dolor.
    (b) El masaje aplicado a la piel sobre una articulación dolorosa puede reducir la sensibilidad al dolor.
    (c) La estimulación de las fibras de tipo A-δ y C en la raíz posterior de un nervio espinal puede disminuir la sensibilidad al dolor.
    (d) La degeneración de las fibras grandes no conductoras del dolor en un nervio periférico disminuye la sensibilidad al dolor.
    (e) La inhibición de la conducción del dolor en la médula espinal no requiere neuronas conectoras.

15. Las siguientes afirmaciones corresponden a la recepción del dolor:
    (a) La serotonina es una sustancia transmisora en el sistema analgésico.
    (b) Se considera que la sustancia P, una proteína, es el neurotransmisor en las sinapsis donde las neuronas de primer orden terminan sobre las células en el cuerno posterior de la médula espinal.
    (c) Las encefalinas y las endorfinas pueden estimular la liberación de sustancia P en el cuerno posterior de la médula espinal.

    (d) Muchos fascículos que conducen el dolor punzante agudo inicial terminan en el núcleo anterolateral dorsal del tálamo.
    (e) Las fibras de tipo C de conducción lenta son responsables del dolor urente prolongado.

16. Las siguientes afirmaciones corresponden a los tractos corticoespinales:
    (a) Ocupan el ramo posterior de la cápsula interna.
    (b) Son los responsables principales del control de los movimientos voluntarios en los músculos proximales de los miembros.
    (c) Nacen como axones de las células piramidales en la cuarta capa de la corteza cerebral.
    (d) Los que controlan los movimientos de los miembros superiores se originan en el giro precentral, en el lado medial del hemisferio cerebral.
    (e) Los relacionados con los movimientos de los miembros inferiores se localizan en el área medial de los tres quintos mediales de los pedúnculos cerebrales.

17. Las siguientes afirmaciones corresponden a los trayectos seguidos por los tractos enumerados a continuación:
    (a) El fascículo rubroespinal cruza la línea media del neuroeje en la médula oblongada.
    (b) El fascículo tectoespinal (la mayoría de sus fibras nerviosas) cruza la línea media en la comisura posterior.
    (c) El fascículo vestibuloespinal cruza la línea media en el mesencéfalo.
    (d) El fascículo corticoespinal lateral cruza la línea media en la médula oblongada.
    (e) El fascículo corticoespinal anterior cruza la línea media en el mesencéfalo.

18. Las siguientes afirmaciones corresponden a las células nerviosas de origen de los tractos enumerados a continuación:
    (a) El fascículo vestibuloespinal surge en las células del núcleo vestibular medial situado en el puente.
    (b) El fascículo tectoespinal se origina en las células del colículo inferior.
    (c) El fascículo corticoespinal lateral se origina en las células del área 4 de la corteza cerebral.
    (d) El fascículo rubroespinal se origina en las células del núcleo reticular.
    (e) El fascículo reticuloespinal se origina en las células de la formación reticular que está limitada al mesencéfalo.

19. Las siguientes afirmaciones corresponden a los movimientos musculares:
    (a) Las fasciculaciones musculares solamente se observan en los casos con destrucción rápida de las motoneuronas inferiores.
    (b) Las fibras de los nervios aferentes de los husos musculares sólo envían información a la médula espinal.
    (c) En la enfermedad de Parkinson hay una degeneración de las neuronas secretoras de dopamina que se originan en el núcleo vestibular.
    (d) La actividad neuronal encefálica que precede a un movimiento voluntario se limita al giro precentral (área 4).
    (e) La hiperactividad de los reflejos aquíleos y el clono del tobillo indican liberación de las motoneuronas inferiores respecto a la inhibición supraespinal.

20. Después de una hemorragia en la cápsula interna izquierda de una persona diestra deben presentarse los siguientes signos y síntomas:
    (a) Hemianopsia homónima izquierda.
    (b) Astereognosia derecha.
    (c) Hemiplejía izquierda.
    (d) Habla normal.
    (e) Signo de Babinski izquierdo positivo.

21. El paciente con una lesión traumática en la mitad izquierda de la médula espinal a nivel del octavo segmento cervical puede presentar los siguientes signos y síntomas:
    (a) Pérdida de las sensibilidades dolorosa y térmica en el lado izquierdo por debajo del nivel de la lesión.
    (b) Pérdida del sentido de posición de la pierna izquierda.
    (c) Hemiplejía izquierda.
    (d) Signo de Babinski positivo en el lado izquierdo.
    (e) Parálisis motora inferior del lado derecho en el segmento de la lesión y atrofia muscular.

Instrucciones: cada uno de los apartados numerados en esta sección se acompaña de respuestas. Seleccione la respuesta que MEJOR corresponda en cada caso.

22. ¿Cuál de los signos y síntomas enumerados a continuación indica una lesión cerebelosa?
    (a) Rigidez en rueda dentada.
    (b) Hemibalismo.
    (c) Corea.
    (d) Temblor intencional.
    (e) Atetosis.

23. ¿Cuál de las regiones siguientes de la sustancia blanca no contiene fibras corticoespinales?
    (a) Pirámide de la médula oblongada.
    (b) Cordón lateral de la médula espinal.
    (c) Pedúnculos cerebrales del mesencéfalo.
    (d) Ramo anterior de la cápsula interna.
    (e) Corona radiada.

Instrucciones: cada historia clínica continúa con preguntas. Lea el caso y luego seleccione la MEJOR respuesta.

Una mujer de 59 años presenta dolor en la espalda y pérdida de la sensibilidad al dolor y la temperatura en la parte posterior de la pierna izquierda. Tres años antes fue sometida a una mastectomía radical seguida de radioterapia y quimioterapia por un carcinoma avanzado de la mama derecha.

La exploración reveló dolor en la parte inferior de la espalda, con pérdida de la sensibilidad cutánea al dolor y a la temperatura en la zona posterior de la pierna izquierda, en el área de los dermatomas S1-S3. No se identificaron otros déficits neurológicos. Las radiografías de la columna vertebral mostraron signos de metástasis en los cuerpos de la novena y décima vértebras torácicas. Una resonancia magnética mostró la extensión de una de las metástasis en el conducto vertebral, con una leve compresión de la médula espinal en el lado derecho.

24. El dolor en la espalda de esta paciente se podría deber a cualquiera de las anomalías siguientes, **excepto**:
    (a) Artrosis de las articulaciones de la columna vertebral.
    (b) Metástasis en los cuerpos de la novena y décima vértebras torácicas.
    (c) Compresión tumoral sobre las raíces posteriores de los nervios espinales.
    (d) Compresión de un disco intervertebral prolapsado sobre los nervios espinales.
    (e) Espasmo de los músculos retrovertebrales debido a compresión por parte del tumor sobre los cordones posteriores de la médula espinal.

25. La pérdida de la sensibilidad al dolor y temperatura en la parte posterior de la pierna izquierda, en el área de los dermatomas S1-S3, podría explicarse por cualquiera de las razones siguientes, **excepto**:
    (a) Los fascículos espinotalámicos de la médula espinal conducen las sensaciones del dolor.
    (b) Los fascículos espinotalámicos laterales están laminados, de forma que los segmentos sacros del cuerpo ocupan una posición más lateral.
    (c) Los segmentos sacros de los fascículos son los más expuestos a la compresión medular externa por una metástasis tumoral.
    (d) La pérdida de la sensibilidad térmica en la pierna podría explicarse por la compresión del tumor sobre el fascículo espinotalámico anterior.

26. El dolor intenso refractario en la espalda de esta paciente podría tratarse mediante los siguientes métodos, **excepto**:
    (a) Dosis altas de salicilatos.
    (b) Inyección intramuscular de morfina o incluso inyección directa del opiáceo en la médula espinal.
    (c) Rizotomía posterior.
    (d) Cordotomía.
    (e) Inyección de opiáceos en el espacio subaracnoideo.

 Respuestas y explicaciones a las preguntas de revisión

1. C es correcta. Los cuerpos de las células nerviosas más grandes en los cuernos anteriores generan las fibras nerviosas eferentes α en las raíces anteriores. A. Los cuernos anteriores y posteriores en los dos lados de la médula espinal están unidos por una comisura de sustancia gris. B. El ventrículo terminal es el extremo inferior expandido del conducto ependimario. D. El grupo de células de la sustancia gelatinosa está localizado en el ápice de cada cuerno posterior a todo lo largo de la médula espinal. E. El *núcleo dorsal* (columna de Clarke) es un núcleo de células nerviosas existente en el cuerno posterior, que se extiende desde el octavo segmento cervical de la médula hasta el tercero o cuarto segmento lumbar.

2. B es correcta. En la médula espinal, el fascículo espinotalámico anterior se encuentra en el cordón anterior. A. El fascículo espinocerebeloso posterior está situado en el cordón lateral. C. El fascículo espinotalámico lateral se

encuentra en el cordón lateral de la médula espinal. D. El fascículo grácil se halla en el cordón posterior de la médula espinal. E. El fascículo rubroespinal se encuentra en el cordón lateral de la médula espinal.

3. A es correcta. La médula espinal tiene un agrandamiento cervical para el plexo braquial (*véase* fig. 4-5). B. La médula espinal presenta nervios espinales conectados a la médula por las raíces nerviosas anteriores y posteriores. C. En el adulto, la médula espinal suele terminar por debajo en el borde inferior de la primera vértebra lumbar. D. El ligamento dentado ancla la médula espinal a la duramadre a lo largo de cada lado. E. El conducto central o ependimario, que contiene líquido cerebroespinal, se comunica con el cuarto ventrículo del encéfalo.

4. D es correcta.

5. A es correcta.

6. C es correcta.

7. B es correcta.

8. E es correcta. La estructura es el cuerno anterior.

9. E es correcta. La estructura es la comisura gris.

10. E es correcta. En la médula espinal, el fascículo espinotalámico lateral nace de las células de la sustancia gelatinosa. A. El fascículo cuneiforme nace de las células del ganglio espinal posterior. B. El fascículo espinotalámico anterior nace de las células de la sustancia gelatinosa. C. El fascículo grácil nace de las células del ganglio espinal posterior. D. El fascículo espinocerebeloso anterior nace de las células de la columna de Clarke.

11. A es correcta. El fascículo grácil no cruza al lado opuesto del neuroeje. B. El fascículo espinotectal cruza al lado contrario de la médula espinal. C. El fascículo espinotalámico lateral cruza al lado opuesto de la médula espinal. D. El fascículo espinocerebeloso posterior no cruza al lado contrario de la médula espinal. E. El fascículo espinotalámico anterior cruza muy oblicuamente al lado opuesto de la médula espinal.

12. D es correcta. El fascículo espinotalámico anterior termina en el núcleo ventral posterolateral del tálamo. A. Los fascículos del cordón posterior terminan en el núcleo grácil y el cuneiforme. B. El fascículo espinorreticular termina en las neuronas de la formación reticular de la médula oblongada, el puente y el mesencéfalo. C. El fascículo espinotectal termina en el colículo superior. E. El fascículo espinocerebeloso anterior termina en la corteza cerebelosa.

13. C es correcta. La sensibilidad muscular y articular inconsciente se desplaza por el fascículo espinocerebeloso anterior. A. La discriminación táctil entre dos puntos viaja por el fascículo cuneiforme. B. El dolor viaja por el fascículo espinotalámico lateral. D. La sensibilidad a la presión viaja por el fascículo espinotalámico anterior. E. La vibración viaja por el fascículo grácil.

14. B es correcta. El masaje aplicado a la piel sobre una articulación adolorida puede reducir la sensibilidad al dolor. A. La estimulación de grandes fibras no conductoras del dolor en un nervio periférico puede reducir la sensibilidad dolorosa. C. La estimulación de las fibras de tipo A-δ y C en las raíces posteriores de los nervios espinales puede aumentar la sensibilidad al dolor. D. La degeneración de grandes fibras no conductoras del dolor en un nervio periférico aumenta la sensibilidad dolorosa. E. La

inhibición de la conducción dolorosa en la médula espinal puede conseguirse a través de las neuronas conectoras.

15. E es correcta. Las fibras de tipo C de conducción lenta son responsables del dolor urente prolongado. A. La serotonina es el neurotransmisor en el sistema analgésico. B. La sustancia P es un péptido, y se considera que actúa como neurotransmisor en las sinapsis donde las neuronas de primer orden terminan en las células en el cuerno posterior de la médula espinal. C. Las encefalinas y las endorfinas pueden inhibir la liberación de sustancia P en el cuerno posterior de la médula espinal D. Muchos de los fascículos que conducen el dolor punzante agudo inicial terminan en el núcleo ventral posterolateral del tálamo.

16. A es correcta. Los tractos corticoespinales ocupan el borde posterior de la cápsula interna (*véase* fig. 4-11). B. Los fascículos corticoespinales son los responsables principales del control de los movimientos voluntarios en los músculos distales de los miembros. C. Nacen como axones de las células piramidales en la quinta capa de la corteza cerebral. D. Aquellos que controlan los movimientos del miembro superior se originan en el giro precentral en el lado lateral del hemisferio cerebral. E. Los que se ocupan de los movimientos de los miembros inferiores se encuentran en el área lateral de las tres quintas partes mediales de los pedúnculos cerebrales.

17. D es correcta. El fascículo corticoespinal lateral cruza la línea media en la médula oblongada (*véase* fig. 4-21). A. El tracto rubroespinal cruza la línea media del neuroeje en el mesencéfalo. B. El tracto tectoespinal (la mayoría de las fibras nerviosas) cruza la línea media en el mesencéfalo. C. El tracto vestibuloespinal no cruza la línea media y desciende a través de la médula oblongada y la médula espinal en el cordón anterior (*véanse* figs. 4-20 y 4-25). E. El tracto corticoespinal anterior cruza la línea media en la médula espinal.

18. C es correcta. El fascículo corticoespinal lateral se origina en las células del área 4 de la corteza cerebral. A. El tracto vestibuloespinal se origina en las células del núcleo vestibular lateral situado en el puente. B. El tracto tectoespinal se origina en las células en el colículo superior. D. El tracto rubroespinal se origina en las células en el núcleo rojo. E. El tracto reticuloespinal se origina en las células en la formación reticular en el mesencéfalo, el puente y la médula oblongada.

19. E es correcta. Los reflejos aquíleos hiperactivos y el clono del tobillo indican una liberación de la motoneurona inferior a partir de la inhibición supraespinal. A. Las fasciculaciones musculares se observan sólo con la lenta destrucción de las motoneuronas inferiores. B. Las fibras nerviosas aferentes del huso muscular envían información tanto al encéfalo como a la médula espinal. C. En la enfermedad de Parkinson, las neuronas secretoras de dopamina disminuyen en la sustancia negra. D. La actividad neuronal del encéfalo que precede a un movimiento voluntario no se limita al giro precentral (área 4).

20. B es correcta. Astereognosia derecha. A. Hay hemianopsia homónima derecha. C. Hay hemiplejía derecha. D. Hay afasia. E. Signo de Babinski del lado derecho.

21. D es correcta. Hay signo de Babinski del lado izquierdo. A. Hay pérdida de las sensaciones de dolor y temperatura del lado derecho debajo del nivel de la lesión. B. Se

pierde la sensación de la posición en la pierna izquierda. C. Hay hemiplejía izquierda. E. La parálisis motora inferior del lado izquierdo se observa en el segmento de la lesión y la atrofia muscular.

22. D es correcta. Hay temblor intencional. A. La rigidez en rueda dentada aparece en la enfermedad de Parkinson como una serie de sacudidas cuando la resistencia muscular se supera. B. El hemibalismo es una forma rara de movimientos involuntarios confinados a un lado del cuerpo; aparece en la enfermedad de los núcleos subtalámicos. C. La corea consiste en una serie de movimientos continuos, rápidos, involuntarios, bruscos, toscos, sin propósito, que pueden aparecer durante el sueño; ocurre en lesiones del cuerpo estriado. E. La atetosis consiste en movimientos continuos, lentos, involuntarios, arrítmicos que son siempre iguales en el mismo individuo y desaparecen durante el sueño; aparece con lesiones del cuerpo estriado.

23. D es correcta. El brazo anterior de la cápsula interna no contiene fibras corticoespinales.

24. E es correcta. El espasmo de los músculos retrovertebrales no se produciría por compresión de los cordones posteriores de la médula espinal.

25. D es correcta. La sensibilidad para la temperatura viaja en el tracto espinotalámico lateral junto con los impulsos de dolor.

26. A es correcta. Los salicilatos, como el ácido acetilsalicílico, el salicilato de sodio y el diflunisal, se usan clínicamente sólo para el alivio del dolor leve o moderado, como el que se presenta en los pacientes con cefalea o dismenorrea.

5 Tronco del encéfalo

OBJETIVOS DEL CAPÍTULO

- Revisar la anatomía del tronco encefálico.

- Desarrollar una imagen tridimensional del interior del tronco encefálico.

- Conocer las posiciones de los diversos núcleos de los nervios craneales, el complejo olivar y las vías utilizadas

por los diversos fascículos nerviosos ascendentes y descendentes en su ruta a los centros encefálicos o a la médula espinal.

- Evaluar los signos y síntomas presentados por un paciente e identificar la ubicación precisa de una lesión estructural.

Una mujer de 58 años de edad es derivada al neurólogo por dificultad para caminar de reciente comienzo. El neurólogo observa que ella se para y camina con el brazo izquierdo flexionado por el codo y la pierna izquierda extendida (hemiparesia izquierda). Al caminar, tiene dificultad para flexionar la cadera y la rodilla izquierdas y flexionar el tobillo; puede realizar el movimiento hacia adelante balanceando la pierna izquierda hacia afuera por la cadera para evitar arrastrar el pie en el suelo. El brazo izquierdo permanece inmóvil.

La exploración neurológica no muestra signos de parálisis facial, pero presenta debilidad de la lengua. A la protrusión, la lengua se desvía hacia el lado derecho (parálisis del nervio hipogloso derecho). Se encuentra que la sensibilidad cutánea es normal, pero el sentido articular muscular, la discriminación táctil y la sensación vibratoria en el lado izquierdo del cuerpo están dañados.

Sobre la base de los hallazgos neurológicos, se realiza un diagnóstico de síndrome medular medial derecho. La parte

medial del lado derecho de la médula oblongada recibe irrigación de la arteria vertebral derecha. La oclusión de esta arteria o su rama medular produce la destrucción de la pirámide derecha (hemiparesia izquierda) y del núcleo y el nervio hipogloso derecho (parálisis hipoglosa derecha), así como del lemnisco medial en el lado derecho (pérdida del sentido articular muscular, el sentido vibratorio y la discriminación táctil del lado izquierdo). La ausencia de parálisis facial mostró que los núcleos de los nervios faciales, los nervios faciales y las fibras corticobulbares de los núcleos faciales estaban intactos. La preservación de las sensaciones del tacto, el dolor y la temperatura mostró que el lemnisco espinal se encontraba intacto.

Este diagnóstico es posible como resultado de la clasificación cuidadosa de los hallazgos neurológicos. El conocimiento de la posición y la función de los diversos tractos nerviosos y núcleos en la médula oblongada es esencial para que el médico pueda llegar a un diagnóstico en este caso.

ANATOMÍA DEL CRÁNEO

Las lesiones craneoencefálicas por traumatismos cerrados y proyectiles se asocian con una alta morbimortalidad incapacitante. Dada la estrecha relación que existe entre el cráneo y el encéfalo subyacente y los nervios craneales (NC), así como su participación frecuente en muchas enfermedades, primero se considerará una breve revisión de la anatomía del cráneo.

Cráneo en el adulto

El cráneo se compone de varios huesos distintos, unidos por articulaciones inmóviles llamadas *suturas*. El tejido

conjuntivo entre los huesos se llama *ligamento sutural*. La mandíbula es una excepción, ya que está unida al cráneo por la articulación temporomandibular móvil.

Los huesos de la cabeza se pueden dividir en los del **cráneo** propiamente dicho y los de la cara. La *bóveda craneal* o *calota* es la parte superior del cráneo, y la *base del cráneo* es la parte más inferior de dicha estructura (fig. 5-1).

Los huesos del cráneo están formados por tablas **externa** e **interna** de hueso compacto separadas por una capa de hueso esponjoso llamado *díploe* (fig. 5-2). La tabla interna es más fina y frágil que la externa. Los huesos se hallan cubiertos por periostio en sus superficies externa e interna.

El **cráneo** está compuesto por los siguientes huesos, dos de los cuales son pares (fig. 5-3; *véase también* fig. 5-1):

- Frontal 1
- Parietales 2
- Occipital 1
- Temporales 2
- Esfenoides 1
- Etmoides 1

Los **huesos faciales** son los siguientes, dos de los cuales son únicos:

- Cigomáticos 2
- Maxilares 2
- Nasales 2
- Lagrimales 2
- Vómer 1

- Palatinos 2
- Cornetes inferiores 2
- Mandíbula 1

Aunque los estudiantes no necesitan conocer la estructura detallada de cada hueso del cráneo, sí deben estar familiarizados con el cráneo en su totalidad. Si es posible, es útil tener un cráneo disecado disponible como referencia cuando revise la siguiente descripción.

Vista anterior

El **hueso frontal** se curva hacia abajo para formar los bordes superiores de las órbitas (*véase* fig. 5-1). A ambos lados se pueden ver los **arcos supraciliares** y se pueden reconocer las **incisuras**, o **forámenes supraorbitarios**. En la región medial, el frontal se articula con el proceso frontal de los maxilares

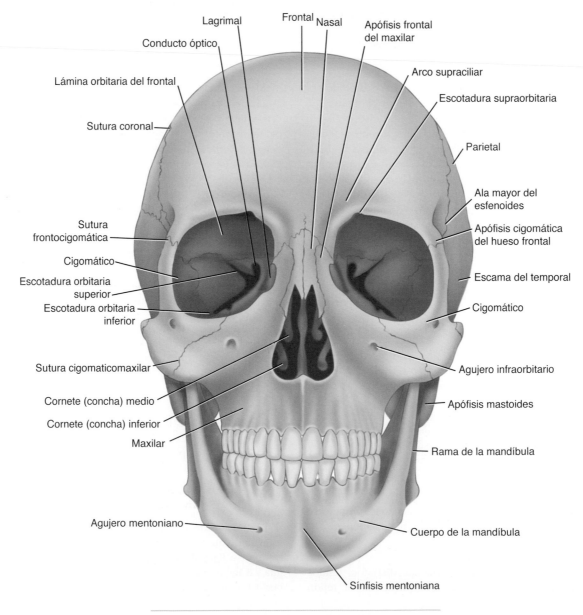

Figura 5-1 Huesos de la cara anterior del cráneo.

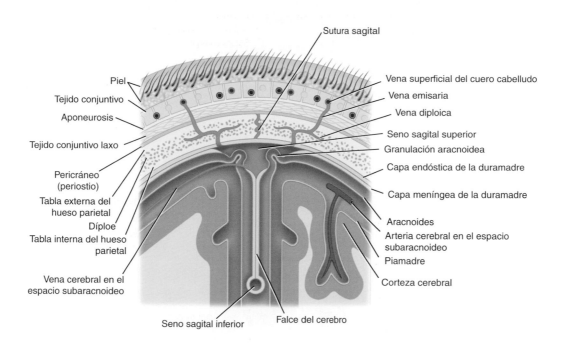

Sutura sagital

Piel
Tejido conjuntivo
Aponeurosis
Tejido conjuntivo laxo

Pericráneo (periostio)
Tabla externa del hueso parietal
Díploe
Tabla interna del hueso parietal

Vena cerebral en el espacio subaracnoideo

Seno sagital inferior

Falce del cerebro

Vena superficial del cuero cabelludo
Vena emisaria
Vena diploica
Seno sagital superior
Granulación aracnoidea
Capa endóstica de la duramadre
Capa meníngea de la duramadre
Aracnoides
Arteria cerebral en el espacio subaracnoideo
Piamadre
Corteza cerebral

Figura 5-2 Corte frontal de la parte superior de la cabeza que muestra las capas del cuero cabelludo, la sutura sagital del cráneo, la falce (hoz) del cerebro, los senos venosos sagitales superior e inferior, las granulaciones aracnoideas, las venas emisarias y la relación de los vasos sanguíneos cerebrales con el espacio subaracnoideo.

superiores y con los huesos nasales. A cada lado, el hueso frontal se articula con el hueso cigomático.

Los **bordes orbitarios** están limitados por los huesos frontales por arriba, los cigomáticos por fuera, los maxilares por abajo y los procesos de los maxilares superiores y los huesos frontales en dirección medial.

Dentro del **hueso frontal**, justo por encima de los bordes orbitarios, hay dos espacios huecos cubiertos por mucosa llamados **senos paranasales frontales**. Éstos se comunican con la nariz y sirven como resonadores de la voz.

Los dos **huesos nasales** forman el puente de la nariz. Sus bordes inferiores, junto con los maxilares, conforman la **abertura nasal anterior**. La cavidad nasal está dividida en dos por el tabique nasal óseo, que está constituido en gran parte por el hueso **vómer**. Los **cornetes** o **conchas superiores** y **medios** son plataformas óseas que se proyectan en la cavidad nasal desde el **etmoides** a cada lado; los **cornetes** o **conchas inferiores** son huesos separados.

Los dos **maxilares** forman la porción superior de la mandíbula, la parte anterior del paladar duro, parte de las paredes laterales de las cavidades nasales y parte del piso de las cavidades orbitarias. Los dos huesos se unen en la línea media en la sutura **intermaxilar** y forman el borde inferior de la abertura nasal. Debajo de la órbita, el maxilar está perforado por el foramen **infraorbitario**. El **proceso alveolar** se proyecta hacia abajo y, junto con la del lado opuesto, conforman el **arco alveolar**, que aloja los dientes superiores. Dentro de cada maxilar hay una gran cavidad en forma de pirámide cubierta por mucosa llamada **seno maxilar**. Este seno se comunica con la cavidad nasal y actúa también como caja de resonancia de la voz.

El **hueso cigomático** conforma la prominencia de la mejilla y parte de la pared lateral y el piso de la cavidad orbitaria. Se articula con el maxilar en la región medial y con el proceso cigomático del hueso temporal en dirección lateral para dar lugar al **arco cigomático**. El hueso cigomático está perforado por dos forámenes para los nervios cigomaticofacial y cigomaticotemporal.

La **mandíbula**, o maxilar inferior, está compuesto por un **cuerpo** horizontal y dos **ramas** verticales.

Vista lateral

El **hueso frontal** forma la parte anterior del costado del cráneo y se articula con el hueso parietal en la **sutura coronal** (*véase* fig. 5-3).

Los **huesos parietales** componen los lados y el techo del cráneo y se articulan uno con el otro en la línea media en la **sutura sagital**. Se articulan con el hueso occipital por detrás, en la **sutura lambdoidea**.

El cráneo se completa lateralmente con la parte escamosa del **hueso occipital**, partes del **hueso temporal**, llamadas porciones *escamosa*, *timpánica*, *proceso mastoides*, *proceso estiloides* y *proceso cigomático*, y el **ala mayor del esfenoides**. Obsérvese la posición del meato acústico externo. La rama y el cuerpo de la mandíbula se encuentran por debajo.

La parte más fina de la pared lateral del cráneo es la zona donde la esquina anteroinferior del hueso parietal se

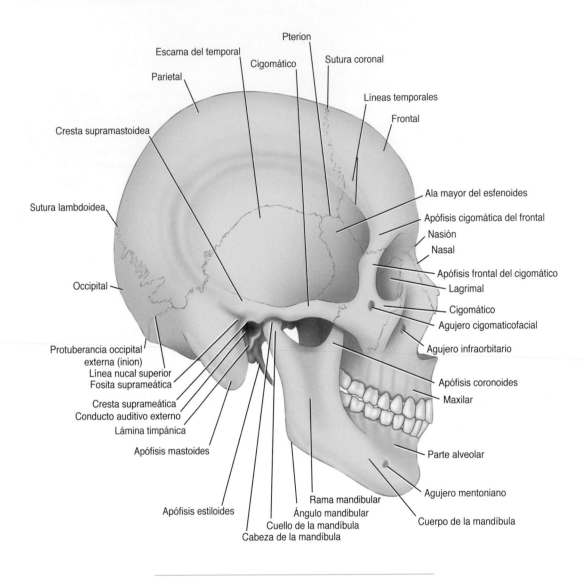

Figura 5-3 Huesos de la cara lateral del cráneo.

articula con el ala mayor del esfenoides; este punto se conoce como *pterión*. El pterión es un área con importancia clínica porque cubre la división anterior de la **arteria meníngea media** y su **vena**.

Se pueden identificar las **líneas temporales superior** e **inferior**, que comienzan como una sola línea desde el borde posterior del proceso cigomático del hueso frontal y se separan a medida que se arquean hacia atrás. La **fosa temporal** se encuentra debajo de la línea temporal inferior.

La **fosa infratemporal** se encuentra debajo de la **cresta infratemporal** en el ala mayor del esfenoides. La **fisura pterigomaxilar** es una fisura vertical situada dentro de la fosa entre el proceso pterigoides del hueso esfenoides y la parte posterior del maxilar. Conduce en dirección medial a la **fosa pterigopalatina**.

La **fisura orbitaria inferior** es una fisura horizontal entre el ala mayor del esfenoides y el maxilar. Comunica en sentido anterior con la órbita.

La **fosa pterigopalatina** es un pequeño espacio debajo y por detrás de la cavidad orbitaria. Se comunica por fuera con la fosa infratemporal a través de la fisura pterigomaxilar, en dirección medial con la cavidad nasal a través del **foramen esfenopalatino**, por arriba con el cráneo a través del **foramen redondo**, y por delante con la órbita a través de la **fisura orbitaria inferior**.

Vista posterior

Desde arriba se ven las partes posteriores de los dos huesos parietales (fig. 5-4A) junto con la sutura **sagital**. Desde abajo, los huesos parietales se articulan con la parte escamosa del hueso occipital en la **sutura lambdoidea**. A cada lado, el hueso occipital se articula con el hueso temporal. En la línea media del hueso occipital hay una elevación rugosa denominada ***protuberancia occipital externa***, que proporciona inserción a los músculos y el ligamento de la nuca. A ambos

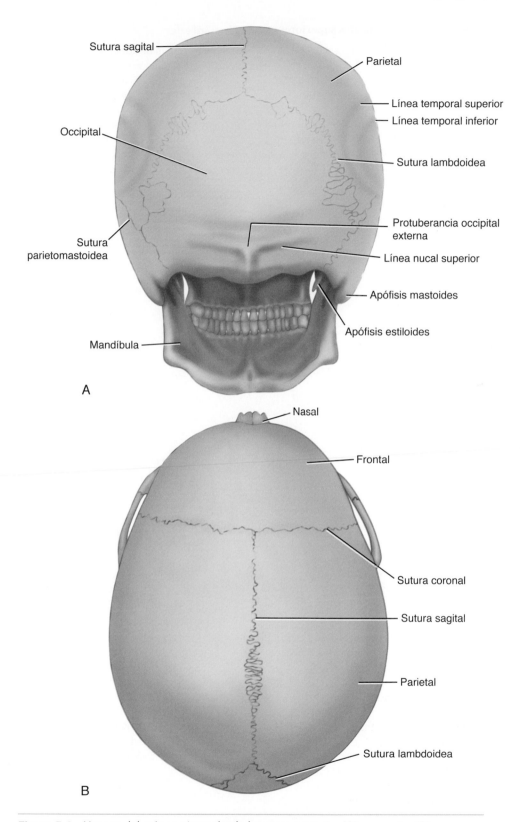

Figura 5-4   Huesos del cráneo vistos desde las caras posterior (**A**) y superior (**B**).

lados del puente se extienden las **líneas nucales superiores** en dirección lateral hacia el hueso temporal.

Vista superior

Por delante, el hueso frontal (*véase* fig. 5-4B) se articula con los dos huesos parietales en la **sutura coronal**. A veces, las dos mitades del hueso frontal no se fusionan y dejan una **sutura metópica** en la línea media. En la parte posterior, los dos huesos parietales se articulan en la línea media en la **sutura sagital**.

Vista inferior

Si se extrae la mandíbula, se ve que la parte anterior de esta sección del cráneo está formada por el **paladar duro** (fig. 5-5).

Se pueden identificar los **procesos palatinos del maxilar** y las **láminas horizontales de los huesos palatinos**. En la línea por delante está la **fosa incisiva** y el **foramen incisivo**; por detrás y por fuera, los **forámenes palatinos mayor** y **menor**.

Por encima del borde posterior del paladar duro se observan las **coanas** (aberturas nasales posteriores). Se encuentran separadas por el borde posterior del **vómer** y limitadas por

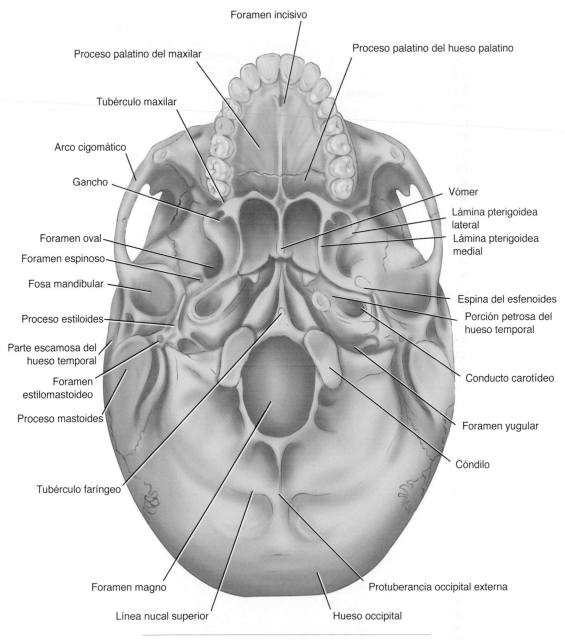

Figura 5-5 Superficie inferior de la base del cráneo.

fuera por las **láminas pterigoideas mediales** del esfenoides. El extremo inferior de la **lámina pterigoidea medial** se prolonga como una espina curva de hueso: el **gancho pterigoideo**.

En la parte posterolateral de la **lámina pterigoidea lateral**, el ala mayor del esfenoides está atravesada por el gran **foramen oval** y el pequeño **foramen espinoso**. En la zona posterolateral del foramen espinoso está la **espina del esfenoides**.

Detrás de la espina del esfenoides, en el intervalo entre el ala mayor del esfenoides y la parte petrosa del hueso temporal, hay un surco para la porción cartilaginosa de la **tuba auditiva**. Se puede identificar la apertura de la parte ósea de la trompa.

La **fosa mandibular** del hueso temporal y el **tubérculo articular** forman las superficies articulares superiores para la articulación temporomandibular. La separación de la fosa mandibular de la lámina timpánica por detrás es la **fisura escamotimpánica**, a través de cuyo extremo medial sale la cuerda del tímpano de la cavidad timpánica.

El **proceso estiloides** del hueso temporal se proyecta hacia abajo y hacia adelante desde su cara inferior. Desde la superficie inferior de la parte petrosa del hueso temporal se puede ver la abertura del **conducto carotídeo**.

El extremo medial de la parte petrosa del hueso temporal es irregular y, junto con la parte basilar del hueso occipital y el ala mayor del esfenoides, forman el **foramen rasgado**. En una persona viva, el foramen rasgado está cerrado por tejido fibroso, y sólo unos pocos vasos pequeños pasan a través de este foramen desde la cavidad del cráneo hacia el exterior.

La **lámina timpánica**, que forma parte del hueso temporal, tiene forma de "C" y constituye la parte ósea del **meato acústico externo**. Al explorar esta región, se debe identificar la **cresta suprameática** sobre la superficie lateral de la parte escamosa del hueso temporal, el **trígono suprameático** y la **espina suprameática**.

En el intervalo entre los procesos estiloides y mastoides se puede ver el **foramen estilomastoideo**. En posición medial respecto del proceso estiloides, la parte petrosa del hueso temporal tiene una muesca profunda que, junto con una muesca más superficial en el hueso occipital, forman el **foramen yugular**.

Detrás de las aberturas posteriores de la nariz y delante del foramen magno se encuentran el hueso esfenoides y la parte basilar del hueso occipital.

Deben identificarse los **cóndilos occipitales**; se articulan con la cara superior de la masa lateral de la primera vértebra cervical, el atlas. Por encima del cóndilo occipital se encuentra el **conducto hipogloso**, que permite la salida del nervio hipogloso (fig. 5-6).

Por detrás del foramen magno en la línea media se encuentra la protuberancia occipital externa.

Cráneo en el neonato

El cráneo en el neonato (*véase* fig. 5-6), en comparación con el adulto, es desproporcionadamente grande en relación con la cara. En la niñez, el crecimiento de la mandíbula, los senos maxilares y los procesos alveolares de los maxilares produce un gran aumento de la longitud de la cara.

Los huesos del cráneo son lisos y unilaminados, sin díploe. La mayoría de los huesos del cráneo están osificados al nacer, pero el proceso es incompleto y los huesos se pueden mover unos sobre otros, conectados por tejido fibroso o cartílago. Los huesos de la bóveda o calota no están estrechamente unidos en las suturas, como en el adulto, sino que están separados por espacios membranosos cortos llamados *fontanelas*. Clínicamente, las fontanelas anterior y posterior son las más importantes y se exploran fácilmente en la línea media de la bóveda.

La **fontanela anterior** tiene forma de diamante y yace entre las dos mitades del hueso frontal por delante y los dos huesos parietales por detrás. La membrana fibrosa que forma el piso de la fontanela anterior es reemplazada por hueso y se cierra a los 18 meses de edad. La **fontanela posterior** es triangular y yace entre los dos huesos parietales por delante y el occipital por atrás. Al final del primer año, la fontanela suele estar cerrada y ya no se puede palpar.

La **porción timpánica del hueso temporal** es un anillo en forma de "C" al nacer, comparada con una lámina curva en forma de "C" en el adulto. El **proceso mastoides** no se encuentra al nacer (fig. 5-7) y se desarrolla luego en respuesta a la tracción del músculo esternocleidomastoideo cuando el niño mueve su cabeza.

La mandíbula tiene mitades derecha e izquierda al nacimiento, unidas en la línea media por tejido fibroso. Las dos mitades se fusionan en la **sínfisis mentoniana** al final del primer año.

CAVIDAD CRANEAL

La cavidad craneal contiene el encéfalo y las meninges que lo rodean, partes de los NC, arterias, venas y senos venosos.

Bóveda o calota

La superficie interna de la bóveda craneal muestra las suturas coronal, sagital y lambdoidea. En la línea media existe un surco sagital superficial que aloja el **seno sagital superior**. Existen varios surcos estrechos para las divisiones anterior y posterior de los **vasos meníngeos medios** que pasan por el lado del cráneo hacia la bóveda.

Base del cráneo

El interior de la base del cráneo (*véase* fig. 5-6) se divide en tres fosas craneales: anterior, media y posterior. La fosa craneal o craneal anterior está separada de la fosa media por el ala inferior del esfenoides, y la fosa media se encuentra separada de la posterior por la parte petrosa del hueso temporal.

Fosa craneal anterior

La fosa craneal anterior alberga los lóbulos frontales de los hemisferios cerebrales. Está limitada por delante por la superficie interna del hueso frontal, y en la línea media hay una cresta para la inserción de la **falce (hoz) del cerebro**. Su límite posterior es el ala inferior del esfenoides, que se articula por fuera con el hueso frontal y se une con el ángulo anteroinfe-

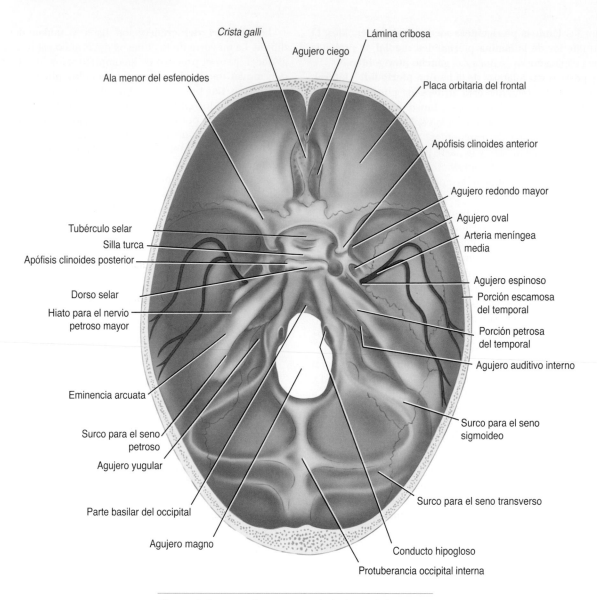

Crista galli
Agujero ciego
Lámina cribosa
Ala menor del esfenoides
Placa orbitaria del frontal
Apófisis clinoides anterior
Agujero redondo mayor
Agujero oval
Tubérculo selar
Arteria meníngea media
Silla turca
Apófisis clinoides posterior
Agujero espinoso
Dorso selar
Porción escamosa del temporal
Hiato para el nervio petroso mayor
Porción petrosa del temporal
Agujero auditivo interno
Eminencia arcuata
Surco para el seno sigmoideo
Surco para el seno petroso
Agujero yugular
Parte basilar del occipital
Surco para el seno transverso
Agujero magno
Conducto hipogloso
Protuberancia occipital interna

Figura 5-6 Superficie interna de la base del cráneo.

rior del hueso parietal, o el pterión. El extremo medial del ala inferior del esfenoides forma el **proceso clinoides anterior** a ambos lados, que permite la inserción de la **tienda del cerebelo**. La parte media de la fosa craneal anterior está limitada por detrás por el surco del quiasma óptico.

El piso de la fosa está formado por las láminas orbitarias estriadas del hueso frontal en la región lateral y por la **lámina cribosa** del etmoides en la región medial (*véase* fig. 5-6). La *crista galli* es una proyección aguda hacia arriba del hueso etmoides en la línea media para la inserción de la falce (hoz) del cerebro. Entre la *crista galli* y la cresta del hueso frontal hay una pequeña abertura, el **foramen** o **foramen ciego**, para

el paso de una pequeña vena de la mucosa nasal hacia el seno sagital superior. A lo largo de la *crista galli* existe una hendidura estrecha en la lámina cribosa para el paso del **nervio etmoideo anterior** hacia la cavidad nasal. La superficie superior de la lámina cribosa sostiene los **bulbos olfatorios**, y las pequeñas perforaciones en la lámina sirven para los **nervios olfatorios**.

Fosa craneal media

La fosa craneal media está formada por una pequeña parte medial y partes laterales expandidas (*véase* fig. 5-6). La parte media elevada está conformada por el cuerpo del

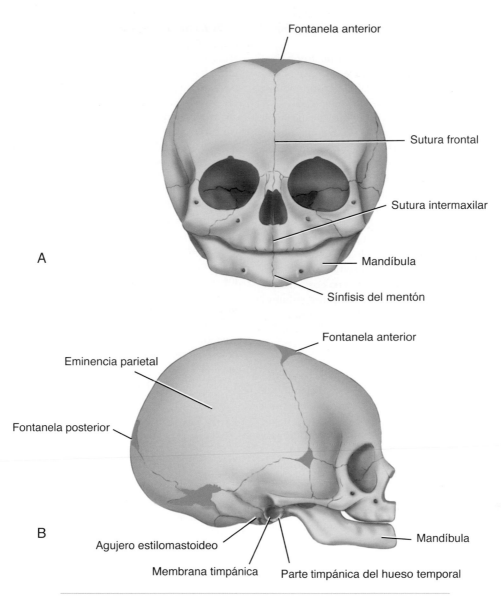

Fontanela anterior

Sutura frontal

Sutura intermaxilar

Mandíbula

Síntisis del mentón

A

Eminencia parietal

Fontanela anterior

Fontanela posterior

B

Agujero estilomastoideo

Membrana timpánica

Parte timpánica del hueso temporal

Mandíbula

Figura 5-7 Cráneo neonatal visto desde las caras anterior (**A**) y lateral (**B**).

esfenoides, y las porciones laterales ampliadas constituyen concavidades a uno y otro lado, donde se alojan los **lóbulos temporales** de los **hemisferios cerebrales**.

La fosa está limitada por delante por los bordes afilados posteriores de las alas menores del esfenoides y por detrás por los bordes superiores de las partes petrosas de los huesos temporales. En la región lateral se encuentran las partes escamosas de los huesos temporales, las alas mayores del esfenoides y los huesos parietales.

El piso de cada parte lateral de la fosa craneal media está formado por el ala mayor del esfenoides y las partes escamosas y petrosas del hueso temporal.

El hueso esfenoides se asemeja a un murciélago con un **cuerpo** central y **alas mayores** y **menores** que se extienden a

cada lado. El cuerpo del esfenoides contiene los **senos paranasales esfenoideos**, cubiertos por mucosa, que se comunican con la cavidad nasal; éstos sirven como resonadores de la voz.

Por delante, el **conducto óptico** contiene el nervio óptico y la arteria oftálmica, una rama de la arteria carótida interna, en su camino hacia la órbita. La **fisura orbitaria superior**, que es una abertura en forma de hendidura entre las alas mayor y menor del esfenoides, deja pasar los nervios lagrimal, frontal, troclear, oculomotor, nasociliar y *abducens*, junto con la vena oftálmica superior. El seno venoso esfenoparietal se extiende en dirección medial a lo largo del borde posterior del ala inferior del esfenoides y drena en el seno cavernoso.

El **foramen redondo**, situado detrás del extremo medial de la fisura orbitaria superior, perfora el ala mayor del esfenoides y deja pasar el nervio maxilar desde el ganglio trigeminal hasta la fosa pterigopalatina.

El **foramen oval** se encuentra en posición posterolateral con respecto al foramen redondo. Perfora el ala mayor del esfenoides y transmite la raíz sensitiva grande y la raíz motora pequeña del nervio mandibular a la fosa infratemporal.

El pequeño **foramen espinoso** se encuentra en posición posterolateral respecto del foramen oval y también perfora el ala mayor del esfenoides. El agujero o foramen permite el paso de la arteria meníngea media desde la fosa infratemporal hacia la cavidad craneal. Luego, la arteria se dirige hacia adelante y hacia afuera sobre una hendidura en la superficie superior de la parte escamosa del hueso temporal y el ala mayor del esfenoides. Después de una corta distancia, la arteria se divide en las ramas anterior y posterior. La rama anterior continúa hacia adelante y hacia arriba hasta el ángulo anteroinferior del hueso parietal (*véase* fig. 15-5). Aquí, el hueso tiene un surco o túnel profundo que realiza la arteria durante una corta distancia antes de volver hacia atrás y hacia arriba sobre el hueso parietal. En este punto, la arteria puede dañarse durante un traumatismo lateral de la cabeza. La rama posterior vuelve hacia atrás y hacia arriba a través de la parte escamosa del hueso temporal para alcanzar el hueso parietal.

El gran e irregular **agujero** o **foramen rasgado** se encuentra entre la punta de la porción petrosa del hueso temporal y el esfenoides (*véase* fig. 5-6). En una persona viva, la abertura inferior del foramen rasgado está llena de cartílago y tejido fibroso, y sólo unos vasos pequeños pasan a través de este tejido desde la cavidad craneal hacia el cuello.

El **conducto carotídeo** se abre a un lado del foramen rasgado por encima de su abertura inferior. La arteria carótida interna ingresa en el foramen a través del conducto carotídeo y gira inmediatamente hacia arriba para alcanzar el costado del cuerpo del hueso esfenoides. Aquí, la arteria vuelve hacia adelante en el cuerpo cavernoso para alcanzar la región del proceso clinoides anterior. En ese punto la carótida interna gira hacia arriba en sentido vertical, en posición medial respecto del proceso clinoides anterior, y sale del seno cavernoso (*véase* fig. 5-6).

Por fuera del foramen rasgado hay una impresión en el vértice de la porción petrosa del hueso temporal para el **ganglio del trigémino**. En la superficie anterior del peñasco existen dos surcos para nervios; el surco medio más grande contiene el **nervio petroso mayor**, un ramo del nervio facial; el surco lateral más pequeño es para el **nervio petroso menor**, un ramo del plexo timpánico. El nervio petroso mayor penetra en el foramen rasgado en posición profunda con respecto al ganglio trigeminal, y se une al **nervio petroso profundo** (cuyas fibras simpáticas rodean la arteria carótida interna) para formar el **nervio del conducto pterigoideo**. El nervio petroso menor viaja hacia adelante por el foramen oval.

El nervio *abducens* realiza una curva aguda a través de la punta del peñasco, en posición medial con respecto al ganglio del trigémino. Ahí, sale de la fosa craneal posterior y entra en el seno cavernoso.

La *eminencia arcuata* es una eminencia redondeada en la superficie anterior del hueso petroso producida por el **conducto semilunar superior.**

El *techo del tímpano*, una fina lámina de hueso, es una extensión hacia adelante de la parte petrosa del hueso temporal y colinda con la parte escamosa del hueso. Desde atrás hacia adelante, forma el techo del antro mastoideo, la cavidad timpánica y la tuba auditiva. Esta lámina más fina de hueso es la única barrera importante que separa la infección en la cavidad timpánica del lóbulo temporal del hemisferio cerebral.

La parte media de la fosa craneal media está formada por el cuerpo del hueso esfenoides. En el frente se encuentra el **surco del quiasma** (**quiasmático**), que está relacionado con el quiasma óptico y conduce por fuera al **conducto óptico** de cada lado. Detrás del surco hay una elevación, el **tubérculo de la silla**. En la parte posterior de la elevación hay una depresión profunda, la **fosa hipofisiaria** (**silla turca**), que alberga la **hipófisis cerebral**. La fosa hipofisiaria está delimitada por detrás por una lámina cuadrada de hueso llamada *dorso selar*. Los ángulos superiores del dorso selar tienen dos tubérculos, conocidos como *procesos clinoides posteriores*, que proporcionan inserción al borde fijo de la tienda del cerebelo.

El seno cavernoso está directamente relacionado con el costado del cuerpo del esfenoides (*véase* fig. 5-6). Por su pared lateral alberga los NC III y IV y las divisiones oftálmica y maxilar del NC V (*véase* fig. 15-6). La arteria carótida interna y el NC VI pasan hacia adelante a través del seno cavernoso.

Fosa craneal posterior

La fosa craneal posterior es profunda y alberga las partes del cerebro posterior o rombencéfalo: el **cerebelo**, el **puente** (protuberancia) y la **médula oblongada**. Por delante, la fosa está limitada por el borde superior de la porción petrosa del hueso temporal; por detrás, está limitada por la superficie interna de la porción escamosa del hueso occipital (*véase* fig. 5-6). El piso de la fosa posterior está formado por las porciones basilar, condílea y escamosa del hueso occipital y la porción mastoidea del hueso temporal.

El techo de la fosa está conformado por un pliegue de la duramadre, la **tienda del cerebelo**, situada entre el cerebelo inferior y los lóbulos occipitales de los hemisferios cerebrales superiores (*véase* fig. 15-3).

El **foramen magno** ocupa el área central de la base y transmite la médula oblongada y sus meninges circundantes, las partes espinales ascendentes de los nervios accesorios y las dos arterias vertebrales.

El **conducto hipogloso** se encuentra por encima del límite anterolateral del foramen magno (*véase* fig. 5-6) y transmite el **nervio hipogloso**.

El **agujero** o **foramen yugular** se encuentra entre el borde inferior de la porción petrosa del hueso temporal y la porción condílea del hueso occipital. Transmite las siguientes estructuras desde adelante hacia atrás: el **seno petroso interior**, los **NC IX, X y XI**, y el gran **seno sigmoideo**. El seno petroso inferior desciende en el surco sobre el borde inferior de la porción petrosa del hueso temporal para alcanzar el foramen. El seno sigmoideo recorre el foramen para convertirse en la **vena yugular interna.**

El **meato acústico interno** perfora la superficie posterior de la porción petrosa del hueso temporal. Transmite el

Tabla 5-1 Resumen de las aberturas más importantes en la base del cráneo y de las estructuras que pasan a través de ellas

Abertura en el cráneo	Hueso del cráneo	Estructuras transmitidas
Fosa craneal anterior		
Perforaciones en la lámina cribosa	Etmoides	Nervios olfatorios
Fosa craneal media		
Conducto óptico	Ala menor del esfenoides	Nervio óptico, arteria oftálmica
Fisura orbitaria superior	Entre las alas menor y mayor del esfenoides	Nervios lagrimal, frontal, oculomotor, troclear, nasociliar y *abducens*; vena oftálmica superior
Foramen redondo	Ala mayor del esfenoides	Ramo maxilar del nervio trigémino
Foramen oval	Ala mayor del esfenoides	Ramo mandibular del nervio trigémino, nervio petroso menor
Foramen espinoso	Ala mayor del esfenoides	Arteria meníngea media
Foramen rasgado	Entre la porción petrosa del temporal y el esfenoides	Arteria carótida interna
Fosa craneal posterior		
Foramen magno	Occipital	Médula oblongada, parte espinal del nervio accesorio y las arterias vertebrales derecha e izquierda
Conducto hipogloso	Occipital	Nervio hipogloso
Foramen yugular	Entre la porción petrosa del temporal y la parte condílea del occipital	Nervios glosofaríngeo, vago y accesorio; el seno sigmoideo se convierte en la vena yugular interna
Meato acústico interno	Porción petrosa del temporal	Nervios vestibulococlear y facial

nervio vestibulococlear y las raíces motoras y sensitivas del nervio facial.

La **cresta occipital interna** transcurre hacia arriba en la línea media posterior del foramen magno hasta la **protuberancia occipital interna**; en ella se inserta la pequeña **falce (hoz) del cerebelo** sobre el **seno occipital**.

A cada lado de la protuberancia occipital interna hay una ranura ancha para el **seno transverso**. Este surco se curva a ambos lados, sobre la superficie interna del hueso occipital, para alcanzar el ángulo posteroinferior o la esquina del hueso parietal. El surco pasa después a la porción mastoidea del hueso temporal; en este punto, el seno transverso se convierte en el **seno sigmoideo**. El **seno petroso superior** tiene un trayecto en dirección posterior a lo largo del borde superior del peñasco en un surco estrecho, y después drena en el seno sigmoideo. Conforme el seno sigmoideo desciende hasta el foramen yugular, produce un surco profundo en la parte posterior del peñasco y la porción mastoidea del hueso temporal. En este sitio, se encuentra directamente por detrás del antro mastoideo.

En la tabla 5-1 se resume las aberturas importantes en la base del cráneo y las estructuras anatómicas que pasan a través de estos forámenes.

Mandíbula

La mandíbula, o maxilar inferior, es el hueso más grande y más fuerte de la cara, y se articula con el cráneo en la **articulación temporomandibular** (*véase* fig. 5-3).

La mandíbula está formada por un **cuerpo** en forma de herradura y dos **ramas** (*véase* fig. 5-1). El cuerpo de la mandíbula se une con las ramas a ambos lados en el **ángulo de la mandíbula**.

INTRODUCCIÓN AL TRONCO ENCEFÁLICO

El tronco encefálico está formado por la médula oblongada (bulbo raquídeo), el puente (protuberancia) y el mesencéfalo, y ocupa la fosa craneal posterior del cráneo (fig. 5-8). Tiene forma similar a un tallo y conecta la fina médula espinal con el ancho prosencéfalo o cerebro anterior (*véanse* láminas 1-8 del Atlas).

El tronco encefálico tiene tres grandes funciones: 1) sirve como conducto para los tractos ascendentes y descendentes que conectan la médula espinal con las diferentes partes de los centros superiores en el prosencéfalo, 2) presenta importantes centros reflejos asociados con el control de la respiración y el sistema cardiovascular y con el control de la consciencia, y 3) contiene núcleos importantes de los NC III-XII.

MÉDULA OBLONGADA (BULBO RAQUÍDEO)

La médula oblongada conecta el puente por encima con la médula espinal por abajo (*véase* fig. 5-8). La unión de la médula oblongada con la médula espinal está en el origen de las raíces anteriores y posteriores del primer nervio espinal cervical, que se corresponde aproximadamente con el nivel del foramen magno. La médula oblongada es cónica y su extremo más ancho está en la porción superior (fig. 5-9). El conducto **central** (**ependimario**) de la médula espinal se continúa hacia arriba en la mitad inferior del bulbo; en la mitad superior del bulbo, se expande como la **cavidad** del cuarto ventrículo.

En la superficie anterior de la médula oblongada está la fisura media anterior, que se continúa en dirección inferior con la **fisura media anterior** de la médula espinal (*véase* fig. 5-9A). Los agrandamientos a cada lado de la fisura media se conocen

como *pirámides*. Las pirámides se componen de haces de fibras nerviosas, las fibras corticoespinales, que se originan en células nerviosas grandes del giro precentral de la corteza cerebral. Las pirámides se afinan en dirección inferior y es a ese nivel donde la mayoría de las fibras descendentes cruzan al lado opuesto, formando la **decusación de las pirámides**. Las **fibras arcuatas anteriores externas** emergen desde la fisura media anterior por encima de la decusación y cursan en sentido lateral sobre la superficie de la médula oblongada para penetrar en el cerebelo. En posición posterolateral con respecto a las pirámides están las **olivas**, que son elevaciones ovales producidas por el **núcleo olivar inferior** subyacente. En el surco entre la pirámide y la oliva emergen las raíces de los nervios hipoglosos. Detrás de las olivas están los **pedúnculos cerebelosos inferiores**, que conectan la médula oblongada con el cerebelo. En el surco entre la oliva y el pedúnculo cerebeloso inferior emergen las raíces de los nervios glosofaríngeo y vago y las raíces craneales del nervio accesorio.

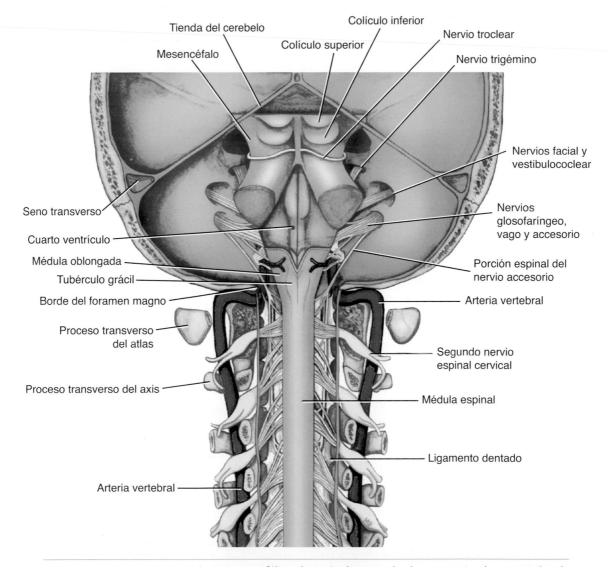

Figura 5-8 Vista posterior del tronco encefálico después de retirar los huesos parietal y occipital y el cerebro, el cerebelo y el techo del cuarto ventrículo. También se han retirado las láminas de las vértebras cervicales superiores.

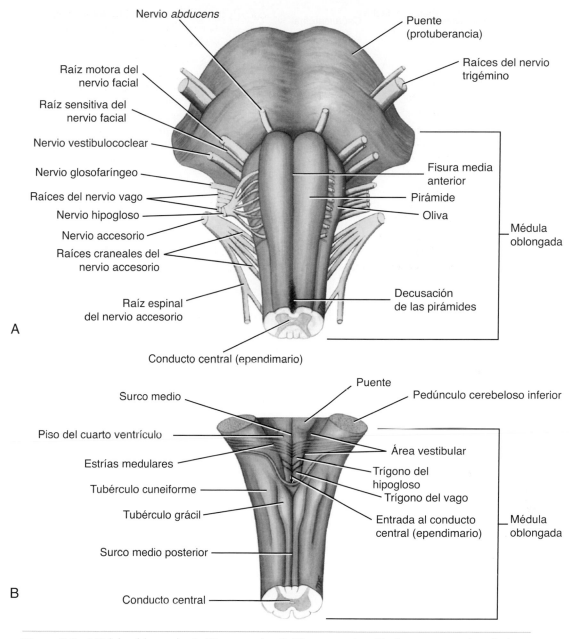

Nervio *abducens*

Raíz motora del
nervio facial

Raíz sensitiva del
nervio facial

Nervio vestibulococlear

Nervio glosofaríngeo

Raíces del nervio vago

Nervio hipogloso

Nervio accesorio

Raíces craneales del
nervio accesorio

Raíz espinal
del nervio accesorio

A

Conducto central (ependimario)

Puente
(protuberancia)

Raíces del nervio
trigémino

Fisura media
anterior

Pirámide

Oliva

Médula
oblongada

Decusación
de las pirámides

Surco medio

Piso del cuarto ventrículo

Estrías medulares

Tubérculo cuneiforme

Tubérculo grácil

Surco medio posterior

B

Conducto central

Puente

Pedúnculo cerebeloso inferior

Área vestibular

Trígono del
hipogloso

Trígono del vago

Entrada al conducto
central (ependimario)

Médula
oblongada

Figura 5-9 Médula oblongada. **A.** Vista anterior. **B.** Vista posterior. Obsérvese que se ha eliminado el techo del cuarto ventrículo y el cerebelo.

La superficie posterior de la mitad superior de la médula oblongada forma la parte inferior del **piso del cuarto ventrículo** (*véase* fig. 5-9B). La superficie posterior de la mitad inferior de la médula oblongada se continúa con la cara posterior de la médula espinal y tiene un **surco medio posterior**. A cada lado del surco medio, un agrandamiento alargado, el tubérculo grácil, es producido por el **núcleo grácil** subyacente. Por fuera del tubérculo grácil se observa un abultamiento similar, el **tubérculo cuneiforme**, producido por el **núcleo cuneiforme** subyacente.

Estructura interna

Al igual que la médula espinal, la médula oblongada está formada por sustancia blanca y gris, pero un estudio de sec-ciones transversales de esta región muestra que hay un gran cambio en la organización de las fibras en esta área. Esta reorganización puede explicarse embriológicamente por la expansión del **tubo neural** para formar la **vesícula romben-cefálica**, que se convierte en el cuarto ventrículo (fig. 5-10). La gran extensión lateral del **cuarto ventrículo** produce una alteración en la posición de los derivados de las **láminas alar** y **basal** del embrión. Para facilitar la comprensión de ese concepto, hay que recordar que en la médula espinal los derivados de las láminas alar y basal ocupan una posición posterior y anterior, respectivamente, en relación con el **surco limitante**, mientras que en el caso de la médula oblongada están situados en posición lateral y medial al surco limitante.

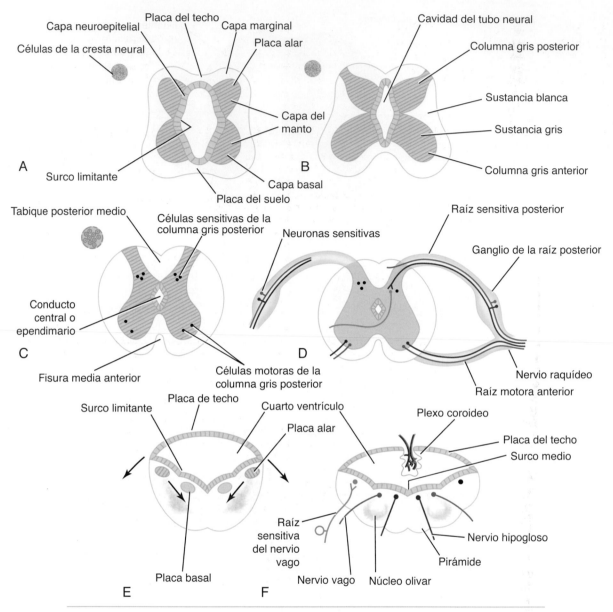

Figura 5-10   Fases en el desarrollo de la médula espinal (**A-D**) y de la médula oblongada (**E, F**). Las células de la cresta neural formarán las primeras neuronas sensitivas aferentes en los ganglios de las raíces posteriores de los nervios espinales y los ganglios sensitivos de los nervios craneales.

La estructura interna de la médula oblongada se considera en cuatro niveles: 1) el nivel de la decusación de las pirámides, 2) el nivel de la decusación de los lemniscos, 3) el nivel de las olivas, y 4) el nivel justo inferior al puente. La tabla 5-2 compara los diferentes niveles de la médula oblongada y las estructuras principales presentes en cada nivel.

Nivel de la decusación de las pirámides

Un corte transversal a través de la mitad inferior de la médula oblongada (figs. 5-11A y 5-12) pasa por la **decusación de las pirámides**: la gran decusación motora. En la parte superior de la médula oblongada, las fibras corticoespinales ocupan y

forman la pirámide, pero en la parte inferior alrededor de las tres cuartas partes de las fibras cruzan el plano medio y continúan hacia abajo en la médula espinal, en el cordón lateral de sustancia blanca, como el tracto corticoespinal. Conforme estas fibras cruzan la línea media, interrumpen la continuidad entre el haz anterior de la sustancia gris de la médula espinal y la sustancia gris que rodea el conducto central.

El **fascículo grácil** y el **fascículo cuneiforme** siguen ascendiendo por detrás de la sustancia gris central. El **núcleo grácil** y el **núcleo cuneiforme** aparecen como extensiones posteriores de la sustancia gris central.

La **sustancia gelatinosa** en el cuerno posterior de sustancia gris de la médula espinal se continúa con el extremo infe-

Tabla 5-2 Niveles de la médula oblongada y sus estructuras principales[a]

Nivel	Cavidad	Núcleos	Tractos motores	Tractos sensitivos
Decusación de las pirámides	Conducto ependimario (o central)	Núcleo grácil, núcleo cuneiforme, núcleo espinal del V nervio craneal, núcleo accesorio	Decusación de los tractos corticoespinales, pirámides	Tracto espinal del V nervio craneal, tracto espinocerebeloso posterior, tracto espinotalámico lateral, tracto espinocerebeloso anterior
Decusación del lemnisco medial	Conducto ependimario (o central)	Núcleo grácil, núcleo cuneiforme, núcleo espinal del V nervio craneal, núcleo accesorio, núcleo hipogloso	Pirámides	Decusación de los lemniscos mediales, tracto grácil, tracto espinal del V nervio craneal, tracto espinocerebeloso posterior, tracto espinotalámico lateral, tracto espinocerebeloso anterior
Olivas, pedúnculo cerebeloso inferior	Cuarto ventrículo	Núcleo olivar inferior, núcleo espinal del V nervio craneal, núcleo vestibular, núcleo glosofaríngeo, núcleo vago, núcleo hipogloso, núcleo ambiguo, núcleo del tracto solitario	Pirámides	Tracto longitudinal medial, tracto tectoespinal, lemnisco medial, tracto espinal del V nervio craneal, tracto espinotalámico lateral, tracto espinocerebeloso anterior
Justo por debajo del puente	Cuarto ventrículo	Núcleo vestibular lateral, núcleos del nervio troclear		Ausencia de cambios importantes en la distribución de las sustancias gris y blanca

[a]Obsérvese que la formación reticular está presente a todos los niveles.
NC, nervio craneal.

rior del **núcleo del tracto espinal del nervio trigémino**. Las fibras del tracto del núcleo están situadas entre el núcleo y la superficie de la médula oblongada.

Los cordones laterales y anteriores de sustancia blanca de la médula espinal se identifican fácilmente en esas secciones, y la disposición de sus fibras no cambia.

Nivel de la decusación de los lemniscos

Un corte transversal a nivel de la mitad inferior de la médula oblongada, a una distancia corta sobre el nivel de la decusación de las pirámides, pasa a través de la **decusación de los lemniscos**, una gran decusación sensitiva (fig. 5-13; *véase también* fig. 5-11B). La decusación de los lemniscos se produce por delante de la sustancia gris central y por detrás de las pirámides. Se debe tener en cuenta que los lemniscos están formados por las **fibras arcuatas internas**, que emergen por la cara anterior de los **núcleos grácil** y **cuneiforme**. Las fibras arcuatas internas primero van hacia adelante y en dirección lateral alrededor de la sustancia gris central. Después cruzan en dirección a la línea media, donde se decusan con las fibras correspondientes del lado opuesto.

El **núcleo del tracto espinal del nervio trigémino** se encuentra por fuera de las fibras arcuatas internas. Por su parte, el **tracto espinal del nervio trigémino** se localiza por fuera del núcleo.

Los **tractos espinotalámicos lateral** y **anterior** y los **tractos espinotectales** ocupan un área lateral con respecto a la decusación de los lemniscos. Están muy cerca unos de otros y éstos en conjunto se conocen como el *lemnisco espinal*. Los **tractos espinocerebelosos**, **vestibuloespinal** y **rubroespinal** se encuentran en la región anterolateral de la médula oblongada.

Nivel de las olivas

Un corte transversal a través de las olivas pasa por la parte inferior del cuarto ventrículo (figs. 5-14 y 5-15). La cantidad de sustancia gris ha aumentado a ese nivel debido a la presencia del complejo nuclear olivar, los núcleos de los nervios vestibulococlear, glosofaríngeo, vago, accesorio e hipogloso, y los núcleos arcuatos.

Complejo nuclear olivar

El núcleo más grande de este complejo es el **núcleo olivar inferior**. La sustancia gris adopta la forma de una bolsa fruncida con la boca dirigida en sentido medial; es responsable de la elevación en la superficie de la médula oblongada llamada la *oliva*. También hay otros **núcleos olivares accesorios dorsales** y **mediales** más pequeños. Las células del núcleo olivar inferior envían fibras a través de la línea media para ingresar al cerebelo a través del pedúnculo cerebeloso inferior. Las fibras aferentes alcanzan el núcleo olivar inferior desde la médula espinal (los **tractos espinoolivares**) y desde el cerebelo y la corteza cerebral. La función de los núcleos olivares está asociada con los movimientos musculares voluntarios.

Núcleo vestibulococlear

El **complejo nuclear vestibular** está formado por los siguientes núcleos: 1) el **núcleo vestibular medial**, 2) el **núcleo vestibular inferior**, 3) el **núcleo vestibular lateral**, y 4) el **núcleo vestibular superior**. Los detalles de estos núcleos y sus conexiones se analizan después. Los núcleos vestibulares medial e inferior se pueden ver en un corte a este nivel.

Los dos **núcleos cocleares** son el **núcleo coclear anterior**, ubicado en la cara anterolateral del pedúnculo cerebeloso inferior, y el **núcleo coclear posterior**, situado en la cara

(el texto continúa en la p. 203)

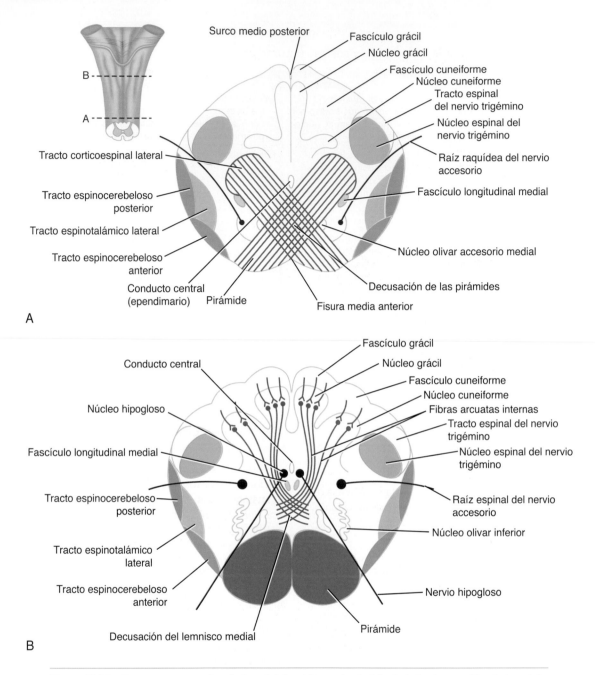

Figura 5-11 Cortes transversales de la médula oblongada. **A.** Nivel de la decusación de las pirámides. **B.** Nivel de la decusación del lemnisco medial.

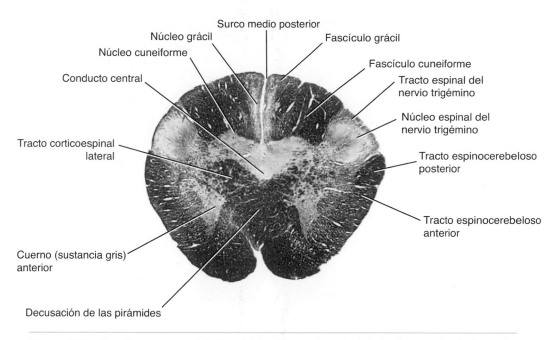

Figura 5-12 Sección transversal de la médula oblongada a nivel de la decusación de las pirámides (tinción de Weigert).

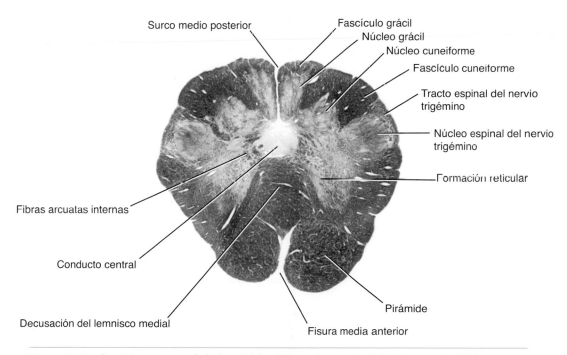

Figura 5-13 Sección transversal de la médula oblongada a nivel de la decusación del lemnisco medial (tinción de Weigert).

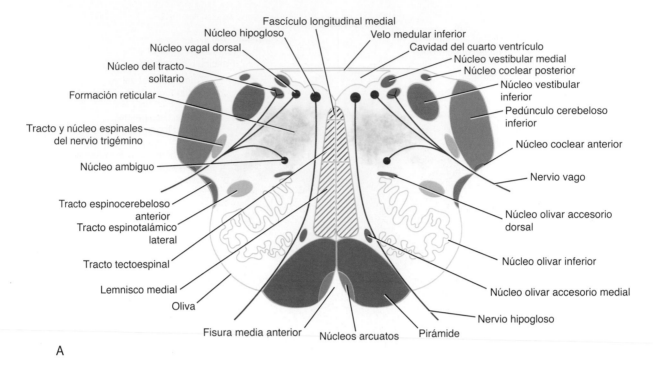

A

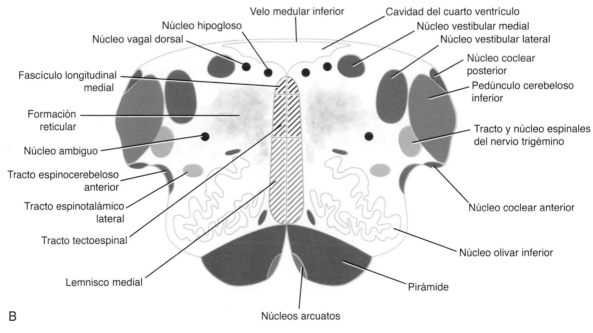

B

Figura 5-14 Cortes transversales de la médula oblongada a nivel de la mitad de los núcleos olivares (**A**) y la parte superior de los núcleos olivares justo por debajo del puente (**B**).

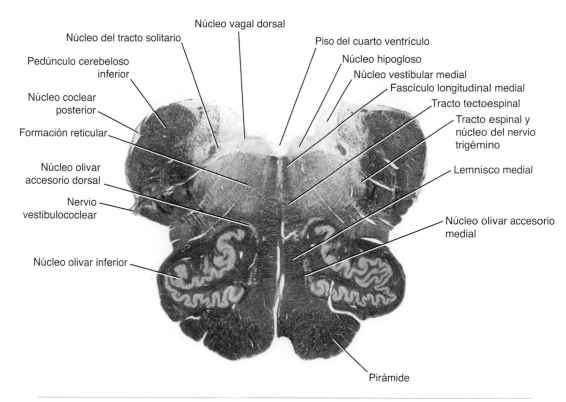

Núcleo vagal dorsal
Núcleo del tracto solitario
Pedúnculo cerebeloso inferior
Núcleo coclear posterior
Formación reticular
Núcleo olivar accesorio dorsal
Nervio vestibulococlear
Núcleo olivar inferior
Piso del cuarto ventrículo
Núcleo hipogloso
Núcleo vestibular medial
Fascículo longitudinal medial
Tracto tectoespinal
Tracto espinal y núcleo del nervio trigémino
Lemnisco medial
Núcleo olivar accesorio medial
Pirámide

Figura 5-15 Sección transversal de la médula oblongada a nivel de la mitad de los núcleos olivares (tinción de Weigert).

posterior del pedúnculo lateral del piso del cuarto ventrículo. Las conexiones de estos núcleos se describen más adelante (*véanse* pp. 204-207).

Núcleo ambiguo

El núcleo ambiguo está formado por motoneuronas grandes y está ubicado en lo profundo de la formación reticular (fig. 5-16; *véase también* fig. 5-14). Las fibras nerviosas emergentes se conectan a la parte glosofaríngea, vaga y craneal del nervio accesorio y se distribuyen hacia los músculos esqueléticos voluntarios.

Sustancia gris central

A este nivel, la sustancia gris central se encuentra debajo del piso del cuarto ventrículo (*véanse* figs. 5-14 y 5-15). De medial a lateral (*véase* fig. 5-16), se pueden reconocer las siguientes estructuras importantes: 1) el **núcleo del hipogloso**, 2) el **núcleo dorsal del vago**, 3) el **núcleo del tracto solitario** y 4) los **núcleos vestibulares medial** e **inferior**. El núcleo ambiguo se ha profundizado dentro de la formación reticular (*véase* fig. 5-14). Las conexiones y la importancia funcional de estos núcleos se describen en el capítulo 11.

Se considera que los núcleos arcuatos son **núcleos pontinos** desplazados en dirección inferior (*véanse* pp. 206-207) y se localizan en la superficie anterior de las pirámides. Reciben fibras nerviosas de la corteza cerebral y envían fibras eferentes al cerebelo a través de las **fibras arcuatas anteriores externas**.

Las **pirámides** contienen fibras corticoespinales y algunas fibras corticonucleares y se encuentran en la parte anterior de la médula oblongada, separadas por la fisura media anterior (*véanse* figs. 5-14 y 5-15); las fibras corticoespinales descienden a la médula espinal y las corticonucleares se distribuyen a los núcleos motores de los NC ubicados dentro de la médula oblongada.

El **lemnisco medio** forma un tracto aplanado a cada lado de la línea media detrás de la pirámide (*véanse* figs. 5-7 y 5-15). Estas fibras emergen desde la decusación de los lemniscos y transmiten información sensitiva al tálamo.

El **fascículo longitudinal medial** constituye un pequeño tracto de fibras nerviosas localizadas a cada lado de la línea media por detrás del lemnisco medio y por delante del núcleo del hipogloso (*véanse* figs. 5-14 y 5-15). Comprenden fibras ascendentes y descendentes, cuyas conexiones se describen en la p. 205.

El **pedúnculo cerebeloso inferior** se encuentra en el ángulo posterolateral del corte, en posición lateral con respecto al cuarto ventrículo.

El **tracto espinal del nervio trigémino** y **su núcleo** se encuentran en la cara anteromedial del pedúnculo cerebeloso inferior.

El **tracto espinocerebeloso anterior** se encuentra cerca de la superficie en el intervalo entre el núcleo olivar inferior y el núcleo del tracto espinal del nervio trigémino. El **lemnisco espinal**, formado por **tracto espinotalámico anterior**, **espinotalámico lateral** y **espinotectal**, es más profundo.

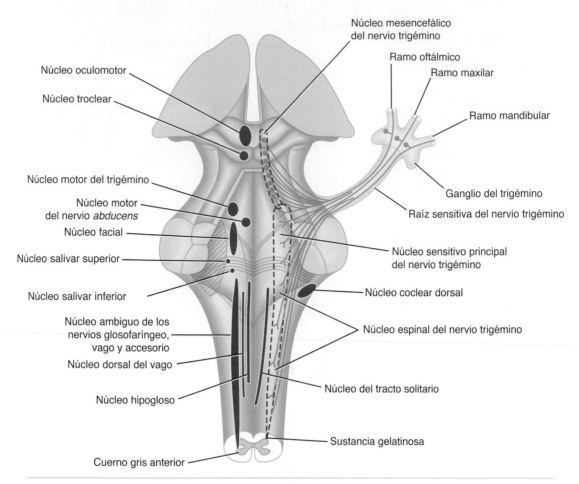

Figura 5-16 Posición de los núcleos de los nervios craneales dentro del tronco encefálico. El *área sombreada* indica la posición de los núcleos vestibulares.

La **formación reticular**, está formada por una mezcla difusa de fibras nerviosas y grupos pequeños de células nerviosas, y ocupa una posición profunda y posterior con respecto al núcleo olivar. En este nivel, la formación reticular sólo representa una parte pequeña del sistema, que también se encuentra en el puente y en el mesencéfalo

Los **nervios glosofaríngeo**, **vago** y **la parte craneal del nervio accesorio** pueden verse dirigiéndose hacia adelante y lateralmente a través de la formación reticular (*véase* fig. 5-14). Las fibras nerviosas emergen entre las olivas y los pedúnculos cerebelosos inferiores. Los **nervios hipoglosos** también se dirigen hacia adelante y lateralmente a través de la formación reticular y emergen entre las pirámides y las olivas.

Nivel inmediatamente por debajo del puente

En comparación con el nivel previo, hay pocos cambios en la distribución de las sustancias gris y blanca (*véanse* figs. 5-14 y 5-16). El núcleo vestibular lateral ha reemplazado al núcleo vestibular inferior, y los núcleos cocleares ahora son visibles en las superficies anterior y posterior del pedúnculo cerebeloso inferior.

PUENTE (PROTUBERANCIA)

El puente o protuberancia se encuentra por delante del cerebelo (fig. 5-17; *véase también* fig. 6-1) y conecta la médula oblongada con el mesencéfalo. Mide unos 2.5 cm de largo y debe su nombre de *puente* al aspecto que presenta en la superficie anterior, similar a un puente que conecta los hemisferios cerebelosos derecho e izquierdo.

La superficie anterior es convexa de lado a lado y muestra muchas fibras transversales que convergen a cada lado para formar el **pedúnculo cerebeloso medio**. Una hendidura superficial de la línea media, el **surco basilar**, alberga la arteria basilar. Sobre la superficie anterolateral emerge el **nervio trigémino** a cada lado. Cada nervio está formado por una parte medial más pequeña conocida como *raíz motora*, y una parte lateral más grande denominada *raíz sensitiva*. En el surco entre el puente y la médula oblongada, desde la

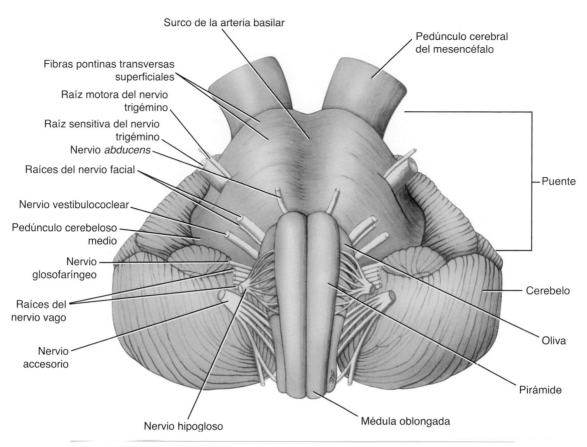

Surco de la arteria basilar

Fibras pontinas transversas
superficiales

Raíz motora del nervio
trigémino

Raíz sensitiva del nervio
trigémino

Nervio *abducens*

Raíces del nervio facial

Nervio vestibulococlear

Pedúnculo cerebeloso
medio

Nervio
glosofaríngeo

Raíces del
nervio vago

Nervio
accesorio

Nervio hipogloso

Pedúnculo cerebral
del mesencéfalo

Puente

Cerebelo

Oliva

Pirámide

Médula oblongada

Figura 5-17 Superficie anterior del tronco encefálico que muestra el puente.

parte media a la lateral, emergen los nervios ***abducens*, facial** y **vestibulococlear**.

La superficie posterior del puente está oculta a la vista por el cerebelo (fig. 5-18). Forma la mitad superior del piso del cuarto ventrículo y tiene forma triangular. La superficie posterior está limitada lateralmente por los **pedúnculos cerebelosos superiores** y está dividida en dos mitades simétricas por el **surco medio**. Por fuera de este surco hay una elevación alargada, la **eminencia media**, que limita lateralmente con un surco, el **surco limitante**. El extremo inferior de la eminencia medial está ligeramente ampliado para formar el **colículo facial**, que es producido por la raíz del nervio facial que se enrolla alrededor del núcleo del nervio *abducens* (fig. 5-19). El piso de la parte superior del **surco limitante** tiene un color gris azulado y se conoce como la ***sustancia ferruginosa***; debe su color a un grupo de células nerviosas intensamente pigmentadas. Por fuera del surco limitante está el **área vestibular**, producida por los núcleos vestibulares subyacentes (*véase* fig. 5-18).

Estructura interna

Para fines descriptivos, el puente se divide con frecuencia en una parte posterior, el **tegmento** o **techo**, y una **porción basal** anterior, separadas por las fibras de trayecto transversal del **cuerpo trapezoide** (*véase* fig. 5-19).

La estructura del puente puede estudiarse en dos niveles: 1) en un corte transversal a través de la parte inferior que

pasa por el colículo facial, y 2) en un corte transversal a través de la porción craneal que pasa a través de los núcleos del trigémino. La tabla 5-3 compara los dos niveles del puente y las estructuras principales presentes en cada nivel.

Corte transversal a través de la porción inferior

El **lemnisco medial** rota a medida que pasa de la médula oblondada al puente. Se encuentra situado en la parte más anterior del tegmento, con su eje más largo en sentido transversal. El lemnisco medial está acompañado por los lemniscos espinal y lateral.

El **núcleo facial** se encuentra detrás de la parte lateral del lemnisco medial. Las fibras del nervio facial giran alrededor del **núcleo del nervio *abducens***, produciendo el **colículo facial**. Las fibras del nervio facial después pasan hacia adelante entre el núcleo facial y el extremo superior del núcleo del tracto espinal del nervio trigémino.

El **fascículo longitudinal medial** se encuentra debajo del piso del cuarto ventrículo a cada lado de la línea media. El fascículo longitudinal medial es la vía principal que conecta los núcleos vestibular y coclear con los núcleos que controlan los músculos extraoculares (núcleos oculomotor, troclear y *abducens*).

El **núcleo vestibular medial** se encuentra por fuera del núcleo *abducens* y tiene una estrecha relación con el pedúnculo cerebeloso inferior. En este nivel se encuentran la porción superior del núcleo vestibular lateral y la porción

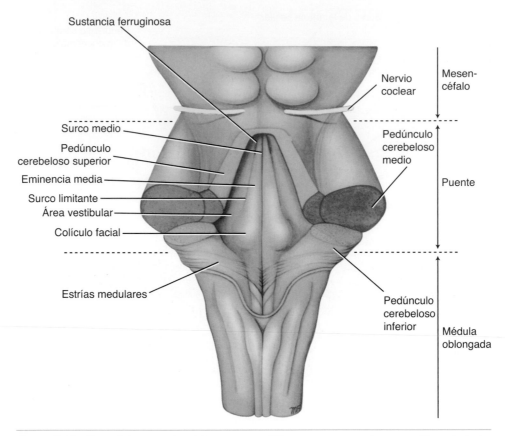

Figura 5-18 Superficie posterior del tronco encefálico que muestra el puente. El cerebelo ha sido extraído.

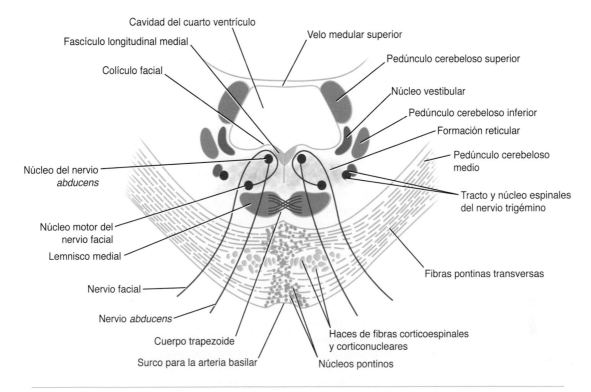

Figura 5-19 Corte transversal a través de la parte inferior del puente a nivel del colículo facial.

Tabla 5-3 Niveles del puente (protuberancia) y sus estructuras principales[a]

Nivel	Cavidad	Núcleos	Tractos motores	Tractos sensitivos
Colículo facial	Cuarto ventrículo	Núcleo facial, núcleo del nervio *abducens*, núcleo vestibular medial, núcleo espinal del V nervio craneal, núcleos del puente, núcleos trapezoideos	Tractos corticoespinales y corticonucleares, fibras transversas del puente, fascículo longitudinal medial	Tracto espinal del V nervio craneal; lemniscos lateral, espinal y medial
Núcleo del trigémino	Cuarto ventrículo	Núcleo motor y sensitivo principal del V nervio craneal, núcleos pontinos, núcleos trapezoideos	Tractos corticoespinales y corticonucleares, fibras transversas del puente, fascículo longitudinal medial	Lemniscos lateral, espinal y medial

[a]Obsérvese que la formación reticular está presente a todos los niveles.
NC, nervio craneal.

inferior del núcleo vestibular superior. Los **núcleos cocleares posterior** y **anterior** también se encuentran en este nivel.

El **núcleo espinal del nervio trigémino** y su tracto se encuentran situados en la cara anteromedial del pedúnculo cerebeloso inferior.

El **cuerpo trapezoideo** está formado por fibras derivadas de los núcleos cocleares y los núcleos del cuerpo trapezoideo. Corren transversalmente sobre la parte anterior del tegmento (*véase* p. 210).

La porción basal del puente contiene a este nivel pequeñas masas de células nerviosas denominadas ***núcleos pontinos***. Las **fibras corticopontinas** de los pies de los pedúnculos cerebrales del mesencéfalo terminan en los núcleos pontinos. Los axones de esas células dan origen a las **fibras transversas** del puente, que cruzan la línea media e intersectan los tractos corticoespinales y corticonucleares, dividiéndolos en trac-

tos pequeños. Las fibras transversales del puente penetran en el pedúnculo cerebeloso medio y se distribuyen hacia los hemisferios cerebelosos. Esta conexión produce la vía principal que une la corteza cerebral con el cerebelo.

Corte transversal a través de la porción craneal

La estructura interna de la porción craneal del puente es similar a la que se observa en el nivel inferior (figs. 5-20 a 5-22), pero aquí se encuentran los núcleos motor y sensitivo principales del nervio trigémino.

El **núcleo motor del nervio trigémino** está situado debajo de la parte lateral del cuarto ventrículo dentro de la formación reticular (*véanse* figs. 5-20 y 5-21). Las fibras motoras emergentes tienen un trayecto anterior a través de la sustancia del puente y emergen por su superficie anterior.

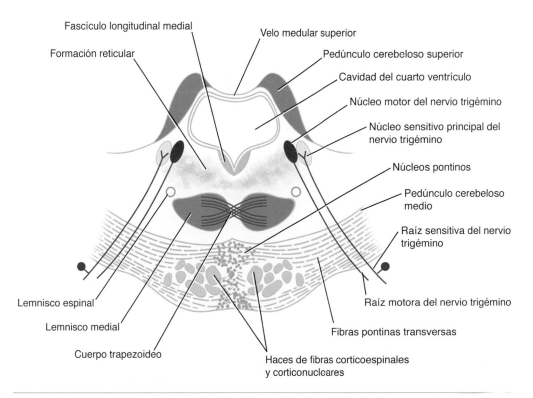

Fascículo longitudinal medial
Formación reticular
Velo medular superior
Pedúnculo cerebeloso superior
Cavidad del cuarto ventrículo
Núcleo motor del nervio trigémino
Núcleo sensitivo principal del nervio trigémino
Núcleos pontinos
Pedúnculo cerebeloso medio
Raíz sensitiva del nervio trigémino
Lemnisco espinal
Lemnisco medial
Cuerpo trapezoideo
Haces de fibras corticoespinales y corticonucleares
Fibras pontinas transversas
Raíz motora del nervio trigémino

Figura 5-20 Sección transversal a través del puente a nivel de los núcleos trigeminales.

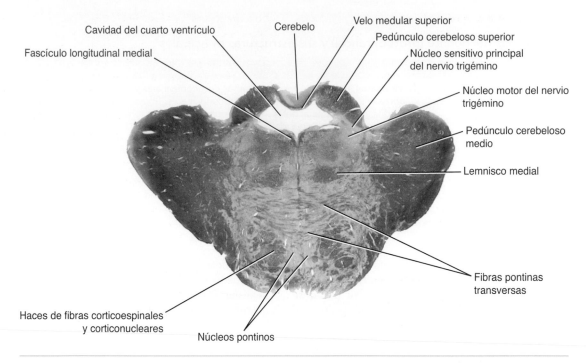

Figura 5-21   Microfotografía de una sección transversal del puente a nivel de los núcleos trigeminales.

El **núcleo sensitivo principal del nervio trigémino** se encuentra por fuera del núcleo motor; se continúa hacia abajo con el núcleo del tracto espinal. Las fibras sensitivas aferentes cursan a través de la sustancia del puente y se extienden de forma lateral con respecto a las fibras motoras (*véase* fig. 5-20).

El **pedúnculo cerebeloso superior** se encuentra en posición posterolateral respecto del núcleo motor del nervio trigémino (*véanse* figs. 5-20 y 5-21). Se une al **tracto espinocerebeloso anterior**.

El **cuerpo trapezoideo** y el **lemnisco medial** se localizan en la misma posición que en el corte previo (*véase* fig. 5-20).

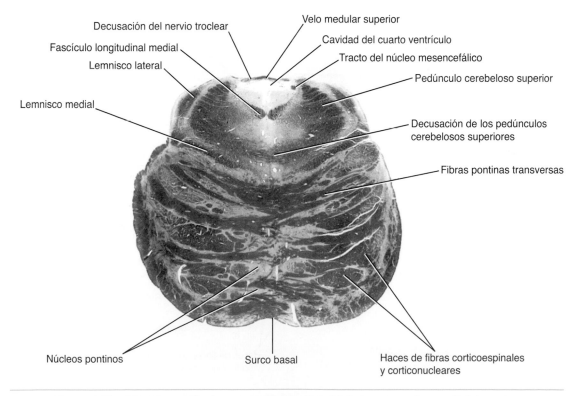

Figura 5-22   Microfotografía de una sección transversal de la parte más rostral del puente.

Los **lemniscos lateral** y **espinal** están situados en el extremo lateral del lemnisco medial (*véanse* figs. 5-20 y 5-22).

MESENCÉFALO

El mesencéfalo mide unos de 2 cm de longitud y conecta el puente y el cerebelo con el prosencéfalo (fig. 5-23). Su eje largo se inclina en sentido anterior conforme asciende a través de la abertura en la tienda del cerebelo. El mesencéfalo está atravesado por un conducto estrecho, el **acueducto mesencefálico** (**cerebral**), lleno de líquido cerebroespinal (figs. 5-24 a 5-28).

En la superficie posterior hay cuatro **colículos** (tubérculos cuadrigéminos). Son eminencias redondeadas divididas en un par superior y otro inferior por un surco vertical y

otro transverso (*véase* fig. 5-26). Los colículos superiores son los centros de los reflejos visuales (*véase* p. 213), y los colículos inferiores son los centros auditivos inferiores. En la línea media por debajo de los colículos inferiores emergen los nervios **trocleares**. Tienen un diámetro pequeño y giran alrededor de la cara lateral del mesencéfalo para entrar en la pared lateral del seno cavernoso.

En la cara lateral del mesencéfalo, los pedúnculos superiores e inferiores ascienden en dirección anterolateral (*véase* fig. 5-23B). El **pedúnculo** o **brazo superior** se dirige desde el colículo superior hasta el cuerpo geniculado lateral del tracto óptico. El **pedúnculo** o **brazo inferior** conecta el colículo inferior con el **cuerpo geniculado medial**.

En la cara anterior del mesencéfalo, una depresión profunda en la línea media, la **fosa interpeduncular**, está limitada

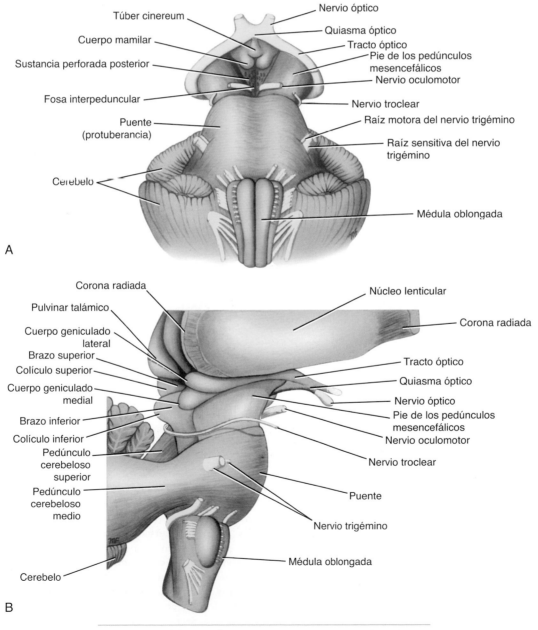

Figura 5-23   Mesencéfalo. **A.** Vista anterior. **B.** Vista lateral.

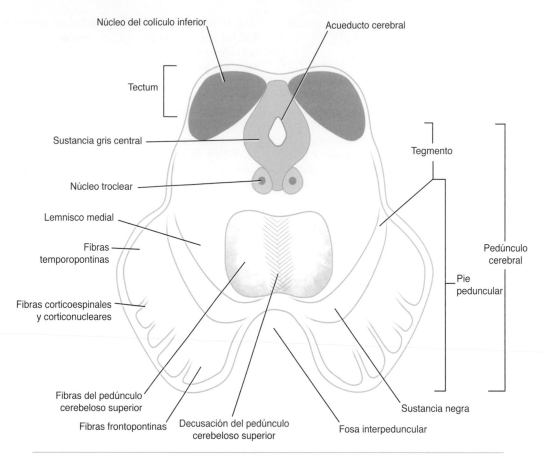

Núcleo del colículo inferior

Acueducto cerebral

Tectum

Sustancia gris central

Tegmento

Núcleo troclear

Lemnisco medial

Pedúnculo cerebral

Fibras temporopontinas

Pie peduncular

Fibras corticoespinales y corticonucleares

Fibras del pedúnculo cerebeloso superior

Sustancia negra

Fibras frontopontinas

Decusación del pedúnculo cerebeloso superior

Fosa interpeduncular

Figura 5-24 El corte transversal del mesencéfalo a través de los colículos inferiores muestra la división del mesencéfalo en el tectum y los pedúnculos cerebrales. Téngase en cuenta que los pedúnculos cerebrales están subdivididos por la sustancia negra en el tegmento y el pie peduncular cerebral.

en los lados por el **pie peduncular**. Muchos vasos sanguíneos pequeños perforan la base de la fosa interpeduncular, y esta región se conoce como **sustancia perforada posterior** (*véase* fig. 5-23A). El nervio oculomotor emerge de un surco en el lado medial del pie peduncular y pasa hacia adelante sobre la pared lateral del seno cavernoso.

Estructura interna

El mesencéfalo está formado por dos mitades laterales conocidas como **pedúnculos cerebrales**; cada uno de ellos está dividido en una parte anterior, el **pie peduncular**, y una posterior, el **tegmento**, por una banda pigmentada de sustancia gris, la **sustancia negra** (*véanse* figs. 5-24 y 5-25). La cavidad estrecha del mesencéfalo es el acueducto mesencefálico (cerebral) que conecta el tercer y el cuarto ventrículo. El *tectum* es la parte del mesencéfalo posterior al acueducto mesencefálico; tiene cuatro pequeños abultamientos superficiales ya mencionados: los dos **colículos superiores** y los dos **colículos inferiores**. El acueducto mesencefálico está tapizado por epéndimo y rodeado por la **sustancia gris central**. En los cortes transversales del mesencéfalo se puede observar que la fosa interpeduncular separa los pies de los pedúnculos, mientras que el tectum es continuo a través del plano medio (*véase* fig. 5-24).

Corte transversal del mesencéfalo a nivel de los colículos inferiores

El **colículo inferior** está formado por un núcleo grande de sustancia gris y se encuentra debajo de la elevación superficial correspondiente y forma parte de la vía auditiva (*véanse* figs. 5-25A y 5-27). Recibe muchas fibras terminales del lemnisco lateral. La vía continúa después a través del brazo del colículo inferior hasta el cuerpo geniculado medial.

El **núcleo troclear** se encuentra en la sustancia gris central cerca del plano medio justo detrás del **fascículo longitudinal medial**. Las fibras emergentes del núcleo del nervio troclear tienen un trayecto en sentido lateral y posterior alrededor de la sustancia gris central y salen del mesencéfalo inmediatamente por debajo de los colículos inferiores. Allí, las fibras del nervio troclear se **decusan completamente** en el velo bulbar superior. Los **núcleos mesencefálicos del nervio trigémino** se encuentran en posición lateral con respecto al acueducto mesencefálico (cerebral). La **decusación de los pedúnculos cerebelosos superiores** ocupa la parte central del tegmento por delante del acueducto mesencefálico. La **formación reticular** es más pequeña que la del puente y se encuentra por fuera de la decusación.

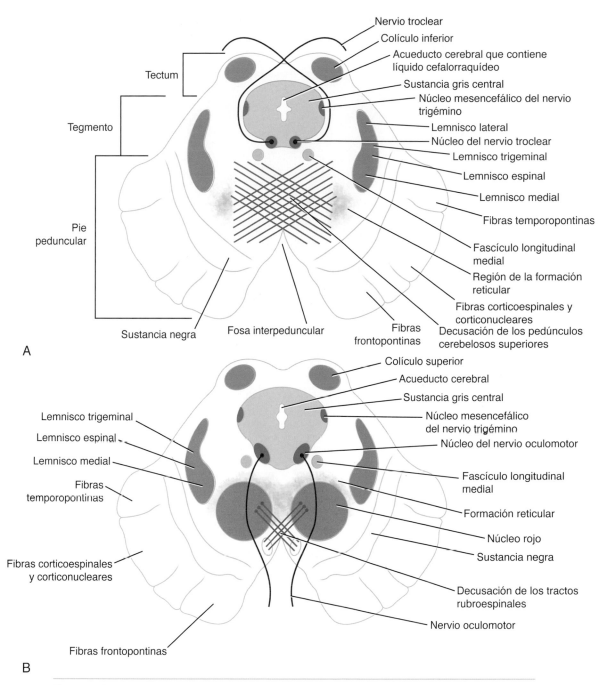

Figura 5-25   Secciones transversales del mesencéfalo. **A.** A nivel del colículo inferior. **B.** A nivel del colículo superior. Téngase en cuenta que los nervios trocleares se decusan por completo dentro del velo medular superior.

El **lemnisco medial** asciende por detrás de la sustancia negra; los **lemniscos espinal** y **del trigémino** se encuentran en posición lateral con respecto al medial (*véanse* figs. 5-25 y 5-27). El **lemnisco lateral** se encuentra detrás del lemnisco trigeminal.

La **sustancia negra** es un gran núcleo motor ubicado entre el tegmento y el pie peduncular, y se encuentra a lo largo del mesencéfalo. Está compuesta por neuronas multipolares de tamaño medio que tienen gránulos de inclusión con el pigmento melanina dentro de su citoplasma. La sustancia negra está relacionada con el tono muscular y está conectada con la corteza cerebral, la médula espinal, el hipotálamo y los núcleos basales.

El **pie peduncular** contiene tractos descendentes importantes y se encuentra separado del tegmento por la sustancia negra. Las fibras corticoespinales y corticonucleares ocupan los dos tercios medios del pie. Las fibras frontopontinas ocupan la parte medial del pie, y las fibras temporopontinas

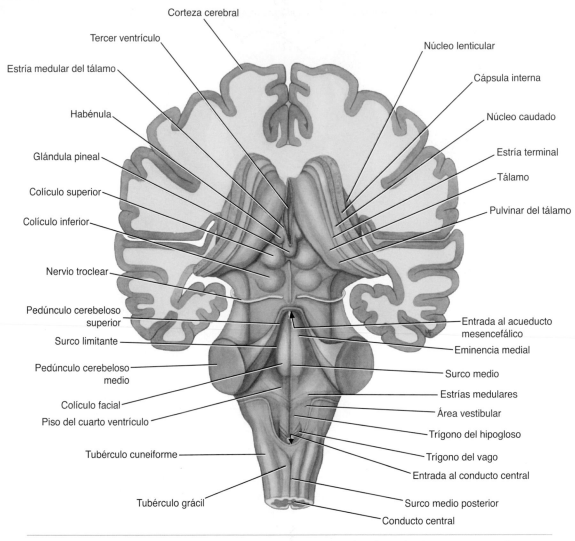

Figura 5-26 Vista posterior del tronco encefálico que muestra los dos colículos superior e inferior del tectum del mesencéfalo.

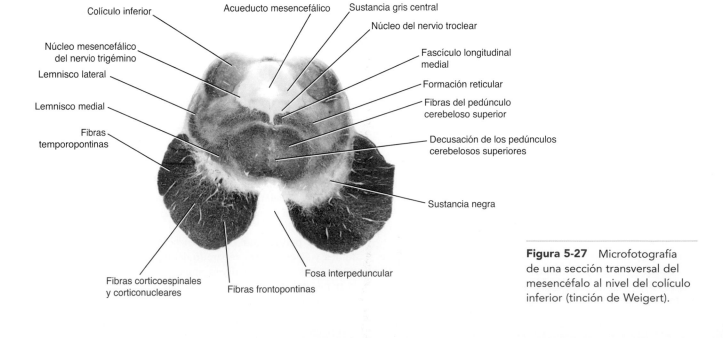

Figura 5-27 Microfotografía de una sección transversal del mesencéfalo al nivel del colículo inferior (tinción de Weigert).

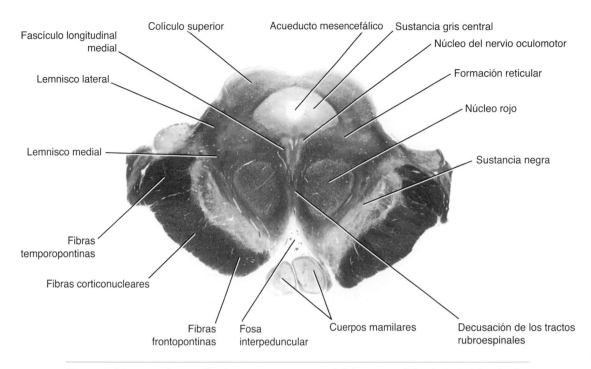

Fascículo longitudinal medial

Lemnisco lateral

Lemnisco medial

Colículo superior

Acueducto mesencefálico

Sustancia gris central

Núcleo del nervio oculomotor

Formación reticular

Núcleo rojo

Sustancia negra

Fibras temporopontinas

Fibras corticonucleares

Fibras frontopontinas

Fosa interpeduncular

Cuerpos mamilares

Decusación de los tractos rubroespinales

Figura 5-28 Microfotografía de un corte transversal del mesencéfalo al nivel del colículo superior (tinción de Weigert).

abarcan la parte lateral del pie. Estas vías descendentes conectan la corteza cerebral con las células del cuerno anterior de sustancia gris de la médula espinal, los núcleos de los nervios craneales, el puente y el cerebelo (tabla 5-4).

Corte transversal del mesencéfalo a nivel de los colículos superiores

El **colículo superior** (*véanse* figs. 5-25B y 5-28), un núcleo grande de sustancia gris situado debajo de la elevación superficial correspondiente, forma parte de los reflejos visuales. Está conectado con el cuerpo geniculado lateral a través del brazo superior. Recibe fibras aferentes desde el nervio óptico, la corteza visual y el tracto espinotectal. Las fibras eferentes

forman los tractos tectoespinal y tectobulbar, que probablemente son los encargados de los movimientos reflejos de ojos, cabeza y cuello como respuesta a los estímulos visuales. La vía refleja para el **reflejo luminoso** termina en el **núcleo pretectal**. Es un grupo pequeño de neuronas situadas cerca de la parte lateral del colículo superior. Después de establecer conexiones en el núcleo pretectal, las fibras pasan al núcleo parasimpático accesorio del nervio oculomotor (núcleo de Edinger-Westphal). Las fibras emergentes pasan después al nervio oculomotor. El **núcleo oculomotor** se encuentra en la sustancia gris central cerca del plano medio, justo detrás del **fascículo longitudinal medial**. Las fibras del núcleo del nervio oculomotor tienen un trayecto anterior a través del núcleo rojo para emerger en el lado medial del pie peduncular

Tabla 5-4 Los dos niveles del mesencéfalo y sus estructuras principales[a]

Nivel	Cavidad	Núcleos	Tractos motores	Tractos sensitivos
Colículo inferior	Acueducto mesencefálico	Colículo inferior, sustancia negra, núcleo del nervio troclear, núcleos mesencefálicos del V nervio craneal	Tractos corticoespinales y corticonucleares, fascículos temporopontinos, frontopontinos y longitudinal medial	Lemniscos laterales, trigéminos, espinales y mediales; decusación de los pedúnculos cerebelosos superiores
Colículo superior	Acueducto mesencefálico	Colículo superior, sustancia negra, núcleo del nervio oculomotor, núcleo de Edinger-Westphal, núcleo rojo, núcleo mesencefálico del V nervio craneal	Tractos corticoespinales y corticonucleares, fascículos frontopontinos, temporopontinos y longitudinal medial, decusación del tracto rubroespinal	Lemniscos trigéminos, espinales y mediales

[a]Obsérvese que la formación reticular está presente a todos los niveles.
NC, nervio craneal.

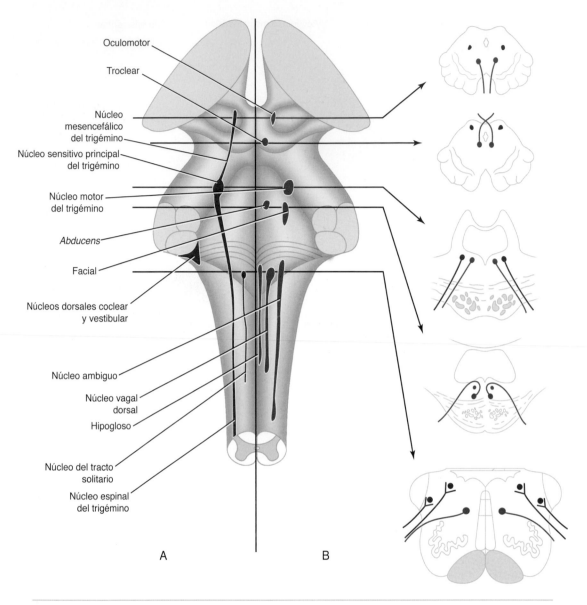

Oculomotor
Troclear
Núcleo mesencefálico del trigémino
Núcleo sensitivo principal del trigémino
Núcleo motor del trigémino
Abducens
Facial
Núcleos dorsales coclear y vestibular
Núcleo ambiguo
Núcleo vagal dorsal
Hipogloso
Núcleo del tracto solitario
Núcleo espinal del trigémino

A   B

Figura 5-29 Posición de algunos de los núcleos de los nervios craneales en el tronco encefálico. **A.** Proyección superficial en la cara posterior del tronco encefálico. **B.** Cortes transversales. Los núcleos motores están señalados en *rojo* y los sensitivos en *azul*.

cerebral, en la fosa interpeduncular. El núcleo del nervio oculomotor puede dividirse en numerosos grupos celulares.

Los **lemniscos medial**, **espinal** y **trigeminal** forman una banda curva por detrás de la sustancia negra, pero el **lemnisco lateral** no se extiende en dirección superior a este nivel.

El **núcleo rojo** es una masa redondeada de sustancia gris ubicada entre el acueducto mesencefálico (cerebral) y la sustancia negra. Su tono rojizo, visible en las piezas frescas, se debe a su vascularización y a la presencia de un pigmento que contiene hierro en el citoplasma de muchas neuronas. Las fibras aferentes alcanzan el núcleo rojo desde: 1) la corteza cerebral a través de las fibras corticoespinales, 2) el cerebelo a través del pedúnculo cerebeloso superior y 3) el núcleo lenticular, los núcleos subtalámicos e hipotalámicos, la

sustancia negra y la médula espinal. Las fibras eferentes abandonan el núcleo rojo y pasan a: 1) la médula espinal a través del tracto rubroespinal (que se decusa conforme desciende), 2) la formación reticular a través del tracto rubrorreticular, 3) el tálamo y 4) la sustancia negra.

La **formación reticular** se ubica en el tegmento por fuera y detrás del núcleo rojo.

El **pie peduncular** contiene los mismos tractos descendentes importantes (las fibras **corticoespinales**, **corticonucleares** y **corticopontinas**) presentes en el nivel del colículo inferior (*véase* tabla 5-4).

La continuidad de los varios núcleos nerviosos craneales a través de las distintas regiones del tronco encefálico se muestra de forma esquemática en la figura 5-29.

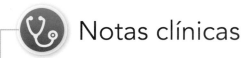

Notas clínicas

Importancia clínica de la médula oblongada

La médula oblongada no sólo contiene muchos núcleos de nervios craneales relacionados con las funciones vitales (p. ej., regulación de la frecuencia cardíaca y la respiración), sino que también sirve como un conducto para el paso de los tractos ascendentes y descendentes que conectan la médula espinal con los centros superiores del sistema nervioso. Estos tractos pueden resultar afectados por enfermedades desmielinizantes, neoplasias y trastornos vasculares.

Aumento de presión en la fosa craneal posterior

La médula oblongada está ubicada en la fosa craneal posterior, debajo de la tienda del cerebelo y encima del foramen magno. Se relaciona por adelante con la porción basal del hueso occipital y la parte superior del proceso odontoides del axis, y por detrás con el cerebelo.

La presión intracraneal está elevada en los pacientes con tumores de la fosa craneal posterior, y en estos casos el encéfalo (el cerebelo y la médula oblongada) tiende a ser desplazado hacia el área de menor resistencia; se produce una herniación descendente de las amígdalas de la médula oblongada y el cerebelo a través del foramen magno. La hernia produce síntomas como cefalea, rigidez del cuello y parálisis de los nervios glosofaríngeo, vago, accesorio e hipogloso, debido a la tracción. En estas circunstancias, **es extremadamente peligroso** realizar una punción lumbar, porque la extracción súbita de LCE puede hacer que aumente la hernia del encéfalo a través del foramen magno y que se produzca un fallo súbito de las funciones vitales por compresión e isquemia de los núcleos de los nervios craneales presentes en la médula oblongada.

Fenómeno de Arnold-Chiari

La **malformación de Arnold-Chiari** es una anomalía congénita en la que existe una hernia de las amígdalas del cerebelo y la médula oblongada a través del foramen magno en el conducto vertebral (fig. 5-30). Ello produce el bloqueo de las salidas del LCE en la raíz del cuarto ventrículo y una hidrocefalia interna. Por lo general, se relaciona con anomalías craneovertebrales o variadas formas de espina bífida. Aparecen síntomas y signos asociados con presión sobre el cerebelo y la médula oblongada, y afectación de los cuatro últimos nervios craneales.

Trastornos vasculares

La médula oblongada es una colección heterogénea de núcleos y tractos, y el daño a diferentes regiones provocará los siguientes síndromes.

SÍNDROME MEDULAR LATERAL DE WALLENBERG

La parte lateral de la médula oblongada es irrigada por la arteria cerebelosa inferior posterior, que suele ser una rama de la arteria vertebral. La trombosis de estas arterias (fig. 5-31) produce los siguientes síntomas y signos: disfagia y disartria debidas a la parálisis de los músculos palatinos y faríngeos homolaterales (inervados por el núcleo ambiguo); analgesia y termoanestesia del lado homolateral de la cara (núcleo y tracto espinal del nervio trigémino); vértigo, náuseas, vómitos y nistagmo (núcleos vestibulares); síndrome de Horner homolateral (fibras simpáticas descendentes); signos cerebelosos homolaterales y ataxia de la marcha y de los miembros (cerebelo y pedúnculo cerebeloso inferior), y pérdida contralateral de la sensibilidad al dolor y a la temperatura (lemnisco espinal, tracto espinotalámico).

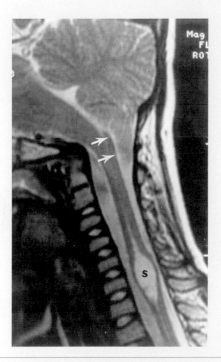

Figura 5-30 Fenómeno de Arnold-Chiari. Este corte frontal del cráneo muestra la hernia de la amígdala del cerebelo y la médula oblongada a través del foramen magno en el conducto vertebral (tomado de: Dudek, R. W., & Louis, T. M. [2015]. *High-yield gross anatomy* (5th ed.). Baltimore, MD: Wolters Kluwer).

SÍNDROME MEDULAR MEDIAL

La parte medial de la médula oblongada es irrigada por la arteria vertebral. La trombosis de la rama medular (fig. 5-32) produce los siguientes signos y síntomas: hemiparesia contralateral (tracto piramidal), alteración contralateral del sentido de la posición y el movimiento y de la discriminación táctil (lemnisco medial), y parálisis homolateral de los músculos linguales, con desviación de la lengua hacia el lado paralizado (nervio hipogloso).

Importancia clínica del puente

El puente, como la médula oblongada y el cerebelo, se encuentra situado en la fosa craneal posterior, debajo de la tienda del cerebelo. Está relacionado en la parte anterior con la arteria basilar, el dorso de la silla del hueso esfenoides y la parte basal del hueso occipital. Además de formar la mitad superior del piso del cuarto ventrículo, tiene varios núcleos nerviosos craneales importantes (trigémino, *abducens*, facial y vestibulococlear), y sirve como conducto para tractos ascendentes y descendentes importantes (corticonuclear, corticopontino, corticoespinal, fascículo longitudinal medial y lemniscos medial, espinal y lateral). Por lo tanto, no es sorprendente que los tumores, la hemorragia o los infartos de esta área produzcan una variedad de signos y síntomas. Por ejemplo, la afectación de

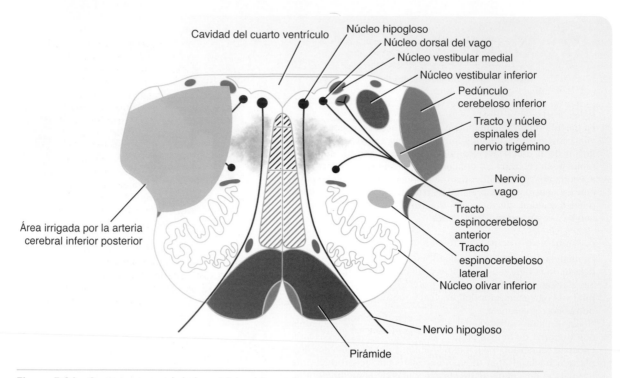

Figura 5-31 Corte transversal de la médula oblongada a nivel de los núcleos olivares inferiores, que muestra la extensión de la lesión causante del síndrome medular lateral.

las vías corticopontocerebelosas producirá ataxia cerebelosa marcada, y los movimientos voluntarios se acompañan de temblor rítmico que se acentúa conforme progresa el movimiento (temblor intencional).

Tumores

El astrocitoma pontino que aparece en la niñez es el tumor más frecuente del tronco encefálico. Los síntomas y signos incluyen parálisis de los nervios craneales homolaterales y hemiparesia

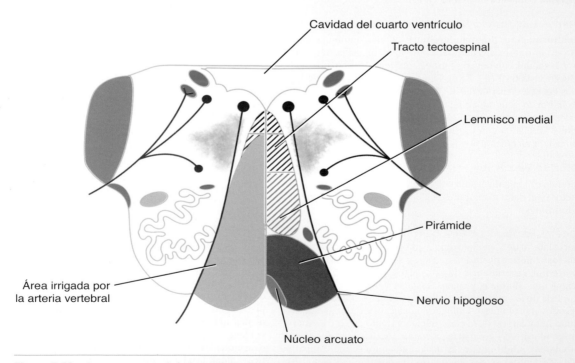

Figura 5-32 Corte transversal de la médula oblongada a nivel de los núcleos olivares inferiores, que muestra la extensión de la lesión causante del síndrome medular medial.

contralateral, debilidad de los músculos faciales del mismo lado (núcleo del nervio facial), debilidad del músculo recto lateral de uno o de ambos lados (núcleo del nervio *abducens*), nistagmo (núcleo vestibular), debilidad de los músculos mandibulares (núcleo del nervio trigémino), alteraciones de la audición (núcleos cocleares), hemiparesia contralateral, cuadriparesia (fibras corticoespinales), anestesia al tacto superficial con conservación de la sensibilidad al dolor en la piel de la cara (afectación del núcleo sensitivo principal del nervio trigémino, con conservación del núcleo espinal y el tracto del trigémino) y defectos sensitivos contralaterales del tronco y de los miembros (lemniscos medial y espinal). La afectación de las vías corticopontocerebelosas puede causar signos y síntomas cerebelosos homolaterales. Puede existir deterioro de la desviación conjugada de la mirada por trastorno del fascículo longitudinal medial que conecta los núcleos de los nervios oculomotor, troclear y *abducens*.

Hemorragia

El puente es irrigado por la arteria basilar y las arterias cerebelosas anterior, inferior y superior. Si la hemorragia se produce en una de estas arterias y es unilateral, se originará parálisis facial en el lado de la lesión (afectación del núcleo del nervio facial y, por lo tanto, parálisis de la motoneurona inferior) y parálisis de los miembros en el lado opuesto (afectación de las fibras corticoespinales cuando pasan a través del puente). Muchas veces hay una parálisis de la desviación ocular conjugada (afectación del núcleo del nervio *abducens* y del fascículo longitudinal medial).

Cuando la hemorragia es extensa y bilateral, las pupilas pueden aparecer "puntiformes" (afectación de las fibras simpáticas oculares); suele existir parálisis bilateral facial y de los miembros. El paciente puede presentar poiquilotermia si el daño grave del puente afecta a los centros termorreguladores del hipotálamo.

Infarto

El infarto del puente del mesencéfalo se debe en general a trombosis o embolia de la arteria basilar o de sus ramas. Si afecta al área pontina paramediana, pueden dañarse las vías corticoespinales, los núcleos pontinos y las fibras que tienen un trayecto hasta el cerebelo a través del pedúnculo cerebeloso medio. El infarto lateral afectará al nervio trigémino, el lemnisco medial y el pedúnculo cerebeloso medio; también pueden afectarse las fibras corticoespinales destinadas a los miembros inferiores.

Los trastornos clínicos mencionados se comprenderán fácilmente si se revisan los tractos ascendentes y descendentes del encéfalo y la médula espinal (*véase* cap. 4).

Importancia clínica del mesencéfalo

El mesencéfalo forma el extremo superior del tronco encefálico. Conforme sale de la fosa craneal a través de la abertura pequeña y relativamente estrecha de la tienda del cerebelo, es vulnerable a las lesiones traumáticas. Tiene dos núcleos de nervios craneales importantes (oculomotor [III] y troclear [IV]), centros reflejos (colículos) y el núcleo rojo y la sustancia negra que influyen considerablemente en la función motora, y el mesencéfalo actúa como un conducto para muchos tractos ascendentes y descendentes importantes. Como otras zonas del tronco encefálico, el mesencéfalo puede servir de asiento a tumores, hemorragias o infartos que producirán una amplia gama de síntomas y signos.

Traumatismo

Entre los mecanismos de lesión del mesencéfalo, un movimiento lateral súbito de la cabeza puede hacer que los pedúnculos cerebrales impacten contra el borde libre rígido y agudo de la tienda del cerebelo. Los movimientos bruscos de la cabeza originados por traumatismos hacen que las distintas regiones del encéfalo se muevan a velocidades diferentes unas en relación con otras. Por ejemplo, la gran unidad anatómica, el prosencéfalo, puede moverse con una velocidad distinta a la de otras partes del encéfalo, como el cerebelo. Esto hará que el mesencéfalo se doble, se estire, se retuerza o se desgarre.

La afectación del núcleo del nervio oculomotor puede producir parálisis homolateral del elevador del párpado superior, de los músculos rectos superior, inferior e interno, y del músculo oblicuo inferior. El mal funcionamiento del núcleo parasimpático accesorio del nervio oculomotor produce dilatación pupilar, insensibilidad a la luz y ausencia de acomodación.

La afectación del núcleo del nervio troclear puede producir parálisis contralateral del músculo oblicuo superior del ojo. Así, se observa que la afectación de uno o ambos de estos núcleos, o de las fibras corticonucleares que convergen en ellos, producen afectación de los movimientos oculares.

Bloqueo del acueducto mesencefálico (cerebral)

La cavidad del mesencéfalo, el acueducto mesencefálico, es una de las partes más estrechas del sistema ventricular. En condiciones normales, el LCE producido en el tercer ventrículo y en los ventrículos laterales pasa a través del acueducto para penetrar al cuarto ventrículo, y escapa a través de los forámenes de su techo para llegar al espacio subaracnoideo. En la hidrocefalia congénita, el acueducto mesencefálico puede estar bloqueado o sustituido por numerosos pasos tubulares pequeños que resultan insuficientes para el flujo normal del LCE. Un tumor en el mesencéfalo (fig. 5-33A) o la presión sobre el mesencéfalo por una neoplasia originada en otro lugar pueden comprimir el acueducto y producir hidrocefalia. Cuando el acueducto mesencefálico queda bloqueado, la acumulación de LCE dentro del tercer ventrículo y de los ventrículos laterales origina lesiones en el mesencéfalo. La presencia de los núcleos de los nervios oculomotor y troclear, junto con importantes tractos corticonucleares y corticoespinales descendentes, produce síntomas y signos útiles para ubicar con precisión una lesión en el tronco encefálico.

Lesión vascular

El mesencéfalo alberga los núcleos del NC III y sirve como conducto para todas las fibras ascendentes y descendentes entre el cerebro y el tronco encefálico; las lesiones de cada uno darán lugar a los siguientes síndromes.

SÍNDROME DE WEBER

El síndrome de Weber (*véase* fig. 5-33B), producido habitualmente por oclusión de una rama de la arteria cerebral posterior que irriga el mesencéfalo, lleva a la necrosis del tejido encefálico que afecta al nervio oculomotor y al pie peduncular. Aparece oftalmoplejía homolateral y parálisis contralateral de la parte inferior de la cara, la lengua, el brazo y la pierna. El ojo se desvía hacia afuera debido a la parálisis del músculo recto interno; hay ptosis del párpado superior, y la pupila aparece dilatada, sin respuesta a la luz ni a la acomodación.

SÍNDROME DE BENEDIKT

El síndrome de Benedikt (*véase* fig. 5-33C) es similar al de Weber, pero la necrosis afecta al lemnisco medial y al núcleo rojo, con lo cual produce hemianestesia contralateral y movimientos involuntarios en los miembros del lado contrario.

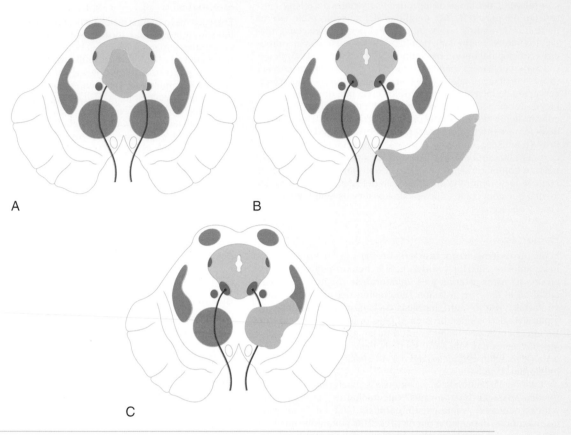

Figura 5-33 Patología del mesencéfalo. **A.** Tumor mesencefálico que bloquea el acueducto mesencefálico. **B.** Síndrome de Weber con afectación del nervio oculomotor y el pie peduncular tras la oclusión del riego sanguíneo del mesencéfalo. **C.** Síndrome de Benedikt con afectación del núcleo rojo y el lemnisco medial después de la oclusión del riego sanguíneo al mesencéfalo.

Conceptos clave

Médula oblongada (bulbo raquídeo)

- La médula oblongada conecta el puente por arriba y la médula espinal por abajo. A ambos lados del surco mediano anterior están las dos pirámides que se afinan hacia abajo, mientras que la mayoría de las fibras se cruzan en la decusación de las pirámides.

- En posición posterolateral respecto a las pirámides están las olivas, que son elevaciones ovales producidas por el núcleo olivar inferior subyacente.

- La médula oblongada contiene múltiples núcleos de los nervios craneales y cerebelosos, el complejo nuclear olivar, y los núcleos ambiguo, del hipogloso, vestibulococlear, dorsal del vago y del tracto solitario, y el núcleo espinal del nervio trigémino.

Puente (protuberancia)

- El puente está por delante del cerebelo y conecta la médula oblongada con el mesencéfalo. La superficie anterior es convexa y el nervio trigémino emerge en dirección anterolateral.

- La parte anterior o basal del puente (protuberancia) está formada por fibras transversales, llamadas *cuerpo trapezoide*, y haces descendentes del tracto corticoespinal.

- La parte posterior, o tegmento, contiene múltiples núcleos, incluyendo los del facial, *abducens*, vestibular, pontino, trapezoidal y trigeminal (sensitivo principal, espinal y motor).

Mesencéfalo

- El mesencéfalo conecta el puente y el cerebelo con el prosencéfalo.
- Las mitades laterales, llamadas *pedúnculos cerebrales*, se componen de los cuerpos pedunculares, que contienen fibras corticoespinales, y la sustancia negra, una banda pigmentada de materia gris.

- El acueducto mesencefálico (cerebral), que conecta los ventrículos tercero y cuarto, pasa a través del mesencéfalo y divide el anterior (tegmento) del posterior.
- El tectum posterior está formado por cuatro protrusiones, dos colículos superiores y dos inferiores, que se asocian con la visión y la audición, respectivamente.
- El mesencéfalo contiene múltiples núcleos, entre los que se incluyen los colículos inferiores y superiores, la sustancia negra, el núcleo troclear, el mesencefálico (trigémino), el oculomotor, el de Edinger-Westphal y el núcleo rojo.

Solución de problemas clínicos

1. Mientras realiza la exploración física de un paciente con un tumor intracraneal, el neurólogo se dirige a un estudiante de medicina y pregunta: "¿Qué signos o síntomas deben buscarse para localizar el tumor en la región de la médula oblongada?". ¿Cómo habría respondido esta pregunta?

2. Un niño de 6 meses de edad fallece con hidrocefalia y mielocele en la región torácica inferior. En la autopsia, el rombencéfalo se encuentra deformado. La parte inferior de la médula oblongada se extiende hacia abajo a través del foramen magno en el conducto vertebral hasta la tercera vértebra cervical. Los cuatro nervios craneales inferiores son más largos de lo normal, y las raíces nerviosas cervicales superiores ascienden hasta alcanzar su salida del conducto vertebral. El cerebelo en el lado izquierdo se extiende hacia abajo a través del foramen magno hasta la tercera vértebra cervical, donde está adherido a la médula espinal. El techo del cuarto ventrículo está demasiado bajo. 1) ¿Cómo se llama esta malformación? 2) ¿Es habitual la hidrocefalia en esta situación? 3) ¿Existe una posible relación entre el mielocele dorsal y la presencia de parte del rombencéfalo en el conducto vertebral?

3. Un hombre de 68 años de edad ingresa en el hospital por vértigo intenso, hipo y vómitos de reciente comienzo. También se queja de sensación de calor y de dolor en la piel del lado derecho de la cara. En la exploración física, al pedirle al paciente que diga "Ah", el paladar blando se desvía a la izquierda, y el examen laringoscópico muestra una falta de movilidad de las cuerdas vocales derechas. También se observa ptosis del párpado superior derecho, enoftalmía (ojo en retrusión) derecha y constricción de la pupila (miosis) derecha. Al pedir al paciente que saque la lengua fuera de la boca, intenta hacerlo pero la punta se desvía hacia el lado derecho. Se observan signos de falta de sensibilidad al dolor y a la temperatura en el tronco y los miembros en el lado izquierdo. Emplee sus conocimientos de neuroanatomía para establecer el diagnóstico.

4. Mientras un patólogo explora la fosa craneal posterior en una autopsia, intenta determinar dónde emergen desde el rombencéfalo los pares craneales IX, X y la porción craneal del XI. Describa los puntos en los que estos nervios emergen desde el rombencéfalo.

5. Una niña de 10 años de edad es llevada al médico por su madre porque ha notado debilidad en la mitad derecha de la cara y que no parece reaccionar a los cambios emocionales. Además, la boca se desvía un poco a la izquierda, sobre todo cuando la paciente está cansada. En el interrogatorio, la niña admite que los alimentos tienden a quedarle retenidos dentro de la mejilla derecha, y que siente "dormido" el lado derecho de la cara. La madre ha notado los cambios faciales 3 meses antes, y la alteración aumentó progresivamente. En la exploración se observa debilidad definida de los músculos faciales en el lado derecho de la cara; los del lado izquierdo se muestran normales. La sensibilidad cutánea a la estimulación de la cara es normal. Las pruebas de los movimientos oculares muestran paresia ligera del músculo recto lateral del lado derecho. La exploración de los movimientos de brazos y piernas muestra debilidad ligera del lado izquierdo. Según sus conocimientos de neuroanatomía, relacione estos síntomas y signos con una lesión en el puente.

6. Un hombre de 65 años de edad ingresa al servicio de urgencias con el diagnóstico de hemorragia grave en el puente. La exploración física revela pupilas "puntiformes" bilaterales y cuadriplejía. ¿Cómo explica usted la presencia de pupilas "puntiformes"?

7. Un hombre de 46 años de edad acude a su médico con sordera, vértigo y visión doble (diplopia). En el interrogatorio, afirma que ha padecido cefaleas intensas, con aumento progresivo en la frecuencia e intensidad. Dos semanas antes vomitó varias veces durante un episodio de cefalea. La exploración muestra estrabismo convergente derecho ligero, aplanamiento de los pliegues cutáneos en el lado derecho de la frente y ligero descenso de la comisura derecha de la boca. Muestra signos claros de pérdida de

audición en el lado derecho. Las pruebas de sensibilidad muestran alteraciones sensitivas definidas en el lado derecho de la cara, en las áreas inervadas por los ramos maxilar y mandibular del nervio trigémino. Según sus conocimientos de anatomía, explique los síntomas y signos.

8. Después de un accidente de tránsito grave que produjo la muerte del conductor de uno de los vehículos, se realiza la autopsia y abre el cráneo. Se encuentra un hematoma subdural masivo en la fosa craneal media. La acumulación rápida de sangre dentro del cráneo ha ejercido presión sobre el encéfalo por encima de la tienda del cerebelo. El uncus del lóbulo temporal fue desplazado hacia abajo a través del hiato en la tienda del cerebelo. ¿Qué efectos considera usted tuvieron estos cambios intracraneales sobre el mesencéfalo del paciente?

9. Una niña de 3 meses de edad es llevada por su madre al pediatra debido al tamaño grande de la cabeza. La niña es perfectamente normal en todos los demás aspectos. La exploración confirma que el diámetro de la cabeza es mayor de lo normal para su edad; las fontanelas están agrandadas y moderadamente tensas. El cuero cabelludo aparece brillante, con las venas dilatadas. Los ojos son normales, y el desarrollo mental y físico de la paciente están dentro de los límites normales. La tomografía computarizada y la resonancia magnética de la cabeza muestran una importante dilatación del tercer ventrículo y de los ventrículos laterales del encéfalo. ¿Cuál sería su diagnóstico? ¿Qué posible tratamiento puede aconsejar en este caso?

10. Un joven de 20 años de edad es atendido por un neurólogo por visión doble de 3 meses de evolución. En la exploración, ambos ojos están girados en reposo hacia abajo y hacia afuera. El paciente es incapaz de mover los ojos hacia arriba o en sentido medial. Ambos párpados superiores están caídos (ptosis). El estudio de las pupilas muestra dilatación, sin respuesta a la iluminación de una de ellas. Los movimientos y la sensibilidad faciales son normales. Los movimientos de los miembros superiores e inferiores son normales. No hay pérdida ni alteración de la sensibilidad en los miembros superiores ni en los inferiores. Según sus conocimientos de neuroanatomía, establezca un diagnóstico y localice con precisión el lugar de la lesión. ¿La lesión es unilateral o bilateral?

11. Un hombre de 57 años de edad hipertenso es hospitalizado con diagnóstico de hemorragia del mesencéfalo, posiblemente de una rama de la arteria cerebral posterior. La exploración física muestra parálisis en los músculos elevador del párpado superior, recto superior, recto interno, recto inferior y oblicuo inferior derechos. Además, la pupila derecha está dilatada y no responde a la luz ni presenta acomodación. El ojo izquierdo es normal en todos los aspectos. Hay hipersensibilidad al tacto en la piel del lado izquierdo de la cara, y pérdida de sensibilidad cutánea en la mayor parte del brazo y la pierna del lado izquierdo. La pierna izquierda también muestra algunos movimientos de contorsión lentos espontáneos (atetosis). Según sus conocimientos sobre neuroanatomía, explique los signos y los síntomas que se encuentran presentes en este paciente.

12. Una mujer de 41 años de edad tiene diagnóstico de una lesión en el mesencéfalo. La exploración física muestra parálisis del nervio oculomotor en el lado izquierdo (parálisis de los músculos extraoculares izquierdos, excepto del recto externo y del oblicuo superior) y ausencia de respuesta a la luz y a la acomodación en el lado izquierdo. Presenta cierta debilidad, pero no atrofia, en los músculos de la parte inferior de la cara y de la lengua en el lado derecho. Se observan signos de parálisis espástica en el brazo y en la pierna del lado derecho. No presenta pérdida de la sensibilidad en ningún lado de la cabeza, el tronco o los miembros. Según sus conocimientos de neuroanatomía, localice con precisión la lesión que se presenta en el mesencéfalo de esta paciente.

 ## Respuestas y explicaciones acerca de la solución de los problemas clínicos

1. La ubicación de una lesión de la médula oblongada permanece incierta hasta que se produce la afectación de alguno de los cuatro últimos pares craneales. Por ejemplo, la afectación de las vías sensitivas ascendentes o descendentes principales puede ser causada por una lesión en la médula oblongada, el puente, el mesencéfalo o la médula espinal. La afectación del nervio glosofaríngeo se puede detectar por un reflejo nauseoso inadecuado y la pérdida del sentido del gusto en el tercio posterior de la lengua. La afectación del nervio vago se puede sospechar si el paciente presenta algunos o todos los síntomas siguientes: alteración de la sensibilidad faríngea, dificultad para deglutir, regurgitación nasal de líquidos con asimetría de los movimientos del paladar blando y ronquera por parálisis de los músculos laríngeos. La parte craneal del nervio accesorio se distribuye dentro del nervio vago, por lo que no es posible poner a prueba este nervio solo. La porción espinal del nervio accesorio que inerva el esternocleidomastoideo y el trapecio nace de la médula espinal y, por lo tanto, no resulta afectada por los tumores de la médula oblongada. La afectación del nervio hipogloso se prueba mediante la presencia de atrofia, fasciculaciones y parálisis en una mitad de la lengua.

2. Respuestas: 1) La malformación caracterizada por la localización del cerebelo y la médula oblongada en la porción cervical del conducto vertebral se conoce como *malformación de Arnold-Chiari.* 2) Sí. La hidrocefalia es habitual en este trastorno. La hidrocefalia se puede deber a una distorsión o una malformación de las aberturas ubicadas en el techo del cuarto ventrículo, que en condiciones normales permiten la salida de líquido

cerebroespinal hacia el espacio subaracnoideo. 3) Sí. Esta malformación se asocia en general con un mielocele. No se conoce con precisión la razón, aunque varios investigadores consideran que el mielocele es la causa primaria, y que fija la parte inferior de la médula espinal a los tejidos adyacentes durante la época en la que se produce el crecimiento desproporcionado de la médula espinal y la columna vertebral. Esta anomalía tiraría de la médula oblongada y el cerebelo en dirección inferior a través del foramen magno hacia el conducto vertebral.

3. El paciente padece una trombosis de la arteria cerebelosa posteroinferior o de la arteria vertebral del lado derecho. El vértigo se debe a la afectación del cerebelo o de los núcleos vestibulares. Las sensaciones cutáneas de calor y dolor se deben a la participación del tracto espinal y del núcleo del nervio trigémino en el lado derecho. El movimiento anómalo del paladar blando y la fijación de las cuerdas vocales derechas se deben a la participación del núcleo del vago y del nervio accesorio en el lado derecho. La ptosis, la enoftalmía y la miosis (síndrome de Horner) se deben a la participación de las fibras descendentes de la parte simpática del SNA. La desviación de la lengua hacia la derecha es causada por la afectación del núcleo hipogloso derecho (está paralizado el músculo genigloso). La pérdida de la sensibilidad del dolor y la temperatura en el lado izquierdo del cuerpo se debe a la afectación de los tractos espinotalámicos laterales ascendentes. Este síndrome clínico característico se debe a la interrupción de la irrigación a un área cuneiforme de la porción posterolateral de la médula oblongada y de la superficie inferior del cerebelo.

4. Los pares craneales IX y X y la porción craneal del XI emergen desde la médula oblongada por un surco entre las olivas y los pedúnculos cerebelosos inferiores.

5. Más tarde, se encontró que esta niña de 10 años de edad tenía un astrocitoma del puente. La paresia facial unilateral derecha, junto con la debilidad del músculo recto lateral externo del ojo derecho, se debían a la afectación por el tumor de los núcleos de los nervios facial y *abducens* derechos. La ausencia de paresia de la cara indicaba que el núcleo sensitivo principal del nervio trigémino estaba intacto en ambos lados. La debilidad en los movimientos del brazo izquierdo y la pierna izquierda se debía a la afectación de las fibras corticoespinales en el puente (recuérdese que la mayoría de estas fibras cruzan al lado opuesto en la decusación de las pirámides, en la médula oblongada).

6. Las pupilas puntiformes indican que los músculos constrictores de la pupila están fuertemente contraídos y que los músculos dilatadores de la pupila están paralizados. Los músculos dilatadores pupilares son inervados por las fibras simpáticas que descienden a través del puente (en posición no conocida con precisión) hasta los cuernos laterales de la porción torácica de la médula espinal. Aquí las fibras establecen sinapsis y se produce la eferencia simpática toracolumbar.

7. La sordera y el vértigo se debían a lesiones en los núcleos coclear y vestibular en la parte superior del puente. La visión doble (diplopía) es producida por la afectación del núcleo del nervio *abducens* en el lado derecho del puente. Los antecedentes de cefaleas intensas y vómitos se debían a la elevación progresiva de la presión intracraneal causada por un tumor del puente. La parálisis facial unilateral derecha se debía a la afectación del núcleo del nervio facial derecho. La afectación sensitiva de la piel de las porciones media e inferior del lado derecho de la cara se debía a la alteración tumoral del núcleo sensitivo principal del nervio trigémino derecho.

8. El uncus herniado y la hemorragia subdural causaron la compresión del pie peduncular del mesencéfalo contra el borde afilado de la tienda del cerebelo. La distorsión del mesencéfalo causaba estenosis del acueducto mesencefálico, elevando todavía más la presión supratentorial por bloqueo del paso del LCE desde el tercero al cuarto ventrículo. En estas circunstancias, puede producirse una hemorragia grave dentro del mesencéfalo y afectar a los núcleos de los nervios craneales tercero y cuarto, y a varios tractos importantes descendentes y ascendentes.

9. Esta niña presentaba hidrocefalia. La exploración física y las pruebas especiales mostraron que los ventrículos tercero y laterales del cerebro estaban muy dilatados debido a la acumulación de LCE en estas cavidades. Había una obstrucción mecánica al flujo del LCE desde el tercer ventrículo hacia el cuarto a través del acueducto mesencefálico. Una vez descartada la presencia de quistes o tumores resecables, se dio por sentado que la causa de la obstrucción era una atresia o una malformación congénita del acueducto mesencefálico. Si el trastorno progresa, es decir, el bloqueo en el acueducto se vuelve completo y la cabeza continúa aumentando de tamaño a una velocidad anómala, se debe realizar algún tipo de procedimiento neuroquirúrgico para derivar el LCE de los ventrículos tercero o laterales al espacio subaracnoideo o el sistema venoso del cuello.

10. El paciente falleció 2 años más tarde. En la autopsia, se encontró un gran astrocitoma que afectaba a la parte central del tectum del mesencéfalo a nivel de los colículos superiores. El paciente había presentado todos los síntomas y signos relacionados con aumento de la presión intracraneal. La presión elevada se debía en parte al tumor expansivo, pero el problema se complicó con el desarrollo de una hidrocefalia por bloqueo del acueducto mesencefálico.

Los síntomas y signos que presentaba el paciente la primera vez que fue evaluado por el neurólogo podían explicarse por la presencia del tumor en la sustancia gris central a nivel de los colículos superiores y la afectación de los núcleos del NC III en ambos lados. Esto condujo a ptosis bilateral, oftalmoplejía bilateral y pupilas dilatadas fijas bilaterales. La posición de los ojos en reposo desviados en dirección descendente y lateral se debía a la acción del músculo oblicuo superior (nervio troclear) y del músculo recto externo (nervio *abducens*).

11. El paciente tenía una hemorragia en el lado derecho del tectum mesencefálico que afectaba al NC III derecho. También resultaron afectados los tractos ascendentes del nervio trigémino izquierdo. Después de emerger de los núcleos sensitivos del nervio trigémino izquierdo, los tractos cruzan la línea media y ascienden a través del lemnisco trigeminal en el lado derecho. La pérdida de

sensibilidad que se observaba en los miembros superior e inferior izquierdos se debía a la afectación de los lemniscos medial y espinal derechos. Los movimientos atetósicos de la pierna izquierda pueden explicarse por afectación del núcleo rojo derecho. La ausencia de espasticidad en el brazo y la pierna del lado izquierdo podría indicar que la lesión no afectaba a los tractos descendentes derechos. Para mayor aclaración, pueden consultarse las descripciones de los diferentes tractos (*véase* cap. 4).

12. La autopsia reveló más tarde una lesión vascular con afectación de una rama de la arteria cerebral posterior. Se encontró reblandecimiento encefálico considerable en la región de la sustancia negra y el pie peduncular en el lado izquierdo del mesencéfalo. El nervio oculomotor izquierdo estaba afectado a través del área infartada. Las fibras corticonucleares que pasan al núcleo del nervio facial y al núcleo hipogloso estaban afectadas en la región por la que descienden a través del pie del pedúnculo cerebral izquierdo (estas fibras cruzan la línea media a nivel de los núcleos). También estaban afectadas las fibras corticoespinales en el lado izquierdo (que se cruzan en la médula oblongada), lo que explica la parálisis espástica del brazo y la pierna del lado izquierdo. Los lemniscos medial izquierdo y trigeminal izquierdo estaban intactos, lo que explica la ausencia de alteraciones sensitivas en el lado derecho del cuerpo. Se trata de un buen ejemplo de síndrome de Weber.

? Preguntas de revisión

Instrucciones: cada uno de los apartados presentados en esta sección se acompaña de respuestas. Seleccione la letra de la respuesta CORRECTA.

1. Las siguientes afirmaciones se refieren a la superficie anterior de la médula oblongada:
   (a) Las pirámides se afinan en dirección inferior y dan lugar a la decusación de las pirámides.
   (b) A cada lado de la línea media hay una protrusión ovoide llamada *oliva*, que contiene las fibras corticoespinales.
   (c) El nervio hipogloso emerge entre la oliva y el pedúnculo cerebeloso inferior.
   (d) El nervio vago emerge entre la pirámide y la oliva.
   (e) El nervio *abducens* emerge entre el puente y el mesencéfalo.

2. Las siguientes afirmaciones generales se refieren a la médula oblongada:
   (a) La mitad inferior del piso del cuarto ventrículo está formada por la mitad rostral de la médula oblongada.
   (b) El conducto ependimario se extiende a lo largo de la médula oblongada.
   (c) El núcleo grácil está situado debajo del tubérculo grácil, sobre la superficie anterior de la médula oblongada.
   (d) La decusación de los lemniscos mediales tiene lugar en la mitad rostral de la médula oblongada.
   (e) El cerebelo se sitúa delante de la médula oblongada.

3. Las siguientes afirmaciones se refieren al interior de la parte inferior de la médula oblongada:
   (a) La decusación de las pirámides representa el cruce de un lado de la médula oblongada al otro de una cuarta parte de las fibras corticoespinales.
   (b) El conducto ependimario de la médula espinal no se continúa hacia arriba en la médula oblongada.
   (c) La sustancia gelatinosa no se continúa con el núcleo del tracto espinal del nervio trigémino.

   (d) El lemnisco medial está formado por el tracto espinotalámico anterior y el tracto espinotectal.
   (e) Las fibras arcuatas internas emergen desde el núcleo grácil y el núcleo cuneiforme.

4. Las siguientes afirmaciones se refieren al interior de la parte superior de la médula oblongada:
   (a) La formación reticular se compone de fibras nerviosas y no contiene células nerviosas.
   (b) El núcleo ambiguo constituye el núcleo motor del vago, la parte craneal del nervio accesorio y el hipogloso.
   (c) Debajo del piso del cuarto ventrículo se localizan el núcleo dorsal del vago y los núcleos vestibulares.
   (d) El fascículo longitudinal medial es un haz de fibras ascendentes a cada lado de la línea media.
   (e) El pedúnculo cerebeloso inferior conecta el puente con el cerebelo.

5. Estas frases se aplican al síndrome de Arnold-Chiari:
   (a) Es una anomalía adquirida.
   (b) La salida por el techo del cuarto ventrículo puede estar bloqueada.
   (c) El cerebelo no se hernia nunca a través del foramen magno.
   (d) No se asocia con las diversas formas de espina bífida.
   (e) La punción lumbar no conlleva un peligro especial en este trastorno.

6. Las siguientes afirmaciones se refieren al síndrome medular medial:
   (a) Hay una parálisis del otro lado de la lengua.
   (b) Hay una hemiplejía homolateral.
   (c) Hay una alteración homolateral de las sensaciones de posición y movimiento.
   (d) Es causado habitualmente por trombosis de una rama de la arteria vertebral para la médula oblongada.
   (e) Hay una parálisis facial contralateral.

7. Las siguientes afirmaciones se refieren al síndrome medular lateral:
   (a) Puede ser provocada por una trombosis de la arteria cerebelosa anterior inferior.
   (b) El núcleo ambiguo del mismo lado puede estar lesionado.
   (c) La analgesia y la termoanestesia pueden ser evidentes en el lado contralateral de la cara.
   (d) Puede haber hipoalgesia y termoanestesia contralateral del tronco y los miembros.
   (e) Puede haber convulsiones.

Instrucciones: preguntas pareadas. Las preguntas siguientes se aplican a la figura 5-34. Paree los números presentados a la izquierda en relación con la estructura con las letras correspondientes que se presentan a la derecha. Cada letra puede seleccionarse ninguna, una o más de una vez.

8. Número 1   (a) Pedúnculo cerebeloso inferior
9. Número 2   (b) Lemnisco medial
10. Número 3   (c) Núcleo hipogloso
11. Número 4   (d) Formación reticular
12. Número 5   (e) Ninguna de las anteriores
13. Número 6

Instrucciones: cada uno de los apartados numerados en esta sección se acompaña de respuestas. Seleccione la letra de la respuesta CORRECTA.

14. Las siguientes afirmaciones se relacionan con el axón:
    (a) El nervio trigémino emerge sobre la cara lateral del puente.
    (b) El nervio glosofaríngeo emerge en la cara anterior del tronco encefálico, en el surco entre el puente y la médula oblongada.
    (c) La arteria basilar está situada en un surco central sobre la cara anterior del puente.

(d) Numerosas fibras nerviosas presentes en la cara posterior del puente convergen en sentido lateral para formar el pedúnculo cerebeloso medio.
(e) El puente forma la mitad inferior del piso del cuarto ventrículo.

15. Las siguientes estructuras importantes se encuentran en el tronco encefálico en el nivel indicado:
    (a) El núcleo rojo se halla en el mesencéfalo.
    (b) El colículo facial se encuentra en la parte craneal del puente.
    (c) El núcleo motor del nervio trigémino se ubica dentro de la parte inferior del puente.
    (d) El núcleo *abducens* se localiza dentro de la parte craneal del puente.
    (e) El núcleo troclear se sitúa dentro del mesencéfalo a nivel del colículo superior.

16. Las siguientes afirmaciones se refieren a la superficie posterior del puente:
    (a) Por fuera del surco medio hay una protrusión alargada conocida como *eminencia lateral*.
    (b) El colículo facial es producido por la raíz del nervio facial que gira alrededor del núcleo del nervio *abducens*.
    (c) El piso de la parte inferior del surco limitante está pigmentado y se conoce como *sustancia ferruginosa*.
    (d) El área vestibular ocupa una posición medial respecto al surco limitante.
    (e) El cerebelo se encuentra situado en posición anterior al puente.

17. Las siguientes afirmaciones se refieren a un corte transversal a través de la parte inferior del puente:
    (a) Los núcleos pontinos se encuentran situados entre las fibras transversas pontinas.
    (b) Los núcleos vestibulares son mediales al núcleo del nervio *abducens*.

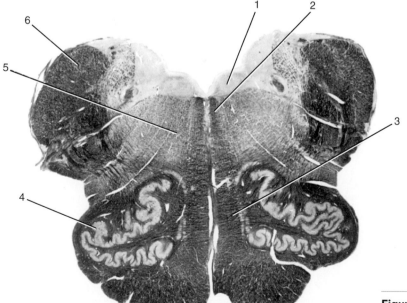

Figura 5-34 Microfotografía de corte transversal de la médula oblongada (tinción de Weigert).

(c) El cuerpo trapezoideo está constituido por fibras derivadas de los núcleos del nervio facial.

(d) El tegmento es la parte del puente delante del cuerpo trapezoideo.

(e) El fascículo longitudinal medial está situado por encima del piso del cuarto ventrículo a ambos lados de la línea media.

18. Las siguientes afirmaciones se refieren a un corte transversal a través de la parte craneal del puente:

(a) El núcleo motor del nervio trigémino está situado en posición lateral con respecto al núcleo sensitivo principal en el tegmento.

(b) El lemnisco medial ha rotado de forma que su eje longitudinal se sitúa en posición vertical.

(c) Los haces de fibras corticoespinales están situados entre las fibras transversas pontinas.

(d) El fascículo longitudinal medial une el tálamo con el núcleo espinal del nervio trigémino.

(e) La raíz motora del nervio trigémino es mucho más larga que la raíz sensitiva.

19. Las siguientes afirmaciones se relacionan con el puente:

(a) Está relacionado por arriba con el dorso selar del hueso esfenoides.

(b) Está situado en la fosa craneal media.

(c) Los tumores neurogliales del puente son infrecuentes.

(d) Las fibras corticopontinas terminan en los núcleos pontinos.

(e) El puente recibe su irrigación de la arteria carótida interna.

Instrucciones: preguntas pareadas. Las preguntas siguientes se aplican a la figura 5-35. Paree los números presentados a la izquierda en relación con la estructura con las letras correspondientes que se presentan a la derecha. Cada letra puede seleccionarse ninguna, una o más de una vez.

20. Número 1   (a) Surco basilar
21. Número 2   (b) Fascículo longitudinal medial
22. Número 3   (c) Pedúnculo cerebeloso superior
23. Número 4   (d) Velo medular superior
24. Número 5   (e) Ninguna de las anteriores
25. Número 6

Instrucciones: cada uno de los apartados numerados en esta sección se acompaña de respuestas. Seleccione la letra de la respuesta CORRECTA.

26. Las siguientes afirmaciones se refieren al mesencéfalo:

(a) Cursa en sentido superior entre los bordes libre y fijo de la tienda del cerebelo.

(b) El nervio oculomotor emerge desde la superficie posterior, debajo de los colículos inferiores.

(c) El pedúnculo cerebeloso superior pasa desde el colículo superior hasta el cuerpo geniculado medial.

(d) La cavidad del mesencéfalo se denomina *acueducto mesencefálico*.

(e) La fosa interpeduncular está limitada a los lados por los pedúnculos cerebelosos.

27. Las siguientes afirmaciones se refieren al mesencéfalo:

(a) El núcleo del nervio oculomotor se encuentra dentro de él, al nivel del colículo inferior.

(b) El nervio troclear emerge en la superficie anterior del mesencéfalo y se decusa completamente en el velo medular superior.

(c) El núcleo del nervio troclear está situado en la sustancia gris central, a nivel del colículo inferior.

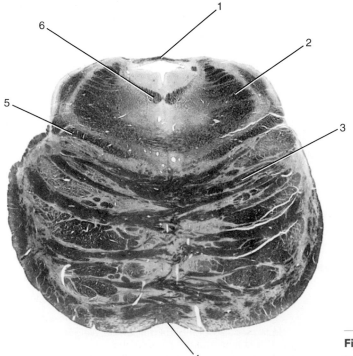

Figura 5-35 Microfotografía de un corte transversal del puente (tinción de Weigert).

(d) Los lemniscos ocupan una posición medial a la sustancia gris central.

(e) El lemnisco trigeminal está situado por delante del lemnisco medial.

28. Las siguientes afirmaciones se refieren a las estructuras internas del mesencéfalo:

(a) El tectum es la parte situada posterior al acueducto mesencefálico.

(b) El pie peduncular de cada lado está situado detrás de la sustancia negra.

(c) El tegmento se encuentra situado por delante de la sustancia negra.

(d) La sustancia gris central rodea al núcleo rojo.

(e) La formación reticular está limitada a la parte inferior del mesencéfalo.

29. Las siguientes afirmaciones se refieren a los colículos mesencefálicos:

(a) Están localizados en el tegmento.

(b) Los colículos superiores se encuentran relacionados con los reflejos visuales.

(c) Los colículos inferiores están situados al nivel de los núcleos del nervio oculomotor.

(d) Los colículos inferiores se encuentran relacionados con los reflejos olfatorios.

(e) Los colículos superiores están situados al nivel de los núcleos de los nervios trocleares.

30. Las siguientes afirmaciones se refieren a los núcleos del tercer nervio craneal:

(a) El núcleo del nervio oculomotor está situado por fuera de la sustancia gris central.

(b) La parte simpática del núcleo del nervio oculomotor se conoce como *núcleo de Edinger-Westphal*.

(c) El núcleo del nervio oculomotor se localiza en situación posterior al acueducto mesencefálico.

(d) Las fibras nerviosas del núcleo del nervio oculomotor pasan a través del núcleo rojo.

(e) El núcleo del nervio oculomotor está situado cerca del fascículo longitudinal lateral.

Instrucciones: preguntas pareadas. Las siguientes preguntas se aplican a la figura 5-36. Paree los números presentados a la izquierda en relación con la estructura con las letras correspondientes que se presentan a la derecha. Cada letra puede seleccionarse ninguna, una o más de una vez.

31. Número 1	(a) Fascículo longitudinal medial
32. Número 2	(b) Colículo inferior
33. Número 3	(c) Lemnisco medial
34. Número 4	(d) Núcleo troclear
35. Número 5	(e) Ninguna de las anteriores
36. Número 6	

Instrucciones: cada historia clínica continúa con preguntas. Lea el caso y luego seleccione la MEJOR respuesta.

Un hombre de 63 años de edad fue atendido por un neurólogo por dificultad para deglutir, ronquera leve y vértigo. Los síntomas aparecieron de forma brusca 4 días antes. La exploración física reveló pérdida del reflejo nauseoso faríngeo en el lado izquierdo, analgesia facial izquierda y parálisis de la cuerda vocal izquierda.

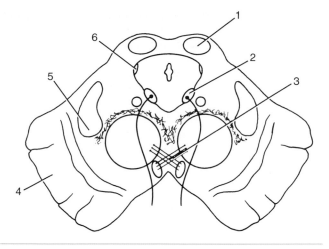

Figura 5-36   Corte transversal del mesencéfalo.

37. Sobre la base de la historia clínica y los resultados de la exploración física, seleccione el **diagnóstico** más probable.

(a) Tumor meníngeo en el lado derecho de la fosa craneal posterior.

(b) Síndrome medular lateral en el lado izquierdo.

(c) Síndrome medular medial en el lado izquierdo.

(d) Síndrome medular lateral en el lado derecho.

(e) Síndrome medular medial en el lado derecho.

Una niña de 7 años de edad fue atendida por un neurólogo por presentar visión doble. La exploración física cuidadosa reveló que la diplopia empeoraba al mirar hacia la izquierda. También existían signos de parálisis motora leve en el miembro inferior derecho sin espasticidad. Ligera parálisis facial en todo el lado izquierdo de la cara.

38. Según la historia clínica y la exploración física, podrían existir los siguientes déficits neurológicos, **excepto**:

(a) Visión doble por paresia del músculo recto externo izquierdo.

(b) Parálisis facial completa del lado izquierdo por afectación del núcleo del NC VII o del nervio.

(c) Hemiparesia derecha leve por daño del tracto corticoespinal en el lado derecho.

(d) Una RM reveló la presencia de un tumor de la parte inferior del puente en el lado izquierdo.

(e) Daño del núcleo del NC VI izquierdo.

Una mujer de 42 años de edad fue atendida por su médico por una cefalea intensa persistente. Al principio, el dolor de cabeza no era continuo y solía aparecer durante la noche. Después persistía durante el día y afectaba toda la cabeza. Recientemente, aparecieron náuseas con varios episodios de vómitos. La semana previa, la paciente notó al mirarse al espejo que la pupila derecha era mucho mayor que la izquierda. El párpado superior derecho parecía caído.

39. La exploración física reveló con mayor probabilidad los siguientes datos, **excepto:**

(a) Debilidad al levantar el párpado derecho.

(b) Ptosis marcada del ojo derecho.

(c) Dilatación evidente de la pupila derecha.

(d) El examen oftalmoscópico reveló edema de papila bilateral.

(e) Ausencia de parálisis del músculo oblicuo superior en ambos lados.

(f) La exploración de los miembros inferiores reveló espasticidad leve de los músculos del miembro inferior izquierdo.

(g) También existía ataxia del miembro superior derecho.

(h) Pérdida de la sensación del gusto en el tercio posterior de la lengua del lado izquierdo.

40. La combinación de la historia clínica y los hallazgos de la exploración física permitió al médico establecer el siguiente diagnóstico más probable.

(a) Tumor con afectación del hemisferio cerebral izquierdo.

(b) Tumor con afectación del lado derecho del mesencéfalo a nivel de los colículos superiores.

(c) Migraña intensa.

(d) Hemorragia cerebral con afectación del hemisferio cerebral izquierdo.

(e) Tumor en el lado izquierdo del mesencéfalo.

 Respuestas y explicaciones a las preguntas de revisión

1. A es correcta. Las pirámides de la médula oblongada se afinan en sentido inferior y dan lugar a la decusación de las pirámides (*véase* fig. 5-9). B. A cada lado de la línea media en la superficie anterior de la médula oblongada lateral a las pirámides existe un abultamiento oval conocido como la *oliva*, que contiene el núcleo olivar y no incluye las fibras corticoespinales. C. El nervio hipogloso emerge entre la pirámide y la oliva. D. El nervio vago emerge entre la oliva y el pedúnculo cerebeloso inferior. E. El nervio *abducens* emerge entre el puente y la médula oblongada (*véase* fig. 5-9).

2. A es correcta. La mitad inferior del piso del cuarto ventrículo está formada por la mitad rostral de la médula oblongada (*véase* fig. 5-9) B. El conducto ependimario de la médula oblongada está limitado a la mitad inferior. C. El núcleo grácil está situado debajo del tubérculo grácil en la superficie posterior de la médula oblongada. D. La decusación de los lemniscos mediales se encuentra en la mitad inferior de la médula oblongada. E. El cerebelo está situado detrás de la médula oblongada.

3. E es correcta. Las fibras arcuatas internas emergen desde el núcleo grácil y el núcleo cuneiforme (*véase* fig. 4-16). A. La decusación de las pirámides representa el cruce desde un lado de la médula oblongada al otro, de las tres cuartas partes de las fibras corticoespinales. B. El conducto ependimario de la médula espinal se continúa hacia arriba en la médula oblongada. C. La sustancia gelatinosa se continúa con el núcleo de la parte espinal del nervio trigémino. D. El lemnisco medial está formado por los axones de las células de los núcleos grácil y cuneiforme; los axones dejan los núcleos y cruzan la línea media como fibras arcuatas internas, y después ascienden hasta el tálamo (*véase* fig. 4-16).

4. C es correcta. Debajo del piso del cuarto ventrículo se localizan el núcleo dorsal del vago y los núcleos vestibulares (*véase* fig. 5-14). A. La formación reticular en la parte superior de la médula oblongada está formada por una mezcla de fibras nerviosas y células nerviosas pequeñas. B. El núcleo ambiguo constituye el núcleo motor de los nervios glosofaríngeo, vago y porción craneal del accesorio. D. El *fascículo longitudinal medial* es un haz de fibras ascendentes y descendentes situado detrás del lemnisco medial a cada lado de la línea media (*véase* fig. 5-14). E. El pedúnculo cerebeloso inferior conecta la médula con el cerebelo.

5. B es correcta. En el síndrome de Arnold-Chiari pueden estar bloqueadas las salidas en el techo del cuarto ventrículo. A. Es una anomalía congénita. C. La amígdala del cerebelo se puede herniar a través del foramen magno (*véase* fig. 5-30). D. El síndrome de Arnold-Chiari se asocia en general con varias formas de espina bífida. E. Es peligroso realizar una punción lumbar en esta situación.

6. D es correcta. El síndrome medular medial suele ser causado por la trombosis de una rama de la arteria vertebral para la médula oblongada. A. La lengua está paralizada en el lado homolateral. B. Hay una hemiplejía contralateral. C. Hay una alteración contralateral de las sensaciones de posición y movimiento. E. No hay parálisis facial.

7. B es correcta. En el síndrome medular lateral se puede dañar el núcleo ambiguo del mismo lado. A. El trastorno puede estar causado por trombosis de la arteria cerebelosa inferior posterior. C. Puede haber analgesia y termoanestesia en el lado homolateral de la cara. D. Puede haber hipoalgesia y termoanestesia homolaterales del tronco y los miembros. E. En general no hay convulsiones.

8. C es correcta.

9. E es correcta. La estructura es el fascículo longitudinal medial.

10. B es correcta.

11. E es correcta. La estructura es el núcleo olivar inferior.

12. D es correcta.

13. A es correcta.

14. C es correcta. La arteria basilar está situada en un surco central sobre la cara anterior del puente. A. El nervio trigémino emerge en la superficie anterior del puente. B. El nervio glosofaríngeo emerge en la cara anterior de la médula oblongada, en el surco entre la oliva y el pedúnculo cerebeloso inferior (*véase* fig. 5-9). D. Las

fibras nerviosas en la cara anterior del puente convergen lateralmente para formar el pedúnculo cerebeloso medio. E. El puente forma la mitad superior del piso del cuarto ventrículo (*véase* fig. 5-18).

15. A es correcta. El núcleo rojo está situado dentro del mesencéfalo (*véase* fig. 5-25). B. El colículo facial está ubicado en la parte inferior del puente (*véase* fig. 5-18). C. El núcleo motor del nervio trigémino se encuentra dentro de la parte craneal del puente (*véase* fig. 5-20). D. El núcleo del nervio *abducens* está situado dentro de la parte inferior del puente (*véase* fig. 5-19). E. El núcleo del nervio troclear está situado dentro del mesencéfalo a nivel del colículo inferior (*véase* fig. 5-25).

16. B es correcta. En la superficie posterior del puente se encuentra el colículo facial, producido por la raíz del nervio facial que rodea del núcleo del nervio *abducens* (*véase* fig. 5-19). A. La eminencia medial es una protrusión alargada lateral al surco medio (*véase* fig. 5-26). C. El piso de la porción superior del surco limitante está pigmentado y se conoce como *sustancia ferruginosa* (*véase* fig. 5-18). D. El área vestibular está situada lateral al surco limitante (*véase* fig. 5-18). E. El cerebelo se encuentra detrás del puente.

17. A es correcta. Los núcleos pontinos están situados entre las fibras transversas pontinas (*véase* fig. 5-12). B. Los núcleos vestibulares están situados en posición lateral respecto al núcleo del nervio *abducens* (*véase* fig. 5-19). C. El cuerpo trapezoideo está constituido por fibras derivadas de los núcleos cocleares y los núcleos del cuerpo trapezoideo. D. El tegmento es la parte del puente detrás del cuerpo trapezoideo. E. El fascículo longitudinal medial está ubicado debajo del piso del cuarto ventrículo a ambos lados de la línea media (*véase* fig. 5-19).

18. C es correcta. En el puente, los haces de fibras corticopontinas se encuentran entre las fibras pontinas transversas (*véase* fig. 5-19). A. El núcleo motor del nervio trigémino se encuentra en posición medial respecto al núcleo sensitivo principal en el tegmento del puente (*véase* fig. 5-20). B. En la parte craneal del puente, el lemnisco medial ha rotado de forma que su eje longitudinal es transverso (*véase* fig. 5-20). D. El fascículo longitudinal medial es la vía principal que conecta los núcleos vestibulares y cocleares con los núcleos que controlan los músculos extraoculares (núcleos de los nervios oculomotor, troclear y *abducens*). E. La raíz motora del nervio trigémino es mucho menor que la raíz sensitiva.

19. D es correcta. En el puente, las fibras corticopontinas terminan en los núcleos pontinos. A. El puente está relacionado en la parte anterior con el dorso selar del hueso esfenoides. B. El puente se encuentra en la fosa craneal posterior. C. El astrocitoma del puente es el tumor más frecuente del tronco encefálico. E. El puente está irrigado por la arteria basilar.

20. D es correcta.

21. C es correcta.

22. E es correcta. Las estructuras son las fibras pontinas transversas.

23. A es correcta.

24. E es correcta. La estructura es el lemnisco medial.

25. B es correcta.

26. D es correcta. La cavidad del mesencéfalo se denomina *acueducto mesencefálico* (*véase* fig. 5-28). A. El mesencéfalo pasa a través de la abertura de la tienda del cerebelo posterior al dorso selar. B. El nervio oculomotor emerge de la superficie anterior del mesencéfalo a nivel de los colículos superiores (*véase* fig. 5-25). C. El brazo superior pasa del colículo superior al cuerpo geniculado lateral y al tracto óptico y se asocia con funciones visuales (*véase* fig. 5-23). E. La fosa interpeduncular está delimitada lateralmente por el pie peduncular cerebral (*véase* fig. 5-25).

27. C es correcta. El núcleo del nervio troclear está ubicado en la sustancia gris central del mesencéfalo al nivel del colículo inferior (*véase* fig. 5-25). A. En el mesencéfalo, el núcleo del nervio oculomotor se encuentra al nivel del colículo superior (*véase* fig. 5-25). B. El nervio troclear emerge por la superficie posterior del mesencéfalo y se decusa totalmente en el velo medular superior (*véase* fig. 5-25). D. Los lemniscos se encuentran en posición lateral a la materia gris central (*véase* fig. 5-25). E. El lemnisco trigeminal está detrás del lemnisco medial (*véase* fig. 5-25).

28. A es correcta. El tectum es la parte del mesencéfalo detrás del acueducto mesencefálico (*véase* fig. 5-24). B. En el mesencéfalo, el pie de los pedúnculos cerebrales ocupa una posición anterior a la sustancia negra (*véase* fig. 5-25). C. El tegmento se encuentra detrás de la sustancia negra (*véase* fig. 5-25). D. La sustancia gris central rodea el acueducto mesencefálico (*véase* fig. 5-25). E. La formación reticular se encuentra en todo el mesencéfalo.

29. B es correcta. Los colículos superiores del mesencéfalo están relacionados con reflejos visuales. A. Los colículos se encuentran en el tectum (*véase* fig. 5-25). C. Los colículos inferiores se encuentran en el nivel de los núcleos del nervio troclear (*véase* fig. 5-25). D. Los colículos inferiores están relacionados con reflejos auditivos. E. Los colículos superiores se encuentran en el nivel de los núcleos rojos (*véase* fig. 5-25).

30. D es correcta. Las fibras nerviosas del núcleo del nervio oculomotor pasan a través del núcleo rojo (*véase* fig. 5-25). A. El núcleo oculomotor se encuentra en la sustancia gris central (*véase* fig. 5-25). B. La parte parasimpática del núcleo oculomotor se conoce como *núcleo de Edinger-Westphal*. C. El núcleo oculomotor se encuentra por delante del acueducto mesencefálico (*véase* fig. 5-25). E. El núcleo oculomotor se encuentra cerca del fascículo longitudinal medial (*véase* fig. 5-25).

31. E es correcta. La estructura es el colículo superior.

32. E es correcta. La estructura es el núcleo oculomotor.

33. E es correcta. La estructura es la decusación del tracto rubroespinal.

34. E es correcta. Las estructuras son las fibras corticoespinales y corticonucleares.

35. C es correcta.

36. E es correcta. La estructura es el núcleo mesencefálico del quinto nervio craneal.

37. B es correcta.

38. C es correcta. La hemiparesia derecha se debía al daño del tracto corticoespinal en el lado izquierdo del puente. El tracto corticoespinal desciende a través de la médula

oblongada y cruza al lado derecho de la línea media en la decusación de las pirámides. Después se descubrió que la paciente tenía un glioma en el lado izquierdo de la porción inferior del puente.

39. H es correcta. El sentido del gusto en el tercio posterior de la lengua es transmitido por el nervio glosofaríngeo, que se origina en la médula oblongada.

40. B es correcta. La combinación de hipertensión intracraneal (cefaleas, vómitos y edema de papila bilateral), afectación del III nervio craneal derecho (ptosis derecha, dilatación pupilar derecha y debilidad del movimiento ocular hacia arriba en el lado derecho), espasticidad de la pierna izquierda (tractos corticoespinales derechos) y ataxia del miembro superior derecho (conexiones cerebelosas en el lado derecho) condujo al diagnóstico presuntivo de tumor intracraneal en el lado derecho del mesencéfalo, a nivel de los colículos superiores. Una RM confirmó el diagnóstico.

6 El cerebelo y sus conexiones

OBJETIVOS DEL CAPÍTULO

- Revisar la estructura del cerebelo y sus conexiones.

- Describir las conexiones aferentes y eferentes del cerebelo dentro del sistema nervioso central.

Un neurólogo examina a una mujer de 56 años de edad por una variedad de síntomas, que incluyen una marcha irregular y una tendencia a desviarse hacia la derecha cuando camina. Recientemente, su familia notó que tiene dificultades para mantener el equilibrio cuando se queda quieta, y encuentra que estar parada con los pies separados le ayuda a mantener el equilibrio.

En el examen, el tono de los músculos del miembro superior derecho está disminuido, como se aprecia cuando las articulaciones del codo y la muñeca se flexionan y extienden de forma pasiva. Se encuentran signos similares en el miembro inferior derecho. Cuando se le solicita que extienda los miembros superiores frente a ella y los mantenga en posición, muestra signos evidentes de temblor en el lado derecho. Cuando se le pide que toque la punta de su nariz con el dedo índice izquierdo, lleva a cabo el movimiento sin ninguna dificultad, pero cuando repite el movimiento con el dedo índice derecho, o bien pierde la nariz o la golpea debido a que los músculos se contraen de manera irregular. Cuando se le pide que prone y supine de forma rápida los antebrazos, los movimientos resultan normales en el lado izquierdo, pero espasmódicos y lentos en el lado derecho. Se encuentra papiledema leve de ambos ojos. No se observan otros signos anómalos.

La hipotonía del lado derecho, el temblor estático y el temblor intencional asociado con los movimientos voluntarios, la disdiadococinesia del lado derecho y los antecedentes son característicos de una enfermedad cerebelosa del lado derecho. Una tomografía computarizada revela un tumor en el hemisferio cerebeloso derecho.

Comprender la estructura y las conexiones nerviosas del cerebelo y, en particular, saber que el hemisferio cerebeloso derecho influye en el tono muscular voluntario en el mismo lado del cuerpo, permiten al neurólogo realizar un diagnóstico preciso e instituir el tratamiento.

El cerebelo desempeña un papel muy importante en el control de la postura y los movimientos voluntarios. Influye de forma inconsciente en la contracción suave de los músculos voluntarios y coordina cuidadosamente sus acciones, junto con la relajación de los antagonistas. Se recomienda que el lector aprenda las funciones de las conexiones del cerebelo con el resto del sistema nervioso central (SNC), ya que esto le ayudará mucho a recordar el material. En este capítulo, se dedicará gran atención al hecho de que cada hemisferio cerebeloso controla movimientos musculares en el mismo lado del cuerpo y que el cerebelo no tiene conexión directa con las motoneuronas inferiores, sino que ejerce su control a través de la corteza cerebral y el tronco encefálico.

ASPECTO MACROSCÓPICO

El cerebelo está ubicado en la fosa craneal posterior y se encuentra cubierto en la parte superior por la tienda del cerebelo. Constituye la parte más grande del rombencéfalo y está detrás del cuarto ventrículo, el puente (protuberancia) y la médula oblongada (bulbo raquídeo) (fig. 6-1). El cerebelo tiene forma ovalada y es estrecho en su parte media. Está formado por dos **hemisferios cerebelosos** unidos por el **vermis**, estrecho y medial. Está conectado a la cara posterior del tronco encefálico por tres haces simétricos de fibras nervio-sas llamados *pedúnculos cerebelosos superiores*, *medios* e *inferiores* (*véanse* figs. 1-12 y 5-18 del Atlas).

El cerebelo está dividido en tres lóbulos principales: el **anterior**, el **medio** y el **floculonodular**. El **lóbulo anterior** puede verse en la superficie superior del cerebelo y está separado del medio por una amplia fisura en forma de "V" llamada *fisura primaria* (figs. 6-2 y 6-3). El **lóbulo medio** (a veces llamado *lóbulo posterior*), que es la parte más grande del cerebelo, está ubicado entre la **fisura uvulonodular** y la primaria. El **lóbulo floculonodular** se sitúa detrás de la fisura uvulonodular (*véase* fig. 6-3). Una **fisura horizontal** profunda a lo largo del borde del

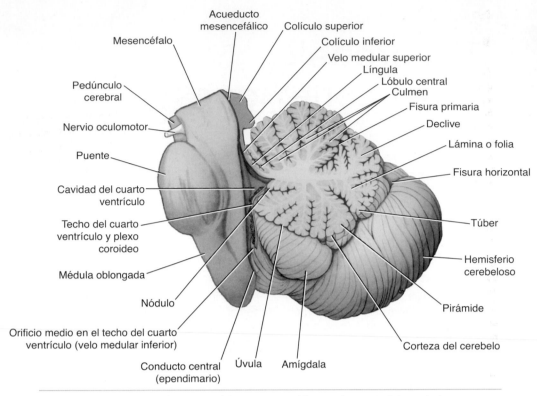

Acueducto mesencefálico
Colículo superior
Mesencéfalo
Colículo inferior
Velo medular superior
Língula
Pedúnculo cerebral
Lóbulo central
Culmen
Fisura primaria
Nervio oculomotor
Declive
Puente
Lámina o folia
Cavidad del cuarto ventrículo
Fisura horizontal
Techo del cuarto ventrículo y plexo coroideo
Túber
Médula oblongada
Hemisferio cerebeloso
Nódulo
Pirámide
Orificio medio en el techo del cuarto ventrículo (velo medular inferior)
Corteza del cerebelo
Conducto central (ependimario)
Úvula
Amígdala

Figura 6-1 Corte sagital a través del tronco encefálico y el vermis del cerebelo.

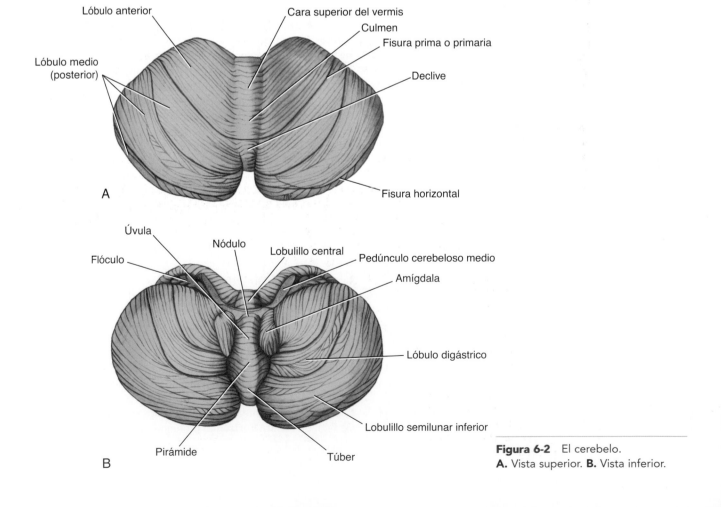

Lóbulo anterior
Cara superior del vermis
Culmen
Fisura prima o primaria
Lóbulo medio (posterior)
Declive
Fisura horizontal

A

Úvula
Nódulo
Lobulillo central
Pedúnculo cerebeloso medio
Flóculo
Amígdala
Lóbulo digástrico
Lobulillo semilunar inferior
Pirámide
Túber

B

Figura 6-2 El cerebelo.
A. Vista superior. **B.** Vista inferior.

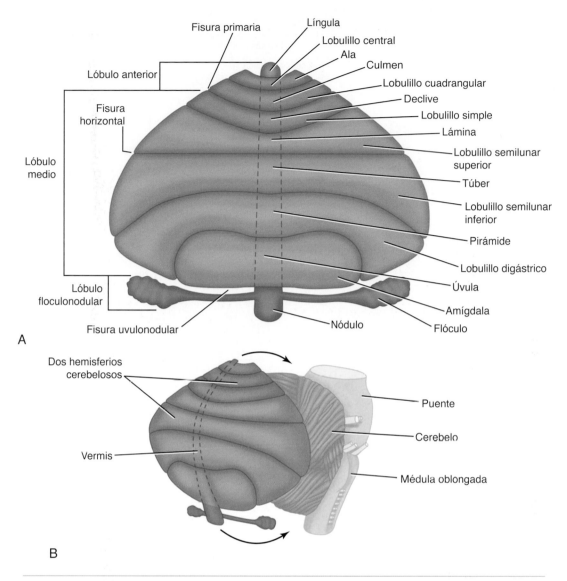

Figura 6-3 A. Vista aplanada de la corteza cerebelosa que muestra los principales lóbulos primarios, lóbulos secundarios o lobulillos y fisuras del cerebelo. **B.** Relación entre el diagrama mostrado en **A** y el cerebelo.

cerebelo separa las superficies superior e inferior, pero no tiene importancia morfológica ni funcional (*véanse* figs. 6-2 y 6-3).

ESTRUCTURAS

El cerebelo está compuesto por una capa externa de sustancia gris llamada *corteza* y una interna de sustancia blanca. Incluidas en la sustancia blanca de cada hemisferio hay tres masas de sustancia gris que forman los **núcleos intracerebelosos**.

Corteza cerebelosa

La corteza cerebelosa se puede considerar una lámina grande con pliegues situados en el plano coronal o transversal. Cada pliegue, denominado *folia* o *lámina*, contiene un centro de sustancia blanca cubierto en la superficie por sustancia gris (*véase* fig. 6-1).

Una sección del cerebelo paralela al plano medio divide las folias en ángulo recto, y al corte tiene un aspecto ramificado, que se conoce como *árbol de la vida*.

La sustancia gris de la corteza presenta una estructura uniforme en toda su extensión. Puede dividirse en tres capas: 1) una externa, la **capa molecular**, 2) una media, la **capa de células de Purkinje**, y 3) una interna, la **capa granular** (figs. 6-4 y 6-5).

Capa molecular

La capa molecular se encuentra formada por dos tipos de neuronas: las **células estrelladas** externas y las **células de canasta** o **en cesta** internas (*véase* fig. 6-4). Estas neuronas se hallan diseminadas entre arborizaciones dendríticas y numerosos axones finos que tienen un trayecto paralelo al eje largo de las láminas. Entre estas estructuras se observan células neurogliales.

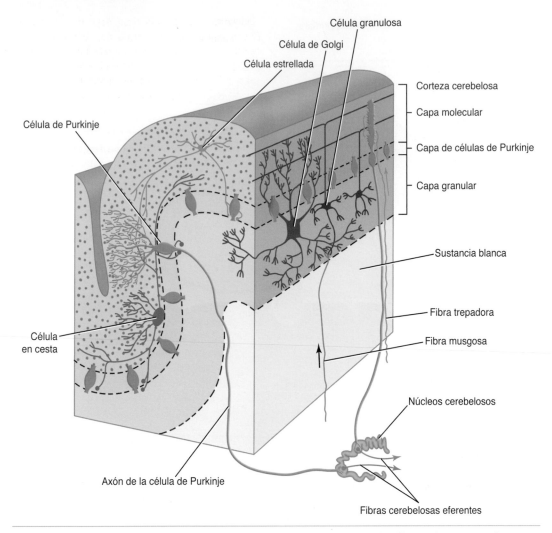

Figura 6-4 Organización celular de la corteza cerebelosa. Obsérvense las fibras aferentes y eferentes.

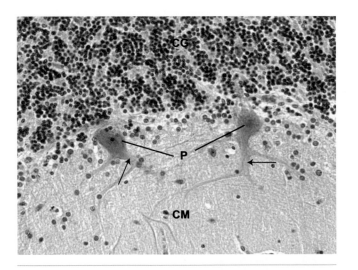

Figura 6-5 Microfotografía óptica del cerebelo (132×). Obsérvense las células de Purkinje (P) con sus arborizaciones dendríticas (*flechas*) que sobresalen en la capa molecular (CM). La región densamente poblada y profundamente teñida es la capa granular (CG) del cerebelo (tomado de: Gartner, L. P. [2018]. *Color atlas and text of histology* [7th ed.]. Baltimore, MD: Wolters Kluwer).

Capa de células de Purkinje

Las células de Purkinje son grandes neuronas de Golgi de tipo I. Tienen forma de ánfora o matraz y están dispuestas en una sola capa (*véanse* figs. 6-4 y 6-5). En un plano transversal a la lámina, las dendritas de esas células pasan a la capa molecular, donde presentan una ramificación profusa. Los ramos primarios y secundarios son lisos, y los subsiguientes están cubiertos por **espinas dendríticas** gruesas y cortas. Se ha identificado que las espinas forman contactos sinápticos con fibras paralelas derivadas de los axones de las células granulosas.

En la base de la célula de Purkinje, nace el axón, el cual pasa a través de la capa granular para penetrar en la sustancia blanca. Al introducirse en la sustancia blanca, el axón adquiere una vaina de mielina y termina haciendo sinapsis con células de alguno de los núcleos intracerebelosos. Los ramos colaterales del axón de la célula de Purkinje hacen sinapsis con las dendritas de las células en cesta y estrelladas de la capa granular, en la misma zona o en láminas distantes. Unos pocos axones de las células de Purkinje pasan de forma directa al final en los núcleos vestibulares del tronco encefálico.

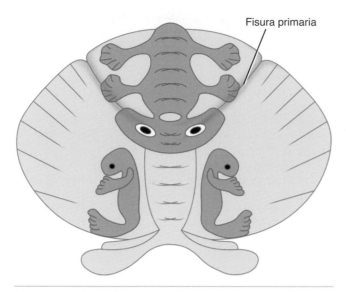

Fisura primaria

Figura 6-6 Áreas de proyección somatosensitivas en la corteza del cerebelo.

Capa granular

La capa granular está llena de células pequeñas con núcleos intensamente teñidos y citoplasma escaso. Cada célula presenta cuatro o cinco dendritas con terminaciones en forma de garra y hacen sinapsis con fibras aferentes musgosas (*véase* fig. 6-4). El axón de cada célula granulosa pasa a la capa molecular, donde se bifurca en forma de "T", de modo que los ramos tienen un trayecto paralelo al eje largo de la lámina cerebelosa (*véase* fig. 6-4). Estas fibras, conocidas como **fibras paralelas**, son perpendiculares a las prolongaciones dendríticas de las células de Purkinje. La mayoría de las fibras paralelas hacen sinapsis con las prolongaciones espinosas de las dendritas de las células de Purkinje. Diseminadas en esta capa hay células de la neuroglía. Las células de Golgi están distribuidas por la capa granular. Sus dendritas se ramifican en la capa molecular, y sus axones terminan dividiéndose en ramos que hacen sinapsis con las dendritas de las células granulares (*véase* fig. 6-5).

Áreas funcionales

Las observaciones clínicas de neurólogos y neurocirujanos y el uso experimental de la tomografía por emisión de positrones (PET, *positron emission tomography*) han mostrado la posibilidad de dividir la corteza cerebelosa en tres áreas funcionales.

La corteza del vermis influye en los movimientos del eje mayor del cuerpo, es decir, cuello, hombros, tórax, abdomen y caderas (fig. 6-6). Inmediatamente por fuera del vermis se encuentra la llamada *zona intermedia* del hemisferio cerebeloso. Se ha demostrado que esta área controla los músculos de las partes distales de los miembros, en especial de las manos y los pies. El área lateral de cada hemisferio cerebeloso parece intervenir en la planificación de movimientos secuenciales de todo el cuerpo y participa en la evaluación consciente de los errores del movimiento.

Núcleos intracerebelosos

Hay cuatro masas de sustancia gris incluidas en la sustancia blanca del cerebelo a cada lado de la línea media (fig. 6-7). De lateral a medial, estos núcleos son el **dentado**, el **emboliforme**, el **globoso** y del **fastigio**.

El **núcleo dentado** es el más grande de los núcleos cerebelosos. Tiene la forma de una bolsa de papel arrugada, con la abertura hacia la línea media. El interior de la bolsa está lleno de sustancia blanca constituida por fibras eferentes que salen del núcleo a través de la abertura para formar una parte grande del pedúnculo cerebeloso superior.

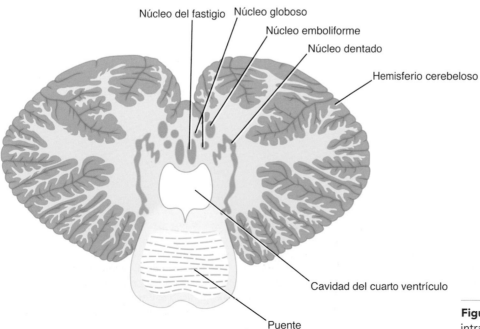

Núcleo del fastigio   Núcleo globoso

Núcleo emboliforme

Núcleo dentado

Hemisferio cerebeloso

Cavidad del cuarto ventrículo

Puente

Figura 6-7 Posición de los núcleos intracerebelosos.

El **núcleo emboliforme** es ovoide y está en posición medial con respecto al núcleo dentado, parcialmente cubierto por su hilio.

El **núcleo globoso** está formado por uno o más grupos de células redondeadas que yacen en dirección medial con respecto al núcleo emboliforme.

El **núcleo del fastigio** se encuentra cerca de la línea media en el vermis y cerca del techo del cuarto ventrículo; es más grande que el núcleo globoso.

Los núcleos intracerebelosos están compuestos de neuronas grandes multipolares, con dendritas ramificadas simples. Los axones forman la eferencia cerebelosa a través de los pedúnculos cerebelosos superiores e inferiores.

Sustancia blanca

En el vermis hay una pequeña cantidad de sustancia blanca; se parece bastante al tronco y las ramas de un árbol, por lo que se le conoce como ***árbol de la vida*** (*véase* fig. 6-1). Cada hemisferio cerebeloso tiene una gran cantidad de sustancia blanca.

La sustancia blanca está formada por tres grupos de fibras: 1) intrínsecas, 2) aferentes y 3) eferentes.

Las **fibras intrínsecas** no salen del cerebelo, sino que conectan distintas regiones entre sí. Algunas conectan láminas de la corteza cerebelosa y el vermis del mismo lado; otras conectan los dos hemisferios cerebelosos, el uno con el otro.

Las **fibras aferentes** forman gran parte de la sustancia blanca y llegan a la corteza cerebelosa. Ingresan en el cere-belo principalmente a través de los pedúnculos cerebelosos medios y inferiores.

Las **fibras eferentes** constituyen la información de salida del cerebelo y comienzan como axones de las células de Purkinje de la corteza cerebelosa. La gran mayoría de los axones de las células de Purkinje salen y hacen sinapsis con neuronas de los núcleos cerebelosos (del fastigio, globoso, emboliforme y dentado). Después, los axones salen del cerebelo. Unos pocos axones de las células de Purkinje en el lóbulo floculonodular y en partes del vermis rodean los núcleos cerebelosos y salen del cerebelo sin hacer sinapsis.

Las fibras de los núcleos dentado, emboliforme y globoso salen del cerebelo a través del pedúnculo cerebeloso superior. Las del núcleo del fastigio salen a través del pedúnculo cerebeloso inferior.

MECANISMOS CORTICOCEREBELOSOS

Como resultado de una extensa investigación citológica y fisiológica, se han atribuido ciertos mecanismos básicos a la corteza cerebelosa. Las fibras trepadoras y las musgosas constituyen las dos líneas principales de aferencia a la corteza, y tienen un efecto **excitador** sobre las células de Purkinje (fig. 6-8).

Las **fibras trepadoras** son las fibras terminales de los tractos o fascículos olivocerebelosos. Reciben este nombre

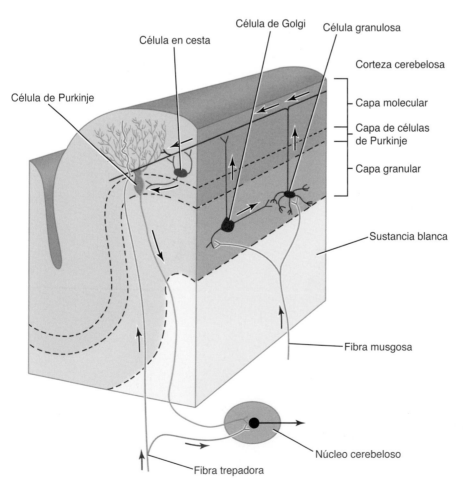

Figura 6-8 Organización funcional de la corteza cerebelosa. Las *flechas* indican la dirección de los impulsos nerviosos. La *flecha roja* indica la información que ingresa en el cerebelo.

porque ascienden a través de las capas de la corteza como una enredadera por un árbol. Pasan a través de la capa granular de la corteza y terminan dividiéndose repetidamente en la capa molecular. Cada fibra trepadora se enrolla alrededor de las dendritas de una célula de Purkinje y establece gran número de sinapsis con ella. Una **única** neurona de Purkinje hace sinapsis con una única fibra trepadora. Sin embargo, una fibra trepadora hace sinapsis con 1-10 neuronas de Purkinje. Cada fibra trepadora origina unos pocos ramos laterales y hace sinapsis con las células estrelladas y en cesta.

Las **fibras musgosas** son las fibras terminales de todas las demás vías aferentes del cerebelo. Tienen múltiples ramos y ejercen un efecto excitador mucho más difuso. Una única fibra musgosa puede estimular **miles** de células de Purkinje a través de las células granulosas. Así pues, ¿cuál es la función de las células restantes de la corteza cerebelosa, como las células estrelladas, en cesta y de Golgi? La investigación neurofisiológica con microelectrodos indica que actúan como interneuronas **inhibidoras**. Se postula que no sólo limitan el área de la corteza excitada, sino que influyen en el grado de excitación de las células de Purkinje producida por las fibras trepadoras y musgosas. Por este medio, los impulsos **inhibidores** fluctuantes son transmitidos por las células de Purkinje hasta los núcleos intracerebelosos, los cuales modifican a su vez la actividad muscular por medio de las áreas de control motor del tronco encefálico y la corteza cerebral. Así, se puede afirmar que las células de Purkinje forman el centro de una **unidad funcional** de la corteza cerebelosa.

Mecanismos nucleares intracerebelosos

Los núcleos intracerebelosos reciben información nerviosa aferente desde dos fuentes: 1) los axones inhibidores de las células de Purkinje de la corteza suprayacente, y 2) los axones excitadores, que son ramos de las fibras trepadoras y musgosas aferentes en su camino a la corteza suprayacente. De ese modo, un determinado estímulo sensitivo llega al cerebelo y envía información excitadora a los núcleos, que poco tiempo después reciben la información inhibidora procesada cortical desde las células de Purkinje. La información eferente desde los núcleos intercerebelosos sale del cerebelo para ser distribuida al resto del encéfalo y la médula espinal.

Neurotransmisores corticales cerebelosos

La investigación farmacológica ha sugerido que la mayor parte de las fibras aferentes excitadoras trepadoras y musgosas utilizan **glutamato** (ácido γ-aminobutírico [GABA]) como transmisor excitador en las dendritas de las células de Purkinje. Algunas investigaciones adicionales han indicado que otras fibras aferentes entrantes en la corteza liberan **noradrenalina** y **serotonina** en sus terminaciones que posiblemente modifican la acción del glutamato sobre las células de Purkinje.

Pedúnculos cerebelosos

El cerebelo se encuentra relacionado con otras partes del sistema nervioso central por numerosas fibras eferentes y aferentes, agrupadas a cada lado en tres grandes fascículos o pedúnculos (fig. 6-9). Los pedúnculos cerebelosos superiores conectan el cerebelo con el mesencéfalo, los pedúnculos medios conectan el cerebelo con el puente del encéfalo, y los pedúnculos inferiores conectan el cerebelo con la médula oblongada.

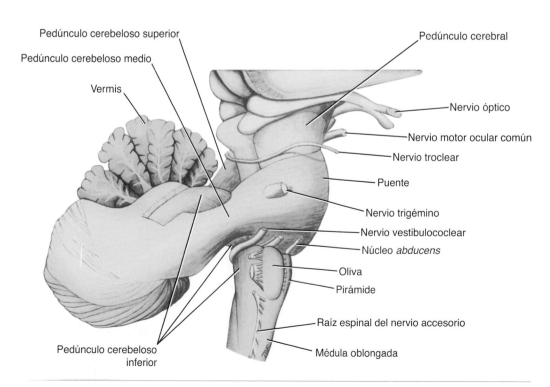

Figura 6-9   Los tres pedúnculos cerebelosos que conectan el cerebelo con el resto del SNC.

FIBRAS CEREBELOSAS AFERENTES

El cerebelo recibe tractos nerviosos aferentes principales de la corteza cerebral, el puente, la médula oblongada y la médula espinal.

Fibras cerebelosas aferentes desde la corteza cerebral

La corteza cerebral envía información al cerebelo por tres vías: 1) la vía corticopontocerebelosa, 2) la vía cerebroolivocerebelosa y 3) la vía cerebrorreticulocerebelosa.

Vía corticopontocerebelosa

Las fibras corticopontinas nacen de células nerviosas en los lóbulos frontales, parietales, temporales y occipitales de la corteza cerebral, y descienden a través de la corona radiada y la cápsula interna para terminar en los núcleos pontinos (fig. 6-10). Los núcleos pontinos dan lugar a las **fibras transversas pontinas**, que cruzan la línea media y penetran en el hemisferio cerebeloso opuesto como pedúnculo cerebeloso medio (*véanse* figs. 5-18, 5-19).

Vía corticoolivocerebelosa

Las fibras corticoolivares nacen de células nerviosas de los lóbulos frontales, parietales, temporales y occipitales de la corteza cerebral, y descienden a través de la corona radiada y la cápsula interna para terminar bilateralmente en los núcleos olivares inferiores. Los núcleos olivares inferiores dan lugar a fibras que cruzan la línea media y penetran en el hemisferio cerebeloso opuesto a través del pedúnculo cerebeloso inferior. Estas fibras terminan como fibras trepadoras en la corteza cerebelosa.

Vía corticorreticulocerebelosa

Las fibras corticorreticulares nacen de células nerviosas de muchas áreas de la corteza cerebral, en particular de las áreas sensitivas motoras. Descienden para terminar en la formación reticular del mismo lado, y en el lado opuesto en el puente

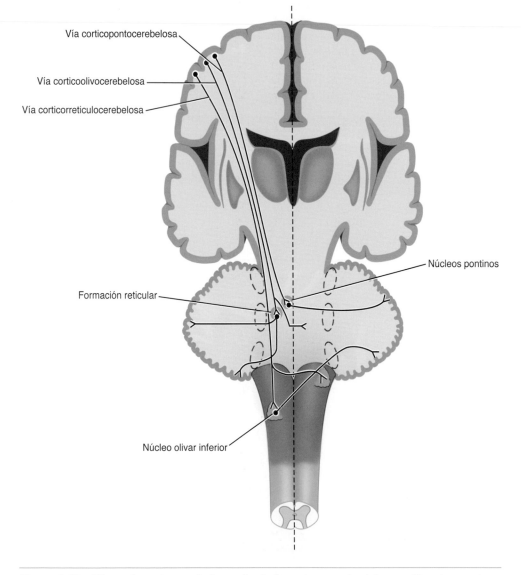

Figura 6-10 Fibras aferentes cerebelosas desde la corteza cerebral. Los pedúnculos cerebelosos se muestran como *líneas de puntos ovaladas*.

y la médula oblongada. Las células de la formación reticular dan lugar a las fibras reticulocerebelosas que penetran en el hemisferio cerebeloso del mismo lado a través de los pedúnculos cerebelosos inferior y medio.

Esta conexión entre el cerebro y el cerebelo es importante para el control del movimiento voluntario. La información respecto al inicio del movimiento en la corteza cerebral es transmitida probablemente al cerebelo, de forma que el movimiento pueda ser monitorizado y se puedan introducir los ajustes apropiados en la actividad muscular.

Fibras cerebelosas aferentes procedentes de la médula espinal

La médula espinal envía información al cerebelo desde los receptores sensitivos somáticos por medio de tres vías:

1) el tracto o fascículo espinocerebeloso anterior, 2) el tracto o fascículo espinocerebeloso posterior, y 3) el tracto o fascículo cuneocerebeloso.

Tracto espinocerebeloso anterior

Los axones que penetran en la médula espinal desde el ganglio espinal hacen sinapsis con las neuronas del **núcleo dorsal** (columna de Clarke) en la base del cuerno posterior de sustancia gris. La mayoría de los axones de estas neuronas cruzan al lado opuesto y ascienden como el **tracto** o **fascículo espinocerebeloso anterior** en el cordón contralateral; algunos axones ascienden como el tracto espinocerebeloso anterior en el cordón lateral del mismo lado (fig. 6-11). Las fibras entran en el cerebelo a través del pedúnculo cerebeloso superior, y terminan como fibras musgosas en la corteza cerebelosa. También exis-

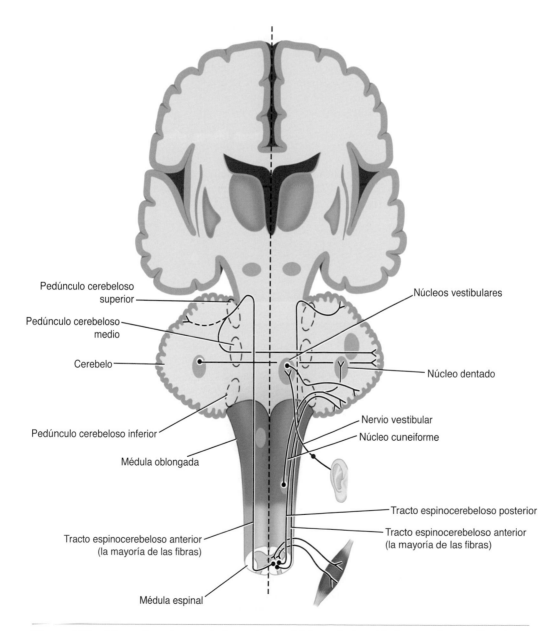

Pedúnculo cerebeloso superior

Pedúnculo cerebeloso medio

Cerebelo

Pedúnculo cerebeloso inferior

Médula oblongada

Tracto espinocerebeloso anterior (la mayoría de las fibras)

Médula espinal

Núcleos vestibulares

Núcleo dentado

Nervio vestibular

Núcleo cuneiforme

Tracto espinocerebeloso posterior

Tracto espinocerebeloso anterior (la mayoría de las fibras)

Figura 6-11 Fibras aferentes cerebelosas de la médula espinal y oído interno. Los pedúnculos cerebelosos se muestran como *líneas de puntos ovaladas*.

ten ramos colaterales que terminan en los núcleos intracerebelosos. Se postula que las fibras que han cruzado al lado opuesto en la médula espinal vuelven a cruzar dentro del cerebelo.

El tracto espinocerebeloso anterior se halla en todos los segmentos de la médula espinal. Sus fibras transmiten información muscular y articular desde los husos musculares, los órganos tendinosos y los receptores articulares de los miembros superiores e inferiores. También se cree que el cerebelo recibe información desde la piel y la fascia superficial por esta vía.

Tracto espinocerebeloso posterior

Los axones que llegan a la médula espinal desde el ganglio espinal penetran a el cuerno posterior de sustancia gris, y terminan haciendo sinapsis con las neuronas en la base del cuerno posterior. Estas neuronas se conocen en conjunto como *núcleo dorsal* (columna de Clarke). Sus axones entran en la parte posterolateral del cordón lateral de sustancia blanca del mismo lado y ascienden como **tracto espinocerebeloso posterior** hasta la médula oblongada. Aquí, el tracto entra al cerebelo a través del pedúnculo cerebeloso inferior y termina como fibras musgosas en la corteza cerebelosa. También existen ramos colaterales que terminan en los núcleos intracerebelosos. El tracto espinocerebeloso posterior recibe información articular y muscular desde los husos musculares, los órganos tendinosos y los receptores articulares de tronco y miembros inferiores.

Tracto cuneocerebeloso

Estas fibras nacen en el núcleo cuneiforme de la médula oblongada y entran en el hemisferio cerebeloso del mismo lado a través del pedúnculo cerebeloso inferior (*véase* fig. 6-10).

Las fibras finalizan como fibras musgosas en la corteza cerebelosa. También existen ramos colaterales que finalizan en los núcleos intracerebelosos. El tracto cuneocerebeloso recibe información articular-muscular proveniente de los husos musculares, los órganos tendinosos y los receptores articulares de los miembros superiores y la parte superior del tórax.

Fibras cerebelosas aferentes del nervio vestibular

El nervio vestibular recibe información del oído interno respecto al movimiento de los conductos semicirculares y de la posición del utrículo y el sáculo en relación con la gravedad. El nervio vestibular envía muchas fibras aferentes directamente al cerebelo a través del pedúnculo cerebeloso inferior del mismo lado. Otras fibras aferentes vestibulares pasan primero a los núcleos vestibulares del tronco encefálico, donde hacen sinapsis y son transmitidas al cerebelo (*véase* fig. 6-11). Penetran en el cerebelo a través del pedúnculo cerebeloso inferior del mismo lado. Todas las fibras aferentes desde el oído interno terminan como fibras musgosas en el lóbulo floculonodular del cerebelo.

Otras fibras aferentes

Además, el cerebelo recibe haces pequeños de fibras aferentes desde el núcleo rojo y la lámina del tectum mesencefálico. Las vías cerebelosas aferentes se resumen en la tabla 6-1.

Tabla 6-1 Vías cerebelosas aferentes

Vía	Función	Origen	Destino
Corticopontocerebelosa	Transmite el control desde la corteza cerebral	Lóbulos frontal, parietal, temporal y occipital	A través de los núcleos pontinos y las fibras musgosas hasta la corteza cerebelosa
Corticoolivocerebelosa	Transmite el control desde la corteza cerebral	Lóbulos frontal, parietal, temporal y occipital	A través de los núcleos olivares inferiores y las fibras trepadoras hasta la corteza cerebelosa
Corticorreticulocerebelosa	Transmite el control desde la corteza cerebral	Áreas sensitivomotoras	A través de la formación reticular
Espinocerebelosa anterior	Transmite información desde los músculos y las articulaciones	Husos musculares, órganos tendinosos y receptores articulares	A través de las fibras musgosas hasta la corteza cerebelosa
Espinocerebelosa posterior	Transmite información desde los músculos y las articulaciones	Husos musculares, órganos tendinosos y receptores articulares	A través de las fibras musgosas hasta la corteza cerebelosa
Cuneocerebelosa	Transmite información desde los músculos y las articulaciones del miembro superior	Husos musculares, órganos tendinosos y receptores articulares	A través de las fibras musgosas hasta la corteza cerebelosa
Nervio vestibular	Transmite información de la posición y el movimiento de la cabeza	Utrículo, sáculo y conductos semicirculares	A través de las fibras musgosas hasta la corteza del lóbulo floculonodular
Otras aferentes	Transmite información desde el mesencéfalo	Núcleo rojo, lámina del tectum mesencefálico	Corteza cerebelosa

FIBRAS CEREBELOSAS EFERENTES

Todas las señales que salen de la corteza cerebelosa lo hacen a través de los axones de las células de Purkinje. La mayoría de estos axones hacen sinapsis con las neuronas de los núcleos intracerebelosos (*véase* fig. 6-4). Los axones de las neuronas que forman los núcleos cerebelosos constituyen el flujo eferente desde el cerebelo. Los axones de unas pocas células de Purkinje pasan directamente desde el cerebelo hasta el núcleo vestibular lateral. Las fibras eferentes desde el cerebelo se conectan con el núcleo rojo, el tálamo, el complejo vestibular y la formación reticular.

Vía globosoemboliformerrubral

Los axones de las neuronas de los núcleos globoso y emboliforme viajan a través del pedúnculo cerebeloso superior y cruzan la línea media al lado opuesto en la **decusación de los pedúnculos cerebelosos superiores** (fig. 6-12). Las fibras terminan en sinapsis con células del núcleo rojo contralateral, que dan lugar a los axones del **tracto rubroespinal**. Así, esta vía cruza dos veces: una en la decusación del pedúnculo cerebeloso superior y otra en el fascículo rubroespinal cerca de su origen. De esa manera, los núcleos globoso y emboliforme influyen en la actividad motora en el mismo lado del cuerpo.

Vía dentatotalámica

Los axones de las neuronas del núcleo dentado viajan a través del pedúnculo cerebeloso superior y cruzan la línea media hasta el lado opuesto en la **decusación del pedúnculo cerebeloso superior**. Las fibras terminan en sinapsis con las células del **núcleo ventrolateral del tálamo** contralateral. Los axones de las neuronas talámicas ascienden a través de la cápsula

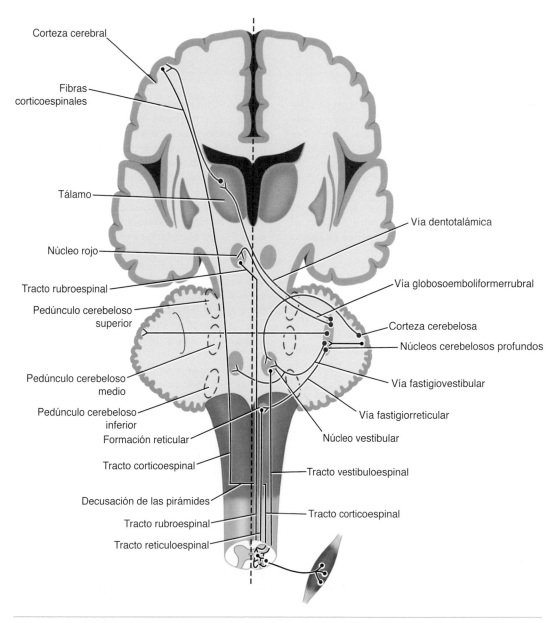

Figura 6-12 Fibras cerebelosas eferentes. Los pedúnculos cerebelosos se muestran como *líneas de puntos ovaladas.*

Tabla 6-2 Vías cerebelosas eferentes[a]

Vía	Función	Origen	Destino
Globosoemboliformerrubral	Influye en la actividad motora ipsilateral	Núcleos globoso y emboliforme	Hacia el núcleo rojo contralateral, después a través del tracto rubroespinal cruzado a las motoneuronas ipsilaterales en la médula espinal
Dentadotalámica	Influye en la actividad motora ipsilateral	Núcleo dentado	Al núcleo ventrolateral contralateral del tálamo, después a la corteza cerebral motora contralateral; el tracto corticoespinal cruza la línea media y controla las motoneuronas ipsilaterales en la médula espinal
Fastigiovestibular	Influye en el tono muscular ipsilateral	Núcleo del fastigio	Principalmente a los núcleos vestibulares ipsilaterales y lateral contralateral; tracto vestibuloespinal hasta las motoneuronas ipsilaterales en la médula espinal
Fastigiorreticular	Influye en el tono muscular ipsilateral	Núcleo del fastigio	Hasta las neuronas de formación reticular; tracto reticuloespinal a las motoneuronas ipsilaterales en la médula espinal

[a]Obsérvese que cada hemisferio cerebeloso influye en el tono muscular voluntario en el mismo lado del cuerpo.

interna y la corona radiada y terminan en el área motora primaria de la corteza cerebral. El núcleo dentado puede influir por esa vía en la actividad motora, al actuar sobre las motoneuronas en la corteza cerebral opuesta; los impulsos procedentes de la corteza motora son transmitidos a niveles segmentarios espinales a través del tracto corticoespinal. Hay que recordar que la mayoría de las fibras del tracto corticoespinal cruzan al lado opuesto en la decusación de las pirámides o más tarde en los niveles segmentarios espinales. Así pues, el núcleo dentado es capaz de coordinar la actividad muscular en el mismo lado del cuerpo.

Vía fastigiovestibular

Los axones de las neuronas del núcleo del fastigio viajan a través del pedúnculo cerebeloso inferior y terminan proyectándose hacia las neuronas del **núcleo vestibular lateral** en ambos lados. Recuérdese que los axones de algunas células de Purkinje se proyectan directamente al núcleo vestibular lateral. Las neuronas del núcleo vestibular lateral forman el **tracto vestibuloespinal**. El núcleo del fastigio ejerce una influencia facilitadora principalmente sobre el tono muscular extensor ipsilateral.

Vía fastigiorreticular

Los axones de las neuronas del núcleo del fastigio tienen un trayecto a través del pedúnculo cerebeloso inferior y hacen sinapsis con neuronas de la formación reticular. Los axones de esas neuronas influyen en la actividad motora segmentaria espinal a través del tracto reticuloespinal. Las vías cerebelosas eferentes se resumen en la tabla 6-2.

FUNCIONES DEL CEREBELO

El cerebelo recibe información aferente con respecto al movimiento voluntario desde la corteza cerebral y desde los músculos, los tendones y las articulaciones. También recibe información referente al equilibrio desde el nervio vestibular y, posiblemente, información relacionada con la visión a través del tracto tectocerebeloso. Toda esta información es introducida en los circuitos cerebelosos corticales por las fibras musgosas y las fibras trepadoras, y converge en las células de Purkinje (*véase* fig. 6-8). Los axones de las células de Purkinje se proyectan con pocas excepciones en los núcleos intracerebelosos. La eferencia del vermis se proyecta al núcleo del fastigio, las regiones intermedias de la corteza se proyectan a los núcleos globoso y emboliforme, y la eferencia de la parte lateral del hemisferio cerebeloso se proyecta al núcleo dentado. Los axones de unas pocas células de Purkinje salen directamente del cerebelo y terminan en el núcleo vestibular lateral del tronco encefálico. Actualmente se considera que los axones de Purkinje ejercen una influencia inhibidora sobre las neuronas de los núcleos cerebelosos y los núcleos vestibulares laterales.

La eferencia cerebelosa es conducida a los sitios de origen de las vías descendentes que influyen en la actividad motora en el nivel espinal segmentario. A este respecto, el cerebelo no tiene conexiones neuronales directas con las motoneuronas inferiores, pero ejerce su influencia indirectamente a través de la corteza cerebral y el tronco encefálico.

Los fisiólogos han postulado que el cerebelo funciona como coordinador de los movimientos precisos mediante la comparación continua de la eferencia del área motora de la corteza cerebral con la información propioceptiva recibida del sitio de acción muscular; de esta manera, el cerebelo resulta capaz de introducir los ajustes necesarios influyendo en la actividad de las motoneuronas inferiores (fig. 6-13). Lo anterior se consigue controlando el tiempo y la secuencia de activación de las motoneuronas α y γ. También se teoriza que el cerebelo puede enviar información retrógrada a la corteza cerebral motora, inhibiendo los músculos agonistas y estimulando los antagonistas, con lo que limita la extensión del movimiento voluntario.

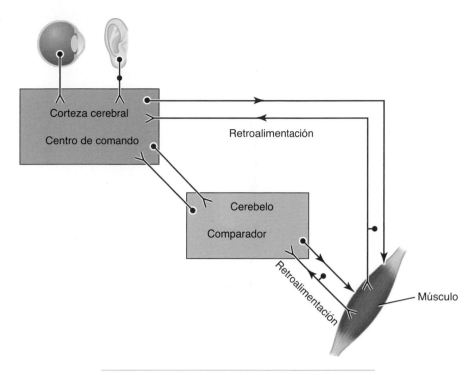

Figura 6-13   El cerebelo actúa como comparador.

Notas clínicas

Consideraciones generales

Cada hemisferio cerebeloso está conectado por vías nerviosas principalmente con el mismo lado del cuerpo; así, una **lesión en un hemisferio cerebeloso da lugar a signos y síntomas limitados al mismo lado del cuerpo**. Las conexiones principales del cerebelo se resumen en la figura 6-14.

La función esencial del cerebelo es coordinar mediante una acción sinérgica toda la actividad muscular refleja y voluntaria. Así, el cerebelo gradúa y armoniza el tono muscular y mantiene la postura corporal normal. Permite que los movimientos voluntarios, como la marcha, sean suaves, precisos y con economía de esfuerzo. Aunque el cerebelo desempeña un papel importante en la actividad muscular esquelética, no es capaz de iniciar el movimiento voluntario.

Signos y síntomas de enfermedad cerebelosa

Aunque se ha destacado la importancia del cerebelo en el mantenimiento del tono muscular y la coordinación del movimiento, conviene recordar que los síntomas y signos de la lesión aguda resultan diferentes de los producidos por lesiones crónicas. Las lesiones agudas producen síntomas y signos graves y súbitos, pero existe evidencia clínica considerable que permite aceptar que los pacientes pueden recuperarse totalmente después de lesiones cerebelosas grandes. Lo anterior sugiere la posibilidad de que otras áreas del SNC compensen la pérdida de función cerebelosa. Las lesiones crónicas, como los tumores de crecimiento lento, producen síntomas y signos mucho menos graves que los de las lesiones agudas. La razón radica en que otras áreas del SNC tienen tiempo para compensar la pérdida de función cerebelosa. Los síntomas y signos siguientes son característicos de una disfunción cerebelosa.

Hipotonía

Los músculos pierden elasticidad a la palpación. Está disminuida la resistencia a los movimientos pasivos de las articulaciones. La agitación del miembro produce movimientos excesivos en las articulaciones terminales. La alteración es atribuible a la pérdida de la influencia cerebelosa sobre el reflejo de estiramiento simple.

Cambios posturales y alteraciones de la marcha

La cabeza se halla con frecuencia rotada y flexionada, y el hombro del lado de la lesión se encuentra más bajo que el del lado normal. El paciente asume una base de sustentación amplia cuando está de pie, y muchas veces mantiene las piernas rígidas para compensar la pérdida de tono muscular. Al caminar, la persona se tambalea y se desvía hacia el lado afectado.

Trastornos del movimiento voluntario (ataxia)

Los músculos se contraen de forma irregular y débil. Los **temblores** aparecen cuando se intentan movimientos finos, como abotonarse la ropa, escribir y afeitarse. Los grupos musculares no trabajan de forma armoniosa y se produce una **descomposición del movimiento**. Cuando se pide al paciente que se toque la punta de la nariz con el dedo índice, el movimiento no es coordinado de modo adecuado y el dedo se pasa de la nariz o choca con ella. Se puede realizar una prueba similar en los miembros inferiores pidiendo al paciente que coloque el talón de un pie sobre la espinilla de la pierna opuesta.

Disdiadococinesia

La *disdiadococinesia* es la incapacidad de realizar movimientos alternantes de forma regular y rápida. Se pide al paciente que prone y supine los antebrazos con rapidez. En el lado de

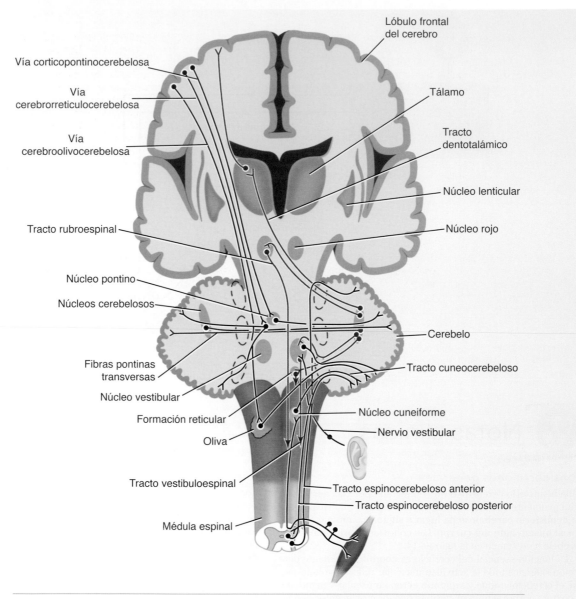

Figura 6-14 Algunas de las conexiones principales del cerebelo. Los pedúnculos cerebelosos se muestran como *líneas de puntos ovaladas*.

la lesión cerebelosa los movimientos resultan lentos, torpes e incompletos.

Alteraciones de los reflejos

El movimiento producido por los reflejos tendinosos tiende a continuar durante un período más largo de lo normal. Por ejemplo, tras percutir el tendón patelar, se produce un **reflejo pendular**. En condiciones normales, el movimiento es autolimitado por los reflejos de estiramiento de agonistas y antagonistas. En la enfermedad cerebelosa, debido a la pérdida de influencia de los reflejos de estiramiento, el movimiento continúa como una serie de movimientos de flexión y extensión en la articulación de la rodilla, es decir, la pierna se mueve como un péndulo.

Alteraciones de los movimientos oculares

El **nistagmo**, en esencia una ataxia de los músculos oculares, se caracteriza por la oscilación rítmica de los ojos. Se demuestra más fácilmente al desviar los ojos en una dirección horizontal.

La oscilación rítmica de los ojos puede producirse a la misma velocidad en ambas direcciones (**nistagmo pendular**) o más rápido en una dirección que en la otra (**nistagmo rítmico**). En el segundo caso, los movimientos tienen una fase lenta de dirección contraria al objeto mirado, seguida por una fase rápida hacia el objetivo. La fase rápida se utiliza para describir la forma del nistagmo. Por ejemplo, se dice que un paciente tiene "nistagmo hacia la izquierda" si la fase rápida se produce hacia la izquierda y la lenta hacia la derecha. El movimiento del nistagmo puede confinarse a un plano, y puede ser horizontal o vertical, o puede producirse en muchos planos y entonces se conoce como *nistagmo rotatorio*.

La postura de los músculos oculares depende principalmente del funcionamiento normal de dos grupos de vías aferentes. La primera vía es la visual, por la que el ojo mira hacia el objeto de interés, y la segunda vía es mucho más complicada, pues participan los laberintos, los núcleos vestibulares y el cerebelo.

Alteraciones del habla

La **disartria** aparece en la enfermedad cerebelosa debido a la ataxia de los músculos de la laringe. La articulación de las palabras es entrecortada, y las sílabas suelen estar separadas unas de otras. El habla tiende a ser explosiva, con las sílabas muchas veces balbuceantes.

En las lesiones cerebelosas no hay parálisis ni cambios sensitivos. Aunque puede existir hipotonía muscular e incoordinación, el trastorno no se limita a músculos o grupos musculares específicos; por el contrario, se altera todo un miembro o toda la mitad del cuerpo. Cuando están afectados ambos hemisferios, se pueden encontrar trastornos de la acción muscular en todo el cuerpo. Aunque las contracciones musculares pueden ser débiles y el paciente se puede cansar rápidamente, no existe atrofia muscular.

Síndromes cerebelosos

Síndrome del vermis

La causa más frecuente del síndrome del vermis es un **meduloblastoma** del vermis en los niños. El daño del lóbulo floculonodular produce signos y síntomas relacionados con el sistema vestibular. Como el vermis es un órgano impar e influye en las estructuras de la línea media, la incoordinación muscular afecta la cabeza y el tronco y no los miembros. Existe cierta tendencia a la caída hacia adelante o hacia atrás. Se aprecia dificultad para mantener la cabeza firme y en posición vertical. También puede observarse dificultad para mantener el tronco derecho.

Síndrome del hemisferio cerebeloso

Los tumores del hemisferio cerebeloso pueden ser la causa del síndrome del hemisferio cerebeloso. Los síntomas y signos suelen ser unilaterales y afectar a los músculos del lado del hemisferio cerebeloso enfermo. Están alterados los movimientos de los miembros, en especial de los superiores. Son frecuentes la oscilación y la caída hacia el lado de la lesión. La disartria y el nistagmo también son hallazgos habituales. Los trastornos de la parte lateral de los hemisferios cerebelosos producen retrasos en el inicio de los movimientos e incapacidad para mover todos los segmentos de los miembros juntos de una forma coordinada, con tendencia a movilizar las articulaciones de una en una.

Enfermedades frecuentes que afectan al cerebelo

Una de las anomalías más habituales que afectan a la función cerebelosa es la intoxicación alcohólica aguda. Se produce como resultado de la acción del alcohol sobre los receptores GABA en las neuronas cerebelosas.

Los siguientes procesos afectan con frecuencia al cerebelo: agenesia o hipoplasia congénita, traumatismo, infecciones, tumores, esclerosis múltiple, alteraciones vasculares, como la trombosis de las arterias cerebelosas, y la intoxicación por metales pesados.

Las numerosas manifestaciones de la enfermedad cerebelosa pueden reducirse a dos defectos básicos: la hipotonía y la pérdida de la influencia del cerebelo sobre las actividades de la corteza cerebral.

Conceptos clave

Cerebelo

- El cerebelo está compuesto por una capa externa de sustancia gris llamada *corteza* y una interna de sustancia blanca. Incluidas en la sustancia blanca de cada hemisferio hay tres masas de sustancia gris que forman los núcleos intracerebelosos.

- La sustancia gris de la corteza se divide en tres capas: la externa molecular, la media (capa de células de Purkinje) y la granular interior.

- Las células de cesta y estrelladas se encuentran en la capa molecular y están dispersas a lo largo de las arborizaciones dendríticas de las células de Purkinje, cuyos cuerpos celulares se encuentran dentro de la capa de Purkinje.

- Las células granulares (y las células de Golgi) están en toda la capa granular y hacen sinapsis con la aferencia de las fibra musgosas (tractos cerebelosos aferentes). El axón de cada célula granular se ramifica y corre paralelo al eje largo de las láminas del cerebelo.

- Las *fibras trepadoras* son fibras terminales de los tractos olivocerebelosos. Una única neurona de Purkinje hace sinapsis con una única fibra trepadora.

- Las *fibras musgosas* son las fibras terminales de otros tractos cerebelosos aferentes. Cada fibra musgosa se comunica con miles de células de Purkinje a través de las células granulares.

Fibras cerebelosas aferentes

- El cerebelo recibe tres vías aferentes desde el cerebro y es importante para vigilar y controlar los movimientos voluntarios.

- El cerebelo también recibe tres vías aferentes de la médula espinal, todas las cuales proveen información al cerebelo muscular y articular de los miembros y el tronco.

Fibras cerebelosas eferentes

- Las eferencias cerebelosas se producen a través de los axones celulares de Purkinje, la mayoría de los cuales hacen sinapsis con las neuronas de los núcleos intracerebelosos.

- Las fibras eferentes de los núcleos profundos se conectan con el núcleo rojo (globosoemboliformerrubral), el tálamo (dentatotalámico), el complejo vestibular (fastigialvestibular) y la formación reticular (fastigialrreticular).

Funciones del cerebelo

- El cerebelo funciona como un coordinador de movimientos precisos al comparar continuamente la eferencia del área motora de la corteza cerebral con la información propioceptiva recibida del sitio de acción muscular y hace los ajustes necesarios.

Solución de problemas clínicos

1. Una niña de 10 años es atendida por el neurólogo porque sus padres notan que su marcha es torpe. Seis meses antes, la niña se quejó de que sentía el brazo derecho torpe, y dejó caer una tetera de la mesa sin darse cuenta. Más recientemente, la familia notó que los movimientos de la mano se hicieron vacilantes y torpes; esta alteración es particularmente evidente al usar el tenedor y el cuchillo. La madre informa que su hija ha experimentado problemas en el pie derecho desde el nacimiento, y que tenía pie zambo. También presenta escoliosis, y está siendo tratada por un cirujano ortopédico. A la madre le preocupan especialmente las alteraciones de la hija debido a que otros miembros de la familia presentaron signos y síntomas similares.

   En la exploración física se encuentra que la niña tiene una marcha tambaleante con una tendencia a inclinarse hacia la derecha. Presenta temblor intencional en el brazo y la pierna derechos. Cuando se prueba la fuerza de los músculos de los miembros, se encuentra que los de la pierna derecha son más débiles que los de la izquierda. Los músculos del brazo derecho y la pierna derecha también son hipotónicos. Tiene una grave deformidad en cavo en el pie derecho y deformidad leve en el izquierdo. También presenta cifoescoliosis de la parte superior de la columna vertebral torácica.

   Al examinar su sistema sensitivo, se descubre que tiene pérdida de la sensación articular-muscular y del sentido vibratorio de ambas piernas. También presenta pérdida de discriminación de dos puntos de la piel de ambas piernas. Sus reflejos patelares son exagerados, pero los aquíleos están ausentes. Los reflejos del bíceps y el tríceps de ambos lados son normales. Presenta signo de Babinski bilateral. Hay un nistagmo leve en ambos ojos. Según sus conocimientos de neuroanatomía, explique los síntomas y signos de esta paciente. ¿El proceso de la enfermedad afecta más de un área del sistema nervioso central? Explique su respuesta.

2. Dos médicos hablan en la calle cuando uno se vuelve hacia el otro y dice: "Mira a ese hombre. Ve la forma en la que camina. No está balanceando su brazo derecho en absoluto; simplemente cuelga a su lado. Me pregunto si tendrá una lesión cerebelosa". ¿Una persona con un tumor unilateral del hemisferio cerebeloso tiende a mantener el brazo colgando al lado del cuerpo mientras camina?

3. Un hombre de 37 años consulta a su médico porque ha notado cierta torpeza en su brazo derecho. Los síntomas comenzaron hace 6 meses y están empeorando. También ha visto que su mano derecha tiembla cuando intenta movimientos finos o insertar una llave en una cerradura. Cuando camina, nota que, una y otra vez, tiende a tambalearse hacia la derecha, "como si hubiese bebido demasiado alcohol". En la exploración física, la cara se desvía ligeramente a la izquierda, y el hombro derecho está más bajo que el izquierdo. Los movimientos pasivos de brazos y piernas muestran hipotonía y lasitud en el lado derecho. Cuando se le pide que camine de talón a pie a lo largo de una línea recta en el piso, se inclina hacia el lado derecho. Cuando se le pide que se toque la nariz con el dedo índice derecho, la mano derecha muestra temblor y el dedo tiende a sobrepasar al objetivo. El habla es normal, y no hay nistagmo. Según sus conocimientos de neuroanatomía, explique cada signo y síntoma. ¿Es probable que haya una lesión en el cerebelo en la línea media o hacia un lado?

4. Un niño de 4.5 años de edad es llevado al neurólogo porque su madre está preocupada sobre sus ataques de vómitos al despertarse por la mañana y su tendencia a la inestabilidad al pararse. La madre también se da cuenta de que el niño camina con una marcha inestable y con frecuencia cae hacia atrás. En la exploración física, el niño tiende a estar parado con las piernas bien separadas, es decir, de base amplia. La cabeza es más grande de lo normal para su edad, y las líneas de sutura del cráneo se pueden palpar fácilmente. Un examen retiniano con un oftalmoscopio muestra papiledema grave en ambos ojos. Los músculos de los miembros superiores e inferiores muestran cierto grado de hipotonía. No hay nistagmo y el niño no muestra tendencia a caer hacia un lado o hacia el otro cuando se le pide que camine. Según sus conocimientos de neuroanatomía, explique los síntomas y signos. ¿Es probable que haya una lesión en el cerebelo en la línea media o hacia un lado?

5. Durante un pase de visita, se le pide a un estudiante de tercer año que explique el fenómeno del nistagmo. ¿Cómo habría respondido esa pregunta? ¿Por qué los pacientes con enfermedad cerebelosa presentan nistagmo?

6. ¿Cuál es la diferencia esencial entre los síntomas y signos de lesiones agudas y crónicas del cerebelo? Explique estas diferencias.

 Respuestas y explicaciones acerca de la solución de los problemas clínicos

1. Esta niña de 10 años de edad tenía los síntomas y signos de ataxia de Friedreich, una enfermedad degenerativa hereditaria del cerebelo y las partes posteriores y laterales de la médula espinal.

   La degeneración del cerebelo fue revelada por las alteraciones de la marcha, los movimientos torpes del brazo derecho, la tendencia a caer hacia la derecha, el temblor intencional del brazo y la pierna derechos, la hipotonicidad del brazo derecho y la pierna derecha, y el nistagmo de ambos ojos.

   La participación del fascículo grácil se evidenció por la pérdida del sentido vibratorio, la pérdida de la discriminación de dos puntos y la pérdida del sentido articular-muscular de los miembros inferiores.

La degeneración del tracto corticoespinal provocó debilidad de las piernas y la presencia de la respuesta plantar de Babinski. Los reflejos patelares exagerados se debían a la participación de las motoneuronas superiores distintas del tracto corticoespinal.

La pérdida de los reflejos aquíleos se debía a la interrupción de los arcos reflejos en los niveles espinales S1-S2 por el proceso degenerativo.

El pie zambo y la escoliosis pueden atribuirse a la alteración del tono de los músculos de la pierna y del tronco de muchos años de duración.

2. Sí. Un paciente con lesión unilateral que afecta a un hemisferio cerebeloso muestra ausencia de coordinación entre los diferentes grupos de músculos del mismo lado del cuerpo. Esta alteración afecta no sólo a los agonistas y a los antagonistas en un solo movimiento articular, sino también a toda la actividad muscular relacionada. Por ejemplo, una persona sana balancea ambos brazos al caminar; en caso de enfermedad cerebelosa, se pierde esta actividad en el lado de la lesión.

3. En la cirugía se encontró que este hombre tenía un astrocitoma en el hemisferio cerebeloso derecho. La alteración explica la presencia de síntomas y signos unilaterales. La lesión se hallaba en el lado derecho, y la torpeza, los temblores, la incoordinación muscular y la hipotonía se produjeron en el lado derecho del cuerpo. El deterioro progresivo de la condición clínica puede explicarse por la destrucción de una parte cada vez mayor del cerebelo a causa de la expansión rápida del tumor. La flacidez de los músculos del brazo y de la pierna derechos se debía a hipotonía, es decir, a la eliminación de la influencia del cerebelo sobre el reflejo de estiramiento simple en el que participan los husos musculares y los órganos tendinosos. La torpeza, los temblores y la dismetría en la prueba dedo-nariz estaban causados por la falta de influencia cerebelosa sobre el proceso de coordinación entre diferentes grupos de músculos. La caída hacia el lado derecho, la inclinación de la cabeza y el descenso del hombro derecho se debían a la pérdida de tono muscular y al cansancio.

4. El diagnóstico fue un meduloblastoma del encéfalo en la región del techo del cuarto ventrículo, con afectación del vermis cerebeloso. El niño murió 9 meses más tarde, después de un tratamiento profundo y extenso con radioterapia. La aparición súbita de vómitos, el aumento de tamaño de la cabeza más allá de los límites normales, la separación de las suturas y el edema de papila bilateral grave pueden explicarse por el aumento rápido de la presión intracraneal debido al incremento veloz del tamaño del tumor. La marcha inestable con base amplia y la tendencia a caer hacia atrás (o hacia delante), y no hacia un lado, sugieren un tumor con afectación del vermis. La hipotonía bilateral, sobre todo durante las últimas fases de la enfermedad, se debía a la afectación de ambos hemisferios cerebelosos. En la autopsia se encontró que el tumor había invadido extensamente el cuarto ventrículo, y que existían signos de hidrocefalia interna debida a que el líquido cerebroespinal era incapaz de escapar a través de los forámenes en el techo del cuarto ventrículo.

5. El nistagmo, una oscilación involuntaria del globo ocular, puede aparecer de forma fisiológica, por ejemplo, cuando una persona observa objetos con movimiento rápido o durante la rotación rápida del cuerpo. Muchas veces se observa en enfermedades del sistema nervioso, el ojo y el oído interno. En la enfermedad cerebelosa, el nistagmo se debe a la ataxia de los músculos que mueven el globo ocular. Existe falta de coordinación entre los agonistas y los antagonistas participantes en el movimiento del ojo. Para comprender a fondo las diferentes formas de nistagmo, se debe consultar un texto de neurología. *Véase también* la p. 242.

6. Las lesiones agudas, como las resultantes de la trombosis de una arteria cerebelosa o de un tumor de crecimiento rápido, producen síntomas y signos bruscos e intensos debido a la pérdida súbita de la influencia del cerebelo sobre la actividad muscular. Los pacientes pueden recuperarse con rapidez de las lesiones cerebelosas grandes, lo que se explica por el hecho de que el cerebelo no influye directamente en la actividad muscular, sino de manera indirecta a través de los núcleos vestibulares, la formación reticular, el núcleo rojo, la lámina del tectum del mesencéfalo, el cuerpo estriado y la corteza cerebral; estas otras áreas del SNC pueden compensar la pérdida de la función cerebelosa. Los síntomas y signos resultan mucho menos graves en las lesiones crónicas, en las que existe tiempo suficiente para permitir que otras zonas del SNC compensen la pérdida de la función cerebelosa.

❓ Preguntas de revisión

Instrucciones: cada uno de los apartados numerados en esta sección se acompaña de respuestas. Seleccione la letra de la respuesta CORRECTA.

1. Las siguientes afirmaciones se refieren al aspecto macroscópico del cerebelo:
   (a) Está separado de los lóbulos occipitales de los hemisferios cerebrales por la tienda del cerebelo.
   (b) Se encuentra localizado delante de la médula oblongada y del puente.
   (c) El lóbulo anterior está separado del medio (posterior) por la fisura uvulonodular.
   (d) El lóbulo floculonodular está separado del lóbulo medio (posterior) por la fisura horizontal.
   (e) El tercer ventrículo ocupa una posición anterior al cerebelo.

2. Las siguientes afirmaciones generales hacen referencia al cerebelo:
   (a) El cerebelo influye mucho en la actividad del músculo liso.
   (b) El cerebelo no tiene influencia sobre los músculos esqueléticos inervados por los nervios, o pares, craneales.
   (c) Cada hemisferio cerebeloso controla el tono de los músculos esqueléticos inervados por nervios espinales del mismo lado del cuerpo.
   (d) Las importantes células de Purkinje son neuronas de Golgi de tipo II.
   (e) Las células de Purkinje ejercen una influencia estimuladora sobre los núcleos intracerebelosos.

3. Las siguientes afirmaciones se refieren a la estructura del cerebelo:
   (a) El cerebelo está formado por dos hemisferios cerebelosos unidos por el estrecho vermis medial.
   (b) La superficie inferior del cerebelo muestra un surco profundo formado por la superficie superior del vermis.
   (c) Los pedúnculos cerebelosos inferiores unen el cerebelo con el puente.
   (d) La sustancia gris se limita a la corteza cerebelosa.
   (e) La sustancia gris de las láminas del núcleo dentado tiene un aspecto ramificado en la superficie de corte, denominado *árbol de la vida*.

4. Las siguientes afirmaciones se refieren a la estructura de la corteza cerebelosa:
   (a) La corteza está plegada por muchas fisuras verticales en láminas.
   (b) La estructura de la corteza difiere ampliamente en las distintas partes del cerebelo.
   (c) Las células de Purkinje se encuentran en la capa más superficial de la corteza.
   (d) Las células de Golgi se encuentran en la capa más superficial de la corteza cerebelosa.
   (e) Los axones de las células de Purkinje forman las fibras eferentes desde la corteza cerebelosa.

5. Las siguientes afirmaciones se refieren a los núcleos intracerebelosos:
   (a) Los núcleos se encuentran dentro de las capas superficiales de la sustancia blanca.
   (b) Los núcleos se hallan localizados en las paredes del cuarto ventrículo.
   (c) Los núcleos están compuestos de muchas neuronas unipolares pequeñas.
   (d) Los axones de los núcleos forman el flujo de salida cerebeloso principal.
   (e) Desde la parte medial hasta la lateral, los núcleos se conocen como *dentado, emboliforme, globoso* y *del fastigio*.

6. Las siguientes afirmaciones se refieren a los pedúnculos cerebelosos:
   (a) En el pedúnculo cerebeloso superior, la mayoría de las fibras son aferentes y nacen de las neuronas de la médula espinal.
   (b) El fascículo espinocerebeloso anterior penetra en el cerebelo por medio del pedúnculo cerebeloso superior.

   (c) El pedúnculo cerebeloso inferior está constituido exclusivamente por fibras que pasan desde los núcleos olivares inferiores hasta el lóbulo medio del hemisferio cerebeloso.
   (d) El pedúnculo cerebeloso medio está formado por fibras que nacen de los núcleos dentados.
   (e) Los pedúnculos cerebelosos son estructuras superficiales difíciles de ver incluso mediante disección encefálica.

7. Las siguientes afirmaciones se refieren a las fibras aferentes que entran en el cerebelo:
   (a) Las fibras musgosas terminan en sinapsis con las dendritas de las células de Purkinje.
   (b) Las fibras penetran al cerebelo principalmente a través de las fibras arqueadas internas y externas.
   (c) Las fibras trepadoras y musgosas constituyen las dos líneas principales de entrada a la corteza cerebelosa.
   (d) Las fibras aferentes son inhibidoras para las células de Purkinje.
   (e) Las fibras aferentes al cerebelo son no mielinizadas.

8. Las siguientes afirmaciones se refieren a las funciones del cerebelo:
   (a) El cerebelo influye en las acciones de los tendones musculares.
   (b) El cerebelo controla el movimiento voluntario mediante la coordinación de la fuerza y la extensión de la contracción de diferentes músculos.
   (c) El cerebelo estimula la contracción de los músculos antagónicos.
   (d) El cerebelo influye directamente en la actividad muscular esquelética sin asistencia de la corteza cerebral.
   (e) El cerebelo estimula las ondas peristálticas observadas en el músculo intestinal.

9. Las siguientes afirmaciones se relacionan con el cerebelo:
   (a) Las fibras trepadoras aferentes establecen contactos sinápticos únicos con células de Purkinje individuales.
   (b) Las fibras musgosas aferentes pueden estimular muchas células de Purkinje, estimulando primero las células estrelladas.
   (c) Las neuronas de los núcleos intracerebelosos envían axones sin interrupción al hemisferio cerebral opuesto.
   (d) La eferencia de los núcleos cerebelosos influye en la actividad muscular de forma que los movimientos puedan progresar en una secuencia ordenada de un movimiento al siguiente.
   (e) La dismetría está causada por el fallo de la corteza cerebral para inhibir el cerebelo después de comenzar el movimiento.

10. Las siguientes afirmaciones se relacionan con el cerebelo:
    (a) La corteza cerebelosa tiene una estructura microscópica distinta en las diferentes personas.
    (b) Los axones de las células de Purkinje ejercen una influencia inhibidora sobre las neuronas de los núcleos intracerebelosos.
    (c) Cada hemisferio cerebeloso influye principalmente en el movimiento de la mano del lado opuesto.
    (d) La parte del cerebelo situada en la línea media se denomina *flóculo*.
    (e) Los temblores intencionales son un signo de enfermedad cerebelosa.

Instrucciones: preguntas pareadas. Después de la trombosis de la arteria cerebelosa inferior posterior, un paciente presenta los signos y síntomas enumerados a continuación; paree los signos y síntomas con las estructuras apropiadas participantes. Cada letra puede seleccionarse ninguna, una o más de una vez.

11. Pérdida de la sensibilidad al dolor y la temperatura en el lado izquierdo del cuerpo.
12. Nistagmo.
13. Hipotonía de los músculos en el lado derecho del cuerpo con tendencia a caer hacia la derecha.
    (a) Tracto reticuloespinal derecho
    (b) Pedúnculo cerebeloso inferior derecho
    (c) Ninguna de las anteriores

Instrucciones: paree los tractos nerviosos enumerados a continuación con las vías identificadas mediante letras, que salen del cerebelo. Cada letra puede seleccionarse ninguna, una o más de una vez.

14. Corticopontocerebeloso
15. Cuneocerebeloso
16. Cerebelorreticular
17. Cerebelorrúbico

    (a) Pedúnculo cerebeloso superior
    (b) Cuerpo calloso
    (c) Estrías medulares
    (d) Pedúnculo cerebeloso inferior
    (e) Pedúnculo cerebeloso medial
    (f) Ninguna de las anteriores

Instrucciones: cada historia clínica continúa con preguntas. Lea el caso, luego seleccione la MEJOR respuesta.

Un hombre de 45 años de edad, alcohólico, comenzó a presentar marcha inestable oscilante incluso sin estar intoxicado. La alteración empeoró lentamente a lo largo de varias semanas y después pareció estabilizarse. Los amigos notaban que el paciente tenía dificultad para caminar en tándem con otra persona, y que perdía la estabilidad al girar rápidamente.

18. La exploración física cuidadosa de este paciente reveló las siguientes alteraciones, **excepto**:
    (a) Inestabilidad de los movimientos del tronco e incoordinación de los movimientos de las piernas.
    (b) El paciente podía permanecer parado con los pies juntos.
    (c) Ausencia de signos de polineuropatía.
    (d) La ataxia de las piernas se confirmó con la prueba talón-espinilla.
    (e) La resonancia magnética mostró signos de atrofia del vermis cerebeloso.
19. En este paciente se podrían haber observado los siguientes signos anómalos adicionales, **excepto**:
    (a) Nistagmo en ambos ojos.
    (b) Disartria.
    (c) Temblor de la mano izquierda cuando busca un vaso.
    (d) Parálisis de los músculos del brazo.
    (e) Disdiadococinesia.

 Respuestas y explicaciones a las preguntas de revisión

1. A es correcta. El cerebelo está separado de los lóbulos occipitales de los hemisferios cerebrales por la tienda del cerebelo. B. El cerebelo está detrás de la médula oblongada (*véase* fig. 6-1). C. El lóbulo anterior está separado del lóbulo medio (posterior) por la fisura primaria (*véase* fig. 6-3). D. El lóbulo floculonodular se encuentra separado del lóbulo medio (posterior) por la fisura uvulonodular (*véase* fig. 6-3). E. El cuarto ventrículo está por delante del cerebelo (*véase* fig. 6-1).
2. C es correcta. Cada hemisferio cerebeloso controla el tono de los músculos esqueléticos inervados por nervios espinales del mismo lado del cuerpo. A. El cerebelo no tiene efecto sobre la actividad del músculo liso. B. El cerebelo tiene la misma influencia sobre los músculos esqueléticos inervados por los nervios o pares craneales que sobre los inervados por los nervios espinales. D. Las importantes células de Purkinje son neuronas de Golgi de tipo I. E. Las células de Purkinje ejercen una influencia inhibidora sobre los núcleos intracerebelosos.
3. A es correcta. El cerebelo está formado por dos hemisferios cerebelosos unidos por el estrecho vermis medial (*véase* fig. 6-2). B. La superficie inferior del cerebelo muestra un surco profundo formado por la superficie inferior del vermis (*véase* fig. 6-2). C. El pedúnculo cerebeloso inferior une el cerebelo con la médula oblongada (*véase* fig. 6-9). D. La sustancia gris del cerebelo se

encuentra en la corteza y en las tres masas que forman los núcleos intracerebelosos. E. La sustancia blanca y las láminas de la corteza tienen un aspecto ramificado en la superficie de corte que se conoce como *árbol de la vida* (*véase* fig. 6-1).
4. E es correcta. Los axones de las células de Purkinje forman las fibras eferentes desde la corteza cerebelosa. A. La corteza cerebelosa está plegada por muchas fisuras transversas en láminas o folias (*véase* fig. 6-1). B. La estructura de la corteza es idéntica en las diferentes partes del cerebelo. C. Las células de Purkinje se encuentran en la capa media de la corteza cerebelosa (*véase* fig. 6-4). D. Las células de Golgi se encuentran en la capa más profunda (granular) de la corteza cerebelosa (*véase* fig. 6-4).
5. D es correcta. Los axones de las neuronas de los núcleos intracerebelosos forman la principal eferencia cerebelosa. A. Los núcleos intracerebelosos están incluidos profundamente en la sustancia blanca (*véase* fig. 6-7). B. Los núcleos se encuentran detrás del techo del cuarto ventrículo (*véase* fig. 6-7). C. Los núcleos están compuestos por neuronas multipolares grandes. E. Desde la parte medial a la lateral, los núcleos se denominan *fastigio, globoso, emboliforme* y *dentado* (*véase* fig. 6-7).
6. B es correcta. El tracto espinocerebeloso anterior ingresa en el cerebelo a través del pedúnculo superior (*véase* fig. 6-11). A. En el pedúnculo cerebeloso superior, la

mayoría de las fibras son eferentes y nacen de las neuronas de los núcleos intracerebelosos (*véase* fig. 6-12). C. El pedúnculo cerebeloso inferior contiene fibras aferentes del tracto espinocerebeloso posterior, el cuneocerebeloso, el núcleo vestibular y el tracto olivocerebeloso (*véanse* figs. 6-10 y 6-11). Además, existen fibras eferentes desde el cerebelo, entre ellas la vía fastigiovestibular y la fastigiorreticular (*véase* fig. 6-12). D. El pedúnculo cerebeloso medio está formado por fibras que nacen de los núcleos pontinos (*véase* fig. 6-10); también hay fibras que conectan los hemisferios cerebelosos de los dos lados (*véase* fig. 6-12). E. Los pedúnculos cerebelosos son estructuras superficiales y se observan fácilmente en la disección.

7. C es correcta. Las fibras trepadoras y musgosas del cerebelo constituyen las dos vías principales aferentes a la corteza cerebelosa. A. Las fibras musgosas terminan en contactos sinápticos con las dendritas de las células granulares y las células de Golgi (*véase* fig. 6-8). B. Las fibras aferentes entran en el cerebelo a través de los pedúnculos cerebelosos superiores, inferiores y medios. D. Las fibras aferentes son excitadoras para las células de Purkinje E. Las fibras aferentes al cerebelo están mielinizadas.

8. B es correcta. El cerebelo controla el movimiento voluntario mediante la coordinación de la fuerza y la extensión de la contracción de diferentes músculos. A. El cerebelo influye en las acciones de los músculos, no en las de los tendones. C. El cerebelo inhibe la contracción de los músculos antagonistas. D. El cerebelo influye indirectamente en la actividad de los músculos esqueléticos con la ayuda de la corteza cerebral. E. El cerebelo no tiene efecto sobre el control del músculo liso en la pared del intestino.

9. D es correcta. La eferencia de los núcleos cerebelosos influye en la actividad muscular de forma que los movimientos puedan progresar en una secuencia ordenada de un movimiento al siguiente. A. Las fibras trepadoras aferentes hacen múltiples contactos sinápticos con 1-10 células de Purkinje. B. Las fibras musgosas aferentes pueden estimular muchas células de Purkinje al estimular primero las células granulares. C. Las neuronas de los núcleos intracerebelosos envían axones al núcleo ventrolateral del tálamo, desde donde son transmitidos a la corteza cerebral (*véase* fig. 6-12). E. La dismetría se debe a la falta de inhibición de la corteza cerebral por el cerebelo después de comenzar el movimiento.

10. E es correcta. Los temblores intencionales son un signo de enfermedad cerebelosa. A. La corteza cerebelosa tiene la misma estructura microscópica uniforme en diferentes personas. B. Los axones de las células de Purkinje ejercen una influencia estimuladora sobre las neuronas de los núcleos intracerebelosos. C. Cada hemisferio cerebeloso influye principalmente en el movimiento del mismo lado del cuerpo. D. La parte del cerebelo situada en la línea media se denomina *vermis*.

11. C es correcta.

12. B es correcta: pedúnculo cerebeloso inferior derecho.

13. B es correcta: pedúnculo cerebeloso inferior derecho.

14. E es correcta: pedúnculo cerebeloso medial.

15. D es correcta: pedúnculo cerebeloso inferior.

16. D es correcta: pedúnculo cerebeloso inferior.

17. A es correcta: pedúnculo cerebeloso superior.

18. B es correcta. Los pacientes con enfermedad cerebelosa presentan muchas veces un tono muscular deficiente, y para compensarlo permanecen de pie con las piernas rígidas y los pies muy separados.

19. D es correcta. Aunque los pacientes con enfermedad cerebelosa presentan trastornos del movimiento voluntario, ninguno de los músculos está paralizado ni muestra atrofia.

Cerebro

OBJETIVOS DEL CAPÍTULO

- Introducir al estudiante sobre las complejidades del prosencéfalo.

- Explicar la definición de *diencéfalo* y localizar con precisión el tálamo y el hipotálamo mediante el estudio de los cortes sagitales, coronales y axiales del encéfalo.

- Conocer la posición precisa que ocupan los tractos ascendentes y descendentes, es decir, la cápsula interna, que a menudo es el lugar de localización de lesiones patológicas.

Un hombre de 23 años de edad es derivado a un neurólogo por ataques intermitentes de cefaleas, mareos y debilidad con entumecimiento de la pierna izquierda. En un interrogatorio detallado, el paciente reconoce que las cefaleas empeoran con los cambios de posición de su cabeza. Una tomografía computarizada (TC) revela una pequeña lesión esférica blanca opaca en el extremo anterior del tercer ventrículo. Se realiza un diagnóstico de un quiste coloide del tercer ventrículo.

El empeoramiento de las cefaleas causado por el cambio de posición de la cabeza se puede explicar por el hecho de que el quiste es móvil y se encuentra suspendido del plexo coroideo. Cuando la cabeza se mueve hacia ciertas posiciones, el quiste esférico bloquea el foramen de Monro en el lado derecho, elevando aún más la presión intracerebral y aumentando la hidrocefalia. La debilidad y el adormecimiento de la pierna izquierda se deben a la presión sobre el tálamo derecho y los tractos en la cápsula interna derecha, producidos por el tumor de expansión lenta. El paciente tiene una recuperación completa después de la extirpación quirúrgica del tumor.

Los hemisferios cerebrales se desarrollan a partir del telencéfalo y forman la mayor parte del encéfalo. Cada hemisferio está cubierto por sustancia gris en la corteza y también hay masas internas de sustancia gris, los núcleos basales y un ventrículo lateral. La estructura anatómica básica de esta zona se describe de forma que el lector estará preparado para detectar la complejidad asociada con la localización funcional.

SUBDIVISIONES

El cerebro representa la mayor parte del encéfalo, se ubica en las fosas craneales anterior y media del cráneo y ocupa toda la concavidad de la bóveda craneal. Se puede dividir en dos partes: el **diencéfalo**, que forma el área central, y el **telencéfalo**, que forma los **hemisferios cerebrales**.

DIENCÉFALO

El diencéfalo está formado por el tercer ventrículo y las estructuras que forman sus límites (figs. 7-1 y 7-2). Se extiende hacia atrás hasta el punto donde el tercer ventrículo se vuelve continuo con el acueducto mesencefálico (cerebral) y hacia adelante hasta los forámenes interventriculares (fig. 7-3). Así, el diencéfalo es una estructura de la línea media con dos mitades simétricas, derecha e izquierda. Evidentemente, estas subdivisiones del encéfalo se establecen por conveniencia y, desde un punto de vista funcional, las fibras nerviosas atraviesan libremente esos límites.

Características macroscópicas

La **superficie inferior** del diencéfalo es la única área expuesta a la superficie en el encéfalo intacto (*véase* fig. 7-2; *véase también* lámina 1 del Atlas). Está formado por estructuras hipotalámicas y por otras estructuras que incluyen, de la zona anterior a la posterior, el **quiasma óptico**, con el **tracto óptico** a cada lado, el **infundíbulo**, con el **túber cinereum**, y los **cuerpos mamilares**.

La **superficie superior** del diencéfalo está oculta por el **fórnix**, que es un grueso haz de fibras que se origina en el **hipocampo** del lóbulo temporal y se arquea hacia atrás sobre el **tálamo** (*véase* fig. 7-3; *véase también* lámina 8 del Atlas) para unirse al **cuerpo mamilar**. La verdadera pared superior del diencéfalo está formada por el **techo del tercer ventrículo**.

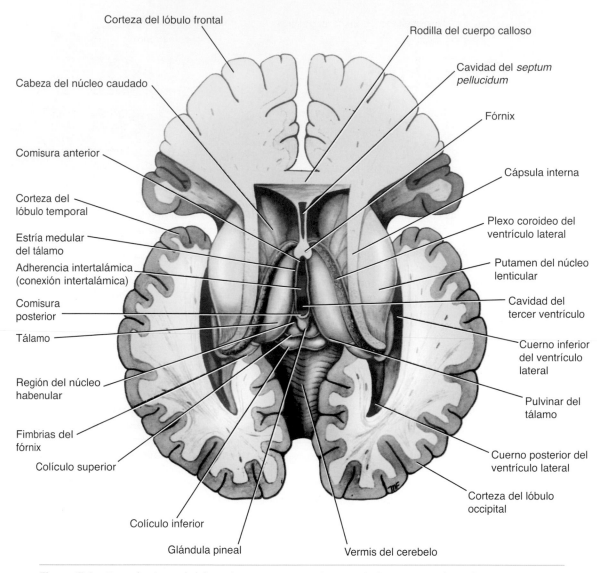

Corteza del lóbulo frontal

Rodilla del cuerpo calloso

Cabeza del núcleo caudado

Cavidad del *septum pellucidum*

Comisura anterior

Fórnix

Corteza del lóbulo temporal

Cápsula interna

Estría medular del tálamo

Plexo coroideo del ventrículo lateral

Adherencia intertalámica (conexión intertalámica)

Putamen del núcleo lenticular

Comisura posterior

Cavidad del tercer ventrículo

Tálamo

Cuerno inferior del ventrículo lateral

Región del núcleo habenular

Pulvinar del tálamo

Fimbrias del fórnix

Cuerno posterior del ventrículo lateral

Colículo superior

Corteza del lóbulo occipital

Colículo inferior

Glándula pineal

Vermis del cerebelo

Figura 7-1   Corte horizontal del cerebro que muestra los ventrículos tercero y laterales expuestos por disección desde arriba.

Está formado por una capa de epéndimo, que es continua con el resto del revestimiento ependimario del tercer ventrículo. Está cubierto en su cara superior por un pliegue vascular de piamadre, que se conoce como ***tela coroidea del tercer ventrículo***. Desde el techo del tercer ventrículo, un par de prolongaciones vasculares, llamadas ***plexos coroideos del tercer ventrículo***, se proyectan hacia abajo desde la línea media hasta la cavidad del tercer ventrículo.

La **superficie lateral** del diencéfalo se encuentra limitada por la **cápsula interna** de sustancia blanca y está formada por fibras nerviosas que conectan la corteza cerebral con otras partes del tronco encefálico y la médula espinal (*véase* fig. 7-1).

Como el diencéfalo está dividido en mitades simétricas por el tercer ventrículo a modo de hendidura, también tiene una **superficie medial**. La superficie medial del diencéfalo (es decir, la pared lateral del tercer ventrículo) está formada en su parte superior por la superficie medial del **tálamo**, y en su parte inferior, por el **hipotálamo** (*véase* fig. 7-3; *véase también*

lámina 8 del Atlas). Esas dos áreas están separadas entre sí por un surco superficial, el **surco hipotalámico**. Un haz de fibras nerviosas, que son fibras aferentes hacia el núcleo habenular, forma un reborde a lo largo del margen superior de la superficie medial del diencéfalo y se conoce como la ***estría medular talámica*** (*véase* fig. 7-1).

El diencéfalo se divide en cuatro porciones principales: 1) el tálamo, 2) el subtálamo, 3) el epitálamo y 4) el hipotálamo.

Tálamo

El tálamo es una gran masa ovoide de sustancia gris que forma la mayor parte del diencéfalo. Es una región de gran importancia funcional, y sirve como estación de intercambio para la mayoría de los sistemas sensoriales principales (excepto para la vía olfatoria). Las actividades del tálamo se hallan estrechamente relacionadas con las de la corteza cerebral, y las lesiones en el tálamo causan una gran pérdida de la función cerebral.

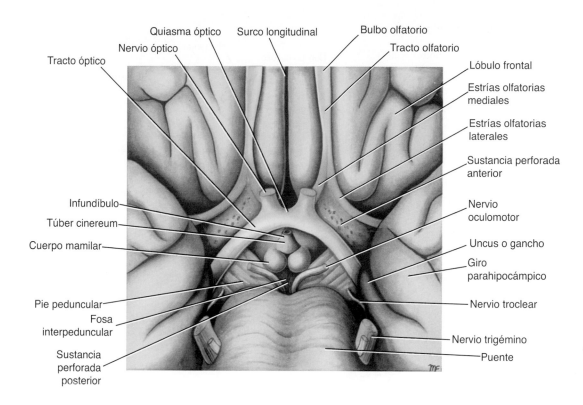

Quiasma óptico
Nervio óptico
Tracto óptico
Surco longitudinal
Bulbo olfatorio
Tracto olfatorio
Lóbulo frontal
Estrías olfatorias mediales
Estrías olfatorias laterales
Sustancia perforada anterior
Nervio oculomotor
Uncus o gancho
Giro parahipocámpico
Nervio troclear
Nervio trigémino
Puente
Infundíbulo
Túber cinereum
Cuerpo mamilar
Pie peduncular
Fosa interpeduncular
Sustancia perforada posterior

Figura 7-2 Superficie inferior del cerebro que muestra partes del diencéfalo.

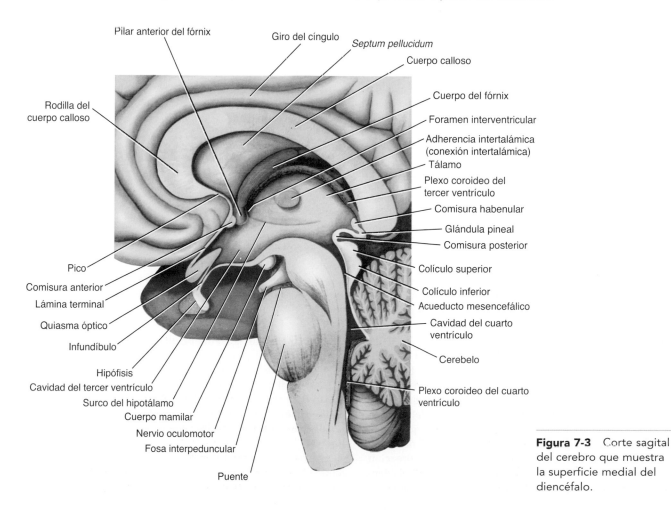

Pilar anterior del fórnix
Giro del cíngulo
Septum pellucidum
Cuerpo calloso
Cuerpo del fórnix
Foramen interventricular
Adherencia intertalámica (conexión intertalámica)
Tálamo
Plexo coroideo del tercer ventrículo
Comisura habenular
Glándula pineal
Comisura posterior
Colículo superior
Colículo inferior
Acueducto mesencefálico
Cavidad del cuarto ventrículo
Cerebelo
Plexo coroideo del cuarto ventrículo
Rodilla del cuerpo calloso
Pico
Comisura anterior
Lámina terminal
Quiasma óptico
Infundíbulo
Hipófisis
Cavidad del tercer ventrículo
Surco del hipotálamo
Cuerpo mamilar
Nervio oculomotor
Fosa interpeduncular
Puente

Figura 7-3 Corte sagital del cerebro que muestra la superficie medial del diencéfalo.

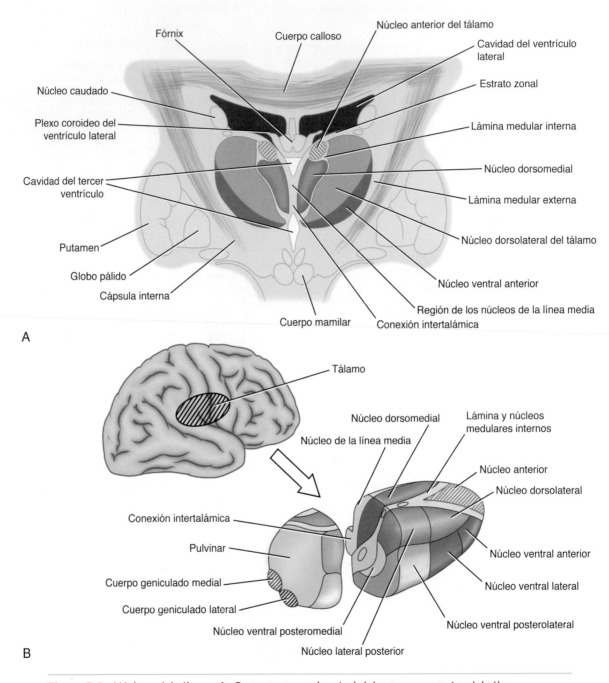

Figura 7-4 Núcleos del tálamo. **A.** Corte transversal a nivel del extremo anterior del tálamo.
B. Diagrama que muestra la posición del tálamo dentro del hemisferio cerebral derecho y la posición
relativa de los núcleos del tálamo entre sí.

El tálamo está ubicado a cada lado del tercer ventrículo (*véase* fig. 7-3; *véase también* lámina 5 en el Atlas). El extremo anterior del tálamo es estrecho y redondeado, y forma el límite posterior del foramen interventricular. El extremo posterior (fig. 7-4) se expande para formar el **pulvinar**, que cuelga por encima del colículo superior y el brazo del colículo superior. El **cuerpo geniculado lateral** forma una pequeña elevación sobre la cara inferior de la porción lateral del pulvinar.

La superficie superior del tálamo está cubierta en dirección medial por la tela coroidea y el fórnix, y por fuera por el epéndimo, y forma parte del piso del ventrículo lateral. La parte lateral se halla parcialmente oculta por el plexo coroideo del ventrículo lateral (*véase* fig. 7-1). La superficie inferior es la continuación del tegmento del mesencéfalo (*véase* fig. 7-3).

La superficie medial del tálamo forma la parte superior de la pared lateral del tercer ventrículo y se conecta en general con el tálamo opuesto mediante una banda de sustancia gris, la **adherencia intertalámica** (conexión intertalámica) (*véase* fig. 7-3).

La superficie lateral del tálamo está separada del núcleo lenticular por una banda muy importante de sustancia blanca llamada **cápsula interna** (*véase* fig. 7-1).

Las subdivisiones del tálamo (*véase* fig. 7-4) y la descripción detallada de los núcleos del tálamo y sus conexiones se muestran en el capítulo 12.

El tálamo constituye una estación de relevo celular sensorial muy importante que recibe los principales tractos sensoriales (excepto la vía olfatoria). Debe verse como una estación en la que gran parte de la información se integra y se transmite hacia la corteza cerebral y muchas otras regiones subcorticales. También desempeña un papel fundamental en la integración de las funciones viscerales y somáticas. Para más información sobre la función del tálamo, *véase* el capítulo 12.

Subtálamo

El subtálamo se encuentra debajo del tálamo y, por lo tanto, está situado entre el tálamo y el tegmento del mesencéfalo; en su zona medial se relaciona con el hipotálamo.

La estructura del subtálamo es muy compleja, y a continuación se expone sólo una breve descripción. Entre las colecciones de células nerviosas que se encuentran en el subtálamo se hallan los extremos craneales de los **núcleos rojos** y la **sustancia negra**. El **núcleo subtalámico** tiene forma de lente biconvexa. El núcleo tiene importantes conexiones con el cuerpo estriado (*véase* p. 310); como resultado, participa en el control de la actividad muscular.

El subtálamo también contiene muchos tractos importantes que se dirigen hacia arriba desde el tegmento hacia los núcleos del tálamo, por ejemplo, los extremos craneales de los lemniscos medial, espinal y trigeminal.

Epitálamo

El epitálamo está formado por los núcleos habenulares y sus conexiones, y por la glándula pineal.

Núcleo habenular

El núcleo habenular está compuesto por un pequeño grupo de neuronas situado inmediatamente medial a la superficie posterior del tálamo. Recibe fibras aferentes desde el cuerpo amigdalino en el lóbulo temporal (*véase* p. 216) a través de la estría medular del tálamo; otras fibras pasan desde la formación del hipocampo a través del fórnix. Algunas de las fibras de la estría medular del tálamo cruzan la línea media y alcanzan el núcleo habenular del lado contrario; estas últimas fibras forman la **comisura habenular** (*véase* fig. 7-3). Los axones procedentes del núcleo habenular pasan hacia el núcleo interpeduncular en el techo de la fosa interpeduncular, el tectum del mesencéfalo, el tálamo y la formación reticular del mesencéfalo. Se cree que el núcleo habenular es un centro de integración de las vías aferentes olfatorias, viscerales y somáticas.

Glándula pineal (cuerpo pineal)

La glándula pineal es una estructura pequeña y cónica que se halla unida por el tallo pineal con el diencéfalo. Se proyecta hacia atrás, por lo que se encuentra detrás del mesencéfalo (*véase* fig. 7-3; *véase también* lámina 8 del Atlas). La base del tallo pineal tiene un receso que se continúa con la cavidad del tercer ventrículo. La parte superior de la base del tallo

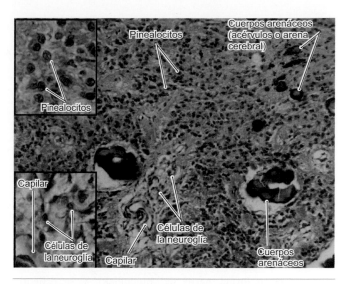

Figura 7-5 Microfotografía de una sección de la glándula pineal teñida con hematoxilina y eosina (tomado de: Cui, D., Daley, W.,Fratkin, J. D., Haines, D. E., Lynch, J. C., Naftel, J. P., Yang, G. *Atlas of Histology with Functional and Clinical Correlations*. Baltimore, MD: Wolters Kluwer).

contiene la **comisura habenular**, mientras que la parte inferior de la base del tallo contiene la **comisura posterior**.

En los cortes microscópicos, la glándula pineal aparece dividida de forma incompleta en lóbulos mediante tabiques de tejido conjuntivo que se extienden hasta el parénquima glandular desde la cápsula. En la glándula se encuentran dos tipos de células: los **pinealocitos** y las **células de la neuroglía**. Con la edad, se acumulan progresivamente concreciones de material calcificado llamadas ***cuerpos arenáceos*** (acérvulos o arena cerebral) dentro de la glándula pineal (fig. 7-5).

La glándula pineal no tiene neuronas, pero hay fibras simpáticas adrenérgicas derivadas de los ganglios simpáticos cervicales superiores que penetran en ella y corren asociadas con los vasos sanguíneos y los pinealocitos.

Funciones de la glándula pineal

La glándula pineal, que alguna vez se consideró poco relevante, en la actualidad se reconoce como una importante glándula endocrina capaz de influir en las actividades de la hipófisis, los islotes de Langerhans del páncreas, las paratiroides, la corteza y médula suprarrenales y las gónadas. Las secreciones pineales, producidas por los pinealocitos, alcanzan sus órganos diana por el torrente sanguíneo o a través del líquido cerebroespinal (LCE). Sus acciones son principalmente inhibitorias, e inhiben directamente la producción de hormonas o indirectamente la secreción de factores de liberación por el hipotálamo. Es interesante destacar que la glándula pineal no presenta barrera hematoencefálica.

Los experimentos con animales han mostrado que la actividad pineal sigue un ritmo circadiano que depende de la luz. La glándula es más activa durante los períodos de oscuridad. La probable vía nerviosa desde la retina recorre el núcleo supraquiasmático del hipotálamo, después tiene un trayecto hacia el tegmento del mesencéfalo y luego hacia la glándula pineal para estimular sus secreciones. La última parte de este recorrido puede incluir el fascículo reticuloespinal, la eferencia simpática de la porción torácica de la médula espinal, el ganglio simpático cervical superior y las fibras nerviosas posganglionares que se desplazan hacia la glándula pineal con los vasos sanguíneos.

La **melatonina** y las enzimas necesarias para su producción se hallan en concentraciones elevadas dentro de la glándula pineal. La melatonina y otras sustancias son liberadas en la sangre o en el líquido cerebroespinal del tercer ventrículo, desde donde pasan hacia el lóbulo anterior de la hipófisis e inhiben la liberación de la hormona gonadotropa. En los seres humanos, y en otros animales, la concentración plasmática de melatonina aumenta en la oscuridad y disminuye durante el día. Parece ser que la glándula pineal desempeña un importante papel en la regulación de la función reproductora.

Hipotálamo

El **hipotálamo** forma parte del diencéfalo, y se extiende desde la región del quiasma óptico hasta el borde inferior de los cuerpos mamilares (*véase* fig. 7-2; *véase también* lámina 8 del Atlas). Se encuentra debajo del surco hipotalámico en la pared lateral del tercer ventrículo. Así, desde el punto de vista anatómico, el hipotálamo es una superficie relativamente pequeña del encéfalo, que se encuentra estratégicamente bien ubicada cerca del sistema límbico, el tálamo, los tractos ascendentes y descendentes, y la hipófisis. Microscópicamente, el hipotálamo está compuesto por pequeñas células nerviosas que se organizan en grupos o núcleos. La organización de estos núcleos y sus conexiones se describen con todo detalle en el capítulo 13.

Fisiológicamente, casi todas las actividades en el cuerpo están influidas por el hipotálamo. El hipotálamo controla e integra las funciones del sistema nervioso autónomo y el sistema endocrino, y desempeña un papel fundamental en el mantenimiento de la homeostasia corporal. Participa en actividades como la regulación de la temperatura corporal, el control de líquidos corporales, el deseo de comer y beber, la conducta sexual y las emociones.

Relaciones hipotalámicas

Por delante del hipotálamo hay una zona que se extiende hacia adelante desde el quiasma óptico hasta la lámina terminal y la comisura anterior, que se conoce como *área preóptica*. En dirección inferior, el hipotálamo se fusiona en el tegmento del mesencéfalo. El tálamo se encuentra por encima del hipotálamo, y la región subtalámica se sitúa en posición inferior y lateral al hipotálamo.

Cuando se observa desde abajo, se ven las relaciones del hipotálamo con las siguientes estructuras, de anterior a posterior: 1) el quiasma óptico, 2) el túber cinereum y el infundíbulo, y 3) los cuerpos mamilares.

Quiasma óptico

El quiasma óptico es un haz aplanado de fibras nerviosas ubicado en la unión de la pared anterior y el piso del tercer ventrículo (*véanse* figs. 7-2 y 7-3; *véase también* lámina 8 del Atlas). La superficie superior se halla unida a la **lámina terminal**, y por debajo se asocia con la **hipófisis del cerebro**, de la

que está separado por el **diafragma selar**. Los ángulos anterolaterales del quiasma se continúan con los **nervios ópticos**, y los ángulos posterolaterales continúan en los **tractos ópticos**. Un pequeño receso, el **receso óptico del tercer ventrículo**, se encuentra en su superficie superior.

Es importante recordar que las fibras que se originan en la mitad nasal de cada retina cruzan el plano medio en el quiasma para penetrar en el tracto óptico del lado contrario.

Túber cinereum

El túber cinereum es una masa convexa de sustancia gris, según se ve desde la superficie inferior (*véanse* figs. 7-2 y 7-3; *véase también* lámina 8 del Atlas). Se continúa hacia abajo con el **infundíbulo**. El infundíbulo es una estructura hueca que continúa con el lóbulo posterior de la **hipófisis**. La **eminencia media** es una parte elevada del túber cinereum unida al infundíbulo. La eminencia media, el infundíbulo y el lóbulo posterior (porción nerviosa) de la hipófisis forman en conjunto la **neurohipófisis**.

Cuerpos mamilares

Los *cuerpos mamilares* son dos pequeños cuerpos hemisféricos situados a cada lado y por detrás del túber cinereum (*véanse* figs. 7-2 y 7-3; *véase también* lámina 8 del Atlas). Tienen un núcleo central de sustancia gris cubierto por una cápsula de fibras nerviosas mielinizadas. Por detrás de los cuerpos mamilares, se encuentra una zona del encéfalo que está perforada por varios orificios de pequeño tamaño que se conoce como la *sustancia perforada posterior*. Estas aberturas transmiten las ramas centrales de las arterias cerebrales posteriores.

Tercer ventrículo

El tercer ventrículo, que deriva de la vesícula del prosencéfalo, es una abertura a modo de hendidura situada entre los dos tálamos (*véanse* figs. 7-1 y 7-3; *véanse también* láminas 5 y 8 del Atlas). Se comunica por delante con los **ventrículos laterales** a través de los **forámenes interventriculares** (forámenes de Monro), y por detrás con el **cuarto ventrículo** a través del **acueducto mesencefálico**. El tercer ventrículo tiene paredes anterior, posterior, lateral, superior e inferior y está revestido por epéndimo.

La **pared anterior** está formada por una lámina fina de sustancia gris, la **lámina terminal**, a través de la cual corre la **comisura anterior** (*véase* fig. 7-3). Esta comisura es un haz redondo de fibras nerviosas situadas por delante de los **pilares anteriores del fórnix** que conecta los lóbulos temporales derecho e izquierdo.

La **pared posterior** está formada por el foramen del acueducto mesencefálico. Por encima de este foramen está la pequeña **comisura posterior**. Por encima de la comisura se encuentra el **receso pineal**, que se proyecta en el tallo del **cuerpo pineal**. Por encima del receso pineal se encuentra la pequeña **comisura habenular**.

La **pared lateral** está formada por la superficie medial del **tálamo** por encima y el **hipotálamo** por debajo. Estas dos estructuras se hallan separadas por el **surco hipotalámico**. La pared lateral está limitada por arriba por la **estría medular** talámica. Las paredes laterales están unidas por la **adherencia intertalámica**.

La **pared superior** o **techo** está formada por una capa de epéndimo que se continúa con el recubrimiento del ventrículo. Por encima de esta capa se encuentra un pliegue bilaminar de piamadre llamado *tela coroidea del tercer ventrículo*. La tela coroidea vascular se proyecta hacia abajo a cada lado de la línea media, invaginando el techo del epéndimo para formar los **plexos coroideos del tercer ventrículo**. Dentro de la tela coroidea se encuentran las **venas cerebrales internas**. Por arriba, el techo del ventrículo se relaciona con el **fórnix** y el **cuerpo calloso**.

La **pared inferior** o **piso** está formada por el **quiasma óptico**, el **túber cinereum**, el **infundíbulo**, con su receso en forma de túnel, y los **cuerpos mamilares** (*véanse* figs. 7-2 y 7-3). La **hipófisis** está unida al infundíbulo. Por detrás de estas estructuras se encuentra el **tegmento de los pedúnculos cerebrales**.

El sistema ventricular se describe en su totalidad en el capítulo 16.

ASPECTO GENERAL DE LOS HEMISFERIOS CEREBRALES

Los hemisferios cerebrales ocupan la mayor parte del encéfalo; están separados por un surco sagital profundo en la línea media: el **surco longitudinal cerebral** (fig. 7-6; *véanse también* láminas 1 y 2 del Atlas). El surco o fisura contiene el pliegue de la duramadre con forma de hoz, la **falce (hoz) del cerebro** y las **arterias cerebrales anteriores**. En la zona profunda del surco, una gran comisura, el **cuerpo calloso**, conecta los

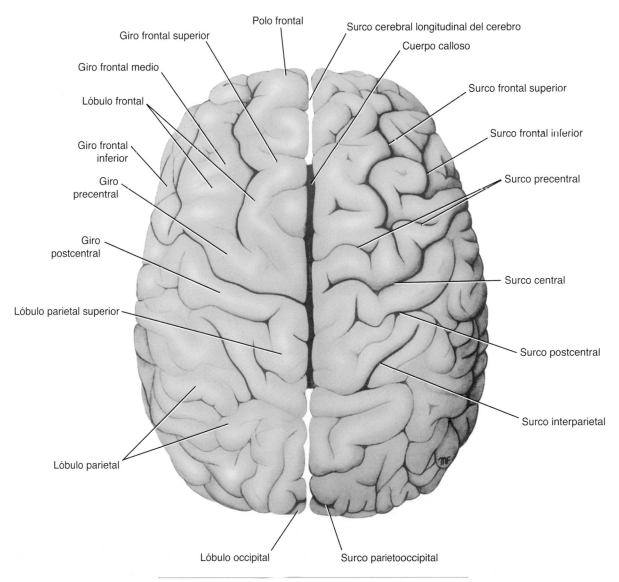

Figura 7-6 Vista superior de los hemisferios cerebrales.

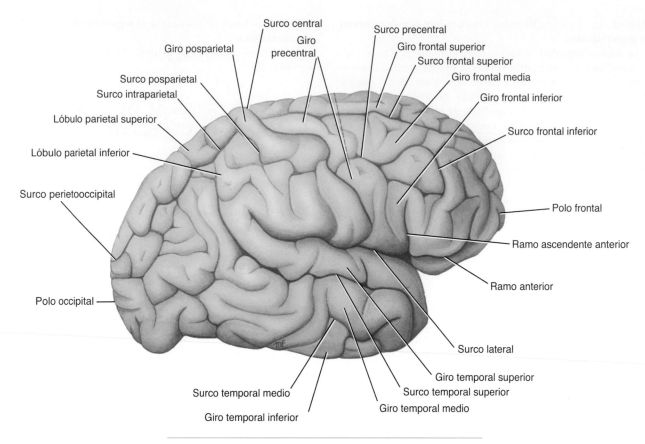

Figura 7-7 Vista lateral del hemisferio cerebral derecho.

hemisferios a través de la línea media. Un segundo pliegue horizontal de duramadre separa los hemisferios cerebrales del cerebelo y forma la **tienda** (**tentorio**) **del cerebelo**.

Para aumentar al máximo el área de la corteza cerebral, la superficie de cada hemisferio cerebral forma **giros**, **circunvoluciones** o **pliegues**, que están separados unos de otros por **surcos** o **fisuras**. Para facilitar la descripción, es habitual dividir cada hemisferio en **lóbulos**, que reciben el nombre según los huesos craneales bajo los que se encuentran. Los **surcos central** y **parietooccipital** y los **surcos laterales** y **calcarinos** son los límites que se emplean para dividir los hemisferios cerebrales en los **lóbulos frontales**, **parietales**, **temporales** y **occipitales** (fig. 7-7; *véase también* fig. 7-10).

SURCOS PRINCIPALES

El **surco central** (*véase* fig. 7-7; *véase también* lámina 3 del Atlas) tiene una gran importancia, porque el giro que se encuentra por delante de este surco contiene las células motoras que inician los movimientos del lado contrario del cuerpo. Por detrás de este surco se encuentra la corteza sensitiva general que recibe la información sensitiva desde el lado contrario del cuerpo. El surco central crea una indentación en el borde medial superior del hemisferio, más o menos 1 cm por detrás de su punto medio (fig. 7-8). Se dirige hacia abajo y hacia delante atravesando la cara lateral del hemisferio, y su extremo inferior está separado del ramo posterior del surco

lateral por un puente estrecho de corteza. El surco central es el único de cualquier longitud en esta superficie del hemisferio que crea una indentación en el borde superomedial y que se encuentra entre dos giros paralelos.

El **surco lateral** (*véase* fig. 7-7; *véase también* lámina 3 del Atlas) es una hendidura profunda que se sitúa principalmente en las superficies inferior y lateral del hemisferio cerebral. Está formado por un tronco corto que se divide en tres ramos. El tronco nace en la superficie inferior y, al alcanzar la superficie lateral, se divide en el **ramo horizontal anterior** y el **ascendente anterior**, y continúa como el **ramo posterior** (*véase* fig. 7-7). Un área de la corteza llamada **ínsula** se ubica en la parte profunda del surco lateral, y no puede verse desde la superficie, a menos que se separen los labios del surco (fig. 7-9).

El **surco parietooccipital** comienza en el borde superior medial del hemisferio, unos 5 cm por delante del polo occipital (*véase* fig. 7-8; *véase también* lámina 3 del Atlas). Después, se dirige hacia abajo y hacia adelante en la superficie medial hasta encontrarse con el surco calcarino (*véase* fig. 7-8).

El **surco calcarino** se encuentra en la superficie medial del hemisferio (*véase* fig. 7-8; *véase también* lámina 3 del Atlas). Comienza debajo del extremo posterior del cuerpo calloso y se arquea hacia arriba y hacia atrás hasta alcanzar el polo occipital, donde se interrumpe. No obstante, en algunos encéfalos continúa una corta distancia sobre la superficie lateral del hemisferio. El surco calcarino se une en ángulo agudo con el surco parietooccipital, aproximadamente a la mitad del recorrido de éste último.

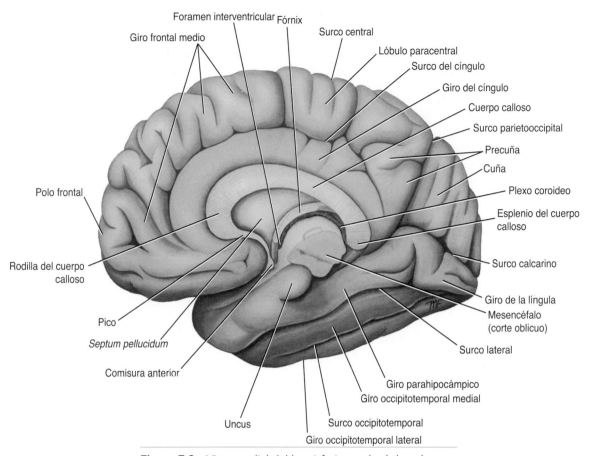

Figura 7-8 Vista medial del hemisferio cerebral derecho.

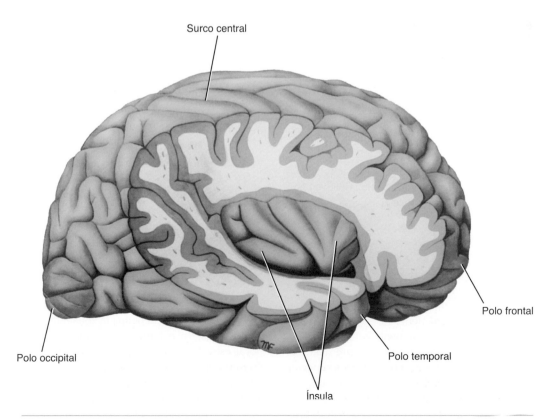

Figura 7-9 Vista lateral del hemisferio cerebral derecho disecado para mostrar la ínsula derecha.

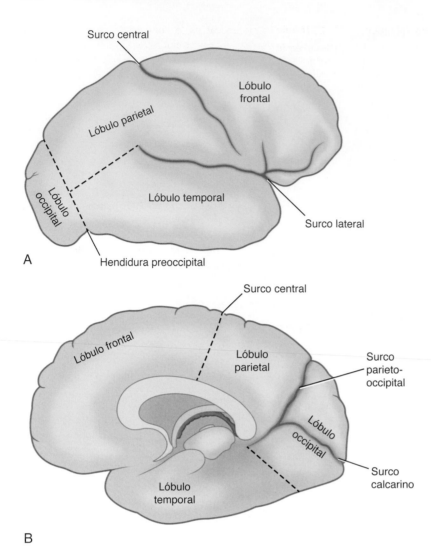

A

B

Figura 7-10   A. Vista lateral del hemisferio cerebral derecho que muestra los lóbulos. **B.** Vista medial del hemisferio cerebral derecho que muestra los lóbulos. Obsérvese que las *líneas de puntos* indican la posición aproximada de los límites en los que no hay surcos.

LÓBULOS DE LOS HEMISFERIOS CEREBRALES

Los hemisferios cerebrales se dividen de forma funcional en lóbulos, cada uno de los cuales se identifica anatómicamente mediante giros (circunvoluciones) y surcos específicos.

Superficie superolateral del hemisferio (lámina 3 del Atlas)

El **lóbulo frontal** ocupa la zona anterior del surco central y la zona superior al surco lateral (fig. 7-10). La superficie superolateral del lóbulo frontal está dividida por tres surcos en cuatro giros. El **surco precentral** tiene un trayecto paralelo al surco central, y entre ambos se encuentra el **giro precentral** (*véase* fig. 7-7). Extendiéndose hacia adelante desde el surco precentral se encuentran los **surcos frontales superior** e **inferior**. El **giro frontal superior** se encuentra sobre el surco frontal superior, el **giro frontal medio** se ubica entre los surcos frontales superior e inferior, y el **giro frontal inferior** se sitúa debajo del surco frontal inferior. El giro frontal

inferior está invadido por los ramos anteriores y ascendente del surco lateral.

El **lóbulo parietal** ocupa la zona posterior del surco central y la zona superior del surco lateral, y se extiende por detrás hasta llegar al surco parietooccipital (*véanse* figs. 7-7 a 7-10). La superficie lateral del lóbulo parietal está dividida por dos surcos en tres giros. El surco postcentral tiene un trayecto paralelo al surco central, y entre ambos se encuentra el giro postcentral. Pasando en dirección posterior desde la zona media del surco postcentral se encuentra el surco **intraparietal** (*véase* figs. 7-7). Por encima del surco intraparietal está el **lóbulo (giro) parietal superior**, y por debajo del surco intraparietal está el **lóbulo (giro) parietal inferior**.

El **lóbulo temporal** ocupa la zona inferior del surco lateral (*véanse* figs. 7-7 a 7-10). La superficie lateral del lóbulo temporal está dividida en tres giros por dos surcos. Los **surcos temporales superior** y **medio** tienen un trayecto paralelo al ramo posterior del surco lateral y divide al lóbulo temporal en los **giros temporales superior**, **medio** e **inferior**; el giro temporal inferior continúa en la superficie inferior del hemisferio (*véase* fig. 7-7).

El **lóbulo occipital** ocupa la pequeña área detrás del surco parietooccipital (*véanse* figs. 7-7 a 7-10).

Superficies medial e inferior de los hemisferios (láminas 3, 6 y 8 del Atlas)

Los lóbulos de los hemisferios cerebrales no están claramente definidos en las superficies medial e inferior. No obstante, hay muchas áreas importantes que es conveniente reconocer. El **cuerpo calloso**, que es la mayor comisura del encéfalo, es una estructura característica de esta superficie (*véase* fig. 7-8). El **giro del cíngulo** comienza debajo del extremo anterior del cuerpo calloso y continúa encima de éste hasta que alcanza su extremo posterior. El giro está separado del cuerpo calloso por el **surco calloso**. El giro del cíngulo se encuentra separado del giro frontal superior por el **surco cingulado** (*véase* fig. 7-8).

El **lóbulo paracentral** es la zona de la corteza cerebral que rodea la indentación producida por el surco central en el borde superior. La parte anterior de este lóbulo es una continuación del giro precentral en la superficie superolateral, mientras que la parte posterior es la continuación del giro postcentral.

La **precuña** es una zona de la corteza limitada por delante por el extremo posterior del surco cingulado que aún no ha girado, y por detrás por el surco parietooccipital.

La **cuña** es una zona triangular de la corteza delimitada por encima por el surco parietooccipital, debajo por el surco calcarino, y por atrás por el borde medial superior.

El **surco colateral** está situado en la superficie inferior del hemisferio (fig. 7-11; *véase también* fig. 7-8). Se dirige hacia adelante por debajo del surco calcarino. Entre el surco colateral y el **surco calcarino** se encuentra el **giro lingual**. Por delante de el giro lingual se halla el **giro del parahipocampo**;

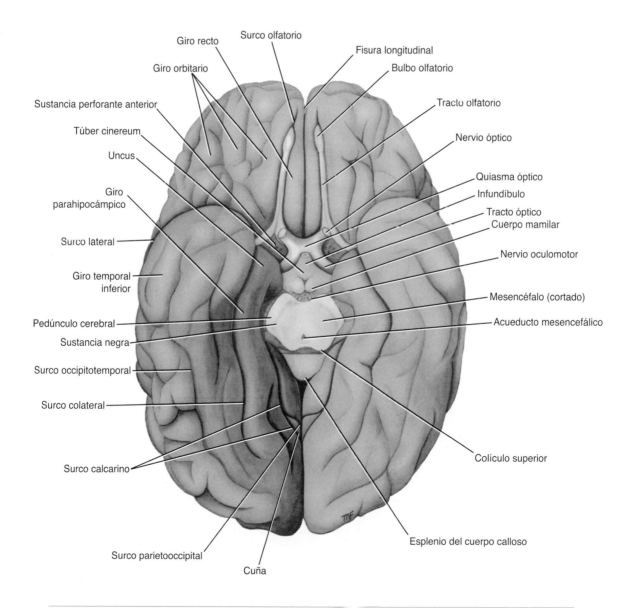

Figura 7-11   Vista inferior del cerebro; se han retirado la médula oblongada (bulbo raquídeo), el puente (protuberancia) y el cerebelo.

este último termina por delante en el **uncus**, que tiene forma de gancho (*véase* fig. 7-11).

El **giro occipitotemporal medial** se extiende desde el polo occipital hasta el polo temporal. Está limitado en dirección medial por los **surcos colateral** y **rinal**, y lateralmente por el **surco occipitotemporal**. El **giro occipitotemporal** se encuentra en posición lateral al surco y se continúa con el giro temporal inferior.

En la superficie inferior del lóbulo frontal, la médula oblongada (bulbo raquídeo) y el tracto olfatorio recubren un surco llamado ***surco olfatorio***. En posición medial respecto del surco olfatorio se halla el **giro recto**, y en posición lateral al surco hay varios **giros orbitarios**.

ESTRUCTURA INTERNA DE LOS HEMISFERIOS CEREBRALES (LÁMINAS 4 Y 5 DEL ATLAS)

Los hemisferios cerebrales están cubiertos por una capa de sustancia gris, la corteza cerebral. La estructura y la función de la corteza cerebral se exponen en el capítulo 15. Situados en el interior de los hemisferios cerebrales se encuentran los **ventrículos laterales**, masas de sustancia gris, los **núcleos basales**, y varias fibras nerviosas. Estas fibras nerviosas se hallan inmersas en neuroglía y constituyen la **sustancia blanca** (fig. 7-12).

Ventrículos laterales

Hay dos ventrículos laterales, cada uno en un hemisferio cerebral (fig. 7-13; *véase también* fig. 7-12). Cada ventrículo está formado por una cavidad en forma de "C", cubierta con epéndimo y llena de LCE. El ventrículo lateral puede dividirse en un **cuerpo**, que ocupa el lóbulo parietal y desde el cual se extienden los **cuernos anterior**, **posterior** e **inferior** en los lóbulos frontal, occipital y temporal, respectivamente. Los ventrículos laterales se comunican con la cavidad del tercer ventrículo a través del **foramen interventricular** (*véanse* figs. 7-8 y 7-13). Esta abertura, que se encuentra en la parte anterior de la pared medial del ventrículo lateral, está limitada por delante por el pilar anterior del fórnix, y por detrás por el extremo anterior del tálamo.

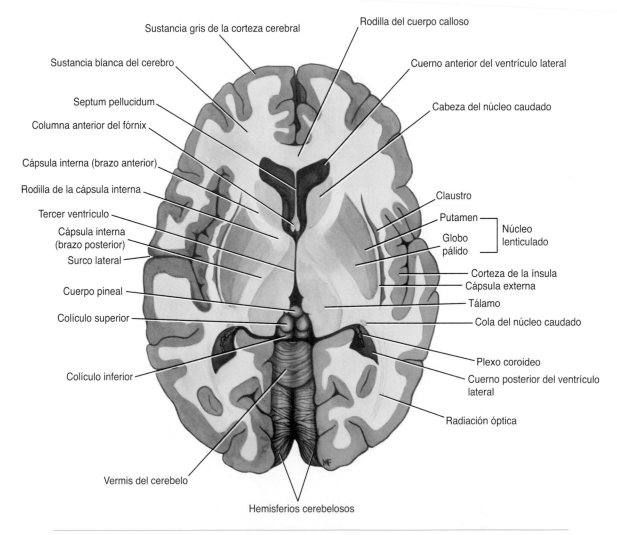

Figura 7-12 Corte horizontal del cerebro, como se ve desde arriba, que muestra la relación entre el núcleo lenticular, el núcleo caudado, el tálamo y la cápsula interna.

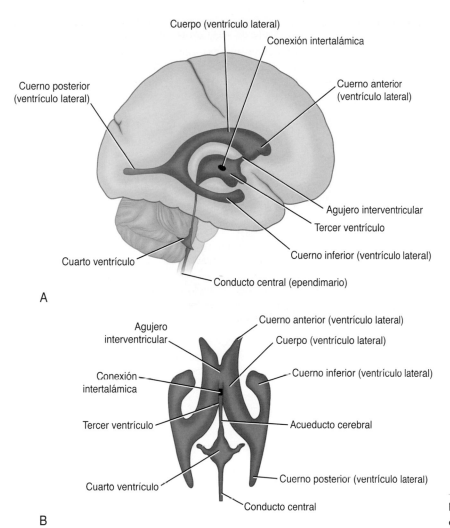

A

B

Figura 7-13 Cavidades ventriculares del encéfalo. **A.** Vista lateral. **B.** Vista superior.

Núcleos basales

El término ***núcleos basales*** (**núcleos de la base**) se aplica a una colección de masas de sustancia gris situada en cada hemisferio cerebral. Se trata del cuerpo estriado, el complejo amigdalino y el claustro.

Cuerpo estriado

El cuerpo estriado se encuentra en posición lateral con respecto al tálamo. Está casi totalmente dividido por una banda de fibras nerviosas (la **cápsula interna**) en el núcleo caudado y el núcleo lenticular (*véanse* figs. 7-12 y 7-17).

El **núcleo caudado**, una gran masa de sustancia gris en forma de "C" estrechamente relacionada con el ventrículo lateral, se encuentra por fuera del tálamo (fig. 7-14). La superficie lateral del núcleo está relacionada con la cápsula interna, que la separa del núcleo lenticular.

El ***núcleo lenticular*** es una masa de sustancia gris en forma de cuña cuya base convexa y ancha se dirige hacia fuera y la punta hacia dentro (*véanse* figs. 7-12 y 7-14). Está sepultado en la profundidad de la sustancia blanca de los hemisferios cerebrales, y está relacionado en dirección medial con la cápsula interna, que lo separa del núcleo caudado y del tálamo. El núcleo lenticular está relacionado en dirección lateral con una fina lámina de sustancia blanca, la **cápsula externa** (*véase* fig. 7-12), que lo separa de otra fina lámina de sustancia gris llamada ***claustro***. A su vez, el claustro separa la cápsula externa de la sustancia blanca subcortical de la ínsula. Por debajo, en su extremo anterior, el núcleo lenticular se continúa con el caudado.

La estructura y las conexiones detalladas del cuerpo estriado se analizan en el capítulo 10. Brevemente, puede decirse que el cuerpo estriado recibe las fibras aferentes de distintas zonas de la corteza cerebral, el tálamo, el subtálamo y el tronco encefálico. Las fibras eferentes vuelven hacia estas mismas áreas del sistema nervioso. La función del cuerpo estriado está relacionada con el movimiento muscular, lo cual logra controlando la corteza cerebral más que a través de las vías directas que descienden hasta el tronco encefálico y la médula espinal.

Núcleo amigdalino

El núcleo amigdalino se encuentra en el lóbulo temporal cerca del uncus (*véase* fig. 7-14). El cuerpo amigdalino se considera parte del sistema límbico y se describe en el capítulo 9 (*véase* p. 303).

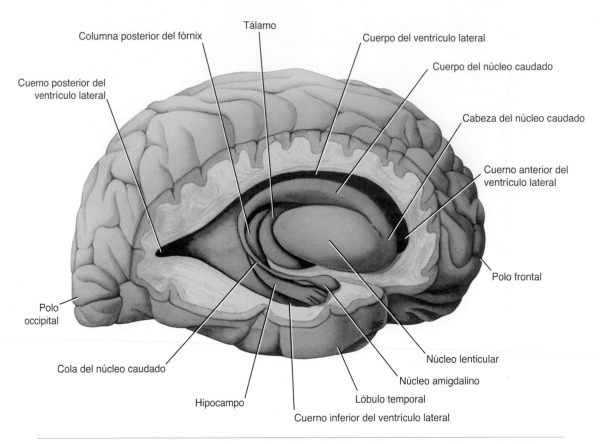

Columna posterior del fórnix

Tálamo

Cuerpo del ventrículo lateral

Cuerpo del núcleo caudado

Cuerno posterior del ventrículo lateral

Cabeza del núcleo caudado

Cuerno anterior del ventrículo lateral

Polo frontal

Polo occipital

Cola del núcleo caudado

Núcleo lenticular

Núcleo amigdalino

Hipocampo

Lóbulo temporal

Cuerno inferior del ventrículo lateral

Figura 7-14 Vista lateral del hemisferio cerebral derecho disecado para mostrar la posición del núcleo lenticular, el núcleo caudado, el tálamo y el hipocampo.

Claustro

El claustro consiste en una fina lámina de sustancia gris separada de la superficie lateral del núcleo lenticular por la **cápsula externa** (*véase* fig. 7-12). Por fuera del claustro está la sustancia blanca subcortical de la ínsula. La función del claustro se desconoce.

Sustancia blanca

La sustancia blanca está compuesta por fibras nerviosas mielinizadas de diferentes diámetros sostenidas por la neuroglía. Las fibras nerviosas pueden clasificarse en tres grupos, según sus conexiones: 1) las fibras comisurales, 2) las fibras de asociación y 3) las fibras de proyección.

Fibras comisurales

Las fibras comisurales conectan esencialmente las regiones correspondientes de los dos hemisferios. Son las siguientes: el cuerpo calloso, la comisura anterior, la comisura posterior, el fórnix y la comisura habenular.

El **cuerpo calloso** es la mayor comisura del encéfalo, y conecta los dos hemisferios cerebrales (fig. 7-15; *véase también* fig. 7-8 y lámina 8 del Atlas). Se encuentra en el fondo del surco longitudinal. Con fines descriptivos, se divide en el pico, la rodilla, el cuerpo y el esplenio.

El **pico** es la porción fina del extremo anterior del cuerpo calloso, que se prolonga hacia atrás para continuar con el extremo superior de la lámina terminal (*véase* fig. 7-8).

La **rodilla** es el extremo anterior curvado del cuerpo calloso que se dobla en dirección inferior por delante del septum pellucidum (*véanse* figs. 7-8 y 7-15).

El **cuerpo** del cuerpo calloso se arquea hacia atrás y termina como una porción posterior engrosada llamada *esplenio* (*véase* fig. 7-15).

En su trayectoria lateral, las fibras de la rodilla se curvan hacia delante en los lóbulos frontales y forman el **fórceps menor** o **frontal** (*véase* fig. 7-15B). Las fibras del cuerpo se extienden en dirección lateral como las **radiaciones del cuerpo calloso**. Se cruzan con haces de fibras de asociación y proyección cuando pasan hacia la corteza cerebral. Algunas de las fibras forman el techo y la pared lateral del cuerno posterior del ventrículo lateral, y también la pared por fuera del cuerno inferior. Estas fibras se denominan *tapetum*. En su trayectoria lateral, las fibras del esplenio se arquean hacia atrás en el lóbulo occipital y forman el **fórceps mayor**.

La **comisura anterior** es un pequeño haz de fibras nerviosas que cruza la línea media en la **lámina terminal** (*véase* fig. 7-8). Cuando se siguen en dirección lateral, un haz más pequeño o anterior se curva hacia adelante a cada lado, hacia la sustancia anterior perforada y el tracto olfatorio. Otro haz de mayor tamaño se curva en dirección posterior a cada lado

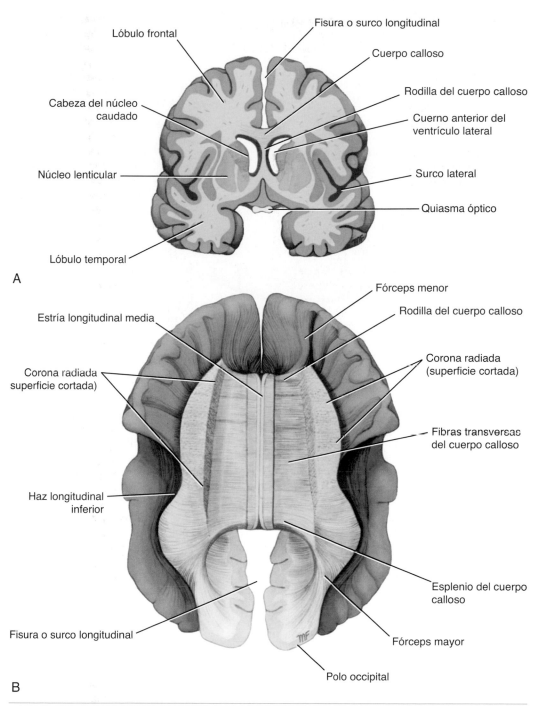

Lóbulo frontal

Fisura o surco longitudinal

Cuerpo calloso

Rodilla del cuerpo calloso

Cabeza del núcleo caudado

Cuerno anterior del ventrículo lateral

Núcleo lenticular

Surco lateral

Quiasma óptico

Lóbulo temporal

A

Estría longitudinal media

Fórceps menor

Rodilla del cuerpo calloso

Corona radiada (superficie cortada)

Corona radiada superficie cortada)

Fibras transversas del cuerpo calloso

Haz longitudinal inferior

Esplenio del cuerpo calloso

Fisura o surco longitudinal

Fórceps mayor

Polo occipital

B

Figura 7-15   A. Corte coronal del cerebro que pasa a través del cuerno anterior del ventrículo lateral y el quiasma óptico. **B.** Vista superior del cerebro disecado para mostrar las fibras del cuerpo calloso y la corona radiada.

y surca la cara inferior del núcleo lenticular para alcanzar los lóbulos temporales.

La **comisura posterior** es un haz de fibras nerviosas que cruza la línea media inmediatamente por encima de la abertura del acueducto mesencefálico en el tercer ventrículo (*véase* fig. 7-3); está relacionada con la parte inferior del tallo de la glándula pineal. En su trayectoria se encuentran varias colecciones de células nerviosas. Su destino y significado funcional se desconocen, en su mayoría. No obstante, se postula que las

fibras que proceden de los núcleos pretectales implicados en el reflejo fotomotor pupilar se cruzan en esta comisura cuando se dirigen a la parte parasimpática de los núcleos oculomotores.

El **fórnix** está formado por fibras nerviosas mielinizadas, y constituye el sistema eferente del hipocampo que pasa hacia los cuerpos mamilares del hipotálamo. Las fibras nerviosas forman primero el **álveo** (*véase* fig. 9-5), que es una fina capa de sustancia blanca que cubre la superficie ventricular del hipocampo y que después converge para formar las **fimbrias**.

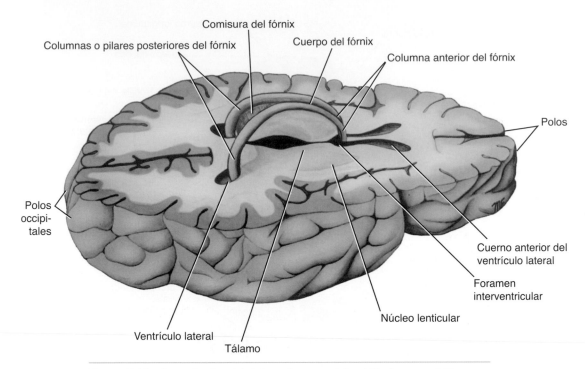

Comisura del fórnix

Columnas o pilares posteriores del fórnix

Cuerpo del fórnix

Columna anterior del fórnix

Polos

Polos occipitales

Cuerno anterior del ventrículo lateral

Foramen interventricular

Núcleo lenticular

Ventrículo lateral

Tálamo

Figura 7-16   Corte horizontal del cerebro que deja el fórnix en posición.

El grosor de las fimbrias de ambos lados aumenta, y al llegar al extremo posterior del hipocampo se arquean hacia adelante por encima del tálamo y por debajo del cuerpo calloso para formar los **pilares posteriores del fórnix**. Los dos pilares se unen en la línea media para formar el **cuerpo del fórnix** (fig. 7-16). La **comisura del fórnix** consiste en fibras transversas que cruzan la línea media desde un pilar hasta el otro inmediatamente antes de la formación del cuerpo del fórnix. La función de la comisura del fórnix es conectar las formaciones hipocámpicas de ambos lados.

La ***comisura habenular*** es un haz pequeño de fibras nerviosas que cruza la línea media en la parte superior de la raíz del tallo pineal (*véase* fig. 7-3). La comisura se asocia con los **núcleos habenulares**, que se sitúan a cada lado de la línea media en esta región. Los núcleos habenulares reciben muchas fibras aferentes de los cuerpos amigdalinos y del hipocampo. Estas fibras aferentes se dirigen hacia los núcleos habenulares en la **estría medular del tálamo**. Algunas de las fibras cruzan la línea media para alcanzar el núcleo contralateral a través de la comisura habenular. Se desconoce la función de los núcleos habenulares y sus conexiones en el ser humano.

Fibras de asociación

Las fibras de asociación son fibras nerviosas que, esencialmente, conectan varias regiones corticales dentro del mismo hemisferio, y pueden clasificarse en grupos cortos y largos (fig. 7-17). Las **fibras de asociación cortas** se encuentran inmediatamente debajo de la corteza y conectan los giros adyacentes. Estas fibras tienen un trayecto transversal al eje longitudinal de los surcos. Las **fibras de asociación largas** se reúnen en haces nominados y pueden disecarse en un cerebro fijado con formol. El **fascículo uncinado** conecta la primera área motora del habla y los giros de la superficie inferior del lóbulo frontal con la corteza del polo del lóbulo temporal. El

cíngulo es un fascículo largo y curvado que se encuentra dentro de la sustancia blanca del giro cingulado (*véase* fig. 7-8). Conecta los lóbulos frontal y parietal con el parahipocampo y otras regiones adyacentes de la corteza temporal. El **fascículo longitudinal superior** es el haz de fibras nerviosas de mayor tamaño. Conecta la parte anterior del lóbulo frontal con los lóbulos occipital y temporal. El **fascículo longitudinal inferior** se dirige hacia adelante desde el lóbulo occipital, pasando por fuera de la radiación óptica, y se distribuye hacia el lóbulo temporal. El **fascículo frontooccipital** conecta al lóbulo frontal con los lóbulos occipital y temporal. Se encuentra en la zona profunda dentro del hemisferio cerebral, y se relaciona con el borde lateral del núcleo caudado.

Fibras de proyección

Las fibras nerviosas aferentes y eferentes que vienen y van desde el tronco encefálico hacia toda la corteza cerebral deben circular entre grandes masas nucleares de sustancia gris dentro de los hemisferios cerebrales. En la parte superior del tronco encefálico, estas fibras forman una banda compacta llamada ***cápsula interna***, que está flanqueada en dirección medial por el núcleo caudado y el tálamo, y lateral por el núcleo lenticular (*véase* fig. 7-12). Debido a la forma en cuña del núcleo lenticular, vista en un corte horizontal, la cápsula interna se dobla para formar un **brazo anterior** y un **brazo posterior**, unidos por la **rodilla** (figs. 7-18 y 7-19). Una vez que las fibras nerviosas emergieron en la cara superior desde las masas nucleares, se irradian en todas direcciones hacia la corteza cerebral. Estas fibras de proyección que irradian forman lo que se conoce como ***corona radiada*** (*véase* fig. 7-19). La mayoría de las fibras de proyección se encuentran en posición medial respecto de las fibras de asociación, pero se cruzan con las de la comisura del cuerpo calloso y la comisura anterior. Las fibras nerviosas que se encuentran en la zona más

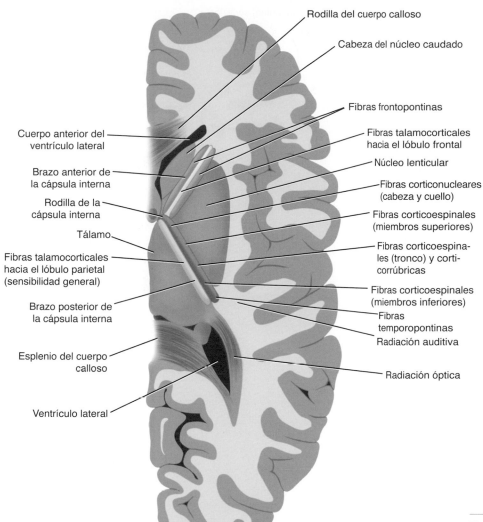

Rodilla del cuerpo calloso

Cabeza del núcleo caudado

Fibras frontopontinas

Fibras talamocorticales hacia el lóbulo frontal

Núcleo lenticular

Fibras corticonucleares (cabeza y cuello)

Fibras corticoespinales (miembros superiores)

Fibras corticoespinales (tronco) y corticorrúbricas

Fibras corticoespinales (miembros inferiores)

Fibras temporopontinas

Radiación auditiva

Radiación óptica

Cuerpo anterior del ventrículo lateral

Brazo anterior de la cápsula interna

Rodilla de la cápsula interna

Tálamo

Fibras talamocorticales hacia el lóbulo parietal (sensibilidad general)

Brazo posterior de la cápsula interna

Esplenio del cuerpo calloso

Ventrículo lateral

Figura 7-17 Corte horizontal del hemisferio cerebral derecho que muestra las relaciones y las diferentes partes de la cápsula interna.

posterior del ramo posterior de la cápsula interna se irradian hacia el surco calcarino y se conocen como **radiaciones ópticas** (*véase* fig. 7-18). La distribución de las fibras dentro de la cápsula interna se muestra con más detalle en la figura 7-18.

Septum pellucidum

El *septum pellucidum* es una lámina vertical fina de tejido nervioso, formado por sustancia blanca y sustancia gris, cubierta a cada lado por epéndimo (*véanse* figs. 7-8 y 7-12; *véase también* lámina 8 del Atlas). Se encuentra entre el fórnix y el cuerpo calloso. En su zona anterior, ocupa el intervalo que queda entre el cuerpo y el pico del cuerpo calloso. En esencia, es una doble membrana con una cavidad cerrada a modo de hendidura entre las membranas. El septum pellucidum forma una división entre los cuernos anteriores de los ventrículos laterales.

Tela coroidea

La tela coroidea consiste en un pliegue bilaminar de piamadre. Se encuentra entre el fórnix por arriba y el techo del tercer ventrículo y la superficie superior de los dos tálamos por debajo. Cuando se observa desde arriba, el extremo anterior se encuentra en los forámenes interventriculares (*véase* fig. 16-6). Sus bordes laterales son irregulares, y se proyectan hacia afuera en el cuerpo de los ventrículos laterales. Aquí están cubiertos por epéndimo y constituyen los plexos coroideos de los ventrículos laterales. En dirección posterior, los bordes laterales se continúan con el cuerno inferior del ventrículo lateral y están cubiertos por epéndimo, de manera que el plexo coroideo se proyecta a través de la fisura coroidea.

A cada lado de la línea media, la tela coroidea se proyecta hacia abajo a través del techo del tercer ventrículo para formar los plexos coroideos del tercer ventrículo.

La irrigación de la tela coroidea y, por lo tanto, también de los plexos coroideos del tercer ventrículo y de los ventrículos laterales, procede de las **ramas coroideas de las arterias carótidas internas** y **basilares**. La sangre venosa drena por las **venas cerebrales internas**, que se unen para formar la **vena cerebral magna**. A su vez, la vena cerebral magna se une al **seno sagital inferior** para formar el **seno recto**.

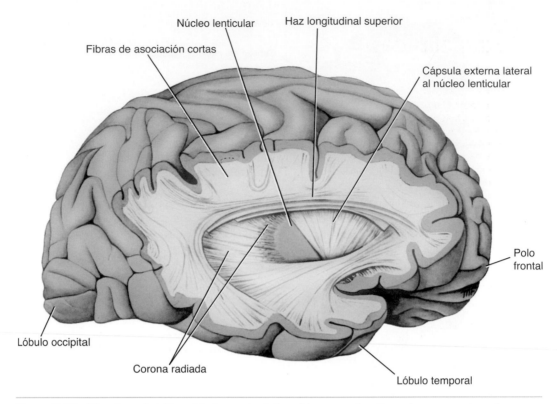

Núcleo lenticular

Haz longitudinal superior

Fibras de asociación cortas

Cápsula externa lateral al núcleo lenticular

Polo frontal

Lóbulo occipital

Corona radiada

Lóbulo temporal

Figura 7-18 Vista lateral del hemisferio cerebral derecho, que se ha disecado para mostrar algunas de las principales fibras de asociación.

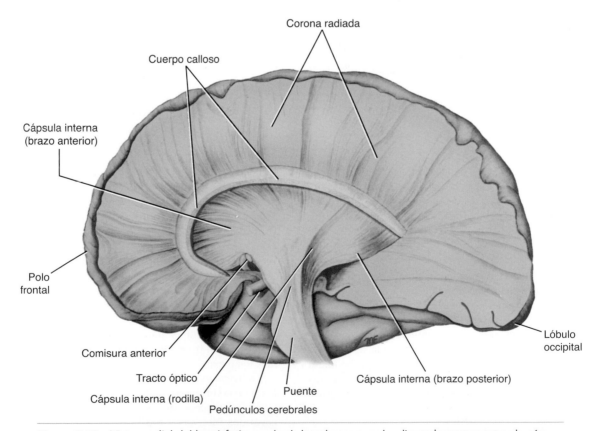

Corona radiada

Cuerpo calloso

Cápsula interna (brazo anterior)

Polo frontal

Lóbulo occipital

Comisura anterior

Tracto óptico

Cápsula interna (rodilla)

Pedúnculos cerebrales

Puente

Cápsula interna (brazo posterior)

Figura 7-19 Vista medial del hemisferio cerebral derecho, que se ha disecado para mostrar la cápsula interna y la corona radiada. El tálamo se ha retirado. Téngase en cuenta la interdigitación de las fibras que corren horizontales respecto al cuerpo calloso y las fibras verticales de la corona radiada.

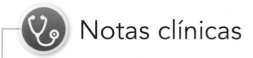

Notas clínicas

Lesiones talámicas

En general, las lesiones del tálamo son consecuencia de trombosis o hemorragia de una de las arterias que lo irrigan. El tálamo está relacionado con la recepción de impulsos sensitivos desde el lado opuesto del cuerpo, por lo que la discapacidad resultante de una lesión en su interior quedará confinada al lado contralateral del cuerpo. Puede haber un deterioro muy importante de todas las formas de sensaciones, que podrían ser el tacto ligero, la localización y la discriminación táctil, o la pérdida de la apreciación de los movimientos articulares.

Lesiones subtalámicas

El subtálamo debe considerarse uno de los núcleos motores extrapiramidales, y mantiene una importante conexión con el globo pálido. Las lesiones del subtálamo dan lugar a movimientos bruscos, enérgicos e involuntarios en un miembro contralateral. Los movimientos pueden ser espasmódicos (coreiformes) o violentos (bálicos).

Glándula pineal

La glándula pineal está formada en esencia por pinealocitos y células de la neuroglía sostenidas por un soporte de tejido conjuntivo. Como consecuencia de los cambios regresivos que se producen con la edad, se van acumulando concreciones calcáreas en el interior de las células de la neuroglía y del tejido conjuntivo de la glándula. Estos depósitos resultan útiles para el radiólogo, ya que sirven como punto de referencia y ayudan a determinar si la glándula pineal ha sido desplazada lateralmente por una lesión ocupante de espacio dentro del cráneo.

Las funciones de la glándula pineal resultan principalmente de tipo inhibidoras e influyen en la hipófisis, los islotes de Langerhans, las glándulas paratiroides y suprarrenales y las gónadas.

La observación clínica de los pacientes que presentan tumores pineales o en las zonas circunvecinas del tejido nervioso que ejercen presión sobre la glándula pineal ha indicado la presencia de importantes alteraciones en la función reproductora.

Hipotálamo

El hipotálamo es una zona del sistema nervioso que tiene una gran importancia funcional. No sólo controla los estados emocionales, sino que también colabora en la regulación del metabolismo de las grasas, los hidratos de carbono y los líquidos. Entre sus muchas otras actividades, influye en la temperatura corporal, las funciones genitales, el sueño y la ingesta de alimentos. La hipófisis y el hipotálamo constituyen una unidad estrechamente integrada, y el hipotálamo participa en la liberación de hormonas desde la hipófisis.

Síndromes hipotalámicos

Las lesiones del hipotálamo son consecuencia de infecciones, traumatismos o trastornos vasculares. Los tumores, como el **craneofaringioma** o el **adenoma cromófobo de la hipófisis** y los **tumores pineales**, interfieren en la función del hipotálamo. Las alteraciones más frecuentes incluyen **hipoplasia** o **atrofia genital**, **diabetes insípida**, **obesidad**, **trastornos del sueño**, **pirexia irregular** y **emaciación**. Algunos de estos trastornos pueden presentarse juntos, como sucede en el **síndrome de distrofia adiposogenital**.

Corteza cerebral, surcos y lóbulos de los hemisferios cerebrales

La corteza cerebral está formada por sustancia gris. Sólo una tercera parte se encuentra en la convexidad expuesta de los giros; las dos terceras partes restantes forman las paredes de los surcos. Además, las distintas áreas de la corteza tienen funciones diferentes, y su división anatómica en lóbulos y giros separados por surcos permite al médico localizar la pérdida de la función o ubicar con precisión la lesión encefálica. Por ejemplo, las lesiones focales del giro precentral producen hemiparesia contralateral, mientras que las lesiones del giro postcentral dan lugar a la pérdida hemisensitiva contralateral. Las lesiones más diseminadas del lóbulo frontal pueden causar síntomas y signos indicativos de la pérdida en el ámbito de la atención o cambios en el comportamiento social. Una degeneración más generalizada de la corteza cerebral produce síntomas de demencia.

Ventrículos laterales

Cada ventrículo lateral contiene entre 7 y 10 mL de LCE. Este líquido se produce en los plexos coroideos de los ventrículos laterales y, en general, drena en el tercer ventrículo a través del foramen interventricular (foramen de Monro). El bloqueo del foramen por un tumor cerebral produce una distensión del ventrículo y causa, en consecuencia, **hidrocefalia**.

Los plexos coroideos de los ventrículos laterales son la continuación del plexo coroideo del tercer ventrículo a través del foramen interventricular. El plexo coroideo es mayor en la zona en la que se unen el cuerpo y los cuernos posteriores e inferiores, y es allí donde aparecen las calcificaciones con la edad. Es importante no confundir esta **calcificación del plexo coroideo**, como se ve en las radiografías, con las de la glándula pineal.

En el pasado, el tamaño y la forma de los ventrículos laterales se investigaron clínicamente con **neumoencefalografías** (figs. 7-20 a 7-23). En este procedimiento, se introducían pequeñas cantidades de aire en el espacio subaracnoideo mediante punción lumbar con el paciente sentado. Este método era peligroso si el paciente ya tenía elevada la presión intracraneal y el aire o el líquido radioopaco se inyectaban directamente en los ventrículos laterales a través de un orificio en el cráneo (procedimiento denominado *ventriculografía*). En la actualidad, esta técnica se ha sustituido con la TC y la resonancia magnética (RM) (figs. 7-24 a 7-27).

Núcleos basales

Aquí, al mencionar los **núcleos basales**, se está hablando de la sustancia gris profunda dentro del cerebro. Incluyen el núcleo caudado, el núcleo lenticular, el núcleo amigdalino y el claustro.

Dada la estrecha relación que existe entre estos núcleos y la cápsula interna, los tumores de los núcleos caudado o lenticular originan síntomas motores o sensitivos graves en el lado contrario del cuerpo. Los tumores que presionan los dos tercios anteriores del brazo posterior de la cápsula interna causan una hemiplejía espástica progresiva, mientras que los tumores situados en zonas más posteriores producen deterioros en la sensibilidad del lado contrario.

Los trastornos de la función de los núcleos basales se consideran después de que las conexiones de estos núcleos se analizan en el capítulo 10.

Comisuras cerebrales

La principal comisura es el gran cuerpo calloso. La mayoría de las fibras del interior del cuerpo calloso conectan entre sí

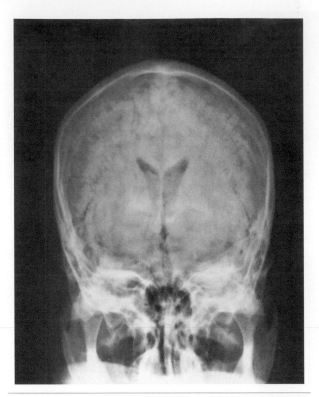

áreas simétricas de la corteza cerebral. Dado que transfiere información de un hemisferio a otro, el cuerpo calloso es esencial para la discriminación aprendida, la experiencia sensitiva y la memoria.

En ocasiones, el cuerpo calloso no se desarrolla, y estos sujetos no presentan signos o síntomas evidentes. Sin embargo, si el cuerpo calloso es destruido por una enfermedad en edades posteriores de la vida, ambos hemisferios quedan aislados y el paciente responde como si tuviera dos cerebros separados. La inteligencia y el comportamiento general del paciente parecen conservados, ya que, a lo largo de los años, ambos hemisferios se han entrenado para responder a las distintas situaciones. Si se pone un lápiz en la mano derecha (con los ojos cerrados), el paciente reconocerá el objeto por el tacto y podrá describirlo. Si se pone en la mano izquierda, la información táctil pasará al giro postcentral derecho. Esta información no podrá viajar a través del cuerpo calloso hacia la zona del habla en el hemisferio izquierdo. Por lo tanto, el paciente no podrá describir el objeto que tiene en su mano izquierda.

En algunos casos, se ha intentado con cierto éxito el corte quirúrgico del cuerpo calloso para prevenir la propagación de crisis comiciales de un hemisferio al otro.

Lesiones de la cápsula interna

La cápsula interna es una importante banda compacta de sustancia blanca. Está formada por fibras nerviosas ascendentes y descendentes que conectan la corteza cerebral con el tronco encefálico y la médula espinal. La cápsula interna está flanqueada en dirección medial por el núcleo caudado y el

Figura 7-20 Neumoencefalografía anteroposterior de un hombre de 28 años de edad.

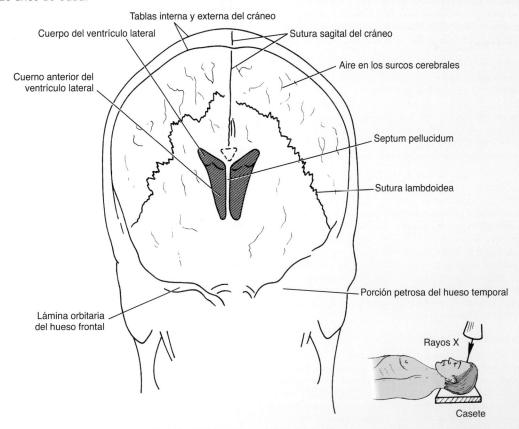

Figura 7-21 Explicación de la radiografía vista en la figura 7-20. Obsérvese la posición del aparato de rayos X en relación con la cabeza y el casete.

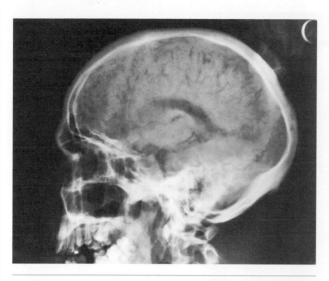

Figura 7-22 Neumoencefalografía lateral de un hombre de 28 años de edad.

tálamo, y en dirección lateral por el núcleo lenticular. La distribución de las fibras nerviosas dentro de la cápsula interna se muestra en la figura 7-18.

La cápsula interna a menudo está comprometida en casos de trastornos vasculares del encéfalo. La causa más frecuente de hemorragia arterial es la degeneración ateromatosa de una arteria en un paciente con hipertensión arterial. Dada la elevada concentración de fibras nerviosas importantes dentro de la cápsula interna, incluso una pequeña hemorragia producirá extensos efectos en el lado contralateral del cuerpo, que se deberán no sólo al tejido nervioso inmediato destruido por la sangre, que después se coagula, sino también por las fibras nerviosas vecinas que pueden estar comprimidas o edematizadas.

Enfermedad de Alzheimer

La *enfermedad de Alzheimer* es un trastorno degenerativo del encéfalo que aparece a partir de la edad mediana tardía de la vida, pero ahora se reconoce también una forma más precoz. La enfermedad afecta a más de 4 millones de personas en los Estados Unidos, donde causa más de 100 000 muertes

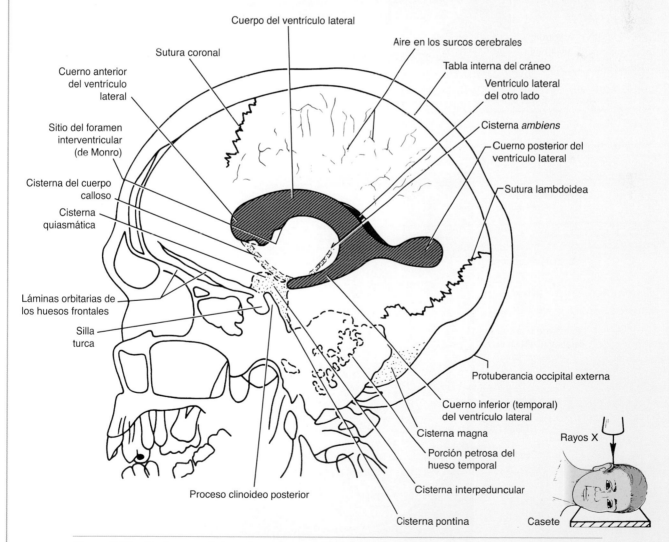

Figura 7-23 Explicación de la radiografía vista en la figura 7-22. Obsérvese la posición del aparato de rayos X en relación con la cabeza y el casete.

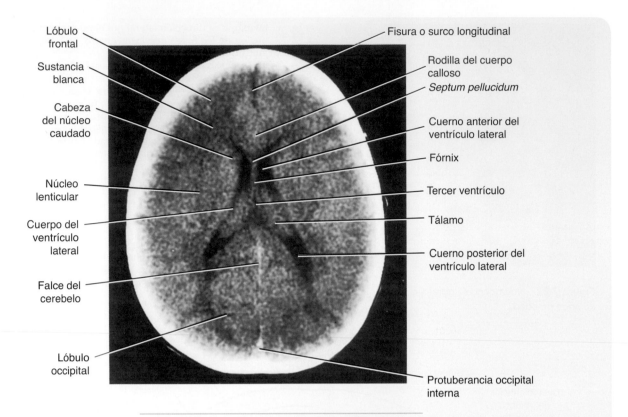

Lóbulo frontal

Sustancia blanca

Cabeza del núcleo caudado

Núcleo lenticular

Cuerpo del ventrículo lateral

Falce del cerebelo

Lóbulo occipital

Fisura o surco longitudinal

Rodilla del cuerpo calloso

Septum pellucidum

Cuerno anterior del ventrículo lateral

Fórnix

Tercer ventrículo

Tálamo

Cuerno posterior del ventrículo lateral

Protuberancia occipital interna

Figura 7-24   TC horizontal (axial) del encéfalo.

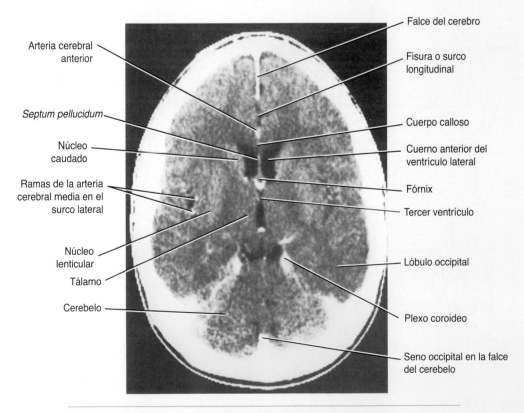

Arteria cerebral anterior

Septum pellucidum

Núcleo caudado

Ramas de la arteria cerebral media en el surco lateral

Núcleo lenticular

Tálamo

Cerebelo

Falce del cerebro

Fisura o surco longitudinal

Cuerpo calloso

Cuerno anterior del ventrículo lateral

Fórnix

Tercer ventrículo

Lóbulo occipital

Plexo coroideo

Seno occipital en la falce del cerebelo

Figura 7-25   TC horizontal (axial) del encéfalo (con contraste).

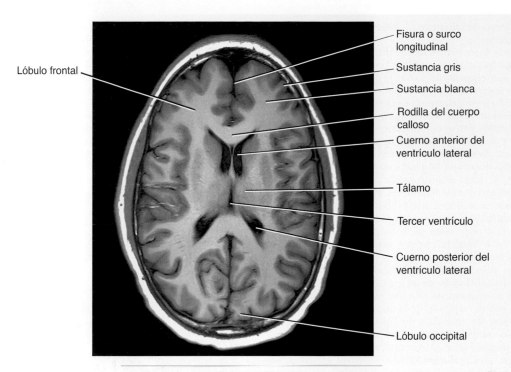

Lóbulo frontal

Fisura o surco longitudinal

Sustancia gris

Sustancia blanca

Rodilla del cuerpo calloso

Cuerno anterior del ventrículo lateral

Tálamo

Tercer ventrículo

Cuerno posterior del ventrículo lateral

Lóbulo occipital

Figura 7-26 RM horizontal (axial) del encéfalo.

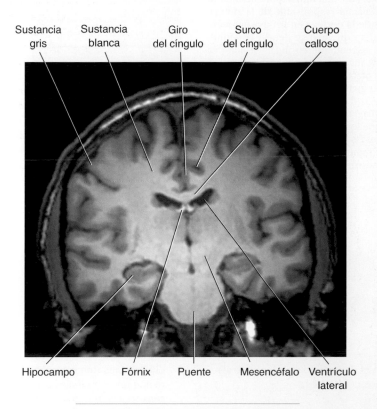

Sustancia gris

Sustancia blanca

Giro del cíngulo

Surco del cíngulo

Cuerpo calloso

Hipocampo   Fórnix   Puente   Mesencéfalo   Ventrículo lateral

Figura 7-27 RM coronal del encéfalo.

anuales. El riesgo de enfermedad aumenta evidentemente con la edad avanzada.

La causa de la enfermedad de Alzheimer es desconocida, pero hay algunos datos que indican una cierta predisposición genética. Se han encontrado varios genes anómalos, cada uno de los cuales causa un síndrome clínico y anatomopatológico similar y sólo ligeras variaciones en la edad de inicio y la velocidad de progresión, lo que indica que las diferencias se centran en los mecanismos patogenéticos. Por ejemplo, se ha mostrado que algunos casos de enfermedad de Alzheimer tienen mutaciones en varios genes (*App*, *presenilina 1* y *presenilina 2*).

La pérdida precoz de la memoria, la desintegración de la personalidad, la total desorientación, el deterioro del habla y la inquietud son signos habituales. En etapas avanzadas, el paciente puede enmudecer, tener incontinencia o permanecer en cama, y habitualmente fallece por cualquier otra enfermedad.

Desde el punto de vista microscópico, los cambios afectan finalmente a toda la corteza cerebral, pero comienzan afectando selectivamente a algunas regiones del encéfalo. Los primeros sitios son el hipocampo, la corteza entorrinal y las áreas de asociación de la corteza cerebral. En la corteza atrófica se encuentran muchas placas, llamadas *seniles*. Estas placas son el resultado de la acumulación de varias proteínas alrededor de depósitos de amiloide β. En el centro de cada placa se encuentra una colección extracelular de tejido nervioso en degeneración. Alrededor del centro se observa un reborde de grandes prolongaciones neuronales anómalas, probablemente terminaciones presinápticas, llenas de una gran cantidad de neurofibrillas intracelulares que están formando ovillos enmarañados, conocidos como *ovillos neurofibrilares*. Estos ovillos son agregaciones de la proteína microtubular *tau*, que está hiperfosforilada. Hay una importante pérdida de acetilcolina transferasa, la enzima responsable de la síntesis de acetilcolina, en las áreas de la corteza en las que aparecen las placas seniles. Se considera que ello se debe a la pérdida de las fibras de proyección ascendente en lugar de una pérdida de células corticales. A medida que ocurren estos cambios celulares, las neuronas afectadas mueren.

No existe actualmente ninguna prueba clínica que permita establecer el diagnóstico definitivo de la enfermedad de Alzheimer. La fiabilidad del diagnóstico se basa en la anamnesis detallada y en varias exploraciones neurológicas y psiquiátricas espaciadas en el tiempo. De esta forma, pueden excluirse otras causas de demencia. También es útil evaluar las alteraciones en las concentraciones de los péptidos amiloides o de proteína *tau* en el suero o en el LCE. La TC y la RM también se usan, y en esta enfermedad se observan alteraciones en la parte medial del lóbulo temporal. En casos avanzados, se pueden encontrar una corteza cerebral fina y atrofiada y ventrículos laterales dilatados. El uso más reciente de la tomografía por emisión de positrones (PET, *positron emission tomography*) muestra signos de una reducción del metabolismo cortical (fig. 7-28).

Se ha demostrado la utilidad de los inhibidores de la colinesterasa para el tratamiento de la enfermedad de Alzheimer. Estos fármacos parecen actuar aumentando la presencia de acetilcolina en los lugares en los que existe déficit de dicho neurotransmisor.

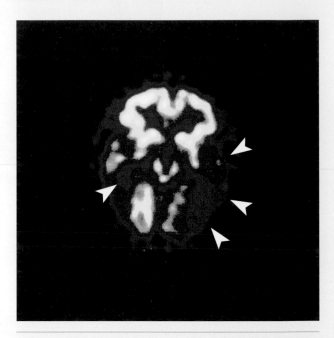

Figura 7-28 PET axial (horizontal) de un paciente varón con enfermedad de Alzheimer, que muestra defectos (*puntas de flecha*) en el metabolismo de las regiones bitemporoparietales de la corteza cerebral, después de la inyección de ^{18}F-fluorodesoxiglucosa. Las zonas amarillas indican las regiones de gran actividad metabólica (cortesía de: Dr. Holley Dey).

Conceptos clave

Subdivisiones cerebrales

- El cerebro se subdivide en el diencéfalo (núcleo central) y el telencéfalo (hemisferios cerebrales).

Diencéfalo

- El diencéfalo está compuesto por el tercer ventrículo y las estructuras que forman sus límites, incluidos el tálamo, el subtálamo, el epitálamo y el hipotálamo.

Tálamo

- El tálamo es una estación celular muy importante que recibe los principales tractos sensoriales. La información sensorial se integra y se transmite a la corteza cerebral y otras regiones subcorticales.

Subtálamo

- El subtálamo está formado por células nerviosas asociadas con los núcleos rojos y la sustancia negra y está implicado en el control de la actividad muscular.

Epitálamo

- El epitálamo está conformado por los núcleos habenulares (integración de vías viscerales y somáticas) y la glándula pineal (glándula endocrina y melatonina).

Hipotálamo

- El hipotálamo controla e integra las funciones del SNA y el sistema endocrino, y desempeña un papel fundamental en el mantenimiento de la homeostasia corporal.
- Fisiológicamente, casi ninguna actividad en el cuerpo no está influida por el hipotálamo.

Surcos principales

- El surco central separa los lóbulos frontal y parietal. El giro delante de este surco contiene células motoras que inician los movimientos del lado contralateral del cuerpo; el giro posterior contiene una corteza sensitiva general que recibe información del lado contralateral del cuerpo.
- El surco lateral es una hendidura profunda en el hemisferio cerebral lateral inferior, entre los lóbulos frontal y temporal. La ínsula se encuentra profunda al surco lateral.
- El surco parietooccipital se encuentra en el lado medial del hemisferio, y corre hacia abajo para intersectar el surco calcarino.
- El surco calcarino se encuentra en la superficie medial de los hemisferios, en el lóbulo occipital. La corteza visual primaria se encuentra aquí.

Lóbulos de los hemisferios cerebrales

- El lóbulo frontal ocupa el área anterior al surco central y se encuentra dividido por tres surcos en tres giros distintos.
- El lóbulo temporal ocupa el área inferior al surco lateral y se divide en tres giros por dos surcos.
- El lóbulo occipital ocupa el área detrás del surco parietooccipital.

Estructura interna

- Los dos ventrículos laterales están ubicados uno en cada hemisferio. Los ventrículos laterales son cavidades grandes que albergan LCE. Cada uno está en comunicación con el tercer ventrículo a través del foramen interventricular.
- Los núcleos basales son una colección de masas de sustancia gris que incluyen el cuerpo estriado, el núcleo amigdalino y el claustro.
  - El cuerpo estriado está compuesto por el núcleo caudado y el núcleo lenticular o lentiforme, ambos separados por la cápsula interna. Estas estructuras se encuentran comprometidas en el control del movimiento muscular a través de las comunicaciones con la corteza.
  - El claustro está separado del núcleo lenticular por la cápsula externa. La función del claustro se desconoce.
  - El núcleo amigdalino se encuentra en el lóbulo temporal adyacente al cuerno anterior del ventrículo lateral.
- Las fibras de la comisura en el cerebro son fibras mielinizadas que conectan dos regiones correspondientes de los dos hemisferios.
- La comisura más grande es el cuerpo calloso, que conecta los dos hemisferios. Otras comisuras incluyen el fórnix y las comisuras anterior y posterior.

❓ Solución de problemas clínicos

1. Una mujer de 53 años de edad es admitida en el servicio de urgencias tras caerse en la calle. Además de estar confundida y desorientada, presenta movimientos violentos y descoordinados en su brazo y pierna derechos y leves movimientos espontáneos en el lado derecho de su cara. El médico puede determinar por un amigo que la paciente estaba perfectamente en forma esa mañana y no tiene antecedentes de este trastorno. En la exploración, los movimientos involuntarios de los miembros derechos se limitan principalmente a los músculos de la parte proximal. Una semana después, la paciente fallece por insuficiencia cardíaca. ¿Cuál es el término médico empleado para describir este trastorno? ¿Qué área del cerebro probablemente esté afectada en este trastorno?

2. Un hombre de 64 años de edad es internado en un hospital porque se sospecha que tiene un tumor cerebral. Uno de los estudios solicitados por el médico es una radiografía simple anteroposterior y una radiografía lateral de la cabeza. Según sus conocimientos de neuroanatomía, mencione la estructura que ayudaría al radiólogo en este caso

a determinar si se produjo un desplazamiento lateral del cerebro dentro del cráneo.

3. Un pediatra evalúa a un niño de 12 años de edad porque sus padres están preocupados por su peso excesivo y la falta de desarrollo de los genitales externos. En la exploración, se confirma que el niño es alto para su edad y muy obeso. El exceso de grasa se concentra sobre todo en la parte inferior de la pared anterior del abdomen y en las partes proximales de los miembros. Su pene y testículos son pequeños. ¿Es posible que la enfermedad del diencéfalo pueda explicar este trastorno?

4. Un neurocirujano explica a sus residentes que intentará extirpar un glioma ubicado en el giro frontal medio derecho replegando un colgajo del cuero cabelludo y extrayendo un trozo rectangular del cráneo suprayacente. ¿Dónde está exactamente el giro frontal medio derecho en el cerebro? ¿Cuáles son los nombres anatómicos de los surcos que se encuentran por encima y por debajo de este giro? ¿Qué hueso del cráneo se encuentra sobre este giro?

5. Al realizar una autopsia, un patólogo tiene grandes dificultades para encontrar el surco central en cada hemisferio cerebral. Debido a que encontrar este surco es la clave para localizar muchos otros surcos y giros, ¿qué puntos de referencia utilizaría para identificar el surco central? ¿Los surcos y giros en los dos hemisferios son similares en tamaño y forma? ¿Muestran variaciones individuales en su disposición?

6. A un estudiante de medicina de cuarto año se le muestran RM coronales y horizontales del cerebro y se le pide que analice sus observaciones. El paciente es un hombre de 55 años de edad. El estudiante responde diciendo que el ventrículo lateral izquierdo es más grande de lo normal y que hay un área de señal de baja intensidad cerca del foramen interventricular izquierdo que sugiere la presencia de un tumor cerebral. Al observar una radiografía lateral estándar del cráneo y el cerebro, nota una pequeña área de "calcificación" situada en la región de la parte posterior del ventrículo izquierdo. Según sus conocimientos de neuroanatomía, describa la ubicación del ventrículo lateral en el cerebro. ¿Cuáles son las diferentes partes de los ventrículos laterales? ¿Dónde se produce el LCE en el ventrículo lateral y en qué sitio suele drenarse? ¿Qué es responsable de la calcificación observada en el ventrículo lateral izquierdo en este paciente?

7. Mientras realiza una autopsia, un estudiante de medicina descubre que el paciente no tiene cuerpo calloso. Al consultar las notas clínicas de la paciente, se sorprende al no encontrar ninguna referencia a un trastorno neurológico. ¿Le sorprende que este paciente no haya presentado signos y síntomas neurológicos?

 ## Respuestas y explicaciones acerca de la solución de los problemas clínicos

1. Esta mujer mostraba una actividad continua incoordinada de la musculatura proximal del brazo y la pierna derechos, que hacía que sus miembros sufrieran los movimientos violentos. Los músculos del lado derecho de la cara también estaban ligeramente afectados. Esta afección se conoce como *hemibalismo*. Se debe a una hemorragia en el núcleo subtalámico izquierdo.

2. Durante la tercera década de la vida aparecen concreciones calcáreas en la neuroglía y en el tejido conjuntivo de la glándula pineal. Esto constituye una marca anatómica muy útil de la línea media para el radiólogo. El desplazamiento lateral de esta marca indicaría la presencia de una masa intracraneal. En este paciente, la sombra de la glándula pineal se hallaba en la línea media, y todas las demás exploraciones, incluida la TC, no mostraron evidencias de la presencia de tumor cerebral.

3. Sí. La adiposidad sola o asociada con distrofia genital puede aparecer en una enfermedad del hipotálamo.

4. El giro frontal medio derecho está localizado en la superficie lateral del lóbulo frontal del hemisferio cerebral derecho. Está limitado por arriba y por abajo por los surcos frontales superior e inferior, respectivamente. El giro frontal medio derecho está cubierto por el hueso frontal del cráneo.

5. El importante surco central es grande y se dirige hacia abajo y hacia adelante a través de la cara lateral de cada hemisferio. Por encima, produce una indentación en el borde superior medial en el hemisferio, 1 cm por detrás del punto medio. Se encuentra entre dos giros paralelos. Es el único surco (de cualquier longitud) que crea una indentación en el borde superior medial. La organización de los surcos y giros es muy similar en ambos lados del encéfalo. Sin embargo, hay grandes variaciones individuales en los detalles de su organización.

6. El ventrículo lateral es una cavidad en forma de "C", situada en cada hemisferio cerebral. El ventrículo lateral se encuentra rodeado por el tálamo, el núcleo lenticular y el núcleo caudado. Se divide en un cuerpo que ocupa el lóbulo parietal, un cuerno anterior que se extiende al lóbulo frontal, uno posterior que se extiende al lóbulo occipital y uno inferior que se dirige hacia adelante y abajo en el lóbulo temporal. El LCE se produce en el plexo coroideo del ventrículo lateral, y drena a través del pequeño foramen interventricular hacia el tercer ventrículo. En años posteriores de la vida, el plexo coroideo, en especial en su parte posterior, a veces presenta depósitos calcificados que, en ocasiones, pueden observarse en las radiografías, como en este caso. El paciente tenía un tumor cerebral que se encontraba comprimiendo el foramen interventricular izquierdo, lo que causaba el aumento del ventrículo izquierdo.

7. No. El cuerpo calloso a veces no se desarrolla, y en esos pacientes no aparecen signos ni síntomas neurológicos definidos. Sin embargo, si el cuerpo calloso se divide mediante un procedimiento quirúrgico en el adulto, la pérdida de las interconexiones entre los dos hemisferios se hace evidente (*véanse* pp. 267-268).

Preguntas de revisión

Instrucciones: cada uno de los apartados numerados en esta sección se acompaña de respuestas. Seleccione la letra de la respuesta CORRECTA.

1. Las siguientes afirmaciones se refieren al diencéfalo:
   (a) Se extiende hacia adelante hasta llegar al quiasma óptico.
   (b) Está limitado lateralmente por la cápsula interna.
   (c) El tálamo se localiza en la pared medial del tercer ventrículo.
   (d) El epitálamo está formado por el extremo craneal de la sustancia negra y los núcleos rojos.
   (e) Se extiende hacia atrás hasta llegar a la adherencia intertalámica.

2. Las siguientes afirmaciones se refieren a la glándula pineal:
   (a) Produce una secreción radioopaca.
   (b) Contiene concentraciones altas de melatonina.
   (c) La melatonina estimula la liberación de las hormonas gonadotrópicas desde el lóbulo anterior de la hipófisis.
   (d) Disminuye la producción de las secreciones de la glándula pineal en los períodos de oscuridad.
   (e) Los pinealocitos son inhibidos por las terminaciones nerviosas simpáticas.

3. Las siguientes afirmaciones se refieren al tálamo:
   (a) Es la parte más grande del diencéfalo, y sirve como estación de relevo para los tractos sensitivos principales (excepto para la vía olfatoria).
   (b) Está separado del núcleo lenticular por la cápsula externa.
   (c) Forma el límite anterior del foramen interventricular.
   (d) Está separado totalmente del tálamo del lado opuesto.
   (e) El tálamo es una pequeña masa rectangular de sustancia gris.

4. Las siguientes afirmaciones se refieren al hipotálamo:
   (a) Está formado por la parte superior de la pared lateral y el techo del tercer ventrículo.
   (b) En dirección inferior, el hipotálamo se fusiona con el tectum del mesencéfalo.
   (c) Los núcleos están formados por grupos de grandes células nerviosas.
   (d) Funcionalmente, participa en la liberación de las hormonas desde la hipófisis.
   (e) Los cuerpos mamilares no forman parte del hipotálamo.

5. Las siguientes afirmaciones se refieren al hipotálamo:
   (a) El hipotálamo no influye en las actividades de los sistemas autónomo y endocrino.
   (b) Recibe pocas fibras sensitivas aferentes viscerales y somáticas.
   (c) Salen fibras eferentes que llegan hasta los tractos eferentes simpáticos y parasimpáticos en el encéfalo y la médula espinal.
   (d) No colabora en la regulación del metabolismo hídrico.

   (e) El hipotálamo no participa en el control de los estados emocionales.

6. Las siguientes afirmaciones se refieren al tercer ventrículo:
   (a) La pared posterior está formada por la apertura en el acueducto mesencefálico y el receso pineal.
   (b) No se comunica directamente con los ventrículos laterales.
   (c) La tela coroidea vascular se proyecta desde el piso para formar el plexo coroideo.
   (d) Apoyado en el piso del ventrículo, desde la zona posterior a la anterior, se encuentra el quiasma óptico, el túber cinereum y los cuerpos mamilares.
   (e) La pared del ventrículo no se encuentra cubierta de epéndimo.

Preguntas pareadas. Instrucciones: las siguientes preguntas se aplican a la figura 7-29. Paree los números presentados a la izquierda con la estructura con letras correspondiente presentadas a la derecha. Cada letra puede seleccionarse ninguna, una o más de una vez.

7. Número 1   (a) Rodilla del cuerpo calloso
8. Número 2   (b) Foramen interventricular
9. Número 3   (c) Cuerpo del fórnix
10. Número 4   (d) Comisura anterior
11. Número 5   (e) Ninguna de las anteriores
12. Número 6
13. Número 7

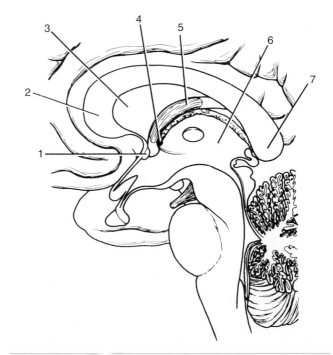

Figura 7-29 Corte sagital del cerebro que muestra la superficie medial del diencéfalo.

Instrucciones: cada uno de los apartados numerados en esta sección se acompaña de respuestas. Seleccione la letra de la respuesta CORRECTA.

14. Las siguientes afirmaciones se refieren a la fisura cerebral longitudinal:
    (a) Contiene un pliegue de duramadre conocido como la *falce del cerebelo*.
    (b) Contiene las arterias cerebrales medias.
    (c) El seno sagital superior se encuentra por debajo de éste.
    (d) El cuerpo calloso cruza la línea media en la zona profunda del surco.
    (e) El seno sagital inferior se halla por encima de éste.

15. Las siguientes afirmaciones hacen referencia al surco central:
    (a) El surco central se extiende sobre la superficie medial del hemisferio cerebral.
    (b) El lóbulo frontal se encuentra detrás de él.
    (c) El lóbulo parietal se encuentra delante de él.
    (d) El surco central continúa en su zona inferior con el surco lateral.
    (e) La aracnoides se extiende en el surco central.

16. Las siguientes afirmaciones se refieren a los ventrículos laterales:
    (a) Cada ventrículo tiene forma de "J" y está lleno de LCE.
    (b) Se comunica con el tercer ventrículo a través del foramen interventricular.
    (c) El cuerpo del ventrículo ocupa el lóbulo frontal.
    (d) El ventrículo lateral no tiene plexos coroideos.
    (e) El cuerno anterior ocupa el lóbulo parietal.

17. Las siguientes afirmaciones se refieren al cuerpo calloso:
    (a) Está conectado con el fórnix por la lámina terminal.
    (b) El pico conecta la rodilla con el septum pellucidum.
    (c) La mayoría de las fibras del interior del cuerpo calloso conectan entre sí áreas simétricas de la corteza cerebral.
    (d) Las fibras de la rodilla se curvan hacia adelante entrando en los lóbulos frontales como el fórceps mayor.
    (e) El cuerpo calloso se relaciona en su zona inferior con la falce del cerebro.

18. Las siguientes afirmaciones hacen referencia a la comisura anterior:
    (a) Está incluida en la parte superior del septum pellucidum.
    (b) Cuando se sigue lateralmente, un haz anterior de fibras se curva hacia adelante para unirse al tracto olfatorio.
    (c) Algunas de las fibras están relacionadas con las sensaciones del gusto.
    (d) Forma el límite anterior del foramen interventricular.
    (e) Está formado por un gran haz de fibras nerviosas.

19. Las siguientes afirmaciones sobre la cápsula interna son correctas, **excepto**:
    (a) Continúa por debajo con el tectum del mesencéfalo.
    (b) Tiene un brazo anterior y un brazo posterior, que se encuentran en línea recta.
    (c) La rodilla y la parte anterior del brazo posterior contienen las fibras corticomedulares y corticoespinales.

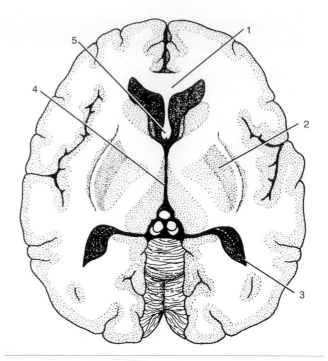

Figura 7-30 Corte horizontal del cerebro, vista desde arriba.

    (d) Se encuentra relacionada medialmente con el núcleo lenticular.
    (e) Continúa por debajo con la corona radiada.

20. Las siguientes afirmaciones se refieren a los núcleos basales:
    (a) El núcleo caudado no está unido al núcleo lenticular.
    (b) El cuerpo estriado está relacionado con el movimiento muscular.
    (c) El núcleo lenticular se encuentra relacionado medialmente con la cápsula externa.
    (d) El núcleo lenticular tiene forma ovalada, como se observa en el corte horizontal.
    (e) El cuerpo amigdalino no forma uno de los ganglios de la base.

Preguntas pareadas. Instrucciones: las siguientes preguntas se aplican a la figura 7-30. Paree los números presentados a la izquierda con la estructura con letras correspondiente presentadas a la derecha. Cada letra puede seleccionarse ninguna, una o más de una vez.

21. Número 1   (a) Radiación óptica
22. Número 2   (b) Surco lateral
23. Número 3   (c) Núcleo lenticular o lentiforme
24. Número 4   (d) Cuerno anterior del ventrículo lateral
25. Número 5   (e) Ninguna de las anteriores

Las siguientes preguntas se aplican a la figura 7-31. Paree los números presentados a la izquierda con la estructura con letras correspondiente presentadas a la derecha. Cada letra puede seleccionarse ninguna, una o más de una vez.

26. Número 1   (a) Surco lateral
27. Número 2   (b) Giro postcentral

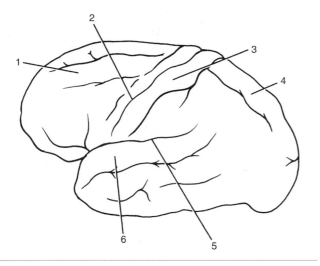

Figura 7-31 Vista lateral del hemisferio cerebral izquierdo.

28. Número 3
29. Número 4
30. Número 5
31. Número 6

(c) Giro temporal superior
(d) Lóbulo parietal superior
(e) Ninguna de las anteriores

Instrucciones: cada historia clínica continúa con preguntas. Seleccione la MEJOR respuesta.

Un hombre de 70 años de edad con hipertensión fue ingresado en un servicio de urgencias después de presentar hemiparesia de inicio súbito en el lado derecho, con adormecimiento de la pierna derecha. Se realizaron una TC y una RM. Esta última reveló una pequeña hemorragia en el tálamo izquierdo, que se dirigía horizontalmente a través de los ventrículos laterales. Luego de una observación minuciosa, 2 días más tarde la paresia había mejorado y el paciente refirió que su adormecimiento había desaparecido. El paciente fue dado de alta del hospital una semana después y se recuperó sin más incidentes. Su hipertensión se mantuvo bajo control con la medicación adecuada.

32. Según sus conocimientos sobre las relaciones del tálamo izquierdo, seleccione la afirmación que explique la hemiparesia derecha y el adormecimiento transitorios.

(a) La hemorragia se produjo en el tercer ventrículo.
(b) La hemorragia en el tálamo se extendió lateralmente al brazo posterior de la cápsula interna izquierda.
(c) La hemorragia era pequeña y estuvo confinada al tálamo izquierdo.
(d) La hemorragia era pequeña y se produjo en la parte lateral del tálamo izquierdo, originando edema transitorio en la cápsula interna izquierda.
(e) La hemorragia se extendió lateralmente en el ventrículo lateral izquierdo.

33. Este paciente hipertenso sufrió una pequeña hemorragia talámica. Seleccione la causa **más probable** de dicha hemorragia:

(a) Una de las pequeñas arterias talámicas enfermas podría haberse roto.
(b) Una de las pequeñas venas que drenan el tálamo podría haberse roto.
(c) Podría haberse producido la vasoconstricción de las arterias talámicas.
(d) Podría haberse producido el reblandecimiento del tejido neuronal alrededor de las arterias talámicas.
(e) No hay relación entre la hipertensión y la hemorragia talámica en este paciente.

Un niño de 8 años de edad con un intenso dolor en el oído derecho fue llevado al pediatra. Los síntomas habían comenzado 7 días antes y el dolor había empeorado progresivamente. En la exploración, el niño presentaba una otitis media muy importante en el lado derecho, con una mastoiditis aguda. En el interrogatorio, el niño informó que le había dolido mucho la cabeza y que se sentía mal. Vomitó durante la exploración. Su temperatura corporal estaba algo elevada. Ante la intensidad de la cefalea y la presencia de náuseas y vómitos, el pediatra decidió realizar una RM. El resultado fue un absceso cerebral pequeño y bien definido.

34. El absceso cerebral en este paciente estuvo localizado con mayor probabilidad en qué sitio en el hemisferio cerebral derecho:

(a) Lóbulo frontal
(b) Tálamo
(c) Lóbulo occipital
(d) Lóbulo temporal
(e) Cuña

 Respuestas y explicaciones a las preguntas de revisión

1. B es correcta. El diencéfalo está limitado lateralmente por la cápsula interna (*véase* fig. 7-1). A. El diencéfalo se extiende hacia adelante hasta llegar al foramen interventricular (*véase* fig. 7-3). C. El tálamo se encuentra en la pared lateral del tercer ventrículo (*véase* fig. 7-3). D. El epitálamo está formado por los núcleos habenulares y sus conexiones, y por la glándula pineal. E. El diencéfalo se extiende en dirección posterior hasta el acueducto mesencefálico (*véase* fig. 7-3).

2. B es correcta. La glándula pineal contiene concentraciones altas de melatonina. A. Las secreciones pineales son translúcidas a los rayos X. C. La melatonina inhibe la liberación de la gonadotropina desde el lóbulo anterior de la hipófisis. D. Hay una mayor producción de las secreciones de la glándula pineal durante períodos de oscuridad. E. Los pinealocitos son estimulados por las terminaciones nerviosas simpáticas.

3. A es correcta. El tálamo es la parte más importante del diencéfalo y sirve como estación de relevo para todos los tractos sensitivos principales, excepto para la vía olfatoria. B. El tálamo está separado del núcleo lenticular por la cápsula interna (*véase* fig. 7-1). C. El tálamo forma el límite

posterior del foramen interventricular (*véase* fig. 7-3). D. El tálamo puede estar unido al tálamo del lado opuesto por la adherencia intertalámica. E. El tálamo es una gran masa ovoide de sustancia gris (*véase* fig. 7-4).

4. D es correcta. El hipotálamo desempeña un importante papel en la liberación de las hormonas hipofisarias. A. El hipotálamo está formado por la parte inferior de la pared lateral y el piso del tercer ventrículo, por debajo del surco del hipotálamo (*véase* fig. 7-3). B. En dirección inferior, el hipotálamo se fusiona con el tegmento del mesencéfalo. C. Los núcleos del hipotálamo están formados por grupos de pequeñas células nerviosas. E. Los cuerpos mamilares forman parte del hipotálamo.

5. C es correcta. Del hipotálamo surgen fibras eferentes que llegan a los tractos de salida simpáticos y parasimpáticos en el encéfalo y la médula espinal. A. El hipotálamo no influye en las actividades de los sistemas autónomo y endocrino. B. El hipotálamo recibe muchas fibras nerviosas aferentes viscerales y sensitivas somáticas. D. El hipotálamo colabora en la regulación del metabolismo hídrico. E. El hipotálamo participa en el control de los estados emocionales.

6. A es correcta. La pared posterior del tercer ventrículo está formada por la abertura en el acueducto mesencefálico y el receso pineal (*véase* fig. 7-3). B. El tercer ventrículo se comunica directamente con los ventrículos laterales a través de los forámenes interventriculares (*véase* fig. 7-13). C. La tela coroidea vascular se proyecta desde el techo del tercer ventrículo para formar el plexo coroideo (*véase* fig. 7-3). D. En el piso del tercer ventrículo, desde la zona anterior a la posterior, se encuentran el quiasma óptico, el túber cinereum y los cuerpos mamilares. E. La pared del tercer ventrículo está cubierta por epéndimo.

7. D es correcta.

8. A es correcta.

9. E es correcta. La estructura es el septum pellucidum.

10. B es correcta.

11. C es correcta.

12. E es correcta. La estructura es el tálamo.

13. E es correcta. La estructura es el cuerpo calloso.

14. D es correcta. En las profundidades de la fisura cerebral longitudinal, el cuerpo calloso cruza la línea media (*véase* fig. 7-6). A. El surco cerebral longitudinal contiene un pliegue de duramadre, la falce del cerebro. B. El surco cerebral longitudinal no contiene las arterias cerebrales medias, que se localizan en los surcos cerebrales laterales. C. El seno venoso sagital superior se encuentra por encima del surco cerebral longitudinal. E. El seno venoso sagital inferior se encuentra en el borde inferior de la falce del cerebro en el surco cerebral longitudinal.

15. A es correcta. El surco central se extiende sobre la superficie medial del hemisferio cerebral (*véase* fig. 7-8). B. El lóbulo frontal se encuentra delante del surco central (*véase* fig. 7-10). C. El lóbulo parietal se encuentra en la parte posterior del surco central (*véase* fig. 7-10). D. El surco central no continúa debajo en el surco lateral (*véase* fig. 7-10). E. La aracnoides no se extiende hacia el surco central.

16. B es correcta. El ventrículo lateral se comunica con el tercer ventrículo a través del foramen interventricular (*véase* fig. 7-3). A. Cada ventrículo lateral tiene

forma de "C" y está lleno de LCE (*véase* fig. 7-13). C. El cuerpo del ventrículo lateral ocupa el lóbulo parietal. D. El ventrículo lateral tiene un plexo coroideo (*véase* fig. 7-1). E. El cuerno anterior del ventrículo lateral ocupa el lóbulo frontal (*véase* fig. 7-13).

17. C es correcta. La mayoría de las fibras del interior del cuerpo calloso conectan entre sí áreas simétricas de la corteza cerebral. A. El cuerpo calloso está conectado al fórnix por el septum pellucidum (*véase* fig. 7-3). B. El pico del cuerpo calloso conecta la rodilla con la lámina terminal (*véase* fig. 7-3). D. Las fibras de la rodilla del cuerpo calloso se curvan hacia adelante en los lóbulos frontales del hemisferio cerebral como el fórceps menor (*véase* fig. 7-15). E. El cuerpo calloso se relaciona por encima con la falce del cerebro.

18. B es correcta. Cuando la comisura anterior continúa lateralmente, se ve que un haz anterior de fibras nerviosas se curva hacia adelante para unirse al tracto olfativo. A. La comisura anterior está incluida en la parte superior de la lámina terminal (*véase* fig. 7-3). C. Algunas de las fibras de la comisura anterior están relacionadas con la sensación del olfato. D. El límite anterior del foramen interventricular está formado por el pilar anterior del fórnix y no por la comisura anterior (*véase* fig. 7-3). E. La comisura anterior está formada por un pequeño haz de fibras nerviosas.

19. C es correcta. La cápsula interna contiene las fibras corticobulbar y corticoespinal en la región de la rodilla y en la parte anterior del brazo posterior (*véase* fig. 7-18). A. La cápsula interna es continua por debajo con el pie peduncular del mesencéfalo (*véase* fig. 7-19). B. La cápsula interna dobla alrededor del núcleo lenticular y tiene un brazo anterior, la rodilla y un brazo posterior (*véase* fig. 7-18). D. La cápsula interna se relaciona lateralmente con el núcleo lenticular (*véase* fig. 7-18). E. La cápsula interna se continúa hacia arriba con la corona radiada (*véase* fig. 7-19).

20. B es correcta. El cuerpo estriado está relacionado con el control del movimiento muscular. A. La cabeza del núcleo caudado está unido al núcleo lenticular (*véase* fig. 7-14). C. El núcleo lenticular está relacionado lateralmente con la cápsula externa (*véase* fig. 7-12). D. El núcleo lenticular tiene forma de cuña, como se puede observar en el corte horizontal (*véase* fig. 7-12). E. El cuerpo amigdalino forma uno de los ganglios de la base.

21. E es correcta. La estructura es la rodilla del cuerpo calloso.

22. C es correcta.

23. E es correcta. La estructura es el cuerno posterior del ventrículo lateral.

24. E es correcta. La estructura es el tercer ventrículo.

25. E es correcta. La estructura es la columna anterior del fórnix.

26. E es correcta. La estructura es el giro frontal medio.

27. A es correcta.

28. B es correcta.

29. D es correcta.

30. E es correcta. La estructura es el surco lateral.

31. C es correcta.

32. D es correcta.

33. A es correcta.

34. D es correcta.

8 Estructura y localización funcional de la corteza cerebral

OBJETIVOS DEL CAPÍTULO

- Describir la estructura básica y la localización funcional de la corteza cerebral altamente compleja.

- Describir consecuencias conductuales por daños localizados de las distintas regiones corticales.

Una mujer de 19 años de edad tuvo un accidente de tránsito. No llevaba puesto el cinturón de seguridad y salió lanzada del automóvil; sufrió un traumatismo craneoencefálico (TCE) grave. En la exploración física por los técnicos de emergencias estaba inconsciente y fue ingresada al servicio de urgencias. Tras 5 h, recobró la consciencia y su recuperación fue notable en las 2 semanas siguientes. Fue dada de alta un mes después del accidente, con una debilidad de miembro inferior derecho muy leve. No se apreció ninguna otra alteración. Cuatro meses más tarde, fue visitada por un neurólogo porque sufría crisis bruscas de movimientos clónicos del miembro inferior derecho. Las crisis duraban sólo unos minutos. Una semana después, tuvo una crisis muy intensa que primero afectó al miembro inferior derecho y luego se extendió al superior ipsilateral. Esta vez perdió la consciencia durante la crisis. El neurólogo diagnosticó convulsiones epilépticas jacksonianas causadas por la cicatrización cerebral secundaria al traumatismo por el accidente. La debilidad del miembro inferior derecho que se apreciaba inmediatamente después del accidente se debió al daño de la parte superior del giro precentral izquierdo. Sus crisis iniciales de epilepsia eran par-

ciales, y se debían a irritación de la zona del giro precentral izquierdo correspondiente al miembro. En su último episodio, la crisis epileptiforme se diseminó a otras zonas del giro precentral izquierdo que afectó, en consecuencia, a la mayor parte del lado derecho de su cuerpo, con pérdida de consciencia. Conocer la localización funcional de la corteza cerebral permitió al médico establecer un diagnóstico preciso y aconsejar el tratamiento adecuado. El neurocirujano pudo escindir limpiamente el tejido cicatricial cerebral y, aparte de una pequeña debilidad residual del miembro inferior derecho, la paciente no presentó más crisis epileptiformes. La corteza cerebral es el nivel más superior del sistema nervioso central y siempre funciona en relación con los centros más inferiores. Recibe grandes cantidades de información y responde de manera precisa mediante la inducción de cambios apropiados. Muchas de las respuestas dependen de programas hereditarios, mientras que otras son modificadas por programas que se aprenden durante la vida del individuo y se almacenan en la corteza cerebral. El médico puede utilizar esta información para localizar lesiones hemisféricas basadas en los signos y síntomas clínicos.

ESTRUCTURA

La corteza recubre por completo cada hemisferio cerebral. Está compuesta por sustancia gris y se estima que contiene alrededor de 10 000 millones de neuronas. La superficie de la corteza se incrementa por su expansión a los giros o circunvoluciones, que están separadas por surcos o fisuras. El grosor de la corteza varía entre 1.5 y 4.5 mm. Tiene su grosor máximo en la cresta de un giro y mínimo en la zona profunda de un surco. La corteza cerebral, al igual que la sustancia gris de otros lugares del sistema nervioso central (SNC), consta de una mezcla de células nerviosas, fibras nerviosas, neuroglía y vasos sanguíneos. La corteza cerebral está constituida por los siguientes tipos de células nerviosas: 1) células piramidales, 2) células estrelladas,

3) células fusiformes, 4) células horizontales de Cajal y 5) células de Martinotti (fig. 8-1).

Células nerviosas

Las **células piramidales** reciben su nombre por la forma de su cuerpo. La mayor parte de los cuerpos celulares tienen una longitud de entre 10 y 50 μm. Sin embargo, las células piramidales gigantes, también conocidas como *células de Betz*, cuyos cuerpos celulares miden hasta 120 μm, se encuentran en el giro precentral del lóbulo frontal.

Los vértices de las células piramidales están orientados hacia la superficie de la piamadre de la corteza. Desde el vértice de cada célula se extiende de arriba hacia abajo de la piamadre una dendrita apical gruesa, de manera que se

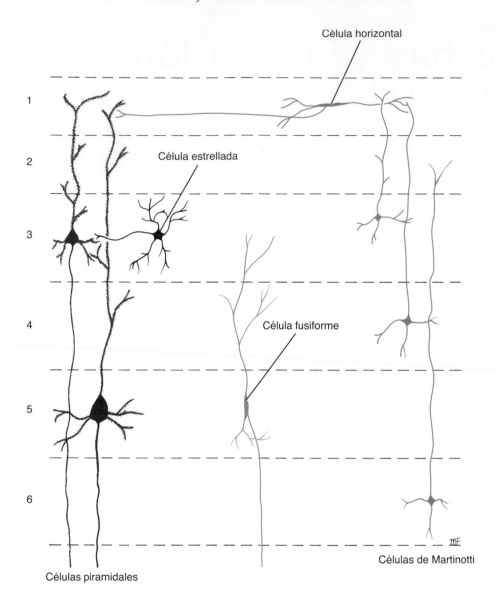

Célula horizontal

Célula estrellada

Célula fusiforme

Células de Martinotti

Células piramidales

Figura 8-1   Principales tipos de neuronas que se encuentran en la corteza cerebral.

emiten ramificaciones colaterales. Desde los ángulos basales, varias dendritas basales siguen un trayecto lateral en el interior del neurópilo circundante. Cada dendrita posee numerosas **espinas dendríticas** para las uniones con axones de otras neuronas. El axón surge de la base del cuerpo celular y termina en las capas corticales más profundas o, con mayor frecuencia, penetra en la sustancia blanca del hemisferio cerebral en forma de fibras de proyección, de asociación o comisurales.

Las **células estrelladas**, que en ocasiones se denominan *células granulosas* por su tamaño pequeño, son poligonales y sus cuerpos celulares tienen un diámetro de alrededor de 8 μm. Tales células tienen múltiples ramificaciones dendríticas y un axón relativamente corto que termina en una neurona cercana.

Las **células fusiformes** tienen su eje largo vertical hacia la superficie y se concentran sobre todo en las capas corticales más profundas. Las dendritas tienen su origen en cada polo del cuerpo celular. Las ramas de la dendrita inferior se encuentran en la misma capa celular, mientras que la dendrita superficial asciende a la superficie de la corteza, en donde se ramifica El axón se origina de la parte inferior del

cuerpo celular y penetra en la sustancia blanca del cerebro a manera de fibras de proyección, de asociación o de las fibras comisurales.

Las **células horizontales de Cajal** son células pequeñas, fusiformes, con orientación horizontal, encontradas en la mayoría de las capas superficiales de la corteza. Una dendrita emerge de cada extremo de la célula, y un axón sigue un trayecto paralelo a la superficie de la corteza, de manera que hace contacto con las dendritas de las células piramidales.

Las **células de Martinotti** son pequeñas células multipolares que se localizan en todos los niveles de la corteza. La célula tiene dendritas cortas, pero el axón se dirige hacia la superficie de la piamadre de la corteza, donde termina en una capa que suele ser la más superficial. En su trayecto, el axón da origen a algunas ramas colaterales cortas.

Fibras nerviosas

Las fibras nerviosas de la corteza cerebral se organizan de manera tanto radial como tangencial (figs. 8-2 y 8-3). Las **fibras radiales** se dirigen en ángulos rectos hacia la superficie

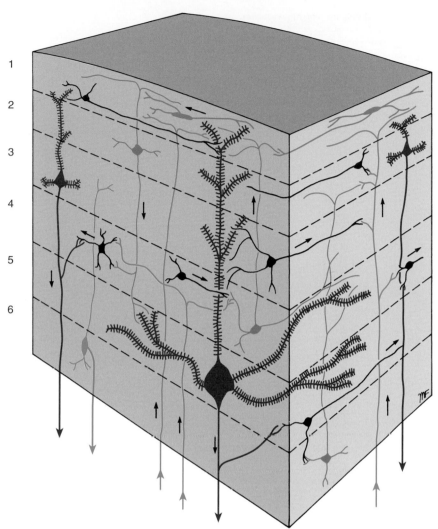

1
2
3
4
5
6

Figura 8-2 Conexiones neuronales de la corteza cerebral. Obsérvese la presencia de fibras aferentes y eferentes.

cortical. Incluyen las fibras de proyección aferentes, de asociación y comisurales, que terminan dentro de la corteza, y los axones de las células piramidales, estrelladas y fusiformes, que abandonan la corteza para convertirse en fibras de proyección eferentes, de asociación y comisurales en la sustancia blanca del hemisferio cerebral.

Las **fibras tangenciales** se dirigen hacia la superficie cortical y son, en su mayor parte, ramas colaterales y terminales de las fibras aferentes. También incluyen los axones de células horizontales y células estrelladas y ramas colaterales de las células piramidales y fusiformes. Las fibras tangenciales se concentran principalmente en las capas 4 y 5, en las que se denominan *bandas de Baillarger externa e interna*, respectivamente. Las bandas de Baillarger se encuentran muy bien desarrolladas en las áreas sensitivas debido a la elevada concentración de las partes terminales de las fibras talamocorticales En la corteza visual, la **banda de Baillarger** exterior, tan gruesa que puede verse a simple vista, se conoce como *estría de Gennari*. Debido a la presencia de esta banda o estría tan evidente, la corteza visual en las paredes del surco calcarino en ocasiones se denomina *corteza estriada*.

Capas

Con fines descriptivos, es más práctico dividir la corteza cerebral en capas que pueden distinguirse por el tipo, densidad y organización de sus células (*véanse* figs. 8-1 y 8-3). A continuación, se citan los nombres y describen las características de cada capa; las diferencias regionales se comentan más adelante.

1. **Capa molecular (capa plexiforme).** Es la capa más superficial; está formada principalmente por una red densa de fibras nerviosas orientadas tangencialmente. Estas fibras proceden de las dendritas apicales de células piramidales y células fusiformes, los axones de las células estrelladas y las células de Martinotti. También se observan fibras aferentes que se originan en el tálamo y en asociación con fibras comisurales. Dispersas entre estas fibras nerviosas se observan ocasionalmente células horizontales de Cajal. Esta capa más superficial de la corteza se encuentra claramente donde puede verse un gran número de sinapsis entre neuronas diversas.

2. **Capa granulosa externa.** Esta capa contiene un gran número de pequeñas células piramidales y células estrelladas. Las dendritas de tales células terminan en la capa

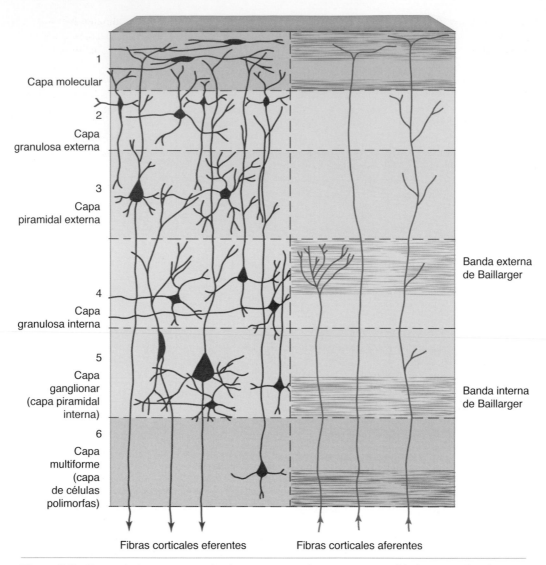

Figura 8-3 Capas de la corteza cerebral que muestran las neuronas en el lado izquierdo y las fibras nerviosas en el lado derecho.

molecular, y los axones penetran las capas más profundas, donde terminan o por las que atraviesan para entrar a la sustancia blanca del hemisferio cerebral.

3. **Capa piramidal externa.** Esta capa está formada por células piramidales cuyo cuerpo celular aumenta desde el límite superficial hasta los límites más profundos de la capa. Las dendritas apicales penetran en la capa molecular, y los axones entran en la sustancia blanca en forma de fibras de proyección, asociación o fibras comisurales.

4. **Capa granulosa interna.** Esta capa está formada por células estrelladas dispuestas de manera compacta con una elevada concentración de fibras organizadas horizontalmente, que se denominan en conjunto ***banda externa de Baillarger***.

5. **Capa ganglionar (capa piramidal interna).** Esta capa contiene células piramidales de tamaño muy grande e intermedio. Las células piramidales y las células de Martinotti se encuentran dispersas entre las células piramidales. Además, hay un gran número de fibras organizadas horizontalmente que forman la **banda interna de Baillarger** (*véase* fig. 8-3). En la corteza motora del giro precentral, las células piramidales de esta capa son muy grandes y se

conocen como *células de Betz*. De estas células dependen alrededor del 3% de las fibras de proyección del **fascículo piramidal** o **corticoespinal**.

6. **Capa multiforme (capa de células polimorfas).** Aunque la mayoría de las células son fusiformes, muchas de ellas son células piramidales modificadas, cuyo cuerpo celular es triangular u ovoide. En esta capa también es clara la presencia de células de Martinotti. Son muchas las fibras que entran o salen de la sustancia blanca subyacente.

Variaciones de la estructura cortical

El sistema de numeración y nomenclatura de las capas corticales que se ha utilizado es similar al definido por Brodmann (1909). Sin embargo, es importante reconocer que no todas las áreas de la corteza cerebral tienen seis capas (*véase* fig. 8-3). Las áreas de la corteza en las que no es posible reconocer las seis capas básicas se denominan **heterotípicas** respecto a la mayor parte de las áreas, que son **homotípicas** y que sí poseen seis capas. A continuación se describen dos áreas heterotípicas: las de tipo granuloso y las de tipo agranuloso.

En el **tipo granuloso**, las capas granulosas están bien desarrolladas y contienen células estrelladas de compactación muy densa. En consecuencia, las capas 2 y 4 están bien desarrolladas, mientras que las capas 3 y 5 no lo están, así que éstas últimas se fusionan en una sola capa de células predominantemente granulosas. Estas células reciben fibras talamocorticales. El tipo granuloso de la corteza se encuentra en el giro postcentral, en el giro temporal superior y en partes del giro del hipocampo.

En la corteza de **tipo agranuloso**, las capas granulosas están mal desarrolladas, de manera que las capas 2 y 4 prácticamente no existen. Las células piramidales de las capas 3 y 5 están distribuidas de manera compacta y son muy grandes. El tipo agranuloso de la corteza se encuentra en el giro precentral y otras áreas en el lóbulo frontal. Estas áreas dan lugar a un número importante de fibras eferentes que se relacionan con la función motora.

MECANISMOS CORTICALES

En los últimos años se ha llevado a cabo una extensa investigación con técnicas electrofisiológicas, histoquímicas, inmunocitoquímicas y otras técnicas de estudio microscópico que ha dado lugar a un importante incremento de los conocimientos sobre las conexiones de las neuronas de la corteza cerebral. Esta información, combinada con nuevos métodos de estudio de las funciones de la corteza cerebral humana *in vivo* mediante electroencefalogramas (EEG), tomografía por emisión de positrones (PET, *positron emission tomography*) y resonancia magnética (RM), ha permitido entender nuevas funciones de las diferentes áreas y capas de la corteza cerebral. Gran parte de esta nueva información aún se encuentra en una etapa con datos meramente descriptivos y no se puede aplicar en el contexto clínico.

La corteza cerebral está organizada en unidades verticales o columnas de actividad funcional (*véase* fig. 8-2) que miden alrededor de 300-600 µm de ancho. En la corteza sensitiva, por ejemplo, cada columna tiene una única función sensitiva específica. Las fibras radiales se dirigen en ángulos rectos hacia la superficie cortical. Cada unidad posee fibras aferentes, interneuronas y fibras eferentes. Una fibra aferente puede establecer sus sinapsis directamente con una neurona eferente o implicar cadenas verticales de interneuronas. Una única cadena vertical de neuronas puede participar en actividades aisladas, o bien, la onda de excitación puede diseminarse hacia las cadenas verticales adyacentes a través de las células granulosas de axón corto. Las células horizontales de Cajal permiten la activación de las unidades verticales que se encuentran alejadas de la fibra aferente entrante. La propagación lateral de la información entrante destinada a la modalidad sensitiva, desde una columna a otra adyacente o a columnas localizadas a mayor distancia, permite que el sujeto comience a procesar el conocimiento de la naturaleza de una información sensitiva.

ÁREAS CORTICALES

Los estudios clínicos y anatomopatológicos efectuados el siglo pasado en el ser humano, y los estudios electrofisiológicos y de ablación con animales han aportado indicios de que las diferentes áreas de la corteza cerebral están funcionalmente especializadas. No obstante, la división precisa de la corteza en diferentes áreas de especialización, como describió Brodmann, es una sobresimplificación y engaña al lector. La mera división de las áreas corticales en motoras y sensitivas es errónea, ya que muchas de las áreas sensitivas son mucho más extensas de lo descrito originalmente, y se sabe que se pueden obtener respuestas motoras al estimular las áreas sensitivas. Hasta que se encuentre una terminología más satisfactoria para describir las distintas áreas corticales, las principales reciben el nombre de su localización anatómica.

Algunas de las principales conexiones anatómicas de la corteza cerebral se resumen en la tabla 8-1.

Lóbulo frontal

El **área precentral** se encuentra situada en el giro precentral e incluye la pared anterior del surco central y las partes posteriores de los giros frontales superior, medio e inferior; se extiende sobre el borde superomedial del hemisferio en el giro paracentral (fig. 8-4). Histológicamente, la característica de esta área es la casi completa ausencia de capas granulosas y la prominencia de células nerviosas piramidales. Las células piramidales gigantes de Betz, que pueden medir hasta 120 µm de longitud y 60 µm de ancho, se concentran en su parte más alta en la parte superior del giro precentral y en el giro paracentral; su número disminuye al dirigirse hacia adelante en el giro precentral o hacia abajo hacia el surco lateral. La gran mayoría de las fibras corticoespinales y corticobulbares se originan de las pequeñas células piramidales en esta área. Se ha estimado que el número de células de Betz presentes varía entre 25 000 y 30 000, y explica sólo el 3% de las fibras corticoespinales. Es interesante destacar que el giro postcentral y la segunda área sensitiva somática, además de los lóbulos occipitales y temporales, también son el origen de los haces descendentes y participan en el control de la aferencia sensitiva hacia el sistema nervioso, y no intervienen en el movimiento muscular.

El área precentral puede dividirse en las regiones posterior y anterior. La región posterior, conocida como *área motora*, *área motora primaria* o *área 4 de Brodmann*, ocupa el giro precentral que se extiende sobre el borde superior en el giro paracentral. La región anterior se conoce como *área premotora*, *área motora secundaria* o *área 6 de Brodmann* y parte de las áreas 8, 44 y 45. Ocupa la parte anterior del giro precentral y las partes posteriores de los giros frontales superior, medio e inferior.

Si se estimula eléctricamente el área motora primaria, se producen movimientos aislados en el lado contrario del cuerpo, además de la contracción de grupos musculares relacionados con el comportamiento de un movimiento específico. Aunque no se produzcan movimientos homolaterales aislados, sí se producen movimientos bilaterales de los músculos extraoculares, músculos de la parte superior de la cara, lengua, mandíbula, laringe y faringe.

Las áreas de movimiento del cuerpo están representadas de forma invertida en el giro precentral (fig. 8-5). Al comenzar por abajo y llegar a la zona superior, se hallan las estructuras relacionadas con la deglución y la lengua: mandíbula,

Tabla 8-1 Principales conexiones anatómicas de la corteza cerebral

Función	Origen	Área cortical	Destino
Sensitiva			
Somatosensitiva (la mayor parte hacia el lado contralateral del cuerpo; oral hacia el mismo lado; faringe, laringe y perineo son bilaterales)	Núcleos talámicos lateral posterior ventral y medial posterior ventral	Área somestésica primaria (B3, 1 y 2), giro central posterior	Área somestésica secundaria; área motora primaria
Visual	Cuerpo geniculado lateral	Área visual primaria (B17)	Área visual secundaria (B18 y 19)
Auditiva	Cuerpo geniculado lateral	Area auditiva primaria (B41 y 42)	Área auditiva secundaria (B22)
Gustativa	Núcleo solitario	Giro central posterior (B43)	
Olfativa	Bulbo olfatorio	Área olfatoria primaria; áreas periamigdaloide y prepiriforme	Área olfatoria secundaria (B28)
Motora			
Movimientos finos (la mayor parte del lado contralateral del cuerpo; músculos extraoculares, zona superior de la cara, lengua, mandíbula, laringe, bilaterales)	Tálamo desde el cerebelo, núcleos basales; área sensitiva somática; área premotora	Área motora primaria (B4)	Núcleos motores del tronco encefálico y células del cuerno anterior de la médula espinal; cuerpo estriado

B, Área de Brodmann.

labios, laringe, párpados y cejas. La siguiente área es una extensa región para los movimientos de los dedos, en especial del pulgar, mano, muñeca, codo, hombro y tronco. Los movimientos de la cadera, rodilla y tobillo están representados en las áreas más altas del giro precentral; los movimientos de los dedos de los pies están situados en la superficie medial del hemisferio cerebral en el giro paracentral. Los movimientos de los esfínteres anal y vesical también se hallan situados en el giro paracentral. El área de la corteza que controla un movimiento particular es proporcional a la habilidad necesaria para la realización del movimiento; no se relaciona con la masa de músculos que participan en la acción motora.

En consecuencia, la función del área motora primaria consiste en realizar los movimientos individuales de las diferentes partes del cuerpo. Para colaborar en esta función, recibe numerosas fibras aferentes desde el área premotora, corteza sensitiva, tálamo, cerebelo y núcleos basales. La corteza motora primaria no participa en el diseño del tipo de movimiento, pero es la estación final de la conversión del diseño en la ejecución del movimiento.

El área premotora, que es más ancha en su zona superior que en la inferior y que se estrecha hacia abajo hasta quedar confinada a la parte anterior del giro precentral, no tiene células piramidales gigantes de Betz. La estimulación eléctrica del área premotora produce movimientos musculares similares a los que se obtienen con la estimulación del área motora primaria; no obstante, se necesita una estimulación más potente para producir el mismo grado de movimiento.

El área premotora recibe numerosas aferencias desde la corteza sensitiva, el tálamo y los núcleos basales. La función del área premotora es almacenar los programas de la actividad motora organizados como consecuencia de experiencias pasadas. En consecuencia, el área premotora programa la actividad del área motora primaria. Participa en particular en el control de los movimientos posturales gruesos a través de las conexiones con los núcleos basales.

El **área motora suplementaria** está situada en el giro frontal medial, en la superficie medial del hemisferio y por delante del giro paracentral. La estimulación de esta zona da lugar a movimientos de las extremidades contralaterales, pero se necesita un estímulo más potente que cuando se estimula el área motora primaria. La eliminación del área motora suplementaria no produce pérdida permanente del movimiento.

El **área ocular frontal** (*véase* fig. 8-4A) se extiende hacia adelante, desde el área facial del giro precentral hasta penetrar en el giro frontal medio (partes de las áreas 6, 8 y 9 de Brodmann). La estimulación eléctrica de esta región origina movimientos conjugados de los ojos, en especial hacia el lado contralateral. Se desconoce la trayectoria exacta que adoptan las fibras nerviosas desde esta área, pero se postula que se dirigen hacia el colículo superior del mesencéfalo. El colículo superior está conectado con los núcleos de los músculos extraoculares mediante la formación reticular. Se considera que el campo ocular frontal controla los movimientos oculares voluntarios de seguimiento y es independiente de los estímulos visuales. El seguimiento ocular involuntario de los objetos en movimiento afecta al área visual de la corteza occipital, con la cual está conectado el campo ocular frontal mediante fibras de asociación.

El **área motora** del lenguaje se localiza en el giro frontal inferior entre las ramas anteriores y ascendentes, y las ramas ascendentes y posteriores del surco lateral (áreas 44 y 45 de Brodmann). En la mayoría de los sujetos, esta área es impor-

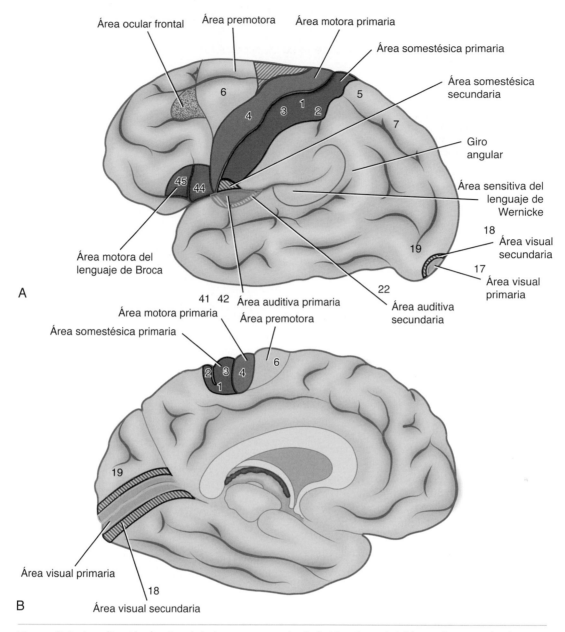

Área ocular frontal   Área premotora   Área motora primaria

Área somestésica primaria

Área somestésica secundaria

Giro angular

Área sensitiva del lenguaje de Wernicke

Área visual secundaria

Área visual primaria

Área motora del lenguaje de Broca

A

41 42 Área auditiva primaria

Área motora primaria

Área premotora

Área auditiva secundaria

Área somestésica primaria

Área visual primaria

18

B   Área visual secundaria

Figura 8-4 Localización funcional de la corteza cerebral. **A.** Vista lateral del hemisferio cerebral izquierdo. **B.** Vista medial del hemisferio cerebral izquierdo.

tante en el hemisferio izquierdo o dominante, y su ablación da lugar a una parálisis del lenguaje. En aquellos individuos en quienes el hemisferio derecho es el dominante, el área del lado derecho es la importante. La ablación de esta región en el hemisferio no dominante no afecta el lenguaje.

El área del lenguaje de Broca participa en la formación de las palabras mediante sus conexiones con las áreas motoras primarias adyacentes; los músculos de la laringe, la boca, la lengua, el paladar blando y los músculos respiratorios son estimulados apropiadamente.

La **corteza prefrontal** es un área extensa que se encuentra por delante del área precentral. Esta región incluye las partes de mayor tamaño de los giros frontales superior, medio e inferior, el giro orbitario, la mayor parte del giro frontal y la mitad anterior del giro del cíngulo (áreas 9-12 de

Brodmann). Un número importante de vías aferentes y eferentes conectan el área prefrontal de la corteza cerebral con otras áreas de la corteza y otras estructuras, por ejemplo, el tálamo, el hipotálamo y el cuerpo estriado. Las fibras frontopontinas también conectan esta área de la corteza de los hemisferios con el cerebelo a través de los núcleos pontinos. Las fibras de la comisura de las radiaciones frontales y de la rodilla del cuerpo calloso unen estas áreas en ambos hemisferios del cerebro.

El área prefrontal participa en la elaboración de la personalidad del sujeto. Como consecuencia de las aferencias de muchas fuentes corticales y subcorticales, esta área participa como reguladora de la profundidad de los sentimientos de la persona. También influye en la iniciativa y el juicio de un sujeto.

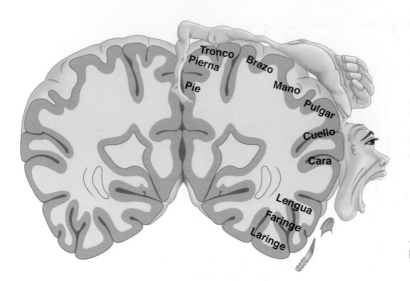

Figura 8-5 Homúnculo motor del giro precentral.

Lóbulo parietal

El **área somestésica primaria** (corteza somatosensitiva primaria, S1) ocupa el giro postcentral (*véase* fig. 8-4) en la superficie lateral del hemisferio y la parte posterior del giro paracentral en la superficie medial (areas 3, 1 y 2 de Brodmann). Histológicamente, la parte anterior del giro postcentral es el área que bordea el surco central (área 3), es de tipo granuloso y contiene sólo células piramidales dispersas. La **capa exterior de Baillarger** es ancha y muy evidente. La parte posterior del giro postcentral (áreas 1 y 2) cuenta con menor cantidad de células granulares. Las áreas somestésicas primarias de la corteza cerebral reciben fibras de proyección desde los núcleos del tálamo ventral posterolateral y ventral posteromedial. La mitad contraria del cuerpo está representada de forma invertida. La región faríngea, la lengua y las mandíbulas se hallan representadas en la parte más inferior del giro postcentral, seguidas por la cara, dedos, mano, brazo, tronco y muslo. Las áreas de la pierna y el pie se encuentran en la superficie medial del hemisferio en la parte posterior del lóbulo paracentral. Las regiones anal y genital también se localizan en esta última área. La distribución de la corteza para una parte particular del cuerpo está relacionada con su importancia funcional, más que con su tamaño. La cara, los labios y los dedos pulgar e índice tienen unas áreas particularmente grandes asociadas. En realidad, el tamaño del área cortical asignada a cada parte del cuerpo es directamente proporcional al número de receptores sensitivos presentes en esta parte del cuerpo.

Aunque la mayoría de las sensaciones alcanzan la corteza desde el lado contralateral del cuerpo, parte de la región bucal se dirige al mismo lado, y las de la faringe, laringe y perineo van a ambos lados. Al penetrar en la corteza, las fibras aferentes excitan las neuronas en la capa IV y después las señales se diseminan hacia la superficie de la unidad cerebral y hacia las capas más profundas. Desde la capa VI, un número grande de axones deja la corteza y se dirige a las estaciones más inferiores de relevo sensitivo en el tálamo, médula oblongada (bulbo raquídeo) y médula espinal, proporcionando retroalimentación. Esta retroalimentación sensitiva es principalmente inhibidora, y tiene como función modular la intensidad de la información sensitiva entrante.

La parte anterior del giro postcentral situada en el surco central recibe un gran número de fibras aferentes de los haces musculares, órganos tendinosos y receptores articulares. Esta información sensitiva se analiza en las columnas verticales de la corteza sensitiva; luego pasa hacia adelante por debajo del surco central a la corteza motora primaria, donde tiene gran influencia en el control de la actividad del músculo esquelético.

El **área somestésica secundaria** (corteza somatosensitiva secundaria, S2) se encuentra en el labio superior de la rama posterior del surco lateral. El área sensitiva secundaria es mucho más pequeña y menos importante que el área sensitiva primaria. El área de la cara se encuentra en la zona más anterior, mientras que la correspondiente a la pierna es posterior. El cuerpo está representado bilateralmente con el lado contralateral dominante. Se desconocen los detalles de las conexiones de esta área. Muchos impulsos sensitivos proceden del área primaria, y muchas señales se transmiten desde el tronco encefálico. Tampoco se conoce el significado funcional de esta área. Se ha identificado que sus neuronas responden en particular a los estímulos cutáneos transitorios, como la exploración con toques de cepillo o percusión.

El **área de asociación somestésica** ocupa el lóbulo parietal superior y se extiende por la superficie medial del hemisferio (áreas 5 y 7 de Brodmann). Esta área tiene muchas conexiones con otras áreas sensitivas de la corteza y su función principal es recibir e integrar las diferentes modalidades sensitivas. Por ejemplo, permite reconocer los objetos colocados en la mano sin ayuda de la visión. En otras palabras, no sólo recibe información sobre el tamaño y la forma de un objeto, sino que también relaciona esta información actual con las experiencias sensitivas del pasado; en consecuencia, la información puede interpretarse y el objeto se reconoce. Es posible distinguir entre monedas de diferente denominación o entre figuras geométricas en la mano por el tamaño, la forma y la textura, sin tener que usar los ojos.

Lóbulo occipital

El **área primaria visual** (área 17 de Brodmann) se halla situada en las paredes de la parte posterior del surco calcarino y en ocasiones se extiende alrededor el polo occipital en la superficie lateral del hemisferio (*véase* fig. 8-4). Macroscópicamente, esta área puede reconocerse por el grosor de la corteza y la estría visual; al microscopio, se observa el tipo granuloso de la corteza con sólo unas pocas células piramidales.

La corteza visual recibe las fibras aferentes desde el cuerpo geniculado lateral. Las fibras se dirigen primero hacia adelante en la sustancia blanca del lóbulo temporal, y después dan la vuelta hacia la corteza visual primaria en el lóbulo occipital. La corteza visual recibe las fibras desde la mitad temporal de la retina homolateral y la mitad nasal de la retina contralateral. Por lo tanto, la mitad derecha del campo de visión está representada en la corteza visual del hemisferio cerebral izquierdo y viceversa. Es importante saber que los cuadrantes superiores de la retina (campo de visión inferior) se dirigen hacia la pared superior del surco calcarino, mientras que los inferiores (campo de visión superior) lo hacen hacia la pared inferior del surco calcarino.

La mácula lútea, que es la zona central de la retina y el área de visión más perfecta, está representada en la corteza en la parte posterior del área 17, y representa una tercera parte de la corteza visual. Los impulsos visuales de las partes periféricas de la retina terminan en círculos concéntricos por delante del polo occipital en la parte anterior del área 17.

El **área visual secundaria** (áreas 18 y 19 de Brodmann) rodea el área visual primaria en las superficies medial y lateral del hemisferio. Esta área recibe las fibras aferentes del área 17 y de otras áreas corticales, y también desde el tálamo. La función del área visual secundaria está relacionada con la información visual que es recibida por el área visual primaria en relación con las experiencias visuales en el pasado, permitiendo, en consecuencia, que el sujeto reconozca y aprecie lo que observa.

Se piensa que el **área ocular occipital** reside en el área visual secundaria en el ser humano. La estimulación produce la desviación conjugada de los ojos, en especial hacia el lado contrario. La función de este campo ocular parece refleja, y se relaciona con los movimientos del ojo cuando sigue un objeto. Los campos oculares occipitales de ambos hemisferios se conectan mediante vías nerviosas y también es posible que a través del colículo superior. Por el contrario, el campo ocular frontal controla los movimientos voluntarios de seguimiento del ojo y es independiente de los estímulos visuales.

Lóbulo temporal

El **área auditiva primaria** (áreas 41 y 42 de Brodmann) incluye el giro de Heschl, y se sitúa en la pared inferior del surco lateral (*véase* fig. 8-4). La corteza del área 41 es de tipo granuloso. La del área 42 es homotípica, y es principalmente un área de asociación auditiva.

Las fibras de proyección hacia el área auditiva surgen principalmente en el cuerpo geniculado medial, y forman la **radiación auditiva de la cápsula interna**. La parte anterior del área auditiva primaria se halla relacionada con la recepción de los sonidos de baja frecuencia, mientras que la parte posterior lo está con los de alta frecuencia. Una lesión unilateral del área auditiva produce sordera parcial de ambos oídos; la mayor pérdida tiene lugar en el oído contralateral. Esta pérdida se explica porque el cuerpo geniculado medial recibe fibras principalmente del órgano de Corti del lado contrario, así como algunas fibras del mismo lado.

El **área auditiva secundaria** (corteza auditiva de asociación) está situada por detrás del área auditiva primaria en el surco lateral y en el giro temporal superior (área 22 de Brodmann). Recibe impulsos del área auditiva primaria y del tálamo. El área auditiva secundaria parece ser necesaria para la interpretación de los sonidos y para la asociación de la información auditiva aferente con el resto de la información sensitiva.

El **área sensitiva** del lenguaje de Wernicke se localiza en el hemisferio dominante izquierdo, principalmente en el giro temporal superior, con extensiones alrededor del extremo posterior del surco lateral en la región parietal. El área de Wernicke se halla conectada con el área de Broca mediante un haz de fibras nerviosas denominado *fascículo arcuato*. Recibe las fibras de la corteza visual en el lóbulo occipital, y la corteza auditiva en el giro temporal superior. El área de Wernicke permite entender el lenguaje escrito y hablado; la persona puede leer una frase, entenderla y decirla en voz alta (figs. 8-6 y 8-7).

Dado que el área de Wernicke representa el lugar en la corteza cerebral en el que se juntan las áreas de asociación somáticas, visuales y auditivas, se debe considerar como un área de una gran importancia.

Otras áreas corticales

El **área del gusto** está situada en el extremo inferior del giro postcentral, en la pared superior del surco lateral y en el área adyacente de la ínsula (área 43 de Brodmann). Las fibras ascendentes procedentes del núcleo solitario parecen dirigirse al núcleo ventral posteromedial del tálamo, donde establecen sinapsis con las neuronas que envían fibras a la corteza.

El **área vestibular** parece estar situada cerca de la parte del giro postcentral relacionado con las sensaciones de la cara. Se encuentra en un sitio contrario al área auditiva en el giro temporal superior. El área vestibular y la parte vestibular del oído interno tienen relación con la apreciación de la postura y movimientos de la cabeza en el espacio. A través de sus conexiones nerviosas, los movimientos de los ojos y los músculos del tronco y de las extremidades influyen en el mantenimiento de la postura.

La **ínsula** es un área de la corteza que se encuentra oculta profundamente al surco lateral, del que forma su piso (*véase* fig. 7-9). Sólo se puede examinar cuando los labios del surco lateral se separan con amplitud. Histológicamente, la parte posterior es granulosa y la anterior agranulosa; en consecuencia, se parece a las áreas corticales adyacentes. Sus conexiones de fibras no se conocen con detalle. Se cree que es un área importante para planificar o coordinar los movimientos articulatorios necesarios para el lenguaje.

Corteza de asociación

La corteza granulosa de las áreas sensitivas primarias y la corteza agranulosa de las áreas motoras primarias forman sólo una pequeña parte de la superficie cortical total. Las áreas restantes tienen seis capas celulares y, por lo tanto, se denominan *cortezas homotípicas*. Por lo general, estas áreas

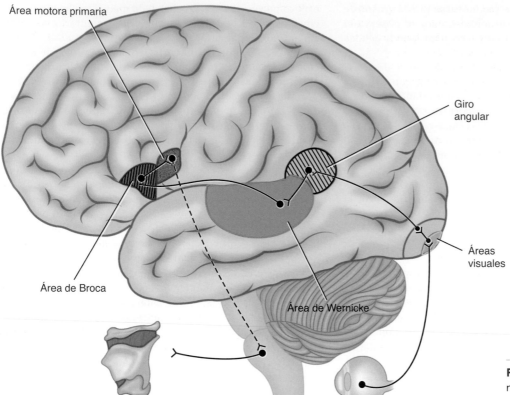

Área motora primaria

Giro angular

Área de Broca

Áreas visuales

Área de Wernicke

Laringe

Ojo

Figura 8-6 Probables vías nerviosas que participan en la lectura de una frase y en su repetición en voz alta.

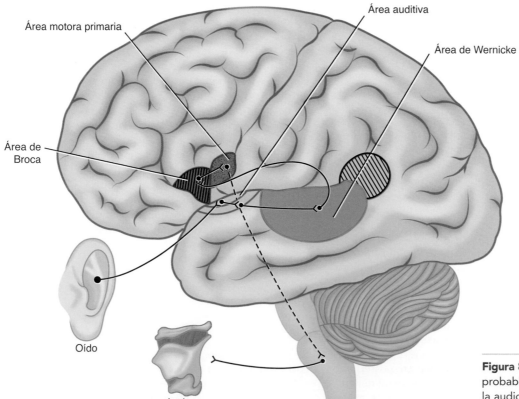

Área motora primaria

Área auditiva

Área de Wernicke

Área de Broca

Oído

Laringe

Figura 8-7 Vías nerviosas que probablemente participan en la audición de una pregunta y la elaboración de la respuesta.

restantes se conocían como áreas de asociación, si bien no se sabía con exactitud qué asociaban. El concepto original, según el cual reciben la información de las áreas sensitivas primarias que debe integrarse y analizarse en la corteza de asociación y después enviarse a las áreas motoras, tampoco se ha establecido. Como resultado de estudios clínicos y experimentación con animales, en la actualidad se considera que estas áreas de la corteza tienen múltiples aferencias y eferencias, y que guardan una importante relación con la conducta, el criterio y la interpretación de las experiencias sensitivas. Se reconocen tres áreas de asociación principales: prefrontal, temporal anterior y parietal posterior. La corteza prefrontal se describe en la p. 291.

Existe la suposición de que la corteza temporal anterior participa en el almacenamiento de experiencias sensitivas previas. La estimulación permite al individuo recordar objetos vistos o música escuchada en el pasado.

En la corteza parietal posterior se integra la información visual procedente de la corteza occipital posterior y de la aferencia sensitiva del tacto, presión y propiocepción que provienen de la corteza parietal anterior, con lo cual se integran los conceptos de tamaño, forma y textura. Esta capacidad se conoce como **estereognosia**. En la corteza parietal posterior también se arma la imagen corporal. El encéfalo conoce en todo momento la localización de cada parte del cuerpo en relación con el entorno. Es una información demasiado importante para realizar cualquier movimiento corporal. Al lado derecho del cuerpo lo dirige el hemisferio izquierdo y al lado izquierdo lo dirige el hemisferio derecho.

DOMINANCIA CEREBRAL

El estudio anatómico de los hemisferios cerebrales indica que los giros y surcos corticales son casi idénticos. Las vías neuronales que se proyectan a la corteza también lo hacen en gran medida contralateral e igualmente a regiones de la corteza que son idénticas. Además, las comisuras cerebrales, en especial el cuerpo calloso y la comisura blanca anterior, constituyen la vía para que la información que se recibe en un hemisferio se transfiera al otro. No obstante, determinada actividad nerviosa se realiza de manera predominante en uno de los dos hemisferios. El uso preferente de una mano, la percepción del lenguaje y el habla corresponden a áreas funcionales de la conducta controladas en la mayoría de los individuos por el hemisferio dominante. Por el contrario, la percepción espacial, el reconocimiento de caras y la música se interpretan en el hemisferio cerebral no dominante (fig. 8-8).

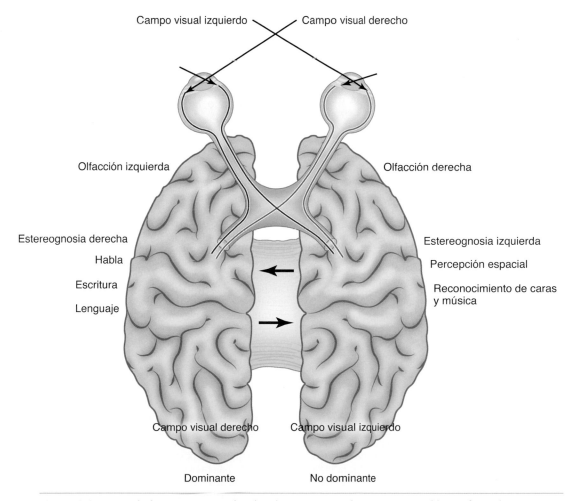

Figura 8-8 Actividades nerviosas realizadas de manera predominante por el hemisferio dominante y no dominante.

Más del 90% de las personas adultas son diestras, así que su hemisferio dominante es el izquierdo. En alrededor del 96% de la población de adultos, también el hemisferio izquierdo es el dominante para el lenguaje.

Yakolev y Rakic, mediante estudios en fetos y recién nacidos humanos, mostraron que es mayor el número de fibras descendentes en el cruce piramidal izquierdo sobre la línea media en la decusación que en sentido inverso. Esto hace pensar que, en la mayoría de las personas, las células del cuerno anterior de sustancia gris del lado derecho de la médula espinal tienen una mayor inervación corticoespinal que las contralaterales, lo que explicaría la dominancia de la mano derecha.

Otros investigadores han identificado que el área del lenguaje de la corteza del adulto es mayor en el lado izquierdo que en el lado derecho, mientras que los dos hemisferios del recién nacido tienen capacidades equiparables. Durante la infancia, uno de los hemisferios se impone sobre el otro de manera paulatina y únicamente después de que ha transcurrido la primera década es que se fija la dominancia. La anterior sería la explicación de que un niño de 5 años de edad con una lesión en el hemisferio dominante pueda aprender sin dificultad a utilizar la mano izquierda y a hablar bien, mientras que en el adulto lo anterior resulta prácticamente imposible.

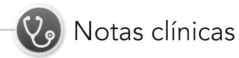

Notas clínicas

Consideraciones generales

La corteza cerebral debe considerarse la última estación receptora de la línea de estaciones que reciben información de ojos, oídos y órganos de sensibilidad general. La función de la corteza es, en términos llanos, escoger y relacionar la información recibida con recuerdos de acciones pasadas. Se presume que la información aferente sensitiva enriquecida entonces se desecha, almacena o traduce en una acción. En todo este proceso existe una interrelación de la corteza y los núcleos basales mantenida por innumerables conexiones nerviosas corticales y subcorticales.

Lesiones de la corteza cerebral

En los seres humanos, se ha estudiado el efecto de la destrucción de diferentes áreas de la corteza cerebral mediante el examen de pacientes con lesiones por tumores cerebrales, ictus, cirugía o traumatismos craneoencefálicos. Además, se han llevado a cabo registros de la actividad eléctrica de diferentes área corticales durante procedimientos quirúrgicos sobre la corteza cerebral o mediante la estimulación de partes diferentes de la corteza en el paciente consciente. Por tales estudios, ha sido posible descubrir que la corteza cerebral del ser humano posee un grado notable de capacidad para reorganizar la corteza que permanece intacta, de manera que es posible cierta recuperación cerebral después de las lesiones encefálicas.

Corteza motora

Las lesiones de la **corteza motora** primaria en un hemisferio conducen a parálisis de las extremidades contralaterales; el mayor deterioro ocurre en los movimientos más finos y de mayor destreza. La destrucción del **área motora primaria** (área 4) produce parálisis más importante que la destrucción del **área motora secundaria** (área 6). La destrucción de ambas áreas da lugar a la variante más completa de parálisis contralateral.

Las lesiones aisladas del **área motora secundaria** producen dificultades de la ejecución de movimientos de mayor destreza y poca pérdida de fuerza.

La **convulsión epiléptica jacksoniana** se debe a una lesión por irritación del área motora primaria (área 4). La convulsión comienza en la parte del cuerpo representada en el área motora primaria bajo irritación. El movimiento convulsivo puede limitarse a una parte del cuerpo, por ejemplo, la cara o los pies, o puede propagarse y afectar a muchas regiones, según se extienda la irritación del área motora primaria.

ESPASTICIDAD MUSCULAR

Una lesión aislada de la corteza motora primaria (área 4) causa pocos cambios en el tono muscular. Sin embargo, las lesiones que abarcan las áreas motoras primaria y secundaria (áreas 4 y 6), que son las de mayor frecuencia, provocan espasmo muscular. La explicación es que la corteza motora primaria da origen a los fascículos corticoespinales y corticonucleares, mientras que la corteza motora secundaria origina los fascículos extrapiramidales que se dirigen a los núcleos basales y a la formación reticular. Los fascículos corticoespinales y corticonucleares propician el aumento del tono muscular; sin embargo, las fibras extrapiramidales llevan los impulsos inhibidores que reducen el tono muscular (pp. 167-168). La destrucción del área motora secundaria elimina la influencia inhibidora y, en consecuencia, los músculos están espásticos.

Campo ocular frontal

Las lesiones que destruyen el campo ocular frontal de un hemisferio hacen que ambos ojos se desvíen hacia el lado de la lesión y que sean incapaces de dirigirse al lado contrario. El movimiento de seguimiento involuntario de los ojos al seguir un objeto en movimiento no se afecta porque la lesión no abarca la corteza visual en el lóbulo occipital.

Las lesiones que irritan el campo ocular frontal de un hemisferio hacen que los dos ojos se desvíen periódicamente hacia el lado contrario de la lesión.

Área motora del lenguaje de Broca

Las lesiones destructivas del giro frontal inferior izquierdo causan pérdida de la capacidad de producir el habla, es decir, una **afasia expresiva**. Sin embargo, los pacientes conservan la capacidad de pensar las palabras que desean decir y pueden escribirlas y entender su significado cuando las ven o las escuchan.

Área sensitiva del lenguaje de Wernicke

Las lesiones destructivas limitadas al área del lenguaje de Wernicke en el hemisferio dominante producen la pérdida de la capacidad de entender la palabra hablada y escrita, es decir, una **afasia de comprensión**. Como el área de Broca no está afectada, el habla no sufre deterioro y el paciente puede producir un habla fluida. No obstante, no es capaz de entender el significado de las palabras que emplea y utiliza palabras incorrectas e incluso inexistentes. El paciente tampoco es consciente de que comete errores.

Áreas motora y sensitiva del lenguaje

Las lesiones que destruyen las áreas del lenguaje de Broca y de Wernicke dan lugar a la pérdida de la producción de palabras y de la comprensión de la palabra hablada y escrita, es decir, causan una **afasia global**.

A los pacientes con lesiones que afectan a la **ínsula** se les dificulta pronunciar el orden correcto de fonemas, de manera que suelen pronunciar sonidos que se parecen a la palabra buscada, pero que no son exactamente correctos.

Giro angular dominante

Las lesiones destructivas del giro angular del lóbulo parietal posterior (a menudo considerada una parte del área de Wernicke) dividen la vía entre el área de asociación visual y la porción ventral del área de Wernicke. Esta separación impide al paciente leer (**alexia**) o escribir (**agrafia**).

Corteza prefrontal

La destrucción de la región prefrontal no produce pérdida importante alguna de inteligencia. Se trata de un área de la corteza que es capaz de asociar las experiencias necesarias para producir ideas abstractas, juicios, emociones y la personalidad. Los tumores o la destrucción por traumatismo de la corteza prefrontal dan lugar a pérdida de la iniciativa y del juicio. Los cambios emocionales acompañantes incluyen una tendencia a la euforia. El paciente sufre un desajuste respecto al modo aceptado de conducta social y descuida su vestimenta y aspecto.

Corteza prefrontal y esquizofrenia

La corteza prefrontal tiene una transmisión dopaminérgica abundante. Una deficiencia de esta transmisión podría propiciar algunos de los síntomas de esquizofrenia, entre los que se incluyen trastornos del pensamiento importantes. Se ha mostrado mediante PET que el riego sanguíneo de la corteza prefrontal en personas con esquizofrenia estimulados con funciones ejecutivas es mucho menor que el de individuos sanos.

Leucotomía frontal y lobectomía frontal

La leucotomía frontal (corte de los tractos fibrosos del lóbulo frontal) y la lobectomía frontal (extracción del lóbulo frontal) son los procedimientos quirúrgicos utilizados para reducir la respuesta emocional de los pacientes con estados emocionales obsesivos y dolor intratable. La técnica quirúrgica se desarrolló para eliminar la actividad de la asociación frontal, de manera que ya no se recuerden las experiencias pasadas ni se tengan en cuenta las posibilidades del futuro; por lo tanto, se pierde la introspección.

Un paciente que sufre dolor intenso, como el que se presenta en los estados terminales de un cáncer, sentirá dolor después de la lobectomía frontal, pero ya no será motivo de preocupación, así que no sufrirá. Debe señalarse que la introducción de tranquilizantes y fármacos que mejoran el estado de ánimo de manera eficaz ha hecho que estos procedimientos queden obsoletos en gran medida.

Corteza sensitiva

Los centros más inferiores del encéfalo, sobre todo el tálamo, actúan como sitios de retransmisión de una gran parte de las señales sensitivas a la corteza cerebral para su análisis. La corteza sensitiva es necesaria para apreciar los reconocimientos espacial, de la intensidad relativa y de las semejanzas y diferencias.

Las lesiones del **área somestésica primaria** de la corteza dan origen a alteraciones sensitivas contralaterales, más intensas en las porciones distales de las extremidades. Los estímulos dolorosos, táctiles y térmicos a menudo regresan, pero se postula que sea debido a la función del tálamo. El paciente se mantiene con incapacidad de percibir la intensidad de calor, de localizar los estímulos táctiles con exactitud y calcular el peso de los objetos. La pérdida del tono muscular también puede ser un síntoma de lesiones de la corteza sensitiva.

Las lesiones del área somestésica secundaria de la corteza no causan defectos sensitivos identificados.

Área de asociación somestésica

Las lesiones del lóbulo parietal superior interfieren con la capacidad del paciente para combinar el tacto, la presión y los impulsos propioceptivos, por lo que es incapaz de apreciar la textura, el tamaño y la forma. La pérdida de integración de impulsos sensitivos se llama **astereognosia**. Así, con los ojos cerrados, el individuo debería ser incapaz de reconocer una llave que se le pusiera en la mano.

La destrucción de la parte posterior del lóbulo parietal, que integra las sensaciones somáticas y visuales, obstruirá la apreciación de la imagen corporal en el lado contrario. El individuo puede no reconocer como propio el lado opuesto de su cuerpo. También puede ser incapaz de lavar o vestir ese lado, o de afeitar ese lado de la cara o las piernas.

Área visual primaria

Las lesiones que afectan las paredes de la parte posterior de un surco calcarino causan una pérdida de visión en el campo visual contrario, es decir, **hemianopsia homónima cruzada**. Es de llamar la atención que la parte central del campo visual en los estudios tiene un aspecto normal. Es probable que éste, llamado *conservación macular*, se deba a que el paciente cambia de posición los ojos muy ligeramente cuando los campos visuales están bajo estudio. Deben entenderse los siguientes defectos clínicos. Las lesiones de la mitad superior de un área visual primaria, el área situada por encima del surco calcarino, da lugar a una **cuadrantanopsia inferior**, en tanto las que afectan un área visual por debajo del mismo surco causan **cuadrantanopsia superior**. Las lesiones del polo occipital causan escotomas centrales. Las causas más frecuentes de tales lesiones son alteraciones vasculares, tumores y lesiones por heridas de arma de fuego.

Área visual secundaria

Las lesiones del área visual secundaria dan lugar a pérdida de la capacidad de reconocer objetos vistos en el campo de visión contrario. Lo anterior se debe a que se ha perdido el área de la corteza visual en la que se guardan las experiencias visuales.

Área auditiva primaria

Dado que el área auditiva primaria de la pared inferior del surco lateral recibe fibras nerviosas de ambas cócleas, una lesión de un área cortical producirá pérdida de la audición bilateral leve, pero será mayor en el oído contrario. El defecto principal observado es una pérdida de la capacidad para localizar la fuente del sonido. La destrucción bilateral de las áreas auditivas primarias causa sordera completa.

Área auditiva secundaria

Las lesiones de la corteza posterior del área auditiva primaria del surco lateral y de giro temporal superior causan incapacidad para interpretar los sonidos y ruidos. El paciente puede experimentar **sordera para las palabras** (**agnosia verbal acústica**).

Dominancia cerebral y daño cerebral

Aunque la estructura de ambos hemisferios es casi idéntica, en la mayoría de los adultos sólo un hemisferio tiene el control de la mano diestra, la percepción del lenguaje, el habla, la percepción del espacio y las áreas de la conducta. Alrededor del 90% de las personas son diestras; el control reside en el hemisferio izquierdo. El porcentaje restante lo conforman los zurdos y los ambidiestros. En el 96% de los individuos el hemisferio izquierdo controla el habla y la comprensión del lenguaje hablado y escrito. Por lo tanto, en la mayoría de los adultos el hemisferio cerebral izquierdo es el dominante.

La edad en la que se define la dominancia cerebral es importante desde el punto de vista clínico. Así, cuando se produce daño cerebral antes de que el niño aprenda a hablar, el habla suele desarrollarse y se mantiene en el hemisferio intacto. Esta transferencia del control del habla es mucho más difícil en los adultos.

Potenciales cerebrales corticales

Los registros eléctricos que se obtienen de neuronas del interior de la corteza cerebral muestran un potencial de reposo negativo de alrededor de 60 mV. Los potenciales de acción rebasan el potencial cero. Debe destacarse que el potencial de reposo muestra notable variación, lo cual tal vez sea debido a la recepción, continua pero variable, de impulsos aferentes de otras neuronas. La actividad eléctrica espontánea puede registrarse desde la superficie de la corteza, más que intracelularmente; dichos registros reciben el nombre de *electrocorticogramas*. Pueden obtenerse registros similares mediante colocación de los electrodos en el cuero cabelludo. El resultado de este último procedimiento se conoce como *electroencefalograma*. Los cambios de potencial eléctrico registrados suelen ser muy pequeños, del orden de 50 mV. En individuos normales pueden reconocerse de manera característica tres bandas de frecuencia; reciben el nombre de *ritmos alfa* (α), *beta* (β) y *delta* (δ). Las anomalías del electroencefalograma pueden ser de gran valor clínico para facilitar el diagnóstico de tumores encefálicos, epilepsia y abscesos cerebrales. Una corteza eléctricamente silenciosa es indicativa de muerte cerebral.

Consciencia

Un individuo consciente es alguien que está despierto y tiene conocimiento de sí mismo y del entorno. La consciencia normal requiere el funcionamiento activo de dos partes esenciales del sistema nervioso: la formación reticular (en el tronco del encéfalo) y la corteza cerebral. La formación reticular controla el estado de vigilia. La corteza cerebral es necesaria en la adquisición del estado de consciencia, esto es, aquel en el que el individuo puede responder a estímulos e interactuar con las circunstancias. Abrir los ojos es una función del tronco encefálico; el habla lo es de la corteza cerebral. Los fármacos que producen inconsciencia, por ejemplo los anestésicos, deprimen selectivamente el **mecanismo reticular de alerta**, mientras que los que causan vigilia tienen un efecto estimulante sobre este mecanismo.

El médico debe ser capaz de reconocer los diferentes signos y síntomas asociados con las diferentes etapas de la consciencia, es decir, **somnolencia**, **estupor** y **coma** (inconsciencia). En un sujeto somnoliento o letárgico, el habla es lenta y el movimiento voluntario está disminuido y es lento. El movimiento de los ojos es lento. Un paciente con estupor hablará sólo si se le aplica un estímulo doloroso. Los movimientos voluntarios casi no existen, los ojos están cerrados y muestran muy pocos movimientos espontáneos. Un paciente con estupor profundo no habla; en respuesta al dolor intenso mostrará movimientos en masa de diferentes partes del cuerpo. Los ojos mostrarán incluso menos movimientos espontáneos.

Un paciente inconsciente no hablará y mostrará sólo respuestas reflejas a los estímulos dolorosos, o ninguna respuesta; permanece con los ojos cerrados e inmóviles.

Es infrecuente que los médicos observen a un paciente que tiene, por ejemplo, hemorragia intracraneal que evolucione progresivamente de la consciencia a la somnolencia, estupor y coma y, después, si se recupera, pase por las mismas etapas pero en secuencia inversa. La aparición de tales estados de inconsciencia se debe a un daño bilateral del sistema talamocortical y la formación reticular, directa o indirectamente, por distorsión o presión.

Estado vegetativo persistente

Una persona puede tener la formación reticular intacta, pero una corteza cerebral que no funciona. Dicha persona está despierta (es decir, con los ojos abiertos y en movimiento) y tiene ciclos de sueño y vigilia; sin embargo, no está consciente y, por lo tanto, no reacciona a estímulos, por ejemplo, una indicación verbal o dolor. Esta afectación, conocida como *estado vegetativo persistente*, suele presentarse después de traumatismos craneoencefálicos graves o daño cerebral anóxico. Por desgracia, un observador común creerá que el paciente está "consciente".

Es posible estar despierto sin estar consciente, pero no es posible estar consciente sin estar despierto. La corteza cerebral requiere la entrada de información desde la formación reticular para que funcione.

Sueño

El *sueño* es un cambio en el estado de consciencia. El pulso, la frecuencia respiratoria y la presión arterial descienden; los ojos se desvían hacia arriba; las pupilas se contraen, pero reaccionan a la luz; se pierden los reflejos tendinosos, y el reflejo plantar puede convertirse en extensor. No obstante, una persona que duerme no está inconsciente, ya que se puede despertar con rapidez con el llanto de un niño, por ejemplo, aunque se haya quedado dormida oyendo el ruido de fondo del aire acondicionado.

El sueño es facilitado por la reducción de las aferencias sensitivas y por el cansancio. Lo anterior lleva a la disminución de la actividad de la formación reticular y del mecanismo activador talamocortical. Se desconoce si este descenso de la actividad es un fenómeno pasivo o si la formación reticular se inhibe activamente.

Epilepsia

La epilepsia es un síntoma en el que se produce una alteración brusca transitoria de la fisiología normal del encéfalo, habitualmente de la corteza cerebral, que cesa espontáneamente y tiende a recurrir. La afectación suele asociarse con una alteración de la actividad eléctrica normal y, en su forma más característica, va acompañada de crisis comiciales. En las crisis parciales, la alteración tiene lugar sólo en una porción del encéfalo y el paciente no pierde la consciencia. En las crisis generalizadas, la actividad anómala abarca áreas extensas en ambos hemisferios del encéfalo y el individuo pierde la consciencia.

En algunos pacientes con crisis generalizadas pueden presentarse ataques no convulsivos; en tal caso la persona se muestra de repente con la mirada perdida en el espacio, como ausente. Este síndrome se conoce como *pequeño mal* (**crisis de ausencia**). En la mayoría de las crisis generalizadas se observa pérdida brusca de la consciencia, con espasmos tónicos y contracciones clónicas de los músculos, así como apnea pasajera y a menudo se pierde el control intestinal y vesical. Las crisis convulsivas suelen durar de algunos segundos a pocos minutos.

En la mayoría de los pacientes con epilepsia, la causa se desconoce. Algunos pacientes parecen tener una predisposición hereditaria; en pocos la causa reside en una lesión local, como un tumor cerebral o la cicatrización de la corteza después de un traumatismo.

Conceptos clave

Estructura de la corteza cerebral

- La corteza cerebral forma una cubierta completa del hemisferio cerebral. Se compone de sustancia gris que se extiende a los pliegues o giros, lo cual hace crecer su superficie.

- Las células piramidales y fusiformes se encuentran en la corteza y tienen axones que terminan en las capas corticales más profundas o, con mayor frecuencia, que penetran la sustancia blanca del hemisferio cerebral como fibras de proyección, asociación o comisurales.

- Las células estrelladas, horizontales o de Martinotti terminan por lo general en dendritas o axones de células que se encuentran en otras capas de la corteza.

- En dirección de la superficie hacia el interior, las seis capas corticales son molecular, granulosa externa, piramidal externa, granulosa interna, piramidal interna y multiforme.

Áreas corticales

- En cada lóbulo cerebral hay regiones especializadas de corteza con funciones conductuales únicas.

Lóbulo frontal

- El área precentral del lóbulo frontal puede dividirse en regiones posterior y anterior. La región posterior, que ocupa el giro precentral, se conoce como *área motora primaria* debido a que la activación de las células de esta región causa movimientos musculares aislados en el lado contrario del cuerpo.

- Las áreas de movimiento en la corteza motora se organizan con las estructuras de extremidades inferiores representadas en la cara medial del giro y en sentido ascendente al tronco, la extremidad superior y la cara, en posición lateral sobre el giro.

- El área motora suplementaria y el campo de la visión frontal están asociados con el giro frontal medio. Este último se asocia con movimientos conjugados de los ojos.

- El área de Broca controla la producción del habla y se localiza en el giro frontal inferior; la lesión causa parálisis del habla.

Lóbulo parietal

- El área somestésica primaria (sensitiva primaria) ocupa el giro postcentral del lóbulo parietal del cerebro. Las sensaciones de partes del cuerpo se organizan en un mapa somatotópico que da inicio con los pies en la cara más medial del giro y la cabeza en la cara más lateral del giro.

Lóbulo occipital

- El área visual primaria se encuentra en la corteza del surco calcarino. La corteza recibe información aferente del cuerpo geniculado lateral, el cual recibió información de la retina.

Lóbulo temporal

- El área auditiva primaria incluye el giro de Heschl y se encuentra en la pared inferior del surco lateral. El área de Wernicke sensitiva del habla se encuentra en el hemisferio dominante izquierdo, en el giro superior temporal. Esta área permite comprender el lenguaje escrito y el lenguaje hablado.

 Solución de problemas clínicos

1. Durante una clase práctica de anatomía patológica, a un estudiante se le muestra una diapositiva que ilustra una forma particular de tumor cerebral. En el borde del corte es visible un área pequeña de la corteza cerebral. El instructor pregunta al estudiante si la muestra de tejido se extrajo de un área motora o sensitiva de la corteza. ¿Cuál es la principal diferencia estructural entre las áreas motora y sensitiva de la corteza cerebral?

2. Un hombre de 43 años de edad es examinado por un neurólogo porque se sospecha que tiene un tumor cerebral. Al paciente se le realiza un estudio de estereognosia, es decir, su percepción de una forma en tres dimensiones. Mientras el paciente mantiene los ojos cerrados, se le pone en la mano derecha un cepillo para el pelo y se pregunta si reconoce el objeto. Es incapaz de reconocer el cepillo incluso después de que el neurólogo le cepilla la mano. Al abrir los ojos, reconoció de inmediato el objeto. 1) Nombre el área probablemente dañada de la corteza cerebral del paciente. 2) ¿Considera necesario el movimiento del objeto en la mano del paciente?

3. Un hombre de 65 años de edad acude al médico porque observó que, en las últimas 3 semanas, ha arrastrado el pie derecho al caminar. En la exploración física, se observa un aumento del tono de los músculos flexores de su

brazo derecho, y cuando camina tiende a mantenerlo en aducción y flexión. También mantiene su puño derecho cerrado con fuerza. Al estudiar su marcha, se observa que muestra dificultades para flexionar la cadera y la rodilla derechas. Se advierte una debilidad leve, pero definida, y tono elevado de los músculos de la pierna derecha. Cuando el paciente camina, mueve su pierna derecha en un semicírculo y pone el antepié en el suelo antes que el talón. El estudio de su zapato derecho muestra indicios de mayor desgaste debajo de los dedos. Dado que este paciente tenía una lesión cerebrovascular que afectaba a la corteza cerebral, ¿qué área de la corteza estaba relacionada con la causa de sus síntomas?

4. Mientras examina a un paciente inconsciente, un médico observa que, cuando se gira despacio la cabeza del sujeto hacia la derecha, sus ojos se desvían a la izquierda. Al rotar la cabeza a la izquierda, los ojos del paciente se quedan fijos mirando a la izquierda. ¿Cuál es el área de la corteza de este paciente probablemente dañada?

5. Un soldado de 25 años de edad fue herido en combate con un explosivo. Una pequeña pieza de metralla penetró por el lado derecho de su cráneo sobre el giro precentral. Cinco años después, se somete a examen médico de control rutinario y el médico registra debilidad en su pierna izquierda. No se pudo detectar aumento alguno del tono muscular en ella. Explique por qué la mayoría de los pacientes con daño del área motora de la corteza cerebral tienen parálisis muscular espástica, mientras que sólo pocos mantienen el tono muscular normal.

6. Un distinguido neurobiólogo da una conferencia sobre la fisiología de la corteza cerebral a estudiantes del primer año de la carrera de Medicina. Después de revisar la estructura de las diferentes áreas y la localización funcional de la corteza cerebral, afirmó que nuestros conocimientos sobre la estructura celular de la corteza cerebral humana no han mejorado mucho la comprensión de la actividad funcional normal de la corteza cerebral. ¿Está de acuerdo con esta afirmación? ¿Qué entiende por el término *teoría de la cadena vertical*?

7. Un joven de 18 años de edad recibió un disparo que dañó gravemente su giro precentral izquierdo. Al recuperarse del incidente, abandona el hospital con una parálisis espástica de brazo y pierna derechos. Sin embargo, todavía conserva algunos movimientos voluntarios gruesos del hombro, cadera y rodilla derechos. Explique la presencia de tales movimientos residuales en el lado derecho.

8. Un profesor de 53 años de edad, jefe del departamento de Anatomía, sufre un traumatismo craneoencefálico grave mientras practica escalada. Durante el ascenso de una grieta de glaciar, la piqueta de su compañero se cayó del cinturón y golpeó la cabeza del profesor, lo que le causó una fractura con hundimiento del hueso frontal. Después de convalecer, el profesor volvió a su cargo en la Facultad de Medicina, pero el profesorado y los estudiantes pronto advirtieron que la conducta social del profesor había dado un vuelco impresionante. Sus conferencias, aunque entretenidas, ya no seguían un criterio. Antes del accidente vestía con elegancia, pero ahora su aspecto es de descuido. Pronto la organización del departamento comenzó a venirse abajo. Por último, fue retirado del cargo después de orinarse en el cesto de la basura de un aula. Con sus conocimientos de neuroanatomía explique el trastorno de conducta del profesor.

9. Durante el interrogatorio de una mujer de 50 años de edad con una lesión cerebrovascular, se descubrió que tenía dificultades para entender el lenguaje hablado, aunque entendía muy bien el lenguaje escrito. ¿Qué área de la corteza cerebral tiene dañada la paciente?

10. Un hombre de 62 años de edad en recuperación de un ictus muestra dificultad para entender el lenguaje escrito (alexia), aunque entiende con facilidad el lenguaje hablado y los símbolos escritos. ¿Qué área de la corteza cerebral está dañada en este paciente?

11. ¿Qué entiende por los siguientes términos: 1) *coma*, 2) *sueño* y 3) *electroencefalograma*? Mencione tres problemas neurológicos en los cuales el diagnóstico puede establecerse mediante un electroencefalograma.

 ## Respuestas y explicaciones acerca de la solución de los problemas clínicos

1. La corteza cerebral está compuesta por seis capas identificables. En la corteza motora del giro precentral, la segunda y cuarta capas carecen de células granulares, y la tercera y quinta capas de la corteza somestésica del giro postcentral carecen de células piramidales. La corteza motora es más gruesa, en comparación con la corteza sensitiva.

2. 1) Es probable que el área enferma sea el lóbulo parietal izquierdo, con destrucción avanzada del lóbulo parietal superior. Esta es el área de asociación somestésica, donde se integran las sensaciones de tacto, presión y propiocepción. 2) Sí, al paciente debe permitírsele tocar el objeto para que aprecie mejor las diferentes sensaciones.

3. Este paciente tuvo una lesión cerebrovascular que abarcó el giro precentral izquierdo. El daño de las células piramidales que dan origen a las fibras corticoespinales causa la parálisis del lado derecho. El aumento del tono de músculos paralizados se debe a la pérdida de la inhibición causada por la intervención de fibras extrapiramidales (*véase* p. 290).

4. Las lesiones destructivas del campo ocular frontal del hemisferio cerebral izquierdo hacían que los dos ojos se desviaran hacia el lado de la lesión y que los ojos no pudieran volverse hacia el lado contrario. Se cree que el campo ocular frontal controla los movimientos de seguimiento voluntarios del ojo y es independiente de los estímulos visuales.

5. Una lesión aislada pequeña de la corteza motora primaria causa pocos cambios en el tono muscular. Las lesiones más grandes que incluyen las áreas motoras primaria y secundaria, las más frecuentes, causan espasmo muscular. La explicación de lo anterior se muestra en la p. 290.

6. La investigación histológica exhaustiva de Brodmann, Campbell, Economo y el matrimonio Vogt permitió dividir la corteza cerebral en áreas que tienen diferente organización microscópica y diferentes tipos de células. Estos mapas corticales son similares en esencia y el propuesto por Brodmann es el de mayor uso. Como todavía se desconoce el significado funcional de muchas áreas de la corteza cerebral humana, no ha sido posible establecer una estrecha relación entre la estructura y la función. En general, puede decirse que las cortezas motoras son más gruesas que las sensitivas, y que la corteza motora tiene una segunda y una cuarta capas granulosas prominentes y células piramidales grandes en la quinta capa. Otras áreas con una estructura diferente pueden desempeñar funciones similares. Según estudios más recientes en los que se emplean técnicas electrofisiológicas, es preferible dividir la corteza cerebral de acuerdo con sus proyecciones talamocorticales. El mecanismo de cadena vertical de la corteza cerebral se describe con amplitud en la página 283.

7. En este paciente, la persistencia de movimientos voluntarios gruesos en articulaciones de hombro, cadera y rodilla derechos puede explicarse a partir de que estos movimientos posturales gruesos los controla el área premotora de la corteza y los núcleos basales, y tales áreas están conservadas en el paciente.

8. La alteración de la conducta del profesor se debe a una lesión grave que abarca ambos lóbulos frontales del cerebro como consecuencia de la fractura con hundimiento del hueso frontal. Aunque la destrucción de la corteza prefrontal no propicia una pérdida importante de inteligencia, sí causa pérdida de la iniciativa y energía en el individuo, quien a menudo no se adapta a las normas de conducta social aceptadas.

9. Para comprender el lenguaje hablado se requiere el funcionamiento normal del área auditiva secundaria, que se localiza detrás del área auditiva primaria en el surco lateral y en el giro temporal superior. Se considera que esta área es necesaria para interpretar sonidos y que la información continúa su trayecto al área sensitiva del habla de Wernicke.

10. La comprensión del lenguaje hablado requiere el funcionamiento normal del área auditiva secundaria de la corteza cerebral, que se localiza en las paredes de la parte posterior del surco calcarino en las superficies medial y lateral del hemisferio cerebral. La función del área visual secundaria consiste en relacionar la información visual recibida en el área visual primaria con las experiencias visuales pasadas. Después esta información continúa su trayecto hacia el giro angular dominante y el intercambio tiene lugar en la parte anterior del área del habla de Wernicke (p. 283).

11. 1) *Coma* es el término utilizado para un paciente inconsciente. El paciente no habla y sólo reacciona de manera refleja a estímulos dolorosos. En los individuos en coma profundo no hay respuesta. Los ojos están cerrados e inmóviles. 2) El *sueño* es un estado de cambio de consciencia; se describe en la página 298. 3) El *electroencefalograma* es un registro de la actividad eléctrica de la corteza cerebral que se obtiene mediante colocación de electrodos en el cuero cabelludo. La detección de alteraciones de los ritmos α, β y δ facilita el diagnóstico de tumores cerebrales, epilepsia y abscesos cerebrales.

❓ Preguntas de revisión

Instrucciones: cada uno de los apartados numerados de esta sección se acompaña de respuestas. Seleccione la letra de la respuesta CORRECTA.

1. Las afirmaciones siguientes se refieren a la corteza cerebral:
   (a) La corteza cerebral es más delgada sobre la cresta de un giro y considerablemente más gruesa en la zona profunda de un surco.
   (b) Las células piramidales gigantes más grandes se encuentran en el giro postcentral.
   (c) En la corteza visual, la banda exterior de Baillarger es delgada y puede verse sólo con microscopio.
   (d) La capa molecular es la más superficial de la corteza cerebral y está compuesta por cuerpos celulares pequeños de células granulosas.
   (e) Desde un punto de vista funcional, la corteza cerebral está organizada en unidades verticales de actividad.

2. Las siguientes afirmaciones se refieren al área precentral del lóbulo frontal de la corteza cerebral:
   (a) La región anterior se conoce con el nombre de *área motora primaria.*
   (b) El área motora primaria controla los movimientos especializados del lado contrario del cuerpo.
   (c) La función del área motora primaria es almacenar programas de actividad motora, los cuales se trasladan al área premotora para ejecutar movimientos.
   (d) En el área motora primaria están representados los músculos esqueléticos individuales.
   (e) No existe proporcionalidad entre el área de control de un movimiento particular y la destreza implicada.

3. Las siguientes afirmaciones se refieren al área motora del lenguaje de Broca:
   (a) En la mayoría de los individuos, esta área es importante en el hemisferio izquierdo o dominante.
   (b) El área del lenguaje de Broca provoca la formación de palabras mediante sus conexiones con el área motora secundaria.
   (c) No está conectada con el área sensitiva del lenguaje de Wernicke.
   (d) Se localiza en el giro frontal superior entre las ramas anteriores y ascendentes, y las ramas ascendentes y posteriores del surco lateral.

(e) Las áreas 34 y 35 de Brodmann representan el área motora del lenguaje.

4. Las afirmaciones siguientes se refieren al área somestésica primaria:

(a) Ocupa la parte inferior del giro precentral.

(b) Histológicamente, contiene cantidades grandes de células piramidales, así como pequeñas de células granulosas.

(c) La mitad contraria del cuerpo se representa de manera invertida.

(d) Aunque la mayoría de las sensaciones alcanzan la corteza desde el lado contrario del cuerpo, las sensaciones de la mano van a ambos lados.

(e) El área se extiende a la parte anterior del giro paracentral.

5. Las siguientes afirmaciones se refieren a las áreas visuales de la corteza:

(a) El área visual primaria se localiza en las paredes del surco parietooccipital.

(b) La corteza visual recibe fibras aferentes del cuerpo geniculado medial.

(c) La mitad derecha del campo visual se encuentra representada en la corteza visual del hemisferio cerebral derecho.

(d) Los cuadrantes superiores de la retina se dirigen hacia la porción inferior de la corteza visual.

(e) El área visual secundaria (áreas 18 y 19 de Brodmann) está rodeada por el área visual primaria en las superficies medial y lateral del hemisferio.

6. Las siguientes afirmaciones se refieren al giro temporal superior:

(a) El área auditiva primaria se encuentra en la pared inferior del surco lateral.

(b) Las principales fibras de proyección al área auditiva primaria surgen del tálamo.

(c) El área sensitiva del lenguaje de Wernicke se localiza en el giro temporal inferior del hemisferio dominante.

(d) Una lesión unilateral del área auditiva produce sordera completa en ambos oídos.

(e) El área auditiva secundaria en ocasiones se refiere a las áreas 41 y 42 de Brodmann.

7. Las afirmaciones siguientes se refieren a las áreas de asociación de la corteza cerebral:

(a) Forman un área pequeña de la superficie cortical.

(b) El área prefrontal tiene relación con la composición de la personalidad del sujeto.

(c) Tienen relación con la interpretación de experiencias motoras.

(d) La apreciación de la imagen corporal se organiza en la corteza parietal anterior, y el lado derecho del cuerpo está representado en el hemisferio izquierdo.

(e) Las áreas de asociación tienen sólo cuatro capas de corteza.

8. Las siguientes afirmaciones se refieren a la dominancia cerebral:

(a) Los giros corticales de los hemisferios dominante y no dominante están organizadas de manera diferente en cada uno de ellos.

(b) Más del 90% de los individuos adultos son diestros, así que su hemisferio dominante es el izquierdo.

(c) En alrededor del 96% de la población de adultos el hemisferio derecho es el dominante para el habla.

(d) El hemisferio no dominante interpreta la destreza manual, la percepción del lenguaje y el habla.

(e) Después de la pubertad se fija la dominancia de los hemisferios cerebrales.

Preguntas pareadas. Instrucciones: las siguientes preguntas se aplican a la figura 8-9. Paree los números presentados a la izquierda con las letras más apropiadas que designan áreas funcionales de la corteza cerebral presentadas a la derecha.

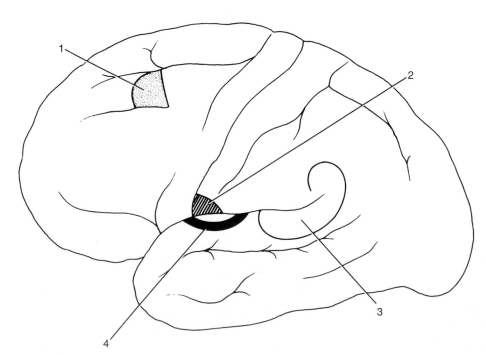

Figura 8-9 Vista lateral del hemisferio cerebral izquierdo.

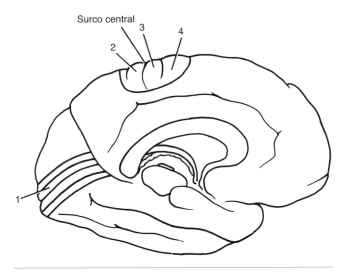

Surco central

3

4

2

1

Figura 8-10 Vista medial del hemisferio cerebral izquierdo.

Cada letra puede seleccionarse ninguna, una o más de una vez.

9. Número 1   (a) Área motora primaria
10. Número 2   (b) Área auditiva secundaria
11. Número 3   (c) Campo ocular frontal
12. Número 4   (d) Área somestésica primaria
                 (e) Ninguna de las anteriores

Las siguientes preguntas se aplican a la figura 8-10. Paree los números presentados a la izquierda con las letras más apropiadas que designan áreas funcionales de la corteza cerebral presentadas a la derecha. Cada letra puede seleccionarse ninguna, una o más de una vez.

13. Número 1   (a) Área premotora
14. Número 2   (b) Área somestésica primaria
15. Número 3   (c) Área visual primaria
16. Número 4   (d) Área motora primaria
                 (e) Ninguna de las anteriores

Instrucciones: cada historia clínica continúa con preguntas. Lea la historia clínica y luego seleccione la letra de la MEJOR respuesta.

Una mujer de 54 años de edad fue atendida por un neurólogo porque su hermana refirió un cambio brusco en su conducta. En el interrogatorio, la paciente afirmó que, después de despertarse de un sueño profundo hace una semana, observó que sentía como si su lado izquierdo del cuerpo no le perteneciera. Más tarde, la sensación empeoró y se volvió inconsciente de la existencia de su lado izquierdo. Su hermana le dijo al neurólogo que la paciente ahora descuida la higiene del lado izquierdo del cuerpo.

17. El neurólogo examinó a la paciente y encontró los siguientes signos más probables, **excepto**:
    (a) La paciente no miraba hacia su lado izquierdo.
    (b) La paciente no respondía con facilidad a la estimulación sensitiva de su piel en el lado izquierdo.
    (c) Al pedirle mover su pierna izquierda, lo hizo con rapidez.
    (d) Se observaron indicios de debilidad muscular de las extremidades inferior y superior izquierdas.
    (e) Al pedirle que cruzara la sala de exploraciones, tendió a no utilizar su pierna izquierda tanto como la derecha.
18. El neurólogo llegó a las siguientes conclusiones, **excepto**:
    (a) Se diagnosticó hemiasomatognosia izquierda (pérdida de la apreciación del lado izquierdo del cuerpo).
    (b) Es probable que la afección sea consecuencia de una lesión del lóbulo parietal.
    (c) Además, la paciente mostró hemiacinesia izquierda (inatención motora unilateral).
    (d) Probablemente había una lesión en las áreas 6 y 8 de las regiones premotoras medial y lateral del lóbulo frontal derecho.
    (e) La imposibilidad de mirar hacia el lado izquierdo (extinción visual) sugirió una lesión en los lóbulos parietooccipitales derechos.

✓ Respuestas y explicaciones a las preguntas de revisión

1. E es correcta. Desde un punto de vista funcional, la corteza cerebral se encuentra organizada en unidades verticales de actividad. A. La corteza cerebral es más gruesa sobre la cresta de un giro y más fina en la zona profunda del surco. B. Las células piramidales gigantes más grandes se encuentran en el giro precentral (*véase* fig. 8-1). C. En la corteza visual, la banda exterior de Baillarger es tan gruesa que puede verse a simple vista (*véase* fig. 8-3). D. La molecular es la capa más superficial de la corteza cerebral y está compuesta principalmente por una red densa de fibras nerviosas con orientación tangencial (*véase* fig. 8-2).
2. B es correcta. El área motora primaria del lóbulo frontal controla los movimientos especializados del lado opuesto del cuerpo. A. En el lóbulo frontal del hemisferio cerebral, la región posterior se conoce como *área motora primaria*

(*véase* fig. 8-4). C. La función del área premotora es almacenar programas de actividad motora, los cuales se trasladan al área motora primaria para la ejecución de movimientos. D. Los músculos esqueléticos individuales no están representados en el área motora primaria. E. El área de la corteza cerebral que controla un movimiento particular es proporcional a la complejidad del movimiento.
3. A es correcta. En la mayoría de los individuos, el área del lenguaje de Broca es importante en el hemisferio izquierdo o dominante. B. El área del lenguaje de Broca provoca la formación de palabras mediante sus conexiones con el área motora primaria. C. El área del lenguaje de Broca se conecta con el área sensitiva del lenguaje de Wernicke. D. El área del lenguaje de Broca se encuentra en el giro frontal inferior entre las ramas anterior y ascendente, y las ramas ascendente y posterior del surco lateral (*véase* fig. 8-4). E.

Las áreas 44 y 45 de Brodmann representan el área motora del lenguaje (*véase* fig. 8-4).

4. C es correcta. En el área somestésica primaria, la mitad contraria del cuerpo se representa invertida. A. El área somestésica primaria ocupa el giro postcentral (*véase* fig. 8-4). B. Histológicamente, el área somestésica primaria contiene un número grande de células granulares y pocas células piramidales. D. La mayoría de las sensaciones de diferentes partes del cuerpo alcanzan la corteza desde el lado contrario del cuerpo; las que proceden de la mano también se dirigen sólo al lado contrario. E. El área somestésica primaria se extiende hasta penetrar la parte posterior del giro paracentral (*véase* fig. 8-4).

5. D es correcta. Los cuadrantes superiores de la retina pasan hacia la porción inferior de la corteza visual. A. La corteza visual primaria se localiza en las paredes de la parte posterior del surco calcarino (*véase* fig. 8-4). B. La corteza visual recibe fibras aferentes del cuerpo geniculado lateral. C. La mitad derecha del campo visual está representada en la corteza visual del hemisferio cerebral izquierdo. E. El área visual secundaria (áreas 18 y 19 de Brodmann) rodea el área visual primaria en las superficies medial y lateral del hemisferio (*véase* fig. 8-4).

6. A es correcta. El área auditiva primaria se encuentra en la pared inferior del surco lateral (*véase* fig. 8-4). B. Las fibras de proyección principales hacia el área auditiva primaria surgen del cuerpo geniculado medial. C. El área sensitiva del lenguaje de Wernicke se encuentra en el giro temporal superior en el hemisferio dominante (*véase* fig 8-4). D. Una lesión unilateral del área auditiva causa sordera parcial en ambos oídos. E. El área auditiva primaria en ocasiones se refiere a las áreas 41 y 42 de Brodmann.

7. B es correcta. El área prefrontal tiene relación con la composición de la personalidad del sujeto. A. Las áreas de asociación de la corteza cerebral forman una gran área de la superficie cortical. C. Las áreas de asociación tienen relación con las interpretaciones de experiencias sensitivas. D. El reconocimiento de la imagen corporal se organiza en la corteza parietal posterior y el lado derecho del cuerpo está representado en el hemisferio izquierdo. E. Las áreas de asociación tienen las seis capas celulares y se denominan en conjunto *corteza homotípica*.

8. B es correcta. Más del 90% de los individuos adultos son diestros, así que su hemisferio dominante es el izquierdo. A. Los giros corticales de los hemisferios dominante y no dominante están organizadas de la misma manera. C. Alrededor del 96% de la población de adultos tienen dominancia del hemisferio izquierdo para el habla. D. El hemisferio no dominante interpreta la percepción espacial, el reconocimiento de las caras y de la música. E. Después de la primera década de la vida se fija la dominancia de los hemisferios cerebrales.

Las respuestas de la figura 8-9, que muestra la proyección lateral del hemisferio cerebral izquierdo, son las siguientes:

9. C es correcta; 1 es el campo ocular frontal.
10. E es correcta; 2 es el área somestésica secundaria (*véase* fig. 8-4).
11. E es correcta; 3 es el área sensitiva del lenguaje de Wernicke (*véase* fig. 8-4).
12. B es correcta; 4 es el área auditiva secundaria (*véase* fig. 8-4).

Las respuestas de la figura 8-10, que muestra la proyección medial del hemisferio cerebral izquierdo, son las siguientes:

13. C es correcta; 1 es el área visual primaria (*véase* fig. 8-4).
14. B es correcta; 2 es el área somestésica primaria (*véase* fig. 8-4).
15. D es correcta; 3 representa el área motora primaria (*véase* fig. 8-4).
16. A es correcta; 4 es el área premotora (*véase* fig. 8-4).
17. D es correcta. La paciente no mostraba debilidad de sus músculos del lado izquierdo a pesar de que su hermana refirió que tendía a no utilizar la pierna izquierda.
18. B es correcta. Una RM reveló un tumor en el lóbulo parietooccipital derecho; asimismo, había otra lesión en el lóbulo frontal derecho.

9 Formación reticular y sistema límbico

OBJETIVOS DEL CAPÍTULO

- Proporcionar una descripción breve de la estructura y la función de la formación reticular.

- Mostrar las partes y las funciones del sistema límbico.

Un estudiante de medicina de 24 años de edad fue llevado en ambulancia al servicio de urgencias tras sufrir un accidente de motocicleta. En la exploración, estaba inconsciente y mostraba signos de un traumatismo grave del lado derecho de la cabeza. No respondía a las órdenes verbales ni a los estímulos dolorosos profundos aplicados sobre el nervio supraorbitario. El reflejo plantar era extensor, y los reflejos corneales, tendinosos y pupilares estaban ausentes. Era evidente que el paciente se hallaba en coma profundo. Una exploración neurológica más detallada no reveló nada que pudiera aclarar el diagnóstico. La tomografía computarizada (TC) mostró una gran fractura con hundimiento del hueso parietal derecho.

El estado del paciente cambió después de una semana en la unidad de cuidados intensivos. Bruscamente, mostró signos de estar despierto pero no parecía consciente de su entorno ni de sus necesidades internas. Para alegría de su familia, les seguía con los ojos abiertos y respondía de forma limitada a los movimientos posturales y los reflejos primitivos, pero no hablaba y no respondía a las órdenes. Aunque tenía ciclos de sueño-vigilia, no respondía correctamente al dolor.

Seis meses después, el estado neurológico del paciente continuaba igual.

El neurólogo determinó que el paciente estaba despierto, pero que no era consciente de su entorno. Explicó a sus familiares que parte del encéfalo, conocida como *formación reticular*, en el tronco encefálico había quedado intacta después del accidente y que de ella dependía que el paciente estuviera aparentemente despierto y pudiera respirar sin ayuda. No obstante, la tragedia fue que su corteza cerebral estaba muerta y que el paciente permanecería en este estado vegetativo.

No hace mucho que el sistema reticular todavía se consideraba una red difusa de células y fibras nerviosas que ocupaba, sin una función específica, el núcleo central del tronco encefálico. Hoy en día, se sabe que tiene una participación determinante en muchas actividades importantes del sistema nervioso.

Sistema límbico era un término de uso amplio para describir la parte del encéfalo que se localiza entre la corteza cerebral y el hipotálamo, una región cerebral no bien comprendida. Hoy se sabe que tiene una participación determinante en las emociones, la conducta, la energía y la memoria.

FORMACIÓN RETICULAR

La formación reticular, como indica su nombre, se parece a una red (reticular), que está hecha de células y fibras nerviosas. La red se extiende por el eje del sistema nervioso central (SNC), de la médula espinal al encéfalo. Tiene una ubicación estratégica a través de haces y núcleos nerviosos importantes. Recibe aferencias de la mayor parte de los sistemas sensitivos y envía eferencias que descienden e influyen sobre células nerviosas de todos los niveles del SNC. Las dendritas de longitud excepcional de las neuronas de la formación reticular permiten aferencias de vías ascendentes y descendentes de distribución amplia. A través de sus múltiples conexiones, puede influir en la actividad del músculo esquelético, en las sensaciones somáticas y viscerales, en los sistemas autónomo y endocrino, y hasta a nivel de la consciencia.

Organización general

La formación reticular consiste en una red continua de células y fibras nerviosas asentada en zonas profundas, que se extiende desde la médula espinal a través de la médula oblongada (bulbo raquídeo), el puente (protuberancia), el mesencéfalo, el subtálamo, el hipotálamo y el tálamo. La red difusa puede dividirse en tres columnas longitudinales: la primera ocupa el plano mediano, por lo que se denomina **columna mediana**, y consiste en neuronas de tamaño intermedio; la segunda, conocida como **columna medial**, incluye neuronas grandes, y la tercera, o **columna lateral**, contiene principalmente neuronas pequeñas (fig. 9-1).

Con las técnicas clásicas de tinción neuronal, los grupos de neuronas están mal definidos y es difícil seguir su trayectoria anatómica a través de la red. No obstante, con las nuevas técnicas de neuroquímica y localización citoquímica, se demuestra que la formación reticular contiene grupos altamente organizados de células transmisoras específicas que pueden influir en las funciones de áreas particulares del SNC. Por ejemplo, los grupos de células monoaminérgicas se encuentran localizados en áreas bien delimitadas a lo largo de la formación reticular.

Existen vías polisinápticas, y otras vías cruzadas y no cruzadas ascendentes y descendentes, que incluyen muchas neuronas que desempeñan funciones tanto somáticas como viscerales.

En la zona inferior, la formación reticular continúa con las interneuronas de la sustancia gris de la médula espinal, mientras que en la zona superior hay una zona de intercambio de los impulsos hacia la corteza cerebral; una proyección sustancial de las fibras también abandona la formación reticular para penetrar en el cerebelo.

Proyecciones aferentes

Muchas vías aferentes diferentes se proyectan en la formación reticular desde la mayoría de las estructuras del SNC (fig. 9-2). Desde la médula espinal surgen los haces espinorreticulares, fascículos espinotalámicos y el lemnisco medial. Desde los núcleos de los nervios craneales hay tractos aferentes ascendentes, que incluyen las vías vestibulares, auditivas y visuales.

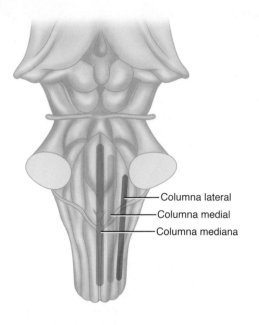

Columna lateral
Columna medial
Columna mediana

Figura 9-1 Diagrama que muestra las posiciones aproximadas de las columnas mediana, medial y lateral de la formación reticular en el tronco encefálico.

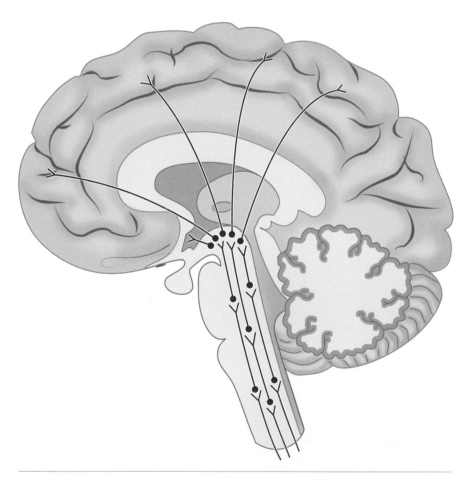

Figura 9-2 Diagrama que muestra las fibras aferentes de la formación reticular.

Desde el cerebelo surge la vía cerebelorreticular, y desde las áreas subtalámica e hipotalámica y de núcleos del tálamo, el cuerpo estriado y el sistema límbico se originan tractos aferentes adicionales. Otras fibras aferentes importantes surgen de la corteza motora primaria del lóbulo frontal y desde la corteza somestésica del lóbulo parietal.

Proyecciones eferentes

Existen múltiples vías eferentes que se extienden hacia el tronco encefálico y la médula espinal a través del haz reticulomedular y los haces reticuloespinales hacia las neuronas en los núcleos motores de los pares craneales y las células del cuerno anterior de sustancia gris de la médula espinal. Otras vías descendentes se extienden hacia la eferencia simpática y la eferencia parasimpática craneosacra del sistema nervioso autónomo (SNA). Otras vías se extienden hacia el cuerpo estriado, el cerebelo, el núcleo rojo, la sustancia negra, el tectum y los núcleos del tálamo, el subtálamo y el hipotálamo. La mayoría de las regiones de la corteza cerebral reciben también fibras eferentes.

Funciones

A partir de la descripción previa del inmenso número de conexiones de la formación reticular hacia todas las partes del sistema nervioso, no resulta sorprendente que las funciones también sean numerosas. A continuación se exponen algunas de las funciones más importantes.

1. **Control del músculo esquelético.** A través de los fascículos reticuloespinales y reticulomedulares, la formación reticular influye en la actividad de las motoneuronas α y γ. En consecuencia, la formación reticular puede modular el tono muscular y la actividad refleja. También mantiene la inhibición recíproca; así, por ejemplo, cuando los músculos flexores se contraen, los extensores antagónicos se relajan. La formación reticular, ayudada por las vías vestibulares del oído interno y los haces vestibuloespinales, tiene una participación importante en el mantenimiento del tono de los músculos antigravitatorios cuando el sujeto se pone en pie. Los denominados *centros respiratorios del tronco del encéfalo*, que los neurofisiólogos describen como el lugar del control de los músculos respiratorios, se consideran parte de la formación reticular.
2. **Control de las sensaciones somáticas y viscerales.** La formación reticular es importante para controlar los músculos de la expresión facial vinculada con las emociones. Por ejemplo, cuando una persona sonríe o ríe como respuesta a un chiste, el control motor depende de la formación reticular en ambos lados del encéfalo. Los tractos descendentes están separados de las fibras corticomedulares. Lo anterior significa que una persona que ha sufrido un ictus que afecta las fibras corticomedulares y que tiene una parálisis facial en la parte inferior de la cara, aún puede sonreír simétricamente (*véase* fig. 11-25).
3. **Control de las sensaciones somáticas y viscerales.** Debido a su localización central en el eje cerebroespinal, la formación reticular puede influir en todas las vías ascendentes que pasan hacia los niveles supraespinales. La influencia puede ser facilitadora o inhibidora. En particular, la formación reticular participa en el "mecanismo de la compuerta" para el control de la percepción del dolor (*véase* p. 147).

4. **Control del sistema nervioso autónomo.** Los haces reticulomedulares y reticuloespinales pueden ejercer un control mayor del sistema nervioso autónomo, desde la corteza cerebral, el hipotálamo y otros núcleos subcorticales, que descienden hacia la eferencia simpática y la eferencia craneosacra parasimpática.
5. **Control del sistema endocrino.** La formación reticular influye, tanto directa como indirectamente a través de los núcleos hipotalámicos, en la síntesis o la liberación de factores liberadores o inhibidores y, por lo tanto, controla la actividad de la hipófisis.
6. **Influencia de los relojes biológicos.** La formación reticular probablemente influye en los ritmos biológicos a través de sus múltiples vías aferentes y eferentes hacia el hipotálamo.
7. **Sistema activador reticular.** La vigilia y el estado de consciencia están controlados por la formación reticular. Múltiples vías ascendentes que transportan información sensitiva hacia los centros superiores se dirigen por la formación reticular, la cual, a su vez, proyecta esta información a partes diferentes de la corteza cerebral; por ello, una persona dormida se despierta. De hecho, ahora parece que el estado de consciencia depende de la proyección continua de la información sensitiva hacia la corteza. Los diferentes grados de vigilia parecen depender del grado de actividad de la formación reticular. Las sensaciones dolorosas aferentes incrementan de modo considerable la actividad de la formación reticular que, a su vez, excitan mucho la corteza cerebral. La acetilcolina participa como neurotransmisor excitador en este proceso.

Así, hoy crece la evidencia de que la formación reticular, ignorada casi por completo en el pasado, influye prácticamente en todas las actividades del organismo.

SISTEMA LÍMBICO

La palabra *límbico* significa "borde" o "margen", y el término *sistema límbico* se utilizó en términos generales para incluir a un grupo de estructuras que se encuentran en la zona limítrofe entre la corteza cerebral y el hipotálamo. Como consecuencia de los estudios realizados, actualmente se sabe que el sistema límbico se halla implicado, con muchas otras estructuras más allá de la zona limítrofe, en el control de la emoción, la conducta y los impulsos; también parece ser un centro importante para la memoria.

Anatómicamente, las estructuras límbicas incluyen los giros subcalloso, del cíngulo y del parahipocampo, la formación del hipocampo, el complejo amigdalino, los cuerpos mamilares y el núcleo anterior del tálamo (fig. 9-3). El álveo, la fimbria, el fórnix, el fascículo mamilotalámico y la estría terminal son las vías que conectan este sistema.

Formación del hipocampo

La formación hipocámpica consta de: hipocampo, giro dentado y giro del parahipocampo.

El **hipocampo** es una elevación curva de sustancia gris que se extiende a través de todo el piso del cuerno inferior del ventrículo lateral (fig. 9-4). Su extremo anterior se expande para formar el **pie del hipocampo**. Se denomina *hipocampo* porque se parece a un caballito de mar en el corte coronal.

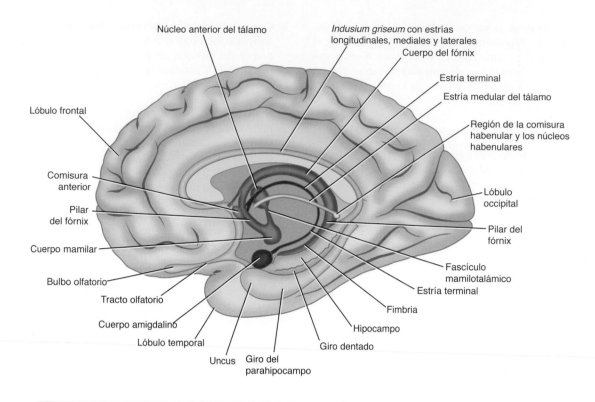

Figura 9-3 Cara medial del hemisferio cerebral derecho que muestra las estructuras que forman el sistema límbico.

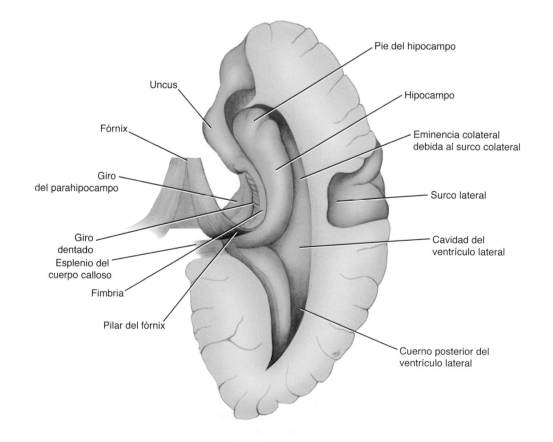

Figura 9-4 Disección del hemisferio cerebral derecho; se expone la cavidad del ventrículo lateral, la cual muestra el hipocampo, el giro dentado y el fórnix.

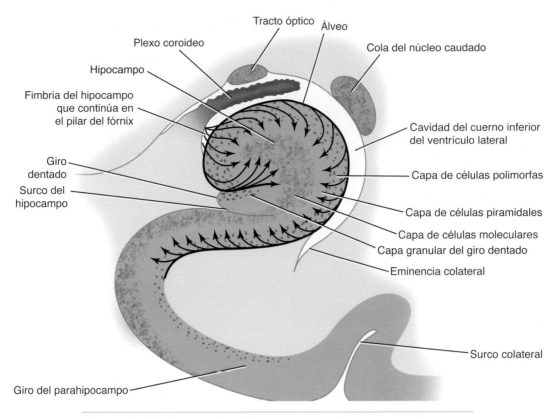

Figura 9-5 Corte coronal del hipocampo y estructuras relacionadas.

La superficie ventricular convexa está cubierta por epéndimo, por debajo del cual se encuentra una fina capa de sustancia blanca llamada *álveo* (fig. 9-5). El álveo consta de fibras nerviosas originadas en el hipocampo y que convergen medialmente para formar un haz denominado *fimbria*. A su vez, la fimbria continúa con el pilar del fórnix. El hipocampo termina en su porción posterior por debajo del esplenio del cuerpo calloso.

El **giro dentado** es una banda de sustancia gris estrecha y mellada que se encuentra entre la fimbria del hipocampo y el giro del parahipocampo (*véase* fig. 9-4). En su porción posterior, acompaña a la fimbria casi hasta el esplenio del cuerpo calloso, y se continúa en el *indusium griseum*. Éste es una capa vestigial fina de sustancia gris que cubre la superficie superior del cuerpo calloso (fig. 9-6). Incluidos en la superficie superior del *indusium griseum* se encuentran dos haces delgados de fibras blancas a cada lado, que se conocen como *estrías medial* y *lateral*. Las estrías son los restos de la sustancia blanca del *indusium griseum* vestigial. En dirección anterior, el giro dentado continúa en el **uncus**.

El **giro del parahipocampo** se encuentra entre la fisura del hipocampo y el surco colateral, y continúa con el hipocampo siguiendo el borde medial del lóbulo temporal (*véanse* figs. 9-4 y 9-5).

Complejo amigdalino

El complejo amigdalino recibe ese nombre por su parecido con una almendra. Está situado en parte por delante y en parte por encima de la punta del cuerno inferior del ventrículo lateral (*véase* fig. 7-14). Se fusiona con la punta de la cola del núcleo caudado, que ha pasado hacia adelante en el techo del cuerno inferior del ventrículo lateral. La estría terminal emerge de su cara posterior. El complejo amigdalino consiste en una serie de núcleos que pueden incluirse en un **grupo basolateral** de mayor tamaño y otro **grupo corticomedial** más pequeño.

Los núcleos mamilares y el núcleo anterior del tálamo se comentan en otro lugar de este texto.

Vías de conexión del sistema límbico

Las vías de conexión del sistema límbico se componen por el álveo, la fimbria, el fórnix, el fascículo mamilotalámico y la estría terminal.

El **álveo** está formado por una fina capa de sustancia blanca que se encuentra en la superficie superior o ventricular del hipocampo (*véase* fig. 9-5). Está formado por fibras nerviosas que se originan en la corteza del hipocampo. Las fibras convergen en el borde medial del hipocampo para formar un haz que se conoce como *fimbria*.

La fimbria sale entonces del extremo posterior del hipocampo como el **pilar del fórnix** (*véase* fig. 9-4). El pilar de cada lado se curva hacia atrás y hacia arriba por debajo del esplenio del cuerpo calloso; rodea la superficie posterior del tálamo. Los dos pilares convergen entonces para formar el **cuerpo del fórnix**, que se sitúa en íntimo contacto con la

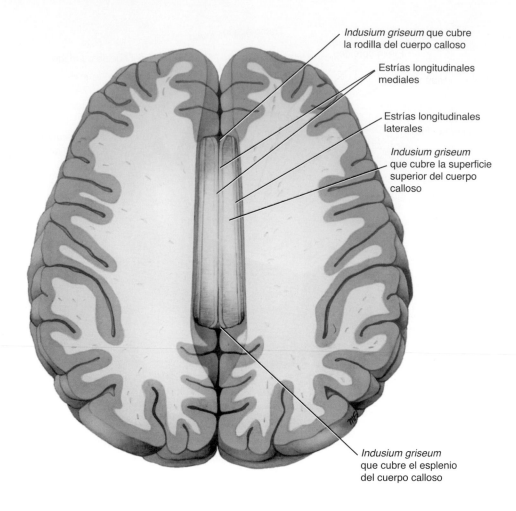

Indusium griseum que cubre la rodilla del cuerpo calloso

Estrías longitudinales mediales

Estrías longitudinales laterales

Indusium griseum que cubre la superficie superior del cuerpo calloso

Indusium griseum que cubre el esplenio del cuerpo calloso

Figura 9-6 Disección de ambos hemisferios cerebrales que muestra la superficie superior del cuerpo calloso.

cara inferior del cuerpo calloso (*véase* fig. 9-3). Cuando los dos pilares se juntan, se conectan por fibras transversas que se denominan **comisura del fórnix** (*véase* fig. 7-16). Esas fibras forman una decusación, y se unen al hipocampo en ambos lados.

Por delante, el cuerpo del fórnix se encuentra conectado a la cara inferior del cuerpo calloso mediante el *septum pellucidum*. Por debajo, el cuerpo del fórnix está relacionado tanto con la tela coroidea como con el techo del epéndimo del tercer ventrículo.

El cuerpo del fórnix se divide en su porción anterior en **columnas anteriores del fórnix**, cada una de las cuales se curva hacia delante y hacia abajo sobre el foramen interventricular (foramen de Monro). Después, cada columna desaparece en la pared lateral del tercer ventrículo para alcanzar el **cuerpo mamilar** (*véase* fig. 9-3).

El **tracto mamilotalámico** aporta importantes conexiones entre el cuerpo mamilar y el grupo de núcleos anteriores del tálamo.

La **estría terminal** emerge de la cara posterior del complejo amigdalino y, como un haz de fibras nerviosas, se traslada posteriormente en el techo del cuerno inferior del ventrículo lateral sobre la cara medial de la cola del núcleo caudado. Sigue la curva del núcleo caudado y penetra para situarse en el piso del cuerpo del ventrículo lateral.

Estructura del hipocampo y el giro dentado

La estructura cortical del giro del parahipocampo consta de seis capas (*véase* fig. 9-5). En el desplazamiento sobre corteza hacia el hipocampo se observa una transición gradual desde una organización de seis capas hacia otra de tres capas. Estas tres capas son la **capa molecular** superficial, formada por fibras nerviosas y pequeñas neuronas dispersas; la **capa piramidal**, conformada por muchas neuronas grandes de forma piramidal, y la **capa polimorfa** interna, con estructura similar a la de la capa polimorfa de la corteza.

El giro dentado también tiene tres capas, pero la piramidal ha sido reemplazada por la granular. La capa granular está formada por neuronas redondeadas u ovaladas distribuidas de forma compacta, de las que surgen los axones que terminan en las dendritas de las células piramidales en el hipocampo. Algunos de los axones se unen a la fimbria y penetran en el fórnix.

Conexiones aferentes del hipocampo

Las conexiones aferentes del hipocampo se pueden clasificar en seis grupos (fig. 9-7):

1. Las fibras que surgen del giro del cíngulo y se dirigen hacia el hipocampo.

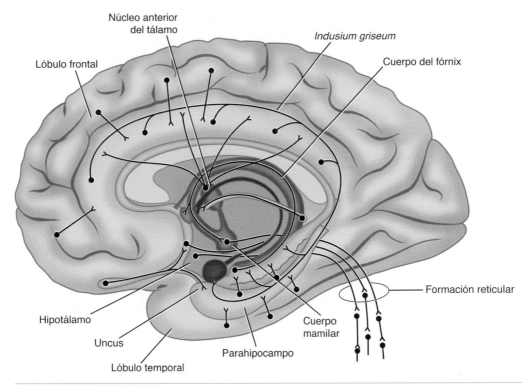

Núcleo anterior del tálamo

Lóbulo frontal

Indusium griseum

Cuerpo del fórnix

Formación reticular

Hipotálamo

Uncus

Parahipocampo

Lóbulo temporal

Cuerpo mamilar

Figura 9-7 Diagrama que muestra algunas conexiones aferentes y eferentes del sistema límbico.

2. Las fibras que surgen de los núcleos septales (los núcleos dentro de la línea media, cerca de la comisura anterior), que pasan por detrás del fórnix hacia el hipocampo.

3. Las fibras que surgen de un hipocampo y atraviesan la línea media hacia el contrario en la comisura del fórnix.

4. Las fibras que proceden del *indusium griseum* y que se trasladan a través de la porción posterior de las estrías longitudinales hacia el hipocampo.

5. Las fibras que proceden del área entorrinal o la corteza relacionada con el área olfatoria y se dirigen hacia el hipocampo.

6. Las fibras que surgen de los giros dentado y del parahipocampo y se dirigen hacia el hipocampo.

Conexiones eferentes del hipocampo

Los axones de las células piramidales grandes del hipocampo emergen para formar el álveo y la fimbria. La fimbria continúa como el pilar del fórnix. Los dos pilares convergen para formar el cuerpo del fórnix. A su vez, el cuerpo del fórnix se divide en las dos columnas del fórnix, que se curvan hacia abajo y adelante, en posición ventral de los forámenes interventriculares. Las fibras contenidas en el fórnix se distribuyen hacia las regiones siguientes (*véase* fig. 9-7):

1. Las fibras que se dirigen de la zona posterior a la comisura anterior para penetrar en el cuerpo mamilar, donde terminan en el núcleo medial.

2. Las fibras que se dirigen de la zona posterior a la comisura anterior para terminar en los núcleos anteriores del tálamo.

3. Las fibras que se dirigen desde la zona posterior hacia la comisura anterior y penetran el tegmento del mesencéfalo.

4. Las fibras que se dirigen desde la zona anterior hacia la comisura anterior para terminar en los núcleos septales, el área preóptica lateral y la parte anterior del hipotálamo.

5. Las fibras que se unen en la estría medular del tálamo para alcanzar los núcleos habenulares.

Las vías anatómicas tan complejas que se acaban de mencionar indican que las estructuras que forman el sistema límbico no sólo están interconectadas, sino que también envían fibras de proyección hacia muchas partes distintas del sistema nervioso. En la actualidad, los fisiólogos reconocen la importancia que tiene el hipotálamo como la principal vía eferente del sistema límbico.

Funciones del sistema límbico

El sistema límbico, a través del hipotálamo y sus conexiones con el tracto de salida del SNA y su función de control del sistema endocrino, es capaz de influir en muchos aspectos de la conducta emocional. En particular, en las reacciones de miedo y disgusto, y en las emociones asociadas con el comportamiento sexual.

También hay algunos datos que indican que el hipocampo participa en la conversión de la memoria reciente en memoria a largo plazo. Una lesión del hipocampo origina que el sujeto sea incapaz de almacenar la memoria a largo plazo. No se afecta la memoria de los episodios del pasado remoto que tuvieron lugar antes del desarrollo de la lesión. Esta afección se denomina **amnesia anterógrada**. Es interesante destacar que una lesión del complejo amigdalino y del hipocampo produce una mayor pérdida de memoria que una lesión provocada en cualquiera de ambas estructuras por separado.

No hay indicios de que el sistema límbico tenga una función olfatoria. Las distintas conexiones aferentes y eferentes del sistema límbico proporcionan las vías para la integración y las respuestas homeostáticas eficaces ante una gran variedad de estímulos ambientales.

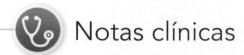 # Notas clínicas

Formación reticular

La *formación reticular* es una red continua de células nerviosas y fibras que se extienden a través del neuroeje desde la médula espinal hasta la corteza cerebral. La formación reticular no sólo modula el control de los sistemas motores, sino que también influye en los sistemas sensitivos. Se supone que a través de sus múltiples vías ascendentes, que se proyectan hacia diferentes partes de la corteza cerebral, influye en el estado de consciencia.

Pérdida de la consciencia

En los animales de experimentación, el daño producido en la formación reticular con conservación de las vías sensitivas ascendentes origina una inconsciencia persistente. Las lesiones anatómicas de la formación reticular en el humano pueden dar lugar a la pérdida de consciencia e incluso al coma. Se ha propuesto que la pérdida de consciencia que se produce en la epilepsia puede deberse a la inhibición de la actividad de la formación reticular en la parte superior del diencéfalo.

Sistema límbico

Las conexiones anatómicas del sistema límbico son muy complejas y, al no conocer con todo detalle su significado, no es necesario que el estudiante de medicina intente aprenderlas de memoria. Los resultados de los experimentos neurofisiológicos, entre los que se han incluido pruebas de estimulación y ablación de partes diferentes del sistema límbico en animales, no han sido totalmente concluyentes. No obstante, se han podido deducir algunas funciones importantes: 1) las estructuras límbicas participan en el desarrollo de las sensaciones emocionales y en las respuestas viscerales que acompañan a estas emociones y 2) el hipocampo guarda relación con la memoria reciente.

Esquizofrenia

Los síntomas de esquizofrenia incluyen una alteración crónica del pensamiento, aplanamiento afectivo y retraimiento emocional. También pueden observarse ideas delirantes paranoides y alucinaciones auditivas. La investigación clínica ha identificado que los peores síntomas de la esquizofrenia se reducen si se bloquean los receptores límbicos de dopamina mediante fármacos. Por ejemplo, la administración de fenotiazina bloquea los receptores de la dopamina en el sistema límbico. Por desgracia, este fármaco, así como la mayoría de los restantes fármacos antipsicóticos, tiene importantes efectos adversos en los receptores dopaminérgicos dentro del sistema extrapiramidal, produciendo movimientos anómalos involuntarios. En la actualidad, la investigación se concentra en encontrar un fármaco que bloquee los receptores dopaminérgicos límbicos, pero que no afecte a los receptores del sistema extrapiramidal (sustancia negra del cuerpo estriado).

A pesar de todo lo comentado, hay que dejar claro que aún no existen indicios directos de que la producción excesiva de dopamina en determinadas neuronas contribuya realmente a la esquizofrenia.

Destrucción del complejo amigdalino

Con la destrucción unilateral o bilateral del complejo amigdalino y del área paraamigdalina en los pacientes que presentan un comportamiento agresivo, se consigue, en muchos casos, reducir la agresividad, la inestabilidad emocional y la inquietud; aumentar el interés por la comida, y favorecer la hipersexualidad, pero no se observan trastornos de la memoria. En los monos que han sido sometidos a la resección bilateral de los lóbulos temporales se demostró la aparición del que se ha llamado *síndrome de Klüver-Bucy*: se volvieron dóciles y no mostraron signos de miedo ni de disgusto, y fueron incapaces de apreciar visualmente los objetos. También mostraban un aumento del apetito y de la actividad sexual. Además, los animales buscaban parejas indiscriminadamente con machos o hembras.

Las lesiones estereotácticas precisas del complejo amigdalino en los humanos reducen la excitabilidad emocional y producen la normalización de la conducta en los pacientes con alteraciones graves. No se observa pérdida de memoria.

Disfunción del lóbulo temporal

La epilepsia del lóbulo temporal puede estar precedida por un aura de experiencias acústicas u olfatorias. El aura olfatoria suele consistir en un olor desagradable. El paciente se siente a menudo confuso, ansioso y dócil, y puede realizar movimientos automáticos y complicados, por ejemplo, desvestirse en público o conducir un automóvil, y luego, tras sufrir la crisis convulsiva, no recordar en absoluto lo sucedido.

Conceptos clave

Formación reticular

- La formación reticular consiste en una red continua de células y fibras nerviosas ubicadas en zonas profundas, que se extiende a través de la médula espinal, la médula oblongada, el mesencéfalo, el subtálamo, el hipotálamo y el tálamo.

- Está dispuesta en tres columnas longitudinales: mediana, medial y lateral.

- Las referidas columnas pueden modular 1) el tono muscular y actividad refleja, 2) las sensaciones somáticas y viscerales, 3) el sistema nervioso autónomo, 4) las funciones endocrinas, 5) los relojes biológicos y 6) el sistema de activación reticular (la vigilia y la consciencia).

Sistema límbico

- Este grupo de estructuras controla la emoción, la conducta, la energía y la memoria e incluye los giros subcalloso, del cíngulo y parahipocámpico, la formación del hipocampo, el complejo amigdaloide, los núcleos mamilares y el núcleo talámico anterior.

- La formación hipocámpica consta del hipocampo y de los giros dentado y del parahipocampo.

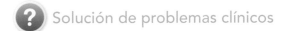

Solución de problemas clínicos

1. Cuando se comentaban las bases neurológicas de las emociones en una mesa redonda, un neurólogo pidió a una estudiante de tercer curso de medicina que explicara el síndrome de Klüver-Bucy. ¿Qué hubiera respondido usted a esta pregunta? ¿Se ha presentado alguna vez el síndrome de Klüver-Bucy en seres humanos?

2. Una mujer de 23 años de edad con antecedentes de crisis epilépticas desde hacía 4 años acudió a una consulta con su neurólogo. Un amigo de la paciente describió con viveza una de sus crisis. Unos segundos antes de que comenzaran las convulsiones, la paciente se quejaba de un olor desagradable, similar al de un establo. Después, la paciente emitía un grito estridente mientras caía al piso inconsciente. Inmediatamente, todo su cuerpo participaba en movimientos generalizados tónico-clónicos. Está claro que esta paciente presentaba una forma generalizada de crisis epilépticas. A partir de sus conocimientos de neuroanatomía, indique qué lóbulo del encéfalo estaba afectado inicialmente en la descarga epiléptica.

3. Un hombre de 54 años de edad falleció en el hospital por un tumor cerebral. Siempre había sido intelectualmente muy brillante, y podía recordar con facilidad los episodios de su infancia. En los últimos 6 meses, su familia observó que tenía dificultades para recordar dónde había dejado sus cosas, por ejemplo, su pipa. También tenía dificultades para recordar los episodios nuevos, e inmediatamente antes de su muerte ni siquiera podía recordar que su hermano le había visitado el día previo. A partir de sus conocimientos de neuroanatomía, indique qué parte del encéfalo estaba siendo afectada por un tumor altamente invasor en expansión.

Respuestas y explicaciones acerca de la solución de los problemas clínicos

1. El síndrome de Klüver-Bucy se refiere a los signos y síntomas que se observan en monos después de la extracción bilateral del lóbulo temporal. Los monos se vuelven más dóciles e insensibles, y no muestran signos de miedo ni de disgusto. También mostraron un aumento del apetito y de la actividad sexual, a menudo con perversiones. Son capaces de observar los objetos, pero incapaces de reconocerlos. Las personas en las que se ha destruido el área amigdalina no suelen mostrar este síndrome. Sin embargo, se ha descrito en pacientes después de la extracción bilateral de áreas extensas de los lóbulos temporales.

2. El aura olfatoria que precedía a las convulsiones generalizadas en una crisis epiléptica indicaría la afectación inicial del lóbulo temporal de la corteza cerebral.

3. En la autopsia se identificó la invasión del hipocampo, el fórnix y los cuerpos mamilares en ambos hemisferios cerebrales. Al parecer, el hipocampo participa en el almacenamiento y la clasificación de la información aferente relacionada con la memoria reciente.

Preguntas de revisión

Instrucciones: cada uno de los apartados numerados de esta sección se acompaña de respuestas. Seleccione la letra de la respuesta CORRECTA.

1. Las afirmaciones siguientes se refieren a la formación reticular:
   (a) Los fascículos reticulomedular y reticuloespinal forman las vías aferentes desde la formación reticular hacia los núcleos motores de los pares craneales y las células del cuerno anterior de sustancia gris de la médula espinal, respectivamente.
   (b) La formación reticular se extiende a través del neuroeje desde la médula espinal hacia el mesencéfalo.
   (c) El recorrido de las vías principales que atraviesan la formación reticular puede seguirse con facilidad de una parte a otra del sistema nervioso central usando tinciones de plata.
   (d) En su parte superior, la formación reticular sirve de estación de relevo hacia la corteza cerebral.
   (e) Las vías aferentes entran a la formación reticular sólo desde algunas partes del sistema nervioso central.

2. Las afirmaciones siguientes se refieren a las funciones de la formación reticular:
   (a) Influye en la actividad de las motoneuronas α y γ.
   (b) Se opone a las acciones del fascículo vestibuloespinal.
   (c) No causa inhibición recíproca durante la contracción de los principales músculos del movimiento.
   (d) No participa en el mantenimiento del tono de los músculos antigravitatorios.
   (e) No puede modular la actividad refleja.

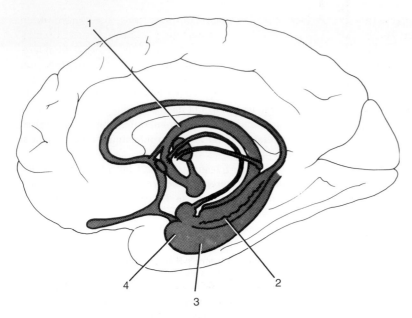

Figura 9-8 Cara medial del hemisferio cerebral derecho que muestra las estructuras que forman el sistema límbico.

3. Las afirmaciones siguientes se refieren a las funciones de la formación reticular:
   (a) No afecta la recepción del dolor.
   (b) No puede influir en todas las vías ascendentes hacia los niveles supraespinales.
   (c) Puede controlar las eferencias parasimpáticas y simpáticas mediante sus fascículos reticulomedulares y reticuloespinales.
   (d) No afecta a los ritmos biológicos.
   (e) No influye en el grado de vigilia del individuo.

4. Anatómicamente, las siguientes estructuras forman colectivamente el sistema límbico:
   (a) El complejo amigdalino, el núcleo rojo y los núcleos vestibulares.
   (b) El pulvinar del tálamo y la sustancia negra.
   (c) La formación del hipocampo.
   (d) Giro del cíngulo y uncus (gancho).
   (e) Los giros subcalloso, del cíngulo y parahipocámpico, la formación del hipocampo, el complejo amigdalino, los cuerpos mamilares y los núcleos talámicos anteriores.

5. Las siguientes afirmaciones se refieren a las conexiones eferentes del hipocampo:
   (a) Surgen de las células granulares pequeñas de la corteza.
   (b) Tienen un trayecto a través del fórnix.

(c) Ninguna de las fibras penetra en el cuerpo mamilar.
(d) Las fibras contenidas en el fórnix se dirigen desde la zona posterior al foramen interventricular.
(e) Algunas de las fibras terminan en los núcleos talámicos posteriores.

6. Las siguientes afirmaciones se refieren a las funciones del sistema límbico:
   (a) No está relacionado con las reacciones de miedo y disgusto.
   (b) Se relaciona con experiencias visuales.
   (c) El hipocampo se relaciona con la memoria reciente.
   (d) El sistema límbico participa de manera importante en la función olfatoria.
   (e) Influye de manera directa en la actividad del sistema endocrino.

Preguntas pareadas. Instrucciones: las siguientes preguntas se aplican a la figura 9-8. Paree los números presentados a la izquierda con las estructuras apropiadas identificadas con letras presentadas a la derecha. Cada letra puede seleccionarse ninguna, una o más de una vez.

7. Número 1   (a)   Uncus (gancho)
8. Número 2   (b)   Cuerpo del fórnix
9. Número 3   (c)   Giro parahipocámpico
10. Número 4   (d)   Giro dentado
               (e)   Ninguna de las anteriores

 Respuestas y explicaciones a las preguntas de revisión

1. D es correcta. En su parte superior, la formación reticular sirve de estación de relevo hacia la corteza cerebral. A. Los fascículos reticulomedular y reticuloespinal forman las vías eferentes desde la formación reticular hacia los núcleos motores de los pares craneales y las células del cuerno anterior de sustancia gris de la médula espinal, respectivamente. B. La formación reticular se extiende a través del neuroeje desde la médula espinal hasta el tálamo. C. Las vías principales que atraviesan la formación reticular no se encuentran bien definidas y dificultan el rastreo de una parte a otra del SNC mediante el uso de tinciones de plata. E. Las vías aferentes entran a la formación reticular desde la mayoría de las partes del sistema nervioso central.

2. A es correcta. La formación reticular influye en la actividad de las motoneuronas α y γ. B. La formación reticular no se opone a las acciones del fascículo vestibuloespinal. C. La formación reticular mantiene la inhibición recíproca durante la contracción de los músculos principales del movimiento. D. La formación reticular facilita el mantenimiento del tono de los músculos antigravitatorios. E. La formación reticular puede modular la actividad refleja.

3. C es correcta. La formación reticular puede controlar, con sus fascículos reticulobulbar y reticuloespinal, la información parasimpática y simpática eferente. A. La formación reticular afecta la percepción del dolor. B. La formación reticular puede influir en todas las vías ascendentes que se dirigen a niveles supraespinales. D. La formación reticular puede afectar los ritmos biológicos. E. La formación reticular puede incluir en el grado de vigilia de un individuo.

4. E es correcta. El sistema límbico está formado por: giros subcalloso, del cíngulo y parahipocámpico, formación hipocámpica, complejo amigdalino, cuerpos mamilares y núcleos talámicos anteriores (*véase* fig. 9-3).

5. B es correcta. Las conexiones eferentes del hipocampo tienen un trayecto a través del fórnix. A. Las conexiones eferentes del hipocampo surgen de las células piramidales grandes de la corteza. C. Algunas de las fibras eferentes del hipocampo penetran en los cuerpos mamilares. D. Las fibras eferentes del fórnix se dirigen desde la zona anterior hacia el foramen interventricular. E. Algunas de las fibras eferentes del hipocampo terminan en los núcleos anteriores del tálamo.

6. C es correcta. El hipocampo se relaciona con la memoria reciente. A. El sistema límbico está asociado con las reacciones emocionales de miedo y disgusto. B. El sistema límbico no tiene relación con las experiencias sensitivas visuales. D. El sistema límbico no participa de forma importante en la función de percepción olfatoria. E. El sistema límbico influye de manera directa en la actividad del sistema endocrino.

Las respuestas de la figura 9-8 son las siguientes:

7. B es correcta. El número 1 es el cuerpo del fórnix.
8. D es correcta. El número 2 es el giro dentado.
9. C es correcta. El número 3 es el giro parahipocámpico.
10. A es correcta. El número 4 es el uncus.

10 Núcleos basales

OBJETIVOS DEL CAPÍTULO

- Describir los núcleos basales y sus conexiones.

- Relacionar las funciones de los núcleos basales con enfermedades que suelen afectar a esta región del sistema nervioso.

Un hombre de 58 años de edad consulta a una neuróloga porque ha notado la aparición de un ligero temblor en su mano izquierda. El temblor afecta todos los dedos de la mano, incluido el pulgar, y se manifiesta en reposo, aunque desaparece durante el movimiento voluntario.

En la exploración física, el paciente tiende a realizar todos sus movimientos con lentitud y su cara tiene muy poca expresividad, a tal grado que parece una máscara. En la movilización pasiva de los miembros superiores del paciente, la neuróloga descubre que los músculos muestran un incremento del tono y que existe una resistencia leve desigual al movimiento. Cuando se le pide ponerse de pie, lo hace pero con una postura encorvada y, cuando camina, arrastra los pies al cruzar la sala de exploración.

La neuróloga diagnostica enfermedad de Parkinson, de acuerdo con sus conocimientos de la estructura y la función de los núcleos basales y sus conexiones con la sustancia negra del mesencéfalo. Le prescribe un tratamiento farmacológico apropiado, con lo que consigue una gran mejoría de los temblores de la mano.

Los núcleos basales tienen una participación importante en el control de la postura y del movimiento voluntario. A diferencia de muchas otras partes del sistema nervioso relacionadas con el control motor, los núcleos basales no tienen conexiones directas de entrada o salida con la médula espinal.

TERMINOLOGÍA

El término **núcleos basales** se aplica a un conjunto de masas de sustancia gris situadas dentro de cada hemisferio cerebral. Son el cuerpo estriado, el complejo amigdalino y el claustro.

Los médicos y los neurocientíficos emplean una variedad de terminologías para describir los núcleos basales. En la tabla 10-1 se muestra un resumen de las terminologías utilizadas habitualmente. El núcleo subtalámico, la sustancia negra y el núcleo rojo se hallan estrechamente relacionados funcionalmente con los núcleos basales, pero no deben ser incluidos con ellos.

Las interconexiones de los núcleos basales son complejas, pero en esta explicación sólo se tienen en cuenta las vías más importantes. Los núcleos basales participan de manera importante en el control de la postura y del movimiento voluntario.

CUERPO ESTRIADO

El cuerpo estriado (fig. 10-1; *véase también* la lámina 5 del Atlas) se localiza en posición lateral al tálamo y está dividido casi por completo por una banda de fibras nerviosas, la **cápsula interna**, dentro del núcleo caudado y el núcleo lenticular. El término *estriado* se emplea en este caso debido al aspecto producido por las bandas de sustancia gris que atraviesan la cápsula interna y conectan el núcleo caudado con el putamen del núcleo lenticular (*véase* más adelante).

Tabla 10-1 Terminología de uso frecuente para describir los núcleos basales

Estructura neurológica	Núcleos basales[a]
Núcleo caudado	Núcleo caudado
Núcleo lenticular	Globo pálido más putamen
Claustro	Claustro
Cuerpo estriado	Núcleo caudado más núcleo lenticular
Neoestriado (estriado)	Núcleo caudado más putamen
Cuerpo amigdalino	Complejo amigdalino

[a]El término *basal* se utilizó en el pasado para referirse a la posición de los núcleos en la base del prosencéfalo.

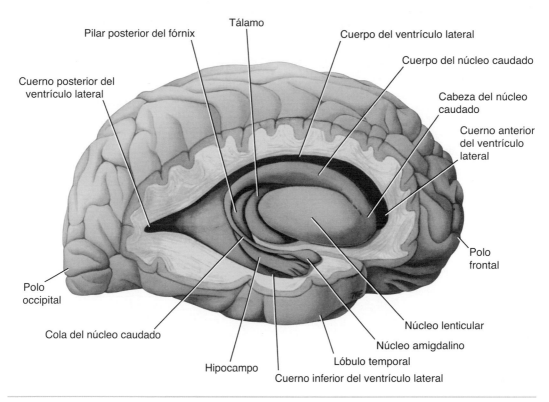

Figura 10-1 Vista lateral del hemisferio cerebral derecho diseccionado para mostrar la posición de los diferentes núcleos basales.

Núcleo caudado

El núcleo caudado constituye una gran masa en forma de "C" de sustancia gris que se encuentra estrechamente relacionada con el ventrículo lateral, y se localiza lateral al tálamo. La superficie lateral del núcleo está relacionada con la cápsula interna, la cual la separa del núcleo lenticular (fig. 10-2). Con fines descriptivos y de estudio, se puede dividir en cabeza, cuerpo y cola.

La **cabeza** del núcleo caudado es grande y redondeada, y forma la pared lateral del cuerno anterior del ventrículo lateral (*véase también* la lámina 5 del Atlas). La cabeza se continúa por debajo con el putamen del núcleo lenticular (el núcleo caudado y el putamen a veces se denominan *neoestriado* o *estriado*). Inmediatamente por encima de este punto de unión, hay bandas de sustancia gris que pasan a través de la cápsula interna dando a la región un aspecto estriado, del que deriva el término *cuerpo estriado*.

El **cuerpo** del núcleo caudado es largo y estrecho, y se continúa con la cabeza en la zona del foramen interventricular. El cuerpo del núcleo caudado forma parte del piso del cuerpo del ventrículo lateral.

La **cola** del núcleo caudado es larga y delgada, y se continúa con el cuerpo en la zona del extremo posterior del tálamo. Sigue el contorno del ventrículo lateral y continúa hacia adelante en el techo del cuerno inferior del ventrículo lateral. Termina anteriormente en el **complejo amigdalino** (*véase* fig. 10-1).

Núcleo lentiforme

El *núcleo lenticular* es una masa de sustancia gris en forma de cuña cuya amplia base convexa está dirigida lateralmente, y cuya punta se halla dirigida medialmente (*véase* fig. 10-2; *véase también* la lámina 5 del Atlas). Está profundamente insertado en la sustancia blanca del hemisferio cerebral, y se relaciona medialmente con la cápsula interna, que la separa del núcleo caudado y del tálamo. El núcleo lenticular se relaciona lateralmente con una lámina fina de sustancia blanca, la **cápsula externa**, que le separa de una lámina fina de sustancia gris, llamada *claustro*. El claustro, a su vez, separa la cápsula externa de la sustancia blanca subcortical de la ínsula. Una lámina vertical de sustancia blanca divide el núcleo en una porción lateral más grande y más oscura, el **putamen**, y una porción más clara y más interior, el **globo pálido**. La palidez de este globo se debe a la presencia de una concentración elevada de fibras nerviosas mielinizadas. Por debajo del extremo anterior, el putamen se continúa con la cabeza del núcleo caudado (*véase* fig. 10-1).

COMPLEJO AMIGDALINO

El complejo amigdalino está situado en el lóbulo temporal, cerca del uncus (*véase* fig. 10-1). Se considera que el complejo amigdalino forma parte del sistema límbico; se describe en el capítulo 9. A través de sus conexiones, puede influir en la respuesta del organismo a los cambios ambientales. Por ejemplo,

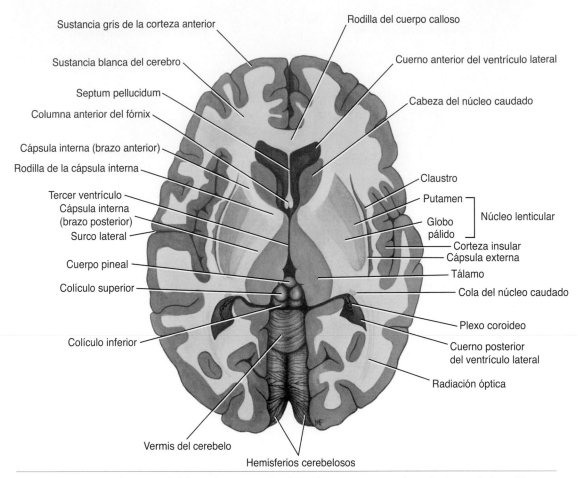

Sustancia gris de la corteza anterior

Sustancia blanca del cerebro

Septum pellucidum

Columna anterior del fórnix

Cápsula interna (brazo anterior)

Rodilla de la cápsula interna

Tercer ventrículo

Cápsula interna (brazo posterior)

Surco lateral

Cuerpo pineal

Colículo superior

Colículo inferior

Rodilla del cuerpo calloso

Cuerno anterior del ventrículo lateral

Cabeza del núcleo caudado

Claustro

Putamen

Globo pálido

Núcleo lenticular

Corteza insular

Cápsula externa

Tálamo

Cola del núcleo caudado

Plexo coroideo

Cuerno posterior del ventrículo lateral

Radiación óptica

Vermis del cerebelo

Hemisferios cerebelosos

Figura 10-2 Corte horizontal del cerebro, visto desde arriba, que muestra las relaciones de los diferentes núcleos basales.

en la sensación de miedo, puede cambiar la frecuencia cardíaca, la presión arterial, el color de la piel y la frecuencia respiratoria.

SUSTANCIA NEGRA Y NÚCLEO SUBTALÁMICO

La sustancia negra del mesencéfalo y el núcleo subtalámico del diencéfalo tienen relación funcional estrecha con las actividades de los núcleos basales; se describen en otro lugar (*véanse* pp. 211 y 253). Las neuronas de la sustancia negra son dopaminérgicas e inhibidoras, y presentan numerosas conexiones con el cuerpo estriado. Las neuronas del núcleo subtalámico son glutaminérgicas y excitadoras, y establecen muchas conexiones con el globo pálido y la sustancia negra.

CLAUSTRO

El *claustro* es una fina lámina de sustancia gris que está separada de la superficie lateral del núcleo lenticular por la cápsula externa (*véase* fig. 10-2). Lateral al claustro se encuentra la sustancia blanca subcortical de la ínsula. La función del claustro se desconoce.

CONEXIONES DEL CUERPO ESTRIADO Y EL GLOBO PÁLIDO

El núcleo caudado y el putamen forman los lugares principales para recibir los impulsos de entrada a los núcleos basales. El globo pálido forma el principal lugar a partir del cual los estímulos de salida abandonan los núcleos basales.

No reciben impulsos de entrada directos de, ni envían estímulos de salida a, la médula espinal.

Fibras aferentes del cuerpo estriado

Las proyecciones al cuerpo estriado incluyen fibras corticoestriadas, talamoestriadas, nigroestriadas y estriadas del tronco encefálico.

Fibras corticoestriadas

Todas las partes de la corteza cerebral envían axones al núcleo caudado y al putamen (fig. 10-3). Cada parte de la corteza cerebral se proyecta a porciones específicas del complejo caudado-putamen. La mayoría de las proyecciones proceden de la corteza del mismo lado. Los mayores impulsos de entrada proceden de la corteza sensitivomotora. El glutamato es el neurotransmisor de las fibras corticoestriadas (fig. 10-4).

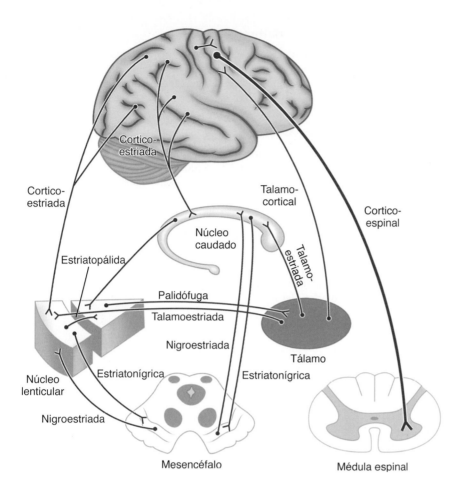

Figura 10-3 Algunas de las principales conexiones entre la corteza cerebral, los núcleos basales, los núcleos talámicos, el tronco encefálico y la médula espinal.

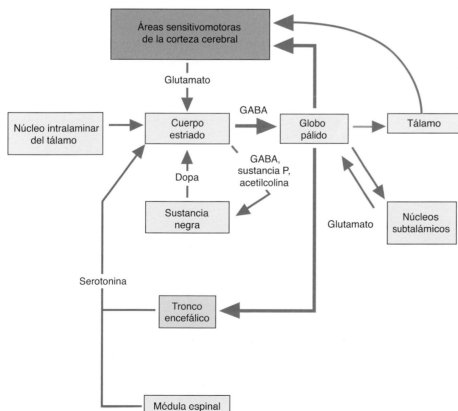

Figura 10-4 Vías de los núcleos basales que muestran los neurotransmisores conocidos.

Fibras talamoestriadas

Los núcleos intralaminares del tálamo envían un gran número de axones al núcleo caudado y al putamen (*véase* fig. 10-3).

Fibras nigroestriadas

Las neuronas de la sustancia negra envían axones al núcleo caudado y al putamen (*véanse* figs. 10-3 y 10-4) y liberan dopamina en sus terminaciones a manera de neurotransmisor. Se considera que estas fibras llevan a cabo una función inhibidora.

Fibras estriadas del tronco encefálico

Las fibras ascendentes procedentes del tronco del encéfalo acaban en el núcleo caudado y el putamen y liberan serotonina en sus terminaciones como transmisor. Se considera que estas fibras tienen una función inhibidora.

Fibras eferentes del cuerpo estriado

Las proyecciones del cuerpo estriado incluyen fibras estriatopálidas y estriatonígricas.

Fibras estriatopálidas

Las fibras estriatopálidas pasan desde el núcleo caudado y el putamen hasta el globo pálido (*véase* fig. 10-3). Cuentan con ácido γ-aminobutírico (GABA) como neurotransmisor (*véase* fig. 10-4).

Fibras estriatonígricas

Las fibras estriatonígricas pasan desde el núcleo caudado y el putamen hasta la sustancia negra (*véase* fig. 10-3). Algunas de las fibras emplean GABA o acetilcolina como neurotransmisor, mientras que otras utilizan la sustancia P (*véase* fig. 10-4).

Fibras aferentes del globo pálido

Las fibras estriatopálidas pasan desde el núcleo caudado y el putamen hasta el globo pálido. Como ya se ha indicado, estas fibras tienen GABA como neurotransmisor (*véase* fig. 10-4).

Fibras eferentes del globo pálido

Las fibras palidófugas son complicadas, y pueden dividirse en varios grupos: 1) el **asa lenticular**, que va a los núcleos talámicos; 2) el **fascículo lenticular, que va al subtálamo**; 3) las **fibras palidotegmentarias**, que terminan en el tegmento inferior del mesencéfalo, y 4) las fibras **palidosubtalámicas**, que se dirigen al núcleo subtalámico.

FUNCIONES DE LOS NÚCLEOS BASALES

Los núcleos basales (fig. 10-5) se hallan unidos entre sí y conectados con muchas regiones diferentes del sistema nervioso mediante un número de neuronas muy complejo.

Básicamente, el cuerpo estriado recibe información aferente de la mayor parte de la corteza cerebral, el tálamo, el

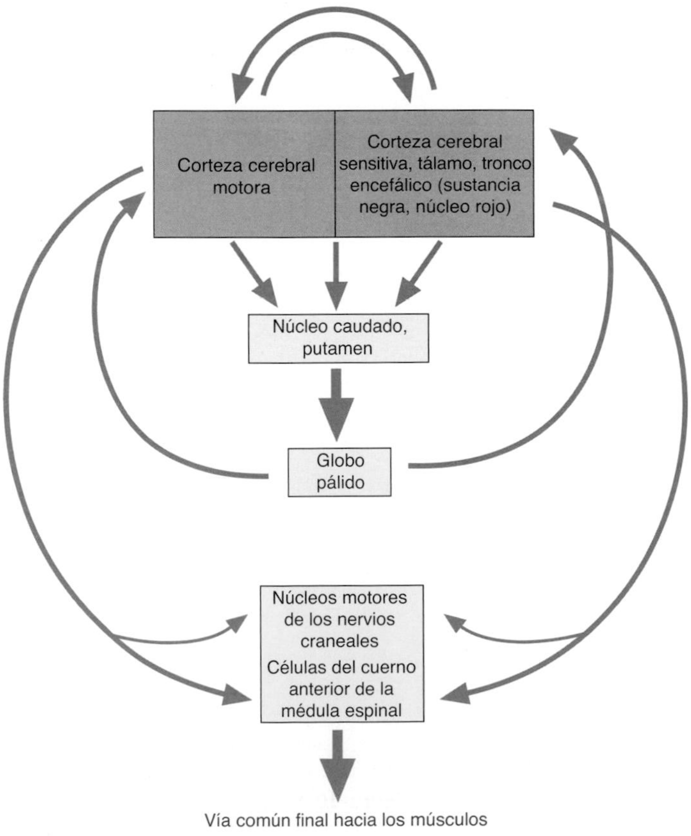

Figura 10-5 El diagrama muestra las principales conexiones funcionales de los núcleos basales y la manera en la que pueden influir en la actividad muscular.

subtálamo y el tronco encefálico, incluida la sustancia negra. La información se integra dentro del cuerpo estriado, y el flujo de salida vuelve hacia atrás a las áreas citadas anteriormente. Se considera que esta vía circular funciona de la forma que se expone a continuación.

La actividad de los núcleos basales se inicia a partir de la información recibida de las áreas premotora y suplementaria de la corteza motora, la corteza sensitiva primaria, el tálamo y el tronco del encéfalo. La eferencia a partir de los núcleos basales se canaliza a través del globo pálido, que después influye sobre las actividades de las áreas motoras de la corteza cerebral o de otros centros motores en el tronco del encéfalo. Así, los núcleos basales controlan los movimientos musculares al influir en la corteza cerebral, y no tienen una acción directa a través de las vías descendentes al tronco encefálico y a la médula espinal. De esta forma, los núcleos basales ayudan en la regulación del movimiento voluntario y al aprendizaje de las habilidades motoras.

Escribir las letras del alfabeto, dibujar un diagrama, pasar una pelota de fútbol, emplear las cuerdas vocales para conversar y cantar, y utilizar los músculos oculares cuando dirigen la mirada a un objeto son algunos ejemplos en los que los núcleos basales influyen en las actividades motoras corticales especializadas.

La destrucción de la corteza cerebral motora primaria impide que la persona lleve a cabo movimientos definidos finos de las manos y los pies sobre el lado contrario del cuerpo (*véase* p. 290). Sin embargo, la persona todavía es capaz de llevar a cabo movimientos amplios gruesos de las extremidades contralaterales. Si posteriormente se produce la destrucción del cuerpo estriado, se origina la parálisis de los restantes movimientos del lado opuesto.

Los núcleos basales no sólo influyen en la ejecución de un movimiento determinado, por ejemplo, de las extremidades, sino que además ayudan a preparase para los movimientos. Lo anterior puede lograrse mediante el control del eje y movimientos de la cintura del cuerpo y el posicionamiento de las partes proximales de las extremidades. La actividad en determinadas neuronas del globo pálido aumenta antes de que tengan lugar los movimientos activos en los músculos distales de la extremidad. Esta importante función preparatoria permite que el tronco y las extremidades estén colocados en posiciones apropiadas antes de que la parte motora principal de la corteza cerebral active los movimientos definidos en las manos o los pies.

 # Notas clínicas

Los trastornos de los núcleos basales son de dos tipos generales. Los **trastornos hipercinéticos** son aquellos en los cuales existen movimientos excesivos y anómalos, como los que se observan en la corea, la atetosis y el balismo. Los **trastornos hipocinéticos** incluyen aquellos en los cuales existe una falta de movimientos o una lentitud en éstos. La enfermedad de Parkinson incluye ambos tipos de alteraciones motoras.

Corea

En la corea, el paciente muestra movimientos involuntarios, rápidos, entrecortados e irregulares y que no son repetitivos. Las muecas rápidas y los movimientos repentinos de la cabeza o de las extremidades son buenos ejemplos.

Enfermedad de Huntington

La enfermedad de Huntington es una afección hereditaria autosómica dominante cuyo inicio se produce habitualmente en la vida adulta. La muerte tiene lugar al cabo de 15 o 20 años después de su inicio. La enfermedad ha sido relacionada con un defecto de un gen único en el cromosoma 4. Este gen codifica una proteína, la **huntingtina**, cuya función no está bien precisada. El codón (CAG) que codifica la glutamina está repetido muchas más veces de lo normal. La enfermedad afecta a hombres y mujeres con la misma frecuencia y, desgraciadamente, con frecuencia suele manifestarse justo después de haber tenido hijos.

Los pacientes presentan los siguientes signos y síntomas característicos:

1. Los **movimientos coreiformes** aparecen en primer lugar como movimientos involuntarios de las extremidades y espasmos de la cara (muecas faciales). Después, se afectan más grupos musculares, de forma que el paciente se vuelve inmóvil e incapaz de hablar o de tragar.
2. Se produce una **demencia progresiva**, con pérdida de la memoria e incapacidad intelectual.

En esta enfermedad tiene lugar una degeneración de las neuronas de la vía inhibidora estriatonígrica secretoras de GABA, de sustancia P y de acetilcolina. Esto da lugar a que las neuronas secretoras de dopamina de la sustancia negra se vuelvan hiperactivas; de esta forma, la vía nigroestriada inhibe el núcleo caudado y el putamen (fig. 10-6). Esta inhibición da lugar a los movimientos anómalos que se observan en la enfermedad. Los estudios con TC muestran un aumento del tamaño de los ventrículos debido a la degeneración de los núcleos caudados. El tratamiento médico de la corea de Huntington ha resultado desalentador.

Corea de Sydenham

La corea de Sydenham ("baile de San Vito") es una enfermedad de la infancia en la que existen movimientos rápidos, irregulares e involuntarios de las extremidades, la cara y el tronco. El cuadro se asocia con fiebre reumática. Los antígenos de la bacteria *Streptococcus* tienen una estructura similar a la de las proteínas presentes en las membranas de las neuronas estriatales. Los anticuerpos del hospedero no sólo se combinan con los antígenos bacterianos sino que, además, atacan a las membranas de las neuronas de los núcleos basales. Esto da lugar a la producción de movimientos coreiformes, que afortunadamente son transitorios, y se produce una recuperación completa.

Hemibalismo

El hemibalismo es una forma de movimiento involuntario confinado a un lado del cuerpo. Suele afectar a la musculatura proximal de las extremidades, las cuales se agitan bruscamente, sin control, en todas direcciones. La lesión, que suele ser un ictus leve, se produce en el núcleo subtalámico opuesto o en sus conexiones; en el núcleo subtalámico es donde se integran los movimientos suaves de las diferentes partes del cuerpo.

Enfermedad de Parkinson

La enfermedad de Parkinson es una enfermedad progresiva de causa desconocida que se inicia entre los 45 y 55 años de edad. Se asocia con degeneración neuronal en la **sustancia negra** y, en menor grado, en el **globo pálido**, el **putamen** y el **núcleo caudado**. La enfermedad afecta aproximadamente a un millón de personas en los Estados Unidos.

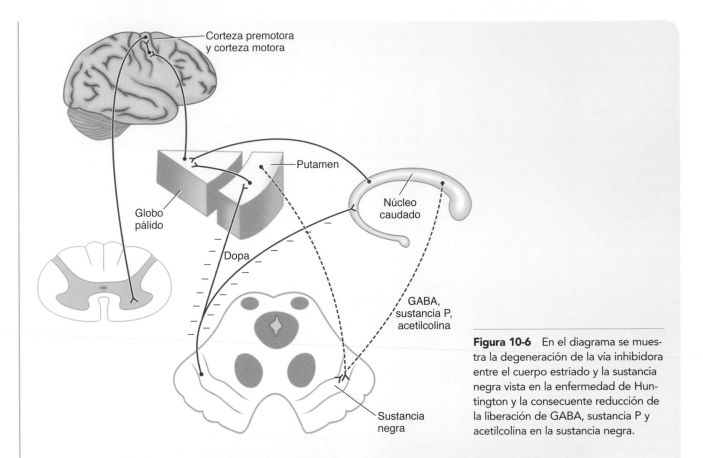

Corteza premotora
y corteza motora

Putamen

Núcleo
caudado

Globo
pálido

Dopa

GABA,
sustancia P,
acetilcolina

Sustancia
negra

Figura 10-6 En el diagrama se muestra la degeneración de la vía inhibidora entre el cuerpo estriado y la sustancia negra vista en la enfermedad de Huntington y la consecuente reducción de la liberación de GABA, sustancia P y acetilcolina en la sustancia negra.

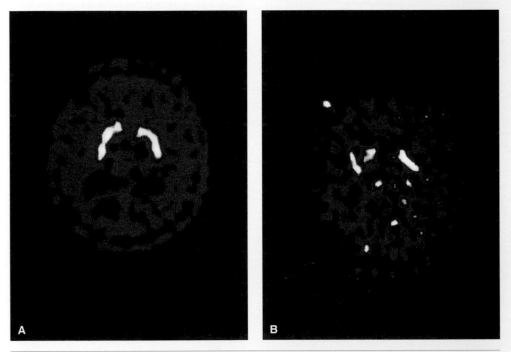

Figura 10-7 Imágenes axiales (horizontales) de tomografía por emisión de positrones (PET) de un cerebro normal (**A**) y de uno con enfermedad de Parkinson incipiente (**B**) después de la inyección de ^{18}F-fluorodopa. La imagen del cerebro normal muestra grandes cantidades del compuesto (áreas amarillas) distribuido por todo el cuerpo estriado en ambos hemisferios cerebrales. En el cerebro con enfermedad de Parkinson, la imagen cerebral muestra que la cantidad total del compuesto es baja y se distribuye con irregularidad por el cuerpo estriado (cortesía de: Dr. Holley Dey).

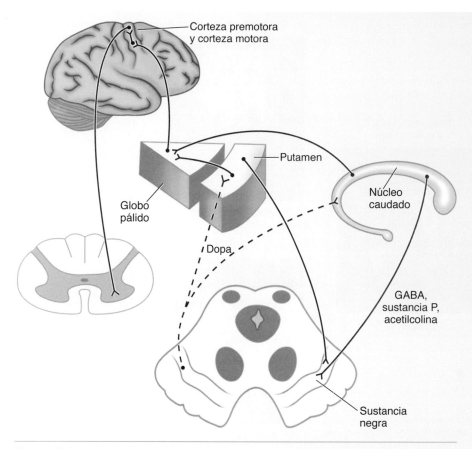

Figura 10-8 Diagrama que muestra la degeneración de la vía inhibidora entre la sustancia negra y el cuerpo estriado en la enfermedad de Parkinson y la reducción consiguiente de la liberación del neurotransmisor dopamina en el cuerpo estriado.

La degeneración de las neuronas de la sustancia negra que envía sus axones al cuerpo estriado da lugar a una reducción de la liberación del neurotransmisor dopamina dentro del cuerpo estriado (figs. 10-7 y 10-8). Ello produce una hipersensibilidad de los receptores de dopamina en las neuronas postsinápticas en el estriado.

Los pacientes presentan los siguientes signos y síntomas característicos:

1. **Temblor.** Es resultado de la contracción alternante de músculos agonistas y antagonistas. El temblor es lento y más evidente cuando las extremidades se hallan en reposo. Desaparece durante el sueño. Debe diferenciarse del temblor intencional que se observa en la enfermedad cerebelosa, que sólo se produce cuando se intenta realizar un movimiento activo voluntario.
2. **Rigidez.** Es diferente de la rigidez causada por lesiones de las motoneuronas superiores, porque se presenta con la misma intensidad en los grupos musculares opuestos. Si no existe temblor, la rigidez se experimenta como resistencia al movimiento pasivo y, a veces, se denomina *rigidez plástica*. Si hay temblor, la resistencia muscular se supera con una serie de sacudidas, denominada *rigidez en rueda dentada*.
3. **Bradicinesia.** Existe una dificultad para iniciar (**acinesia**) y llevar a cabo nuevos movimientos. Los movimientos son lentos, la cara es inexpresiva y la voz es arrastrada y carece de modulación. Se pierde el balanceo de los brazos al caminar.
4. **Alteraciones de la postura.** El paciente se encuentra de pie encorvado y sus brazos están flexionados. La persona camina con pasos cortos y a menudo es incapaz de detenerse. De

hecho, puede realizar una marcha festinante para mantener el equilibrio.
5. No existe pérdida de la potencia muscular ni pérdida de sensibilidad. Los fascículos corticoespinales son normales, por lo que los reflejos abdominales superficiales son normales y no existe signo de Babinski. Los reflejos osteotendinosos profundos son normales.

Existen algunos tipos de la enfermedad de Parkinson en los que la causa es conocida. El parkinsonismo **postencefálico** se desarrolló después del brote de encefalitis vírica de 1916-1917, en la que se produjo la lesión de los núcleos basales. El parkinsonismo **iatrógeno** puede ser un efecto secundario de fármacos antipsicóticos (p. ej., fenotiazinas). Los análogos de la meperidina (utilizados por los adictos a drogas) y la intoxicación por monóxido de carbono o por manganeso también pueden causar los síntomas del parkinsonismo. El parkinsonismo **ateroesclerótico** puede producirse en pacientes hipertensos ancianos.

La enfermedad de Parkinson puede tratarse mediante la elevación de la concentración de dopamina cerebral. Desgraciadamente, la dopamina no puede cruzar la barrera hematoencefálica, pero su precursor inmediato, la L-dopa, puede utilizarse en su lugar. La L-dopa es captada por las neuronas dopaminérgicas en los núcleos basales y se convierte en dopamina. La selegilina, un fármaco que inhibe la monoaminooxidasa, la cual destruye a la dopamina, también es de utilidad en el tratamiento de la enfermedad. Existe evidencia de que la selegilina puede retardar el proceso de degeneración de las neuronas secretoras de dopamina en la sustancia negra.

Se ha mostrado que el injerto de neuronas embrionarias humanas productoras de dopamina en el interior del núcleo

Injerto de neuronas dopaminérgicas embrionarias

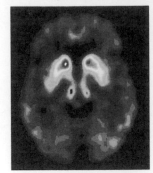

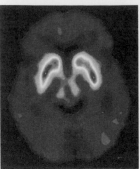

Imágenes de PET
con fluorodopa

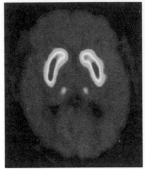

Antes de la cirugía

Después de la cirugía

Cirugía simulada

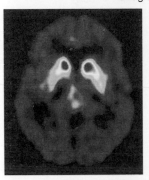

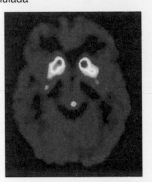

Normal

Antes de la cirugía

Después de la cirugía

Figura 10-9 Cambio de la captación de ^{18}F-fluorodopa en el cerebro de pacientes con enfermedad de Parkinson después del injerto, como se muestra en las imágenes de PET con fluorodopa. En la imagen de más a la izquierda, un corte axial (horizontal) a través del núcleo caudado y el putamen de un sujeto sano muestra una captación intensa de ^{18}F-fluorodopa (rojo). En el lado derecho, las imágenes superiores muestran las imágenes preoperatorias y postoperatorias al cabo de 12 meses en un paciente del grupo de injerto. Antes de la cirugía, la captación de ^{18}F-fluorodopa se limitó a la región del núcleo caudado. Después del injerto, la captación de ^{18}F-fluorodopa aumentó en el putamen de manera bilateral. Las imágenes inferiores muestran la captación de ^{18}F-fluorodopa en un paciente del grupo de cirugía simulada. No se produce un aumento postoperatorio de la captación de ^{18}F-fluorodopa (cortesía de: Freed, C. R., Greene, P. E., Breeze, R. E., et al. (2001). Transplantation of embryonic dopamine neurons for severe Parkinson's disease. *New England Journal of Medicine, 344*(10), 710–719).

caudado y el putamen da lugar a una mejoría de la función motora en la enfermedad de Parkinson (fig. 10-9). Hay indicios de que los injertos pueden sobrevivir y de que se realizan contactos sinápticos. Desgraciadamente, muchas de las neuronas injertadas no sobreviven y, en muchos casos, la mejoría clínica es contrarrestada por la degeneración continuada de las neuronas productoras de dopamina del propio paciente. El autoinjerto de células medulares suprarrenales puede ser una fuente de células productoras de dopamina, pero en el futuro las células modificadas genéticamente podrían ser otra fuente de dopamina.

La mayoría de los síntomas de la enfermedad de Parkinson son causados por un incremento de las eferencias inhibidoras desde los núcleos basales hacia el tálamo y la corteza motora precentral, por lo que las lesiones quirúrgicas en el globo pálido (**palidotomía**) han mostrado ser eficaces para aliviar los signos parkinsonianos. Actualmente, estos procedimientos están limitados a pacientes que han dejado de responder al tratamiento médico.

Parkinsonismo por fármacos

Aunque la enfermedad de Parkinson (parkinsonismo primario) es el tipo de parkinsonismo más frecuente en la práctica clínica, el parkinsonismo inducido por fármacos es cada vez más habitual. Los fármacos que bloquean a los receptores dopaminérgicos estriatales (D2) suelen administrarse para la conducta psicótica (p. ej., fenotiazina y butirofenonas). Otros fármacos pueden producir agotamiento de la dopamina en el núcleo estriado (p. ej., la tetrabenazina). El parkinsonismo inducido por fármacos desaparece una vez que se ha suspendido la administración del agente causal.

Atetosis

La atetosis consiste en movimientos lentos, sinuosos y reptantes que suelen afectar a los segmentos distales de las extremidades. Se produce la degeneración del globo pálido con una interrupción de los circuitos que comprenden los núcleos basales y la corteza cerebral.

Conceptos clave

- El cuerpo estriado abarca sustancia gris que se ubica en la posición lateral del tálamo y se divide por la cápsula interna dentro del núcleo caudado y el núcleo lentiforme.

- El *núcleo caudado* es una estructura grande en forma de "C" que forma la pared lateral y el piso del ventrículo lateral, y se divide en cabeza, cuerpo y cola. Termina en dirección anterior en el complejo amigdalino.

- El núcleo lentiforme consta de dos núcleos: el putamen y el globo pálido. La palidez de este núcleo se debe a la presencia de una concentración elevada de fibras nerviosas mielinizadas.

- El cuerpo estriado, junto con el complejo amigdalino, la sustancia negra, el núcleo subtalámico y el claustro, forma numerosas vías complejas aferentes y eferentes.

- Este proceso circular comienza con información motora de la corteza, el tálamo y el tronco encefálico procesada por estructuras de los núcleos basales y luego llevada por el globo pálido para ejercer influencia en los movimientos musculares mediante el regreso hacia, y la influencia sobre, la corteza cerebral.

- Los núcleos basales no sólo influyen en la ejecución de un movimiento particular, sino que ayudan a preparar los movimientos (p. ej., colocación del tronco en la postura apropiada durante la preparación del movimiento por las extremidades inferiores).

? Solución de problemas clínicos

1. Una niña de 10 años de edad es visitada por un neurólogo debido a la aparición gradual de movimientos involuntarios. Al principio, los movimientos fueron considerados por sus padres como una inquietud general, pero más tarde empezaron a producirse muecas faciales y movimientos en sacudidas de los miembros. En la actualidad, la niña presenta dificultades para efectuar movimientos normales de los miembros superiores, y el hecho de caminar se ha vuelto progresivamente más difícil. Los movimientos anómalos parecen empeorar en las extremidades superiores, y son más exagerados en el lado derecho del cuerpo. Los movimientos empeoran cuando la niña se encuentra emocionada, pero desaparecen completamente cuando está dormida. La paciente ha sido tratada recientemente por una fiebre reumática. ¿Existe alguna posible conexión entre los síntomas de la niña y los núcleos basales de los hemisferios cerebrales?

2. Un hombre de 40 años de edad que presenta movimientos involuntarios rápidos y en sacudidas que afectan a las extremidades superiores e inferiores visita a su médico. El cuadro comenzó hace alrededor de 6 meses y ha empeorado de manera progresiva. El paciente afirma que está muy preocupado por su salud, porque su padre había presentado síntomas similares hacía 20 años y había muerto en una institución de salud mental. La esposa del paciente menciona que él también ha sufrido episodios de depresión extrema, y que ha observado que presenta períodos de irritabilidad y conducta impulsiva. El médico diagnostica corea de Huntington. Utilice sus conocimientos de neuroanatomía para explicar la manera en la que esta enfermedad afecta a los núcleos basales.

3. Un hombre de 61 años de edad presenta de manera brusca movimientos incoordinados del tronco y brazo derecho. El miembro superior derecho sale proyectado de manera brusca, vigorosa y sin objetivo alguno, y golpea a cualquiera que se encuentra en su trayecto. El paciente está en recuperación de una hemiplejía derecha, secundaria a una hemorragia cerebral. ¿Cuál es el nombre que se da a este signo clínico? ¿Afecta este cuadro a los núcleos basales?

Respuestas y explicaciones acerca de la solución de los problemas clínicos

1. Esta niña presenta una corea de Sydenham (*véase* p. 315). Este cuadro se produce, en la mayoría de los casos, en niñas entre los 5 y 15 años de edad. Se caracteriza por la presencia de movimientos rápidos, irregulares e involuntarios que carecen de una finalidad. La enferme-

dad tiene relación con la fiebre reumática y, habitualmente, se produce una recuperación completa.

2. La corea de Huntington es una enfermedad hereditaria progresiva que suele aparecer entre los 30 y 45 años de edad. Los movimientos involuntarios suelen ser más

rápidos y en sacudidas que los que se observan en los pacientes con corea de Sydenham. Los cambios mentales progresivos resultan en demencia y muerte. Existe una degeneración progresiva de las neuronas secretoras de GABA, las secretoras de sustancia P y las de acetilcolina de la vía estriatonígrica. Esto da lugar a que las neuronas secretoras de dopamina de la sustancia negra resulten hiperactivas; de esta forma, la vía nigroestriada inhibe el núcleo caudado y el putamen. Esto causa movimientos involuntarios. Se produce la atrofia del núcleo caudado y del putamen.

3. El signo clínico se conoce como *hemibalismo*. El inicio brusco suele estar causado por afectación vascular debida a hemorragia u oclusión. Sí, el hemibalismo afecta a los núcleos basales; es el resultado de la destrucción del núcleo subtalámico contralateral o de sus conexiones neuronales, causando los movimientos violentos e incoordinados de los músculos axiales y proximales de la extremidad.

? Preguntas de revisión

Instrucciones: cada uno de los apartados numerados de esta sección se acompaña de respuestas. Seleccione la letra de la respuesta CORRECTA.

1. Las afirmaciones siguientes se refieren a los núcleos basales:
   (a) El núcleo caudado y el núcleo rojo forman el neoestriado (estriado).
   (b) La cabeza del núcleo caudado se conecta con el putamen.
   (c) El tegmento del mesencéfalo forma parte de los núcleos basales.
   (d) La cápsula interna se localiza al lado del globo pálido.
   (e) Los núcleos basales están formados de sustancia blanca.

2. Las afirmaciones siguientes se refieren a los núcleos basales:
   (a) El complejo amigdalino se conecta con el núcleo caudado.
   (b) El núcleo lenticular está dividido por completo por la cápsula externa en el globo pálido y el putamen.
   (c) El claustro no es parte de los núcleos basales.
   (d) El cuerpo estriado se localiza en posición medial al tálamo.
   (e) La función del claustro se conoce bien.

3. Las afirmaciones siguientes se refieren a los núcleos (ganglios) basales:
   (a) El cuerpo estriado está formado por el núcleo caudado y el complejo amigdalino.
   (b) La cabeza del núcleo caudado se localiza en posición lateral a la cápsula interna.
   (c) La ínsula forma parte de los núcleos basales.
   (d) La cola del núcleo caudado se localiza en el techo del ventrículo lateral.
   (e) Desde el punto de vista funcional, el núcleo subtalámico tiene relación estrecha con los núcleos basales y se considera parte de ellos.

4. Las afirmaciones siguientes se refieren al núcleo caudado:
   (a) Se divide en cabeza, cuello, tronco y cola.
   (b) Es una masa de sustancia gris en forma de "M".

   (c) El cuerpo del núcleo caudado forma parte del techo del cuerpo del ventrículo lateral.
   (d) La cabeza se encuentra medial al cuerno anterior del ventrículo lateral.
   (e) La cola termina anteriormente en el complejo amigdalino.

5. Las afirmaciones siguientes se refieren a las fibras corticoestriadas aferentes al cuerpo estriado:
   (a) Cada parte de la corteza cerebral se proyecta de forma aleatoria a las diferentes partes del cuerpo estriado.
   (b) El glutamato no es el neurotransmisor.
   (c) Todas las partes de la corteza cerebral envían fibras al núcleo caudado y al putamen.
   (d) La entrada más pequeña procede de la parte sensitivomotora de la corteza cerebral.
   (e) La mayoría de las proyecciones proceden de la corteza del lado opuesto.

6. Las afirmaciones siguientes se refieren a las fibras nigroestriadas:
   (a) Las neuronas de la sustancia negra envían axones al putamen.
   (b) La acetilcolina es el neurotransmisor.
   (c) Las fibras nigroestriadas estimulan su función.
   (d) El núcleo caudado no recibe axones de la sustancia negra.
   (e) La enfermedad de Parkinson está causada por un aumento de la liberación de dopamina dentro del cuerpo estriado.

7. Las siguientes afirmaciones se refieren a las fibras eferentes del cuerpo estriado:
   (a) Muchas de las fibras eferentes descienden directamente a los núcleos motores de los nervios craneales.
   (b) Algunas de las fibras estriatopálidas tienen GABA como neurotransmisor.
   (c) Las fibras estriatonígricas pasan del núcleo rojo a la sustancia negra.
   (d) Muchas de las fibras eferentes pasan de forma directa al cerebelo.
   (e) Las células del cuerno anterior de la médula espinal reciben influencia directa de las fibras eferentes del cuerpo estriado.

8. Las siguientes afirmaciones se refieren a las funciones de los núcleos basales:
   (a) El cuerpo estriado integra la información recibida directamente de la corteza cerebelosa.
   (b) La eferencia de los núcleos basales se canaliza a través del globo pálido a las áreas sensitivas de la corteza cerebral, de manera que influye en las actividades musculares.
   (c) El globo pálido sólo influye en los movimientos de la parte axial del cuerpo.
   (d) Las actividades del globo pálido preceden a las actividades de la corteza motora que se refieren a los movimientos aislados de manos y pies.
   (e) Las actividades de los núcleos basales son inhibidas por la información recibida de la corteza sensitiva, el tálamo y el tronco encefálico.

Preguntas pareadas. Instrucciones: las siguientes preguntas se aplican a la figura 10-10. Paree los números presentados a la izquierda con las estructuras apropiadas identificadas con letras presentadas a la derecha. Cada letra puede seleccionarse ninguna, una o más de una vez.

9. Estructura 1   (a) Cuerno anterior del ventrículo lateral
10. Estructura 2   (b) Cápsula interna
11. Estructura 3   (c) Claustro
12. Estructura 4   (d) Putamen
13. Estructura 5   (e) Cápsula externa
14. Estructura 6   (f) Globo pálido
                    (g) Ninguna de las anteriores

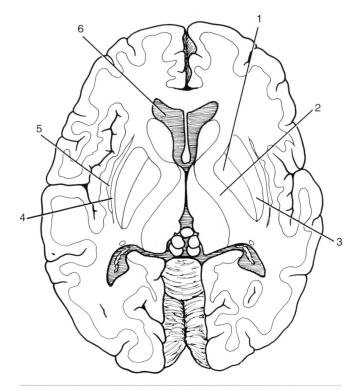

Figura 10-10   Corte horizontal del encéfalo.

 Respuestas y explicaciones a las preguntas de revisión

1. B es correcta. La cabeza del núcleo caudado está conectada con el putamen del núcleo lenticular (*véase* fig. 10-1). A. El núcleo caudado y el putamen forman el neoestriado. C. El tegmento del mesencéfalo no es parte de los núcleos basales. D. La cápsula interna se encuentra medial a la punta del globo pálido (*véase* fig. 10-2). E. Los núcleos basales están formados de sustancia gris.

2. A es correcta. El complejo amigdalino se conecta con el núcleo caudado (*véase* fig. 10-1). B. El núcleo lenticular no está dividido por completo por la cápsula externa en el globo pálido y el putamen (*véase* fig. 10-2). C. El claustro forma parte de los núcleos basales. D. El cuerpo estriado se encuentra lateral al tálamo (*véase* fig. 10-2). E. La función del claustro se desconoce.

3. D es correcta. La cola del núcleo caudado se localiza en el techo del ventrículo lateral (*véase* fig. 10-2). A. El cuerpo estriado está formado por el núcleo caudado y el núcleo lenticular. B. La cabeza del núcleo caudado se localiza medial a la cápsula interna (*véase* fig. 10-2). C. La ínsula no forma parte de los núcleos basales. E. El núcleo subtalámico guarda una relación funcional estrecha con los núcleos basales, pero no se consideran parte de ellos.

4. E es correcta. La cola del núcleo caudado termina anteriormente en el complejo amigdalino (*véase* fig. 10-1). A. El núcleo caudado se divide en cabeza, cuerpo y cola (*véase* fig. 10-1). B. El núcleo caudado es una masa de sustancia gris en forma de "C" (*véase* fig. 10-1). C. El cuerpo del núcleo caudado forma parte del piso del cuerpo del ventrículo lateral (*véase* fig. 10-1). D. La cabeza del núcleo caudado se localiza lateral al cuerno anterior del ventrículo lateral (*véase* fig. 10-2).

5. C es correcta. Todas las partes de la corteza cerebral envían fibras al núcleo caudado y al putamen. A. Todas las partes de la corteza cerebral tienen proyecciones a partes específicas del cuerpo estriado. B. El glutamato es el neurotransmisor en las terminaciones nerviosas de las fibras corticoestriadas al cuerpo estriado (*véase* fig. 10-4). D. La máxima aferencia en las diferentes partes del cuerpo estriado procede de la parte sensitivomotora de la corteza cerebral. E. La mayoría de las proyecciones proceden de la corteza del mismo lado.

6. A es correcta. Las neuronas de la sustancia negra envían axones al putamen (*véase* fig. 10-3). B. La dopamina es el neurotransmisor en las terminaciones nerviosas de las fibras nigroestriadas. C. Las fibras nigroestriadas tienen

función inhibidora. D. El núcleo caudado recibe axones de la sustancia negra. E. La enfermedad de Parkinson es causada por una reducción de la liberación de dopamina en el cuerpo estriado.

7. B es correcta. Algunas de las fibras estriatopálidas tienen GABA como neurotransmisor. A. Ninguna de las fibras eferentes del cuerpo estriado descienden directas a los núcleos motores de los pares craneales. C. Las fibras estriatonígricas pasan del núcleo caudado a la sustancia negra (*véase* fig. 10-3). D. Las fibras eferentes del cuerpo estriado no pasan directamente al cerebelo. E. Las células del cuerno anterior de la médula espinal no tienen influencia directa de las fibras eferentes del cuerpo estriado.

8. D es correcta. Las actividades del globo pálido preceden a las de la corteza cerebral motora relacionadas con los movimientos aislados de manos y pies A. El cuerpo estriado no integra información que recibe de manera directa de la corteza cerebelosa. B. La eferencia de los núcleos basales está canalizada a través del globo pálido a las áreas motoras de la corteza cerebral, de manera que incluye las actividades musculares. C. El globo pálido influye en los movimientos de todo el cuerpo. E. Las actividades de los núcleos basales comienzan con la información recibida de la corteza sensitiva, el tálamo y el tronco encefálico.

Las respuestas de la figura 10-10, que muestra un corte horizontal del cerebro, son las siguientes:

9. F es correcta. La estructura 1 es el globo pálido.
10. B es correcta. La estructura 2 es la cápsula interna.
11. D es correcta. La estructura 3 es el putamen.
12. E es correcta. La estructura 4 es la cápsula externa.
13. C es correcta. La estructura 5 es el claustro.
14. A es correcta. La estructura 6 es el cuerno anterior del ventrículo lateral.

11 Núcleos de los nervios craneales

OBJETIVOS DEL CAPÍTULO

- Aprender la información básica sobre los núcleos motores y sensitivos de los nervios craneales, incluidas sus localizaciones y conexiones centrales.

- Comprender las ramificaciones funcionales de las lesiones a los núcleos de nervios craneales en comparación con el daño de nervios craneales sanos.

Un hombre de 49 años de edad se despierta una mañana y se da cuenta de que el lado derecho de su cara está paralizado. Cuando lo examina su médico de cabecera, observa que tiene una parálisis completa de todo el lado derecho de la cara. También encuentra que tiene la presión arterial muy elevada. El paciente habla arrastrando ligeramente las palabras. El médico le dice al paciente que ha sufrido un ictus leve y es ingresado en el hospital.

Más tarde lo visita un neurólogo, que está en desacuerdo con el diagnóstico. El primer médico agrupó la parálisis facial, el habla confusa y la hipertensión y, en ausencia de otros signos, realizó el diagnóstico incorrecto de hemorragia cerebral. Una lesión de las fibras corticonucleares de un lado del cerebro causa parálisis sólo de los músculos de la parte baja del lado contrario de la cara. Este paciente mostró parálisis completa del lado derecho de la cara, la cual podría ser causada sólo por una lesión de la motoneurona inferior. El diagnóstico correcto es el de parálisis de Bell, una inflamación de la vaina de tejido conjuntivo del nervio facial, que interfiere temporalmente con las funciones de los axones del nervio facial derecho. Este caso proporciona un buen ejemplo de cómo el conocimiento de las conexiones centrales de un nervio craneal permite a un médico realizar el diagnóstico correcto.

Los nervios craneales resultan lesionados con frecuencia por traumatismos o enfermedades, y comprobar su integridad debe ser parte de toda exploración física.

NERVIOS (PARES) CRANEALES

Existen 12 pares de nervios craneales, que salen del cerebro y pasan a través de forámenes y fisuras en el cráneo. Todos se distribuyen en la cabeza y el cuello, excepto el X nervio craneal, que inerva además las estructuras situadas en el tórax y el abdomen. Los nervios craneales se denominan de la siguiente forma:

1. Olfatorio
2. Óptico
3. Oculomotor
4. Troclear
5. Trigémino
6. Motor ocular externo (*abducens* o abductor)
7. Facial
8. Vestibulococlear
9. Glosofaríngeo
10. Vago
11. Accesorio
12. Hipogloso

Véanse las láminas 1, 6 y 8.

ORGANIZACIÓN DE LOS NERVIOS CRANEALES

Los nervios olfatorio, óptico y vestibulococlear son sensitivos por completo. Los nervios oculomotor, troclear, *abducens*, accesorio e hipogloso son motores por completo. Los nervios trigémino, facial, glosofaríngeo y vago son sensitivos y motores a la vez. Los símbolos con letras empleados para indicar los componentes funcionales de cada nervio craneal se muestran en la tabla 11-1. Los nervios craneales tienen núcleos centrales motores, sensitivos o ambos dentro del cerebro y fibras nerviosas periféricas que emergen de éste para alcanzar sus órganos efectores o sensitivos.

Los diferentes componentes de los nervios craneales, sus funciones y las aberturas en el cráneo a través de las cuales éstos salen de la cavidad craneal se resumen en la tabla 11-2.

Núcleos motores de los nervios craneales

Los núcleos motores de los nervios craneales reciben impulsos de la corteza cerebral a través de las fibras corticonucleares

Tabla 11-1 Siglas utilizadas habitualmente para indicar los componentes funcionales de los nervios craneales

Componente	Función	Sigla
Fibras aferentes	**Sensitiva**	
Aferentes somáticas generales	Sensibilidad general	ASG
Aferentes somáticas especiales	Audición, equilibrio, visión	ASE
Aferentes viscerales generales	Vísceras	AVG
Aferentes viscerales especiales	Olfato, gusto	AVE
Fibras eferentes		
Eferentes somáticas generales	Músculos somáticos estriados	ESG
Eferentes viscerales generales	Glándulas y músculos lisos (inervación parasimpática)	EVG
Eferentes viscerales especiales	Músculos estriados del arco faríngeo	EVE

Tabla 11-2 Nervios craneales

Número	Nombre	Componentes[a]	Función	Forámenes craneales
I	Olfatorio	Sensitivo (AVE)	Olfato	Orificios en la lámina cribiforme del etmoides
II	Óptico	Sensitivo (ASE)	Visión	Conducto óptico
III	Oculomotor	Motor (ESG, EVG)	Eleva el párpado superior, gira el globo ocular hacia arriba, hacia abajo y medialmente; contrae la pupila; acomoda el ojo	Hendidura orbitaria superior
IV	Troclear	Motor (ESG)	Ayuda a girar el globo ocular hacia abajo y lateralmente	Hendidura orbitaria superior
V	Trigémino[b]			
	División oftálmica	Sensitivo (ASG)	Córnea, piel de la frente, cuero cabelludo, párpados y nariz; también la mucosa de los senos paranasales y la cavidad nasal	Hendidura orbitaria superior
	División maxilar	Sensitivo (ASG)	Piel de la cara sobre el maxilar; dientes del maxilar superior; membrana mucosa de la nariz, el seno maxilar y el paladar	Foramen redondo
	División mandibular	Motor (EVE)	Músculos de la masticación, milohioideo, vientre anterior del digástrico, tensor del velo del paladar y tensor del tímpano	Foramen oval
		Sensitivo (ASG)	Piel de la mejilla, piel sobre la mandíbula y el lado de la cara, dientes de la mandíbula y articulación temporomandibular; mucosa de la boca y parte anterior de la lengua	
VI	Abductor o *abducens*	Motor (ESG)	El músculo recto lateral gira el globo ocular lateralmente	Hendidura orbitaria superior
VII	Facial	Motor (EVE)	Músculos de la cara y el cuero cabelludo, músculo del estribo, vientre posterior del digástrico y músculos estilohioideos	Meato acústico interno, conducto facial, foramen estilomastoideo
		Sensitivo (AVE)	Gusto de los dos tercios anteriores de la lengua, el piso de la boca y el paladar	
		Secretomotor parasimpático (EVG)	Glándulas salivales submandibulares y sublinguales, glándula lagrimal y glándulas de la nariz y el paladar	

(continúa)

Tabla 11-2 Nervios craneales

Número	Nombre	Componentes[a]	Función	Forámenes craneales
VIII	Vestibulococlear			
	Vestibular	Sensitivo (ASE)	Del utrículo y el sáculo y los conductos semicirculares: posición y movimiento de la cabeza	Meato acústico interno
	Coclear	Sensitivo (ASE)	Órgano de Corti: audición	
IX	Glosofaríngeo	Motor (EVE)	Músculo estilofaríngeo: ayuda a la deglución	Foramen yugular
		Secretomotor parasimpático (EVG)	Glándula salival parótida	
		Sensitivo (AVG, AVE, ASG)	Sensación general y gusto del tercio posterior de la lengua y la faringe; seno carotídeo (barorreceptor) y cuerpo carotídeo (quimiorreceptor)	
X	Vago	Motor (EVG, EVE) Sensitivo (AVG, AVE, ASG)	Corazón y grandes vasos sanguíneos torácicos; laringe, tráquea, bronquios y pulmones; tubo digestivo desde la faringe hasta el ángulo esplénico del colon; hígado, riñones y páncreas	Foramen yugular
XI	Accesorio			
	Raíz craneal	Motor (EVE)	Músculos del paladar blando (excepto tensor del velo del paladar), faringe (excepto estilofaríngeo) y laringe (excepto cricotiroideo) en ramos del vago	Foramen yugular
	Raíz espinal	Motor (EVE)	Músculos esternocleidomastoideo y trapecio	
XII	Hipogloso	Motor (ESG)	Músculos de la lengua (excepto palatogloso) que controlan su forma y movimiento	Conducto hipogloso

[a]Las siglas se explican en la tabla 11-1.
[b]El nervio trigémino también transporta estímulos propioceptivos de los músculos de la masticación y los músculos faciales y extraoculares.

(corticomedulares). Estas fibras se originan en las células piramidales situadas en la parte inferior del giro precentral (área 4) y a partir de la parte adyacente del giro postcentral. Las fibras corticonucleares descienden a través de la **corona radiada** y de la **rodilla de la cápsula interna**. Pasan a través del mesencéfalo inmediatamente mediales a las fibras corticoespinales en la **base de los pedúnculos** y acaban efectuando sinapsis directamente con las motoneuronas inferiores dentro de los núcleos de los nervios craneales o indirectamente a través de las **neuronas internunciales**. Las fibras corticonucleares constituyen de esta forma la **neurona de primer orden** de la vía descendente, la neurona internuncial constituye la neurona de **segundo orden**, y la motoneurona inferior constituye la **neurona de tercer orden**.

La mayoría de las fibras corticonucleares hacia los núcleos de los nervios craneales cruzan el plano medio antes de alcanzar los núcleos. Las conexiones bilaterales se hallan presentes para todos los núcleos motores craneales, excepto para parte de los núcleos faciales que inervan los músculos de la parte inferior de la cara y una parte del núcleo hipogloso que inerva el músculo geniogloso.

Núcleos motores somáticos y braquiomotores

Las fibras nerviosas motoras somáticas y braquiomotoras de un nervio craneal son los axones de las células nerviosas situadas dentro del cerebro. Tales grupos de células nerviosas forman núcleos motores e inervan músculo estriado. Cada célula nerviosa con sus prolongaciones se denomina ***motoneurona inferior***. Por lo tanto, esta célula nerviosa es equivalente a las células motoras de los cuernos anteriores de sustancia gris de la médula espinal.

Núcleos motores viscerales generales

Los núcleos motores viscerales generales forman la eferencia craneal de la porción parasimpática del sistema nervioso autónomo. Son el **núcleo de Edinger-Westphal** (parasimpático) del nervio oculomotor, los **núcleos salivar superior** y **lagrimal** del nervio facial, el **núcleo salivar inferior** del nervio glosofaríngeo y el **núcleo motor dorsal** del vago. Estos núcleos reciben numerosas fibras aferentes, incluidas las vías descendentes del hipotálamo.

Núcleos sensitivos de los nervios craneales

Los núcleos sensitivos de los nervios craneales incluyen los núcleos aferentes somáticos y viscerales. Las partes sensitivas o aferentes de un nervio craneal son los axones de las células nerviosas situadas fuera del encéfalo y se localizan en los ganglios de los troncos nerviosos (equivalentes al ganglio espinal) o pueden estar situadas en un órgano sensitivo, por ejemplo, nariz, ojo u oído. Tales células y sus prolongaciones forman la **neurona de primer orden**. Las prolongaciones centrales de estas células penetran en el cerebro y acaban formando sinapsis con células que conforman los núcleos sensitivos. Tales células y sus prolongaciones originan la **neurona de segundo orden**. Los axones de estas células nucleares cruzan entonces la línea media y ascienden hasta otros núcleos sensitivos, como el tálamo, donde establecen sinapsis. Las células nerviosas de estos núcleos dan lugar a la **neurona de tercer orden**, y sus axones terminan en la corteza cerebral.

NERVIO OLFATORIO (I NERVIO CRANEAL)

Los nervios olfatorios surgen de las células nerviosas receptoras olfatorias situadas en la membrana mucosa olfatoria, localizada en la parte superior de la cavidad nasal por encima del nivel del cornete superior (fig. 11-1). Las **células olfatorias receptoras** están dispersas entre las células de soporte. Cada célula receptora consta de una pequeña célula nerviosa bipolar con una prolongación periférica gruesa que alcanza la superfi-

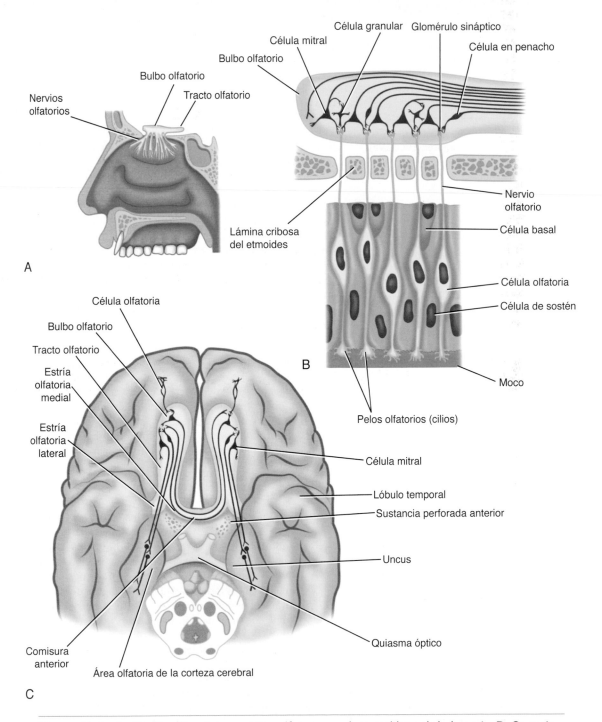

Figura 11-1   A. Distribución de los nervios olfatorios en la pared lateral de la nariz. **B.** Conexiones entre las células olfatorias y las neuronas del bulbo olfatorio **C.** Conexiones entre la célula olfatoria y el resto del aparato olfatorio.

cie de la membrana y una prolongación central fina. Desde la prolongación periférica gruesa, surge una serie de cilios cortos, los **cilios olfatorios**, que se proyectan en el interior del moco que cubre la superficie de la membrana mucosa. Los cilios proyectados reaccionan a los olores presentes en el aire y estimulan a las células olfatorias.

Las prolongaciones centrales forman las **fibras nerviosas olfatorias** (*véase* fig. 11-1A,B). Los haces de estas fibras nerviosas pasan a través de las aberturas de la lámina cribiforme del hueso etmoides para penetrar en el bulbo olfatorio. Las fibras nerviosas olfatorias no están mielinizadas y están cubiertas por células de Schwann.

Bulbo olfatorio

Esta estructura ovoidea posee diferentes tipos de células nerviosas, la más grande de las cuales es la **célula mitral** (*véase* fig. 11-1C). Las fibras nerviosas olfatorias entrantes establecen sinapsis con las dendritas de las células mitrales y forman áreas redondeadas conocidas como *glomérulos sinápticos*. Las células nerviosas más pequeñas, denominadas *células en penacho* y *células granulares*, también hacen sinapsis con las células mitrales. El bulbo olfatorio, además, recibe axones del bulbo olfatorio contralateral a través del tracto olfatorio.

Tracto olfatorio

Esta banda estrecha de sustancia blanca tiene un trayecto desde el extremo posterior del bulbo olfatorio por debajo de la superficie inferior del lóbulo frontal del cerebro (*véase* fig. 11-1B). Consta de los axones centrales de las células mitrales y en penacho del bulbo y de algunas fibras centrífugas del bulbo olfatorio contralateral.

Cuando el tracto olfatorio alcanza la **sustancia perforada anterior**, se divide en las estrías olfatorias **medial** y **lateral**. La estría lateral transporta los axones del área olfatoria de la corteza cerebral, es decir, las áreas **periamigdalina** y **prepiriforme** (*véase* fig. 11-1C). La estría olfatoria medial transporta las fibras que cruzan el plano mediano en la comisura para pasar al bulbo olfatorio del lado contrario.

Las áreas periamigdalina y prepiriforme de la corteza cerebral se conocen a menudo como la *corteza olfatoria primaria*. El área entorrinal (área 28) del giro parahipocámpico, que recibe numerosas conexiones de la corteza olfatoria primaria, se denomina *corteza olfatoria secundaria*. En estas áreas de la corteza se asienta la percepción de las sensaciones olfatorias. Obsérvese que, al contrario de las demás vías sensitivas, la vía aferente olfatoria sólo tiene dos neuronas y alcanza la corteza cerebral sin establecer sinapsis en uno de los núcleos talámicos.

La corteza olfatoria primaria envía fibras nerviosas a muchos otros centros dentro del cerebro para establecer conexiones para las respuestas emocional y autónoma a las sensaciones olfatorias.

NERVIO ÓPTICO (II NERVIO CRANEAL)

Las fibras del nervio óptico son los axones de las células de la **capa ganglionar** de la retina. Convergen en el **disco óptico** y salen del ojo, unos 3 o 4 mm al lado nasal de su centro, ya como nervio óptico (fig. 11-2). Las fibras del nervio óptico se hallan mielinizadas, pero las vainas están formadas a partir de oligodendrocitos, más que de células de Schwann, por lo que la papila óptica es comparable con un tracto dentro del sistema nervioso central.

El nervio óptico abandona la cavidad orbitaria a través del conducto óptico, y se une con el nervio óptico del lado opuesto para formar el **quiasma óptico**.

Quiasma óptico

El quiasma óptico se encuentra situado en la unión de la pared anterior y el piso del tercer ventrículo. Sus ángulos anterolaterales se continúan con los nervios ópticos, y los ángulos posterolaterales se continúan con los tractos ópticos. En el quiasma, las fibras de la mitad nasal (medial) de cada retina, incluida la mitad nasal de la **mácula**, atraviesan la línea media y entran en el tracto óptico del lado contrario, mientras que las fibras de la mitad temporal (lateral) de la retina, incluida la mitad temporal de la **mácula**, pasan posteriormente al tracto óptico del mismo lado.

Tracto óptico

El tracto óptico emerge del quiasma óptico y atraviesa en dirección posterolateral alrededor del pedúnculo cerebral. La mayor parte de las fibras terminan ahora estableciendo sinapsis con células nerviosas en el **cuerpo geniculado lateral**, que es una pequeña proyección de la parte posterior del tálamo. Algunas de las fibras alcanzan el **núcleo pretectal** y el **colículo superior** del mesencéfalo y se relacionan con los reflejos fotomotores (fig. 11-3).

Cuerpo geniculado lateral

El cuerpo geniculado lateral es un pequeño engrosamiento ovalado de la **zona pulvinar del tálamo**. Consta de seis capas de células, en las que se establecen sinapsis con los axones del tracto óptico. Los axones de las células nerviosas dentro del cuerpo geniculado lo abandonan para formar la **radiación óptica** (*véase* fig. 11-2).

Radiación óptica

Las fibras de la radiación óptica son los axones de las células nerviosas del cuerpo geniculado lateral. El tracto pasa posteriormente a través de la parte retrolenticular de la **cápsula interna** y termina en la **corteza visual (área 17)**, que ocupa los bordes superior e inferior del surco calcarino en la superficie medial del hemisferio cerebral. En la corteza de asociación visual (áreas 18 y 19) se localiza el reconocimiento de los objetos y de la percepción del color.

Neuronas de la vía visual y visión binocular

Cuatro neuronas conducen los impulsos visuales hacia la corteza visual: 1) **bastones** y **conos**, que son neuronas receptoras especializadas que se encuentran en la retina; 2) **neuronas bipolares**, que conectan los bastones y los conos con las células ganglionares; 3) **células ganglionares**, cuyos axones llegan al cuerpo geniculado lateral, y 4) **neuronas del cuerpo geniculado lateral**, cuyos axones alcanzan la corteza cerebral.

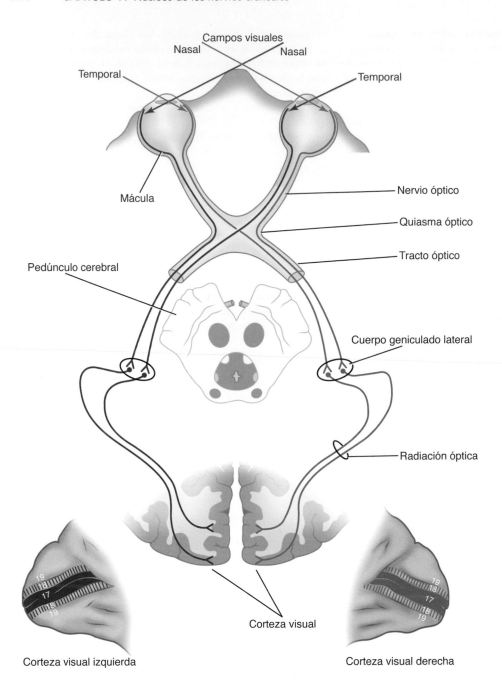

Corteza visual izquierda

Corteza visual derecha

Figura 11-2 Vía óptica.

En la visión binocular, los campos de visión derecho e izquierdo se proyectan sobre partes de ambas retinas. La imagen de un objeto en el campo de visión derecho se proyecta en la mitad nasal de la retina derecha y la mitad temporal en la retina izquierda. En el quiasma óptico, los axones de estas dos mitades retinianas se combinan para formar el tracto óptico izquierdo. Las neuronas del cuerpo geniculado lateral proyectan ahora el campo de visión derecho completo sobre la corteza visual del hemisferio izquierdo, y el campo visual izquierdo sobre la corteza visual del hemisferio derecho. Los cuadrantes retinianos inferiores (campo de visión superior) se proyectan sobre la pared inferior del surco calcarino, mientras que los cuadrantes retinianos superiores (campo de visión inferior) se proyectan sobre la pared superior del surco.

Obsérvese además que la **mácula lútea** está representada en la parte posterior del área 17, y la periferia de la retina está representada anteriormente.

Reflejos visuales

Varias vías neuronales únicas ejercen control involuntario sobre nuestra visión para lograr la función visual óptima, protección y procesamiento cognitivo.

Reflejos fotomotores directo y consensual

Si se proyecta una luz en el ojo, normalmente las pupilas de ambos ojos se contraen. La constricción pupilar en la que se proyecta la luz se denomina **reflejo fotomotor directo**; la cons-

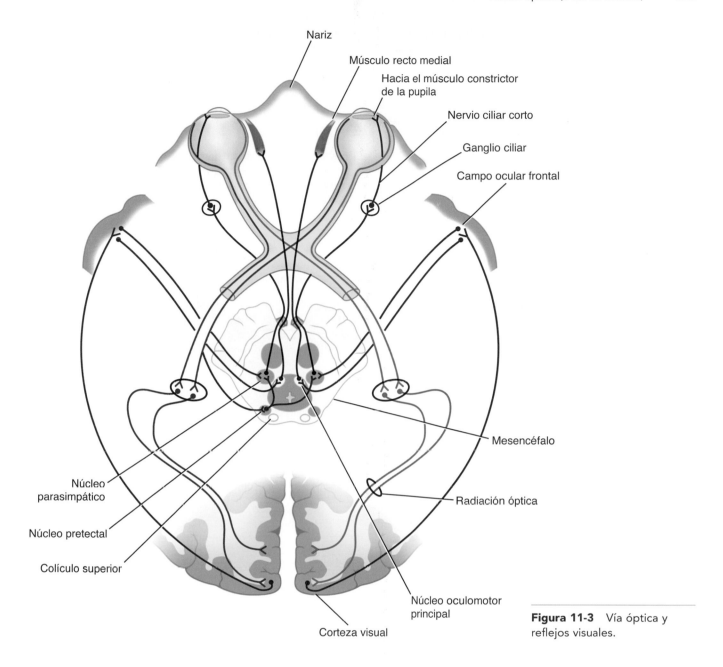

Nariz

Músculo recto medial

Hacia el músculo constrictor de la pupila

Nervio ciliar corto

Ganglio ciliar

Campo ocular frontal

Mesencéfalo

Radiación óptica

Núcleo parasimpático

Núcleo pretectal

Colículo superior

Núcleo oculomotor principal

Corteza visual

Figura 11-3 Vía óptica y reflejos visuales.

tricción de la pupila opuesta, aunque la luz no alcance a este ojo, se denomina ***reflejo fotomotor consensual*** (*véase* fig. 11-3).

Los impulsos aferentes viajan a través del nervio óptico, el quiasma óptico y el tracto óptico. Aquí, un pequeño número de fibras abandona el tracto óptico y establece sinapsis con células nerviosas del **núcleo pretectal**, que se localiza cercano al colículo superior. Los impulsos se transportan por axones de las células nerviosas pretectales hasta los núcleos parasimpáticos (**núcleos de Edinger-Westphal**) del tercer nervio craneal de **ambos lados**. Aquí, las fibras establecen sinapsis y los nervios parasimpáticos tienen un trayecto a través del tercer nervio craneal hasta el **ganglio ciliar** en la órbita. Por último, las fibras parasimpáticas posganglionares pasan a través de los **nervios ciliares cortos** hasta llegar al globo ocular y al **músculo constrictor de la pupila** del iris. Ambas pupilas se contraen en el reflejo a la luz consensual porque el núcleo pretectal envía fibras a los núcleos parasimpáticos en ambos lados del mesen-

céfalo. Las fibras que cruzan el plano medio lo hacen cerca del acueducto mesencefálico (cerebral) en la comisura posterior.

Reflejo de acomodación

Cuando los ojos se dirigen desde un objeto distante a otro cercano, la contracción de los músculos rectos mediales produce la convergencia de los ejes oculares; el cristalino se engruesa para aumentar su poder de refracción por la contracción del músculo ciliar, y las pupilas se contraen para limitar las ondas de luz a la parte central más gruesa del cristalino. Los impulsos aferentes viajan a través del nervio óptico, el quiasma óptico, el tracto óptico, el cuerpo geniculado lateral y la radiación óptica hacia la corteza visual. La corteza visual se halla conectada con el campo ocular de la corteza frontal. Desde aquí, las fibras corticales descienden a través de la cápsula interna hasta los núcleos oculomotores en el mesencéfalo. El nervio oculomotor tiene un trayecto hasta los músculos rectos mediales. Algunas de las fibras corticales descendentes establecen sinapsis con los núcleos parasimpáticos (núcleos de Edinger-Westphal) del tercer nervio craneal en **ambos lados**. Aquí, las fibras establecen sinapsis y los nervios parasimpáticos tienen un trayecto a través del tercer nervio craneal hasta el ganglio ciliar en la órbita. Por último, las fibras parasimpáticas posganglionares pasan a través de los **músculos ciliares** y el **músculo constrictor de la pupila**.

Reflejo corneal

Un leve toque sobre la córnea o la conjuntiva da lugar a parpadeos. Los impulsos aferentes que proceden de la córnea o la conjuntiva viajan por la división oftálmica del nervio trigémino hasta el núcleo sensitivo del nervio trigémino (fig. 11-4A). Las neuronas internunciales conectan con el núcleo motor del nervio facial de ambos lados a través del fascículo longitudinal medial. El nervio facial y sus ramos inervan el músculo orbicular de los ojos, que causa el cierre de los párpados.

Reflejos corporales visuales

Los movimientos de seguimiento automático de los ojos y la cabeza que se realizan durante la lectura, el movimiento automático de los ojos, la cabeza y el cuello hacia la fuente del estímulo visual, y el cierre protector de los ojos (e

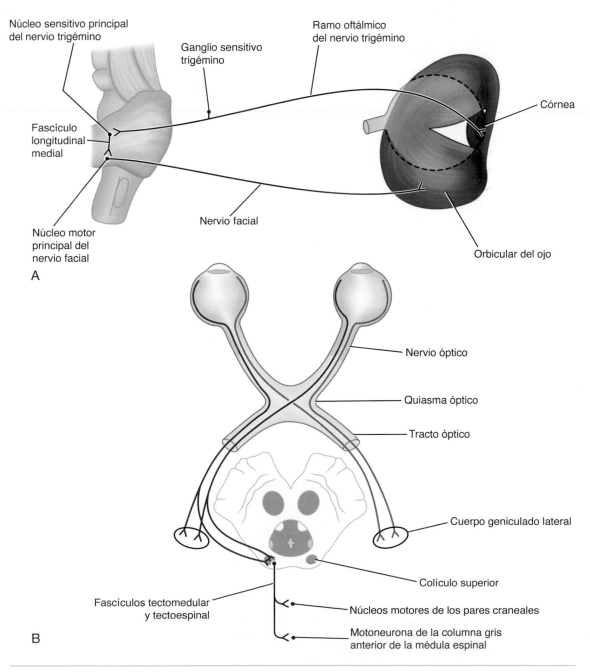

Figura 11-4   A. Reflejo corneal. **B.** Reflejo somático visual.

incluso el levantamiento del brazo como gesto de protección) son acciones reflejas que implican los siguientes arcos reflejos (*véase* fig. 11-4B). Los impulsos visuales siguen los nervios ópticos, el quiasma óptico y los tractos ópticos hasta los colículos superiores. Aquí, los impulsos se transmiten a los fascículos tectoespinal y tectomedular (tectonuclear) y hasta las neuronas de los cuernos anteriores de sustancia gris de la médula espinal y los núcleos motores craneales.

Reflejo cutáneo pupilar

La pupila se dilatará si la piel se estimula con dolor por pinchamiento. Se considera que las fibras sensitivas aferentes tienen conexiones con las neuronas simpáticas preganglionares eferentes en los cuernos laterales de sustancia gris del primero y segundo segmentos torácicos de la médula espinal. Los **ramos comunicantes blancos** de estos segmentos alcanzan el tronco simpático y las fibras preganglionares ascienden hasta el **ganglio simpático cervical** superior. Las fibras posganglionares pasan a través del **plexo carotídeo interno**, los **nervios ciliares largos** y los **nervios ciliares cortos** hasta el músculo dilatador de la pupila.

NERVIO OCULOMOTOR (III NERVIO CRANEAL)

El nervio oculomotor tiene una función por completo motora.

Núcleos del nervio oculomotor

El nervio oculomotor cuenta con dos núcleos de tipo motor: 1) el núcleo motor principal y 2) el núcleo parasimpático accesorio.

El **núcleo oculomotor principal** se localiza en la parte anterior de la sustancia gris que rodea al **acueducto mesencefálico (cerebral)** (fig. 11-5). Se encuentra situado a nivel del **colículo superior**. El núcleo está conformado por grupos de células nerviosas que inervan a todos los músculos extrínsecos del ojo, excepto al oblicuo superior y al recto lateral. Las fibras nerviosas salientes pasan hacia la parte anterior a través del núcleo rojo y emergen en la superficie anterior del mesencéfalo en la **fosa interpeduncular**. El núcleo oculomotor principal recibe fibras corticonucleares de ambos hemisferios cerebrales. Asimismo, recibe fibras tectomedulares del colículo superior y, a través de esta vía, recibe información de la corteza visual. También recibe fibras del fascículo longitudinal medial, a través del cual se encuentra conectado con los núcleos de los nervios craneales IV, VI y VIII.

El núcleo parasimpático **accesorio (núcleo de Edinger-Westphal)** se localiza en posición posterior al núcleo oculomotor principal (*véase* fig. 11-5A). Los axones de las células nerviosas, que son preganglionares, acompañan a las otras fibras oculomotoras hasta la órbita. Aquí, establecen sinapsis en el **ganglio ciliar**, y las fibras posganglionares pasan a través de los **nervios ciliares cortos** hasta el músculo constrictor de la pupila del iris, así como el ciliar. El núcleo

parasimpático accesorio recibe fibras corticonucleares para llevar a cabo el reflejo de acomodación y fibras del núcleo pretectal para realizar los reflejos fotomotores directo y consensual (*véase* fig. 11-3).

Trayecto del nervio oculomotor

El nervio oculomotor emerge en la superficie anterior del mesencéfalo (*véase* fig. 11-5A). Pasa hacia adelante entre las arterias cerebral posterior y cerebelosa superior. Después, continúa hacia el interior de la fosa craneal media en la pared lateral del seno cavernoso. Aquí, se divide en un ramo superior y un ramo inferior, que penetran en la cavidad orbitaria a través de la hendidura orbitaria superior.

El nervio oculomotor inerva a los siguientes músculos extrínsecos del ojo: elevador superior del párpado, recto superior, recto medial, recto inferior y oblicuo inferior. También inerva, a través de su ramo hacia el ganglio ciliar y los nervios ciliares cortos, mediante fibras nerviosas parasimpáticas, a los siguientes músculos intrínsecos: músculo constrictor de la pupila y músculo ciliar.

Por lo tanto, el nervio oculomotor es completamente motor y es el responsable de elevar el párpado superior, girar el ojo hacia arriba, hacia abajo y hacia dentro, contraer la pupila y acomodar el cristalino (lente).

NERVIO TROCLEAR (IV NERVIO CRANEAL)

El nervio troclear tiene función por completo motora.

Núcleo del nervio troclear

El núcleo troclear está situado en la parte anterior de la sustancia gris que rodea el **acueducto mesencefálico (cerebral)** (fig. 11-6). Se encuentra en posición inferior al núcleo oculomotor a nivel del **colículo inferior**. Las fibras nerviosas, después de dejar el núcleo, pasan en dirección posterior alrededor de la sustancia gris central para alcanzar la superficie posterior del mesencéfalo.

El núcleo troclear recibe fibras corticonucleares de ambos hemisferios cerebrales. Además, recibe las fibras tectomedulares, que lo conectan con la corteza visual a través del colículo superior (*véase* fig. 11-6). También recibe fibras del **fascículo longitudinal medial**, a través del cual está conectado con los núcleos de los nervios craneales tercero, sexto y octavo.

Trayecto del nervio troclear

El nervio troclear, el más delgado de los nervios craneales y el único que sale por la superficie posterior del tronco encefálico, abandona el mesencéfalo e **inmediatamente se cruza con el nervio del lado opuesto**. El nervio troclear pasa a través de la fosa craneal media en la pared lateral del seno cavernoso y penetra en la órbita a través de la hendidura orbitaria superior. Inerva el músculo oblicuo superior del párpado. El nervio

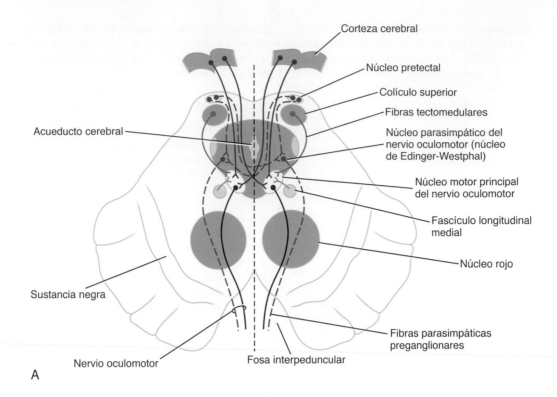

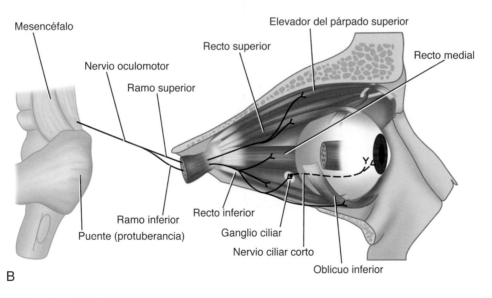

Figura 11-5   A. Núcleos del nervio oculomotor y sus conexiones centrales. **B.** Distribución del nervio oculomotor.

troclear es completamente motor, y ayuda a girar el ojo hacia abajo y hacia afuera.

NERVIO TRIGÉMINO (V NERVIO CRANEAL)

El nervio trigémino es el nervio craneal más grande, y contiene fibras tanto sensitivas como motoras (fig. 11-7). Es el nervio sensitivo de la mayor parte de la cabeza y el nervio motor de varios músculos, incluidos los de la masticación.

Núcleos del nervio trigémino

El nervio trigémino tiene cuatro núcleos: 1) el núcleo sensitivo principal, 2) el núcleo espinal, 3) el núcleo mesencefálico y 4) el núcleo motor.

Núcleo sensitivo principal

El núcleo sensitivo principal se encuentra en la parte posterior del puente (protuberancia), lateral al núcleo motor (*véase* fig. 11-7A). Se continúa inferiormente con el núcleo espinal.

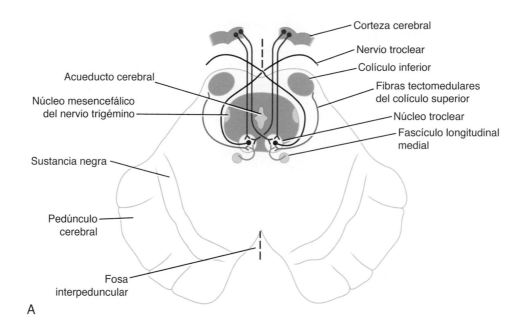

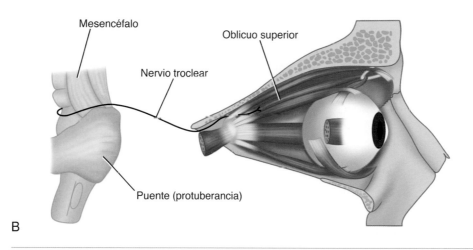

Figura 11-6   **A.** Núcleo del nervio troclear y sus conexiones centrales. **B.** Distribución del nervio troclear.

Núcleo espinal

El núcleo espinal se continúa por encima con el núcleo sensitivo principal en el puente, y se extiende hacia abajo a través de toda la longitud de la médula oblongada (bulbo raquídeo) y en la parte superior de la médula espinal hasta llegar al segundo segmento cervical (*véase* fig. 11-7B).

Núcleo mesencefálico

El núcleo mesencefálico está compuesto por una columna de células nerviosas unipolares en la parte lateral de la sustancia gris, alrededor del acueducto mesencefálico. Se extiende inferiormente al interior del puente hasta llegar al núcleo sensitivo principal (*véase* fig. 11-7).

Núcleo motor

El núcleo motor se halla situado en el puente, medial al núcleo sensitivo principal (*véase* fig. 11-7).

Componentes sensitivos del nervio trigémino

Las sensaciones de dolor, temperatura, tacto y presión de la piel de la cara y de las membranas mucosas tienen un trayecto a lo largo de axones cuyos cuerpos celulares se hallan situados en el **ganglio seminular** o sensitivo del trigémino (*véase* fig. 11-7B). Los procesos centrales de estas células forman la gran raíz sensitiva del nervio trigémino. Aproximadamente la mitad de las fibras se dividen en los ramos ascendentes y descendentes cuando penetran en el puente; el resto de ellas asciende o desciende sin dividirse. Los ramos ascendentes terminan en el núcleo sensitivo principal, y los ramos descendentes lo hacen en el núcleo espinal. Las sensaciones de tacto y presión son transportadas por fibras nerviosas que terminan en el núcleo sensitivo principal. Las sensaciones de dolor y temperatura alcanzan el núcleo espinal. Las fibras sensitivas de la división oftálmica del nervio trigémino terminan en la parte inferior del núcleo espinal; las fibras de la división maxilar terminan en la parte media del núcleo espinal,

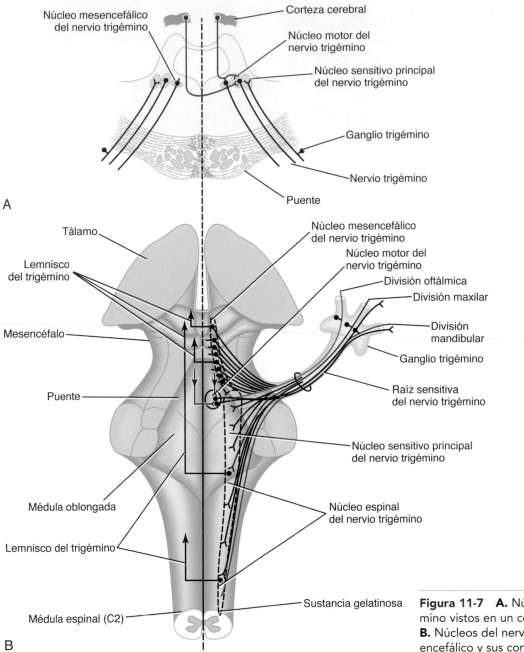

Figura 11-7   A. Núcleos del nervio trigémino vistos en un corte coronal del puente. **B.** Núcleos del nervio trigémino en el tronco encefálico y sus conexiones centrales.

y las fibras de la división mandibular acaban en la parte superior del núcleo espinal.

Los impulsos propioceptivos de los músculos de la masticación y de los músculos faciales y extraoculares son transportados por fibras de la raíz sensitiva del nervio trigémino que han superado el ganglio semilunar o trigémino. Las células de origen de las fibras son las células unipolares del núcleo mesencefálico.

Los axones de las neuronas de los núcleos sensitivo principal y espinal, y los procesos centrales de las células del núcleo mesencefálico cruzan ahora el plano medio y ascienden como el lemnisco trigémino para terminar en las células nerviosas del núcleo posteromedial ventral del tálamo. Los axones de estas células tienen un trayecto ahora a través de la cápsula interna hasta el giro postcentral (áreas 3, 1 y 2) de la corteza cerebral.

Componente motor del nervio trigémino

El núcleo motor recibe fibras corticonucleares de ambos hemisferios cerebrales (*véase* fig. 11-7). También recibe fibras de la formación reticular, el núcleo rojo, el tectum y el fascículo longitudinal medial. Además, recibe fibras del núcleo mesencefálico, de manera que forma un arco reflejo monosináptico.

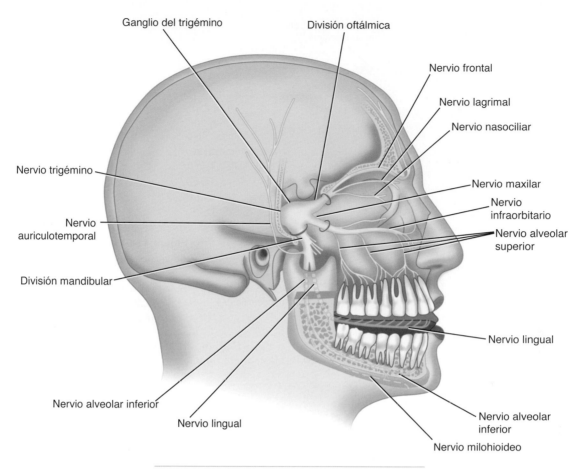

Figura 11-8   Distribución del nervio trigémino.

Las células del núcleo motor dan lugar a los axones que forman la raíz motora. El núcleo motor inerva los **músculos de la masticación**, el **tensor del tímpano**, el **tensor del velo del paladar** y el **milohioideo** y el **vientre anterior del músculo digástrico**.

Trayecto del nervio trigémino

El nervio trigémino abandona la cara anterior del puente como una pequeña raíz motora y una gran raíz sensitiva. El nervio se dirige hacia adelante de la fosa craneal posterior, y descansa sobre la superficie superior del vértice de la parte petrosa del hueso temporal en la fosa craneal media. La gran raíz sensitiva se expande ahora para formar el **ganglio trigémino**, de forma semilunar, que se encuentra dentro del saco de la duramadre denominado *cavidad trigeminal* o *de Meckel*. Los nervios oftálmico, maxilar y mandibular surgen del borde anterior del ganglio (fig. 11-8). El nervio oftálmico (V_1) contiene sólo fibras sensitivas, y sale del cráneo a través de la hendidura orbitaria superior para entrar en la cavidad orbitaria. El nervio maxilar (V_2) también contiene sólo fibras sensitivas y sale del cráneo a través del foramen redondo. El nervio mandibular (V_3) contiene fibras tanto sensitivas como motoras y abandona el cráneo a través del foramen oval.

Las fibras sensitivas hacia la piel de la cara a partir de cada división inervan zonas distintas (fig. 11-9), y no existe ningún solapamiento, o apenas escaso, de los dermatomas (en comparación con la superposición de los dermatomas de los nervios espinales). Como ya se ha comentado, las fibras motoras de la división mandibular se distribuyen principalmente a los músculos de la masticación.

NERVIO MOTOR OCULAR EXTERNO O *ABDUCENS* (VI NERVIO CRANEAL)

El nervio *abducens* (abductor) es un pequeño nervio motor que inerva el **músculo recto lateral** del globo ocular.

Núcleo del nervio *abducens*

El pequeño núcleo motor se localiza debajo del piso de la parte superior del cuarto ventrículo, cerca de la línea media, y por debajo del **colículo facial** (fig. 11-10A). El núcleo recibe fibras corticonucleares aferentes de ambos hemisferios cerebrales. Además, recibe el fascículo tectomedular del colículo superior, a través del cual la corteza cerebral se halla conectada con los núcleos. También recibe fibras del fascículo longitudinal medial, a través del cual se conecta con los núcleos de los nervios craneales tercero, cuarto y octavo (*véase* fig. 11-9).

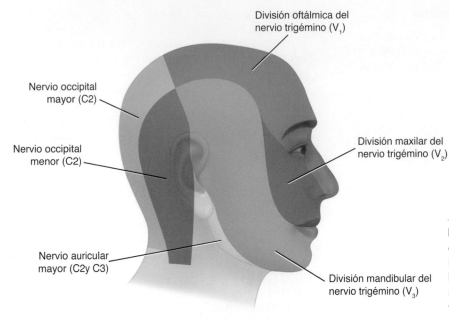

División oftálmica del
nervio trigémino (V₁)

Nervio occipital
mayor (C2)

Nervio occipital
menor (C2)

División maxilar del
nervio trigémino (V₂)

Nervio auricular
mayor (C2y C3)

División mandibular del
nervio trigémino (V₃)

Figura 11-9 Inervación sensitiva de la piel de la cabeza y el cuello. Obsérvese que la piel por encima del ángulo de la mandíbula recibe inervación del nervio auricular mayor (C2 y C3), y no de los ramos del nervio trigémino.

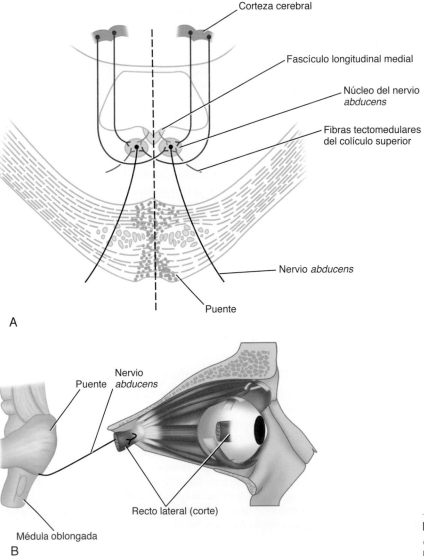

Corteza cerebral

Fascículo longitudinal medial

Núcleo del nervio *abducens*

Fibras tectomedulares del colículo superior

Nervio *abducens*

Puente

A

Nervio *abducens*

Puente

Recto lateral (corte)

Médula oblongada

B

Figura 11-10 **A.** Núcleo del nervio *abducens* y sus conexiones centrales. **B.** Distribución del nervio *abducens*.

Trayecto del nervio *abducens*

Las fibras del nervio *abducens* pasan en dirección anterior a través del puente, y emergen en el surco situado entre el borde inferior del puente y la médula oblongada (*véase* fig. 11-10B). Siguen hacia adelante a través del seno cavernoso, encontrándose por debajo y por fuera de la arteria carótida interna. Después, el nervio penetra en la órbita a través de la hendidura orbitaria superior. El nervio *abducens* es un nervio completamente motor, el cual inerva al músculo recto lateral y, por lo tanto, controla el giro del ojo hacia afuera.

NERVIO FACIAL (VII NERVIO CRANEAL)

El nervio facial es, a la vez, motor y sensitivo.

Núcleos del nervio facial

El nervio facial tiene tres núcleos: 1) el núcleo motor principal, 2) los núcleos parasimpáticos y 3) el núcleo sensitivo.

Núcleo motor principal

El núcleo motor principal se encuentra en la profundidad de la formación reticular de la parte inferior del puente (fig. 11-11). La parte del núcleo que inerva los músculos de la parte superior de la cara recibe fibras corticonucleares de ambos hemisferios cerebrales. La parte del núcleo que inerva los músculos de la parte inferior de la cara recibe sólo fibras corticonucleares del hemisferio cerebral opuesto.

Estas vías explican el control voluntario de los músculos faciales. Sin embargo, existe otra vía involuntaria; está separada y controla los cambios **miméticos** o **emocionales de la expresión facial**. Esta otra vía forma parte de la formación reticular (*véase* p. 301).

Núcleos parasimpáticos

Los núcleos parasimpáticos se encuentran por detrás del núcleo motor principal. Son los **núcleos salivar superior** y **lagrimal** (*véase* fig. 11-11). El núcleo salivar superior recibe fibras aferentes del hipotálamo a través de las **vías autónomas descendentes**. La información referente al gusto que proviene de la cavidad bucal se recibe también por el **núcleo del tracto solitario**.

El núcleo lagrimal recibe fibras aferentes del hipotálamo para las respuestas emocionales, y de los núcleos sensitivos del nervio trigémino para el lagrimeo reflejo secundario a la irritación de la córnea o de la conjuntiva.

Núcleo sensitivo

El núcleo sensitivo es la parte superior del **núcleo del tracto solitario** y está cerca del núcleo motor (*véase* fig. 11-11). Las sensaciones del gusto tienen un trayecto a través de los axones periféricos de las células nerviosas situadas en el **ganglio geniculado** del VII nervio craneal. Los procesos centrales de estas células establecen sinapsis sobre células nerviosas situadas en el núcleo. Las fibras eferentes cruzan el plano medio y ascienden hasta el núcleo medial posterior ventral del tálamo opuesto y hasta una serie de núcleos hipotalámicos. Desde el tálamo, los axones de las células talámicas atraviesan la

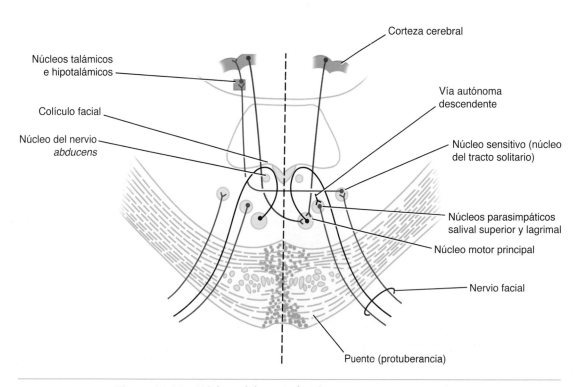

Figura 11-11 Núcleos del nervio facial y sus conexiones centrales.

cápsula interna y la corona radiada para terminar en el área del gusto de la corteza en la parte inferior del giro postcentral.

Trayecto del nervio facial

Este nervio consta de una raíz motora y una sensitiva. Las fibras de la raíz motora tienen un trayecto primero hacia atrás alrededor de la cara medial del núcleo del *abducens* (*véase* fig. 11-11). Después, pasan alrededor del núcleo por abajo del **colículo facial** en el piso del cuarto ventrículo y, por último, pasan en dirección anterior hasta emerger fuera del tronco encefálico.

La raíz sensitiva (**nervio intermedio**) está formada por los procesos centrales de las células unipolares del ganglio geniculado. Contiene, además, las fibras parasimpáticas preganglionares eferentes de los núcleos parasimpáticos.

Las dos raíces del nervio facial emergen de la superficie anterior del cerebro entre el puente y la médula oblongada. Tienen un trayecto lateral en la fosa craneal posterior con el nervio vestibulococlear y penetran en el meato acústico interno de la parte petrosa del hueso temporal. Al final del meato, el nervio entra en el conducto facial y tiene un trayecto lateral a través del oído interno. Al alcanzar la pared medial de la cavidad timpánica, el nervio se expande para formar el **ganglio geniculado** (fig. 11-12) y gira de manera brusca hacia atrás por encima del promontorio. En la pared posterior de la cavidad timpánica, el nervio facial gira hacia abajo en el lado medial de la entrada del antro mastoideo, desciende por detrás de la pirámide y emerge a través del foramen estilomastoideo.

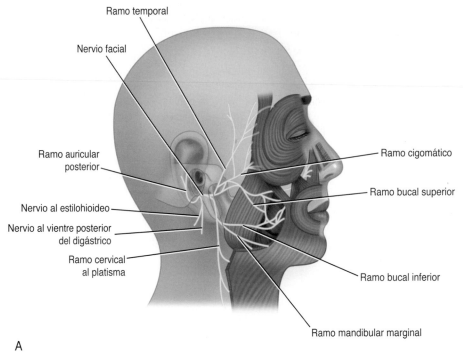

A

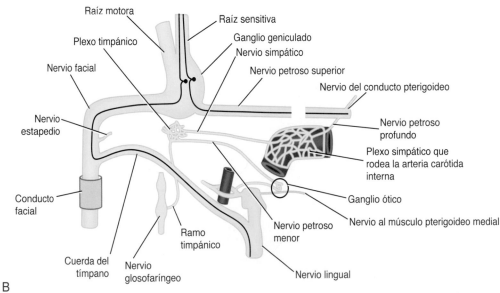

B

Figura 11-12 A. Distribución del nervio facial. **B.** Ramos del nervio facial dentro de la porción petrosa del hueso temporal; las fibras del gusto se muestran en negro. También se presenta el nervio glosofaríngeo.

Distribución del nervio facial

El **núcleo motor** inerva los músculos de la expresión facial, los músculos auriculares, el estribo, el vientre posterior del digástrico y el músculo estilohioideo (*véase* fig. 11-12).

El **núcleo salivar superior** inerva las glándulas salivales submandibular y sublingual y las glándulas salivales nasales y palatinas. El **núcleo lagrimal** inerva la glándula lagrimal.

El **núcleo sensitivo** recibe fibras del gusto de los dos tercios anteriores de la lengua, del piso de la boca y del paladar.

NERVIO VESTIBULOCOCLEAR (VIII NERVIO CRANEAL)

Este nervio consta de dos partes distintas, el **nervio vestibular** y el **nervio coclear**, que están relacionados con la transmisión de información aferente desde el oído interno hasta el sistema nervioso central (figs. 11-13 y 11-14).

Nervio vestibular

El nervio vestibular conduce los impulsos nerviosos desde el utrículo y el sáculo, que proporcionan información respecto a la posición de la cabeza; el nervio transporta además impulsos de los conductos semicirculares que ofrecen información sobre los movimientos cefálicos.

Las fibras nerviosas del nervio vestibular son los procesos centrales de las células nerviosas localizadas en el **ganglio vestibular**, que se ubica en el **meato acústico interno**. Penetran en la superficie anterior del tronco encefálico por un surco situado entre el borde inferior del puente y la parte superior de la médula oblongada (*véase* fig. 11-13). Cuando entran en el complejo nuclear vestibular, las fibras se dividen en fibras cortas ascendentes y largas descendentes; un pequeño número de fibras pasa directamente hasta el cerebelo a través del pedúnculo cerebeloso inferior, sorteando los núcleos vestibulares.

Complejo nuclear vestibular

Este complejo consta de un grupo de núcleos situados por debajo del piso del cuarto ventrículo (*véase* fig. 11-13). Pueden identificarse cuatro núcleos: 1) el **núcleo** vestibular lateral, 2) el **núcleo** vestibular superior, 3) el **núcleo** vestibular medial y 4) el **núcleo** vestibular inferior (*véase* fig. 5-14).

Los núcleos vestibulares reciben fibras aferentes del **utrículo** y el **sáculo** y de los **conductos semicirculares**, a través del nervio vestibular y fibras del cerebelo mediante el pedúnculo cerebeloso inferior (*véase* fig. 11-13). Las fibras eferentes de los núcleos alcanzan el cerebelo a través del

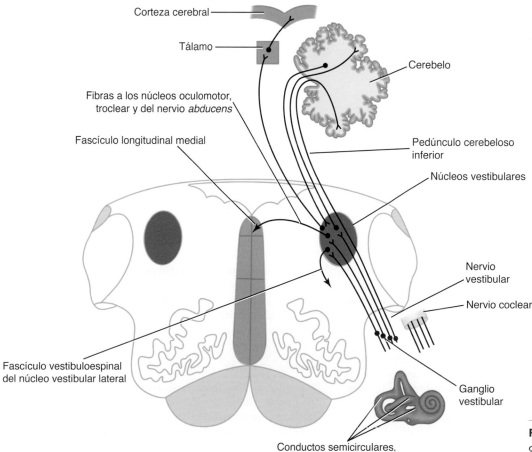

Figura 11-13 Núcleos del nervio vestibular y sus conexiones centrales.

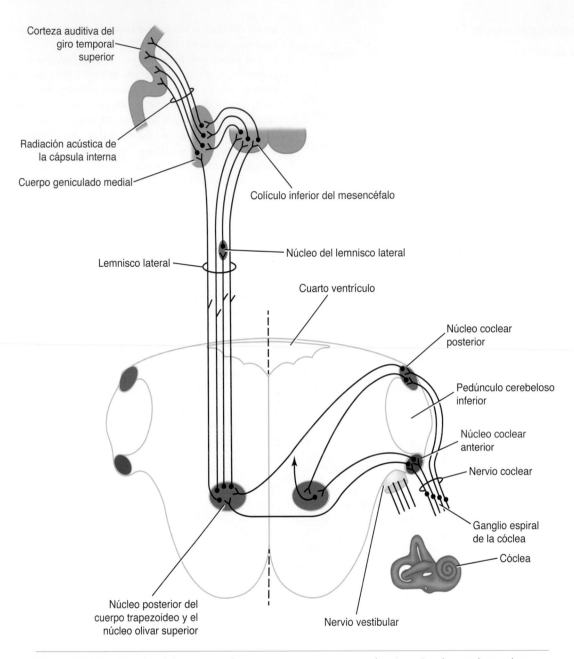

Corteza auditiva del giro temporal superior

Radiación acústica de la cápsula interna

Cuerpo geniculado medial

Colículo inferior del mesencéfalo

Núcleo del lemnisco lateral

Lemnisco lateral

Cuarto ventrículo

Núcleo coclear posterior

Pedúnculo cerebeloso inferior

Núcleo coclear anterior

Nervio coclear

Ganglio espiral de la cóclea

Cóclea

Núcleo posterior del cuerpo trapezoideo y el núcleo olivar superior

Nervio vestibular

Figura 11-14   Núcleos del nervio coclear y sus conexiones centrales. Las vías descendentes han sido omitidas.

pedúnculo cerebeloso inferior. Las fibras eferentes también descienden sin cruzarse hasta la médula espinal desde el núcleo vestibular lateral, y forman el **fascículo vestibuloespinal**. Además, las fibras eferentes alcanzan los núcleos de los nervios oculomotor, troclear y *abducens* a través del fascículo longitudinal medial.

Estas conexiones permiten que los movimientos de la cabeza y de los ojos estén coordinados, de manera que se pueda mantener la fijación visual sobre un objeto. Además, la información recibida del oído interno puede ayudar a mantener el equilibrio al influir sobre el tono muscular de las piernas y el tronco.

Las fibras ascendentes siguen además en sentido superior desde los núcleos vestibulares hasta la corteza cerebral, hacia el área vestibular del giro postcentral precisamente por encima del surco lateral. Se considera que estas fibras hacen relevo en los núcleos posteriores ventrales del tálamo. La corteza cerebral probablemente sirve para orientar a la persona conscientemente en el espacio.

Nervio coclear

El nervio coclear transporta impulsos nerviosos relacionados con el sonido desde el órgano de Corti hasta la cóclea. Las fibras del nervio coclear son las prolongaciones centrales de células nerviosas localizadas en el **ganglio espiral de la cóclea** (fig. 11-15). Penetran en la superficie anterior del tronco encefálico en el borde inferior del puente sobre la parte lateral

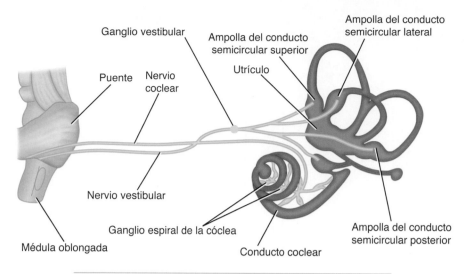

Ganglio vestibular

Ampolla del conducto
semicircular superior

Ampolla del conducto
semicircular lateral

Utrículo

Puente Nervio
coclear

Nervio vestibular

Ganglio espiral de la cóclea

Médula oblongada

Conducto coclear

Ampolla del conducto
semicircular posterior

Figura 11-15 Distribución del nervio vestibulococlear.

del nervio facial emergente, y están separadas de éste por el nervio vestibular (*véase* fig. 11-14). Al entrar en el puente, las fibras nerviosas se dividen, formando un ramo que penetra en el **núcleo coclear posterior** y otro ramo que lo hace en el **núcleo coclear anterior**.

Núcleos cocleares

Los núcleos cocleares anterior y posterior se hallan situados sobre la superficie del pedúnculo cerebeloso inferior (*véase* fig. 11-14). Reciben fibras aferentes de la cóclea a través del nervio coclear. Los núcleos cocleares envían axones (fibras neuronales de segundo orden) que tienen un trayecto medial a través del puente hasta terminar en el **cuerpo trapezoideo** y el núcleo olivar. Aquí, establecen un relevo en el **núcleo posterior del cuerpo trapezoideo** y el núcleo olivar superior del mismo lado o del lado opuesto. Los axones ascienden entonces a través de la parte posterior del puente y el mesencéfalo y forman un tracto conocido como *lemnisco lateral*. Por lo tanto, cada lemnisco lateral consta de neuronas de tercer orden de ambos lados. Conforme estas fibras ascienden, algunas de ellas hacen relevo con grupos pequeños de células nerviosas, conocidos colectivamente como *núcleo del lemnisco lateral*.

Al alcanzar el mesencéfalo, las fibras del lemnisco lateral terminan en el **núcleo del colículo inferior** o establecen relevo en el **cuerpo geniculado medial** y alcanzan la **corteza auditiva** del hemisferio cerebral a través de la **radiación acústica de la cápsula interna**.

La corteza auditiva primaria (las áreas 41 y 42) incluye el giro de Heschl sobre la superficie superior del giro temporal superior. El reconocimiento y la interpretación de los sonidos de acuerdo con la experiencia pasada tienen lugar en el área auditiva secundaria.

Los impulsos nerviosos del oído se transmiten a lo largo de las vías auditivas en ambos lados del tronco encefálico, y en su mayoría se proyectan a lo largo de la vía contralateral. Muchos ramos colaterales alcanzan el sistema activador reticular del tronco del encéfalo (*véase* pág. 301). La organización tonotópica presente en el órgano de Corti se conserva dentro de los núcleos cocleares, los colículos interiores y el área auditiva primaria.

Vías auditivas descendentes

Las fibras descendentes originadas en la corteza auditiva y en otros núcleos de la vía auditiva acompañan a la vía ascendente. Estas fibras son bilaterales, y terminan en células nerviosas a diferentes niveles de la vía auditiva y en las células ciliadas del órgano de Corti. Se considera que estas fibras sirven como un mecanismo de retroalimentación e inhiben la recepción del sonido. Podrían desempeñar un papel en el proceso de la definición auditiva, suprimiendo algunas señales y potenciando otras.

Trayecto del nervio vestibulococlear

Las partes vestibular y coclear del nervio abandonan la superficie anterior del cerebro entre el borde inferior del puente y la médula oblongada (*véase* fig. 11-15). Tienen un trayecto lateral en la fosa craneal posterior y penetran en el meato acústico interno con el nervio facial. Después, las fibras nerviosas se distribuyen a diferentes partes del oído interno.

NERVIO GLOSOFARÍNGEO (IX NERVIO CRANEAL)

El nervio glosofaríngeo es un nervio motor y sensitivo.

Núcleos del nervio glosofaríngeo

El nervio glosofaríngeo tiene tres núcleos: 1) núcleo motor principal, 2) núcleo parasimpático y 3) núcleo sensitivo.

Núcleo motor principal

El núcleo motor principal se encuentra en la profundidad de la formación reticular de la médula oblongada, y está formado por el extremo superior del núcleo ambiguo (fig. 11-16). Recibe

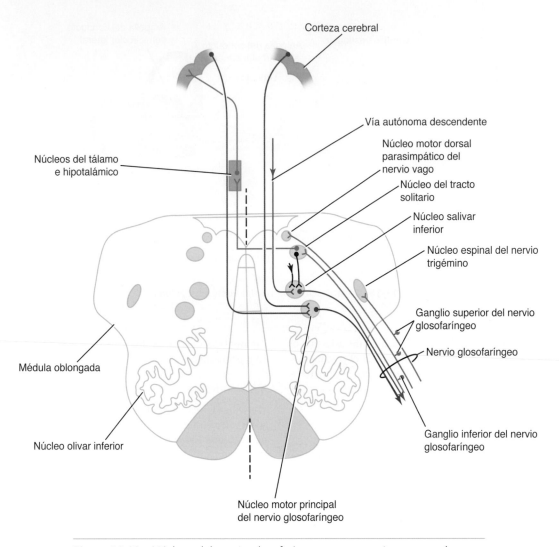

Figura 11-16 Núcleos del nervio glosofaríngeo y sus conexiones centrales.

fibras corticonucleares de ambos hemisferios cerebrales. Las fibras eferentes inervan el **músculo estilofaríngeo**.

Núcleo parasimpático

El núcleo parasimpático también se denomina ***núcleo salivar inferior***. Recibe fibras aferentes del hipotálamo a través de las **vías autónomas descendentes**. Se considera, además, que recibe información del sistema olfatorio a través de la formación reticular. La información referente al gusto también le llega desde el núcleo del tracto solitario a partir de la cavidad bucal.

Las fibras parasimpáticas preganglionares eferentes alcanzan el ganglio ótico a través del **ramo timpánico del nervio glosofaríngeo**, el **plexo timpánico** y el **nervio petroso menor** (fig. 11-17). Las fibras preganglionares alcanzan la **glándula salival parótida**.

Núcleo sensitivo

El núcleo sensitivo forma parte del **núcleo del tracto solitario** (*véase* fig. 11-16). Las sensaciones gustativas tienen un trayecto a través de los axones periféricos de células nerviosas situadas en el **ganglio** del nervio glosofaríngeo. Los procesos centrales de estas células establecen sinapsis sobre células nerviosas situadas en el núcleo. Las fibras eferentes cruzan el plano medial y ascienden hasta el grupo ventral de núcleos del tálamo contralateral y una serie de núcleos hipotalámicos. Desde el tálamo, los axones de las células talámicas pasan a través de la cápsula interna y la corona radiada para terminar su trayecto en la parte inferior del giro postcentral.

La información aferente relacionada con la sensibilidad común entra en el tronco del encéfalo a través del ganglio superior del nervio glosofaríngeo, pero termina en el **núcleo espinal del nervio trigémino**. Los impulsos aferentes del **seno carotídeo**, un barorreceptor que se encuentra localizado en la bifurcación de la arteria carótida común, también viajan con el nervio glosofaríngeo, terminan en el **núcleo del tracto solitario** y se conectan con el **núcleo motor dorsal del nervio vago**. El reflejo del seno carotídeo, que incluye los nervios glosofaríngeo y vago, ayuda con la regulación de la presión arterial.

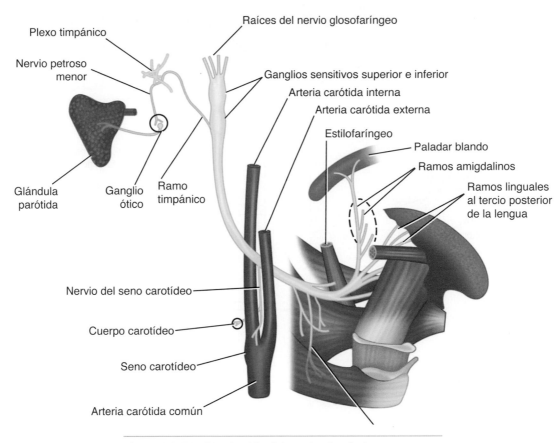

Figura 11-17 Distribución del nervio glosofaríngeo.

Trayecto del nervio glosofaríngeo

El nervio glosofaríngeo abandona la superficie anterolateral de la parte superior de la médula oblongada (bulbo raquídeo) como una serie de pequeñas raíces en un surco entre la oliva y el pedúnculo cerebeloso inferior (*véase* fig. 11-16). Pasa de forma lateral a través de la fosa craneal posterior y abandona el cráneo por el foramen yugular. Aquí, los ganglios sensitivos glosofaríngeos superior e inferior se encuentran situados sobre el nervio. Después, el nervio desciende a través de la parte superior del cuello junto con la vena yugular interna y la arteria carótida interna, hasta alcanzar el borde posterior del músculo estilofaríngeo, al cual inerva. Luego, el nervio sigue hacia adelante entre los músculos constrictores superior y medio de la faringe para dar ramos sensitivos a la mucosa de la faringe y al tercio posterior de la lengua (*véase* fig. 11-17).

NERVIO VAGO (X NERVIO CRANEAL)

El nervio vago es un nervio motor y sensitivo.

Núcleos del nervio vago

El X nervio craneal, también conocido como nervio vago, cuenta con tres núcleos: 1) núcleo motor principal, 2) núcleo parasimpático y 3) núcleo sensitivo.

Núcleo motor principal

El núcleo motor principal se encuentra en la profundidad de la formación reticular de la médula oblongada y está formado por el núcleo ambiguo (fig. 11-18). Recibe fibras corticonucleares de ambos hemisferios cerebrales. Las fibras eferentes inervan a los músculos constrictores de la faringe y a los músculos intrínsecos de la laringe (fig. 11-19).

Núcleo parasimpático

El núcleo parasimpático forma el núcleo dorsal del vago y se encuentra por debajo del piso de la parte inferior del cuarto ventrículo, posterolateral al núcleo hipogloso (*véase* fig. 11-18). Recibe fibras aferentes del hipotálamo a través de las vías autónomas descendentes. También recibe otras fibras aferentes, incluidas las procedentes del nervio glosofaríngeo (reflejo del seno carotídeo). Las fibras eferentes se distribuyen a los músculos involuntarios de bronquios, corazón, esófago, estómago, intestino delgado y grueso, además del tercio distal del colon transverso (*véase* fig. 11-19).

Núcleo sensitivo

El núcleo sensitivo constituye la parte inferior del **núcleo del tracto solitario**. Las sensaciones gustativas tienen un trayecto a través de los axones periféricos de células nerviosas situadas en el **ganglio inferior del nervio vago**. Las prolongaciones centrales de estas células establecen sinapsis

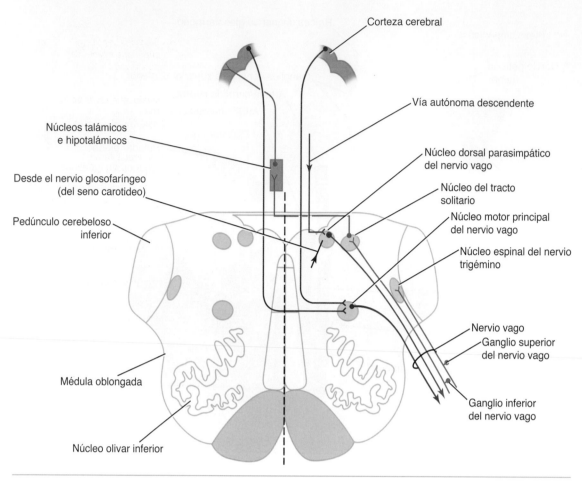

Figura 11-18 Núcleos del nervio vago y sus conexiones centrales.

con las células nerviosas situadas en el núcleo (*véase* fig. 11-18). Las fibras eferentes cruzan el plano medial y ascienden hasta el grupo ventral de núcleos del tálamo contralateral y una serie de núcleos hipotalámicos. Desde el tálamo, los axones de las células talámicas pasan a través de la cápsula interna y la corona radiada para terminar su trayecto en el giro postcentral.

La información aferente relacionada con la sensibilidad común entra en el tronco encefálico a través del ganglio superior del nervio vago, pero termina en el **núcleo espinal del nervio trigémino**.

Trayecto del nervio vago

El nervio vago abandona la superficie anterolateral de la parte superior de la médula oblongada como una serie de pequeñas raíces en un surco entre la oliva y el pedúnculo cerebeloso inferior (*véase* fig. 11-18). Pasa lateralmente por la fosa craneal posterior y abandona el cráneo a través del foramen yugular. El nervio vago posee dos ganglios sensitivos, un ganglio redondeado superior, situado sobre el nervio dentro del foramen yugular, y un **ganglio inferior** cilíndrico, que se encuentra sobre el nervio precisamente debajo del foramen. Por debajo del ganglio inferior, la raíz craneal del nervio accesorio se

une con el nervio vago y se distribuye principalmente en sus ramos faríngeo y laríngeo recurrente.

El nervio vago desciende verticalmente en el cuello dentro de la vaina carotídea, con la vena yugular y las arterias carótidas interna y común.

El **nervio vago derecho** penetra en el tórax y pasa posteriormente a la raíz del pulmón derecho, formando parte del plexo pulmonar. Después, pasa por la superficie posterior del esófago y contribuye al **plexo esofágico**. Entra en el abdomen a través de la abertura esofágica del diafragma. El tronco vagal posterior (mismo nombre actual del vago derecho) se distribuye por la superficie posterior del estómago y, a través de un gran ramo celíaco, por duodeno, hígado, riñones e intestino delgado y grueso, y alcanza a llegar al tercio distal del colon transverso. Esta distribución amplia se consigue a través de los plexos celíaco, mesentérico superior y renal.

El **nervio vago izquierdo** entra en el tórax, cruza el lado izquierdo del arco aórtico y desciende por detrás de la raíz del pulmón izquierdo, así que forma parte del **plexo pulmonar**. El vago izquierdo desciende después sobre la superficie anterior del esófago, así que contribuye al **plexo esofágico**. Entra en el abdomen a través de la abertura esofágica del diafragma. El tronco vagal anterior (que es el nombre que recibe ahora el vago izquierdo) se divide en varios ramos, que se distribu-

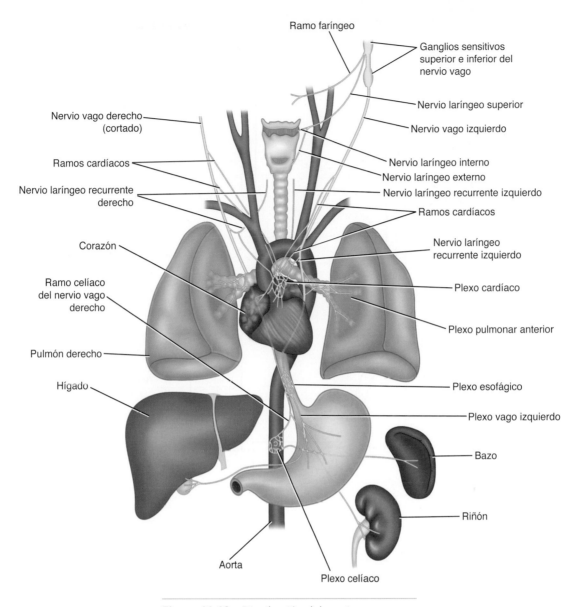

Figura 11-19 Distribución del nervio vago.

yen hasta llegar al estómago, el hígado, la parte superior del duodeno y la cabeza del páncreas.

NERVIO ACCESORIO O ESPINAL (XI NERVIO CRANEAL)

El accesorio es un nervio motor formado por la unión de una parte craneal y una raíz espinal.

Raíz craneal

La raíz (parte) craneal se forma a partir de los axones de células nerviosas del núcleo ambiguo (fig. 11-20). El núcleo recibe fibras corticonucleares de ambos hemisferios cerebrales. Las fibras eferentes del núcleo emergen de la superficie

anterior de la médula oblongada entre la oliva y el pedúnculo cerebeloso inferior.

Trayecto de la raíz craneal

El nervio tiene un trayecto lateral en la fosa craneal posterior, y se une a la raíz espinal. Las dos raíces se unen y abandonan el cráneo a través del foramen yugular. Después, las raíces se separan y la raíz craneal se une al nervio vago y se distribuye en sus ramos faríngeo y laríngeo recurrente hasta los músculos del paladar blando, la faringe y la laringe.

Raíz espinal

La raíz (parte) espinal está formada por axones de células nerviosas del **núcleo espinal**, que se encuentra situado en el cuerno anterior de sustancia gris de la médula espinal en los

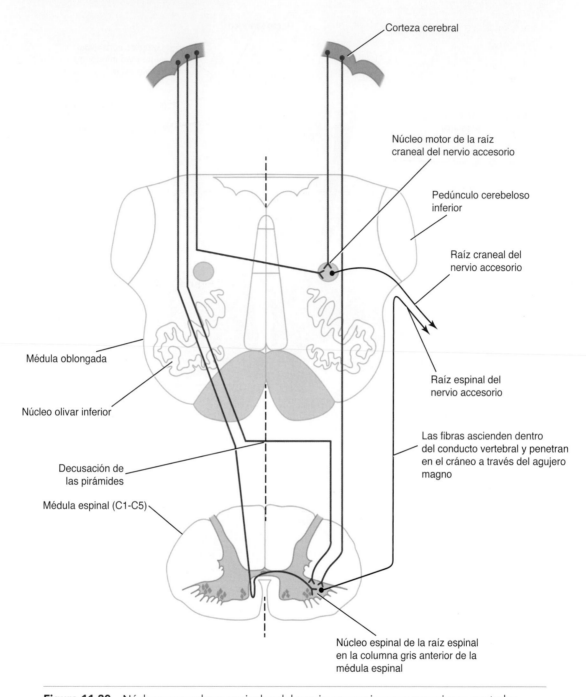

Figura 11-20 Núcleos craneales y espinales del nervio accesorio y sus conexiones centrales.

segmentos cervicales superiores (*véase* fig. 11-20). Se considera que el núcleo espinal recibe fibras corticoespinales de ambos hemisferios cerebrales.

Trayecto de la raíz espinal

Las fibras nerviosas emergen de la médula espinal a medio camino entre las raíces nerviosas anteriores y las posteriores de los nervios espinales cervicales. Las fibras forman un tronco nervioso que asciende al interior del cráneo a través del foramen magno. La raíz espinal pasa lateralmente y se une a la raíz craneal cuando pasa por el foramen yugular. Después de una corta distancia, la raíz espinal se separa de la raíz craneal y tiene un trayecto hacia abajo y lateral, y entra a la profundidad de la superficie del músculo esternocleidomastoideo, al que inerva (fig. 11-21). Después, el nervio cruza el triángulo posterior del cuello y pasa por debajo del músculo trapecio, al que también inerva.

De esta forma, el nervio accesorio da lugar a los movimientos del paladar blando, la faringe y la laringe, y controla el movimiento de dos grandes músculos del cuello.

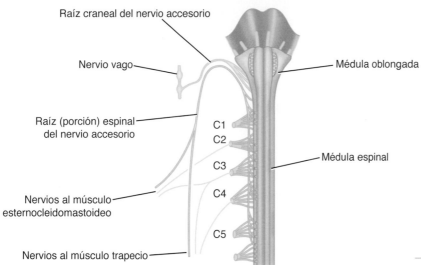

Raíz craneal del nervio accesorio

Nervio vago

Raíz (porción) espinal
del nervio accesorio

Nervios al músculo
esternocleidomastoideo

Nervios al músculo trapecio

Médula oblongada

C1
C2

C3

Médula espinal

C4

C5

Figura 11-21 Distribución del nervio accesorio.

NERVIO HIPOGLOSO (XII NERVIO CRANEAL)

El nervio hipogloso es un nervio motor que inerva todos los músculos intrínsecos de la lengua, además de los músculos estilogloso, hiogloso y geniogloso.

Núcleo hipogloso

El núcleo hipogloso se halla situado cerca de la línea media inmediatamente por debajo del piso de la parte inferior del cuarto ventrículo (fig. 11-22). Recibe fibras corticonucleares de ambos hemisferios cerebrales. Sin embargo, las células de las que depende la inervación del músculo (fig. 11-23)

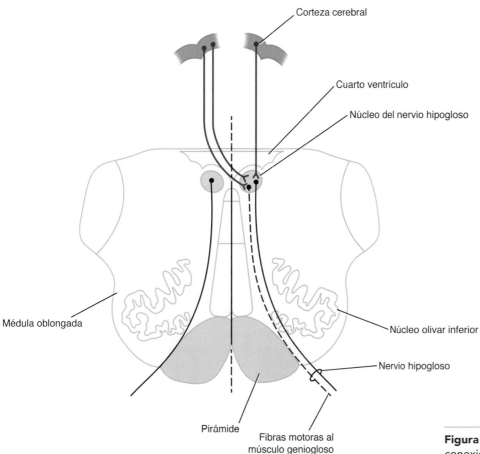

Corteza cerebral

Cuarto ventrículo

Núcleo del nervio hipogloso

Médula oblongada

Núcleo olivar inferior

Nervio hipogloso

Pirámide

Fibras motoras al
músculo geniogloso

Figura 11-22 Núcleo hipogloso y sus conexiones centrales.

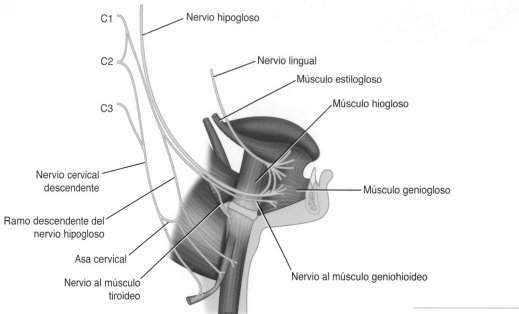

C1 — Nervio hipogloso

C2 — Nervio lingual

— Músculo estilogloso

— Músculo hiogloso

C3

Nervio cervical descendente

Ramo descendente del nervio hipogloso

Asa cervical

Nervio al músculo tiroideo

— Músculo geniogloso

— Nervio al músculo geniohioideo

Figura 11-23 Distribución del nervio hipogloso.

sólo reciben fibras corticonucleares del hemisferio cerebral contralateral.

Las fibras del nervio hipogloso pasan anteriormente a través de la médula oblongada y emergen como una serie de raíces en el surco situado entre la pirámide y la oliva (*véase* fig. 11-22).

Trayecto del nervio hipogloso

Las fibras del nervio hipogloso emergen en la superficie anterior de la médula oblongada entre la pirámide y la oliva (*véase* fig. 11-22). El nervio cruza la fosa craneal posterior y abandona el cráneo a través del conducto hipogloso. El nervio pasa hacia abajo y hacia adelante en el cuello entre la arteria carótida interna y la vena yugular interna, hasta que alcanza el borde inferior del vientre posterior del músculo digástrico. Aquí, gira hacia adelante y cruza las arterias carótidas interna y externa y el asa de la arteria lingual. Pasa a ser profundo hasta el borde posterior del músculo milohioideo y tiene un trayecto por la superficie lateral del músculo hipogloso. Después, el nervio envía ramos a los músculos de la lengua (*véase* fig. 11-23).

En la parte superior de su trayecto, el nervio hipogloso se une con fibras C1 procedentes del plexo cervical. Las fibras nerviosas delicadas se trasladan con el nervio hipogloso sólo porque representa soporte y luego lo dejan para inervar músculos del cuello.

De esta forma, el nervio hipogloso controla los movimientos y la forma de la lengua.

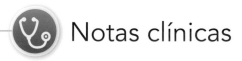 Notas clínicas

Consideraciones generales

Los 12 pares de nervios craneales llevan información al cerebro procedente de órganos receptores exteriores, y transmiten los cambios a los órganos efectores periféricos mediante nervios motores apropiados. Desgraciadamente para el estudiante, las células nerviosas no están ordenadas de forma sencilla, como en la médula espinal, sino que se hallan agrupadas formando **núcleos** que se encuentran en diferentes situaciones y a diferentes niveles en el tronco encefálico. Además, mientras que los nervios espinales poseen fibras somáticas aferentes, fibras viscerales aferentes, fibras somáticas eferentes y fibras viscerales eferentes, los nervios craneales, además, poseen fibras aferentes somáticas especiales (p. ej., visuales y auditivas) y fibras aferentes viscerales especiales (p. ej., gustativas).

Al comentar en las secciones previas las conexiones centrales de los diferentes núcleos de los nervios craneales, se proporcionó una versión práctica simplificada, ya que muchas de las conexiones precisas de los núcleos de los nervios craneales todavía no son conocidas. Los delicados movimientos de los ojos, la laringe y la cara requieren una acción muscular cuidadosamente integrada y el control fino del tono muscular, por lo que debe asumirse que los núcleos motores de los diversos nervios craneales reciben información del cerebelo, el núcleo rojo, la formación reticular y el cuerpo estriado, de la misma forma que las motoneuronas inferiores de la médula espinal.

Deben recordarse tres puntos de valor clínico:

1. Las conexiones corticonucleares bilaterales están presentes para todos los núcleos motores craneales, excepto la parte del núcleo facial que inerva los músculos de la parte inferior de la cara y la parte del núcleo hipogloso que inerva el músculo geniogloso.
2. Los nervios craneales que poseen fibras sensitivas aferentes tienen cuerpos celulares que se encuentran en los ganglios a lo largo del trayecto de los nervios; éstos son equivalentes a los ganglios radiculares posteriores. En el caso de los nervios olfatorios, las células son los receptores olfatorios.
3. En las situaciones en las que los núcleos del nervio craneal están muy próximos, es muy infrecuente que un proceso patológico afecte sólo a un núcleo. Por ejemplo, los grupos celulares del núcleo ambiguo sirven al glosofaríngeo, al vago y a la raíz craneal del nervio accesorio, y la pérdida funcional que afecta a los tres nervios constituye un hallazgo frecuente.

Exploración física

La exploración sistemática de los 12 nervios craneales es una parte importante de la exploración de cualquier paciente neurológico. Puede revelar la existencia de la lesión de un núcleo de un nervio craneal o de sus conexiones centrales, o puede mostrar una interrupción de las motoneuronas inferiores.

Nervio olfatorio

Primero, hay que determinar si las vías nasales están libres. Después, se aplica alguna sustancia aromática claramente reconocible, como aceite de menta, aceite de clavo o tabaco, en cada orificio nasal por separado. Se debe preguntar al paciente si puede oler alguna cosa; si es así, es necesario solicitar que identifique el olor. Es preciso recordar que los aromas alimentarios dependen del sentido del olfato y no del sentido del gusto.

La **anosmia bilateral** puede ser causada por una enfermedad de la membrana mucosa olfatoria, como el resfriado común o la rinitis alérgica. La **anosmia unilateral** puede deberse a una enfermedad que afecta a los nervios, la médula oblongada o el tracto olfatorio. Es poco probable que una lesión de la corteza olfatoria en un lado produzca una anosmia completa, porque las fibras de ambos tractos olfatorios tienen un trayecto hasta ambos hemisferios cerebrales. Las fracturas de la fosa craneal anterior que afectan a la lámina cribiforme del hueso etmoides pueden desgarrar los nervios olfatorios. Los tumores cerebrales de los lóbulos frontales o los meningiomas de la fosa craneal anterior pueden producir anosmia debido a la presión sobre la médula oblongada o el tracto olfatorio.

Nervio óptico

Primero, hay que preguntar al paciente si ha percibido o no algún cambio en su visión. La **agudeza visual** debe ser estudiada para la visión cercana y para la visión lejana. La visión cercana se valora pidiendo al paciente que lea una lámina con un tipo de letra de un tamaño estándar. Se explora cada ojo por separado, con o sin gafas. La visión lejana se estudia solicitando al paciente que lea la cartilla de Snellen a una distancia de 6 m.

Después hay que estudiar los **campos visuales**. El paciente y el explorador se sientan uno enfrente del otro a una distancia de 60 cm. Se pide al paciente que se cubra el ojo derecho y el explorador cubre su propio ojo izquierdo. Se pide al sujeto que mire a la pupila del ojo derecho del explorador. Después, se mueve un pequeño objeto formando un arco alrededor de la periferia del campo de visión y se pregunta al paciente si puede ver el objeto. La extensión del campo de visión del individuo se compara con el campo de visión normal del explorador. Después, se estudia el otro ojo. Es importante no olvidar la pérdida de visión en el área central del campo visual (escotoma central).

LESIONES DE LA VÍA VISUAL

Las lesiones de la vía óptica pueden tener muchas causas patológicas. Los tumores expansivos del cerebro y de las estructuras vecinas, como la glándula hipófisis y las meninges, y los ictus (accidentes vasculares cerebrales) con frecuencia son los causantes. Los efectos más difusos sobre la visión se producen cuando las fibras nerviosas de la vía visual se hallan densamente apretadas entre sí, como en el nervio óptico o el tracto óptico.

CEGUERA CIRCUNFERENCIAL

La ceguera circunferencial puede ser causada por reacciones emocionales o por neuritis óptica (fig. 11-24 [1]). La neuritis óptica puede producirse después de la diseminación de una infección a partir de los senos esfenoidal o etmoidal; el nervio se infecta cuando pasa a través del conducto óptico para entrar en la cavidad orbitaria.

CEGUERA TOTAL UNILATERAL

La ceguera total unilateral se produce después de la sección completa de un nervio óptico (*véase* fig. 11-24 [2]).

HEMIANOPSIA NASAL

La hemianopsia nasal puede ser secundaria a una lesión parcial del quiasma óptico en su parte lateral (*véase* fig. 11-24 [3]).

HEMIANOPSIA BITEMPORAL

La hemianopsia bitemporal puede ser consecuencia de una sección sagital del quiasma óptico (*véase* fig. 11-24 [4]). Este cuadro habitualmente está producido por un tumor de la glándula hipófisis que ejerce presión sobre el quiasma óptico.

HEMIANOPSIA CONTRALATERAL HOMÓNIMA

La hemianopsia homónima contralateral se origina por la división del tracto óptico o la radiación óptica o la destrucción de la corteza visual en un lado; la lesión produce la misma hemianopsia en ambos ojos, es decir, hemianopsia homónima (*véase* fig.11-24 [5-7]). Si se secciona el tracto óptico derecho, por ejemplo, se producirá una hemianopsia temporal izquierda y una hemianopsia nasal derecha.

EXPLORACIÓN DEL FONDO DE OJO

El fondo de ojo debe explorarse con un oftalmoscopio. Se pide al paciente que mire un objeto distante. Cuando se explora el ojo derecho, el médico debe utilizar su ojo derecho, y tiene que sostener el oftalmoscopio con su mano derecha. El médico debe explorar de forma sistemática el fondo de ojo; busca y examina primero la papila óptica, después la retina, luego los vasos sanguíneos y, por último, la mácula.

La **papila óptica** tiene color rosado cremoso, y el borde lateral se ve con claridad. El centro de la papila es más pálido y está ahuecado.

La **retina** es de color rojo rosado y no debe contener sangrados ni exudados.

Los **vasos sanguíneos** constan de cuatro arterias principales con sus venas respectivas. Se deben explorar con cuidado los cruces arteriovenosos. Las venas no tienen que verse indentadas por las arterias.

La **mácula** se explora pidiendo al paciente que mire directamente a la luz del oftalmoscopio. Debe tener un aspecto ligeramente más oscuro que la retina circundante.

EXPLORACIÓN DEL MÚSCULO EXTRAOCULAR

Para examinar los músculos extraoculares, se fija la cabeza del paciente y se le pide que mueva los ojos, ordenadamente,

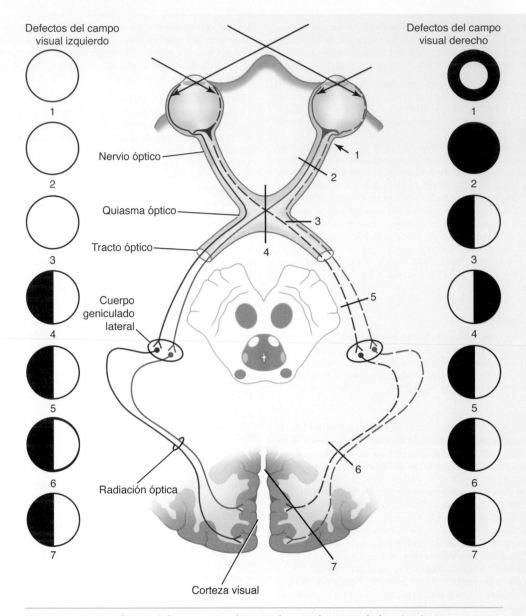

Defectos del campo visual izquierdo

Defectos del campo visual derecho

Nervio óptico

Quiasma óptico

Tracto óptico

Cuerpo geniculado lateral

Radiación óptica

Corteza visual

Figura 11-24 Defectos del campo visual asociados con lesiones de las vías ópticas. **1.** Ceguera circunferencial derecha por neuritis retromedular. **2.** Ceguera total del ojo derecho por sección del nervio óptico derecho. **3.** Hemianopsia nasal derecha debida a una lesión parcial del lado derecho del quiasma óptico. **4.** Hemianopsia bitemporal debida a lesión completa del quiasma óptico. **5.** Hemianopsia temporal izquierda y hemianopsia nasal derecha debidas a lesión del tracto óptico derecho. **6.** Hemianopsia temporal izquierda y hemianopsia nasal derecha debidas a una lesión de la radiación óptica derecha. **7.** Hemianopsia temporal izquierda y hemianopsia nasal derecha debidas a una lesión de la corteza visual derecha.

hacia la izquierda, hacia la derecha, hacia arriba y hacia abajo, tan lejos como pueda en cada dirección. Después, se pide al paciente que mire hacia arriba y lateralmente, hacia arriba y medialmente, hacia abajo y medialmente, y hacia abajo y lateralmente.

Se estudian las reacciones pupilares de convergencia asociadas con la acomodación y los reflejos pupilares fotomotor directo y consensual. Las vías nerviosas implicadas en los reflejos pupilares se describen en las páginas 328-329.

Nervio oculomotor

El nervio oculomotor inerva todos los músculos extraoculares, excepto el oblicuo superior y el recto lateral. También inerva el músculo estriado del elevador superior del párpado y el músculo liso que participa en la acomodación, principalmente, el esfínter de la pupila y el músculo ciliar.

En una lesión completa del nervio oculomotor, el ojo no se puede mover hacia arriba, hacia abajo o hacia el centro. En reposo, el ojo mira lateralmente (estrabismo externo), correspondiendo a la actividad del recto lateral, y hacia abajo, correspondiendo a la actividad del oblicuo superior. El paciente ve doble (diplopia). Existe una caída del párpado superior (ptosis) debido a la parálisis del elevador del párpado superior. La pupila se halla ampliamente dilatada y es arreactiva a la luz, correspondiendo a la parálisis del esfínter pupilar y a la acción sin oposición del dilatador (inervado por el simpático). La acomodación del ojo está paralizada.

Las lesiones incompletas del nervio oculomotor son frecuentes y pueden respetar los músculos intraoculares. El cuadro en el que la inervación de los músculos extraoculares está conservada y hay una pérdida selectiva de la inervación autónoma del esfínter pupilar y del músculo ciliar se denomina *oftalmoplejía interna*. El cuadro en el que el esfínter pupilar y el músculo ciliar están respetados y hay parálisis de los músculos extraoculares se conoce como *oftalmoplejía externa*.

La posible explicación de la afectación de los nervios autónomos y la conservación de las fibras restantes es que las fibras autónomas parasimpáticas están situadas superficialmente dentro del nervio oculomotor y, probablemente, son las primeras afectadas por la compresión. La naturaleza de la enfermedad también desempeña un papel. Por ejemplo, en los casos de diabetes con alteración de la conducción nerviosa (neuropatía diabética), las fibras autónomas no se hallan afectadas, mientras que los nervios de los músculos extraoculares están paralizados.

Los cuadros que afectan con mayor frecuencia al nervio oculomotor son la diabetes, los aneurismas, los tumores, los traumatismos, la inflamación y la enfermedad vascular. *Véanse* las lesiones del nervio oculomotor en el mesencéfalo (síndrome de Benedikt) en la página 217.

Nervio troclear

El nervio troclear inerva al músculo oblicuo superior, que rota el ojo hacia abajo y lateralmente.

En las lesiones del nervio troclear, el paciente presenta visión doble al mirar recto hacia abajo, porque las imágenes de los dos ojos están inclinadas una en relación con la otra. Esto se debe a que el oblicuo superior está paralizado y el ojo se gira medialmente además de hacia abajo. De hecho, el paciente tiene una gran dificultad para girar el ojo hacia abajo y afuera.

Los cuadros que con mayor frecuencia afectan al nervio troclear incluyen los estiramientos o hematomas como complicación de traumatismos craneoencefálicos (el nervio es largo y delgado), la trombosis del seno cavernoso, el aneurisma de la arteria carótida interna y las lesiones vasculares de la parte dorsal del mesencéfalo. *Véanse* las lesiones del nervio troclear en el mesencéfalo en la página 217.

Nervio motor ocular externo (*abducens*)

El nervio *abducens* inerva el músculo recto lateral, que gira el ojo hacia afuera. En una lesión del nervio *abducens*, el paciente no puede girar el ojo hacia afuera. Cuando el paciente está mirando hacia adelante, el recto lateral está paralizado, y el recto lateral medial sin oposición lleva al globo ocular medialmente, lo cual causa un **estrabismo interno**. También hay diplopia.

Las lesiones del nervio *abducens* pueden deberse a traumatismos craneoencefálicos (el nervio es largo y delgado), la trombosis del seno cavernoso o el aneurisma de la arteria carótida interna, y lesiones vasculares del puente.

OFTALMOPLEJÍA INTERNUCLEAR

Las lesiones del fascículo longitudinal medial desconectan el núcleo oculomotor que inerva el músculo recto medial del núcleo *abducens* y el músculo recto lateral. Cuando se pide al paciente que mire lateralmente a la derecha o a la izquierda, el recto lateral homolateral se contrae, girando el ojo lateral-

mente, pero el recto medial contralateral no consigue contraerse y el ojo mira recto hacia adelante.

Puede producirse oftalmoplejía internuclear bilateral en la esclerosis múltiple, la vasculopatía oclusiva y los traumatismos o los tumores del tronco encefálico. La oftalmoplejía internuclear unilateral puede desarrollarse a partir de una rama pequeña de la arteria basilar.

Nervio trigémino

El nervio trigémino tiene raíces sensitivas y motoras. La raíz sensitiva alcanza el ganglio trigémino desde donde emergen las divisiones oftálmica (V_1), maxilar (V_2) y mandibular (V_3). La raíz motora se une con la división mandibular.

La función sensitiva puede estudiarse mediante el uso de algodón y una aguja aplicados sobre cada área de la cara inervada por las divisiones del nervio trigémino (*véase* fig. 11-9). Obsérvese que existe muy poca superposición de los dermatomas, y que la piel que cubre el ángulo de la mandíbula se halla inervada por ramos procedentes del plexo cervical (C2 y C3). En las lesiones de la división oftálmica, la córnea y la conjuntiva son insensibles al tacto.

La función motora puede estudiarse pidiendo al paciente que apriete los dientes. Los músculos masetero y temporal se pueden palpar y se aprecia cómo se endurecen mientras se contraen.

NEURALGIA DEL TRIGÉMINO

En la neuralgia del trigémino, existe un dolor insoportable en la cara que es de causa desconocida y afecta a las fibras para el dolor del nervio trigémino. El dolor se experimenta habitualmente sobre las áreas de la piel inervadas por las divisiones maxilar y mandibular del nervio trigémino; rara vez el dolor se experimenta en el área inervada por el ramo oftálmico.

Nervio facial

El nervio facial inerva los músculos de la expresión facial y los dos tercios anteriores de la lengua con fibras gustativas, y es secretomotor para las glándulas lagrimal, submandibular y sublingual.

Para estudiar el nervio facial, se pide al paciente que enseñe los dientes separando los labios con los dientes cerrados. Habitualmente, se muestran áreas iguales de los dientes superiores e inferiores en ambos lados. Si existe una lesión del nervio facial en un lado, la boca se ve torcida. Se muestra un área mayor de los dientes en el lado donde el nervio está intacto, ya que la boca es estirada hacia ese lado. Otra prueba útil consiste en pedir al paciente que cierre los ojos con fuerza. Entonces, el explorador intenta abrir los ojos levantando suavemente los párpados superiores del paciente. En el lado de la lesión, el orbicular del ojo está paralizado, de forma que el párpado de este lado se levanta fácilmente.

La sensación del gusto en cada mitad de los dos tercios anteriores de la lengua se puede estudiar colocando pequeñas cantidades de azúcar, sal, vinagre y quinina sobre la lengua para explorar las sensaciones de dulce, salado, ácido y amargo.

LESIONES DEL NERVIO FACIAL

El nervio facial puede resultar lesionado o ser disfuncional en cualquier lugar a lo largo del recorrido desde el tronco encefálico hasta la cara. Su relación anatómica con otras estructuras ayuda enormemente a la localización de la lesión. Si no funcionan el nervio *abducens* (que inerva el músculo recto lateral) y el nervio facial, ello debe sugerir una lesión en el puente. Si no funcionan los nervios vestibulococlear (para el equilibrio y la audición) y facial, debe considerarse una lesión del meato acústico interno. Si el paciente es excesivamente sensible al sonido en un oído, la lesión probablemente afecte al nervio

nervio del músculo estapedio, que surge del nervio facial en el conducto facial.

La pérdida del gusto en los dos tercios anteriores de la lengua indica que el nervio facial está lesionado proximalmente al punto donde se origina el ramo de la cuerda del tímpano en el conducto facial.

Una tumefacción dura de la glándula salival parótida asociada con una afección de la función del nervio facial es fuertemente indicativa de un cáncer de la glándula parótida con afectación del nervio al interior de la glándula.

Las laceraciones profundas de la cara pueden afectar a los ramos del nervio facial.

La parte del núcleo facial que controla los músculos de la parte superior de la cara recibe fibras corticonucleares desde ambos hemisferios cerebrales. Por lo tanto, se deduce que con una lesión que afecta a las motoneuronas superiores, sólo estarán paralizados los músculos de la parte inferior de la cara (fig. 11-25 [1]). Sin embargo, en los pacientes con una lesión del propio núcleo motor del nervio facial (es decir, una lesión de la motoneurona inferior), estarán paralizados todos los músculos del lado de la cara afectado (*véase* fig. 11-25 [2]). El párpado inferior caerá y el ángulo de la boca descenderá. Las lágrimas fluirán sobre el párpado inferior y la saliva caerá por la comisura de la boca. El paciente será incapaz de cerrar el ojo y también de mostrar completamente los dientes en el lado afectado.

En los pacientes con hemiplejía, los movimientos emocionales de la cara suelen estar conservados. Esto indica que las motoneuronas superiores que controlan estos movimientos **mímicos** tienen un recorrido separado de las fibras corticomedulares principales. Una lesión que afecta a esta vía separada sola da lugar a una pérdida de movimientos emocionales, pero los movimientos voluntarios están conservados. Una lesión más extensa producirá parálisis facial tanto mimética como voluntaria.

PARÁLISIS DE BELL

La parálisis de Bell es una disfunción del nervio facial, mientras se encuentra dentro del conducto facial; suele ser unilateral. El lugar de la disfunción determina los aspectos del nervio facial que no funcionan.

La tumefacción del nervio dentro del conducto óseo causa presión sobre las fibras nerviosas; ello da lugar a una pérdida temporal de la función del nervio y produce una parálisis facial del tipo de motoneurona inferior. La causa de la parálisis de Bell es desconocida; en ocasiones, se produce después de la exposición de la cara a una corriente de aire frío.

Nervio vestibulococlear

El nervio vestibulococlear inerva el utrículo y el sáculo, que son sensibles a los cambios estáticos en el equilibrio; los conductos

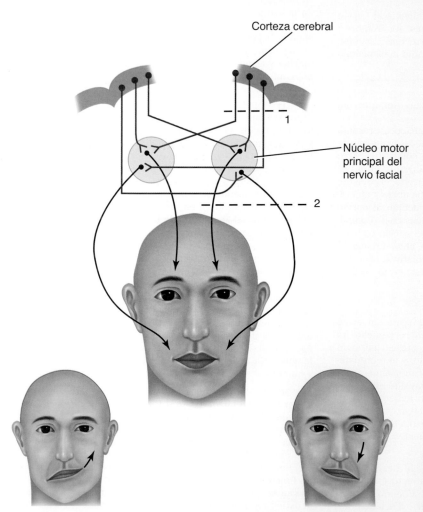

Figura 11-25 Defectos de expresión facial asociados con lesiones de las motoneuronas superiores (1) y las motoneuronas inferiores (2).

semicirculares, que son sensibles a los cambios en el equilibrio dinámico; y la cóclea, que es sensible al sonido.

ALTERACIONES DE LA FUNCIÓN DEL NERVIO VESTIBULAR

Las alteraciones de la función del nervio vestibular incluyen mareo (**vértigo**) y **nistagmo** (*véase* p. 242). El nistagmo vestibular es una oscilación rítmica incontrolable de los ojos, y la fase rápida se aleja del lado de la lesión. Esta forma de nistagmo es esencialmente una alteración en el control reflejo de los músculos extraoculares, que es una de las funciones de los conductos semicirculares. Habitualmente, los impulsos nerviosos pasan de forma refleja desde los conductos a través del nervio vestibular, los núcleos vestibulares y el fascículo longitudinal medial hasta los núcleos de los nervios craneales III, IV y VI, que controlan los músculos extraoculares; el cerebelo ayuda a coordinar los movimientos musculares.

La función vestibular puede estudiarse con **pruebas calóricas**. Éstas incluyen la elevación y el descenso de la temperatura en el meato acústico externo, que induce corrientes de convección en la endolinfa de los conductos semicirculares (sobre todo, en el conducto semicircular lateral) y estimula las terminaciones del nervio vestibular.

Las causas de vértigo incluyen enfermedades del laberinto, como la enfermedad de Ménière. Las lesiones del nervio vestibular, los núcleos vestibulares y el cerebelo también pueden ser responsables. La esclerosis múltiple, los tumores y las lesiones vasculares del tronco encefálico también provocan vértigo.

ALTERACIONES DE LA FUNCIÓN DEL NERVIO COCLEAR

Las alteraciones de la función coclear se manifiestan como **sordera** y **acúfenos**. Se debe estudiar la capacidad del paciente para escuchar una voz susurrada o la vibración de un diapasón; cada oído tiene que explorarse por separado.

La pérdida de la audición puede deberse a un defecto del mecanismo de conducción auditiva en el oído medio, una lesión de las células receptoras en el órgano espiral de Corti en la cóclea, una lesión del nervio coclear, una lesión de las vías auditivas centrales o una lesión de la corteza del lóbulo temporal.

Las lesiones del oído interno incluyen **enfermedad de Ménière**, **laberintitis aguda** y **traumatismos** como consecuencia de una lesión craneoencefálica. Las lesiones del nervio coclear incluyen **tumores** (**neurinoma del acústico**) y **traumatismos**. Las lesiones del sistema nervioso central incluyen **tumores del mesencéfalo** y **esclerosis múltiple**. Únicamente las lesiones bilaterales del lóbulo temporal causan sordera.

Nervio glosofaríngeo

El nervio glosofaríngeo inerva el músculo estilofaríngeo y envía fibras secretomotoras a la glándula parótida. Las fibras sensitivas inervan el tercio posterior de la lengua para la sensibilidad general y gustativa.

La integridad de este nervio puede evaluarse estudiando la sensibilidad general del paciente y la del gusto sobre el tercio posterior de la lengua.

Las lesiones aisladas del nervio glosofaríngeo son infrecuentes y, por lo general, incluyen además el nervio vago.

Nervio vago

El nervio vago inerva muchos órganos importantes, pero la exploración de este nervio depende del estudio de la función de los ramos de la faringe, el paladar blando y la laringe. El reflejo **faríngeo** o **neuseoso** puede explorarse tocando la pared lateral de la faringe con una espátula. Esto debe causar inmediatamente que el paciente presente náuseas, es decir,

los músculos faríngeos se contraerán. La neurona aferente del reflejo faríngeo tiene un trayecto por el nervio glosofaríngeo, y las neuronas eferentes tienen un trayecto por los nervios glosofaríngeo (para el músculo estilofaríngeo) y vago (para los músculos constrictores de la faringe). Las lesiones unilaterales del vago dan lugar a un reflejo nauseoso escaso o ausente en este lado.

La inervación del paladar blando se puede estudiar solicitando al paciente que diga "ah". Por lo general, el paladar blando se levantará y la úvula se moverá hacia atrás en la línea media.

Todos los músculos de la laringe están inervados por el ramo laríngeo recurrente del vago, excepto el músculo cricotiroideo, que está inervado por el ramo laríngeo externo del ramo laríngeo superior del vago. La ronquera o la ausencia de la voz pueden ser síntomas de parálisis del nervio vago. Los movimientos de las cuerdas vocales pueden estudiarse mediante una exploración con laringoscopio. Las lesiones que afectan al nervio vago en la fosa craneal posterior suelen afectar también a los nervios glosofaríngeo, accesorio e hipogloso.

Nervio accesorio

El nervio accesorio inerva los músculos esternocleidomastoideo y trapecio mediante su raíz espinal. Se debe pedir al paciente que gire la cabeza hacia un lado contra una resistencia, lo cual origina que el músculo esternocleidomastoideo del lado opuesto entre en acción. Después, hay que pedirle al paciente que se encoja de hombros, lo cual hace que entren en acción los músculos trapecios.

Las lesiones de la parte espinal del nervio accesorio dan lugar a la parálisis de los músculos esternocleidomastoideo y trapecio. El músculo esternocleidomastoideo se atrofiará y existirá debilidad para girar la cabeza hacia el lado opuesto. El músculo trapecio también se atrofiará, lo que causará caída del hombro del mismo lado y debilidad y dificultad para levantar el brazo por encima de la línea horizontal.

Las lesiones de la parte espinal del nervio accesorio pueden producirse en cualquier lugar a lo largo de su trayecto, y pueden deberse a tumores o a traumatismos por heridas cortantes o por proyectil de arma de fuego en el cuello.

Nervio hipogloso

El nervio hipogloso inerva los músculos intrínsecos de la lengua y los músculos estilogloso, hiogloso y genigloso. Para explorar la integridad del nervio, hay que solicitar al paciente que saque la lengua; si existe una lesión de la motoneurona inferior, se observará que la lengua se desvía hacia el lado paralizado. La lengua será más pequeña en el lado de la lesión, debido a la atrofia muscular, y la fasciculación puede acompañar o preceder a la atrofia. Debe recordarse que la mayor parte del núcleo hipogloso recibe fibras corticonucleares de ambos hemisferios cerebrales. Sin embargo, la parte del núcleo que inerva el músculo geniogloso recibe fibras corticonucleares sólo del hemisferio cerebral. Si un paciente tiene una lesión de las fibras corticonucleares, no existirá atrofia ni fibrilación de la lengua, y con la protrusión de ésta, la lengua se desviará hacia el lado contralateral de la lesión (hay que recordar que el genigloso es el músculo que empuja a la lengua hacia adelante).

Las lesiones del nervio hipogloso pueden producirse en cualquier lugar a lo largo de su trayecto, y pueden deberse a tumores, enfermedades desmielinizantes, siringomielia o ictus. La lesión del nervio en el cuello puede producirse también después de heridas cortantes o por proyectil de arma de fuego.

Conceptos clave

Organización de los nervios craneales

- Los 12 nervios craneales abandonan el cerebro o porción superior de la médula espinal y atraviesan los forámenes y hendiduras craneales. Todos se distribuyen en la cabeza y el cuello, excepto el X nervio craneal, el cual también inerva estructuras de tórax y abdomen.
- Los nervios olfatorio, óptico y vestibulococlear son sensitivos por completo. El oculomotor, troclear, motor ocular común (*abducens*), accesorio e hipogloso son sensitivos por completo. Los pares restantes son sensitivos y motores.

I nervio craneal

- Los nervios olfatorios constituyen una serie de células bipolares que se encuentran en la membrana mucosa del techo de la cavidad nasal. Las proyecciones de los vellos olfatorios responden a los olores del entorno, lo que estimula a los nervios olfatorios.
- Los nervios están mielinizados por células de Schwann y se proyectan por la lámina cribiforme para hacer sinapsis en células mitrales y en penacho ubicadas en el bulbo olfatorio.
- Los axones de las células mitrales y en penacho forman el tracto olfatorio y se proyectan hacia la corteza olfatoria primaria, con lo que se cumple la función del olfato.
- Las conexiones secundarias de toda la corteza controlan la apreciación o la activación de respuestas emocionales o autónomas a los olores percibidos.

II nervio craneal

- Las fibras del nervio óptico son los axones de células ganglionares de la retina. El nervio óptico deja la cavidad orbitaria a través del conducto óptico y se une al nervio del lado contrario para formar el quiasma óptico.
- El tracto óptico surge del quiasma óptico, que incluye axones de la mitad complementaria de cada ojo (es decir, nasal ipsilateral con temporal contralateral).
- La mayoría de las fibras del tracto óptico establecen sinapsis en el cuerpo geniculado lateral del tálamo, el cual se proyecta hacia la corteza visual primaria mediante las radiaciones ópticas.
- Una cantidad menor de fibras no hace sinapsis en el núcleo geniculado lateral, sino que se proyectan al núcleo pretectal y el colículo superior; se asocian con reflejos fotomotores.

III nervio craneal

- El nervio oculomotor lleva fibras motoras somáticas y viscerales de los núcleos oculomotor principal y de Edinger-Westphal (parasimpático), respectivamente.

- Este nervio controla el movimiento de los músculos extraoculares, el músculo liso del iris y los músculos ciliares para realizar las acciones constrictora y de acomodación.
- Las fibras nerviosas salen del mesencéfalo en la fosa interpeduncular y salen de la cavidad craneal a través de la hendidura orbitaria superior.

IV nervio craneal

- Las fibras motoras del núcleo troclear salen del mesencéfalo por atrás y se cruzan de inmediato con el nervio del lado contrario.
- Los nervios trocleares pasan por delante alrededor del mesencéfalo y salen de la cavidad craneal a través de la hendidura orbitaria superior para inervar el músculo oblicuo superior del globo ocular.

V nervio craneal

- El trigémino es el nervio craneal más grande; porta la sensación de la cabeza y el control motor de los músculos de la masticación.
- El nervio trigémino cuenta con cuatro núcleos, tres de los cuales son sensitivos (principal, espinal, mesencefálico) y uno motor.
- El dolor, la temperatura, el tacto y la presión viajan por los axones cuyos cuerpos celulares se encuentran en el ganglio sensitivo semilunar o trigémino:
  - Las sensaciones de tacto y presión las llevan fibras que establecen sinapsis en el núcleo sensitivo principal.
  - Las sensaciones de dolor y temperatura las llevan fibras que hacen sinapsis en el núcleo espinal.
  - Las fibras propioceptivas de los músculos de la cara, la órbita, la boca y la masticación, hacen sinapsis en el núcleo mesencefálico.
- El nervio trigémino está conformado por tres nervios principales: oftálmico (V_1), maxilar (V_2) y mandibular (V_3).

VI nervio craneal

- Las fibras motoras del núcleo del nervio *abducens* salen del tronco encefálico en la unión del puente y la médula oblongada.
- El nervio *abducens* sale de la cavidad craneal a través de la hendidura orbitaria superior, a la órbita, donde inerva al músculo recto lateral del globo ocular.

VII nervio craneal

- Las fibras del nervio facial se originan en el núcleo motor principal, salivar superior (parasimpático) y lagrimal (parasimpático), y núcleo del tracto solitario (sensitivo).
- Las fibras motoras salen de la cavidad craneal a través del meato acústico interno, donde se unen a la raíz sensitiva del tallo proveniente del ganglio geniculado.
- Las fibras del núcleo motor inervan a los músculos de la expresión facial, el estribo, el vientre posterior del digástrico y los músculos estilohioideos.
- Las fibras del núcleo salivar superior inervan las glándulas salivales submandibular y sublingual. El núcleo lagrimal inerva la glándula lagrimal.
- El núcleo sensitivo recibe fibras gustativas de los dos tercios anteriores de la lengua.

VIII nervio craneal

- El nervio vestibulococlear consta de dos partes, nervio vestibular y nervio coclear.
- El nervio vestibular conduce información respecto a la posición de la cabeza desde el utrículo, el sáculo y los conductos semicirculares.
- Los cuerpos celulares de tales fibras se localizan en el ganglio vestibular y se proyectan hacia el complejo nuclear vestibular, un grupo de núcleos que transmiten información vestibular hacia la corteza y la médula espinal.
- El nervio coclear consta de cuerpos celulares bipolares en el núcleo espiral de la cóclea, con fibras que transportan sensaciones cocleares a los núcleos cocleares anterior y posterior.
- Las fibras neuronales de segundo orden de los núcleos cocleares se comunican con el núcleo posterior del cuerpo trapezoide, el cual envía un haz desde las fibras neuronales de tercer orden, llamado lemnisco lateral, hacia el colículo inferior y cuerpo geniculado medial. Desde aquí, los axones se proyectan hacia la corteza auditiva primaria del giro temporal superior.

IX nervio craneal

- El nervio glosofaríngeo tiene tres núcleos: el motor principal, el salivar inferior (parasimpático), el trigémino espinal (sensitivo) y el núcleo del tracto solitario (sensitivo).
- Las fibras motoras inervan los músculos estilofaríngeos.
- Las fibras parasimpáticas inervan la glándula salival parótida.

- Las fibras sensitivas de la faringe y tercio posterior de la lengua establece sinapsis en el núcleo espinal del trigémino, en tanto las del sabor y el seno carotídeo y los reflejos corporales hacen sinapsis en el núcleo solitario.
- El nervio glosofaríngeo sale de la cavidad craneal por el foramen yugular.

X nervio craneal

- El vago tiene cuatro núcleos: ambiguo (motor), dorsal (parasimpático), trigémino espinal (sensitivo) y del tracto solitario (sensitivo).
- Las fibras motoras del núcleo ambiguo inervan a los músculos constrictores de la faringe y a los músculos intrínsecos de la laringe.
- Las fibras sensitivas transportan sensación de sabor de la epiglotitis y fibras viscerales aferentes desde los órganos que establecen sinapsis en el núcleo solitario. La sensación de la mucosa de la laringe termina en el núcleo espinal del trigémino.
- Las fibras parasimpáticas del núcleo dorsal del vago se distribuyen a los músculos involuntarios de bronquios, corazón, esófago, estómago, intestino delgado y hasta dos tercios del colon transverso.
- El nervio vago sale de la cavidad craneal a través del foramen yugular.

XI nervio craneal

- El accesorio es un nervio motor que recibe fibras eferentes del núcleo ambiguo y del cuerno anterior de sustancia gris de los primeros cinco segmentos de la médula espinal.
- Las fibras que tienen su origen en los cuernos de sustancia gris provocan el movimiento de los músculos esternocleidomastoideo y trapecio.
- Las fibras del núcleo ambiguo transitan con el nervio vago y suele considerarse que realizan funciones del X nervio craneal.
- El nervio accesorio sale de la cavidad craneal a través del foramen yugular.

XII nervio craneal

- El hipogloso es un nervio motor que recibe sus fibras eferentes del núcleo hipogloso e inerva a los músculos de la lengua.
- El nervio hipogloso sale de la médula oblongada entre la pirámide y la oliva y cruza el conducto hipogloso para salir de la cavidad craneal.

Solución de problemas clínicos

1. Una mujer de 60 años de edad es vista por presentar de forma brusca visión doble. Estaba mirando su programa de televisión favorito el día antes, cuando le sucedió de repente. No presentaba otros síntomas. Después de una exploración física completa, se observa que su ojo derecho, en reposo, está girado hacia adentro y es incapaz de moverlo hacia afuera. También se observa una cantidad moderada de glucosa en la orina, y una concentración de glucosa en sangre demasiado elevada. Cuando se la interroga a fondo, reconoce que recientemente ha observado que tenía que beber agua con mayor frecuencia, especialmente durante la noche. También afirma que a menudo tiene sed. Ha perdido 11.5 kg de peso durante los últimos 2 años. Utilice sus conocimientos de neuroanatomía para explicar el problema que presenta en el ojo derecho. ¿Considera que existe una conexión entre la glucosuria, la hiperglucemia, la poliuria, la polidipsia y la pérdida de peso con la alteración del ojo?

2. Un joven de 18 años de edad es ingresado inconsciente al hospital después de un grave accidente de motocicleta. Luego de haber llevado a cabo una exploración física completa y tomarle radiografías lateral y anteroposterior de cráneo, se observa que el paciente tiene una fractura que afecta a la fosa craneal anterior. También presenta una secreción acuosa y sanguinolenta leve, pero continua, a través del orificio nasal izquierdo. Tres días más tarde, recupera la consciencia, y una exploración física posterior pone de manifiesto que ha perdido el olfato. Para examinarlo, se le pide que identifique el olor del café, aceite de clavo y aceite de menta. Utilice sus conocimientos de neuroanatomía para diagnosticar lo que es incorrecto en este paciente. ¿Es posible que las personas sanas con un sentido agudo del olfato sean incapaces de reconocer aromas habituales? ¿Un tumor que ha destruido la corteza olfatoria de un hemisferio cerebral podría ser causa de la anosmia en este paciente?

3. Un hombre de 72 años de edad con antecedentes de problemas cerebrovasculares acude a visitar a su médico porque hace 3 días empezó con problemas para leer el periódico. Se queja de que la letra impresa ha empezado a inclinarse y que ha empezado a ver doble. También afirma que ha encontrado difícil ver los escalones al bajar las escaleras para llegar al consultorio. En la exploración física, el paciente presenta debilidad del movimiento del ojo derecho tanto hacia abajo como hacia afuera. Utilice sus conocimientos de neuroanatomía para explicar los signos y síntomas de este paciente. Si se asume que el lugar de la lesión es un núcleo de un nervio craneal, ¿está afectado el derecho o el izquierdo?

4. Un hombre de 73 años de edad consulta con su médico porque se ha quedado sordo. El único otro síntoma es que no cree ser tan alto como solía ser, y está preocupado al descubrir que cada año tiene que comprar un sombrero de tamaño más grande. El médico diagnostica una osteitis deformante (enfermedad de Paget), y explica a los estudiantes de medicina que se trata de una enfermedad de los huesos que afecta la reabsorción ósea y la formación de nuevo tejido óseo. Estos cambios óseos dan lugar a un aumento de tamaño del cráneo, deformidades de la columna vertebral y arqueamiento de los huesos largos de las piernas. El médico pregunta a los estudiantes si existe alguna conexión entre la enfermedad ósea y la sordera del paciente, y qué otros nervios craneales estarían especialmente interesados en explorar. ¿Cómo habría respondido usted a estas preguntas?

5. Un neurólogo visita a un hombre de 25 años de edad que presenta una sensación de pesadez en ambas piernas e inestabilidad al caminar. En la exploración física, el paciente tiene lesiones ampliamente diseminadas que afectan a los tractos corticoespinales, el cordón posterior de sustancia blanca y los nervios ópticos. Se establece un diagnóstico de esclerosis múltiple. Esta enfermedad, de origen desconocido, afecta principalmente la sustancia blanca del cerebro y la médula espinal. ¿Considera usted que los síntomas de vértigo de este paciente podrían estar originados por esta enfermedad?

6. Una mujer de 54 años de edad con hemiplejía izquierda es explorada por un estudiante de cuarto año de medicina. Revisa de manera diligente cada nervio craneal; registra cualesquiera alteraciones. Durante la exploración, se coloca de pie detrás de la paciente, sujeta suavemente los músculos trapecios entre sus dedos y le pide que encoja los hombros contra una resistencia. Le sorprende no observar señales de debilidad ni atrofia en ambos músculos. ¿Esperaría encontrar evidencia de debilidad o atrofia en los músculos trapecios de un paciente con hemiplejía?

7. Un hombre de 35 años de edad es ingresado en el hospital con dolor intenso en el lado derecho de la frente y el ojo derecho. El dolor empezó 3 semanas atrás, y desde entonces su aumento es progresivo. Hace una semana, empezó a ver doble, y esta mañana su esposa descubrió que su ojo derecho estaba desviado hacia fuera. El médico de guardia realiza una exploración neurológica detallada de este paciente y encuentra una desviación lateral del ojo derecho, dilatación de la pupila derecha con pérdida de los reflejos fotomotores directo y consensual, y parálisis de todos los movimientos oculares del lado derecho, excepto lateralmente. Recomienda al paciente que en un inicio se someta a un estudio de imagen con tomografía computarizada (TC) y RM cerebrales, y más tarde solicita una arteriografía carotídea del lado derecho. El estudio muestra la existencia de un aneurisma de la arteria carótida interna en el lado derecho. Explique los signos y los síntomas de este paciente. Relacione los signos y los síntomas con el aneurisma.

8. Durante los pases de visita en la sala de hospitalización, un neurólogo muestra los signos y los síntomas de la neurosífilis a un grupo de estudiantes. El paciente es un hombre de 62 años de edad. El médico pide a los estudiantes que observen que las dos pupilas del paciente son pequeñas y están fijas, y que no se alteran al aplicar una luz sobre los

ojos o al taparlos. Sin embargo, se observa que las pupilas se contraían cuando se le pide al paciente que mire desde un objeto lejano hasta la punta de su nariz. Además, las pupilas vuelven a dilatarse cuando mira a distancia. "Éste es un buen ejemplo de la pupila de Argyll Robertson", dice el médico. Utilice sus conocimientos de neuroanatomía para explicar esta curiosa reacción pupilar.

9. Describa los efectos de una lesión en los siguientes puntos a lo largo de la vía visual del ojo derecho:
   (a) Sección del nervio óptico derecho.
   (b) Sección del quiasma óptico en la línea media.
   (c) Sección del tracto óptico derecho.
   (d) Sección de la radiación óptica derecha.
   (e) Destrucción de la corteza del polo occipital derecho.

10. Una mujer de 58 años de edad es diagnosticada con un carcinoma avanzado de la nasofaringe con infiltración neoplásica de la fosa craneal posterior. ¿Cómo exploraría usted la integridad de los nervios craneales IX, X y XI?

11. En la exploración física de una mujer de 32 años de edad con siringomielia se descubre alteración de la apreciación del dolor y la temperatura de la cara, pero conservación del tacto leve. Utilice sus conocimientos de neuroanatomía para explicar la pérdida sensitiva disociada en la cara.

12. Un hombre de 51 años de edad presenta un dolor punzante e intenso en la parte media del lado derecho de la cara, y es visto en el servicio de urgencias. Las punzadas duran varios segundos y se repiten varias veces. "El dolor es el peor que he experimentado jamás", dice al médico. Una brisa de aire sobre el lado derecho de la cara o el contacto de algunos cabellos en la región temporal derecha del cuero cabelludo pueden desencadenar el dolor. El paciente no presenta otros síntomas y afirma que, por lo demás, se encuentra muy bien. La exploración física completa de los nervios craneales revela que no hay nada anómalo. En concreto, no existe evidencia de pérdida sensitiva o motora del nervio trigémino derecho. El paciente señala el área sobre el lado derecho de la cara donde experimenta el dolor; se observa que se encuentra en la distribución de la división maxilar del nervio trigémino. Utilice sus conocimientos de neuroanatomía para establecer el diagnóstico.

13. Un médico dirige a un grupo de estudiantes y les dice: "Yo creo que este paciente tiene una neoplasia avanzada en la fosa craneal posterior con afectación de la médula oblongada y, en particular, de los núcleos del nervio vago". ¿Dónde se encuentran los núcleos del nervio vago? ¿Es posible presentar movimientos anómalos de las cuerdas vocales en un paciente con hemiplejía? ¿Es posible tener una lesión aislada de los núcleos vagales sin afectación de otros núcleos de los nervios craneales?

 ## Respuestas y explicaciones acerca de la solución de los problemas clínicos

1. El estrabismo medial del ojo derecho, la diplopía y la incapacidad para girar el ojo derecho hacia afuera se deben a la parálisis del músculo recto lateral derecho causada por una lesión del nervio *abducens*. Sí, existe una conexión entre el cuadro ocular y los otros síntomas. La glucosuria, hiperglucemia, poliuria, polidipsia y la pérdida de peso son los signos clásicos de la diabetes mellitus. La lesión del nervio *abducens* es un ejemplo de neuropatía diabética, una complicación de la diabetes no tratada o mal tratada. Una vez que la diabetes se controló adecuadamente, la parálisis del recto lateral derecho desapareció al cabo de 3 meses.

2. Este hombre presenta una anosmia secundaria a una lesión que afecta a ambos tractos olfatorios. La secreción acuosa de la nariz se debe a una pérdida de líquido cerebroespinal a través de la lámina cribiforme del hueso etmoides, que está fracturada. Ha sido la fractura y la hemorragia asociada lo que ha lesionado a los tractos olfatorios. Sí, muchas personas sanas con sentido agudo del olfato no pueden identificar aromas habituales. No, una lesión de una corteza olfatoria no puede producir anosmia completa, porque ambos tractos olfatorios se comunican entre sí a través de la comisura anterior.

3. Este paciente tiene una parálisis del músculo oblicuo superior derecho debida a una lesión del nervio troclear. Los nervios trocleares se cruzan al salir del mesencéfalo, por lo que el núcleo troclear izquierdo es el lugar de la lesión. Este paciente presenta una trombosis de una pequeña arteria que irriga el núcleo troclear izquierdo. La dificultad para leer, la diplopía y la dificultad para bajar las escaleras se deben a la parálisis del músculo oblicuo superior derecho.

4. Como resultado del gran incremento del espesor de los huesos a causa de la formación de hueso nuevo en la osteítis deformante, se puede producir deterioro mental debido a la compresión de los hemisferios cerebrales. Es probable que los nervios craneales que pasan a través de forámenes más bien pequeños en el cráneo sean comprimidos por el crecimiento del hueso nuevo. Los nervios que habitualmente resultan afectados son el nervio vestibulococlear y el nervio facial, debido al estrechamiento del meato acústico interno. Los nervios olfatorio y óptico también pueden comprimirse al pasar por la lámina cribiforme y el conducto óptico, respectivamente.

5. Sí. La esclerosis múltiple puede afectar a la sustancia blanca en áreas ampliamente diseminadas del sistema nervioso central. Aunque pueden producirse remisiones, la enfermedad es inevitablemente progresiva. Treinta años más tarde, cuando este paciente murió, se encontraron numerosas áreas de esclerosis por todo el tronco encefálico y la sustancia blanca de la médula espinal. Se observó que la región de los núcleos vestibulares por debajo del piso del cuarto ventrículo estaba afectada.

6. No. El músculo trapecio está inervado por la parte espinal del nervio accesorio. El núcleo espinal de este nervio en los cinco segmentos cervicales superiores de la médula espinal recibe fibras corticales de ambos hemisferios cerebrales. Esto explica la ausencia de debilidad muscular en esta paciente con una hemiplejía del lado izquierdo. Para que un músculo se atrofie (excepto en la atrofia por

desuso), la integridad del arco reflejo monosináptico debe estar destruida. Éste no es el caso en esta paciente.

7. El dolor intenso sobre la frente y el ojo derecho se debe a irritación de la división oftálmica del nervio trigémino por el aneurisma en expansión lenta de la arteria carótida interna mientras se encuentra sobre el seno cavernoso. La visión doble (diplopía) y la desviación lateral del ojo derecho se deben a la acción sin oposición del músculo recto lateral (inervado por el nervio *abducens*). La dilatación de la pupila derecha con pérdida de los reflejos fotomotor directo y consensual, la parálisis de la acomodación y la parálisis de todos los movimientos oculares del lado derecho, excepto lateralmente, se deben a la presión sobre el nervio oculomotor derecho por el aneurisma. En este punto el nervio está situado en la pared lateral del seno cavernoso. Obsérvese que el movimiento lateral del globo ocular se consigue mediante la contracción del músculo recto lateral (nervio *abducens*), y que el movimiento inferolateral se debe a la contracción del músculo oblicuo superior (nervio troclear).

8. La pupila de Argyll Robertson es un hallazgo frecuente en la neurosífilis, aunque puede producirse en otras enfermedades. Se considera que la lesión se halla localizada donde las fibras pretectales pasan hacia los núcleos oculomotores parasimpáticos a ambos lados del mesencéfalo. Esta lesión destruye eficazmente los reflejos fotomotores directo y consensual en ambos ojos, pero conserva intacta la vía para el reflejo de acomodación (*véase* la p. 329 para obtener más detalles).

9. Una lesión tendrá los siguientes efectos a lo largo de la vía visual del ojo derecho:
    (a) Ceguera completa del ojo derecho.
    (b) Hemianopsia bitemporal.
    (c) Hemianopsia homónima izquierda.
    (d) Hemianopsia homónima izquierda.
    (e) Hemianopsia homónima izquierda, generalmente con un cierto respeto macular debido al área muy grande de la corteza perteneciente a la mácula.

10. El nervio glosofaríngeo inerva el tercio posterior de la lengua con fibras que transportan sensibilidades comunes y el gusto. Ello se puede explorar fácilmente. El nervio vago, mediante su ramo faríngeo, inerva a muchos músculos del paladar blando; lo que se puede estudiar al pedir a la paciente que diga "ah" y observar que habitualmente la úvula se eleva en la línea media. Una lesión del nervio vago daría lugar a que la úvula se levantara hacia el lado opuesto. Pueden efectuarse estudios adicionales mediante la observación de los movimientos de las cuerdas vocales a través de un laringoscopio.

La parte espinal del nervio accesorio puede explorarse al pedir a la paciente encoger los hombros con empleo de los músculos trapecios, o rotar la cabeza de manera que mire hacia arriba al lado opuesto, mediante contracción de los músculos esternocleidomastoideos. Ambos músculos están inervados por la parte espinal del nervio accesorio.

11. Las fibras aferentes que penetran en el sistema nervioso central a través del nervio trigémino llegan hasta el núcleo sensitivo principal en el puente o hasta el núcleo espinal situado en la médula oblongada y los dos primeros segmentos cervicales de la médula espinal. Las sensaciones de tacto y de presión dependerán del núcleo sensitivo principal, mientras que las de dolor y temperatura dependerán del núcleo espinal situado más inferiormente. En esta paciente, la lesión de la siringomielia se encuentra situada en la médula oblongada y la parte cervical de la médula espinal, y el núcleo sensitivo principal situado en el puente está intacto.

12. Este paciente presenta la historia clásica de neuralgia del trigémino del lado derecho que afecta a la división maxilar de este nervio craneal. La región temporal del cuero cabelludo, inervada por el ramo auriculotemporal de la división mandibular de este nervio, es el área desencadenante del inicio del dolor intenso. Es claro que el conocimiento de la distribución de los ramos del nervio trigémino y de las enfermedades que pueden afectarlo es esencial para que un médico pueda establecer el diagnóstico.

13. Los núcleos vagales son: 1) el núcleo motor principal, 2) el núcleo parasimpático y 3) el núcleo sensitivo. Los núcleos motor principal y parasimpático están controlados por ambos hemisferios cerebrales; de esta forma, la hemiplejía no tiene efecto sobre el movimiento de las cuerdas vocales. Los núcleos vagales prácticamente se continúan con los núcleos de los nervios glosofaríngeo y accesorio, que suelen estar afectados juntos en las lesiones la médula oblongada.

❓ Preguntas de revisión

Instrucciones: cada uno de los apartados numerados de esta sección se acompaña de respuestas. Seleccione la letra de la respuesta CORRECTA.

1. Los núcleos de los nervios craneales citados a continuación tienen los siguientes tractos descendentes que terminan en ellos:
    (a) El núcleo salivar inferior del nervio glosofaríngeo recibe tractos que descienden del tálamo.
    (b) El núcleo del nervio *abducens* recibe sólo fascículos corticomedulares cruzados.
    (c) El núcleo del nervio facial que inerva los músculos de la parte inferior de la cara recibe sólo tractos corticomedulares cruzados.
    (d) El núcleo del nervio trigémino recibe sólo fascículos corticomedulares cruzados.
    (e) El núcleo del nervio troclear recibe sólo fascículos corticomedulares cruzados.

2. Los núcleos asociados con el nervio facial incluyen:
   (a) Núcleo espinal.
   (b) Núcleo salivar inferior.
   (c) Núcleo ambiguo.
   (d) Núcleo sensitivo principal.
   (e) Núcleo lagrimal.
3. Un paciente con parálisis de la motoneurona superior de los músculos faciales puede sonreír con ambos lados de la cara como respuesta a un chiste, pero no de forma voluntaria. Esto puede explicarse por los hechos que se presentan a continuación:
   (a) Las fibras corticomedulares principales que se encargan del control del movimiento voluntario de los músculos faciales han sido conservadas.
   (b) Las fibras reticulares, que posiblemente se originan en el hipotálamo y descienden a los núcleos motores de los nervios faciales, están dañadas.
   (c) Los nervios faciales están dañados.
   (d) Los músculos que producen los movimientos miméticos de la cara están inervados por fibras corticomedulares que tienen un trayecto separado de las fibras corticomedulares principales.
   (e) Existe una lesión que afecta a las motoneuronas inferiores.

Instrucciones: cada uno de los elementos numerados o de las afirmaciones incompletas en esta sección se acompañan de respuestas o del texto que completa la frase. Elija la ÚNICA letra de la respuesta o el texto que completa la frase que MEJOR corresponda a cada caso.

4. ¿Cuál de las siguientes estructuras participa en la recepción del sonido?:
   (a) Cuerpo trapezoide.
   (b) Lemnisco medial.
   (c) Núcleo del lemnisco del trigémino.
   (d) Giro temporal inferior.
   (e) Cuerpo geniculado lateral.
5. La corteza cerebral es necesaria ¿para cuál de los siguientes reflejos visuales?
   (a) Reflejo corneal.
   (b) Reflejo de acomodación.
   (c) Reflejo fotomotor consensual.
   (d) Reflejo fotomotor pupilar.
   (e) Reflejo cilioespinal.
6. El campo nasal del ojo derecho se proyecta en:
   (a) Cuerpo geniculado lateral izquierdo.
   (b) Ambos lados del surco calcarino izquierdo.
   (c) Tracto óptico izquierdo.
   (d) Retina temporal del ojo derecho.
   (e) Radiación óptica izquierda.
7. La contracción pupilar derecha asociada con la luz dirigida al ojo izquierdo requiere:
   (a) La radiación óptica derecha.
   (b) El nervio óptico izquierdo.
   (c) El núcleo de Edinger-Westphal izquierdo.
   (d) El nervio oculomotor izquierdo.
   (e) El nervio óptico derecho.
8. Seleccione la letra de la afirmación referida al nervio hipogloso que es correcta:
   (a) Una lesión que afecta al nervio hipogloso dará lugar a desviación de la lengua hacia el mismo lado de la lesión cuando se realiza la protrusión de lengua.

(b) El nervio hipogloso conduce los impulsos del gusto desde el tercio posterior de la lengua.
(c) El nervio hipogloso emerge del tronco encefálico entre la oliva y el pedúnculo cerebeloso inferior.
(d) El nervio hipogloso transporta con él fibras de los nervios cervicales tercero y cuarto.
(e) Las fibras del nervio accesorio se enroscan alrededor del núcleo motor del nervio hipogloso por debajo del piso del cuarto ventrículo.
9. Seleccione la letra de la afirmación referida a los núcleos trigéminos que es correcta:
   (a) El núcleo sensitivo principal se encuentra dentro de la médula oblongada.
   (b) El núcleo espinal se extiende hacia abajo hasta llegar al quinto segmento cervical.
   (c) Los impulsos propioceptivos de los músculos de la masticación alcanzan el núcleo mesencefálico a lo largo de las fibras que forman parte de las neuronas unipolares del núcleo.
   (d) Las sensaciones de dolor y temperatura terminan en el núcleo sensitivo principal.
   (e) El lemnisco del trigémino contiene sólo fibras eferentes de los núcleos sensitivos ipsilaterales del nervio trigémino.

Instrucciones: cada uno de los elementos numerados de esta sección se acompaña de respuestas. Seleccione la letra de la respuesta CORRECTA.

10. Los nervios craneales citados a continuación se asocian con las siguientes funciones:
    (a) La parte espinal del nervio accesorio levanta el hombro.
    (b) El nervio oculomotor cierra el ojo.
    (c) El nervio trigémino es responsable de la deglución.
    (d) El nervio facial recibe la sensación del gusto de los dos tercios posteriores de la lengua.
    (e) El nervio glosofaríngeo recibe la sensación del tacto del tercio anterior de la lengua.
11. Las siguientes afirmaciones se refieren a los nervios craneales implicados en el proceso de la visión:
    (a) Las fibras nerviosas del nervio óptico están rodeadas por células de Schwann.
    (b) El nervio óptico está rodeado por una extensión del espacio subaracnoideo.
    (c) La oftalmoplejía interna es un cuadro en el que la inervación del nervio oculomotor al dilatador de la pupila se perdió, pero se conserva la inervación de los músculos extraoculares.
    (d) La oftalmoplejía externa es un cuadro en el que la inervación del nervio oculomotor a los músculos se conserva, pero la inervación del esfínter pupilar y del músculo ciliar se perdió.
    (e) El nervio óptico abandona la cavidad orbitaria a través del conducto óptico en el ala mayor del hueso esfenoides.
12. Las siguientes afirmaciones se refieren a los nervios craneales citados a continuación:
    (a) El núcleo sensitivo principal del trigémino se encuentra en el tronco encefálico medial al núcleo motor.
    (b) Los impulsos propioceptivos de los músculos faciales terminan en el núcleo mesencefálico del nervio facial.

(c) El nervio facial abandona la fosa craneal posterior con el nervio vestibulococlear atravesando el foramen estilomastoideo.

(d) El núcleo salivar superior del nervio facial inerva la glándula salival parótida.

(e) Las células receptoras olfatorias se localizan en la membrana mucosa de la cavidad nasal encima del nivel del cornete nasal superior.

Instrucciones: cada historia clínica continúa con preguntas. Lea la historia clínica, después seleccione la letra de la MEJOR respuesta.

Un hombre de 64 años de edad consulta a su médico porque ha observado una protuberancia en el lado derecho de su cuello. Refiere que ha presentado una tos crónica durante 6 meses y que ha perdido peso rápidamente.

13. En la exploración física, aparecen los siguientes signos posibles, excepto:
    (a) La mitad derecha de la lengua está arrugada y atrófica.
    (b) Cuando se le pide que haga protruir la lengua, ésta se tuerce hacia la derecha.
    (c) La protuberancia del lado derecho del cuello se halla situada muy arriba y profunda en el músculo esternocleidomastoideo derecho, es dura y está fija.
    (d) Una radiografía de tórax muestra la existencia de un carcinoma broncógeno avanzado del pulmón derecho.
    (e) El paciente no tiene sensación de gusto en los dos tercios anteriores de la lengua en el lado derecho.

14. El médico extrae las siguientes conclusiones correctas, excepto:
    (a) El paciente tiene numerosas metástasis pulmonares en los ganglios linfáticos cervicales profundos en el lado derecho.
    (b) Existe una lesión del nervio hipogloso derecho en algún punto entre el núcleo en la médula oblongada y los músculos de la lengua inervados.
    (c) Una de las metástasis invadió el nervio hipogloso derecho en el cuello.
    (d) La pérdida de peso puede explicarse por la presencia del carcinoma avanzado en el pulmón.
    (e) La lengua está arrugada porque la mucosa se halla atrofiada.

Instrucciones: cada una de las afirmaciones incompletas numeradas en esta sección va seguida por textos que completan la frase. Elija la ÚNICA letra de la MEJOR respuesta que completa la frase en cada caso. Para las preguntas 15 a 23, use la figura 11-26, que muestra la visión inferior del encéfalo, como referencia.

15. La estructura número 1 es:
    (a) El tracto olfatorio.
    (b) El nervio olfatorio.
    (c) La arteria cerebral anterior.
    (d) El bulbo olfatorio.
    (e) El giro frontal inferior.

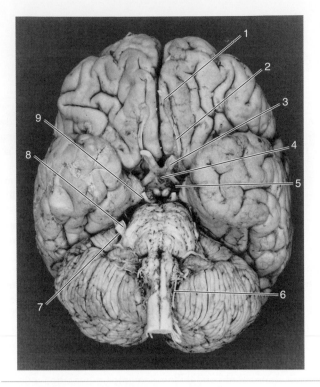

Figura 11-26   Vista inferior del encéfalo.

16. La estructura número 2 es:
    (a) El giro frontal inferior.
    (b) La estría olfatoria lateral.
    (c) El nervio olfatorio.
    (d) El bulbo olfatorio.
    (e) El tracto olfatorio.

17. La estructura número 3 es:
    (a) El nervio óptico.
    (b) El quiasma óptico.
    (c) La sustancia perforada anterior.
    (d) El tracto óptico.
    (e) El nervio oculomotor.

18. La estructura número 4 es:
    (a) El nervio óptico.
    (b) El tracto óptico.
    (c) El quiasma óptico.
    (d) La hipófisis cerebral.
    (e) La fosa interpeduncular.

19. La estructura número 5 es:
    (a) La sustancia perforada anterior.
    (b) El nervio oculomotor.
    (c) El nervio maxilar.
    (d) La arteria cerebral media.
    (e) El tracto óptico.

20. La estructura número 6 es:
    (a) La arteria vertebral.
    (b) La parte espinal del nervio accesorio.
    (c) El nervio hipogloso.
    (d) El nervio glosofaríngeo.
    (e) El primer nervio cervical.

21. La estructura número 7 es:
    (a) El nervio oftálmico.
    (b) La raíz motora del nervio trigémino.

(c) La raíz sensitiva del nervio trigémino.
(d) El flóculo del cerebelo.
(e) El nervio vestibulococlear.

22. La estructura número 8 es:
(a) La raíz motora del nervio trigémino.
(b) La raíz sensitiva del nervio trigémino.
(c) La parte vestibular del octavo nervio craneal.
(d) El nervio maxilar.
(e) El nervio *abducens*.

23. La estructura número 9 es:
(a) El nervio troclear.
(b) El nervio *abducens*.
(c) El nervio facial.
(d) El nervio oculomotor.
(e) El nervio vestibulococlear.

Para las preguntas 24 a 29, estudie la figura 11-27, que muestra una visión medial del lado derecho del encéfalo en un corte sagital medio.

24. La estructura número 1 es la localización del núcleo de:
(a) El nervio *abducens*.
(b) El nervio troclear.
(c) El nervio trigémino.
(d) El nervio facial.
(e) El nervio oculomotor.

25. La estructura número 2 es la localización del núcleo de:
(a) El nervio trigémino.
(b) El nervio troclear.
(c) El nervio *abducens*.
(d) El nervio oculomotor.
(e) El nervio vestibulococlear.

26. La estructura número 3 es:
(a) El nervio oculomotor.
(b) El nervio troclear.
(c) El nervio trigémino.
(d) El nervio *abducens*.
(e) El nervio facial.

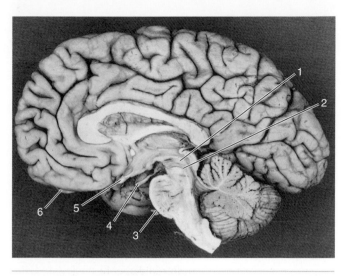

Figura 11-27   Vista medial del lado derecho del encéfalo en un corte sagital medio.

27. La estructura número 4 es:
(a) El nervio troclear.
(b) El nervio oculomotor.
(c) El nervio trigémino.
(d) El nervio facial.
(e) El nervio *abducens*.

28. La estructura número 5 es:
(a) La lámina terminal.
(b) El nervio oculomotor.
(c) El nervio troclear.
(d) El nervio *abducens*.
(e) El quiasma óptico.

29. La estructura número 6 es:
(a) El bulbo olfatorio.
(b) La *crista galli*.
(c) La estría olfatoria.
(d) La arteria cerebral anterior.
(e) El giro frontal inferior.

 Respuestas y explicaciones a las preguntas de revisión

1. C es correcta. El núcleo del nervio facial, que inerva los músculos de la parte inferior de la cara, recibe sólo fascículos corticomedulares cruzados (*véase* fig. 11-25). A. El núcleo salivar inferior del nervio glosofaríngeo recibe tractos descendentes del hipotálamo. B. El núcleo del nervio *abducens* recibe fascículos corticomedulares cruzados y directos. D. El núcleo motor del trigémino recibe fascículos corticomedulares cruzados y directos. E. El núcleo del nervio coclear recibe fascículos corticomedulares cruzados y directos.

2. E es correcta. El núcleo lagrimal forma parte del grupo de núcleos faciales A. El nervio trigémino tiene un núcleo espinal. B. El núcleo salivar inferior forma parte de los núcleos glosofaríngeos. C. El núcleo ambiguo es el núcleo motor asociado con los nervios craneales noveno y décimo y la

parte craneal del undécimo nervio craneal. D. El nervio facial tiene un núcleo sensitivo para el gusto.

3. D es correcta. En este paciente, los músculos que producen los movimientos miméticos de la cara se hallan inervados por fibras corticomedulares que tienen un trayecto separado del de las fibras corticomedulares principales. A. Las fibras corticomedulares principales que controlan los movimientos de los músculos faciales voluntarios en este paciente han sido destruidas. B. Las fibras reticulares, que posiblemente se originan en el hipotálamo y descienden a los núcleos motores de los nervios faciales, están intactas. C. Los nervios faciales se hallan intactos, porque este paciente es capaz de mover los músculos faciales. E. Las motoneuronas inferiores del nervio facial que inervan los músculos faciales están intactas.

4. A es correcta. El cuerpo trapezoide participa en la recepción del sonido.
5. B es correcta. La corteza cerebral es necesaria para el reflejo de acomodación.
6. D es correcta. El campo nasal del ojo derecho se proyecta en la retina temporal del ojo derecho. A. El campo nasal del ojo derecho se proyecta al cuerpo geniculado lateral derecho (*véase* fig. 11-2). B. El campo nasal del ojo derecho se proyecta a ambos lados del surco calcarino derecho (*véase* fig. 11-2). C. El campo nasal del ojo derecho se proyecta a través del tracto óptico derecho (*véase* fig. 11-2). E. El campo nasal del ojo derecho se proyecta a través de la radiación óptica derecha (*véase* fig. 11-2).
7. B es correcta. La contracción pupilar derecha asociada con la luz dirigida al ojo izquierdo requiere el nervio óptico izquierdo (*véase* fig. 11-3). A. La radiación óptica derecha no es necesaria (*véase* fig. 11-3). C. El núcleo de Edinger-Westphal izquierdo no es necesario (*véase* fig. 11-3). D. El nervio oculomotor derecho es necesario (*véase* fig. 11-3). E. El nervio óptico derecho no es necesario (*véase* fig. 11-3).
8. A es correcta.
9. C es correcta.
10. A es correcta. La parte espinal del nervio accesorio inerva el músculo trapecio, que levanta el hombro. B. El nervio facial inerva el músculo orbicular del ojo, que cierra el párpado. C. El nervio trigémino inerva los músculos de la masticación. D. El nervio facial recibe la sensación del gusto de los dos tercios anteriores de la lengua. E. El nervio glosofaríngeo recibe la sensación del tacto del tercio posterior de la lengua.
11. B es correcta. El nervio óptico está rodeado por una extensión del espacio subaracnoideo. A. Las fibras nerviosas del nervio óptico están rodeadas por oligodendrocitos. C. La oftalmoplejía interna es un cuadro en el que la inervación por el nervio oculomotor del esfínter de la pupila y del músculo ciliar se perdió, pero la inervación de los músculos extraoculares se conserva. D. La oftalmoplejía externa es un cuadro en el que la inervación por el nervio oculomotor de los músculos extraoculares se pierde, pero la inervación del esfínter de la pupila y del músculo ciliar se conserva. E. El nervio óptico abandona la cavidad orbitaria a través del conducto óptico en el ala menor del hueso esfenoides.
12. E es correcta. Las células receptoras olfatorias se localizan en la membrana mucosa de la cavidad nasal encima del nivel del cornete nasal superior. A. El núcleo sensitivo principal del nervio trigémino se encuentra en el tronco encefálico lateral al núcleo motor (*véase* fig.

11-7). B. Los impulsos propioceptivos de los músculos faciales terminan en el núcleo mesencefálico del nervio trigémino. C. El nervio facial abandona la fosa craneal posterior con el nervio vestibulococlear y entra en el meato acústico interno. D. El núcleo salivar superior del nervio facial inerva las glándulas salivales submandibular y sublingual.
13. E es correcta. La sensación del gusto de la mucosa que recubre los dos tercios anteriores de la lengua es conducida por los nervios faciales y los nervios de la cuerda del tímpano, que constituyen una distancia considerable para las metástasis en los ganglios linfáticos cervicales profundos en el cuello.
14. E es correcta. La mitad derecha atrofiada de la lengua y la desviación de la lengua y su protrusión hacia el lado derecho indican una lesión del nervio hipogloso derecho. Los músculos del lado derecho de la lengua se han atrofiado, así que su tamaño es menor, lo que resulta en el plegamiento de la mucosa normal suprayacente.

Las respuestas a las preguntas 15 a 23 pertenecen a la figura 11-26, que muestra la visión inferior del encéfalo.
15. D es correcta. La estructura número 1 es el bulbo olfatorio.
16. E es correcta. La estructura número 2 es el tracto olfatorio.
17. A es correcta. La estructura número 3 es el nervio óptico.
18. D es correcta. La estructura número 4 es la hipófisis cerebral.
19. E es correcta. La estructura número 5 es el tracto óptico.
20. B es correcta. La estructura número 6 es la parte espinal del nervio accesorio.
21. C es correcta. La estructura número 7 es la raíz sensitiva del nervio trigémino.
22. A es correcta. La estructura número 8 es la raíz motora del nervio trigémino.
23. D es correcta. La estructura número 9 es el nervio oculomotor.

Las respuestas a las preguntas 24 a 29 pertenecen a la figura 11-27, que muestra una visión medial del lado derecho del encéfalo en un corte sagital mediano.
24. E es correcta. La estructura número 1 es el núcleo del nervio oculomotor en el tegmento del mesencéfalo a nivel del colículo superior.
25. B es correcta. La estructura número 2 es el núcleo del nervio troclear en el tegmento del mesencéfalo a nivel del colículo inferior.
26. C es correcta. La estructura número 3 es el nervio trigémino que emerge sobre la superficie anterior del puente.
27. B es correcta. La estructura número 4 es el nervio oculomotor que emerge de la superficie anterior del mesencéfalo en la fosa interpeduncular.
28. E es correcta. La estructura número 5 es el quiasma óptico.
29. A es correcta. La estructura número 6 es el bulbo olfatorio.

12 Tálamo

OBJETIVOS DEL CAPÍTULO

- Revisar el tálamo, un área muy compleja del sistema nervioso.

- Enfatizar que el tálamo se encuentra en el centro de muchos circuitos neuronales aferentes y eferentes que se extienden a otras partes del sistema nervioso.

- Revisar algunos de los problemas clínicos más frecuentes del tálamo.

Un hombre de 61 años de edad con hipertensión arterial fue atendido en el servicio de urgencias por haber presentado, aparentemente, un ictus. Se consultó a un neurólogo que llevó a cabo una exploración completa del paciente. Éste se encontraba consciente y era incapaz de percibir alguna sensación en el lado derecho de su cuerpo. No había evidencia de parálisis en ningún lugar del cuerpo y los reflejos eran normales. El paciente fue ingresado para observación en el hospital.

Tres días después, parecía que mejoraba, pero no había indicios de que recuperara la sensibilidad en el lado derecho del cuerpo. Sin embargo, el paciente parecía hipersensible a la valoración de pérdida sensitiva. Al realizar un leve pinchazo en la cara lateral de la pierna derecha, el paciente gritaba súbitamente, quejándose de un dolor urente extremo, pidiendo que interrumpiesen la exploración de inmediato. Aunque el paciente experimentaba un dolor muy intenso con el mínimo estímulo, el umbral de la sensibilidad dolorosa estaba incrementado y el intervalo entre la aplicación de la aguja y el inicio del dolor era más largo de lo normal; asimismo, el dolor persistía después de suspender el estímulo. Además, el paciente afirmaba que el dolor parecía estar confinado a la piel, sin implicar a las estructuras profundas. Más adelante, se encontró que la estimulación con calor y frío suscitaba el mismo grado de molestia.

El neurólogo estableció el diagnóstico de síndrome de hiperestesia dolorosa de Roussy-Dejerine que afectaba el tálamo izquierdo. Esta alteración de hiperreacción talámica es ocasionada con mayor frecuencia por un infarto del núcleo lateral del tálamo debido a enfermedad vascular hipertensiva o a trombosis. Es necesaria la comprensión del papel funcional del tálamo en el sistema sensitivo, y el conocimiento de las conexiones centrales del tálamo, para establecer el diagnóstico de la enfermedad talámica.

El tálamo se localiza en el extremo rostral del tronco encefálico y funciona como una estación de conexión e integración de gran importancia para transmitir información a todas las áreas de la corteza cerebral, los núcleos basales, el hipotálamo y el tronco del encéfalo.

ASPECTO GENERAL

El tálamo es una gran masa ovoide de sustancia gris que forma la mayor parte del diencéfalo. Existen dos tálamos, situados uno a cada lado del tercer ventrículo (fig. 12-1; *véase también* fig. 7-3 y láminas 4, 5 y 8 del Atlas). El extremo anterior del tálamo es estrecho y redondeado, y forma el límite posterior del foramen interventricular. El extremo posterior se expande hasta formar el **pulvinar**, que sobresale del colículo superior (fig. 12-2). La superficie inferior se continúa con el tegmento del mesencéfalo. La superficie medial del tálamo forma parte de la pared lateral del tercer ventrículo, y suele conectarse con el tálamo opuesto por una banda de sustancia gris, la **adherencia intertalámica** (conexión intertalámica).

SUBDIVISIONES

El tálamo está cubierto en su superficie superior por una delgada capa de sustancia blanca denominada *capa zonal*, y en su superficie lateral por otra, la **lámina medular externa** (*véase* fig. 12-1). La sustancia gris del tálamo está dividida por una lámina vertical de sustancia blanca, la **lámina medular interna**, en mitades medial y lateral (figs. 12-1 y 12-3). La lámina medular interna está formada por fibras nerviosas que

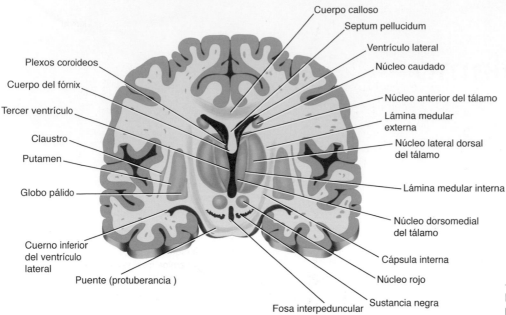

Cuerpo calloso

Septum pellucidum

Ventrículo lateral

Núcleo caudado

Plexos coroideos

Cuerpo del fórnix

Tercer ventrículo

Claustro

Putamen

Globo pálido

Cuerno inferior del ventrículo lateral

Puente (protuberancia)

Fosa interpeduncular

Núcleo anterior del tálamo

Lámina medular externa

Núcleo lateral dorsal del tálamo

Lámina medular interna

Núcleo dorsomedial del tálamo

Cápsula interna

Núcleo rojo

Sustancia negra

Figura 12-1 Corte coronal de los hemisferios cerebrales que muestra la posición y las relaciones del tálamo.

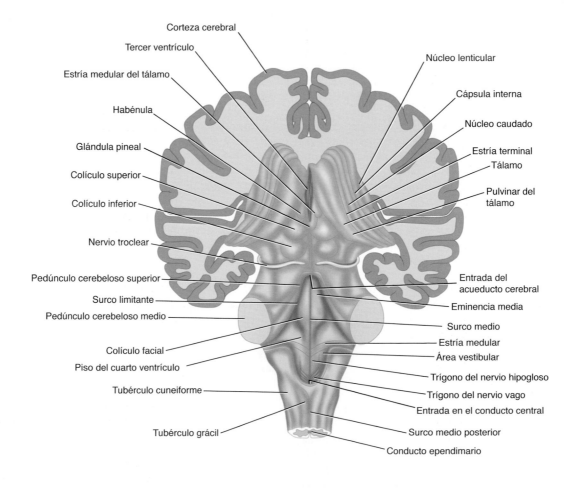

Corteza cerebral

Tercer ventrículo

Estría medular del tálamo

Habénula

Glándula pineal

Colículo superior

Colículo inferior

Nervio troclear

Pedúnculo cerebeloso superior

Surco limitante

Pedúnculo cerebeloso medio

Colículo facial

Piso del cuarto ventrículo

Tubérculo cuneiforme

Tubérculo grácil

Núcleo lenticular

Cápsula interna

Núcleo caudado

Estría terminal

Tálamo

Pulvinar del tálamo

Entrada del acueducto cerebral

Eminencia media

Surco medio

Estría medular

Área vestibular

Trígono del nervio hipogloso

Trígono del nervio vago

Entrada en el conducto central

Surco medio posterior

Conducto ependimario

Figura 12-2 Vista posterior del tronco encefálico que muestra el tálamo y el tectum del mesencéfalo.

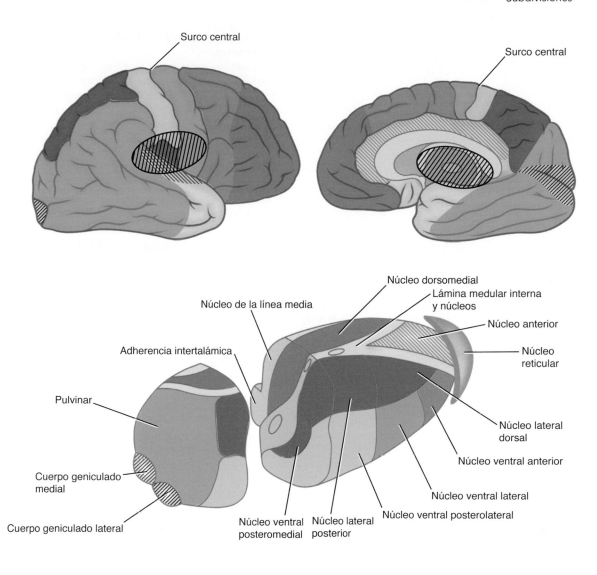

Figura 12-3 Proyecciones talamocorticales importantes (adaptado de un dibujo original de: Netter, F. H. (1948). *The CIBA collection of medical illustrations,* copyright by CIBA Pharmaceutical Company, Division of CIBA-GEIGY Corporation).

pasan de un núcleo talámico al otro. En la parte anterosuperior, la lámina medular interna se bifurca de una manera que le da apariencia de "Y". Por lo tanto, el tálamo se divide en tres partes principales: la **parte anterior** se encuentra entre los brazos de la "Y", y las partes **medial** y **lateral** se observan a los lados de la "Y" (*véase* fig. 12-3).

Cada una de las tres partes del tálamo contiene un grupo de núcleos talámicos. Asimismo, existen grupos menores de núcleos que se encuentran en el interior de la lámina medular interna, y algunos más en las superficies medial y lateral del tálamo.

Parte anterior

La porción anterior del tálamo contiene los **núcleos talámicos anteriores**. Reciben el tracto mamilotalámico procedente de los núcleos mamilares. Estos núcleos talámicos anteriores también establecen conexiones recíprocas con el giro

del cíngulo y con el hipotálamo. La función de los núcleos talámicos anteriores guarda estrecha relación con la del sistema límbico, y tiene que ver con el tono emocional y con los mecanismos de la memoria reciente.

Parte medial

La parte medial del tálamo contiene el gran **núcleo dorsomedial** y varios núcleos menores. El núcleo dorsomedial presenta conexiones bidireccionales con la totalidad de la corteza prefrontal del lóbulo frontal del hemisferio cerebral. También mantiene conexiones similares con los núcleos hipotalámicos. Se encuentra interconectado con el resto de los grupos de núcleos talámicos. En la parte medial del tálamo tiene lugar la interacción de una gran variedad de información sensitiva, incluida la somática, la visceral y la olfatoria, así como la relación de esta información con los sentimientos, las emociones y los estados subjetivos.

Parte lateral

Los núcleos se subdividen en dos hileras, una dorsal y una ventral.

Hilera dorsal

La hilera dorsal incluye el **núcleo dorsal lateral**, el **núcleo lateral posterior** y el **pulvinar**. Los detalles de las conexiones de estos núcleos no están claros. Sin embargo, se sabe que existen interconexiones con otros núcleos talámicos y con el lóbulo parietal, el giro del cíngulo y los lóbulos occipital y temporal.

Hilera ventral

La hilera ventral consta de los núcleos siguientes en secuencia anteroposterior:

1. **Núcleo ventral anterior.** Este núcleo se halla conectado con la formación reticular, la sustancia negra, el cuerpo estriado y la corteza premotora, así como con muchos de los otros núcleos talámicos. Dado que estos núcleos se encuentran en la vía entre el cuerpo estriado y las áreas motoras de la corteza frontal, probablemente influyen en las actividades de la corteza motora.
2. **Núcleo ventral lateral.** Este núcleo tiene conexiones similares a las del núcleo ventral anterior, pero, además, tiene una aferencia principal procedente del cerebelo y una menor procedente del núcleo rojo. Sus proyecciones principales se dirigen a las regiones motoras y premotoras de la corteza cerebral. De nuevo, este núcleo talámico probablemente influye en la actividad motora.
3. **Núcleo ventral posterior.** Este núcleo se subdivide en el **núcleo ventral posteromedial** y en el **núcleo ventral posterolateral**. El núcleo ventral posteromedial recibe las vías ascendentes trigeminal y gustativa, mientras que el núcleo ventral posterolateral recibe importantes tractos ascendentes sensitivos, los lemniscos medial y espinal. Las proyecciones talamocorticales procedentes de estos importantes núcleos se dirigen a través del brazo anterior de la cápsula interna y de la corona radiada continúan su trayecto hasta las áreas sensitivas somáticas primarias pertenecientes a la corteza cerebral, a nivel del giro postcentral (áreas 3, 1 y 2).

Otros núcleos talámicos

Otros núcleos talámicos incluyen los núcleos intralaminares, los de la línea media, el núcleo reticular y los cuerpos geniculados medial y lateral.

Los **núcleos intralaminares** son pequeñas colecciones de células nerviosas en el interior de la lámina medular interna. Reciben fibras aferentes procedentes de la formación reticular, así como fibras de los fascículos espinotalámico y trigeminotalámico; emiten fibras eferentes para el resto de los núcleos talámicos, los cuales, a su vez, se proyectan en la corteza cerebral, además de emitir fibras para el cuerpo estriado. Se cree que los núcleos influyen en los estados de consciencia y de alerta en la persona.

Los **núcleos mediales** consisten en grupos de células nerviosas adyacentes al tercer ventrículo y en la adherencia intertalámica. Estos núcleos reciben fibras aferentes procedentes de la formación reticular. Se desconocen sus funciones precisas.

El **núcleo reticular** es una fina capa de células nerviosas ubicada entre la lámina medular externa y el brazo posterior de la cápsula interna. Las fibras aferentes convergen en este núcleo procedentes de la corteza cerebral y de la formación reticular, y su flujo nervioso se dirige principalmente al resto de los núcleos talámicos. La función de este núcleo no se comprende por completo, pero puede estar relacionada con el mecanismo mediante el cual la corteza cerebral regula la actividad talámica.

El **cuerpo geniculado medial** forma parte de la vía auditiva, y es una protuberancia de la superficie posterior del tálamo por debajo del pulvinar. Las fibras aferentes al cuerpo geniculado medial forman el **brazo inferior** y proceden del colículo inferior. Hay que recordar que el colículo inferior recibe la terminación de las fibras del lemnisco lateral. El cuerpo geniculado medial recibe información auditiva de ambos oídos, pero predominantemente del oído opuesto.

Las fibras eferentes abandonan el cuerpo geniculado medial para formar las radiaciones auditivas, que pasan a la corteza auditiva en el giro temporal superior. El **cuerpo geniculado lateral** forma parte de la vía visual y es un engrosamiento de la superficie inferior del pulvinar del tálamo. El núcleo está formado por seis capas de células nerviosas, y corresponde al término de la inmensa mayoría de las fibras del tracto óptico, con excepción de unas pocas fibras (que son aquellas que se dirigen al núcleo pretectal). Las fibras son los axones de las células ganglionares de la retina, y proceden de la mitad temporal del ojo homolateral y de la mitad nasal del ojo contralateral. Estas últimas cruzan la línea media en el quiasma óptico. Por lo tanto, cada cuerpo geniculado lateral recibe información visual procedente del campo opuesto de visión.

Las fibras eferentes abandonan el cuerpo geniculado lateral para formar las radiaciones visuales, que se dirigen a la corteza visual del lóbulo occipital.

CONEXIONES

Entre los núcleos talámicos y otras áreas del sistema nervioso central se establece una serie de importantes circuitos neuronales, entre ellos:

1. Cada uno de los núcleos talámicos (a excepción del núcleo reticular) envía axones a partes específicas de la corteza cerebral (*véase* fig. 12-3), y cada parte de ésta envía fibras recíprocas de vuelta al núcleo talámico. Ello indicaría que la información recibida por el tálamo siempre es compartida con la corteza cerebral, y que la corteza y el tálamo pueden modificar sus actividades de manera recíproca.
2. El tálamo es una importante estación de conexión para dos circuitos axónicos sensitivomotores que implican el cerebelo y los núcleos basales: 1) el circuito cerebelo-rubro-tálamo-corteza-puente-cerebelo y 2) el circuito corticoestriado-pálido-tálamo-corteza; ambos son necesarios para el movimiento voluntario normal.

En la tabla 12-1 se expone un resumen de los diferentes núcleos talámicos, sus conexiones nerviosas y sus funciones. Las principales conexiones de los diferentes núcleos talámicos se resumen en la figura 12-4.

Tabla 12-1 Núcleos talámicos: conexiones y funciones

Núcleo talámico	Circuitos neuronales aferentes	Circuitos neuronales eferentes	Función
Anterior	Fascículo mamilotalámico, giro del cíngulo, hipotálamo	Giro del cíngulo, hipotálamo	Tono emocional, mecanismos de la memoria reciente
Dorsomedial	Corteza prefrontal, hipotálamo, otros núcleos talámicos	Corteza prefrontal, hipotálamo, otros núcleos talámicos	Integración de la información somática, visceral y olfatoria y su relación con los sentimientos emocionales y estados subjetivos
Dorsal lateral, posterior lateral, pulvinar	Corteza cerebral, otros núcleos talámicos	Corteza cerebral, otros núcleos talámicos	Desconocida
Ventral anterior	Formación reticular, sustancia negra, cuerpo estriado, corteza premotora, otros núcleos talámicos	Formación reticular, sustancia negra, cuerpo estriado, corteza premotora, otros núcleos talámicos	Influye en la actividad de la corteza motora
Ventral lateral	Como en el núcleo ventral anterior, pero también con una aferencia principal procedente del cerebelo y una menor procedente del núcleo rojo		Influye en la actividad de la corteza motora
Ventral posteromedial (VPM)	Lemnisco del trigémino, fibras gustativas	Corteza sensitiva somática primaria (áreas 3, 1 y 2)	Retransmite las sensaciones comunes a la consciencia
Ventral posterolateral (VPL)	Lemniscos medial y espinal	Corteza sensitiva somática primaria (áreas 3, 1 y 2)	Retransmite las sensaciones comunes a la consciencia
Intralaminar	Formación reticular, fascículos espinotalámico y trigeminotalámico	A la corteza cerebral mediante otros núcleos talámicos, cuerpo estriado	Influye en los estados de consciencia y alerta
Línea media	Formación reticular	Desconocido	Desconocida
Reticular	Corteza cerebral, formación reticular	Otros núcleos talámicos	La corteza cerebral regula el tálamo
Cuerpo geniculado medial	Colículo inferior, lemnisco lateral procedente de ambos oídos, pero sobre todo del oído contralateral	Radiaciones auditivas hacia el giro temporal superior	Audición
Cuerpo geniculado lateral	Tracto óptico	Radiación óptica hacia la corteza visual del lóbulo occipital	Información visual procedente del campo visual opuesto

FUNCIÓN

No es esencial que un médico clínico tenga un conocimiento detallado de *todos* los núcleos talámicos y de sus conexiones. Aunque se ha dedicado una enorme cantidad de investigación a esta área, todavía se sabe muy poco acerca del significado funcional de muchos de los núcleos.

No obstante, *deberían* memorizarse los siguientes principios básicos:

1. El tálamo está constituido por una complicada colección de células nerviosas que se sitúan en el centro del cerebro y que están interconectadas.
2. La inmensa mayoría de la información sensitiva de todos los tipos (excepto el olfato) converge en el tálamo y, presumiblemente, se integra a través de interconexiones entre los núcleos. El patrón de información resultante se distribuye a otras partes del sistema nervioso central. Es probable que la información olfatoria sea interpretada primero a un nivel inferior, junto con el gusto y otras sensa-

ciones, conectando posteriormente con el tálamo desde el complejo amigdalino y el hipocampo a través del fascículo mamilotalámico.
3. Anatómica y funcionalmente, el tálamo y la corteza cerebral se encuentran estrechamente relacionados. Se han establecido las fibras de conexión y se sabe que, incluso después de la extirpación de la corteza, el tálamo puede percibir sensaciones burdas. Sin embargo, la corteza cerebral se requiere para la interpretación de las sensaciones basadas en experiencias previas. Por ejemplo, si la corteza sensitiva es destruida, aún puede apreciarse la presencia de un objeto caliente en la mano; sin embargo, la apreciación de la forma, el peso y la temperatura exacta del objeto podría verse dificultada.
4. El tálamo posee ciertos núcleos muy importantes cuyas conexiones se han establecido claramente. Entre ellas se incluyen el núcleo ventral posteromedial, el núcleo ventral posterolateral, el cuerpo geniculado medial y el cuerpo geniculado lateral. Deben conocerse sus posiciones y conexiones.

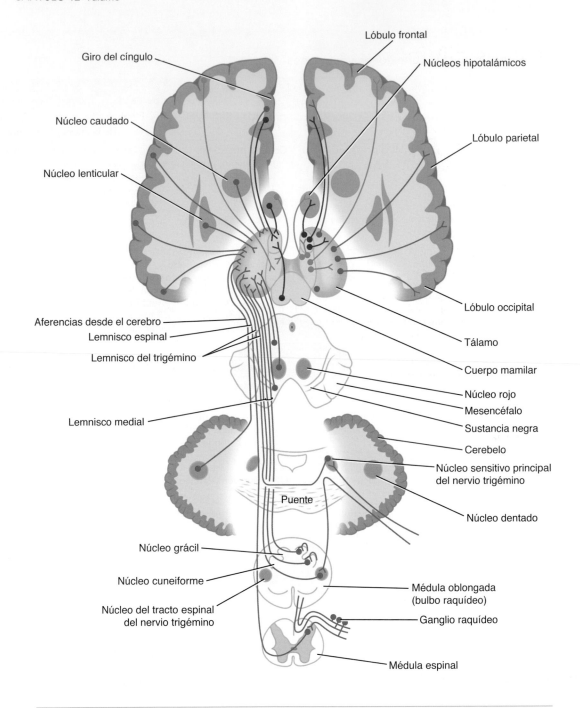

Figura 12-4 Conexiones principales del tálamo. Las fibras aferentes se muestran a la izquierda y las eferentes a la derecha.

5. Los núcleos ventroanterior y ventrolateral del tálamo forman parte del circuito de los núcleos basales, y por ello están implicados en la realización de los movimientos voluntarios. Estos núcleos reciben información del globo pálido y envían fibras a las áreas prefrontal, suplementaria y premotora de la corteza cerebral.

6. El gran núcleo dorsomedial presenta muchas conexiones con la corteza del lóbulo frontal y el hipotálamo. Existen considerables indicios de que este núcleo se encuentra en la vía implicada en los estados subjetivos de los sentimientos y en la personalidad del individuo.

7. Los núcleos intralaminares están estrechamente conectados con actividades de la formación reticular, y gran parte de la información que reciben tiene este origen. Su posición estratégica les permite controlar el nivel de la actividad global de la corteza cerebral. Los núcleos intralaminares son, por ello, capaces de influir en los estados de consciencia y alerta de la persona.

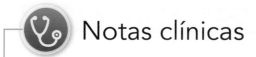

Notas clínicas

Lesiones del tálamo

Puesto que el tálamo es un centro tan importante de conexión e integración, una enfermedad de esta área del sistema nervioso central tendrá profundos efectos. El tálamo puede ser invadido por neoplasias, sufrir degeneración por enfermedades o por déficit de irrigación, o bien, lesionarse por una hemorragia.

Pérdida sensitiva

Estas lesiones suelen ser el resultado de trombosis o hemorragia de una de las arterias que irrigan el tálamo. La lesión del núcleo ventral posteromedial y del núcleo ventral posterolateral origina la pérdida de todas las formas de sensibilidad, incluyendo el tacto fino, la localización y discriminación táctil, y la propiocepción muscular y articular del lado opuesto del cuerpo.

El tálamo tiene localización central entre otras importantes estructuras nerviosas. Por lo general, una lesión talámica da lugar a una disfunción de las estructuras vecinas, lo que da origen a síntomas y signos que eclipsan a los producidos por la enfermedad talámica. Por ejemplo, una lesión vascular del tálamo también puede afectar el mesencéfalo, lo que produce coma, o una extensión lateral de la enfermedad talámica puede implicar la cápsula interna y provocar deficiencia motora y sensitiva extensa.

Alivio del dolor por cirugía de cauterización talámica

Se sabe que los núcleos intralaminares del tálamo participan en la conexión del dolor con la corteza cerebral. Se ha mostrado que la cauterización de estos núcleos mejora el dolor intenso e intratable que se puede asociar con la presencia de cáncer terminal.

Dolor talámico

El dolor talámico puede presentarse cuando el paciente se está recuperando de un infarto talámico. El dolor espontáneo, que suele ser excesivo (hiperreacción talámica), se presenta en el lado opuesto del cuerpo. Un leve contacto o el frío pueden desencadenar la sensación dolorosa que llega a ser resistente ante analgésicos potentes.

MOVIMIENTOS INVOLUNTARIOS ANÓMALOS

Las lesiones vasculares del tálamo pueden producir coreoatetosis con ataxia. No está claro si en todos los casos estos signos se deben a la falta de función del tálamo o a la participación de los núcleos caudados y lentiformes vecinos. La ataxia tal vez sea por pérdida de la propiocepción del músculo y del movimiento de las articulaciones debida a lesión talámica.

MANO TALÁMICA

La mano contralateral queda en una posición anómala en algunos pacientes con lesiones talámicas. La muñeca queda en pronación y flexión, las articulaciones metacarpofalángicas están flexionadas y las interfalángicas, extendidas. Los dedos pueden moverse de manera activa, pero los movimientos son lentos. La alteración se debe a la afectación del tono muscular en los diferentes grupos musculares.

Conceptos clave

Aspecto general

- El tálamo es un par de masas ovoides grandes que constituyen la mayor parte del diencéfalo.

- Están situadas en uno y otro lado del tercer ventrículo y unidas por una banda de sustancia gris llamada *adherencia intertalámica*.

- La superficie lateral del tálamo contiene los núcleos talámicos anteriores, que forman parte del sistema límbico.

- La parte medial del tálamo contiene el núcleo dorsomedial y dos núcleos más pequeños; todos están implicados con la información sensitiva somática, visceral y olfatoria.

- La parte lateral del tálamo se divide en hileras de núcleos dorsal y ventral.

- La hilera dorsal incluye el núcleo dorsal lateral, el núcleo lateral posterior y el pulvinar.

- La hilera ventral incluye el núcleo ventral anterior, el núcleo ventral lateral y los núcleos ventrales posteriores (posteromedial y posterolateral).

Funciones

- En el tálamo converge una gran cantidad de información sensitiva que se distribuye a otras partes del sistema nervioso central.

- El tálamo tiene un vínculo estrecho con la corteza, pero no con el reconocimiento de la sensibilidad. Por ejemplo, tras la extirpación de corteza, el tálamo aún podría percibir un objeto caliente, pero la interpretación respecto a su localización, forma, peso o temperatura sería deficiente.

Solución de problemas clínicos

1. Un hombre de 45 años de edad que había desarrollado súbitamente debilidad de la pierna izquierda 12 h antes fue ingresado a la clínica. En la exploración se apreció que tenía parálisis de la pierna izquierda, con debilidad de los músculos del brazo izquierdo. Los músculos de las extremidades afectadas mostraban un mayor tono, y existía una exageración de los reflejos tendinosos en el lado izquierdo del cuerpo. Tenía también una considerable pérdida sensitiva del lado izquierdo del cuerpo que abarcaba las sensibilidades superficial y profunda. En la exploración, el paciente realizaba movimientos involuntarios en forma de sacudidas de la pierna izquierda. Cuando se le pedía que tocase la punta de su nariz con el índice izquierdo, mostraba un considerable temblor de intención. La misma prueba con el brazo derecho no mostraba nada anómalo. Tres días después, el paciente empezó a quejarse de un dolor terrible en la pierna izquierda. El dolor empezaba de manera espontánea o por un ligero contacto con las sábanas. ¿Cuál es su diagnóstico? ¿Cómo explica los variados signos y síntomas?

 Respuestas y explicaciones acerca de la solución de los problemas clínicos

1. Este paciente sufrió una trombosis de la rama talamogeniculada de la arteria cerebral posterior derecha. Ello condujo a una lesión degenerativa en el interior del tálamo derecho, causando una alteración de las sensaciones superficial y profunda del lado izquierdo del cuerpo. La hemiparesia contralateral, que abarca la pierna y brazo izquierdos con incremento del tono muscular, era producida por edema en el brazo posterior cercano de la cápsula interna derecha, lo cual causaba el bloqueo de las fibras corticoespinales. A medida que se resolvía el edema, la parálisis y la espasticidad mejoraron. Los movimientos coreoatetósicos de la pierna izquierda y el temblor intencional del brazo izquierdo eran debidos, probablemente, a la lesión del tálamo derecho o de las fibras nerviosas dentotalámicas derechas. El dolor insoportable que sufría en la pierna izquierda se debía a la lesión en el tálamo derecho.

 Preguntas de revisión

Instrucciones: cada uno de los apartados numerados de esta sección se acompaña de respuestas. Seleccione la letra de la respuesta CORRECTA.

1. Las afirmaciones siguientes se refieren al tálamo:
   (a) Todos los tipos de información sensitiva, con la excepción del olfato, alcanzan los núcleos talámicos a través de las fibras aferentes.
   (b) Muy pocas fibras aferentes alcanzan los núcleos talámicos desde la corteza cerebral.
   (c) Los núcleos intralaminares del tálamo no se conectan con la formación reticular.
   (d) Los núcleos intralaminares no influyen en los estados de consciencia y alerta.
   (e) El tálamo está recubierto en su superficie interior por una delgada capa de sustancia blanca denominada *capa zonal.*

2. Las afirmaciones siguientes se refieren al tálamo:
   (a) La lámina medular externa es un área de sustancia gris que se sitúa en la superficie lateral del tálamo.
   (b) La lámina medular externa en forma de "Y" subdivide el tálamo en tres partes principales.
   (c) El núcleo ventral posteromedial recibe las vías descendentes trigeminal y gustativa.
   (d) La vía nerviosa cerebelo-rubro-tálamo-corteza-puente-cerebelo resulta de importancia en el movimiento voluntario.
   (e) La vía cuerpos mamilares-tálamo-núcleo amigdalino-giro dentado es importante en el mantenimiento de la postura.

3. Las afirmaciones siguientes se refieren a los núcleos talámicos:
   (a) Los núcleos intralaminares se encuentran fuera de la lámina medular interna.
   (b) El núcleo ventral posterolateral recibe los tractos sensitivos descendentes de los lemniscos medial y espinal.
   (c) Las proyecciones del núcleo anterolateral ascienden al giro postcentral.
   (d) El núcleo reticular se encuentra incluido en la formación reticular.
   (e) Las proyecciones del núcleo ventral posterolateral ascienden al giro postcentral a través del brazo posterior de la cápsula interna.

4. Las afirmaciones siguientes se relacionan con el cuerpo geniculado medial:
   (a) El cuerpo geniculado medial recibe información auditiva a partir del colículo superior y del lemnisco lateral.
   (b) Las fibras eferentes del cuerpo geniculado medial forman el brazo inferior.
   (c) El cuerpo geniculado medial recibe información auditiva de ambos oídos, pero predominantemente del oído opuesto.
   (d) El cuerpo geniculado medial se proyecta hacia la corteza auditiva del giro temporal inferior.
   (e) El cuerpo geniculado medial es una protuberancia de la superficie anterior del tálamo.

5. Las siguientes afirmaciones se refieren al cuerpo geniculado lateral:
   (a) El cuerpo geniculado lateral recibe la mayor parte de las fibras del nervio óptico.
   (b) Cada cuerpo geniculado lateral recibe información visual del campo opuesto de visión.
   (c) El cuerpo geniculado lateral tiene un núcleo constituido por 12 capas de células nerviosas.
   (d) El cuerpo geniculado lateral es parte del mesencéfalo a nivel del núcleo rojo.
   (e) Las fibras aferentes al cuerpo geniculado lateral son axones de los bastones y conos de la retina.

Instrucciones: cada una de las afirmaciones incompletas que se incluyen en esta sección viene seguida por textos que completan la frase. Elija la ÚNICA letra de la MEJOR respuesta que complete la frase en cada caso. Para responder las preguntas 6 a 13, debe estudiar la figura 12-5, que muestra una tomografía computarizada (TC) del encéfalo (corte horizontal [axial]).

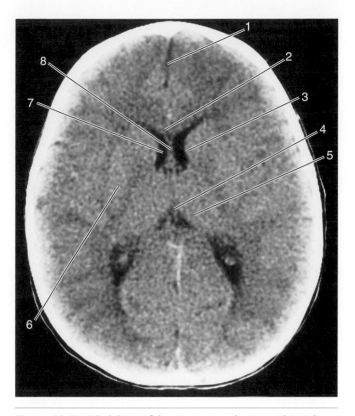

Figura 12-5 TC del encéfalo en un corte horizontal (axial).

6. La estructura número 1 es:
   (a) La falce del cerebro.
   (b) La arteria cerebral anterior.
   (c) La cresta del hueso frontal.
   (d) La sutura sagital.
   (e) La fisura longitudinal.

7. La estructura número 2 es:
   (a) La rodilla del cuerpo calloso.
   (b) La lámina terminal.
   (c) El septum pellucidum.
   (d) El pilar anterior del fórnix.
   (e) La adherencia intertalámica.

8. La estructura número 3 es:
   (a) El núcleo lenticular.
   (b) La cápsula interna.
   (c) El putamen.
   (d) La cabeza del cuerpo caudado.
   (e) El globo pálido.

9. La estructura número 4 es:
   (a) La glándula pineal.
   (b) La falce del cerebro.
   (c) El tercer ventrículo.
   (d) El septum pellucidum.
   (e) La vena cerebral magna.

10. La estructura número 5 es:
    (a) El cuerpo geniculado medial.
    (b) El tálamo.
    (c) Los plexos coroideos de los ventrículos laterales.
    (d) El cuerpo del núcleo caudado.
    (e) El tercer ventrículo.

11. La estructura número 6 es:
    (a) El tálamo.
    (b) La cabeza del núcleo caudado.
    (c) La cápsula interna.
    (d) El claustro.
    (e) El núcleo lenticular.

12. La estructura número 7 es:
    (a) El cuerpo del ventrículo lateral.
    (b) La cola del ventrículo lateral.
    (c) El cuerno anterior del ventrículo lateral.
    (d) El tercer ventrículo.
    (e) El cuarto ventrículo.

13. La estructura número 8 es:
    (a) El septum pellucidum.
    (b) La falce del cerebro.
    (c) La arteria cerebral anterior.
    (d) La lámina terminal.
    (e) La adherencia intertalámica.

Respuestas y explicaciones a las preguntas de revisión

1. A es correcta. Todos los tipos de información sensitiva, con la excepción del olfato, alcanzan los núcleos talámicos a través de las fibras aferentes. B. Un gran número de fibras aferentes alcanza los núcleos hipotalámicos procedentes de la corteza cerebral. C. Los núcleos intralaminares del tálamo están estrechamente conectados con la formación reticular. D. Los núcleos intralaminares del tálamo influyen en los estados de consciencia y alerta. E. El tálamo está recubierto en su superficie superior por una delgada capa de sustancia blanca denominada *capa zonal* (*véase* fig. 12-1).

2. D es correcta. La vía nerviosa cerebelo-rubro-tálamo-corteza-puente-cerebelo es importante en el movimiento voluntario. A. La lámina medular externa es un área de sustancia blanca que se sitúa en la superficie lateral del tálamo (*véase* fig. 12-1). B. La lámina medular interna en forma de "Y" subdivide el tálamo en tres partes principales. C. El núcleo ventral posteromedial recibe las vías ascendentes trigeminal y gustativas. E. La vía nerviosa cuerpos mamilares-talamo-núcleo amigdalino-giro dentado no es importante en el mantenimiento de la postura.

3. E es correcta. Las proyecciones del núcleo ventral posterolateral ascienden al giro postcentral a través del brazo posterior de la cápsula interna. A. Los núcleos intralaminares se encuentran en el interior de la lámina medular interna (*véase* fig. 12-3). B. El núcleo ventral posterolateral recibe los tractos ascendentes sensitivos de los lemniscos medial y espinal. C. Las proyecciones del núcleo posterolateral ascienden al giro postcentral. D. El núcleo reticular no forma parte de la formación reticular, aunque recibe fibras aferentes de ésta.

4. C es correcta. El cuerpo geniculado medial recibe información auditiva de ambos oídos, pero de forma predominante del oído opuesto. A. El cuerpo geniculado medial recibe la información auditiva procedente del colículo inferior y del lemnisco lateral. B. Las fibras aferentes del cuerpo geniculado medial forman el brazo inferior. D. El cuerpo geniculado medial se proyecta a la corteza auditiva del giro temporal superior. E. El cuerpo geniculado medial es un ensanchamiento de la superficie posterior del tálamo (*véase* fig. 12-3).

5. B es correcta. Cada cuerpo geniculado lateral recibe información visual del campo opuesto de visión. A. El cuerpo geniculado lateral recibe la mayoría de las fibras del tracto óptico. C. El cuerpo geniculado lateral tiene un núcleo formado por seis capas de células nerviosas. D. El cuerpo geniculado es una protuberancia de la superficie inferior del pulvinar del tálamo (*véase* fig. 12-3). E. Las fibras aferentes del cuerpo geniculado lateral son axones de las células ganglionares de la retina.

Las respuestas de la figura 12-5, que muestra una TC del encéfalo (corte horizontal [axial]), son las siguientes:

6. E es correcta. La estructura número 1 es la fisura longitudinal.

7. A es correcta. La estructura número 2 es la rodilla del cuerpo calloso.

8. D es correcta. La estructura número 3 es la cabeza del núcleo caudado.

9. C es correcta. La estructura número 4 representa el tercer ventrículo.

10. B es correcta. La estructura número 5 es el tálamo.

11. E es correcta. La estructura número 6 es el núcleo lenticular.

12. C es correcta. La estructura número 7 es el cuerno anterior del ventrículo lateral.

13. A es correcta. La estructura número 8 representa el septum pellucidum.

Hipotálamo

OBJETIVOS DEL CAPÍTULO

- Aprender la localización y los límites del hipotálamo, así como los diversos núcleos de los que se compone tan importante área.

- Revisar las conexiones principales de los núcleos, en especial entre el hipotálamo y la hipófisis.

- Revisar algunos de los problemas clínicos frecuentes que afectan al hipotálamo.

Una joven de 16 años de edad fue llevada por su madre al pediatra porque perdía peso con rapidez. Explica que su hija empezó a perder peso hace un año. Había cambiado sus hábitos alimentarios, de comer prácticamente de todo lo que se le ofrecía a convertirse en muy selectiva. Su personalidad también había cambiado, y se mostraba temerosa frente a los extraños. Sus familiares habían notado que se mostraba impaciente e irritable, y con tendencia al llanto. Cuando se le decía que comiese más, la chica contestaba que estaba engordando y que debía seguir una dieta para mejorar su figura. Aunque no lo reconocía como anómalo, su menstruación había cesado desde hacía 3 meses.

En el interrogatorio con su pediatra indicó que contaba las calorías y que a veces, cuando creía haberse excedido con la comida, iba al lavabo y se insertaba los dedos en la garganta para inducirse el vómito. En la exploración física mostraba signos evidentes de pérdida de peso, con una cara enflaquecida, huesos prominentes y nalgas atróficas. Aparte de tener las extremidades frías y una presión arterial baja de 85/60 mm Hg, no se descubrieron otras alteraciones.

El pediatra estableció el diagnóstico de anorexia nerviosa y la ingresó en el hospital local. El tratamiento psicológico consistió en obtener la confianza de la paciente a través del personal de enfermería conocedor de la problemática. El tratamiento primario se dirige a restaurar el peso de la paciente persuadiéndola para que coma las cantidades de comida adecuadas.

La anorexia nerviosa es un trastorno de la conducta alimentaria y de la función endocrina que normalmente está controlada por el hipotálamo. Sin embargo, existe un fuerte indicio de que también tiene un origen psicológico.

El hipotálamo, a pesar de su pequeñez (0.3% del encéfalo), es una parte sumamente importante del sistema nervioso central. Resulta esencial para la vida. Controla el sistema nervioso autónomo (vegetativo) y el sistema endocrino, de manera que indirectamente controla la homeostasis corporal. Su ubicación, idónea para tal propósito, es el centro del sistema límbico. En éste convergen y divergen varias vías neuronales y, a través de su profusa irrigación sanguínea, es capaz de muestrear la química sanguínea. El hipotálamo emprende las respuestas apropiadas de control mediante la integración de los datos nerviosos y químicos que recibe.

HIPOTÁLAMO

El hipotálamo es la parte del diencéfalo que se extiende desde la región del quiasma óptico hasta el borde caudal de los cuerpos mamilares. Se sitúa debajo del tálamo y forma el piso y la parte inferior de las paredes laterales del tercer ventrículo (fig. 13-1). Por delante del hipotálamo existe un área que, por razones funcionales, suele incluirse en éste. Se denomina *área preóptica* porque se extiende hacia adelante desde el quiasma óptico hasta la lámina terminal y la comisura anterior. Por debajo, el hipotálamo se une con el tegmento del mesencéfalo. El límite lateral del hipotálamo lo conforma la cápsula interna.

Visto desde abajo (fig. 13-2), el hipotálamo se relaciona con las estructuras siguientes, en sentido anteroposterior: 1) quiasma óptico, 2) túber cinereum e infundíbulo y 3) cuerpos mamilares.

En los párrafos siguientes se describirá que esta pequeña área del cerebro es el órgano de control de la homeostasis corporal, a través del sistema nervioso autónomo y el

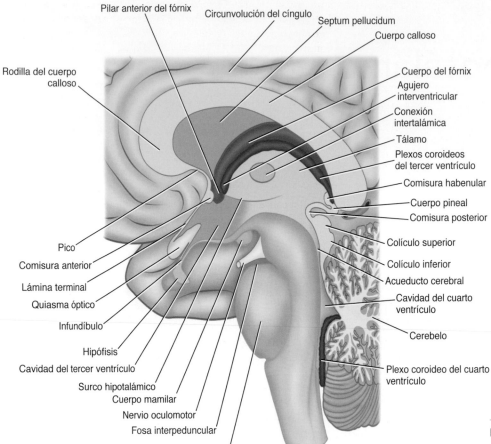

Pilar anterior del fórnix

Circunvolución del cíngulo

Septum pellucidum

Cuerpo calloso

Rodilla del cuerpo calloso

Cuerpo del fórnix

Agujero interventricular

Conexión intertalámica

Tálamo

Plexos coroideos del tercer ventrículo

Comisura habenular

Cuerpo pineal

Comisura posterior

Colículo superior

Colículo inferior

Acueducto cerebral

Cavidad del cuarto ventrículo

Cerebelo

Pico

Comisura anterior

Lámina terminal

Quiasma óptico

Infundíbulo

Hipófisis

Cavidad del tercer ventrículo

Surco hipotalámico

Cuerpo mamilar

Nervio oculomotor

Fosa interpeduncular

Plexo coroideo del cuarto ventrículo

Puente

Figura 13-1 Corte sagital del cerebro que muestra la posición del hipotálamo.

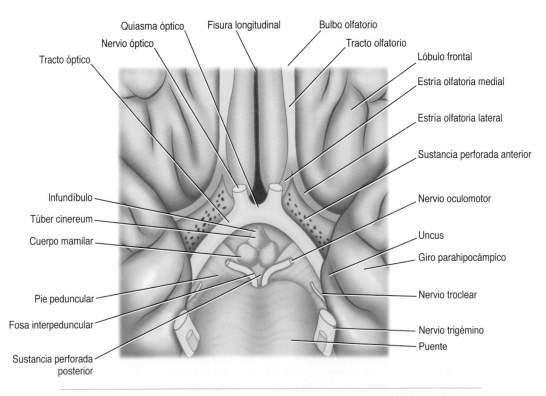

Quiasma óptico

Nervio óptico

Fisura longitudinal

Bulbo olfatorio

Tracto olfatorio

Tracto óptico

Lóbulo frontal

Estría olfatoria medial

Estría olfatoria lateral

Sustancia perforada anterior

Infundíbulo

Túber cinereum

Cuerpo mamilar

Nervio oculomotor

Uncus

Giro parahipocámpico

Pie peduncular

Nervio troclear

Fosa interpeduncular

Nervio trigémino

Puente

Sustancia perforada posterior

Figura 13-2 Superficie inferior del cerebro que muestra partes del hipotálamo.

sistema neuroendocrino, y tiene una participación vital en el comportamiento emocional.

NÚCLEOS HIPOTALÁMICOS

El hipotálamo está compuesto, desde el punto de vista microscópico, por unas células nerviosas pequeñas distribuidas en grupos o núcleos, muchos de los cuales no están delimitados uno del otro con claridad. Por motivos funcionales, el **área preóptica** se considera parte del hipotálamo. Con propósitos descriptivos, los núcleos están divididos por

un plano parasagital imaginario en zonas medial y lateral (fig. 13-3). Situados en el propio plano se encuentran los pilares del fórnix y del fascículo mamilotalámico, que sirven como marcadores (fig. 13-4; *véase también* fig. 13-3).

Zona medial

En la zona medial pueden reconocerse los siguientes núcleos hipotalámicos, desde el aspecto anterior hacia el posterior: 1) parte del **núcleo preóptico**; 2) el **núcleo anterior**, que se fusiona con el núcleo preóptico; 3) parte del **núcleo supraquiasmático**; 4) el **núcleo paraventricular**; 5) el **núcleo dorsomedial**;

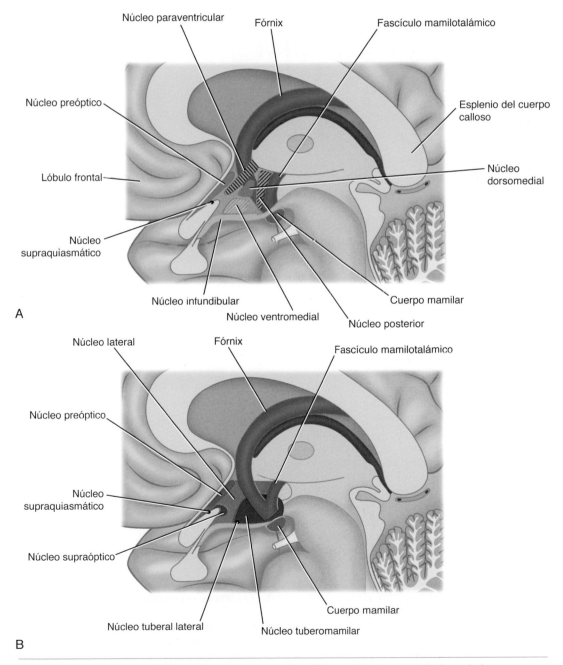

Figura 13-3 Corte sagital del cerebro que muestra los núcleos talámicos. **A.** Núcleos de la zona medial que se sitúan por dentro del plano del fórnix y del fascículo mamilotalámico. **B.** Zona de los núcleos por fuera del plano del fórnix y del fascículo mamilotalámico.

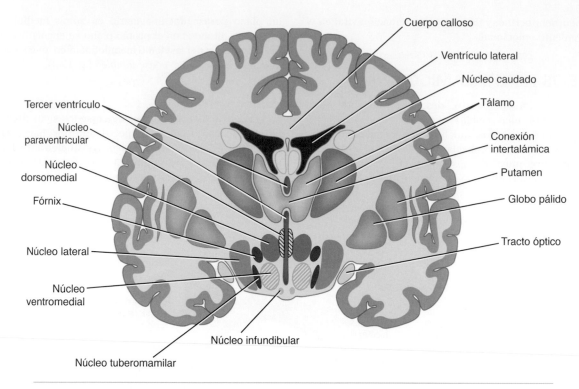

Figura 13-4   Corte coronal de los hemisferios cerebrales que muestra la posición de los núcleos hipotalámicos.

6) el **núcleo ventromedial**; 7) el **núcleo infundibular** (**arcuato**), y 8) el **núcleo posterior**.

Zona lateral

En la zona lateral pueden reconocerse los siguientes núcleos hipotalámicos, desde adelante hacia atrás: 1) parte del **núcleo preóptico**, 2) parte del **núcleo supraóptico**, 3) el **núcleo supraóptico**, 4) el **núcleo lateral**, 5) el **núcleo tuberomamilar** y 6) los **núcleos tuberosos laterales**.

Algunos de los núcleos, como el preóptico, el supraquiasmático y el mamilar, se superponen en ambas zonas. Debe insistirse en que la mayoría de los núcleos hipotalámicos presentan límites mal definidos. Con el uso de la tecnología moderna, incluida la histoquímica, la inmunoquímica y los estudios con marcadores anterógrados y retrógrados, los grupos de neuronas y sus conexiones se identifican en la actualidad con mayor precisión. Por desgracia, a medida que se descubren y nombran grupos celulares nuevos, el lector enfrenta dificultad cada vez mayor para diferenciar entre nomenclaturas nuevas y antiguas. Por ahora se hará referencia sólo a los grupos nucleares principales con nombres y conexiones bien establecidos.

VÍAS DE COMUNICACIÓN DEL HIPOTÁLAMO

El hipotálamo recibe información del resto del cuerpo a través de 1) las conexiones nerviosas, 2) el torrente sanguíneo y 3) el líquido cerebroespinal (LCE). Las neuronas de los núcleos hipotalámicos responden y ejercen su control a través de las mismas rutas. El LCE puede servir como conducto entre las células neurosecretoras del hipotálamo y las de sitios distantes del cerebro.

Conexiones nerviosas aferentes

El hipotálamo, situado en el centro del sistema límbico, recibe muchas fibras aferentes que vienen de las vísceras, de la membrana mucosa olfatoria, de la corteza cerebral y del sistema límbico.

Las conexiones aferentes son numerosas y complejas; las principales vías (fig. 13-5) se describen en seguida:

1. **Aferencias somáticas y viscerales.** La sensibilidad somática general y las sensaciones gustativas y viscerales alcanzan el hipotálamo a través de las ramas colaterales de las fibras aferentes lemniscales y del tracto solitario, así como de la formación reticular.
2. Las **aferentes visuales** abandonan el quiasma óptico y pasan al núcleo supraquiasmático.
3. El **olfato** tiene un trayecto a través del haz prosencefálico medial.
4. Las **aferencias auditivas** no han sido identificadas, pero deben existir dado que los estímulos auditivos pueden influir en las actividades del hipotálamo.
5. Las **fibras corticohipotalámicas** surgen del lóbulo frontal de la corteza cerebral y pasan directamente al hipotálamo.
6. Las **fibras hipocampotalámicas** pasan desde el hipocampo y a través del fórnix hacia los cuerpos mamilares. Muchos neurofisiólogos consideran el hipotálamo como la principal vía de respuesta del sistema límbico.
7. Las **fibras amigdalohipotalámicas** pasan desde el complejo amigdalino al hipotálamo a través de la estría terminal y

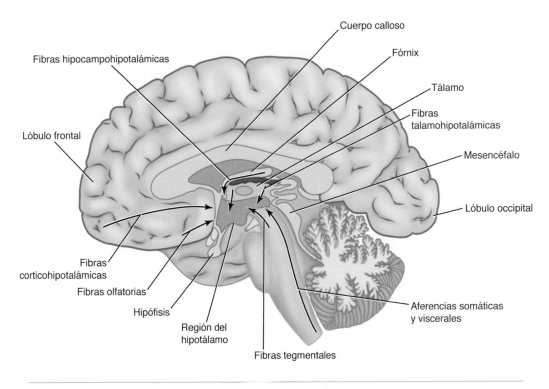

Fibras hipocampohipotalámicas

Cuerpo calloso

Fórnix

Tálamo

Fibras talamohipotalámicas

Lóbulo frontal

Mesencéfalo

Lóbulo occipital

Fibras corticohipotalámicas

Fibras olfatorias

Hipófisis

Región del hipotálamo

Fibras tegmentales

Aferencias somáticas y viscerales

Figura 13-5 Corte sagital del cerebro que muestra las principales vías aferentes que penetran el hipotálamo.

a través de una ruta que tiene un trayecto por debajo del núcleo lenticular.

8. Las **fibras talamohipotalámicas** surgen de los núcleos dorsomedial y de la línea media del tálamo.
9. Las **fibras tegmentales** surgen del mesencéfalo.

En la tabla 13-1 se muestra un resumen de las principales conexiones nerviosas aferentes del hipotálamo.

Conexiones nerviosas eferentes

Las conexiones eferentes del hipotálamo también son numerosas y complejas; aquí únicamente se describirán las vías principales (fig. 13-6):

1. Las **fibras que descienden al tronco encefálico y la médula espinal** influyen en las neuronas periféricas del sistema nervioso autónomo. Descienden a través de una serie de neuronas en la formación reticular. El hipotálamo está conectado con los núcleos parasimpáticos de los nervios oculomotor, facial, glosofaríngeo y vago en el tronco encefálico. De manera similar, las fibras reticuloespinales conectan al hipotálamo con las células simpáticas que se originan en los cuernos laterales grises entre el primer segmento torácico y el segundo lumbar de la médula espinal y la eferencia parasimpática sacra a nivel del segundo, el tercero y el cuarto segmentos sacros de la médula espinal.
2. El **fascículo mamilotalámico** surge en el cuerpo mamilar y termina en el núcleo anterior del tálamo. Aquí la vía nerviosa se transmite al giro del cíngulo.
3. El **fascículo mamilotegmental** surge del cuerpo mamilar, y termina en las células de la formación reticular en el tegmento del mesencéfalo.
4. Múltiples vías nerviosas para el **sistema límbico**.

En la tabla 13-1 se muestra un resumen de las principales conexiones nerviosas eferentes del hipotálamo.

Conexiones con la hipófisis

El hipotálamo se conecta con la hipófisis mediante dos vías: 1) las fibras nerviosas que tienen un trayecto desde los núcleos supraóptico y paraventricular hasta el lóbulo posterior de la hipófisis y 2) los vasos sanguíneos portales largos y cortos, que conectan los sinusoides de la eminencia media y del infundíbulo con los plexos capilares en el lóbulo anterior de la hipófisis (fig. 13-7). Estas vías permiten que el hipotálamo establezca su acción sobre las actividades de las glándulas endocrinas.

Fascículo hipotalamohipofisario

Las hormonas **vasopresina** y **oxitocina** se sintetizan en las células nerviosas de los núcleos supraóptico y paraventricular. Estas hormonas pasan a lo largo de los axones junto con proteínas de transporte denominadas ***neurofisinas***; se liberan en los axones terminales (*véase* fig. 13-7). Aquí, las hormonas son absorbidas al torrente sanguíneo por los capilares fenestrados del lóbulo posterior de la hipófisis. La hormona vasopresina (hormona antidiurética) se produce principalmente en las células nerviosas del núcleo supraóptico; su función es causar **vasoconstricción**. También tiene una **función antidiurética** importante, de manera que causa un incremento en la absorción de agua en los túbulos contorneados distales y túbulos colectores del riñón. La otra hormona es la oxitocina, que se produce principalmente en el núcleo paraventricular. La oxitocina estimula la contracción del músculo liso del útero y produce la contracción de

Tabla 13-1 Principales conexiones nerviosas aferentes y eferentes del hipotálamo

Vía	Origen	Destino
Aferente		
Lemniscos espinal y medial, tracto solitario, formación reticular	Vísceras y estructuras somáticas	Núcleos hipotalámicos
Fibras visuales	Retina	Núcleo supraquiasmático
Haz prosencefálico medial	Membrana mucosa olfatoria	Núcleos hipotalámicos
Fibras auditivas	Oído interno	Núcleos hipotalámicos
Fibras corticohipotalámicas	Lóbulo frontal de la corteza cerebral	Núcleos hipotalámicos
Fibras hipocampohipotalámicas; posiblemente la vía eferente principal del sistema límbico	Hipocampo	Núcleo del cuerpo mamilar
Fibras amigdalohipotalámicas	Complejo amigdalino	Núcleos hipotalámicos
Fibras talamohipotalámicas	Núcleos talámicos dorsomedial y de la línea media	Núcleos hipotalámicos
Fibras tegmentales	Tegmento del mesencéfalo	Núcleos hipotalámicos
Eferente		
Fibras descendentes de la formación reticular hacia el tronco encefálico y la médula espinal	Núcleos preóptico, anterior, posterior y lateral del hipotálamo	Eferencias parasimpática craneosacra y simpática toracolumbar
Fascículo mamilotalámico	Núcleo del cuerpo mamilar	Núcleo anterior del tálamo; comunicado con el giro del cíngulo
Fascículo mamilotegmental	Núcleo del cuerpo mamilar	Formación reticular en el tectum del mesencéfalo
Vías múltiples	Núcleos hipotalámicos	Sistema límbico

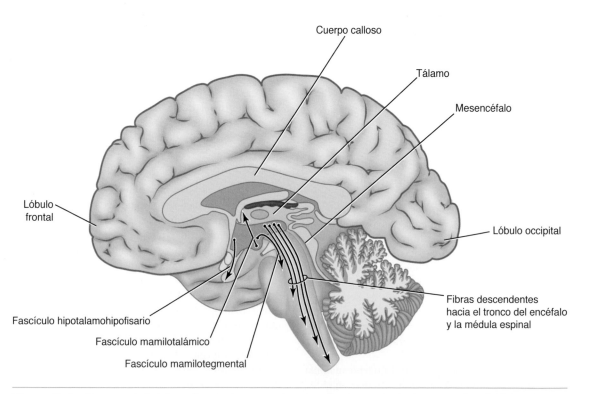

Figura 13-6 Corte sagital del cerebro que muestra las vías eferentes principales que salen del hipotálamo.

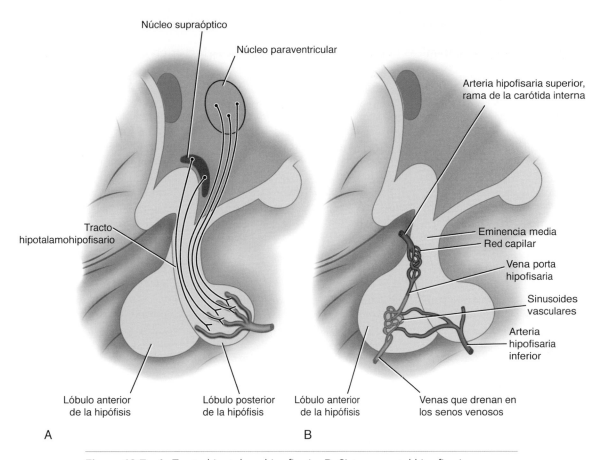

Núcleo supraóptico

Núcleo paraventricular

Arteria hipofisaria superior, rama de la carótida interna

Tracto hipotalamohipofisario

Eminencia media
Red capilar

Vena porta hipofisaria

Sinusoides vasculares

Arteria hipofisaria inferior

Lóbulo anterior de la hipófisis

Lóbulo posterior de la hipófisis

Lóbulo anterior de la hipófisis

Venas que drenan en los senos venosos

A

B

Figura 13-7 **A.** Tracto hipotalamohipofisario. **B.** Sistema portal hipofisario.

las células mioepiteliales que rodean los alvéolos y conductos de la mama. Hacia el final del embarazo, la oxitocina se sintetiza en grandes cantidades y estimula las contracciones del parto. Más adelante, cuando el bebé se encuentra en lactancia, un reflejo nervioso originado en el pezón estimula al hipotálamo para producir más hormona. Ello ocasiona la contracción de las células mioepiteliales que ayudan a la secreción de la leche desde las mamas.

El núcleo supraóptico, que produce vasopresina, actúa como un **osmorreceptor**. En caso de que la presión osmótica de la sangre circulante a través del núcleo sea demasiado alta, las células nerviosas incrementan su producción de vasopresina, y el efecto antidiurético de esta hormona incrementa la reabsorción de agua desde el riñón. De este modo, la presión osmótica de la sangre retorna a los límites normales.

Sistema hipofisario portal

De las células neurosecretoras localizadas principalmente en la zona medial del hipotálamo depende la producción de **hormonas liberadoras** y **hormonas inhibidoras de la liberación.** Estas hormonas se encuentran almacenadas en gránulos, y se transportan a lo largo de los axones de estas células hasta la eminencia media y el infundíbulo. En este sitio, los gránulos se liberan mediante exocitosis al interior de los capilares fenestrados, en el extremo superior del sistema portal hipofisario.

El sistema portal hipofisario está compuesto en cada lado por la arteria hipofisaria superior, la cual es una rama de la arteria carótida interna (*véase* fig. 13-7B). La arteria se introduce a través de la eminencia media y se divide en gran cantidad de manojos de capilares. Estos pequeños vasos sanguíneos drenan a los vasos descendentes largos y cortos que finalizan en el lóbulo anterior de la hipófisis, dividiéndose en sinusoides vasculares que pasan entre las células secretoras del lóbulo anterior.

El sistema portal transporta las hormonas liberadoras y las hormonas inhibidoras de la liberación hasta las células secretoras del lóbulo anterior de la hipófisis. Las hormonas liberadoras estimulan la producción y la secreción de **corticotropina (ACTH)**, **folitropina** u **hormona foliculoestimulante (FSH)**, **lutropina** u **hormona luteinizante (LH)**, **tirotropina** u **hormona estimulante de la tiroides (TSH)** y **somatotropina** u **hormona del crecimiento (GH)**. La liberación de las hormonas inhibidoras frena la liberación de la **melanotropina** u **hormona estimulante de los melanocitos (MSH)** y de la **hormona luteotropa** o **prolactina (PRL)**. La PRL (también llamada *hormona lactogénica*) estimula al cuerpo amarillo para secretar progesterona y a la glándula mamaria para producir leche. La hormona inhibidora de la hormona del crecimiento (somatostatina) detiene la liberación de la hormona del crecimiento. En la tabla 13-2 se muestra un resumen de las hormonas liberadoras e inhibidoras hipotalámicas y de sus efectos sobre el lóbulo anterior de la hipófisis.

Tabla 13-2 Hormonas hipotalámicas liberadoras e inhibidoras y sus efectos en el lóbulo anterior de la hipófisis

Hormona hipotalámica reguladora	Hormonas de la hipófisis anterior	Resultados funcionales
Hormona liberadora de la hormona del crecimiento (GHRH, *growth hormone-releasing hormone*)	Hormona del crecimiento (GH, *growth hormone*) o somatotropina	Estimula el crecimiento lineal de los cartílagos epifisarios
Hormona inhibidora de la hormona de crecimiento (GHIH, *growth hormone-inhibiting hormone*) o somatostatina	Hormona del crecimiento (producción reducida)	Reduce el crecimiento lineal de cartílagos epifisarios
Hormona liberadora de prolactina (PRH, *prolactin-releasing hormone*)	Prolactina (PRL u hormona luteotropa)	Estimula la lactogénesis
Hormona inhibidora de la prolactina (PIH, *prolactin-inhibiting hormone*), dopamina	Prolactina (PRL) (producción reducida)	Reduce la lactogénesis
Hormona liberadora de corticotropina (CRH, *corticotropin-releasing hormone*)	Corticotropina (ACTH, *adrenocorticotropic hormone*)	Estimula la glándula suprarrenal para producir corticoesteroides y hormonas sexuales
Hormona liberadora de tirotropina (TRH, *thyrotropin-releasing hormone*)	Tirotropina (TSH, *thyroid-stimulating hormone*)	Estimula la glándula tiroides para producir tiroxina
Hormona liberadora de hormona luteinizante (LHRH, *luteinizing hormone-releasing hormone*)	Hormona luteinizante (LH, *luteinizing hormone*) y hormona estimulante de los folículos (FSH, *follicle-stimulating hormone*)	Estimula los folículos ováricos y la producción de estrógenos y progesterona

Las neuronas del hipotálamo que son responsables de la producción de las hormonas de liberación y de las hormonas inhibidoras de la liberación están reguladas por las fibras aferentes que llegan al hipotálamo. También están influidas por la cantidad de hormona producida por el órgano diana controlado por la hipófisis. Por ejemplo, si la concentración de tiroxina en sangre disminuye, el factor liberador de tirotropina se sintetizará en mayores cantidades. En la tabla 13-3 se muestra un resumen de los supuestos orígenes nucleares hipotalámicos de las hormonas liberadoras de las hormonas hipofisarias.

FUNCIONES

En la tabla 13-4 se resumen las funciones de los principales núcleos hipotalámicos.

Tabla 13-3 Origen nuclear[a] de las hormonas hipotalámicas liberadoras e inhibidoras de la hipófisis

Hormona hipotalámica reguladora	Origen nuclear propuesto
Hormona liberadora de la hormona del crecimiento (GHRH)	Núcleo infundibular o arcuato
Hormona inhibidora de la hormona de crecimiento (GHIH; somatostatina)	Núcleo supraquiasmático
Hormona liberadora de prolactina (PRH)	¿?
Hormona inhibidora de prolactina (PIH)	¿?
Hormona liberadora de corticotropina (CRH)	Núcleos paraventriculares
Hormona liberadora de tirotropina (TRH)	Núcleos paraventricular y dorsomedial y áreas adyacentes
Hormona liberadora de hormona luteinizante (LHRH)	Núcleos preóptico y anterior

[a]Origen propuesto.

Tabla 13-4 Funciones de los principales núcleos hipotalámicos

Núcleo talámico	Función propuesta
Núcleo supraóptico	Sintetiza vasopresina (hormona antidiurética)
Núcleo paraventricular	Sintetiza oxitocina
Núcleos preóptico y anterior	Control del sistema parasimpático
Núcleos posterior y lateral	Control del sistema simpático
Núcleos hipotalámicos anteriores	Regulan la temperatura (respuesta al calor)
Núcleos hipotalámicos posteriores	Regulan la temperatura (respuesta al frío)
Núcleos hipotalámicos laterales	Causan apetito y aumentan la ingesta de alimentos (centro del hambre)
Núcleos hipotalámicos mediales	Inhiben el apetito y reducen la ingesta de comida (centro de la saciedad)
Núcleos hipotalámicos laterales	Aumentan la ingesta de agua (centro de la sed)
Núcleo supraquiasmático	Controla los ritmos circadianos

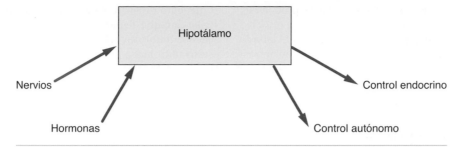

Figura 13-8 Diagrama que representa el hipotálamo como centro encefálico principal que controla el medio interno del cuerpo.

Control autónomo

El hipotálamo asume el control del sistema nervioso autónomo y parece integrar la función del sistema autónomo y del sistema neuroendrino para, de esa manera, mantener la homeostasia corporal. En esencia, el hipotálamo debe considerarse como el centro nervioso superior para el control de los centros autónomos de un orden inferior situados en el tronco encefálico y en la médula espinal (fig. 13-8).

La estimulación eléctrica del hipotálamo en experimentos con animales muestra que el área hipotalámica anterior y el área preóptica influyen en las respuestas parasimpáticas; incluyen el descenso de la presión arterial, la reducción de la frecuencia cardíaca, la contracción de la vejiga, el aumento de la motilidad del tubo digestivo y un incremento de la acidez del jugo gástrico, de la salivación y de la constricción pupilar.

La estimulación de los núcleos posterior y lateral ocasiona respuestas simpáticas, que incluyen elevación de la presión arterial, aceleración del ritmo cardíaco, cese del peristaltismo en el tubo digestivo, dilatación pupilar e hiperglucemia. Estas respuestas conducirían a pensar que en el hipotálamo deben existir áreas que pueden denominarse *centros parasimpáticos* y *simpáticos*. Sin embargo, se ha observado que existe una considerable superposición de funciones en estas áreas.

Control endocrino

Las células nerviosas de los núcleos hipotalámicos, mediante la producción de factores de liberación o factores inhibidores de la liberación (*véase* tabla 13-2), controlan la producción hormonal del lóbulo anterior de la hipófisis. Las hormonas del lóbulo anterior incluyen la GH, la PRL, la ACTH, la TSH, la LH y la FSH. Algunas de estas hormonas actúan directamente en los tejidos corporales, mientras que otras, como la ACTH, actúan mediante un órgano endocrino que, a su vez, produce hormonas adicionales que influyen en las actividades de los tejidos generales del cuerpo. Hay que destacar que cada uno de los diferentes estadios se halla controlado por mecanismos de retroalimentación tanto negativos como positivos.

Neurosecreción

La secreción de las hormonas vasopresina y oxitocina por los núcleos hipotalámicos supraóptico y paraventricualr se explica en la página 377.

Regulación de la temperatura

La porción anterior del hipotálamo controla los mecanismos que disipan el calor corporal. La estimulación experimental de esta área ocasiona la dilatación de los vasos sanguíneos cutáneos y la sudoración, lo cual disminuye la temperatura corporal. La estimulación de la porción posterior del hipotálamo da lugar a vasoconstricción de los vasos sanguíneos de la piel y a la inhibición de la sudoración; también pueden aparecer escalofríos, mediante los cuales el músculo esquelético produce calor.

El hipotálamo suele fijar la tempera corporal entre 36.7 y 37 °C si se mide en la cavidad bucal y 1 °C más alta si se mide en el recto. La regulación de la temperatura puede alterarse como respuesta a situaciones extremas, por ejemplo, con la temperatura ambiental o ante infecciones.

Regulación de la ingesta de agua y alimentos

La estimulación de la región lateral del hipotálamo inicia la sensación de hambre, lo que motiva el aumento en la ingesta de alimentos. Esta región lateral suele llamarse **centro del hambre**. La destrucción bilateral de este centro da como resultado anorexia, con la consecuente pérdida de peso corporal. La estimulación de la región medial del hipotálamo proporciona sensación de saciedad y reduce la ingesta de comida. Esta región se conoce como **centro de la saciedad**. La destrucción bilateral del centro de la saciedad ocasiona un apetito voraz e incontrolado, causando obesidad extrema.

La estimulación experimental de otra área de la región lateral del hipotálamo ocasiona un incremento inmediato del deseo de beber agua; el área se denomina **centro de la sed**. Además, el núcleo supraóptico del hipotálamo ejerce un estrecho control de la osmolaridad de la sangre a través de la secreción de vasopresina (hormona antidiurética) por parte del lóbulo posterior de la hipófisis. Esta hormona causa un gran incremento en la reabsorción de agua en los túbulos contorneados distales y en los túbulos colectores de los riñones.

Emoción y comportamiento

La emoción y el comportamiento responden a funciones del hipotálamo, del sistema límbico y de la corteza prefrontal. Algunos autores consideran que el hipotálamo es el integrador de la información aferente recibida de otras áreas del sistema nervioso, y que aporta la expresión física de la emoción. Puede producirse un incremento de la frecuencia cardíaca, elevación de la presión arterial, sequedad de boca, palidez o rubor de la piel y sudoración. También puede producirse actividad peristáltica masiva del tubo digestivo.

La estimulación de los núcleos hipotalámicos laterales puede ocasionar síntomas y signos de ira, mientras que las lesiones de estas áreas conducen a la pasividad. La estimulación del núcleo ventromedial puede motivar pasividad, mientras que las lesiones de este núcleo causan ira.

Control de los ritmos circadianos

El hipotálamo controla muchos ritmos circadianos, como la temperatura corporal, la actividad de la corteza suprarrenal, el recuento de eosinófilos y la secreción renal. El sueño y la vigilia, aunque dependen de las actividades del tálamo, el sistema límbico y el sistema reticular activador, también están controlados por el hipotálamo. Las lesiones de la parte anterior del hipotálamo interfieren de forma importante con los ritmos de sueño y vigilia. El núcleo supraquiasmático, que recibe fibras aferentes de la retina, parece desempeñar un papel considerable en el control de los ritmos biológicos. Los impulsos nerviosos generados como respuesta a las variaciones en la intensidad de la luz se transmiten a través de este núcleo para influir en las actividades de muchos de los núcleos hipotalámicos.

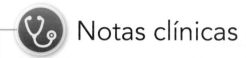 Notas clínicas

Consideraciones generales

En resumen, las actividades del hipotálamo se modifican por información que se recibe a lo largo de numerosas vías aferentes desde diversas partes del sistema nervioso central (en especial del sistema límbico y la corteza prefrontal) y por las concentraciones plasmáticas de hormonas circulantes. Ejerce su influencia en funciones corporales a través del sistema nervioso autónomo y el sistema endocrino.

A pesar de su pequeño tamaño, el hipotálamo no debe considerarse como una estructura de poca importancia. Es el centro rector del cerebro en el mantenimiento del medio interno del cuerpo (*véase* fig. 13-8). Los tejidos corporales que escapan su influencia son muy pocos.

Las conexiones del hipotálamo son extremadamente complejas, así que para su aplicación clínica sólo está justificada la memorización de las vías principales.

Alteraciones clínicas asociadas con lesiones hipotalámicas

El hipotálamo puede ser un sitio de inflamación, neoplasia o enfermedad vascular. Dada su posición profunda y central, puede ser comprimido por tumores del tejido cerebral circundante o como consecuencia de hidrocefalia. Su amplia influencia en muchas funciones homeostáticas y conductuales implica que una lesión en el hipotálamo es capaz de ocasionar una amplia gama de síndromes diferentes. Por otra parte, es importante recordar que una lesión aguda es más probable que produzca signos y síntomas, en comparación con un tumor de lento crecimiento.

Obesidad y caquexia

Las lesiones hipotalámicas pueden conducir a obesidad de gran importancia. Por lo general, se asocia con hipoplasia o atrofia genital.

La caquexia es menos frecuente que la obesidad en la enfermedad hipotalámica. La caquexia grave sugiere una lesión de la hipófisis.

Trastornos de la sexualidad

En los niños, puede producirse retraso en la maduración sexual y, rara vez, precocidad sexual. Después de la pubertad, el paciente con enfermedad hipotalámica puede sufrir impotencia o amenorrea.

Hipertermia e hipotermia

La hipertermia puede estar ocasionada por lesiones debidas a traumatismos craneoencefálicos o después de cirugías en la región hipotalámica. Por otra parte, el paciente con hipertermia es normal y no muestra signos de malestar general, el cual se presenta con la fiebre debida a infecciones. Una lesión del hipotálamo también puede causar hipotermia.

Diabetes insípida

La diabetes insípida es consecuencia de una lesión del núcleo o de la interrupción de las vías nerviosas del lóbulo posterior de la hipófisis. De forma característica, el paciente emite grandes volúmenes de orina con baja osmolaridad. Como resultado, experimenta sed intensa y bebe grandes cantidades de líquido. La enfermedad debe distinguirse de la diabetes mellitus, en la que existe glucosuria.

Alteraciones del sueño

En los pacientes con lesiones hipotalámicas se ha observado la presentación de períodos cortos de sueño durante las horas diurnas, o bien, de insomnio.

Alteraciones emocionales

En los pacientes con lesiones hipotalámicas se han observado crisis de llanto o risa injustificados, ira incontrolable, reacción depresiva e incluso brotes maníacos.

Conceptos clave

Hipotálamo

- El hipotálamo controla la homeostasia corporal mediante los sistemas nervioso autónomo y endocrino, y tiene una participación determinante en el comportamiento emocional.

Núcleos hipotalámicos

- Las células nerviosas en el hipotálamo se distribuyen en muchos grupos pequeños, o núcleos, los cuales carecen de una separación entre sí definida con claridad. Sin embargo, algunos núcleos, como el preóptico, el supraquiasmático y los núcleos mamilares, están separados y muestran significado funcional.

- El hipotálamo no sólo recibe información a través de conexiones nerviosas, sino también a través de la circulación y el LCE.

Conexiones hipotalámicas con la hipófisis

- El hipotálamo se conecta con la glándula hipofisaria mediante dos vías: 1) fibras nerviosas de los núcleos supraóptico y paraventricular al lóbulo posterior de la hipófisis (neurohipófisis), y 2) vasos sanguíneos largos y cortos del sistema portal que conectan sinusoides en la eminencia media y el infundíbulo con plexos capilares en el lóbulo anterior de la hipófisis (adenohipófisis).

- Fascículo hipotalamohipofisario: las hormonas vasopresina y oxitocina se sintetizan en las células nerviosas de los núcleos supraóptico y paraventricular, se liberan en el axón terminal y se absorben en el torrente sanguíneo a través de capilares fenestrados del lóbulo posterior de la hipófisis.

- Sistema portal hipofisario: las células neurosecretoras en el hipotálamo producen hormonas liberadoras y hormonas inhibidoras de liberación que se hallan empaquetadas dentro de gránulos y se liberan por exocitosis en el interior de capilares fenestrados en el extremo superior del sistema portal.

- El sistema portal lleva a la hormona liberadora hacia el lóbulo anterior de la glándula hipofisaria, que luego estimula la producción y la liberación de hormonas o inhibe la liberación de hormonas diferentes.

Funciones hipotalámicas

- El hipotálamo exhibe influencia y control sobre el sistema nervioso autónomo, el sistema endocrino, la regulación de la temperatura, la regulación de la ingesta de comida y agua, la emoción y el comportamiento, y sobre los ritmos circadianos.

? Solución de problemas clínicos

1. Un joven de 17 años de edad fue ingresado en la sala de medicina general para observación. El diagnóstico de sospecha era de síndrome de Fröhlich. Presentaba antecedentes de 3 meses de cefaleas importantes. Más recientemente había tenido accesos de vómitos y hacía una semana que notaba problemas visuales. El paciente decía que tenía dificultades para ver objetos en el campo lateral de ambos ojos. Sus padres estaban preocupados porque estaba engordando, de manera especial a nivel de la parte inferior del tronco. En la exploración física se apreciaba que el chico medía 188 cm y presentaba obesidad troncular excesiva. Los testículos y el pene eran pequeños, y no presentaba vello axilar ni púbico. Una radiografía lateral del cráneo mostró un agrandamiento de la silla turca, con erosión del dorso de la silla. La exploración de los campos oculares confirmó que el paciente presentaba hemianopsia bitemporal parcial. Utilice sus conocimientos de neuroanatomía para explicar los signos y síntomas de este paciente.

2. Una mujer de 40 años de edad se vio implicada en un accidente de tránsito en el que sufrió graves lesiones craneales. Después de una recuperación lenta, pero sin complicaciones, fue dada de alta del hospital sin ningún signo ni síntoma residual. Después de 6 meses, la paciente comenzó a quejarse de micción nocturna frecuente, con emisión de grandes cantidades de orina clara. También explicaba que siempre tenía sed, y que bebía alrededor de 10 vasos de agua en una mañana. Utilice sus conocimientos de neuroanatomía y neurofisiología: ¿considera que existe alguna conexión entre los síntomas urinarios y el accidente de tránsito?

3. ¿Cree usted posible que un paciente con hidrocefalia pueda presentar un mal funcionamiento hipotalámico? En caso afirmativo, explique la conexión.

4. En una publicación científica de 1947, Sherrington estableció que el hipotálamo debía considerarse como el "ganglio principal" del sistema nervioso autónomo (SNA). ¿Qué relación existe entre el hipotálamo y el sistema nervioso autónomo?

5. Explique qué significado tienen los términos *tracto hipotalamohipofisario* y *sistema portal hipofisario*.

Respuestas y explicaciones acerca de la solución de los problemas clínicos

1. El chico presentaba un síndrome de Fröhlich secundario a un adenoma cromófobo del lóbulo anterior de la hipófisis. Esta lesión compresiva había erosionado gradualmente la silla turca y había comprimido el quiasma óptico, hasta producir hemianopsia bitemporal. El tamaño del tumor estaba causando un incremento de la presión intracraneal que propiciaba las cefaleas y los ataques de vómito. La presión sobre el hipotálamo interfería con su función y daba lugar a la característica acumulación de grasa en el tronco, especialmente en la parte inferior del abdomen. El hipogonadismo y la ausencia de características sexuales secundarias podrían ser debidas a la presión ejercida por el tumor sobre los núcleos hipotalámicos, con la consecuente pérdida del control sobre el núcleo anterior de la hipófisis, o también podría deberse al efecto directo del tumor al ejercer presión sobre las células vecinas del lóbulo anterior de la hipófisis.

2. Sí, existe una conexión entre el accidente y los síntomas urinarios. Esta paciente presentaba diabetes insípida ocasionada por la lesión traumática, ya sea del lóbulo posterior de la hipófisis o del núcleo supraóptico del hipotálamo. En cualquier caso, la producción de vasopresina se encontraba inhibida. Debe destacarse que una lesión del lóbulo posterior de la hipófisis no suele dar lugar a diabetes insípida, puesto que la vasopresina producida por las neuronas del núcleo supraóptico escapa directamente al interior del torrente sanguíneo. La acción de la vasopresina sobre los túbulos contorneados distales y sobre los túbulos colectores del riñón se explica detalladamente en la página 381.

3. Sí, es posible. La hidrocefalia ocasionada por el bloqueo de los tres orificios en el techo del cuarto ventrículo o por el bloqueo del acueducto mesencefálico (cerebral) da lugar a un incremento de la presión en el tercer ventrículo, con presión sobre el hipotálamo. Esta presión, que se centra en el piso y en la parte baja de las paredes laterales del tercer ventrículo, si es lo suficientemente grande, puede ocasionar fácilmente un mal funcionamiento del hipotálamo.

4. El hipotálamo es el principal centro subcortical que regula los sistemas simpático y parasimpático del sistema autónomo. Ejerce su influencia a través de vías descendentes en la formación reticular.

5. El tracto hipotalamohipofisario se describe en la página 377, y el sistema portal hipofisario se describe en la página 379. Hay que recordar que el hipotálamo ejerce su control sobre las funciones metabólica y visceral a través de la hipófisis cerebral y del sistema nervioso autónomo.

 Preguntas de revisión

Instrucciones: cada uno de los apartados numerados de esta sección se acompaña de respuestas. Seleccione la letra de la respuesta CORRECTA.

1. Las afirmaciones siguientes se refieren al hipotálamo:
   (a) Se localiza por debajo del tálamo en el tectum del mesencéfalo.
   (b) No está relacionado con el sistema límbico.
   (c) Los núcleos del hipotálamo se dividen por un plano imaginario formado por los pilares del fórnix y el fascículo mamilotalámico en un grupo medial y uno lateral.
   (d) El núcleo supraquiasmático no recibe fibras nerviosas procedentes de la retina.
   (e) El límite lateral del hipotálamo está formado por la cápsula externa.

2. Las afirmaciones siguientes se refieren al hipotálamo:
   (a) Cuando se observa desde su cara inferior, el hipotálamo se relaciona con las siguientes estructuras, de adelante hacia atrás: 1) la estría olfatoria, 2) la sustancia perforada anterior y 3) los cuerpos mamilares.
   (b) Los márgenes de los diferentes núcleos pueden verse claramente a simple vista.
   (c) El cuerpo mamilar no solapa los grupos medial y lateral de los núcleos hipotalámicos.
   (d) El área preóptica del hipotálamo se localiza entre el septum pellucidum y el quiasma óptico.
   (e) La barrera hematoencefálica se halla ausente en la eminencia media del hipotálamo, lo cual permite que las neuronas controlen directamente los contenidos químicos del plasma.

3. Las siguientes afirmaciones se refieren a las fibras aferentes que comunican al hipotálamo:
   (a) Las fibras tienen un trayecto desde el hipocampo hasta los cuerpos mamilares, llevando información desde el sistema auditivo.
   (b) Los impulsos olfativos alcanzan el hipotálamo a través del haz prosencefálico lateral.
   (c) El hipotálamo recibe muchas fibras aferentes desde las vísceras del cuerpo a través de la formación reticular.
   (d) El núcleo dorsomedial recibe axones desde el lóbulo posterior de la hipófisis.
   (e) La glándula pineal envía fibras a través de la comisura habenular hasta el hipotálamo.

4. Las afirmaciones siguientes se refieren al hipotálamo:
   (a) Las fibras eferentes somáticas abandonan los núcleos hipotalámicos a través de los lemniscos medial y espinal.
   (b) No integra los sistemas autónomo y neuroendocrino.
   (c) La porción posterior del hipotálamo controla los mecanismos que disipan la pérdida de calor.
   (d) Las células nerviosas del hipotálamo producen hormonas liberadoras e inhibidoras que controlan la producción de diferentes hormonas en el lóbulo anterior de la hipófisis.
   (e) El centro del hambre se localiza, probablemente, en los núcleos hipotalámicos posteriores.

5. Las siguientes afirmaciones se relacionan con las actividades funcionales del hipotálamo:
   (a) El hipotálamo regula los cambios físicos asociados con la emoción, por ejemplo, el incremento de la frecuencia cardíaca y la palidez o rubor de la piel.
   (b) Los núcleos mediales hipotalámicos participan en la ingesta de líquidos.
   (c) La hormona liberadora de corticotropina (CRH, *corticotropin-releasing hormone*) se produce en el núcleo anterior del hipotálamo.
   (d) El núcleo supraquiasmático no participa en el control de los ritmos circadianos.
   (e) El hipotálamo controla los centros autónomos inferiores por medio de las vías que implican al fascículo tectoespinal.

6. Las afirmaciones siguientes se refieren al tracto hipotalamohipofisario:
   (a) La oxitocina inhibe la contracción del músculo liso del útero.

   (b) Las células nerviosas de los núcleos supraóptico y paraventricular producen las hormonas vasopresina y oxitocina.
   (c) Las hormonas se trasladan por los vasos linfáticos mediante unas proteínas transportadoras denominadas *neurofisinas*.
   (d) La vasopresina estimula los túbulos contorneados proximales del riñón, originando un incremento de la reabsorción del agua a partir de la orina.
   (e) Las hormonas se absorben al interior del torrente circulatorio en los capilares del lóbulo anterior de la hipófisis.

7. Las siguientes afirmaciones se refieren al sistema portal hipofisario:
   (a) Transporta las hormonas liberadoras e inhibidoras de la liberación a células secretoras del lóbulo anterior de la hipófisis.
   (b) La producción de hormonas liberadoras y de hormonas inhibidoras de la liberación no puede verse influida por la concentración de hormonas producida por un órgano diana específico controlado por la hipófisis.
   (c) Los vasos sanguíneos comienzan superiormente en la eminencia media, y finalizan inferiormente en los sinusoides vasculares del lóbulo posterior de la hipófisis cerebral.
   (d) Las fibras nerviosas eferentes que abandonan el hipotálamo influyen en la producción de hormonas liberadoras por las células nerviosas.
   (e) Las células neurogliales del hipotálamo se encargan de controlar la producción de hormonas inhibidoras de la liberación.

 ## Respuestas y explicaciones a las preguntas de revisión

1. C es correcta. Los núcleos del hipotálamo se dividen por un plano imaginario formado por los pilares del fórnix y por el fascículo mamilotalámico en un grupo medial y un grupo lateral (*véase* fig. 13-3). A. El hipotálamo se sitúa debajo del tálamo y no en el tectum del mesencéfalo (*véase* fig. 13-1). B. El hipotálamo se encuentra en el centro del sistema límbico. D. El núcleo supraquiasmático recibe fibras nerviosas de la retina. E. El límite lateral del hipotálamo está formado por la cápsula interna.

2. E es correcta. La barrera hematoencefálica se halla ausente en la eminencia media del hipotálamo, lo cual permite que las neuronas controlen directamente los contenidos químicos del plasma. A. Cuando se mira desde su cara inferior, el hipotálamo se relaciona con las siguientes estructuras: 1) el quiasma óptico, 2) el túber cinereum y 3) los cuerpos mamilares (*véase* fig. 13-2). B. Los límites de los diferentes núcleos hipotalámicos están mal definidos y no pueden verse a simple vista. C. Los cuerpos mamilares se superponen con los grupos tanto medial como lateral de los núcleos hipotalámicos. D. El área preóptica del hipotálamo se localiza entre la lámina terminal y el quiasma óptico.

3. C es correcta. El hipotálamo recibe muchas fibras aferentes desde las vísceras a través de la formación reticular. A. Las fibras pasan del hipocampo a los cuerpos mamilares, por lo que aportan información del sistema límbico. B. Los impulsos olfatorios alcanzan el hipotálamo a través del haz prosencefálico medial. D. El núcleo dorsomedial del hipotálamo no recibe axones desde el lóbulo posterior de la hipófisis. E. La glándula pineal no envía fibras nerviosas al hipotálamo.

4. D es correcta. Las células nerviosas del hipotálamo producen hormonas liberadoras e inhibidoras que controlan la producción de diferentes hormonas en el lóbulo anterior de la hipófisis. A. Las fibras aferentes somáticas penetran a los núcleos hipotalámicos a través de los lemniscos medial y espinal. B. El hipotálamo integra los sistemas autónomo y neuroendocrino, por lo que conserva la homeostasia. C. La porción anterior del hipotálamo controla los mecanismos que disipan la pérdida de calor. E. El centro del hambre probablemente se localiza en la región lateral del hipotálamo.

5. A es correcta. El hipotálamo probablemente ocasiona los cambios físicos asociados con la emoción, como

el incremento de la frecuencia cardíaca y el enrojecimiento o palidez de la piel. B. Los núcleos laterales hipotalámicos participan en la ingesta de líquidos. C. La hormona liberadora de corticotropina (CRH) se produce en los núcleos paraventriculares del hipotálamo (*véase* tabla 13-3). D. El núcleo supraquiasmático tiene una participación importante en el control de los ritmos circadianos. E. El hipotálamo controla los centros autónomos inferiores por medio de las vías que atraviesan la formación reticular.

6. B es correcta. Las células nerviosas de los núcleos supraóptico y paraventricular producen las hormonas vasopresina y oxitocina. A. La oxitocina estimula la contracción de la fibra muscular lisa del útero. C. Las hormonas tienen un trayecto a través de los axones del tracto hipotalamohipofisario con proteínas transportadoras denominadas *neurofisinas*. D. La vasopresina estimula los túbulos contorneados distales y los túbulos colectores del riñón, de manera que causa un incremento de la reabsorción de agua desde la orina. E. Las hormonas dejan los axones del tracto y se absorben al interior del torrente sanguíneo en los capilares del lóbulo posterior de la hipófisis.

7. A es correcta. El sistema portal hipofisario transporta las hormonas liberadoras y las hormonas inhibidoras de la liberación a las células secretoras del lóbulo anterior de la hipófisis. B. La producción de hormonas liberadoras y de hormonas inhibidoras de la liberación puede verse influida por la concentración de hormonas producida por el órgano diana controlado por la hipófisis. C. Los vasos sanguíneos del sistema portal hipofisario se inician a nivel superior en la eminencia media, y finalizan inferiormente en los sinusoides vasculares del lóbulo anterior de la hipófisis. D. Las fibras aferentes que penetran al hipotálamo influyen en la producción de las hormonas liberadoras por las células nerviosas. E. La producción de las hormonas inhibidoras de la liberación no depende de las células neurogliales del hipotálamo.

14 Sistema nervioso autónomo

OBJETIVOS DEL CAPÍTULO

- Comprender la estructura y la fisiología del sistema nervioso autónomo.

- Comprender las diferencias farmacológicas entre los sistemas nerviosos simpático y parasimpático.

Un hombre de 46 años de edad, que recientemente había sido sometido a una neumonectomía derecha por un carcinoma, fue visitado por su cirujano torácico para el seguimiento de la intervención. El paciente refería que se encontraba sorprendentemente bien, y que había ganado algo del peso que perdió antes de la operación. La esposa comentó que el párpado superior de su ojo derecho tendía a caer ligeramente cuando se encontraba más cansado al final de la jornada.

Después de una exploración física minuciosa, el cirujano apreció que, además de la ptosis del ojo derecho, la pupila derecha estaba contraída y su cara ligeramente ruborizada en el mismo lado. La exploración mostraba también que la piel del lado derecho de la cara se encontraba más caliente y más seca de lo normal. La palpación de los ganglios linfáticos cervicales profundos mostró la presencia de una adenopatía grande, dura y fija, justo encima de la clavícula derecha.

Con base en los hallazgos clínicos mencionados, el cirujano estableció el diagnóstico de síndrome de Horner derecho. Estas manifestaciones no estaban presentes antes de la intervención. La presencia de la adenopatía cervical profunda en el lado derecho indicaba que el carcinoma bronquial había producido metástasis al ganglio linfático del cuello y se había extendido a la parte cervical del tronco simpático en el lado derecho. Esta observación explicaría los hallazgos anómalos en el ojo y en la piel de la cara.

El conocimiento de la inervación simpática de las estructuras de la cabeza y el cuello permitió al cirujano establecer un diagnóstico preciso en este paciente.

El sistema nervioso autónomo (SNA) y el sistema endocrino controlan el medio interno del cuerpo. El SNA es el que permite el control preciso y fino de las funciones de muchos órganos y tejidos, incluidos el músculo cardíaco, el músculo liso y las glándulas exocrinas. El sistema endocrino, mediante las hormonas circulantes en la sangre, ejerce un control más lento y difuso.

El SNA, al igual que el sistema nervioso somático, tiene neuronas aferentes, conectoras y eferentes. El impulso aferente se origina en los receptores viscerales, y tiene un trayecto por las vías aferentes hacia el sistema nervioso central (SNC), donde se integran mediante neuronas de conexión a diferentes niveles, para dirigirse luego a órganos efectores viscerales por las vías eferentes. La mayoría de las actividades del SNA no afectan el estado de consciencia.

Las vías eferentes del sistema autónomo están constituidas por neuronas preganglionares y posganglionares. Los cuerpos celulares de las neuronas preganglionares se encuentran en el cuerno lateral de sustancia gris de la médula espinal y en los núcleos motores de los nervios craneales III, VII, IX y X. Los axones de estos cuerpos neuronales hacen sinapsis con los cuerpos de las neuronas posganglionares, que se reúnen formando los **ganglios** por fuera del SNC.

El control ejercido por el sistema nervioso autónomo es extremadamente rápido; también es extenso, pues un axón preganglionar puede establecer sinapsis con varias neuronas posganglionares. Los **plexos autónomos** del tórax, el abdomen y la pelvis están formados por grandes poblaciones de fibras aferentes y eferentes y sus ganglios asociados.

Los receptores viscerales son los quimiorreceptores, los barorreceptores y los osmorreceptores. En las vísceras se hallan receptores del dolor, y estímulos como la falta de oxígeno y el estiramiento pueden causar dolor extremo.

La información proporcionada en este capítulo se utiliza mucho en la práctica clínica. Los ejemplos de inervaciones autónomas comentados son relevantes y suelen utilizarlos los clínicos para establecer diagnósticos.

ORGANIZACIÓN

El SNA se distribuye a través de los sistemas nerviosos central y periférico. Se divide en dos partes, el **simpático** y el **parasimpático**, y, como ya se comentó, lo conforman fibras aferentes y eferentes. Esta división entre sistema simpático y parasimpático se realiza con base en diferencias anatómicas, en los neurotransmisores y en los efectos fisiológicos.

Los sistemas simpático y parasimpático originan efectos opuestos en la mayoría de los órganos, y de ahí que se consideren antagonistas fisiológicos. Sin embargo, ambas divisiones trabajan en conjunción y el equilibrio entre sus actividades mantiene un medio interno estable.

Porción simpática

El sistema simpático es la mayor de las dos partes del sistema autónomo; se distribuye ampliamente a través del cuerpo. Inerva el corazón y los pulmones, los músculos de las paredes de muchos vasos sanguíneos, los folículos pilosos y las glándulas sudoríparas, así como las vísceras abdominopélvicas.

La función del sistema simpático es preparar al cuerpo para una emergencia. La frecuencia cardíaca se acelera, las arteriolas de la piel y del intestino se contraen, las arteriolas del músculo esquelético se dilatan e incrementa la presión arterial. Se produce una redistribución de la sangre, de modo que abandona la piel y el tubo digestivo, y pasa al cerebro, el corazón y el músculo esquelético. Además, los nervios simpáticos dilatan las pupilas, inhiben los músculos lisos de la pared de los bronquios, del intestino y de la pared de la vejiga, y cierran los esfínteres. Se produce piloerección y sudoración.

El sistema simpático está constituido por una vía eferente que procede de la médula espinal, dos cadenas simpáticas ganglionares, plexos y ganglios regionales.

Fibras nerviosas eferentes (inervación simpática)

Los cuerpos celulares de las neuronas preganglionares simpáticas se encuentran en los cuernos laterales de sustancia gris de la médula espinal, desde el primer segmento torácico hasta el segundo lumbar (a veces hasta el tercer segmento lumbar) (fig. 14-1). Los axones mielínicos de estas células abandonan la médula a través de las raíces nerviosas anteriores y pasan a través de los **ramos comunicantes blancos** (el ramo es blanco porque las fibras nerviosas se encuentran cubiertas de mielina) en dirección a los **ganglios paravertebrales** del **tronco simpático**. Una vez que estas fibras (preganglionares) alcanzan los ganglios en el tronco simpático, se distribuyen así:

1. Hacen sinapsis con una neurona excitadora en el ganglio. El neurotransmisor **acetilcolina** (**ACh**) establece la conexión entre las dos neuronas. Los axones posganglionares no mielínicos abandonan el ganglio y pasan a los nervios espinales torácicos, de manera que forman los **ramos comunicantes grises** (son grises porque las fibras nerviosas carecen de mielina). Éstos se distribuyen en los ramos de los nervios espinales en dirección al músculo liso de las paredes de los vasos sanguíneos, las glándulas sudoríparas y los músculos erectores del folículo piloso de la piel.

2. Se dirigen en dirección cefálica en el interior del tronco simpático para hacer sinapsis en los ganglios de la región cervical (fig. 14-2). Las fibras nerviosas posganglionares pasan a través de los ramos comunicantes grises para unirse a los nervios espinales cervicales. Muchas de las fibras preganglionares que penetran en la parte inferior del tronco simpá-

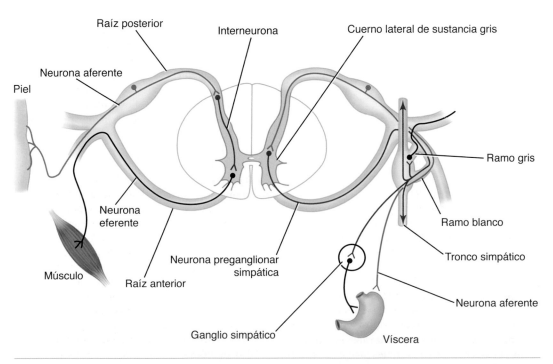

Figura 14-1 Disposición general de la parte somática (*izquierda*) comparada con la parte autónoma (*derecha*) del sistema nervioso.

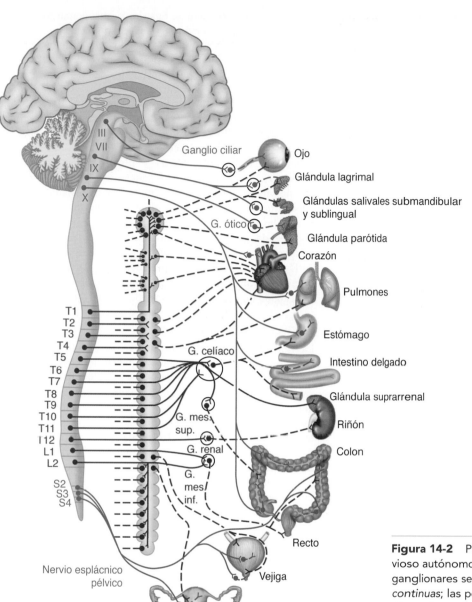

III
VII
IX
X

Ganglio ciliar
Ojo
Glándula lagrimal
Glándulas salivales submandibular y sublingual
G. ótico
Glándula parótida
Corazón
Pulmones
Estómago
G. celíaco
Intestino delgado
Glándula suprarrenal
Riñón
G. mes. sup.
G. renal
Colon
G. mes. inf.
Recto
Vejiga
Nervio esplácnico pélvico
Órganos sexuales

T1
T2
T3
T4
T5
T6
T7
T8
T9
T10
T11
I 12
L1
L2
S2
S3
S4

Figura 14-2 Parte eferente del sistema nervioso autónomo. Las fibras parasimpáticas preganglionares se representan con *líneas azules continuas*; las posganglionares, con *líneas azules discontinuas*. Las fibras simpáticas preganglionares se representan con *líneas rojas continuas*; las posganglionares, con *líneas rojas discontinuas*.

tico desde el segmento torácico inferior y los dos primeros lumbares de la médula espinal tienen un trayecto en sentido caudal para establecer sinapsis en los ganglios de las regiones lumbar inferior y sacra. De nuevo, las fibras nerviosas posganglionares pasan a través de los ramos comunicantes grises para unirse a los nervios espinales lumbares, sacro y coccígeo.

3. Pueden pasar a través de los ganglios del tronco simpático sin hacer sinapsis. Estas fibras mielínicas abandonan el tronco simpático formando los nervios **esplácnico mayor**, **esplácnico menor** y **esplácnico inferior** o **mínimo**. El nervio esplácnico mayor está formado por ramos procedentes del quinto a noveno ganglio torácico. Desciende en dirección oblicua a los lados de los cuerpos de las vértebras torácicas, y atraviesa el pilar diafragmático para establecer

sinapsis con las células excitadoras en los ganglios del **plexo celíaco**, el **plexo renal** y la médula suprarrenal. El nervio esplácnico menor está formado por ramos procedentes del décimo y undécimo ganglio torácico. Desciende con el nervio esplácnico mayor y atraviesa el diafragma para unirse a las células excitadoras de los ganglios en la parte inferior del **plexo celíaco**. El nervio esplácnico mínimo (cuando está presente) surge del duodécimo ganglio torácico, atraviesa el diafragma y establece sinapsis con neuronas excitadoras en los ganglios del **plexo renal**. Por lo tanto, los nervios esplácnicos están compuestos por fibras preganglionares. Las fibras posganglionares surgen de las células excitadoras de los plexos periféricos, y se distribuyen en el músculo liso y en las glándulas de las vísceras. Unas pocas de las fibras preganglionares, que viajan en el nervio esplácnico mayor, terminan directamente en las células de la **médula suprarrenal**. De estas células medulares, que pueden considerarse neuronas excitadoras simpáticas modificadas, depende la secreción de adrenalina y noradrenalina.

El cociente entre las fibras simpáticas preganglionares y posganglionares es de alrededor de 1:10, lo que permite un amplio control de las estructuras involuntarias.

Fibras nerviosas aferentes

Las fibras nerviosas mielínicas aferentes tienen un trayecto desde las vísceras a través de los ganglios simpáticos sin hacer sinapsis. Pasan a los nervios espinales a través de los ramos comunicantes blancos y alcanzan sus cuerpos neuronales a nivel del ganglio espinal del nervio correspondiente (*véase* fig. 14-1). Los axones centrales penetran en la médula espinal y forman el componente aferente de un arco reflejo local o ascienden hacia centros superiores, como el hipotálamo.

Troncos simpáticos

Los troncos simpáticos son dos troncos nerviosos con ganglios que se extienden a lo largo de toda la longitud de la columna vertebral (*véase* fig. 14-2). Cada uno de los troncos tiene 3 ganglios en el cuello, 11 o 12 en la región torácica, 4 o 5 en la lumbar y 4 o 5 en la pelvis. En el cuello, los troncos se sitúan en posición anterior respecto a los procesos transversos de las vértebras cervicales. En el tórax, se encuentran en posición anterior a las cabezas de las costillas o sobre los lados de los cuerpos vertebrales. En el abdomen, se localizan en posición anterolateral de los cuerpos de las vértebras lumbares. En la pelvis se ubican anteriores al sacro. En el extremo inferior, ambos troncos finalizan uniéndose para formar un ganglio único, el **ganglio impar**.

Parte parasimpática

Las actividades de la parte parasimpática del sistema autónomo están dirigidas a la conservación y recuperación de la energía. Disminuye la frecuencia cardíaca, las pupilas se contraen, aumenta el peristaltismo y la actividad glandular, se abren los esfínteres y se contrae la pared de la vejiga.

Fibras nerviosas eferentes (eferencia craneosacra)

Las células nerviosas conectoras de la parte parasimpática del SNA se localizan en el tronco encefálico y en los segmentos sacros de la médula espinal (*véase* fig. 14-2).

Tales células nerviosas ubicadas en el tronco del encéfalo forman los núcleos de los siguientes pares craneales: el **oculomotor** (núcleo parasimpático o de Edinger-Westphal), el **facial** (núcleo salivar superior y lagrimal), el **glosofaríngeo** (núcleo salivar inferior) y el **vago** (núcleo dorsal del vago). Los axones de estas células nerviosas conectoras están mielinizados y salen del encéfalo en el interior de los pares craneales.

Las células nerviosas conectoras sacras se encuentran en la sustancia gris del **segundo**, **tercero** y **cuarto segmentos sacros de la médula espinal**. Estas células no son lo suficientemente numerosas como para formar un cuerno lateral de sustancia gris, como lo hacen las neuronas conectoras simpáticas en la región toracolumbar. Los axones mielinizados dejan la médula espinal en el interior de las raíces nerviosas anteriores de los nervios

espinales correspondientes. Enseguida abandonan los nervios sacros y forman los **nervios esplácnicos pélvicos**.

Las fibras eferentes mielinizadas del flujo nervioso craneosacro son preganglionares, y hacen sinapsis en los ganglios periféricos localizados en la proximidad de las vísceras que inervan. De nuevo, el neurotransmisor es la acetilcolina. Los ganglios parasimpáticos craneales son **ciliar**, **pterigopalatino**, **submandibular** y **ótico**. En ciertas localizaciones, las células ganglionares se ubican en plexos nerviosos, por ejemplo, el **plexo cardíaco**, **plexo pulmonar**, **plexo mientérico** (**plexo de Auerbach**) y **plexo mucoso** (**plexo de Meissner**); los últimos dos se asocian con el tubo digestivo. Los nervios esplácnicos pélvicos hacen sinapsis con los ganglios situados en los plexos hipogástricos. De forma característica, las fibras parasimpáticas posganglionares no se hallan mielinizadas y tienen una longitud relativamente reducida en comparación con las fibras simpáticas posganglionares.

El cociente de las fibras preganglionares y las posganglionares es de alrededor de 1:3 o menor, proporción mucho más restringida que en la parte simpática del sistema.

Fibras nerviosas aferentes

Las fibras mielínicas aferentes tienen un trayecto desde las vísceras hasta sus cuerpos celulares, localizados en los ganglios sensitivos de los nervios craneales o en los ganglios de las raíces posteriores de los nervios sacroespinales. Los axones centrales penetran después en el SNC y participan en la formación de los arcos reflejos locales, o bien, pasan a centros superiores del SNA, como el hipotálamo.

El componente aferente del sistema autónomo es idéntico al componente aferente de los nervios somáticos y forma parte del segmento aferente general del sistema nervioso completo. Las terminaciones nerviosas del componente aferente autónomo pueden no verse activadas por sensaciones como el calor o el tacto, sino más bien por el estiramiento o la falta de oxígeno. Una vez que las fibras aferentes penetran en la médula espinal o en el cerebro, se postula que van unidas o entremezcladas con las fibras aferentes somáticas.

PLEXOS AUTÓNOMOS GRANDES

Los **plexos nerviosos autónomos** (un conjunto de fibras nerviosas que forman una red y que posiblemente contienen células nerviosas) en tórax, abdomen y pelvis están formados por grandes conjuntos de fibras nerviosas eferentes simpáticas y parasimpáticas y sus ganglios asociados, junto con las fibras viscerales aferentes. Los ramos de tales plexos inervan las vísceras. El tórax contiene los plexos cardíaco, pulmonar y esofágico. En el abdomen, los plexos se asocian con la aorta y sus ramas, y las subdivisiones de estos plexos autónomos se denominan de acuerdo con la rama de la aorta a lo largo de la cual se disponen: celíaco, mesentérico superior, mesentérico inferior y aórtico. En la pelvis existen los plexos hipogástricos superior e inferior.

GANGLIOS AUTÓNOMOS

Un *ganglio autónomo* (una masa de células nerviosas parecida a un nudo localizada fuera del SNC) es el sitio donde las

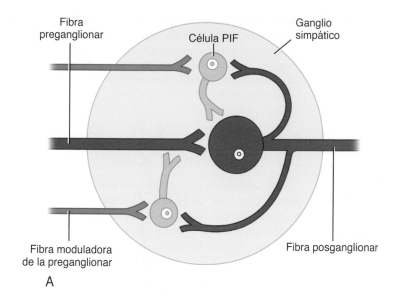

Fibra
preganglionar

Célula PIF

Ganglio
simpático

Fibra moduladora
de la preganglionar

Fibra posganglionar

A

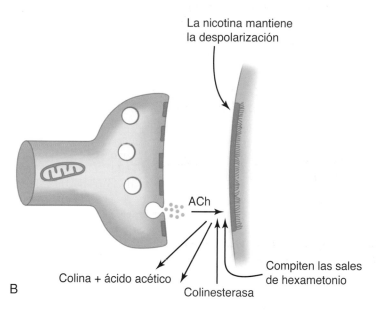

La nicotina mantiene
la despolarización

ACh

Colina + ácido acético

Colinesterasa

Compiten las sales
de hexametonio

B

Figura 14-3 **A.** Un ganglio autónomo como integrador. Muestra las células pequeñas intensamente fluorescentes (PIF). **B.** Liberación de acetilcolina (ACh) en una sinapsis autónoma.

fibras nerviosas preganglionares establecen sinapsis con neuronas posganglionares (fig. 14-3). Hay que advertir que este término debe diferenciarse del ganglio en el interior del SNC, que consta de grupos nucleares (es decir, núcleos basales). Los ganglios se localizan a lo largo del trayecto de las fibras nerviosas eferentes del SNA. Los ganglios simpáticos forman parte de la cadena simpática o bien se encuentran en una posición prevertebral (p. ej., ganglios celíaco y mesentérico superior). Por otra parte, los ganglios parasimpáticos se sitúan en la proximidad o en el interior de las paredes de las vísceras.

Un ganglio autónomo está formado por una colección de neuronas multipolares junto con células capsulares o satélite y una cápsula de tejido conjuntivo. Los haces nerviosos se conectan a cada ganglio y constan de fibras nerviosas preganglionares que penetran en el ganglio, fibras posganglionares que surgen de neuronas en el interior del ganglio y que no abandonan, y fibras nerviosas aferentes y eferentes que pasan a través del ganglio sin hacer sinapsis en su interior. Las fibras preganglionares están mielinizadas, son pequeñas y corresponden a fibras B de conducción de lentitud relativa.

Las fibras posganglionares no están mielinizadas, son más pequeñas y corresponden a fibras C de conducción más lenta.

La estructura de las sinapsis en los ganglios autónomos muestra el característico engrosamiento de la membrana y la presencia de pequeñas vesículas claras, así como algunas vesículas granulares más grandes. Las vesículas más pequeñas contienen acetilcolina, en tanto que el contenido de las vesículas granulares se desconoce.

Aunque el ganglio autónomo es el lugar donde tienen lugar las sinapsis entre las fibras preganglionares y las neuronas posganglionares, se ha reconocido la existencia de pequeñas interneuronas. Estas células presentan fluorescencia para las catecolaminas y se denominan ***células pequeñas intensamente fluorescentes*** (**PIF**). En algunos ganglios, estas interneuronas reciben fibras colinérgicas preganglionares y pueden actuar modulando la transmisión ganglionar. En otros ganglios reciben ramos colaterales y pueden desempeñar algún tipo de función integradora. Muchas células PIF contienen **dopamina**; se considera que corresponde al transmisor.

TRANSMISORES PREGANGLIONARES

A medida que las fibras nerviosas preganglionares se aproximan a su terminación, tienen un trayecto alrededor y entre los procesos dendríticos de la neurona posganglionar, de manera que se establecen múltiples sinapsis. Cuando la onda excitadora alcanza los contactos sinápticos, se libera el transmisor, atraviesa la hendidura sináptica para alcanzar al receptor y excita la neurona posganglionar (*véase* fig. 14-3B).

El transmisor sináptico que excita a las neuronas posganglionares tanto en los ganglios simpáticos como en los parasimpáticos es la **ACh** (fig. 14-4). La acción de la ACh en los ganglios autónomos concluye rápidamente por hidrólisis mediada por la **acetilcolinesterasa** (**AChE**).

Receptores de la acetilcolina

Los receptores de la acetilcolina se localizan en el exterior de la membrana celular de las neuronas posganglionares. Se trata de complejos proteínicos que están unidos a moléculas proteínicas que penetran la membrana celular. Una vez que la molécula de ACh se une al receptor, la estructura molecular de la proteína de membrana cambia y tiene lugar la excitación o la inhibición de la neurona posganglionar. Existen dos tipos de receptores para la acetilcolina, conocidos como receptores *nicotínicos* y *muscarínicos*. Estos receptores se denominan así porque los nicotínicos responden de manera específica a la nicotina (del tabaco) y los muscarínicos responden específica-

mente a la muscarina (veneno de una seta venenosa). La ACh es capaz de unirse a ambos tipos de receptores.

En las neuronas preganglionares, tanto en las simpáticas como en las parasimpáticas, la ACh liberada se une predominantemente con los receptores nicotínicos en las neuronas posganglionares.

POTENCIALES SINÁPTICOS RÁPIDOS, LENTOS E INHIBIDORES

La activación por la acetilcolina de los receptores nicotínicos postsinápticos en las dendritas y en los cuerpos celulares de las neuronas posganglionares da lugar a la despolarización de la membrana, con una entrada de iones de Na+ y Ca2+, y la generación del potencial postsináptico excitador rápido (**PPSE** rápido). Habitualmente, deben dispararse de manera simultánea varios axones terminales y producirse una suma para que exista transmisión a lo largo del axón postsináptico. El PPSE rápido llega a su máximo en alrededor de 15 ms.

También se plantea que la ACh activa un pequeño número de receptores muscarínicos postsinápticos, lo que lleva al desarrollo de un potencial postsináptico excitador lento (**PPSE** lento), que dura 2-5 s. El mecanismo subyacente es complicado, y el potencial lento se produce cuando se abren los canales de Na+ y Ca2+ y se cierran los de K+ tipo M; entonces se propicia la despolarización de la membrana. Los transmisores neuropeptídicos también pueden producir **PPSE** lentos que duran 1-2 min.

La activación de los receptores muscarínicos postsinápticos también puede dar lugar al desarrollo de un potencial postsináptico inhibidor lento (**PPSI** lento), que dura alrededor de 10 s. El PPSI es el resultado de la reapertura de los canales de K+, que permite el flujo de iones K+ al exterior del espacio sináptico, lo cual produce hiperpolarización.

La existencia de estos complejos potenciales postsinápticos tanto en los ganglios simpáticos como en los parasimpáticos (*véase* fig. 14-4) ilustra cómo se puede alterar el potencial de membrana postsináptico y modularse la transmisión ganglionar.

FÁRMACOS ESTIMULANTES GANGLIONARES

Los fármacos estimulantes, como nicotina, lobelina y dimetilfenilpiperacinio, estimulan los ganglios simpáticos y parasimpáticos mediante la activación de los receptores nicotínicos en la membrana postsináptica y la generación de PPSE rápidos.

BLOQUEADORES GANGLIONARES

Existen dos tipos de fármacos bloqueadores ganglionares: los despolarizantes y los no despolarizantes. La **nicotina** en altas concentraciones actúa como un bloqueador, puesto que primero causa la estimulación de la neurona posganglionar y la despolariza, pero después mantiene la despolarización de la membrana excitable. Durante esta fase tardía, la neurona posganglionar no responde a ningún estímulo, independientemente del tipo de receptor que éste activaría.

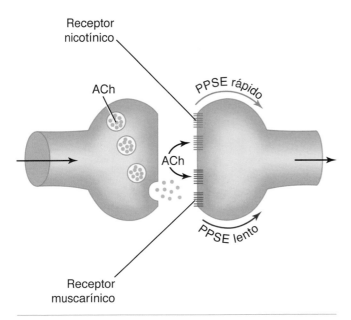

Figura 14-4 Ejemplo de liberación de ACh desde una terminación presináptica. Un único estímulo presináptico evoca un potencial postsináptico excitador rápido (**PPSE** rápido) en un receptor nicotínico. La estimulación adicional puede dar lugar a un potencial postsináptico excitador lento (**PPSE** lento) o un potencial postsináptico inhibidor lento (**PPSI** lento) en el receptor muscarínico. En las neuronas preganglionares, tanto simpáticas como parasimpáticas, la acetilcolina liberada se une de manera preferente con los receptores nicotínicos en las neuronas posganglionares.

El **hexametonio** y el **tetraetilamonio** bloquean los ganglios por competencia con la ACh en los lugares de los receptores nicotínicos.

TERMINACIONES NERVIOSAS POSGANGLIONARES

Las fibras posganglionares terminan en las células efectoras sin que existan terminaciones discontinuas especiales. Los axones tienen un trayecto entre las células glandulares y las fibras de los músculos liso y cardíaco, y pierden su recubrimiento de células de Schwann. En los lugares en los que se produce la transmisión, existen cúmulos de vesículas en el interior del axoplasma (*véase* fig. 3-35). Este punto en el axón puede encontrarse a cierta distancia de la célula efectora; así, el tiempo de transmisión puede disminuir en dichas terminaciones. La difusión de la transmisión a través de grandes distancias extracelulares también permite que un determinado nervio actúe sobre un gran número de células efectoras.

TRANSMISORES POSGANGLIONARES

Las terminaciones nerviosas posganglionares parasimpáticas liberan **ACh** como sustancia transmisora (fig. 14-5). Todas las neuronas que liberan ACh en sus terminaciones se denominan *colinérgicas* (que actúan como ACh). La ACh atraviesa la hendidura sináptica y se une de manera reversible al receptor colinérgico (**muscarínico**) en la membrana postsináptica. En 2-3 ms se hidroliza a ácido acético y colina por efecto de la enzima **AChE**, localizada en la superficie de la membrana del nervio y del receptor. La colina es reabsorbida al interior de la terminación nerviosa y reutilizada para la síntesis de acetilcolina.

La mayoría de las terminaciones nerviosas simpáticas posganglionares liberan **noradrenalina** como transmisor. Además, algunas terminaciones nerviosas simpáticas posganglionares, particularmente aquellas que terminan en las células de las glándulas sudoríparas y en los vasos sanguíneos del músculo esquelético, liberan ACh, que se une a los receptores muscarínicos en la membrana postsináptica.

Las terminaciones simpáticas que utilizan noradrenalina se denominan *terminaciones adrenérgicas*. Los dos tipos principales de receptores en los órganos efectores son los llamados *receptores α y β*.

Se han descrito los dos subgrupos de receptores α ($α_1$ y $α_2$) y los dos subgrupos de receptores β ($β_1$ y $β_2$). La noradrenalina tiene un efecto más potente en los receptores α que en los receptores β. La **fenilefrina** es un estimulador α puro. Los broncodilatadores, como el **metaproterenol** y el **albuterol**, actúan sobre todo sobre los receptores $β_2$. Como regla general, los sitios del receptor α tienen relación con la mayor parte de las funciones excitadoras del sistema simpático (p. ej., relajación del músculo liso, vasoconstricción, diaforesis), en tanto que los sitios del receptor β se relacionan con la mayoría de las funciones inhibidoras (p. ej., relación del músculo liso). Los receptores $β_2$ se localizan sobre todo en el pulmón; su estimulación conduce a la broncodilatación. Los receptores $β_1$ se ubican en el miocardio, donde se relacionan con la excitación.

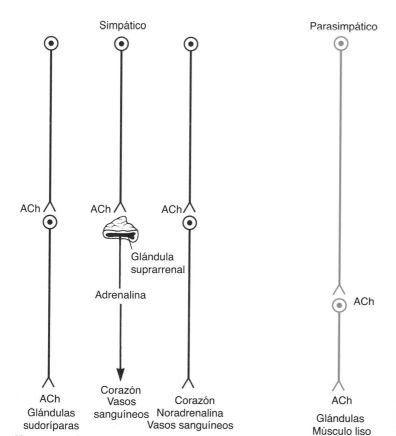

Figura 14-5 Partes eferentes del sistema nervioso autónomo y neurotransmisores liberados por las terminaciones nerviosas. ACh, acetilcolina.

La acción de la noradrenalina en el receptor de la célula efectora finaliza con su recaptación en el nervio terminal, donde se almacena para ser reutilizada en el interior de las vesículas presinápticas. Una parte de la noradrenalina escapa de la hendidura sináptica a la circulación, y es metabolizada posteriormente en el hígado.

OTROS TRANSMISORES POSGANGLIONARES

Se ha identificado que las neuronas posganglionares simpáticas y parasimpáticas liberan sustancias diferentes de la ACh y de la noradrenalina en sus terminaciones; incluyen el trifosfato de adenosina, el neuropéptido **Y** y la sustancia **P**. Estas moléculas pueden ser liberadas aisladamente o bien procediendo de neuronas que también liberan ACh o noradrenalina; poseen sus propios receptores específicos. La función de estos transmisores es, probablemente, la modulación de los efectos del neurotransmisor primario.

BLOQUEO DE RECEPTORES COLINÉRGICOS

En el caso de las terminaciones posganglionares simpáticas y parasimpáticas que liberan ACh como neurotransmisor, los receptores de las células efectoras son **muscarínicos**. Ello significa que su acción puede ser bloqueada por la **atropina**. La atropina antagoniza de manera competitiva la acción muscarínica por la ocupación de los receptores colinérgicos en las células efectoras.

BLOQUEO DE RECEPTORES ADRENÉRGICOS

Los receptores α-adrenérgicos pueden ser bloqueados por fármacos como la **fenoxibenzamina**, y los receptores β-adrenérgicos pueden serlo por medicamentos como el **propranolol**. La síntesis y el almacenamiento de la noradrenalina en las terminaciones simpáticas puede ser inhibida por la **reserpina**.

CONTROL SUPERIOR

El hipotálamo ejerce el control sobre el sistema nervioso autónomo y actúa integrándolo con el sistema neuroendocrino, preservando la homeostasia corporal (fig. 14-6). En esencia,

el hipotálamo debe ser considerado como un centro nervioso superior para el control de los centros autónomos inferiores en el tronco encefálico y la médula espinal.

La estimulación de la región anterior del hipotálamo puede inducir respuestas parasimpáticas, mientras que la estimulación de la parte posterior del hipotálamo origina respuestas simpáticas. Adicionalmente, como resultado de la estimulación experimental en animales, se han identificado en la formación reticular una serie de regiones en la parte baja del tronco encefálico, como los **centros vasopresor**, **vasodilatador**, **cardioacelerador**, **cardiodesacelerador** y los **centros respiratorios**. Se considera que, como resultado de las interconexiones de las diferentes regiones a través de vías ascendentes y descendentes, se producen diferentes grados variables de control. Las neuronas del flujo nervioso toracolumbar de la parte simpática y las neuronas del flujo nervioso craneosacro de la parte parasimpática del sistema reciben su control a través de los tractos descendentes de la formación reticular.

La estimulación de diferentes partes de la corteza cerebral y del sistema límbico ocasiona efectos autónomos, y se postula que en ello media el hipotálamo. El SNA puede someterse a control voluntario hasta cierto punto. Esto se puede observar, por ejemplo, en personas jóvenes que pueden ruborizarse fácilmente cuando se avergüenzan. Cuando maduran, suelen ser capaces de entrenarse para controlar esta respuesta de manera consciente. También cabe destacar que los centros cerebrales superiores pueden influir de forma anómala en las actividades del sistema nervioso autónomo e inducir alteraciones como palpitaciones cardíacas (arritmias) e incluso infarto de miocardio.

SISTEMA NERVIOSO ENTÉRICO

Existen dos importantes plexos de células y fibras nerviosas que se extienden de manera continua a lo largo y alrededor de la longitud del tubo digestivo, desde el esófago hasta el conducto anal. El plexo submucoso de Meissner se encuentra entre la membrana mucosa y la capa muscular circular, mientras que el plexo mientérico o de Auerbach se encuentra entre las capas musculares circular y longitudinal. El plexo submucoso se relaciona principalmente con el control de las glándulas de la membrana mucosa, mientras que el plexo mientérico controla el músculo y los movimientos de la pared intestinal.

En los plexos se han reconocido diferentes tipos de neuronas. Algunas son bipolares o unipolares, y se cree que son sensitivas y que están implicadas en la actividad refleja local; otras neuronas envían axones a los plexos celíaco y mesen-

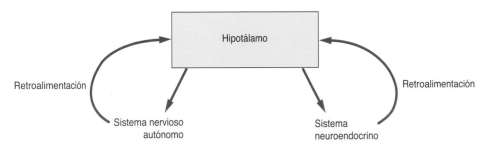

Figura 14-6 Hipotálamo como centro de control del sistema nervioso autónomo y del sistema endocrino.

térico. Las fibras parasimpáticas preganglionares establecen sinapsis con las células nerviosas que dan lugar a fibras posganglionares que inervan el músculo liso y las glándulas. Se ha observado que las fibras simpáticas posganglionares terminan en células nerviosas parasimpáticas y, probablemente, tienen una participación inhibidora en la actividad parasimpática. También existen neuronas internunciales. Es interesante destacar que las células nerviosas y sus proyecciones se encuentran rodeadas por células semejantes a la neuroglía, que se parecen mucho a los astrocitos del SNC. Se ha sugerido que, mientras los plexos entéricos pueden coordinar las actividades de la pared del intestino, las eferencias parasimpáticas y simpáticas modularían estas actividades.

FUNCIONES

El SNA, junto con el sistema endocrino, mantiene la homeostasia del organismo. El control endocrino es más lento y ejerce su influencia por medio de hormonas transportadas por la sangre.

Las funciones del SNA tienen lugar sobre todo a nivel subconsciente. No somos conscientes, por ejemplo, de que nuestras pupilas se dilatan o de que nuestras arterias se contraen. No debería considerarse el sistema como una porción aislada del sistema nervioso; puede participar con la actividad somática en la expresión de las emociones, y ciertas actividades autónomas, como la micción, pueden ser sometidas al control voluntario. Las diferentes actividades del sistema endocrino y del sistema autónomo se integran en el hipotálamo.

Los componentes simpático y parasimpático del sistema autónomo cooperan en el mantenimiento de la estabilidad del medio interno. La parte simpática prepara y moviliza al organismo en situaciones de emergencia, ejercicio extremo, miedo o ira. La parte parasimpática ayuda a la conservación y el almacenamiento de la energía, por ejemplo, en las fases de la digestión y absorción de nutrientes mediante el incremento de las secreciones de las glándulas del tubo digestivo y estimulando el peristaltismo.

Las partes simpática y parasimpática del sistema nervioso autónomo suelen establecer un control antagonista sobre una determinada víscera. Por ejemplo, la actividad simpática aumenta la frecuencia cardíaca, mientras que la actividad parasimpática la reduce. La actividad simpática ocasiona la relajación del músculo liso bronquial, pero éste se contrae por efecto de la actividad parasimpática.

Sin embargo, debiera destacarse que muchas vísceras no cuentan con este control dual fino del SNA. Por ejemplo, el músculo liso de los folículos pilosos (músculo erector del pelo) se contrae por el efecto de la actividad simpática, pero no está sometido a un control parasimpático.

Las actividades de algunos órganos se mantienen bajo un constante estado de inhibición por el efecto de uno de los componentes del SNA. El corazón de un atleta entrenado se mantiene con una frecuencia baja por efecto del sistema parasimpático. Ello tiene una considerable importancia, dado que el corazón actúa con mayor eficacia como bomba cuando se contrae lentamente que cuando lo hace rápidamente, dado que permite un adecuado llenado diastólico de los ventrículos.

DIFERENCIAS ENTRE LOS SISTEMAS SIMPÁTICO Y PARASIMPÁTICO

Las diferencias anatómicas, fisiológicas y farmacológicas entre las partes simpática y parasimpática del SNA se muestran en la tabla 14-1.

1. Las fibras nerviosas simpáticas eferentes se originan (*véase* fig. 14-2) en las células nerviosas del cuerno lateral de sustancia gris de la médula espinal, entre el primer segmento torácico y el segundo lumbar (**eferencia toracolumbar**). Las fibras nerviosas parasimpáticas eferentes se originan en las células nerviosas del III, VII, IX y X nervios craneales, y en la sustancia gris del segundo al cuarto segmentos sacros de la médula espinal (**eferencia craneosacra**).
2. Los ganglios parasimpáticos se localizan en los troncos simpáticos paravertebrales o en los ganglios prevertebrales, como el ganglio celíaco. Las células ganglionares parasimpáticas se localizan en los pequeños ganglios cercanos a las vísceras o en el interior de los plexos en el interior de éstas.
3. La parte simpática del SNA presenta fibras posganglionares largas, mientras que la parte parasimpática tiene fibras cortas (*véase* fig. 14-5).
4. La parte simpática del sistema presenta una acción extensa sobre el cuerpo debido a que las fibras preganglionares hacen sinapsis sobre muchas neuronas posganglionares y sobre la médula suprarrenal, liberando los transmisores simpáticos adrenalina y noradrenalina, que se distribuyen por la circulación. La parte parasimpática del sistema autónomo muestra un control más limitado, puesto que las fibras preganglionares establecen sinapsis sólo con unas pocas neuronas posganglionares, sin existir un órgano comparable con la médula suprarrenal.
5. Las terminaciones simpáticas posganglionares liberan noradrenalina en la mayoría de las terminaciones y ACh en pocas (p. ej., en glándulas sudoríparas). Las terminaciones posganglionares parasimpáticas liberan ACh.
6. La parte simpática del sistema autónomo prepara el cuerpo para las emergencias y para la actividad muscular intensa, mientras que la parte parasimpática conserva y almacena energía.

Para ayudar en el aprendizaje de las diferentes acciones de estos dos componentes del sistema autónomo, puede ser útil imaginar la actividad simpática máxima en un hombre que se encuentra súbitamente solo en un campo con un toro a punto de embestir. Su pelo se pondrá de punta por el miedo, su piel se quedará pálida como resultado de la vasoconstricción, que ocasiona una redistribución de la sangre fuera de la piel y de las vísceras, redirigiéndola hacia el músculo cardíaco y esquelético. Sus párpados se levantarán y sus pupilas se dilatarán de modo que tenga la máxima capacidad para ver hacia dónde escapar. Su frecuencia cardíaca se incrementará, y aumentará la resistencia periférica en las arteriolas, ocasionando un incremento de la presión arterial. Sus bronquios se expandirán para permitir el máximo flujo respiratorio de aire. La actividad peristáltica se inhibirá y los esfínteres de su intestino se contraerán. El esfínter vesical también se contraerá (no hay tiempo para pensar en la defecación o en la micción). El glucógeno se convertirá en glucosa para obtener energía, y empezará a sudar para perder calor corporal.

Tabla 14-1 Comparación de las características anatómicas, fisiológicas y farmacológicas de las partes parasimpática y simpática del sistema nervioso autónomo

	Simpático	Parasimpático
Acción	Prepara al cuerpo para la emergencia	Conserva y almacena energía
Eferencia	T1-L2 (3)	Nervios craneales III, VII, IX y X; S2-4
Fibras preganglionares	Mielinizadas	Mielinizadas
Ganglios	Paravertebral (troncos simpáticos), prevertebral (p. ej., celíaco, mesentérico superior, mesentérico inferior)	Pequeños ganglios cercanos a las vísceras (p. ej., ótico, ciliar) o células ganglionares en plexos (p. ej., cardíaco, pulmonar)
Neurotransmisor en el interior de los ganglios	Acetilcolina	Acetilcolina
Bloqueadores de ganglios	Hexametonio y tetraetilamonio por competencia con la acetilcolina	Hexametonio y tetraetilamonio por competencia con la acetilcolina
Fibras posganglionares	Largas, no mielinizadas	Cortas, no mielinizadas
Actividad característica	Amplia, dada la existencia de muchas fibras posganglionares y la liberación de adrenalina y noradrenalina por la médula suprarrenal	Acción delimitada a unas pocas fibras posganglionares
Neurotransmisores en las terminaciones posganglionares	Noradrenalina en la mayoría de las terminaciones y acetilcolina en pocas de éstas (glándulas sudoríparas)	Acetilcolina en todas las terminaciones
Bloqueadores de los receptores de células efectoras	Receptores α-adrenérgicos: fenoxibenzamina Receptores β-adrenérgicos: propranolol	Atropina, escopolamina
Inhibidores de la síntesis y el almacenamiento del neurotransmisor en las terminaciones posganglionares	Reserpina	
Inhibidores de la hidrólisis del neurotransmisor en el sitio de células efectoras		Bloqueadores de la acetilcolinesterasa (p. ej., neostigmina)
Imitadores de la actividad autónoma	Simpaticomiméticos. Fenilefrina: receptores α; isoproterenol: receptores β	Parasimpaticomiméticos Pilocarpina Metacolina
Control superior	Hipotálamo	Hipotálamo

Por otra parte, la actividad parasimpática será alta en una persona que se ha quedado dormida en un sillón después de una comida abundante. Disminuirá su frecuencia cardíaca y su presión arterial no será alta. Sus párpados caerán o se cerrarán, y sus pupilas se contraerán. Su respiración será ruidosa debido a la constricción bronquial. Su abdomen puede emitir sonidos, debido a un exceso de la actividad peristáltica. Puede percibir la necesidad de defecar o de orinar.

INERVACIONES AUTÓNOMAS

Algunas de las inervaciones importantes del SNA se muestran en la tabla 14-2.

Ojo

Los sistemas nerviosos simpático y parasimpático controlan la función involuntaria del iris y las glándulas lagrimales, en tanto los párpados reciben influencia sólo del sistema nervioso simpático.

Párpado superior

Este párpado se eleva por la acción del músculo elevador del párpado superior, la mayor parte del cual está formado por músculo esquelético inervado por el nervio oculomotor. Una pequeña parte se compone de fibras de músculo liso inervadas por fibras simpáticas posganglionares procedentes del ganglio simpático cervical superior (fig. 14-7).

Iris

El músculo liso del iris está constituido por unas fibras circulares y otras radiales. Las fibras circulares forman el esfínter pupilar, mientras que las radiales forman el dilatador pupilar.

El esfínter pupilar está inervado por fibras parasimpáticas procedentes del núcleo parasimpático (núcleo de Edinger-Westphal) del nervio oculomotor. Después de establecer sinapsis en el **ganglio ciliar**, las fibras posganglionares prosiguen hacia el globo ocular en forma de **nervios ciliares cortos** (el músculo ciliar del ojo también está inervado por los nervios ciliares cortos; *véase* p. 406).

Tabla 14-2 Efectos del sistema nervioso autónomo en los órganos corporales

Órgano		Acción simpática	Acción parasimpática
Ojo	Pupila	Dilatación	Contracción
	Músculo ciliar	Relajación	Contracción
Glándulas	Lagrimal, parótida, submandibular, sublingual, nasal	Reduce la secreción mediante la vasoconstricción de los vasos sanguíneos	Aumenta la secreción
	Sudoríparas	Aumenta la secreción	
Corazón	Músculo cardíaco	Aumenta la fuerza de la contracción	Disminuye la fuerza de la contracción
	Arterias coronarias (sobre todo controladas por factores metabólicos locales)	Dilatación (receptores β), contracción (receptores α)	
Pulmones	Músculo bronquial	Relajación (dilata los bronquios)	Contracción (constricción bronquial)
	Secreción bronquial		Aumenta la secreción
	Arterias bronquiales	Contracción	Dilatación
Tubo digestivo	Músculos de las paredes	Disminución del peristaltismo	Aumento del peristaltismo
	Músculos de los esfínteres	Contracción	Relajación
	Glándulas	Reduce la secreción por vasoconstricción de los vasos sanguíneos	Aumenta la secreción
Hígado		Degrada el glucógeno en glucosa	
Vesícula biliar		Relajación	Contracción
Riñón		Disminuye la diuresis por constricción de las arterias	
Vejiga	Pared vesical (detrusor)	Relajación	Contracción
	Esfínter vesical	Contracción	Relajación
Tejido eréctil de pene y clítoris			Relajación, causa erección
Eyaculación		Contrae el músculo liso de los vasos deferentes, vesículas seminales y próstata	
Arterias sistémicas			
Piel		Contracción	
Abdomen		Contracción	
Músculo		Contracción (receptores α), dilatación (receptores β), dilatación (colinérgicas)	
Músculos piloerectores		Contracción	
Suprarrenal			
Corteza		Estimulación	
Médula		Liberación de adrenalina y noradrenalina	

El dilatador de la pupila está inervado por las fibras posganglionares del ganglio simpático cervical superior. Las fibras posganglionares alcanzan la órbita a lo largo de la carótida interna y de las arterias oftálmicas. Pasan de manera ininterrumpida por el ganglio ciliar y alcanzan el globo ocular a través de los **nervios ciliares cortos**. Otras fibras simpáticas alcanzan el globo ocular mediante los **nervios ciliares largos**.

Glándula lagrimal

La inervación secretomotora parasimpática que inerva la glándula lagrimal se origina en el **núcleo lagrimal** del nervio facial (fig. 14-8). Las fibras preganglionares alcanzan el **ganglio pterigopalatino** a través del **nervio** intermedio y su **ramo petroso mayor**, así como a través del **nervio del conducto pterigoideo**. Las fibras posganglionares abandonan el ganglio y se

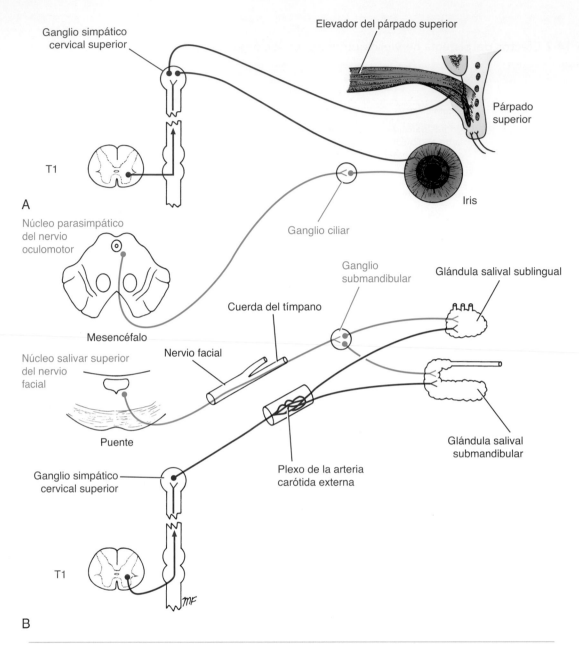

Figura 14-7 Inervación autónoma del párpado superior e iris (**A**) y de las glándulas salivales sublingual y submandibular (**B**).

unen con el nervio maxilar. Luego pasan al interior de su **ramo cigomático** y al **nervio cigomático temporal.** Alcanzan la glándula lagrimal en el interior del **nervio lagrimal**.

Las fibras simpáticas posganglionares surgen del ganglio simpático cervical superior y tienen un trayecto por el interior del plexo nervioso alrededor de la arteria carótida interna. Se unen al **nervio petroso profundo**, el **nervio del conducto pterigoideo**, el **nervio maxilar**, el **nervio cigomático**, el **nervio cigomático temporal** y, por último, el **nervio lagrimal**. Funcionan como fibras vasconstrictoras.

Glándulas salivales

El SNA controla la actividad involuntaria de las glándulas salivales. Se trata de tres glándulas pares que comparten origen nervioso simpático pero cada una con su propio origen parasimpático.

Glándulas submandibular y sublingual

La inervación parasimpática secretomotora se origina en el **núcleo salivar superior** del nervio facial (*véase* fig. 14-7). Las fibras preganglionares pasan al **ganglio submandibular** y a otros pequeños ganglios cercanos al conducto, a través del **nervio de la cuerda del tímpano** y el **nervio lingual**. Las fibras posganglionares alcanzan la glándula submandibular, ya sea de manera directa o a través del conducto. Las fibras posganglionares para la glándula sublingual viajan a lo largo del nervio lingual.

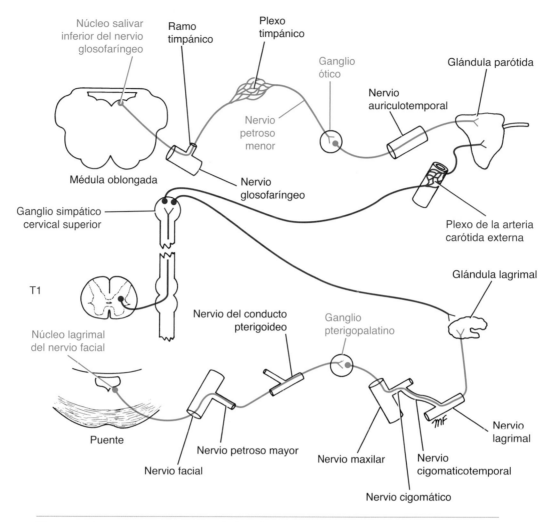

Figura 14-8 Inervación autónoma de las glándulas parótida y lagrimal.

Las fibras posganglionares simpáticas surgen del ganglio simpático cervical superior y alcanzan las glándulas en forma de plexo nervioso alrededor de las arterias carótida, facial y lingual. Funcionan como fibras vasconstrictoras.

Glándula parótida

Esta glándula está inervada por fibras parasimpáticas secretomotoras del **núcleo salivar inferior** del nervio glosofaríngeo (*véase* fig. 14-8). Las fibras nerviosas preganglionares pasan al ganglio ótico a través del **ramo timpánico del nervio glosofaríngeo** y el **nervio petroso menor**. Las fibras posganglionares alcanzan las glándulas a través del nervio auriculotemporal.

Las fibras simpáticas posganglionares surgen del ganglio simpático cervical superior y alcanzan la glándula en forma de plexo alrededor de la arteria carótida externa. Funcionan como fibras vasoconstrictoras.

Corazón

Las fibras simpáticas posganglionares surgen de las porciones cervical y torácica superior de los troncos simpáticos (fig. 14-9). Las fibras posganglionares alcanzan el corazón a través de los ramos cardíacos **superior**, **medio** e **inferior** de la porción cervical del tronco simpático, así como numerosos **ramos cardíacos** de la porción torácica del mismo tronco. Las fibras pasan a través de los **plexos cardíacos** y finalizan en los nodos **sinoauricular** y **atrioventricular**, en las fibras musculares cardíacas y en las arterias coronarias. La activación de estos nervios da lugar a la aceleración cardíaca, al incremento de la fuerza de contracción del músculo cardíaco y a la dilatación de las arterias coronarias. La dilatación coronaria se produce principalmente como respuesta a los requerimientos metabólicos locales, más que por una estimulación nerviosa directa de las arterias coronarias.

Las fibras preganglionares parasimpáticas se originan en el **núcleo dorsal del nervio vago** y descienden en el interior del tórax en los nervios vagos. Las fibras terminan estableciendo sinapsis con las neuronas posganglionares en los **plexos cardíacos**. Las fibras posganglionares terminan en los nodos **sinoauricular** y **auriculoventricular** y en las arterias coronarias. La activación de estos nervios ocasiona una reducción de la frecuencia cardíaca y de la fuerza de la contracción del miocardio, así como una constricción de las arterias coronarias. De nuevo, la constricción coronaria depende principalmente de la reducción de los requerimientos metabólicos locales, más que de los efectos nerviosos.

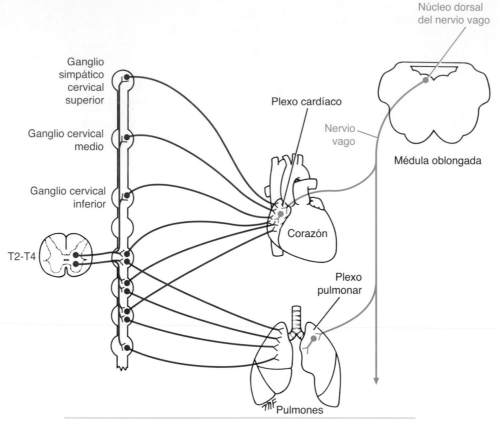

Figura 14-9   Inervación autónoma del corazón y de los pulmones.

Pulmones

Las fibras simpáticas posganglionares surgen de los ganglios torácicos del tronco simpático desde el segundo hasta el quinto (*véase* fig. 14-9). Las fibras pasan a través de los plexos pulmonares y penetran en el pulmón, donde forman redes alrededor de los bronquios y de los vasos sanguíneos. Las fibras simpáticas ocasionan broncodilatación y una ligera vasoconstricción.

Las fibras preganglionares parasimpáticas surgen del **núcleo dorsal del vago** y descienden hacia el tórax dentro del nervio vago. Las fibras finalizan al hacer sinapsis con las neuronas posganglionares en los plexos pulmonares. Las fibras posganglionares penetran al pulmón, donde forman redes alrededor de los bronquios y los vasos sanguíneos. Las fibras parasimpáticas ocasionan broncoconstricción y una ligera vasodilatación y aumentan la secreción glandular.

Tubo digestivo

Estómago e intestino (hasta el ángulo esplénico)

Las fibras parasimpáticas preganglionares entran al abdomen en el interior de los **troncos vagales anterior** (**izquierdo**) y **posterior** (**derecho**) (fig. 14-10). Las fibras se distribuyen en muchas vísceras abdominales y el tubo digestivo desde el estómago hasta el ángulo esplénico del colon. Las fibras que pasan al tubo digestivo finalizan en neuronas posganglionares en los **plexos mientérico** (**Auerbach**) y **submucoso** (**Meissner**). Las

fibras posganglionares inervan el músculo liso y glándulas. Los nervios parasimpáticos estimulan el peristaltismo y relajan los esfínteres; también estimulan la secreción.

Las fibras simpáticas preganglionares pasan a través de la parte torácica del tronco simpático y penetran en los nervios esplácnicos **mayor** y **menor**. Descienden al abdomen y hacen sinapsis con neuronas posganglionares en los **ganglios celíaco** y **mesentérico superior**. Las fibras nerviosas posganglionares se distribuyen por el estómago y el intestino en forma de plexo nervioso alrededor de las ramas de las arterias celíaca y mesentérica superior. Los nervios simpáticos inhiben el peristaltismo y causan la contracción de los esfínteres; también inhiben la secreción (*véase* p. 394).

Colon descendente, colon pélvico y recto

Las fibras parasimpáticas preganglionares se originan en la sustancia gris de la médula espinal desde el segundo hasta el cuarto segmento sacro (*véase* fig. 14-10). Las fibras tienen un trayecto a través de los **nervios esplácnicos pélvicos** y los plexos nerviosos alrededor de la arteria mesentérica inferior. Finalizan en las neuronas posganglionares en los plexos mientérico (Auerbach) y submucoso (Meissner). Las fibras posganglionares inervan el músculo liso y glándulas. Los nervios parasimpáticos estimulan el peristaltismo y la secreción.

Las fibras nerviosas simpáticas preganglionares tienen un trayecto a través de la parte lumbar del tronco simpático

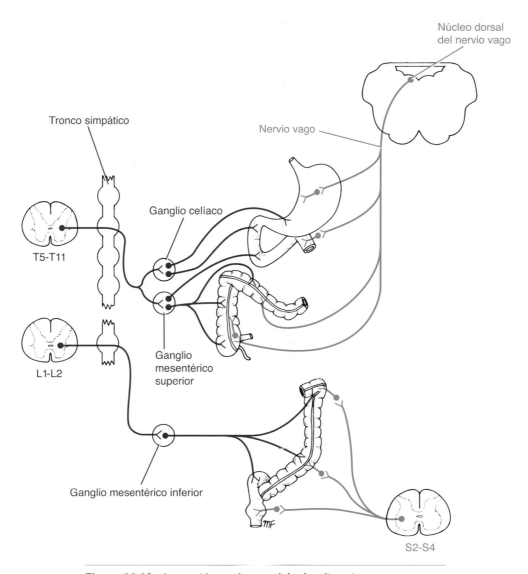

Figura 14-10 Inervación autónoma del tubo digestivo.

y establecen sinapsis con las neuronas posganglionares en el **plexo mesentérico inferior**. Las fibras posganglionares se distribuyen en el intestino como plexos nerviosos alrededor de las ramas de las arterias mesentéricas inferiores. Los nervios simpáticos se encargan de inhibir el peristaltismo y la secreción.

Vesícula biliar y conductos biliares

La vesícula biliar y los conductos biliares reciben fibras posganglionares parasimpáticas y simpáticas a partir de los plexos hepáticos. Se cree que las fibras parasimpáticas que derivan del vago son fibras motoras para el músculo liso de la vesícula biliar y los conductos biliares, y que inhiben el esfínter de Oddi.

También existen fibras autónomas aferentes. Se cree que algunas de las fibras abandonan los plexos hepáticos y se unen al nervio frénico derecho, lo que explicaría en parte el fenómeno del dolor irradiado al hombro en presencia de enfermedad de la vesícula biliar (*véase* p. 410).

Riñón

Las fibras simpáticas preganglionares pasan a través de la parte torácica del tronco simpático y el nervio esplácnico torácico más inferior, para unirse al **plexo renal** alrededor de la arteria renal (fig. 14-11). Las fibras preganglionares establecen sinapsis con las neuronas posganglionares en el plexo renal. Las fibras posganglionares se distribuyen con las ramas de la arteria renal. Los nervios simpáticos ejercen un efecto vasoconstrictor sobre las arterias renales en el interior del riñón.

Las fibras parasimpáticas preganglionares procedentes del vago se introducen en el plexo renal. En este lugar establecen sinapsis con las neuronas posganglionares, cuyas fibras se distribuyen en el riñón a lo largo de las ramas de la arteria renal. Se cree que estos nervios ejercen una acción vasodilatadora.

Médula de la glándula suprarrenal

Las fibras simpáticas preganglionares descienden a la glándula por el **nervio esplácnico mayor**, un ramo de la parte

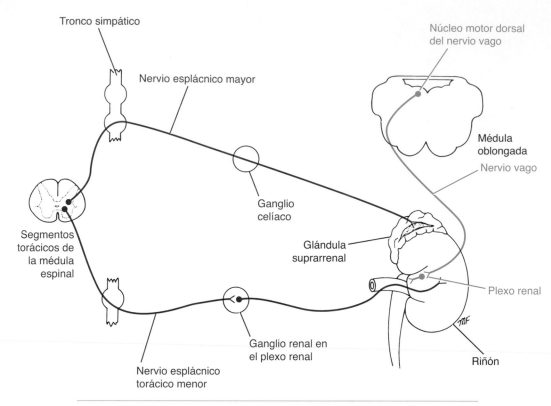

Figura 14-11 Inervación autónoma del riñón y de la glándula suprarrenal.

torácica del tronco simpático (*véase* fig. 14-11). Las fibras nerviosas finalizan en las células secretoras de la médula, que son comparables con las neuronas posganglionares. La sustancia neurotransmisora entre las terminaciones nerviosas y las células secretoras es la acetilcolina, al igual que en cualquier otra terminación preganglionar. Los nervios simpáticos estimulan a las células secretoras de la médula para incrementar la producción de adrenalina y noradrenalina. La glándula suprarrenal carece de cualquier tipo de inervación parasimpática.

Esfínter interno involuntario del conducto anal

El recubrimiento muscular liso circular se encuentra engrosado en la parte alta del conducto anal para formar el esfínter interno involuntario. Al esfínter lo inervan fibras simpáticas posganglionares procedentes de los **plexos hipogástricos** (fig. 14-12). Cada uno de los plexos hipogástricos recibe fibras simpáticas del **plexo aórtico** y de las partes lumbares y pélvicas de los troncos simpáticos. Los nervios simpáticos producen la contracción del esfínter anal interno.

Vejiga

La capa muscular de la vejiga está formada por músculo liso, que a nivel del cuello vesical se engruesa para formar el **esfínter vesical**. La inervación nerviosa del músculo liso procede de los plexos hipogástricos (*véase* fig. 14-12). Las fibras posganglionares simpáticas se originan en el primer y segundo ganglios lumbares del tronco simpático, y se dirigen a los plexos hipogástricos. Las fibras preganglio-

nares parasimpáticas surgen de los nervios esplácnicos pélvicos procedentes del segundo, tercero y cuarto nervios sacros; pasan a través de los plexos hipogástricos para alcanzar la pared vesical, donde hacen sinapsis con las neuronas posganglionares.

Los nervios simpáticos que inervan el músculo detrusor tienen poca o ninguna acción en el músculo liso de la pared vesical, y se distribuyen principalmente en los vasos sanguíneos. Los nervios simpáticos para el esfínter vesical sólo desempeñan un papel mínimo en la contracción del esfínter para el mantenimiento de la continencia urinaria. Sin embargo, en el hombre, la inervación simpática del esfínter ocasiona la contracción activa del cuello vesical durante la eyaculación (producida por acción simpática), lo cual impide que el semen pase a la vejiga. Los nervios parasimpáticos estimulan la contracción del músculo liso de la pared vesical y, hasta cierto punto, inhiben la contracción del esfínter vesical.

Erección del pene y del clítoris

Durante la erección, el **tejido eréctil** genital se ingurgita con sangre. La ingurgitación vascular inicial es controlada por la parte parasimpática del SNA. Las fibras parasimpáticas preganglionares se originan en la sustancia gris de los segmentos sacros segundo, tercero y cuarto de la médula espinal (fig. 14-13). Las fibras penetran en los plexos hipogástricos y hacen sinapsis con las neuronas posganglionares. Las fibras posganglionares se unen a las arterias pudendas internas y se distribuyen a lo largo de sus ramos, que penetran en el tejido eréctil. Los nervios parasimpáticos causan la vasodilatación

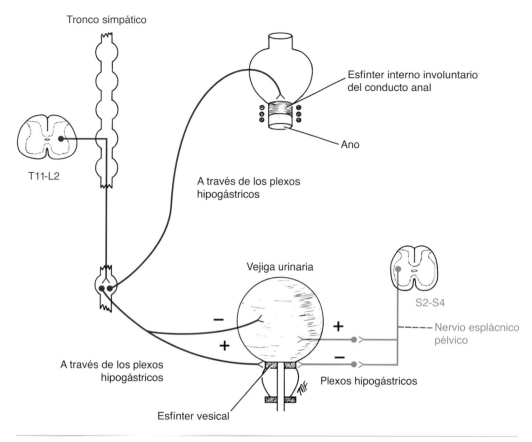

Figura 14-12   Inervación autónoma de los esfínteres del conducto anal y la vejiga.

de las arterias e incrementan de manera considerable el flujo sanguíneo en el tejido eréctil.

Eyaculación

Con la creciente estimulación que se produce durante la actividad sexual previa, el conducto urinario externo del glande del pene se humedece como resultado de las secreciones de las glándulas bulbouretrales. La fricción del glande, reforzada por otros impulsos nerviosos aferentes, ocasiona una descarga de las fibras nerviosas simpáticas en el músculo liso de los conductos del epidídimo y en los vasos deferentes de cada lado, en las vesículas seminales y en la próstata. El músculo liso se contrae, y los espermatozoides, conjuntamente con las secreciones de las vesículas seminales y de la próstata, se vierten en la uretra prostática. El líquido se une con las secreciones de las glándulas bulbouretrales y las glándulas de la uretra peneana, y es impulsado desde la uretra peneana como resultado del efecto de las contracciones rítmicas de los músculos bulboesponjosos, que compriman la uretra. Mientras tanto, el esfínter de la vejiga se contrae y evita el retroceso de espermatozoides hacia el interior de ésta. Los espermatozoides y las secreciones de las diferentes glándulas accesorias constituyen el **líquido seminal** o **semen**. En el clímax de la estimulación sexual masculina, se produce una descarga masiva de impulsos nerviosos en el SNC. Éstos descienden por la médula espinal hasta alcanzar el centro simpático (T1-L2). Se cree que los impulsos nerviosos que pasan

a los órganos genitales salen de la médula a nivel del primer y segundo segmentos lumbares en las fibras simpáticas preganglionares (*véase* fig. 14-13). Muchas de estas fibras hacen sinapsis con las neuronas posganglionares en los ganglios lumbares primero y segundo. Otras fibras pueden realizar sinapsis en los ganglios de las áreas lumbar baja y pélvica de los troncos simpáticos. Las fibras posganglionares luego se distribuyen en los **vasos deferentes**, las **vesículas seminales** y la **próstata** a través de los **plexos hipogástricos**. Los nervios simpáticos estimulan las contracciones del músculo liso en las paredes de estas estructuras y motivan que los espermatozoides, junto con las secreciones de las vesículas seminales y la próstata sean expulsados por la uretra.

Útero

Las fibras nerviosas simpáticas preganglionares dejan la médula espinal a nivel de los segmentos T12 y L1, y se propone que hacen sinapsis con las células ganglionares en el tronco simpático o posiblemente en los plexos hipogástricos inferiores (fig. 14-14). Las fibras posganglionares inervan el músculo liso del útero. Las fibras parasimpáticas preganglionares salen de la médula espinal a nivel de S2-S4 y hacen sinapsis con las células ganglionares en los plexos hipogástricos inferiores. Aunque se sabe que el músculo uterino se encuentra principalmente bajo control hormonal, la inervación simpática puede ocasionar contracciones uterinas y vasoconstricción, mientras que las fibras parasimpáticas tienen el efecto opuesto.

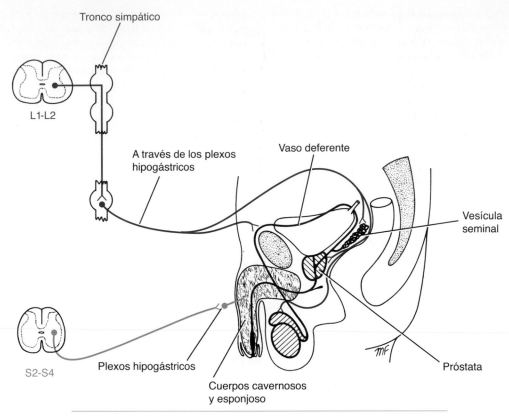

Figura 14-13 Inervación autónoma del aparato reproductor masculino.

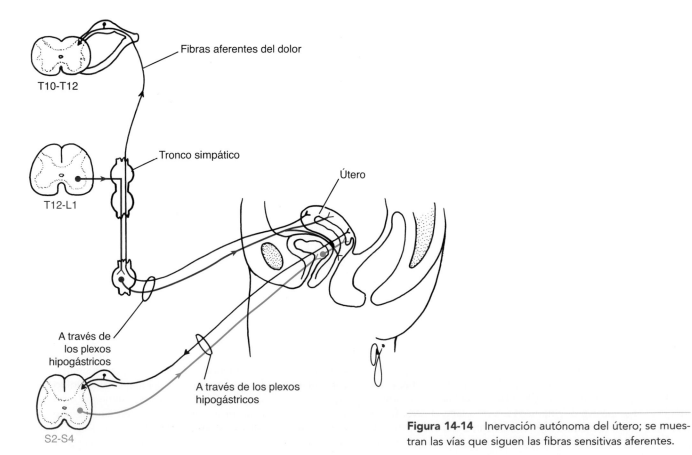

Figura 14-14 Inervación autónoma del útero; se muestran las vías que siguen las fibras sensitivas aferentes.

Las fibras aferentes dolorosas del fondo y cuerpo uterino ascienden hacia la médula espinal a través de los plexos hipogástricos; penetran en el interior de ésta a través de la raíces posteriores del décimo a decimosegundo nervios espinales torácicos. Las fibras procedentes del cuello uterino tienen un trayecto a través de los nervios esplácnicos pélvicos y penetran en la médula espinal a través de las raíces posteriores del segundo a cuarto nervios sacros.

Arterias de los miembros superiores

Las arterias de las extremidades superiores están inervadas por nervios simpáticos. Las fibras preganglionares se originan en los cuerpos celulares del segundo a octavo segmentos torácicos de la médula espinal (fig. 14-15). Pasan al tronco simpático a través de los ramos blancos y ascienden por él para hacer sinapsis en los ganglios cervicales medio e inferior y primer torácico o estrellado. Las fibras posganglionares se unen a los nervios que forman el plexo braquial y se distribuyen por las arterias que acompañan a los ramos del plexo. Los nervios simpáticos originan vasoconstricción de las arterias cutáneas y vasodilatación de las que irrigan al músculo esquelético.

Arterias de los miembros inferiores

Las arterias de los miembros inferiores también están inervadas por nervios simpáticos (*véase* fig. 14-15). Las fibras preganglionares se originan en los cuerpos celulares de los tres segmentos torácicos inferiores y en los dos o tres lumbares superiores. Las fibras preganglionares pasan a los ganglios torácico inferior y lumbar superior del tronco simpático a través de los ramos blancos. Establecen sinapsis con los ganglios lumbares y sacros, y las fibras posganglionares alcanzan las arterias a través de los ramos de los plexos lumbar y sacro.

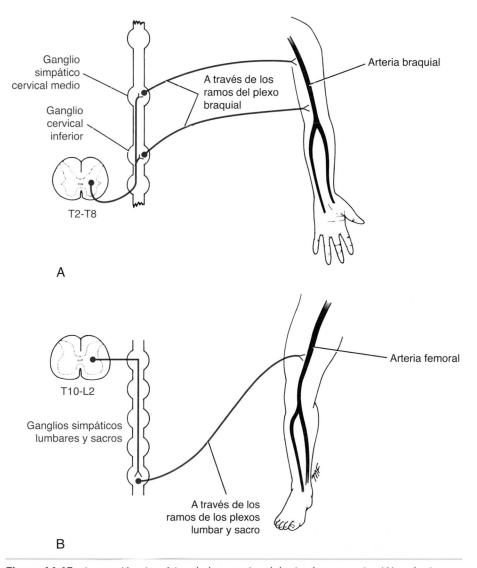

Figura 14-15 Inervación simpática de las arterias del miembro superior (**A**) y el miembro inferior (**B**).

REFLEJOS FISIOLÓGICOS EN EL SISTEMA NERVIOSO AUTÓNOMO

El SNA participa en reflejos visuales y cardiovasculares de gran importancia.

Reflejos fotomotores directo y consensual

Los impulsos aferentes tienen un trayecto desde la retina a través del nervio óptico, del quiasma óptico y del tracto óptico (*véase* fig. 11-3). Un pequeño número de fibras abandonan el tracto óptico y hacen sinapsis en células nerviosas del **núcleo pretectal**, que se encuentra cerca del colículo superior. Los impulsos son transmitidos por axones de las células nerviosas pretectales a los núcleos parasimpáticos (núcleos de Edinger-Westphal) del nervio oculomotor en ambos lados. Aquí, las fibras establecen sinapsis, y los nervios parasimpáticos tienen un trayecto a través del nervio oculomotor hacia el **ganglio ciliar** en la órbita. Por último, las fibras parasimpáticas posganglionares pasan a través de los **nervios ciliares cortos** hasta llegar al ojo y al músculo constrictor de la pupila del iris. Ambas pupilas se contraen en el reflejo a la luz consensual porque el núcleo pretectal envía fibras a los núcleos parasimpáticos en ambos lados del mesencéfalo.

Reflejo de acomodación

Cuando los ojos se dirigen desde un objeto distante a otro cercano, la contracción de los músculos rectos mediales produce la convergencia de los ejes oculares; el cristalino se engruesa para aumentar su poder de refracción por la contracción del músculo ciliar, y las pupilas se constriñen para limitar las ondas de luz a la parte central más gruesa del cristalino. Los impulsos aferentes viajan a través del nervio óptico, el quiasma óptico, el tracto óptico, el cuerpo geniculado lateral y la radiación óptica hacia la corteza visual (*véase* fig 11-3). La corteza visual se halla conectada con el campo ocular de la corteza frontal. Desde aquí, las fibras corticales descienden a través de la cápsula interna hasta los núcleos oculomotores en el mesencéfalo. El nervio oculomotor tiene un trayecto hasta los músculos rectos mediales. Algunas de las fibras corticales descendentes hacen sinapsis con los núcleos parasim-

páticos (núcleos de Edinger-Westphal) del nervio oculomotor en ambos lados. Las fibras parasimpáticas preganglionares se desplazan a través del nervio oculomotor hasta el **ganglio ciliar** en la órbita, donde hacen sinapsis. Por último, las fibras parasimpáticas posganglionares pasan a través de los **nervios ciliares cortos** hasta el músculo ciliar y el músculo constrictor de la pupila del iris.

Reflejos del seno carotídeo y el arco aórtico

El seno carotídeo, situado en la bifurcación de la arteria carótida común, y el arco aórtico actúan como barorreceptores. Conforme aumenta la presión sanguínea, las terminaciones nerviosas de las paredes de estos vasos se estimulan. Las fibras aferentes procedentes del seno carotídeo ascienden en el interior del nervio glosofaríngeo y finalizan en el **núcleo solitario** (*véanse* figs. 11-16 y 11-17). Las fibras aferentes del arco aórtico ascienden en el nervio vago. Las neuronas de conexión en la médula oblongada (bulbo raquídeo) activan el núcleo parasimpático (núcleo dorsal) del vago, que reduce el ritmo cardíaco. Al mismo tiempo, fibras reticuloespinales descienden por la médula espinal para inhibir el núcleo simpático preganglionar para el corazón y arteriolas cutáneas. El efecto combinado de estimular la acción parasimpática sobre el corazón e inhibir la acción simpática sobre éste y los vasos sanguíneos periféricos reduce la frecuencia y la fuerza de la contracción del corazón, así como la resistencia periférica en los vasos. En consecuencia, la presión arterial disminuye. De este modo, la presión se ve modificada por la información aferente procedente de los barorreceptores. El modulador del SNA, el hipotálamo, a su vez puede verse influido por otros centros superiores del SNC.

Reflejo de Bainbridge del atrio derecho

Este reflejo se inicia cuando las terminaciones nerviosas de la pared del atrio derecho y de las paredes de la vena cava resultan estimuladas por un incremento de la presión venosa. Las fibras aferentes ascienden en el vago a la médula oblongada y terminan en el **núcleo del tracto solitario** (*véase* fig. 11-18). Las neuronas conectoras inhiben el núcleo parasimpático (dorsal) del vago, y las fibras reticuloespinales estimulan el flujo simpático torácico hacia el corazón, lo que conduce a la aceleración cardíaca.

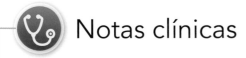 # Notas clínicas

Consideraciones generales

Es claro que el SNA no es una parte aislada del sistema nervioso. Debe considerarse parte del sistema nervioso que, junto con el sistema endocrino, tiene particular participación en el mantenimiento de la estabilidad del medio interno corporal. Sus actividades son modificadas por el hipotálamo, cuya función es integrar enormes cantidades de información aferente recibida de otras áreas del sistema nervioso y traducir los cambios en las concentraciones hormonales de la sangre en actividades nerviosas y hormonales apropiadas.

Dado que el SNA es tan importante en el mantenimiento de la homeostasia corporal normal, no es sorprendente que el sistema pueda ser susceptible de muchas intervenciones far-

macológicas. Por ejemplo, el propranolol y el atenolol son antagonistas β-adrenérgicos que pueden utilizarse en el tratamiento de la hipertensión y la cardiopatía isquémica.

Lesiones del sistema nervioso autónomo

El traumatismo del SNA suele limitarse a los componentes simpático o parasimpático, pero rara vez ambos a la vez, debido a sus localizaciones relativas en el tórax o cavidad craneana, respectivamente.

Lesiones simpáticas

El tronco simpático puede resultar lesionado en el cuello por heridas de bala o por arma blanca. Las lesiones por tracción de la primera raíz torácica del plexo braquial pueden afectar a los nervios simpáticos destinados al ganglio estrellado. Estas situaciones pueden producir un síndrome de Horner de tipo preganglionar. Las lesiones de la médula espinal o de la cauda equina pueden alterar el control simpático de la vejiga (*véase* p. 402).

Lesiones parasimpáticas

El nervio oculomotor es vulnerable en las lesiones cerebrales (herniación del uncus) y puede lesionarse por compresión por aneurismas en la unión de la arteria cerebral posterior y la comunicante posterior. Las fibras parasimpáticas preganglionares que transitan por este nervio se sitúan en la periferia de éste y pueden lesionarse. La compresión superficial por el aneurisma suele causar dilatación de la pupila y la pérdida de los reflejos visuales lumínicos.

Las fibras autónomas en el nervio facial pueden verse lesionadas por fracturas de cráneo que implican el hueso temporal. El nervio cocleovestibular se relaciona estrechamente con el nervio facial en el meato acústico interno, de modo que son habituales los hallazgos clínicos que afectan a los dos nervios. La afectación de las fibras parasimpáticas en el nervio facial puede ocasionar una alteración de la producción de lágrimas, además de la parálisis de los músculos faciales.

Los nervios glosofaríngeo y vago están en riesgo en casos de lesiones por arma blanca o arma de fuego en el cuello. Las fibras secretomotoras de la glándula parótida emergen del nervio glosofaríngeo inmediatamente debajo del cráneo, por lo que es infrecuente que resulten lesionadas.

El flujo nervioso parasimpático en la región sacra (S2-S4) puede resultar afectado por las lesiones de la médula espinal y de la cola de caballo, lo cual conduce a la alteración funcional sexual, de la vejiga y el recto.

Degeneración y regeneración de los nervios autónomos

Los cambios estructurales son idénticos a los que se encuentran en otras áreas periféricas y centrales del sistema nervioso. Las recuperaciones funcionales después de intervenciones de simpatectomía sólo pueden explicarse o bien porque el procedimiento quirúrgico fue inadecuado y se dejaron fibras intactas, o se regeneraron, o bien, por la existencia de vías nerviosas alternas no intervenidas.

La lesión nerviosa de las vísceras inervadas por fibras autónomas viene seguida por un incremento de la sensibilidad a los agentes que actuaban previamente como neurotransmisores. Puede explicarse por que, tras la sección nerviosa, se produce un incremento en el número de receptores en la membrana postsináptica. Otra posibilidad, aplicable a las terminaciones en las que el neurotransmisor es la noradrenalina, es que hasta cierto punto puede verse interferida la recaptación del transmisor por la terminación nerviosa.

Disfunción vesical

A las lesiones de la médula espinal les sigue una alteración del control nervioso de la micción. La vejiga normal se inerva de la manera siguiente:

La **inervación simpática** procede del primero y segundo segmentos lumbares de la médula espinal.

La **inervación parasimpática** procede del segundo al cuarto segmentos sacros de la médula espinal.

Las **fibras nerviosas sensitivas** entran a la médula espinal en los segmentos anteriores.

Durante la fase de bloqueo espinal, inmediatamente después de la lesión se produce la **vejiga atónica**, que dura de pocos días a varias semanas. El músculo de la pared vesical está relajado, el esfínter vesical se contrae con fuerza (pérdida de la inhibición procedente de los niveles superiores) y el esfínter uretral se relaja. La vejiga se distiende al máximo y por último rebosa. Según el nivel de la lesión medular, el paciente puede o no ser consciente de la plenitud vesical pero no tiene control voluntario.

Después de que el paciente se recupera del choque medular, siempre que la lesión medular se localice sobre el nivel de las fibras parasimpáticas (S2-S4), se produce la **vejiga refleja automática**. Es el tipo de vejiga que normalmente se encuentra en la lactancia. Puesto que las fibras descendentes de la médula espinal se han seccionado, no existe control voluntario. La vejiga se llena y vacía de manera refleja. Los receptores al estiramiento en la pared vesical se estimulan a medida que la vejiga se rellena, y los impulsos aferentes pasan a la médula espinal (S2-S4). Los impulsos eferentes descienden hacia el músculo vesical, que se contrae; los esfínteres vesical y uretral se relajan. Este reflejo simple se produce cada 1-4 h.

El cuadro que se produce si el segmento sacro de la médula espinal se destruye o si la cauda equina se secciona se llama *vejiga autónoma*. La vejiga carece de control reflejo o de control voluntario. La pared de la vejiga está flácida, y la capacidad vesical está muy aumentada. Se rellena al máximo, y luego rebosa, lo que ocasiona el goteo continuo. La vejiga puede vaciarse parcialmente por compresión manual de la parte inferior de la pared abdominal anterior, pero resultan inevitables las infecciones urinarias y los efectos del incremento de la presión retrógrada sobre los uréteres y los riñones.

Defecación

El acto de la defecación implica un reflejo coordinado que ocasiona el vaciamiento del colon descendente, el colon pélvico, el recto y el conducto anal. Es ayudado por un incremento de la presión intraabdominal motivado por la contracción voluntaria de los músculos de la pared abdominal anterior. El esfínter interno involuntario del conducto anal suele estar inervado por fibras simpáticas posganglionares procedentes de los plexos hipogástricos, mientras que el esfínter externo voluntario del conducto anal se encuentra inervado por el nervio rectal inferior. El deseo de defecar se ve iniciado por la estimulación de los receptores al estiramiento en la pared del recto.

Después de lesiones graves de la médula espinal (o de lesiones de la cauda equina), el paciente no es capaz de percibir la distensión rectal. Además, se pierde la influencia parasimpática sobre la actividad peristáltica del colon descendente, del colon sigmoideo y del recto. Además, puede verse gravemente alterado el control sobre la musculatura abdominal y los esfínteres del conducto anal. El recto, que ahora es una estructura aislada, responde con una contracción cuando aumenta la presión en su luz. Esta respuesta refleja local es mucho más eficaz si los segmentos sacros de la médula espinal y la cauda equina están intactos. Sin embargo, en el mejor de los casos, la fuerza de las contracciones de la pared rectal es pequeña, y suele producirse estreñimiento y bolo fecal. El tratamiento de los pacientes con lesiones de la médula espinal consiste en vaciar el recto con enemas dos veces por semana; también puede ser útil el uso de supositorios.

Erección y eyaculación

Como se ha descrito con anterioridad, la erección del pene o del clítoris se encuentra controlada por nervios parasimpáticos que se originan en el segundo, el tercero y el cuarto segmentos sacros de la médula espinal. La lesión bilateral de los fascículos reticuloespinales de la médula espinal por encima del segundo segmento sacro tiene como consecuencia la pérdida de la erección. Más adelante, cuando los efectos del choque medular han desaparecido, pueden producirse erecciones espontáneas o reflejas si están intactos estos segmentos sacros de la médula espinal.

La eyaculación es controlada por nervios simpáticos que se originan en el primero y segundo segmentos lumbares de la médula espinal. La eyaculación requiere el paso del líquido seminal a la uretra prostática. La expulsión definitiva del líquido desde el pene es el resultado de las contracciones rítmicas de los músculos bulboesponjosos, que comprimen la uretra. Estos músculos son inervados por el nervio pudendo (S2-S4). La contracción del esfínter vesical previene el paso del líquido seminal a la vejiga; el esfínter es inervado por los nervios simpáticos (L1-L2). Como ocurre con la erección, la lesión bilateral importante de la médula espinal ocasiona una pérdida de la eyaculación. Más tarde, puede ser posible la eyaculación refleja en pacientes con sección transversal en las regiones torácica o cervical. Algunas personas tienen una eyaculación normal sin emisión externa, y el líquido seminal pasa a la vejiga debido a la parálisis del esfínter vesical.

Enfermedades que afectan el sistema nervioso autónomo

El SNA puede verse afectado por una variedad de enfermedades que dañan la integridad de nervios periféricos que contienen fibras simpáticas y parasimpáticas.

Diabetes mellitus

La diabetes mellitus es una causa habitual de neuropatía periférica. Implica una disfunción sensitiva y motora, pero también puede figurar la disfunción autónoma. Las características clínicas incluyen hipotensión postural, edema periférico y alteraciones pupilares y de la sudoración. La causa tal vez se asocie con hiperglucemia crónica.

Síndrome de Horner

El síndrome de Horner consiste en 1) contracción de la pupila (miosis), 2) ligera caída del párpado (ptosis), 3) enoftalmía (la cual, aunque es aparente o no verdadera, la causa la ptosis; sin embargo, el músculo orbitario se paraliza y la afectación puede ser la causa), 4) dilatación de las arteriolas cutáneas y 5) pérdida de la sudoración (anhidrosis). Todos estos síntomas resultan de una interrupción de la inervación simpática de la cabeza y el cuello. Las causas patológicas incluyen las lesiones del tronco encefálico o de la parte cervical de la médula espinal, que interrumpen los fascículos reticuloespinales que descienden del hipotálamo al centro simpático del cuerno lateral de sustancia gris del primer segmento torácico en la médula espinal. Tales lesiones incluyen **esclerosis múltiple** y **siringomielia**. La tracción del ganglio estrellado debida a una **costilla cervical** o a la afectación de éste por una lesión metastásica puede llegar a interrumpir la parte periférica de la vía simpática.

Todos los pacientes con síndrome de Horner tienen miosis y ptosis. Sin embargo, debe distinguirse entre las lesiones de la primera neurona (fibras reticuloespinales descendentes en el interior del SNC), la segunda neurona (fibras preganglionares) y la tercera neurona (fibras posganglionares). Por ejemplo, los signos clínicos que sugieren un defecto en la primera neurona (síndrome de Horner central) incluyen hiperestesia contralateral del cuerpo y pérdida de la sudoración en la mitad completa del organismo. Los signos que sugieren una afectación de la segunda neurona (síndrome de Horner preganglionar) comprenden la pérdida de la sudoración limitada a la cara y al cuello, así como rubor o palidez de éstos. Entre los signos que sugieren una afectación de la tercera neurona (síndrome de Horner posganglionar) figuran dolor facial o signos de enfermedad de oído, nariz o garganta.

La presencia de otros signos o síntomas puede ayudar a diferenciar entre los tres tipos de síndrome de Horner.

Pupila de Argyll Robertson

La pupila de Argyll Robertson se caracteriza por su pequeñez, tamaño fijo y por no reaccionar a la luz, pero se contrae como respuesta a la acomodación. Suele causarla una lesión neurosifilítica que interrumpe las fibras que van del núcleo pretectal al parasimpático (Edinger-Westphal) del nervio oculomotor en ambos lados. El hecho de que la pupila se contraiga con la acomodación implica que las conexiones entre el núcleo parasimpático y el músculo constrictor de la pupila del iris están intactas.

Síndrome de la pupila tónica de Adie

En el síndrome de la pupila tónica de Adie, ésta presenta un reflejo fotomotor ausente o disminuido, una contracción lenta o retardada ante la visión cercana, y una dilatación lenta o retardada en la oscuridad. Este síndrome benigno, que probablemente resulte de una alteración en la inervación parasimpática del músculo constrictor de la pupila, debe distinguirse de la pupila de Argyll Robertson (*véase* antes), que es causada por neurosífilis. El síndrome de Adie puede confirmarse buscando hipersensibilidad a los colinérgicos. Las gotas utilizadas habitualmente para esta prueba son la metacolina al 2.5% o la pilocarpina al 0.1%. La pupila tónica de Adie debería contraerse al administrar estas gotas. Estos fármacos colinérgicos no originan contracción pupilar en la midriasis ocasionada por la lesión del oculomotor o en la midriasis relacionada con fármacos.

Síndrome de Frey

El síndrome de Frey es una interesante complicación que, en ocasiones, sigue a las heridas penetrantes de la glándula parótida. Durante la cicatrización, las fibras secretomotoras parasimpáticas posganglionares que van por el nervio auriculotemporal crecen y se unen al extremo distal del nervio auricular mayor, el cual inerva las glándulas sudoríparas de la piel facial suprayacente. Por este mecanismo, un estímulo dirigido a la producción de saliva, en vez de ello, produce sudoración.

La lesión del nervio facial puede ir seguida de un síndrome similar. Durante el proceso de regeneración, las fibras parasimpáticas, habitualmente destinadas a las glándulas submandibulares y sublinguales, se desvían a la glándula lagrimal. Ello produce el riego de los ojos (lagrimeo) asociado con la salivación, las llamadas *lágrimas de cocodrilo*.

Enfermedad de Hirschsprung

La *enfermedad de Hirschsprung* (megacolon) es una alteración congénita en la que existe una ausencia de desarrollo del plexo mientérico (plexo de Auerbach) en la parte distal del colon. El segmento implicado del colon carece de células ganglionares parasimpáticas y no existe peristaltismo. Ello impide la progresión de las heces, de manera que la parte proximal del colon se distiende enormemente.

Enfermedad causada por la toxina botulínica

Una cantidad muy pequeña de la toxina botulínica puede unirse de manera irreversible a las membranas plasmáticas de los nervios y prevenir la liberación de ACh en las sinapsis colinérgicas y en las uniones neuromusculares, lo que produce un síndrome parecido al causado por la atropina, con debilidad muscular.

Enfermedad causada por veneno de araña viuda negra

El veneno de la araña viuda negra causa una breve liberación de ACh en la terminación nerviosa, seguida de un bloqueo permanente posterior.

Enfermedad causada por anticolinesterásicos

La AChE, que causa la hidrólisis y la limitación de la acción de la ACh en las terminaciones nerviosas, puede ser inhibida por ciertos fármacos. La fisostigmina, la neostigmina, la piridostigmina y el carbamato, así como los insecticidas organofosforados, son inhibidores eficaces de la AChE. Su utilización ocasiona una estimulación excesiva de los receptores colinérgicos, lo que produce el "síndrome SLUDG" (*s*alivación, *l*agrimeo, micción [*urination*], *d*efecación y molestias *g*astrointestinales).

Simpatectomía

La simpatectomía, o extracción quirúrgica de un ganglio nervioso simpático, puede utilizarse para tratar arteriopatías.

Enfermedad de Raynaud

La enfermedad de Raynaud es una alteración vasoespástica que afecta las arterias digitales de la extremidad superior. La enfermedad suele ser bilateral, y las crisis están originadas por la exposición al frío. Existe palidez o cianosis de los dedos, así como dolor intenso. Puede producirse gangrena de las puntas de los dedos.

En los casos leves de enfermedad de Raynaud, el tratamiento consiste en evitar el frío y en la abstención del tabaco (causa vasoconstricción). En los casos más graves, los fármacos que inhiben la actividad simpática, como la reserpina, ocasionan vasodilatación arterial, con el consiguiente incremento en el torrente sanguíneo de los dedos. Se ha utilizado la simpatectomía preganglionar cervicotorácica, pero los resultados a largo plazo son desalentadores.

Claudicación intermitente

La claudicación intermitente, que resulta frecuente en los hombres, se debe a la arteriopatía oclusiva en los miembros inferiores. La isquemia de los músculos produce dolor de tipo calambre con el ejercicio. La simpatectomía lumbar preganglionar puede utilizarse como una forma de tratamiento para producir vasodilatación con incremento en el flujo sanguíneo a través de la circulación colateral. La simpatectomía preganglionar se realiza extirpando los tres ganglios lumbares superiores y las partes intermedias del tronco simpático.

Hipertensión

En el pasado, la hipertensión esencial grave se trató mediante simpatectomía bilateral toracolumbar para reducir el control vasomotor sobre la resistencia periférica y así reducir la presión arterial. En la actualidad, los fármacos bloqueadores del sistema simpático se utilizan ampliamente con gran éxito, y la resultante reducción de la fuerza de contracción miocárdica reduce la presión arterial.

Dolor visceral referido

La mayoría de las vísceras se hallan inervadas sólo por nervios autónomos. Por ello, el dolor visceral es conducido por nervios autónomos aferentes. El dolor visceral es difuso y mal localizado, mientras que el dolor somático es intenso y bien localizado. El dolor visceral se refiere con frecuencia a las áreas de la piel que están inervadas por los mismos segmentos de la médula espinal que las vísceras dolorosas (fig. 14-16). Se desconoce la explicación del dolor referido. Una teoría es que las fibras nerviosas de las vísceras y de los dermatomas correspondientes ascienden por el SNC conjuntamente por una vía común, y la corteza cerebral es incapaz de distinguir entre los lugares de origen. Otra teoría es que, bajo condiciones normales, las vísceras no dan lugar a estímulos dolorosos, mientras que las áreas cutáneas reciben estímulos de dolor de manera habitual. Dado que ambas fibras

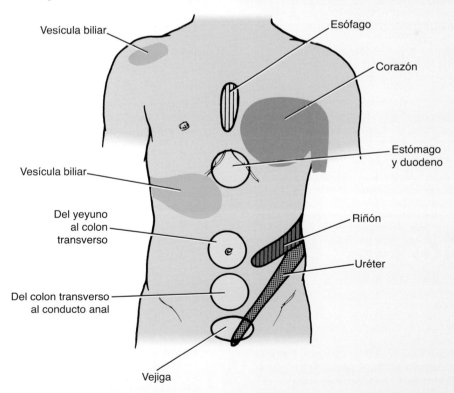

Vesícula biliar

Esófago

Corazón

Vesícula biliar

Estómago y duodeno

Del yeyuno al colon transverso

Riñón

Uréter

Del colon transverso al conducto anal

Vejiga

Figura 14-16 Algunas áreas de dolor referido desde las vísceras. En el caso del corazón, el dolor suele irradiar al lado izquierdo del tórax; pocas veces irradia a los dos lados.

aferentes penetran en la médula espinal en el mismo segmento, el cerebro interpreta la información como procedente de la piel en vez de la víscera. El dolor que surge del tubo digestivo se irradia a la línea media. Ello puede deberse, probablemente, al hecho de que el tubo deriva embrionariamente de una estructura de la línea media y recibe inervación bilateral.

Dolor cardíaco

El dolor que se origina en el corazón como resultado del infarto agudo de miocardio puede ser causado por la deficiencia de oxígeno o la acumulación de metabolitos, lo que estimula las terminaciones nerviosas sensitivas en el miocardio. Las fibras nerviosas aferentes ascienden al SNC a través de los ramos cardíacos del tronco simpático y penetran en la médula espinal a través de las raíces posteriores de los cuatro nervios torácicos superiores. La naturaleza del dolor varía de manera considerable de un dolor extremadamente intenso a apenas un leve malestar.

El dolor no se percibe en el corazón, pero se irradia a las áreas de la piel inervadas por los correspondientes nervios espinales. Las afectadas son las áreas de la piel inervadas por los cuatro nervios intercostales superiores y por el nervio intercostobraquial (T2). El nervio intercostobraquial se comunica con el nervio cutáneo medial del brazo, y se distribuye por la piel de la cara medial de la parte alta del brazo. Puede producirse determinada difusión de la información nerviosa en el interior del SNC, ya que el dolor, en ocasiones, se percibe en el cuello o en la mandíbula.

El infarto de miocardio que afecta a la pared inferior o la superficie diafragmática del corazón con frecuencia produce un malestar en el epigastrio, inmediatamente por debajo del esternón. Puede asumirse que las fibras dolorosas aferentes procedentes del corazón ascienden en el interior de los nervios simpáticos y penetran en la médula espinal a través de las raíces posteriores del séptimo, octavo y noveno nervios espinales torácicos, dando lugar al dolor reflejo en los dermatomas torácicos T7-T9 en el epigastrio.

Dado que el corazón y la parte torácica del esófago pueden tener las mismas vías aferentes de dolor, no sorprende que el dolor por **esofagitis aguda** semeje al del infarto de miocardio.

Dolor estomacal

El dolor referido con origen en el estómago suele percibirse en el epigastrio. Las fibras dolorosas aferentes procedentes del estómago ascienden junto con los nervios somáticos y pasan a través del plexo celíaco y de los nervios esplácnicos mayores. Las fibras sensitivas penetran en la médula espinal a nivel de los segmentos T5-T9 y causan dolor referido en los dermatomas correspondientes, sobre la parte inferior del tórax y paredes abdominales.

Dolor apendicular

El dolor visceral del apéndice es producido por distensión de su luz o por espasmo de su músculo. Se desplaza por fibras nerviosas que acompañan a los nervios simpáticos a lo largo del plexo mesentérico superior y el nervio esplácnico menor en dirección a la médula espinal (segmento T10). El dolor vago referido se percibe en la región del ombligo, que es inervado por el décimo nervio intercostal (dermatoma T10). Posteriormente, cuando el proceso inflamatorio implica al peritoneo parietal en la fosa ilíaca derecha, que está inervado por el duodécimo nervio espinal torácico y el primero lumbar, el nuevo dolor somático se hace más intenso y domina el cuadro clínico. El dolor somático se localiza de manera precisa en el cuadrante inferior derecho de la pared abdominal anterior (dermatomas T12-L1).

Dolor de vesícula biliar

El dolor visceral procedente de la vesícula biliar (colecistitis aguda, cólico biliar) corre por las fibras nerviosas que acompañan a las fibras somáticas a lo largo del plexo celíaco y los nervios esplácnicos mayores hacia la médula espinal (segmentos T5-T9). El dolor vago referido se percibe en los dermatomas (T5-T9) sobre la parte baja del pecho y la parte alta de la pared abdominal. Si el proceso inflamatorio se extiende afectando al peritoneo parietal de la pared abdominal anterior o al diafragma periférico, este nuevo dolor somático se percibirá a nivel del hipocondrio derecho de la pared abdominal anterior y hacia la espalda, por debajo del ángulo inferior de la escápula. La afectación del peritoneo parietal del diafragma central, que está inervado por el nervio frénico (C3-C5), puede dar lugar a dolor irradiado a la punta del hombro, dado que la piel de esta área está inervada por los nervios supraclaviculares (C3-C4).

Causalgia

La causalgia es una situación dolorosa del brazo o de la pierna que va acompañada de cambios tróficos en la piel o en las uñas afectadas. Suele ser ocasionada por el aplastamiento o la sección parcial del nervio mediano en el brazo o del nervio tibial en la pierna. Se postula que los impulsos descendentes de las fibras somáticas o posganglionares pueden, de alguna manera, evocar impulsos ascendentes en las fibras aferentes en el lugar de la lesión. En muchos casos, la simpatectomía es capaz de aliviar el dolor de la causalgia.

Conceptos clave

Organización

- El SNA se divide en dos partes, simpática y parasimpática.
- La función del sistema simpático es preparar al cuerpo para emergencias mediante un aumento de la frecuencia cardíaca, la contracción de la vasculatura periférica, el incremento del flujo sanguíneo a los músculos y el alza de la presión arterial. Por lo tanto, distribuye sangre a los órganos que necesitan un alto rendimiento en situaciones de emergencia.

- Las fibras eferentes del sistema simpático se originan en los cuernos laterales de sustancia gris de la médula espinal. Los axones mielinizados dejan la médula en la raíz anterior y pasan a través de los ramos blancos comunicantes a los ganglios paravertebrales del tronco simpático.
- Una vez que tales fibras presinápticas alcanzan los troncos simpáticos, se distribuyen así:
  - Hacen sinapsis con una neurona simpática postsináptica en el ganglio.

- Viajan en sentido superior o inferior a sinapsis en un nivel diferente del tronco simpático. Por ejemplo, las fibras T1 deben viajar hacia arriba hasta el ganglio cervical superior.
  - Pasan a través de los ganglios sin hacer sinapsis, como es el caso del nervio esplácnico mayor y menor, para hacer sinapsis en un ganglio simpático prevertebral.
- La información aferente de la víscera viaja por los ganglios simpáticos sin hacer sinapsis y desciende a centros superiores.
- La función del sistema parasimpático es conservar y almacenar la energía. La frecuencia cardíaca es lenta, las pupilas se contraen, el peristaltismo y la actividad glandular aumentan y las paredes vesicales se encuentran contraídas.
- Las fibras eferentes del sistema parasimpático se originan en los núcleos parasimpáticos de los nervios craneales III, VII, IX y X y los segmentos S2-S4 de la médula espinal.
- Las fibras parasimpáticas presinápticas de los nervios craneales III, VII y IX hacen sinapsis en los ganglios parasimpáticos de la cabeza, en específico, el ciliar, el ótico, el pterigopalatino y el submandibular.
- Las fibras aferentes de las vísceras van con los nervios craneales y los nervios esplácnicos de la pelvis.
- Las fibras posganglionares del sistema simpático son largas; las del parasimpático, cortas.

Neurotransmisores

- Las fibras preganglionares de ambos sistemas, simpático y parasimpático, son colinérgicas, lo que significa que sintetizan y liberan ACh en la sinapsis.

- Las fibras posganglionares del parasimpático también son colinérgicas.
- La mayoría de las neuronas simpáticas posganglionares liberan noradrenalina; sin embargo, las fibras de las glándulas sudoríparas y los vasos sanguíneos son colinérgicas.

Inervaciones autónomas importantes

- La piel del párpado superior recibe inervación simpática del ganglio cervical superior.
- La pupila del iris es contraída por fibras parasimpáticas del III nervio craneal y dilatada por fibras simpáticas del ganglio cervical superior.
- La glándula lagrimal recibe fibras parasimpáticas del VII nervio craneal y vasoconstrictoras simpáticas del ganglio cervical superior.
- Las glándulas submandibulares y sublinguales reciben inervación parasimpática del VII nervio craneal e inervación simpática del ganglio cervical superior.
- La glándula parótida recibe fibras parasimpáticas del IX nervio craneal y las simpáticas del ganglio cervical superior.
- El haz gastrointestinal, hasta la altura de la flexura esplénica, recibe inervación parasimpática del X par craneal y simpática de los nervios esplácnicos mayor y menor.
- El colon descendente, el colon sigmoideo y el recto reciben inervación parasimpática de los nervios esplácnicos pélvicos y simpática de la parte lumbar del tronco simpático.

Solución de problemas clínicos

1. Un hombre de 35 años de edad bajaba de la parte de atrás de un camión cuando éste empezó a moverse. Con un pie ya en el suelo sujetó una barandilla del camión con su mano derecha y se colgó de ésta. El camión continuó moviéndose a lo largo de una manzana antes de parar. Mientras tanto, el hombre fue arrastrado a lo largo de la calle colgado del camión. Fue atendido en el servicio de urgencias en estado de choque, con cortes y abrasiones en sus piernas. En la exploración cuidadosa de su brazo derecho se apreció una parálisis de los siguientes músculos: flexor cubital del carpo, flexor profundo de los dedos, interóseos palmar y dorsal, y músculos tenar e hipotenar. También existía pérdida de sensibilidad de la cara medial del brazo, el antebrazo y la mano. El reflejo tendinoso profundo del bíceps braquial se conservaba, pero el tricipital estaba ausente. También se apreció que la pupila del ojo

derecho estaba contraída, y existía una caída del párpado superior derecho. El ojo derecho parecía ser menos prominente que el izquierdo. La piel de la mejilla derecha se notaba más caliente y seca, y estaba más colorada que la mejilla izquierda. Utilice sus conocimientos de neuroanatomía para explicar los hallazgos clínicos.

2. El pediatra recibe en la consulta a un niño de 3 años de edad que presenta antecedentes de estreñimiento crónico y distensión abdominal desde la lactancia. La madre menciona que el estreñimiento ha ido empeorando de manera progresiva. No responde a los laxantes, y requiere la aplicación de un enema una vez a la semana para aliviar la distensión abdominal. En la exploración física, el abdomen del niño se encuentra claramente distendido, presentando una masa palpable de consistencia pastosa en el trayecto del colon descendente, en la fosa ilíaca

izquierda. La exploración muestra un recto no dilatado y ausencia de heces. Después de una repetida irrigación colónica con solución salina, se administró un enema de bario seguido de una radiografía. Ésta demostró un colon descendente marcadamente distendido, con un cambio abrupto en el diámetro en la luz en el punto en el que el colon descendente se une con el colon sigmoides. Fue interesante constatar que el niño no pudo vaciar el bario del colon. Según sus conocimientos acerca de la inervación autónoma del colon, ¿cuál es el diagnóstico? ¿Cómo trataría al paciente?

3. Una mujer de 25 años de edad, muy nerviosa, acude al médico por experimentar ataques de palidez dolorosa del cuarto y quinto dedo de ambas manos. Explicaba que sus síntomas habían empezado hacía 2 años, durante el invierno, y que afectaban primero a la mano derecha y, en crisis siguientes, también a la izquierda. Inicialmente, los dedos se volvían blancos con la exposición al frío, adquiriendo luego un color azulado. El cambio de color se limitaba a la mitad distal de cada dedo y se acompañaba de un dolor agudo. El único tratamiento que aliviaba el dolor era mantener las manos sobre la estufa o permanecer en una habitación caliente. A medida que el dolor desaparecía, sus dedos se volvían rojos e inflamados. Comentó con su médico que había notado que sus dedos se humedecían de sudor durante algunas de las crisis. Utilice sus conocimientos de neuroanatomía para establecer el diagnóstico. ¿Cuál es la inervación autónoma de los vasos sanguíneos de la extremidad superior? ¿Cómo trataría a la paciente?

4. Una paciente obesa de 45 años de edad, madre de seis niños, fue explorada por su médico por presentar síntomas que sugerían patología de la vesícula biliar. Refería episodios de dolor cólico intenso por debajo del margen costal derecho y que, con frecuencia, abarcaba la espalda, a nivel de la punta del ángulo escapular derecho. El médi-

co se dirigió a un estudiante de medicina y dijo: "Anota que la paciente refiere dolor que irradia a la espalda". ¿Qué quería decir con esta afirmación? Explique el fenómeno del dolor irradiado a la espalda y, ocasionalmente, al hombro derecho en los casos de afectación de la vesícula biliar.

5. La exploración de un paciente con neurosífilis mostró que la pupila de su ojo izquierdo era pequeña y fija, sin reacción a la luz, pero que se contraía cuando se le pedía que enfocase sobre un objeto cercano. ¿Cuál es la inervación del iris? Utilice sus conocimientos de neuroanatomía para decir dónde considera que radica la lesión neurológica que explica estos trastornos.

6. Un hombre de 36 años de edad fue atendido en el servicio de urgencias por una herida con arma de fuego en la parte baja de la espalda. La radiografía reveló que la bala se alojaba en el conducto vertebral, a nivel de la tercera vértebra lumbar. La exploración neurológica completa mostró signos y síntomas que indicaban una lesión completa de la cauda equina. ¿Cuál es el nervio autónomo que inerva la vejiga? ¿Tendrá este paciente algún tipo de interferencia con la función vesical?

7. En una exploración médica rutinaria, se detectó la presencia de hipertensión esencial en un hombre de raza negra de 40 años de edad. Las mediciones de presión arterial eran de 180/100 mm Hg. ¿Cómo puede tratarse médicamente a este paciente? ¿Cuál es la acción de los diferentes tipos de fármacos que se utilizan habitualmente en el tratamiento de la hipertensión?

8. ¿Qué sustancias neurotransmisoras se liberan en las siguientes terminaciones nerviosas: 1) simpática preganglionar, 2) parasimpática preganglionar, 3) parasimpática posganglionar, 4) fibras simpáticas posganglionares para el músculo cardíaco y 5) fibras simpáticas posganglionares para las glándulas sudoríparas de la mano.

 ## Respuestas y explicaciones acerca de la solución de los problemas clínicos

1. Como resultado de quedarse colgando con la mano derecha de un camión en movimiento, este hombre ha sufrido una grave lesión por tracción de las raíces octava cervical y primera torácica del plexo braquial. Los diferentes músculos paralizados del antebrazo y de la mano, junto con la pérdida sensitiva, son característicos de la parálisis de Klumpke. En este caso, la tracción del primer nervio torácico fue tan importante como para desgarrar el ramo comunicante blanco, separándolo del ganglio simpático cervical. Esta lesión ha seccionado las fibras simpáticas preganglionares destinadas a la cara lateral de la cabeza y del cuello, causando un síndrome de Horner derecho (tipo preganglionar). Ello se ejemplifica por: 1) la contracción de la pupila, 2) la caída del párpado superior y 3) la enoftalmía. La vasodilatación arteriolar, debida a la pérdida de las fibras simpáticas vasoconstrictoras, era la causa de la mejilla roja y caliente en el lado derecho. La sequedad de la piel también era debida a la pérdida de la inervación simpática secretomotora destinada a las glándulas sudoríparas.

2. Este niño de 3 años de edad tenía la enfermedad de Hirschprung, una anomalía congénita en la que existe un fallo en el desarrollo del plexo mientérico (plexo de Auerbach) en la parte distal del colon. La parte proximal del colon es normal, pero se distiende de manera progresiva debido a la acumulación de heces. En este paciente pudo demostrarse después de la intervención que el colon sigmoideo bajo carecía de células ganglionares parasimpáticas. Así, este segmento del intestino no tenía peristaltismo eficaz, y bloqueaba el paso de las heces. Una vez que el diagnóstico fue confirmado por la biopsia del segmento distal del intestino, el tratamiento consistió en la exéresis quirúrgica del segmento aganglionar del intestino.

3. Esta paciente presentaba la clásica historia de la enfermedad de Raynaud. Esta enfermedad es mucho más frecuente en las mujeres que en los hombres, especialmente en aquellas con una predisposición nerviosa. La palidez inicial de los dedos es debida al espasmo de las arteriolas digitales. La cianosis que sigue es debida a la dilatación capilar ocasionada por la acumulación de metabolitos.

Dado que no existe circulación sanguínea a través de los capilares, la hemoglobina desoxigenada se acumula en el interior. Es durante este período de cianosis prolongada cuando la paciente presenta un dolor intenso. Al exponer los dedos al calor, el vasoespasmo desaparece y la sangre oxigenada fluye de regreso a los capilares dilatados. Ahora se produce una hiperemia reactiva y un incremento en la formación de líquido tisular, que causa la inflamación de los dedos afectados. La sudoración de los dedos durante la crisis probablemente se debe al exceso de actividad simpática, que puede provocar, en parte, el vasoespasmo arteriolar.

Las arterias de las extremidades superiores están inervadas por nervios simpáticos. Las fibras preganglionares se originan en los cuerpos celulares situados entre el segundo y el octavo segmento torácico de la médula espinal. Ascienden en el interior del tronco simpático para establecer sinapsis en los ganglios cervical medio, cervical inferior y primer torácico o estrellado. Las fibras posganglionares se unen a los nervios que forman el plexo braquial y se distribuyen hacia las arterias digitales desplazándose por el interior de los ramos del plexo braquial.

En esta paciente, las crisis eran relativamente leves. La paciente debería tranquilizarse y mantener sus manos siempre calientes. Sin embargo, en caso de empeorar el problema, debe ser tratada con fármacos como la reserpina, que inhibe la actividad simpática. Ello provoca la vasodilatación arterial, con el consiguiente incremento de la circulación sanguínea de los dedos.

4. La paciente presentó cólico biliar. El dolor visceral está originado por el conducto cístico o el colédoco, y se debe al estiramiento o al espasmo de la musculatura lisa de su pared. Las fibras dolorosas aferentes pasan a través de los ganglios celíacos o ascienden a través del nervio esplácnico mayor para penetrar en los segmentos torácicos quinto a noveno de la médula espinal. El dolor era referido entre los dermatomas torácicos quinto y noveno del lado derecho, es decir, la piel correspondiente a la zona suprayacente e inferior de la escápula derecha.

El dolor irradiado al hombro derecho en la enfermedad biliar se explica en la página 410.

5. Este paciente tiene una pupila de Argyll Robertson, que es una pupila pequeña y fija que no reacciona a la luz, pero que se contrae con la acomodación. Esta situación suele deberse a una lesión sifilítica. La inervación del iris se describe en la página 396. La lesión neurológica en este paciente interrumpía las fibras que tienen un trayecto desde el núcleo pretectal hasta los núcleos parasimpáticos del nervio oculomotor en ambos lados.

6. La vejiga es inervada por las fibras simpáticas procedentes del primero y el segundo segmentos lumbares, y por las fibras parasimpáticas del segundo, tercero y cuarto segmentos sacros de la médula espinal. En este paciente, la cauda equina había sido seccionada a nivel de la tercera vértebra lumbar. Ello significa que las fibras simpáticas ganglionares que descienden por las raíces anteriores del primer y segundo nervio lumbar estaban intactas, puesto que abandonaban el conducto vertebral para formar los nervios espinales correspondientes a un nivel por encima de la entrada de la bala. Sin embargo, las fibras parasimpáticas preganglionares habían sido seccionadas en su trayecto descendente en el conducto vertebral en el interior de las raíces anteriores del segundo, tercer y cuarto nervios sacros. Por ello, el paciente tenía una vejiga autónoma sin ningún control reflejo externo. La vejiga se llena hasta su capacidad máxima y luego se inicia la micción por rebosamiento, la cual puede activarse por una fuerte compresión de los músculos abdominales por el paciente o asistida por presión manual sobre su pared abdominal anterior en la región suprapúbica.

7. La causa precisa de la hipertensión es desconocida. Sin embargo, el objetivo del tratamiento es disminuir la presión sanguínea y mantenerla, en la medida de lo posible, dentro de los límites de la normalidad, antes de que se desarrollen complicaciones, como la hemorragia cerebral, e insuficiencia renal o cardíaca. La mejor manera de conseguirlo en pacientes con hipertensión leve es reducir el volumen plasmático mediante diuréticos. Los β-bloqueadores se utilizan de manera amplia. Disminuyen la frecuencia y la fuerza de la contracción del músculo cardíaco.

8. 1) Acetilcolina, 2) acetilcolina, 3) acetilcolina, 4) noradrenalina y 5) acetilcolina.

? Preguntas de revisión

Instrucciones: cada uno de los apartados numerados de esta sección se acompaña de respuestas. Seleccione la letra de la respuesta CORRECTA.

1. Las siguientes afirmaciones tienen que ver con el sistema nervioso autónomo (SNA):
   (a) El sistema nervioso entérico está compuesto por el plexo submucoso de Meissner y el mientérico de Auerbach.
   (b) Las fibras nerviosas del sistema nervioso entérico son axones sin vaina de mielina.
   (c) En una situación de emergencia, se activan las acciones de la parte parasimpática del sistema nervioso autónomo.
   (d) La parte parasimpática del sistema autónomo contiene sólo fibras nerviosas eferentes.
   (e) El núcleo pretectal tiene que ver con las vías de los reflejos auditivos.

2. Las siguientes afirmaciones tienen que ver con el sistema nervioso autónomo:
   (a) Una pupila de Argyll Robertson indica que el reflejo de acomodación para la visión cercana es normal, pero que se ha perdido el reflejo fotomotor.
   (b) Los ramos comunicantes blancos se limitan a la parte torácica del tronco simpático.
   (c) Los ramos comunicantes blancos contienen fibras simpáticas posganglionares.
   (d) Los nervios esplácnicos mayores están formados por axones no mielinizados.
   (e) Los nervios esplácnicos menores surgen del octavo y noveno ganglios de la parte torácica de los troncos simpáticos.

3. Las siguientes afirmaciones generales tienen que ver con el SNA:
   (a) El hipotálamo tiene escaso control sobre el SNA.
   (b) La corteza cerebral no tiene control sobre el SNA.
   (c) Un paciente con síndrome de la pupila tónica de Adie presenta un reflejo fotomotor aumentado y una contracción pupilar rápida frente a la visión cercana, con una rápida dilatación en la oscuridad.
   (d) El dolor que se origina en el tubo digestivo irradia a la línea media.
   (e) El dolor visceral con frecuencia irradia a las áreas de la piel inervadas por segmentos diferentes de la médula espinal de los correspondientes a la víscera afectada.

4. Las siguientes afirmaciones tienen que ver con el síndrome de Horner:
   (a) La pupila está dilatada.
   (b) El párpado superior está retraído.
   (c) El paciente presenta una vasodilatación de las arteriolas de la piel de la cara.
   (d) Existe un exceso de sudoración facial.
   (e) Hay presencia de exoftalmía.

Instrucciones: cada uno de los elementos numerados o de las afirmaciones incompletas en esta sección se acompaña de respuestas o del texto que completa la frase. Elija la ÚNICA letra de la respuesta o texto que complete MEJOR la frase en cada caso.

5. La eferencia simpática:
   (a) Surge de las células nerviosas localizadas en el cuerno posterior de sustancia gris de la médula espinal.
   (b) Presenta fibras nerviosas preganglionares que abandonan la médula espinal en las raíces posteriores de los nervios espinales.
   (c) Se limita a los segmentos T1-L2 de la médula espinal.
   (d) Recibe las fibras descendentes de los niveles supraespinales que descienden por la médula espinal en el cordón posterior de sustancia blanca.
   (e) Presenta muchas fibras nerviosas preganglionares que hacen sinapsis en los ganglios de las raíces posteriores de los nervios espinales.

6. La noradrenalina se secreta en las terminaciones de:
   (a) Las fibras simpáticas preganglionares.
   (b) Las fibras parasimpáticas preganglionares.
   (c) Las fibras parasimpáticas posganglionares.
   (d) Las fibras simpáticas posganglionares.
   (e) Las fibras preganglionares que van a la médula suprarrenal.

7. La inervación parasimpática que controla la glándula parótida surge del:
   (a) Nervio facial.
   (b) Nervio oculomotor.
   (c) Nervio vago.
   (d) Plexo carotídeo.
   (e) Nervio glosofaríngeo.

8. ¿Cuál de las siguientes afirmaciones describe mejor la parte parasimpática del SNA?
   (a) Se asocia con la parte toracolumbar de la médula espinal.
   (b) Los efectos son locales y delimitados, puesto que las neuronas preganglionares establecen sinapsis con un número limitado de neuronas posganglionares.
   (c) Tiene axones ganglionares cortos.
   (d) Se activa durante las crisis emocionales.
   (e) Su actividad moviliza glucosa a partir del glucógeno.

9. Los anticolinesterásicos actúan a nivel de las sinapsis mediante:
   (a) Simulación de la acción de la acetilcolina en los receptores.
   (b) Inhibición de la secreción de acetilcolina.
   (c) Incremento de la producción de acetilcolina.
   (d) Bloqueo de la destrucción de la acetilcolina.
   (e) Inhibición de la recaptación de la acetilcolina por las terminaciones nerviosas.

10. La atropina tiene el siguiente efecto en el sistema nervioso autónomo:
    (a) Es un anticolinesterásico.
    (b) Incrementa la actividad de la noradrenalina.
    (c) Bloquea la acción de la acetilcolina en los lugares efectores en el sistema parasimpático.
    (d) Bloquea la recaptación de noradrenalina por las terminaciones presinápticas en el sistema simpático.
    (e) Bloquea la noradrenalina en los sitios receptores.

11. La eferencia parasimpática en la médula espinal se produce en los niveles:
    (a) S1-S2
    (b) S3-S5
    (c) S1-S3
    (d) S2-S4
    (e) L1-L2

Instrucciones: cada uno de los apartados numerados de esta sección se acompaña de respuestas. Seleccione la letra de la respuesta CORRECTA.

12. Las siguientes afirmaciones hacen referencia a la inervación autónoma de la vejiga:
    (a) La parte parasimpática causa la relajación de la pared muscular de la vejiga y la contracción del esfínter vesical.
    (b) La parte simpática en el hombre ocasiona la relajación del esfínter vesical y no evita el paso de semen a la vejiga durante la eyaculación.
    (c) Las fibras aferentes de la vejiga alcanzan la médula espinal en el primero y el segundo segmentos lumbares y segundo a cuarto segmentos sacros.
    (d) La parte simpática causa la contracción del esfínter uretral.
    (e) La parte parasimpática inerva los vasos sanguíneos que irrigan la pared de la vejiga.

13. Las siguientes afirmaciones hacen referencia a la inervación autónoma del corazón:
    (a) La parte parasimpática ocasiona la dilatación de las arterias coronarias.
    (b) Las fibras posganglionares no terminan en los nodos sinoatrial y atrioventricular.
    (c) Las fibras simpáticas posganglionares liberan acetilcolina en sus terminaciones nerviosas.
    (d) Los nervios simpáticos motivan la aceleración cardíaca e incrementan la fuerza de la contracción del corazón.
    (e) El control neural de la dilatación de las arterias coronarias resulta más importante que el control químico ejercido por los productos del metabolismo del músculo cardíaco.

Preguntas pareadas. Instrucciones: paree las glándulas numeradas con los ganglios autónomos más apropiados que se presentan a continuación. Cada letra puede seleccionarse ninguna, una o más de una vez.

14. Glándula submandibular   (a)   Ganglio ótico
15. Glándula lagrimal   (b)   Ganglio submandibular
16. Glándulas nasales   (c)   Ganglio pterigopalatino
17. Glándula parótida   (d)   Ganglio ciliar
18. Glándula sublingual   (e)   Ninguna de las anteriores

Paree los ganglios autónomos numerados con las vísceras o músculos más apropiados que se presentan a continuación. Cada letra puede seleccionarse ninguna, una o más de una vez.

19. Ganglio cervical superior   (a)   Elevador del párpado superior (sólo músculo liso)
20. Ganglio ciliar
21. Ganglio celíaco   (b)   Apéndice vermiforme
22. Ganglio mesentérico inferior   (c)   Constrictor de la pupila
23. Ganglio mesentérico superior   (d)   Colon descendente
   (e)   Ninguna de las anteriores

Paree los nervios craneales numerados con los núcleos apropiados identificados con letra que se presentan abajo. Cada letra puede seleccionarse ninguna, una o más de una vez.

24. Nervio facial   (a)   Núcleo salivar inferior
25. Nervio oculomotor   (b)   Núcleo de Edinger-Westphal
26. Nervio glosofaríngeo   (c)   Núcleo lagrimal
27. Nervio hipogloso   (d)   Ninguna de las anteriores

Las siguientes preguntas se aplican a la figura 14-17. Paree las áreas numeradas de dolor referido con la letra de la víscera que lo irradia. Cada letra puede seleccionarse ninguna, una o más de una vez.

28. Número 1   (a)   Corazón
29. Número 2   (b)   Apéndice
30. Número 3   (c)   Vesícula biliar
31. Número 4   (d)   Estómago
   (e)   Ninguna de las anteriores

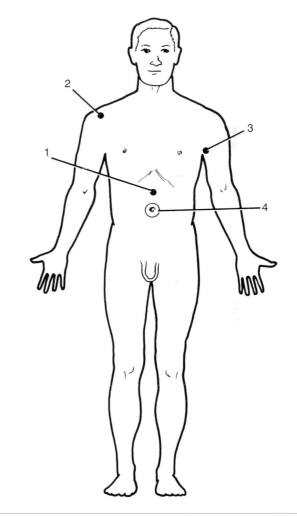

Figura 14-17 Áreas de dolor referido.

Respuestas y explicaciones a las preguntas de revisión

1. A es correcta. El sistema nervioso entérico está conformado por el plexo submucoso de Meissner y el mientérico de Auerbach. B. Las células nerviosas y las fibras nerviosas del sistema nervioso entérico se hallan rodeadas por células semejantes a las neurogliales, muy parecidas a los astrocitos. C. Las actividades del parasimpático están destinadas a la conservación y el almacenamiento de la energía. D. La parte parasimpática del SNA contiene fibras aferentes y eferentes. E. El núcleo pretectal participa en el reflejo fotomotor.

2. A es correcta. Una pupila de Argyll Robertson indica que el reflejo de acomodación para la visión cercana es normal, pero que se ha perdido el reflejo fotomotor. B. Los ramos comunicantes blancos se encuentran en la parte torácica y en la primera y segunda partes lumbares del tronco simpático. C. Los ramos comunicantes grises contienen fibras simpáticas posganglionares. D. Los nervios esplácnicos mayores están compuestos por axones mielinizados. E. Los nervios esplácnicos menores surgen del décimo y undécimo ganglios de la porción torácica de los troncos simpáticos.

3. D es correcta. El dolor que se origina en el tubo digestivo se irradia a la línea media. A. El hipotálamo tiene un gran control sobre el SNA. B. La corteza cerebral puede influir en el SNA. C. Un paciente con síndrome de la pupila tónica de Adie presenta un reflejo fotomotor reducido o ausente, con una contracción pupilar retrasada en el enfoque a la visión cercana y una dilatación lenta o retrasada en la oscuridad. E. El dolor visceral con frecuencia se irradia a regiones inervadas por el mismo segmento de la médula espinal que las vísceras dolorosas.

4. C es correcta. En el síndrome de Horner el paciente presenta vasodilatación de las arteriolas de la piel de la cara. A. La pupila está contraída. B. Se observa ptosis del párpado superior. D. Hay ausencia de sudoración facial. E. Existe enoftalmía.

5. C es correcta. El flujo nervioso simpático se limita a los segmentos T1-L2 de la médula espinal (véase fig. 14-2).

6. D es correcta. La noradrenalina se secreta en las terminaciones de la mayoría de las fibras simpáticas posganglionares.

7. E es correcta. La inervación parasimpática que controla la glándula parótida la realiza el nervio glosofaríngeo.

8. B es correcta. Los efectos que produce la parte parasimpática del SNA son locales y limitados debido a que las neuronas preganglionares hacen sinapsis con pocas neuronas posganglionares.

9. D es correcta. Los anticolinesterásicos actúan en sinapsis mediante bloqueo de la destrucción de la acetilcolina.

10. C es correcta. La atropina bloquea la acción de la acetilcolina en los sitios efectores de la parte parasimpática del SNA.

11. D es correcta. El flujo nervioso parasimpático en la médula espinal tiene lugar a nivel de S2-S4 (véase fig. 14-2).

12. C es correcta. Las fibras sensitivas aferentes que proceden de la vejiga alcanzan la médula espinal a nivel del primero y segundo segmentos lumbares, y del segundo al cuarto segmentos sacros. A. La inervación parasimpática de la vejiga ocasiona la contracción de los músculos de la pared y la relajación del esfínter vesicales. B. La inervación simpática de la vejiga en el hombre ocasiona la contracción del esfínter vesical, lo cual evita el paso del semen al interior de la vejiga durante la eyaculación. D. El esfínter uretral no es controlado por el SNA; responde a la contracción voluntaria del nervio pudendo interno. E. Los nervios simpáticos inervan los vasos sanguíneos que irrigan la pared de la vejiga.

13. D es correcta. Los nervios simpáticos que inervan el corazón causan aceleración cardíaca y aumentan la fuerza de contracción del músculo cardíaco. A. La parte parasimpática del SNA ocasiona la constricción de las arterias coronarias. B. Los nervios autónomos posganglionares que van al corazón terminan en los nodos sinoatrial y atrioventricular. C. Las fibras simpáticas posganglionares que inervan el corazón liberan noradrenalina en sus terminaciones. E. Los requerimientos metabólicos locales del músculo cardíaco ejercen un mayor control sobre el grado de dilatación de las arterias coronarias que el control neural de éstas.

14. B es correcta. La glándula salival submandibular recibe nervios parasimpáticos secretomotores a través del ganglio submandibular.

15. C es correcta. La glándula lagrimal recibe inervación parasimpática secretomotora a través del ganglio pterigopalatino.

16. C es correcta. Las glándulas nasales reciben inervación parasimpática secretomotora a través del ganglio pterigopalatino.

17. A es correcta. La glándula parótida recibe inervación parasimpática secretomotora a través del ganglio ótico.

18. B es correcta. La glándula salival sublingual recibe inervación parasimpática secretomotora a través del ganglio salivar submandibular.

19. A es correcta. El elevador del párpado superior (sólo músculo liso) es inervado por fibras simpáticas del ganglio simpático cervical superior.

20. C es correcta. El constrictor de la pupila es inervado por los nervios parasimpáticos procedentes del ganglio ciliar.

21. E es correcta. El ganglio celíaco da origen a fibras que inervan la musculatura lisa del intestino, desde la unión esofagogástrica hasta la mitad de la segunda porción duodenal. Asimismo, inerva el hígado, el páncreas y el bazo.

22. D es correcta. El colon descendente recibe inervación simpática del ganglio mesentérico inferior.

23. B es correcta. El apéndice vermiforme recibe inervación simpática del ganglio mesentérico superior.

24. C es correcta. Las fibras nerviosas parasimpáticas procedentes del núcleo lagrimal van por el nervio facial y sus ramos al ganglio pterigopalatino, hacen sinapsis y después pasan a la glándula lagrimal.

25. B es correcta. Las fibras nerviosas parasimpáticas procedentes del núcleo de Edinger-Westphal van por el nervio

oculomotor hacia el ganglio ciliar, hacen sinapsis, y luego pasan a los músculos constrictor de la pupila y ciliar.

26. A es correcta. Las fibras nerviosas parasimpáticas procedentes del núcleo salivar inferior van por el nervio glosofaríngeo y sus ramos hasta el ganglio ótico, hacen sinapsis y luego pasan a la glándula parótida.

27. D es correcta. Los músculos de la lengua reciben inervación del nervio hipogloso.

28. D es correcta.

29. C es correcta.

30. A es correcta.

31. B es correcta.

15 Meninges

OBJETIVOS DEL CAPÍTULO

- Aprender la estructura y la función de las tres meninges que rodean el encéfalo y la médula espinal.

- Comprender los senos venosos dentro del cráneo y cómo las meninges conforman las paredes de éstos.

- Apreciar la relación de las meninges con las diferentes formas de hemorragia cerebral.

Una mujer de 44 años de edad acude con un neurólogo debido a que presenta dolor intenso en el ojo derecho. A la exploración física, se observa estrabismo medial leve del ojo derecho y la pupila derecha es de menor tamaño de lo normal. La valoración a fondo revela adormecimiento de la mejilla derecha. La tomografía computarizada (TC) muestra presencia de un aneurisma de la arteria carótida interna derecha a nivel del seno cavernoso. El aneurisma es aproximadamente del tamaño de un guisante o chícharo.

La ubicación del aneurisma carotídeo dentro del seno cavernoso explica el dolor ocular; la presión sobre el nervio *abducens* derecho provoca la parálisis del músculo recto late-

ral y desencadena estrabismo. La pupila de menor tamaño en el ojo derecho se debe a que el aneurisma presiona el plexo simpático que rodea la arteria carótida y produce parálisis del músculo dilatador de la pupila. El adormecimiento sobre la mejilla derecha es consecuencia de la presión que ejerce el aneurisma sobre la porción maxilar del nervio trigémino derecho a medida que se dirige hacia adelante a través de la pared lateral del seno.

Esta paciente deja clara la necesidad de conocer la relación entre las estructuras dentro del cráneo, en especial en regiones como el seno cavernoso, en donde gran cantidad de estructuras neurales se encuentran cerca entre sí.

MENINGES ENCEFÁLICAS

El encéfalo dentro del cráneo se encuentra rodeado por tres membranas protectoras o meninges: la duramadre, la aracnoides y la piamadre.

Duramadre

La duramadre del encéfalo se suele describir como dos capas: la capa endóstica y la capa meníngea (fig. 15-1). Ambas están unidas estrechamente, excepto a lo largo de ciertas líneas en donde se separan para formar los **senos venosos**.

La **capa endóstica** simplemente constituye el periostio que recubre la superficie interna de los huesos del cráneo. En el foramen magno, no se continúa con la duramadre de la médula espinal. Alrededor de los márgenes de todos los forámenes en el cráneo, la capa endóstica se continúa con el **periostio** al exterior de los huesos del cráneo. En las suturas craneales, la capa endóstica se continúa con los **ligamentos de suturas**. Se une de manera más firme a los huesos de la base del cráneo.

La **capa meníngea** es la verdadera duramadre. Esta membrana es fibrosa y fuerte y recubre al encéfalo (figs. 15-2 y 15-3), y se continúa en el foramen magno con la duramadre de la médula espinal. La duramadre proporciona conductos tubulares por los que pasan los nervios craneales a medida que atraviesan los diferentes forámenes del cráneo. Por fuera del cráneo, la duramadre se une con el epineuro de los nervios (*véase* fig. 15-2B).

La capa meníngea emite al interior cuatro tabiques, la falce del cerebro, la falce del cerebelo, la tienda (tentorio) del cerebelo y el diafragma selar, los cuales dividen la cavidad craneal en espacios que se comunican y alojan las subdivisiones del encéfalo (*véanse* figs. 15-1 y 15-3). La función de los tabiques es restringir el movimiento del encéfalo causado por la aceleración y la desaceleración durante el movimiento de la cabeza.

La *falce (hoz) del cerebro* es un pliegue de duramadre en forma de media luna que se encuentra en la línea media entre los dos hemisferios cerebrales. El extremo estrecho anterior se halla unido a la cresta frontal interna y a la *crista galli*. La

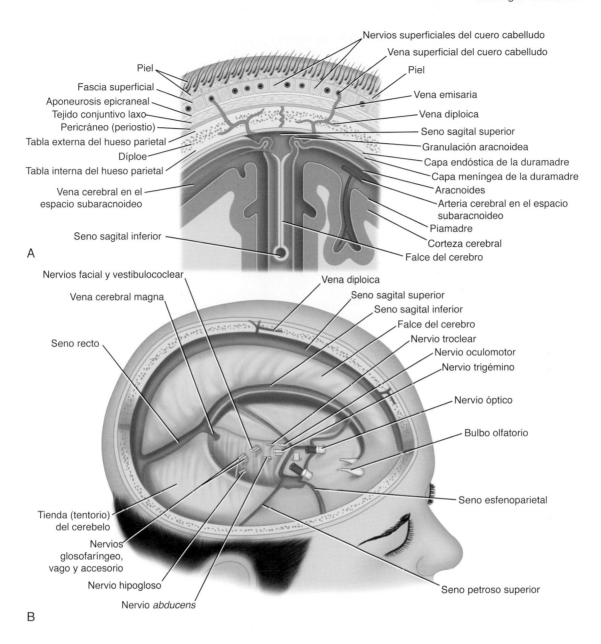

Figura 15-1   A. Corte coronal de la parte superior de la cabeza en el que se muestran las capas del cuero cabelludo, la sutura sagital del cráneo, la falce del cerebro, los senos venosos, las granulaciones aracnoideas, las venas emisarias y la relación de los vasos sanguíneos cerebrales con el espacio subaracnoideo. **B.** Interior del cráneo que muestra la duramadre y sus senos venosos conectados.

parte ancha posterior se une en la línea media con la superficie superior de la **tienda del cerebelo**. El **seno sagital superior** transcurre sobre el margen fijo superior de esta estructura, el **seno sagital inferior** por el margen cóncavo inferior libre y el **seno recto** a lo largo de la unión con la tienda del cerebelo.

La **tienda del cerebelo** es un pliegue de duramadre en forma de media luna que forma el techo de la fosa craneal posterior (*véanse también* figs. 15-1 y 15-4). La estructura recubre la superficie superior del cerebelo y soporta los lóbulos occipitales de los hemisferios cerebrales. En el borde anterior, está

un espacio, la **incisura de la tienda**, que permite el paso del mesencéfalo, lo que deja un borde interno libre y un borde externo fijo. El borde fijo se une a los procesos clinoides posteriores, los bordes superiores de los peñascos y los márgenes de los surcos de los senos transversos en el hueso occipital. El borde libre transcurre hacia adelante en sus dos extremos, cruza el borde unido y se une al proceso clinoides anterior a cada lado. En el punto en donde los bordes se cruzan, el tercer y el cuarto nervio craneal se dirigen hacia adelante para entrar en la pared lateral del seno cavernoso.

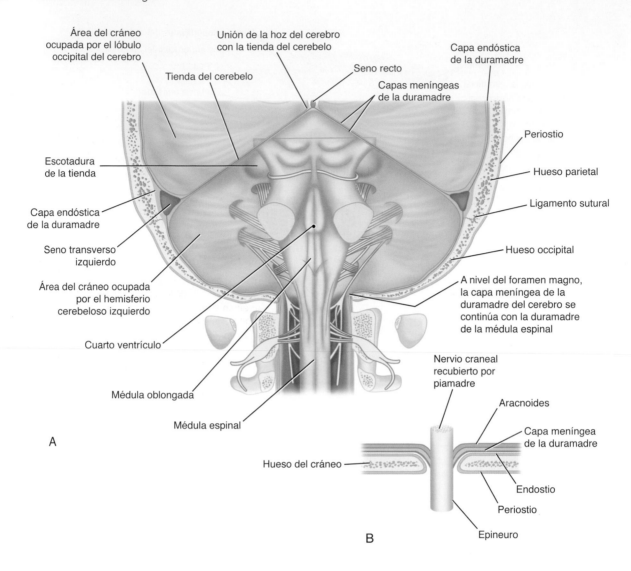

Figura 15-2 A. Vista posterior del interior del cráneo después de retirar los huesos occipital y parietal para mostrar la disposición de las capas endóstica y meníngea de la duramadre. Se ha dejado en su sitio el tronco encefálico. **B.** Disposición de las meninges en los puntos en los que los nervios craneales abandonan el cráneo a través del foramen correspondiente.

Cerca del ápice de la parte petrosa del hueso temporal, la capa inferior de la tienda forma un bolsa hacia adelante por debajo del seno petroso para crear una cavidad para el nervio trigémino y el ganglio del trigémino.

La falce del cerebro y la falce del cerebelo se encuentran unidas a las superficies superior e inferior de la tienda del cerebelo, respectivamente. El seno recto transcurre a lo largo de su unión con la falce del cerebro, el seno petroso superior pasa a lo largo de su unión con el peñasco y el **seno transverso** transcurre a lo largo de su unión con el hueso occipital (figs. 15-1 y 15-4).

La **falce (hoz) del cerebelo**, un pliegue de duramadre pequeño con forma de media luna, se encuentra unida a la cresta occipital interna y se dirige hacia adelante entre los dos hemisferios cerebelosos. Su borde posterior fijo contiene el **seno occipital**.

El **diafragma selar** es un pliegue pequeño y circular de duramadre que forma el techo de la silla turca (fig. 15-5). Una pequeña abertura en su centro permite el paso del tallo de la **hipófisis cerebral**.

Aporte nervioso de la duramadre

Pasan hacia la duramadre ramos de los nervios trigémino y vago y los tres primeros nervios espinales, así como ramos del tronco simpático.

La duramadre posee numerosas terminaciones nerviosas que son sensibles al estiramiento, lo cual produce cefalea. La estimulación de las terminaciones nerviosas del nervio trigémino por arriba del nivel de la tienda del cerebelo produce dolor referido a un área cutánea homolateral en la cabeza. La estimulación de las terminaciones nerviosas por debajo del nivel de la tienda del cerebelo produce dolor referido en la

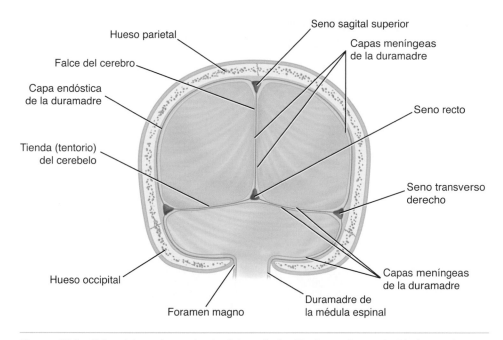

Figura 15-3 Falce del cerebro y tienda del cerebelo. Obsérvese la continuidad entre la capa meníngea de la duramadre en el interior del cráneo y la duramadre de la médula espinal a nivel del foramen magno.

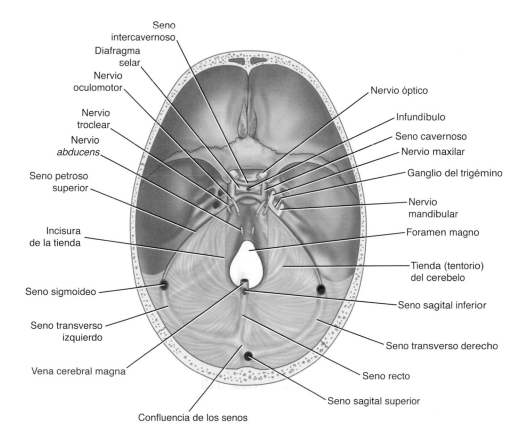

Figura 15-4 Vista superior del diafragma selar y de la tienda del cerebelo. Nótese la posición de los nervios craneales y de los senos venosos.

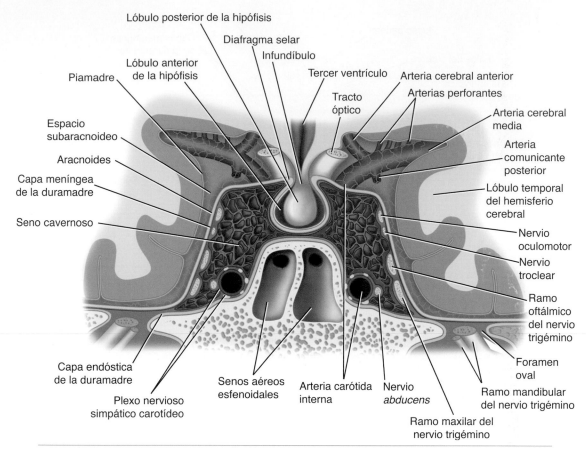

Figura 15-5 Sección coronal del cuerpo del esfenoides que muestra la hipófisis y los senos cavernosos. Observe la posición de la arteria carótida interna y los nervios craneales.

parte posterior del cuello y el cuero cabelludo a lo largo de la distribución del nervio occipital mayor.

Aporte arterial de la duramadre

Diversas arterias aportan sangre a la duramadre desde la **carótida interna**, la **maxilar**, la **faríngea ascendente**, la **occipital** y las **vertebrales**. Desde el punto de vista clínico, la más importante es la **arteria meníngea media**, la cual puede resultar lesionada en las lesiones cefálicas (fig. 15-6).

La **arteria meníngea media** surge de la arteria maxilar en la fosa infratemporal. Esta arteria entra en la cavidad craneal a través del **foramen espinoso** y se encuentra entre las capas endóstica y meníngea de la duramadre. A continuación, la arteria se dirige hacia adelante y lateralmente mediante un surco en la superficie superior de la parte escamosa del hueso temporal. La rama anterior crea un surco o túnel profundo en el ángulo anteroinferior del hueso parietal y su trayecto corresponde ligeramente con la línea del giro precentral encefálica subyacente. La rama posterior se dirige en arco hacia atrás y lleva sangre a la porción posterior de la duramadre (fig. 15-7).

Las **venas meníngeas** se encuentran en la capa endóstica de la duramadre (*véase* fig. 15-6). La vena meníngea media sigue el transcurso de las ramas de la arteria meníngea media y drena su contenido en el plexo venoso pteri-goideo o el seno esfenopalatino. Las venas se encuentran lateralmente a las arterias.

Senos venosos durales

Los senos venosos de la cavidad craneal se encuentran situados entre las capas de duramadre (*véanse* figs. 15-3 a 15-5 y 15-7). La principal función de estas estructuras es recibir sangre del encéfalo mediante las venas cerebrales y el líquido cerebroespinal (LCE) desde el espacio subaracnoideo mediante las **vellosidades aracnoideas** (*véase* fig. 16-18). La sangre dentro de los senos durales termina por llegar a las venas yugulares internas en el cuello. Los senos durales se encuentran cubiertos por endotelio y sus paredes son gruesas, pero carecen de tejido muscular. Los senos carecen de válvulas. Las **venas emisarias**, las cuales tampoco cuentan con válvulas, conectan los senos venosos con las **venas diploicas** del cráneo, así como con las venas del cuero cabelludo (*véase* fig. 15-1).

El **seno sagital superior** ocupa el borde superior fijo de la falce del cerebro (*véanse* figs. 15-1 y 15-4). Esta estructura comienza anteriormente en el foramen ciego, en donde en ocasiones recibe una vena desde la cavidad nasal. Transcurre de manera posterior y crea un surco en la bóveda craneal; a nivel de la protuberancia occipital interna, se desvía a uno u otro lado (por lo general, a la derecha) y se continúa con

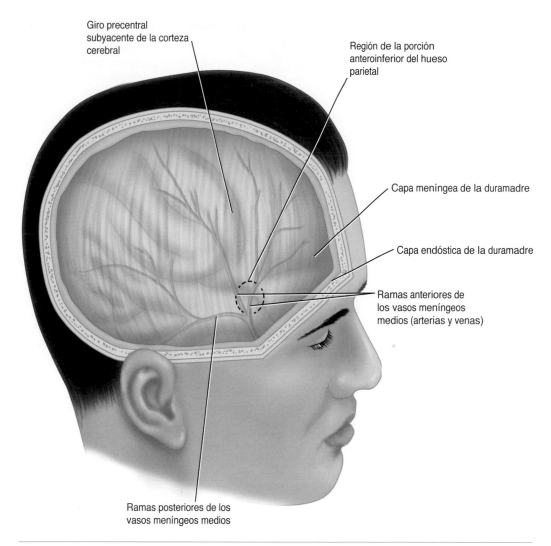

Giro precentral
subyacente de la corteza
cerebral

Región de la porción
anteroinferior del hueso
parietal

Capa meníngea de la duramadre

Capa endóstica de la duramadre

Ramas anteriores de
los vasos meníngeos
medios (arterias y venas)

Ramas posteriores de los
vasos meníngeos medios

Figura 15-6   Lado derecho de la cabeza que muestra la relación de los vasos meníngeos medios
con las capas de la duramadre y con el cráneo.

el **seno transverso** correspondiente. El seno se comunica
mediante pequeñas aberturas con dos o tres **lagunas venosas**
de formas irregulares a cada uno de los lados (*véase* fig. 15-7).
Gran cantidad de vellosidades aracnoideas y granulaciones
se proyectan hacia las lagunas, las cuales también reciben a
las venas diploicas y meníngeas (*véase* fig. 15-1).

Durante su trayecto, el seno sagital superior recibe a las
venas cerebrales superiores (*véanse* figs. 15-1 y 17-5). En la
protuberancia occipital interna, el seno se dilata para formar
la **confluencia de los senos** (*véase* fig. 15-4). En este punto, el
seno sagital superior suele continuar con el seno transverso
derecho; se conecta con el seno transverso contrario y recibe
al **seno occipital**. El **seno sagital inferior** ocupa el margen
inferior libre de la falce del cerebro (*véase* fig. 15-1). Este seno
se dirige hacia atrás y se une con la **vena cerebral mayor** en
el margen libre de la tienda del cerebelo para formar el seno
recto (*véanse* figs. 15-1 y 15-4). Además, recibe algunas de
las venas cerebrales desde la superficie medial de los hemisferios cerebrales.

El **seno recto** ocupa la línea en donde se unen la falce
del cerebro y la tienda del cerebelo. Se forma por la unión

del **seno sagital inferior** y la **vena cerebral mayor**. Termina al
girar a la izquierda (en ocasiones a la derecha) para formar
el **seno transverso**.

Los **senos transversos** son estructuras pares que comienzan en la protuberancia occipital interna (*véanse* figs. 15-3 y
15-4). El seno derecho suele continuar con el seno sagital superior y el izquierdo con el seno recto. Cada uno de los senos
ocupa el margen unido a la tienda del cerebelo y crea un surco
en el hueso occipital y el ángulo posteroinferior del hueso
parietal. Los senos transversos reciben los **senos petrosos
superiores**, las venas **cerebrales** y **cerebelosas inferiores** y las
venas diploicas. Estas estructuras terminan al dirigirse hacia
abajo como los **senos sigmoideos** (*véase* fig. 15-4).

Los **senos sigmoideos** son la continuación directa de los
senos transversos. Cada uno de los senos se dirige hacia abajo
medialmente y crea un surco en la porción mastoidea del
hueso temporal. En este punto, el seno se posiciona por detrás
del antro mastoideo. A continuación, el seno se dirige hacia
adelante y, posteriormente, hacia abajo a través de la porción
posterior del foramen yugular para continuarse con el **bulbo
superior** de la **vena yugular interna**.

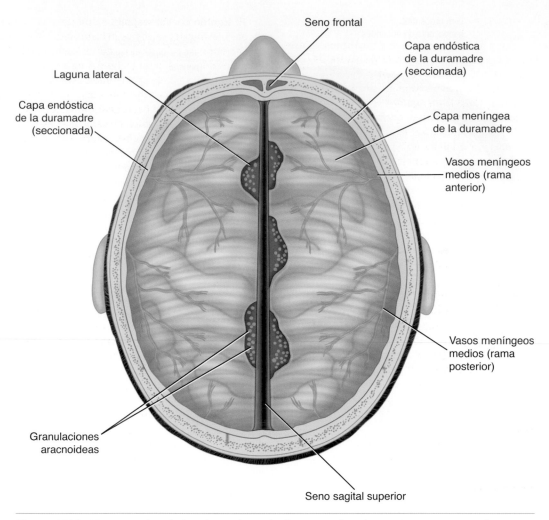

Seno frontal

Laguna lateral

Capa endóstica
de la duramadre
(seccionada)

Capa endóstica
de la duramadre
(seccionada)

Capa meníngea
de la duramadre

Vasos meníngeos
medios (rama
anterior)

Vasos meníngeos
medios (rama
posterior)

Granulaciones
aracnoideas

Seno sagital superior

Figura 15-7 Vista superior de la cabeza después de extraer la calvaria. La mayor parte de la capa endóstica de la duramadre ha sido extraída, exponiendo las meninges subyacentes de la duramadre y el interior del seno venoso sagital superior.

El **seno occipital** es un seno pequeño que ocupa el margen fijo de la falce del cerebelo. Este seno comienza cerca del foramen magno, en donde se comunica con las **venas vertebrales** y drena hacia la **confluencia de los senos**.

Los **senos cavernosos** se sitúan en la fosa craneal media a cada uno de los lados del cuerpo del hueso esfenoides (*véase* fig. 15-5). Gran cantidad de trabéculas cruzan el interior, lo que confiere a este seno un aspecto esponjoso, al cual debe su nombre. Cada uno de los senos se extiende desde la fisura orbitaria superior al frente hacia el ápice de la porción petrosa del hueso temporal por detrás.

La **arteria carótida interna**, rodeada por su **plexo nervioso simpático**, se dirige hacia adelante a través del seno. El **nervio** *abducens* también pasa por este seno. La arteria carótida interna y los nervios evitan el contacto con la sangre mediante una capa de endotelio.

El **tercer** y el **cuarto nervio craneal** y las divisiones **oftálmica** y **maxilar del nervio trigémino** viajan hacia adelante a lo largo de las paredes laterales del seno. Los nervios se encuentran entre la capa de endotelio y la duramadre. Sus tributarias son las venas oftálmicas **superior** e **inferior**, las **venas cerebrales inferiores**, los **senos esfenoparietales** y la **vena central de la retina**.

Los senos drenan de forma posterior en los **senos petrosos superior** e **inferior**, e inferiormente en los **plexos venosos pterigoideos**.

Los dos senos se intercomunican por medio de los senos intercavernosos **anterior** y **posterior**, que tienen un trayecto en el diafragma de la silla anterior y de forma posterior al tallo de la hipófisis (fig. 15-4). Cada seno tiene una comunicación importante con la vena facial a través de la vena oftálmica superior. La anterior es la vía a través de la cual una infección puede trasladarse desde la piel de la cara hasta el seno cavernoso).

Los **senos petrosos superior** e **inferior** son pequeños senos situados en los márgenes superior e inferior de la parte petrosa del hueso temporal, a cada lado del cráneo. Cada uno de los senos superiores drena el seno cavernoso en el seno transverso, y cada uno de los senos inferiores drena el seno cavernoso en la vena yugular interna.

Aracnoides

La *aracnoides* es una membrana delicada e impermeable que recubre el cerebro y que se sitúa entre la piamadre internamente y la duramadre externamente (*véase* fig. 15-1). Está separada de la duramadre por un espacio virtual, el **espacio subdural**, lleno de una película de líquido. Se separa de la piamadre por el **espacio subaracnoideo**, que está lleno de **LCE**. Las superficies externa e interna de la aracnoides se hallan recubiertas de células mesoteliales aplanadas.

La aracnoides forma puentes sobre los surcos en la superficie del cerebro y, en ciertas situaciones, la aracnoides y la piamadre están ampliamente separadas para formar las **cisternas subaracnoideas**. La **cisterna cerebelobulbar** se encuentra entre la superficie inferior del cerebelo y el techo del cuarto ventrículo. La **cisterna interpeduncular** se halla situada entre los dos pedúnculos cerebrales. Todas las cisternas tienen una libre comunicación entre ellas y con el resto del espacio subaracnoideo.

En ciertas áreas, la aracnoides se proyecta en el interior de los senos venosos para formar las **vellosidades aracnoideas**. Éstas son más numerosas a lo largo del seno sagital superior. Las agregaciones de vellosidades aracnoideas se denominan *granulaciones aracnoideas* (*véase* fig. 15-7). Las vellosidades aracnoideas son los lugares donde el LCE difunde en el interior del torrente sanguíneo.

La aracnoides está conectada con la piamadre a través del espacio subaracnoideo lleno de líquido con delicadas bandas de tejido fibroso.

Las estructuras que pasan en uno y otro sentido, entre el cerebro y el cráneo o sus orificios, deben pasar a través del espacio subaracnoideo. Todas las arterias y venas cerebrales se encuentran en este espacio, al igual que los nervios craneales (*véanse* figs. 15-1 y 15-5). La aracnoides se fusiona con el epineuro de los nervios en su punto de salida del cráneo (*véase* fig. 15-2B). En el caso del **nervio óptico**, la aracnoides forma una vaina para el nervio, que se extiende en el interior de la cavidad orbitaria a través del conducto óptico y se fusiona con la esclerótica del ojo (fig. 15-8). Así, el espacio subaracnoideo se extiende alrededor del nervio óptico hasta el propio globo ocular.

El **líquido cerebroespinal** se produce en los **plexos coroideos** en el interior de los ventrículos laterales, tercero y cuarto del cerebro. Sale del interior del sistema ventricular cerebral a través de orificios en el techo del cuarto ventrículo y, de este modo, penetra en el espacio subaracnoideo. Desde este lugar, circula tanto hacia arriba sobre las superficies de los hemisferios cerebrales, como hacia abajo, alrededor de la médula espinal. El espacio subaracnoideo espinal se extiende caudalmente hasta la **segunda vértebra sacra** (*véanse* pp. 426 y 427). Finalmente, el líquido penetra al torrente sanguíneo pasando al interior de las vellosidades aracnoideas y difundiéndose a través de sus paredes.

Además de eliminar los productos de desecho producidos por la actividad neuronal, el LCE brinda un medio líquido en el que flota el cerebro. Este mecanismo protege al cerebro de los traumatismos de manera eficaz. Asimismo, en la actualidad se considera que desempeña un papel en el transporte hormonal.

Piamadre

La *piamadre* es una membrana vascular recubierta de células mesoteliales planas. Recubre estrechamente al cerebro, tapizando los giros y descendiendo a los surcos más profundos (*véase* fig. 15-1). Se extiende sobre los nervios craneales y se fusiona con su epineuro. Las arterias cerebrales que penetran en el parénquima del cerebro arrastran una vaina de piamadre con ellas.

La piamadre forma la **tela coroidea** del techo del tercer y cuarto ventrículos del cerebro, y se funde con el epéndimo para formar los plexos coroideos en los ventrículos laterales, tercero y cuarto del cerebro.

MENINGES DE LA MÉDULA ESPINAL

Al igual que el cerebro, la médula espinal dentro de la columna vertebral se encuentra protegida por tres capas de meninges.

Duramadre

La duramadre constituye una membrana fibrosa, densa y fuerte que recubre la médula espinal y la cola de caballo

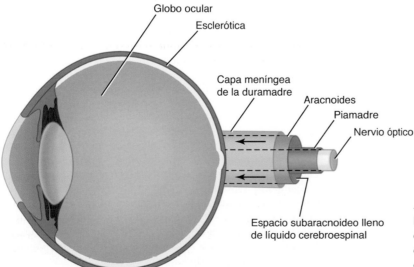

Globo ocular
Esclerótica
Capa meníngea
de la duramadre
Aracnoides
Piamadre
Nervio óptico
Espacio subaracnoideo lleno
de líquido cerebroespinal

Figura 15-8 Corte sagital del globo ocular en el que se muestra la unión de las meninges con la esclerótica. Obsérvese la extensión del espacio subaracnoideo alrededor del nervio óptico al globo ocular.

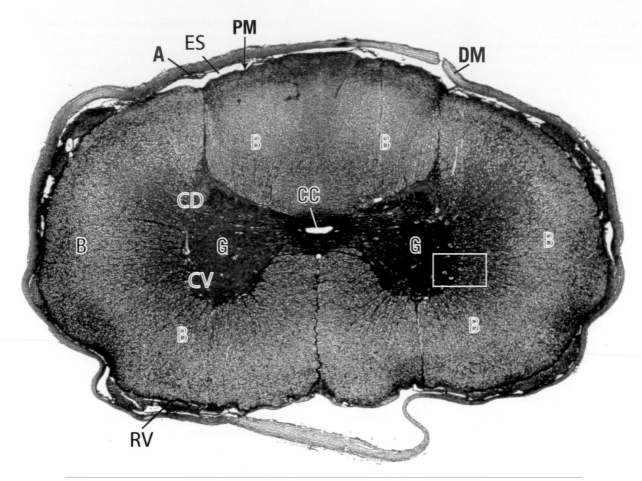

Figura 15-9 Esta tinción argéntica de la médula espinal de un gato muestra la médula espinal y sus meninges: la duramadre (DM), la aracnoides (A) con el espacio subaracnoideo (ES) y la piamadre (PM). CD, cuerno dorsal; CV, cuerno ventral; B, sustancia blanca; CC, conducto central; G, sustancia gris; RV, raíces ventrales (de: Gartner, L. P. (2018). *Color atlas and text of histology* (7th ed.). Baltimore, MD: Wolters Kluwer).

(figs. 15-9 a 15-11). Se continúa cranealmente a través del foramen magno con la capa meníngea de la duramadre que recubre el encéfalo. Por abajo, finaliza en el filum terminal a nivel del borde inferior de la segunda vértebra sacra. La vaina dural está suelta en el conducto vertebral, y se halla separada de su pared por el **espacio extradural**. Éste contiene un tejido areolar laxo junto con el **plexo venoso vertebral interno**. La duramadre se extiende a lo largo de cada uno de los nervios, y se continúa con el tejido conjuntivo que rodea cada uno de los nervios espinales (epineuro). La superficie interna de la duramadre se encuentra en contacto con la aracnoides (*véase* fig. 4-5).

Aracnoides

La *aracnoides* es una delicada lámina impermeable que recubre la médula espinal y que se sitúa entre la piamadre internamente y la duramadre externamente. Está separada de la piamadre por un amplio espacio, el **espacio subaracnoideo**, que se encuentra lleno de **LCE**. El espacio subaracnoideo está

atravesado por una serie de finas bandas de tejido conjuntivo. La aracnoides se continúa por encima a través del foramen magno con la aracnoides que recubre el encéfalo. Caudalmente, finaliza en el filum terminal a nivel del borde inferior de la segunda vértebra sacra (*véanse* figs. 15-10 y 15-11). La aracnoides se continúa a lo largo de las raíces de los nervios espinales formando pequeñas extensiones laterales del espacio subaracnoideo.

Piamadre

La *piamadre*, una membrana vascular que recubre estrechamente la médula espinal (*véase* fig. 15-9B), se encuentra engrosada a cada lado, entre las raíces nerviosas, para formar el **ligamento dentado**, que tiene un trayecto hacia afuera para adherirse a la aracnoides y a la duramadre. Por este medio, la médula espinal se encuentra suspendida en mitad de la vaina dural. La piamadre se extiende a lo largo de cada una de las raíces nerviosas, y se continúa con el tejido conjuntivo que rodea a cada uno de los nervios espinales.

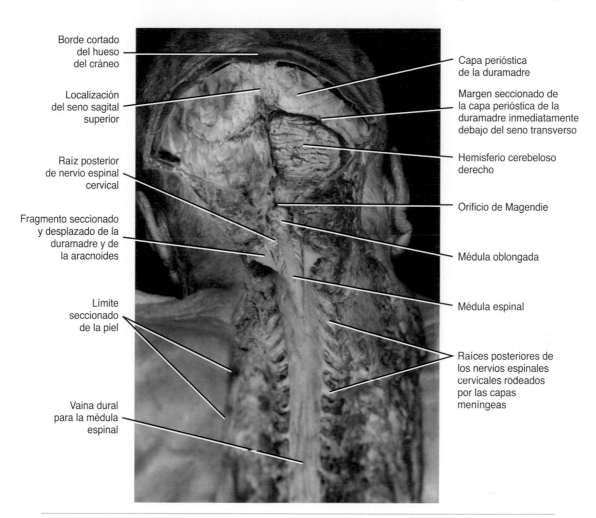

Borde cortado
del hueso
del cráneo

Localización
del seno sagital
superior

Raíz posterior
de nervio espinal
cervical

Fragmento seccionado
y desplazado de la
duramadre y de
la aracnoides

Límite
seccionado
de la piel

Vaina dural
para la médula
espinal

Capa perióstica
de la duramadre

Margen seccionado de
la capa perióstica de la
duramadre inmediatamente
debajo del seno transverso

Hemisferio cerebeloso
derecho

Orificio de Magendie

Médula oblongada

Médula espinal

Raíces posteriores de
los nervios espinales
cervicales rodeados
por las capas
meníngeas

Figura 15-10   Disección de la cara posterior de la cabeza y del cuello. La mayor parte del hueso occipital ha sido extraída, exponiendo la capa perióstica de la duramadre. En el lado derecho, se ha realizado una ventana en la duramadre, por debajo del seno venoso transverso para exponer el cerebelo y la médula oblongada (bulbo raquídeo) en la fosa craneal posterior. En el cuello, la duramadre y la aracnoides se han incidido en su línea media para exponer la médula espinal y las raíces de los nervios de la médula cervical. Obsérvense los nervios espinales cervicales que salen del conducto vertebral envueltos en una vaina meníngea.

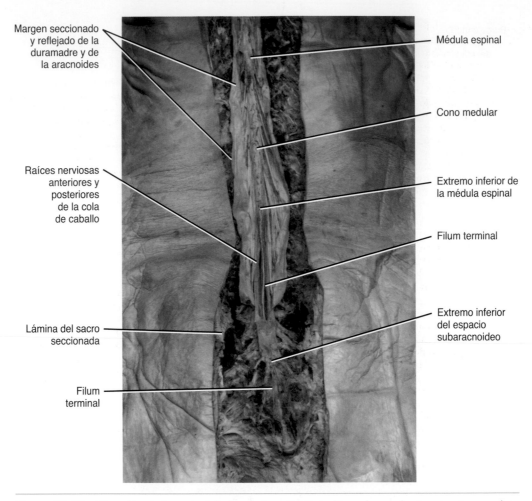

Margen seccionado y reflejado de la duramadre y de la aracnoides

Médula espinal

Cono medular

Raíces nerviosas anteriores y posteriores de la cola de caballo

Extremo inferior de la médula espinal

Filum terminal

Lámina del sacro seccionada

Extremo inferior del espacio subaracnoideo

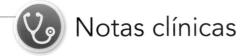

Filum terminal

Figura 15-11 Disección de la parte inferior de la espalda, incluyendo una laminectomía completa de las regiones lumbar y sacra de la columna vertebral. La vaina meníngea ha sido cortada y desplazada lateralmente, exponiendo el espacio subaracnoideo, la parte final de la médula espinal y la cola de caballo. Obsérvese el filum terminal rodeado por las raíces anterior y posterior de los nervios espinales lumbar y sacro que forman la cola de caballo.

Notas clínicas

Importancia funcional

Las meninges del encéfalo y de la médula espinal forman tres recubrimientos membranosos concéntricos. El más externo, la duramadre, por virtud de su dureza, sirve para proteger el tejido nervioso subyacente. La duramadre protege a los nervios craneales, formando una vaina que recubre cada uno de ellos durante una breve distancia mientras atraviesan su orificio correspondiente en el cráneo. La duramadre también proporciona una vaina protectora a cada una de las raíces nerviosas espinales.

En el cráneo, la falce del cerebro, que es una lámina vertical de duramadre entre los hemisferios cerebrales, y la tienda del cerebelo, que corresponde a una lámina horizontal que se proyecta entre el cerebro y el cerebelo, sirven para limitar los movimientos excesivos del encéfalo en el interior del cráneo.

La aracnoides es una membrana impermeable mucho más delgada, que recubre de manera laxa el cerebro. El espacio entre la aracnoides y la piamadre, el espacio subaracnoideo, se encuentra lleno de LCE. Éste proporciona flotabilidad al cerebro, y protege el tejido nervioso de las fuerzas mecánicas aplicadas sobre el cráneo.

La piamadre es una membrana vascular que envuelve estrechamente y que soporta al encéfalo y la médula espinal.

Movimiento encefálico excesivo

Si la cabeza en movimiento del paciente se detiene súbitamente, la inercia desplaza al cerebro hacia adelante hasta que el movimiento es restringido por el cráneo o por los fuertes tabiques de la duramadre. En los movimientos laterales, la superficie lateral de un hemisferio golpea un lado del cráneo mientras que la superficie medial del hemisferio opuesto golpea el lado correspondiente de la falce del cerebro. En los movimientos superiores, las superficies superiores de los hemisferios cerebrales golpean la calvaria mientras que la superficie superior del cuerpo calloso golpea el afilado borde libre de la falce del cerebro. La superficie superior del cerebelo se proyecta contra la superficie inferior de la tienda del cerebelo.

Los movimientos del encéfalo en relación con el cráneo y con los tabiques durales pueden lesionar gravemente los nervios craneales que se encuentran fijados en su paso a través de los diferentes forámenes. Además, las frágiles venas corticales que drenan en el interior de los senos durales pueden sufrir desgarros, dando lugar a una hemorragia **subdural** o **subaracnoidea grave**. Las arterias tortuosas, con sus resistentes paredes, rara vez resultan lesionadas.

Hemorragia intracraneal

El movimiento del encéfalo, u otro traumatismo craneal, es capaz de ejercer tracción significativa sobre los vasos del cráneo y desencadenar rotura y hemorragia. La hemorragia intracraneal se describe con base en la relación con las capas adyacentes de las meninges: epidural, subdural y subaracnoidea.

Hemorragia epidural

La hemorragia epidural es resultado de las lesiones de las arterias o de las venas meníngeas. La arteria implicada con mayor frecuencia es la división **anterior de la arteria meníngea media**. Un golpe relativamente leve en el lado de la cabeza, que origine una fractura del cráneo en la región de la porción anteroinferior del hueso parietal, puede seccionar la arteria. La lesión arterial o venosa es especialmente probable si los vasos se encuentran en el interior de un conducto óseo en esta región. Cuando se produce hemorragia, la capa meníngea de la duramadre se desprende de la superficie interna del cráneo. La presión intracraneal se incrementa, y el creciente coágulo ejerce una presión local sobre el área motora subyacente en el giro precentral. La sangre también se desplaza lateralmente a través de la línea de fractura, ocasionando una tumefacción sólida por debajo del músculo temporal.

Para detener la hemorragia, la arteria o vena desgarrada debe ligarse o taponarse. Se realiza un agujero de craneotomía a unos 4 cm por encima del punto medio del arco cigomático.

Hemorragia subdural

La hemorragia subdural es resultado de un desgarro de las **venas cerebrales superiores** en su punto de entrada en el seno sagital superior. La causa suele ser un golpe en la frente o en la zona posterior de la cabeza, que ocasiona un desplazamiento anteroposterior excesivo del encéfalo en el interior del cráneo. Existen formas tanto agudas como crónicas de esta anomalía.

Tomografía computarizada

En las TC pueden observarse diferentes aspectos de los coágulos sanguíneos en estas dos patologías, y ello se relaciona con la anatomía del área (fig. 15-12). En una hemorragia epidural, la sangre despega la capa meníngea de la duramadre de su capa endóstica (periostio del cráneo), produciendo una colección hiperdensa de sangre en **forma de lente** que comprime el encéfalo y desplaza las estructuras de la línea media hacia el lado opuesto. La forma del coágulo está determinada por la adherencia de la capa meníngea de la duramadre a la capa perióstica.

En los pacientes con hematoma subdural, la sangre se acumula en el espacio virtual existente entre la capa meníngea de la duramadre y la aracnoides, produciendo una larga banda hiperdensa en forma de **media luna**, que se extiende desde adelante hacia atrás a lo largo de la superficie del cráneo. Cuando el hematoma es grande, los surcos cerebrales se encuentran obliterados y las estructuras de la línea media se desplazan al lado contralateral.

Hemorragia subaracnoidea y cerebral

Las hemorragias subaracnoideas y cerebrales se describen en la página 474.

Hemorragia intracraneal en el lactante

Durante el parto puede producirse una hemorragia intracraneal, pudiendo ser resultado de un moldeado excesivo de la cabeza. La hemorragia puede proceder de las venas cerebrales o de los senos venosos. La compresión anteroposterior excesiva de la cabeza con frecuencia desgarra la fijación anterior de la falce del cerebro sobre la tienda del cerebelo. En este caso, se produce una hemorragia procedente de las venas cerebrales mayores, del seno recto o del seno sagital inferior.

El síndrome del niño sacudido se describe en la página 22.

Cefalea

El encéfalo es insensible al dolor. Las cefaleas se deben a la estimulación de receptores situados fuera del encéfalo.

Cefalea meníngea

La duramadre recibe inervación sensitiva procedente del trigémino y de los primeros tres nervios cervicales. La duramadre situada por encima de la tienda es inervada por el nervio trigémino y la cefalea se irradia a la frente y a la cara. La duramadre situada por debajo de la tienda está inervada por los nervios cervicales, y la cefalea se irradia a la parte posterior de la cabeza y del cuello. La **meningitis**, o inflamación de las meninges, ocasiona una cefalea importante que afecta la totalidad de la cabeza y la parte posterior del cuello.

Cefaleas causadas por tumores cerebrales

Un tumor en expansión, con el correspondiente incremento de la presión intracraneal, ocasiona una cefalea importante, continua y progresiva, motivada por la irritación o el estiramiento de la duramadre. Un tumor supratentorial tiende a producir una cefalea irradiada a la frente, mientras que un tumor infratentorial causa una cefalea irradiada a la nuca.

Cefalea migrañosa

La migraña es una forma habitual de cefalea, que puede ser unilateral o bilateral, recurrente en intervalos, y se asocia con alteraciones visuales prodrómicas. Se considera que se produce por vasoconstricción simpática de las arterias cerebrales que irrigan la corteza visual. La cefalea se origina principalmente por la dilatación y el estiramiento de otras arterias cerebrales y ramas de la arteria carótida externa. La enfermedad parece afectar a arterias tanto del interior como del exterior del cráneo, y su causa es desconocida, aunque parece que los factores genéticos, hormonales y bioquímicos se hallan implicados en el desarrollo de las crisis. Se ha observado que los β-bloqueadores proporcionan cierto alivio a algunos pacientes, debido a la reducción de la vasodilatación cerebral.

Cefalea alcohólica

La cefalea alcohólica se debe al efecto tóxico directo del alcohol sobre las meninges.

Cefalea debida a enfermedad de los dientes, los senos paranasales y los ojos

La infección dental y la sinusitis son causas habituales de cefalea. El dolor se irradia a la piel de la cara y a la frente, a lo largo de los ramos del nervio trigémino. El espasmo tónico del músculo ciliar del ojo, cuando se intenta enfocar en un objeto durante períodos prolongados (p. ej., al leer letra pequeña) puede ocasionar una cefalea orbitaria importante. Suele ocurrir en las personas que necesitan anteojos para la corrección de la presbicia.

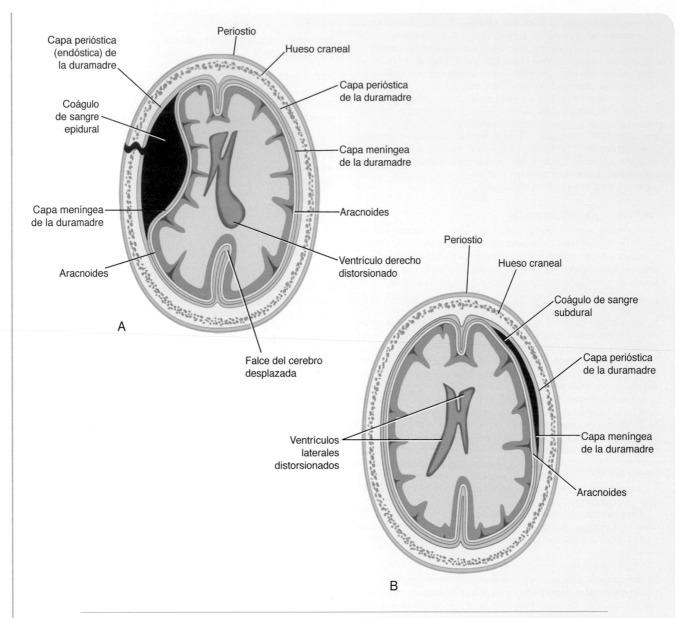

Figura 15-12   Representación esquemática de una hemorragia epidural y una hemorragia subdural.
A. Hemorragia epidural procedente de una arteria o vena meníngea media en el lado izquierdo. El hematoma tiene una forma lenticular y ocupa el espacio entre la capa endóstica de la duramadre (periostio del cráneo) y la capa meníngea de la duramadre (duramadre verdadera, de aquí el nombre *epidural*).
B. Hemorragia subdural procedente de las venas cerebrales en el lugar de entrada en el seno venoso del lado derecho. El hematoma tiene forma de media luna y ocupa el espacio entre la capa meníngea de la duramadre y la aracnoides (es decir, por debajo de la duramadre).

Conceptos clave

Meninges encefálicas

- El encéfalo dentro del cráneo y la médula espinal dentro del conducto vertebral están rodeados por tres membranas, o *meninges*: la duramadre, la aracnoides y la piamadre.

Duramadre

- En el cráneo, la duramadre tiene dos capas: la endóstica y la meníngea. La capa endóstica es en esencia el periostio del cráneo y, por lo tanto, no está presente en el conducto vertebral.
- La capa meníngea, o la duramadre verdadera, es una membrana fibrosa que forma cuatro tabiques internos, los cuales dividen la cavidad craneal en espacios que se comunican entre ellos.
- La falce del cerebro es el pliegue de mayor tamaño y separa ambos hemisferios cerebrales en la línea media.
- La tienda del cerebelo se continúa con la falce del cerebro y separa el cerebro del cerebelo.
- La falce del cerebelo separa los dos hemisferios cerebelosos.
- El diafragma selar forma el techo sobre la silla turca, la cual acoge la hipófisis.

APORTE NERVIOSO DE LA DURAMADRE

- La duramadre craneal está inervada por ramos del trigémino y el vago y los primeros tres nervios espinales cervicales.

APORTE ARTERIAL DE LA DURAMDRE

- Gran cantidad de arterias aportan sangre a la duramadre, pero desde el punto de vista clínico, la arteria meníngea media es la única con importancia, pues es la única arteria que se encuentra entre las capas endósticas de la duramadre.

SENOS VENOSOS DURALES

- Los senos venosos se encuentran entre las dos capas de duramadre.
- Los senos sagitales inferior y superiores se sitúan dentro de la falce del cerebro.
- El seno sagital inferior se une al seno recto localizado en la unión de la falce del cerebro y la tienda del cerebelo.

- El seno occipital se localiza dentro de la falce del cerebelo.
- El seno sagital superior, el seno recto y el seno occipital se unen en la confluencia de los senos, la cual a su vez drena hacia dos senos transversos.
- Los senos sigmoideos son una continuación directa de los senos transversos y salen de la cavidad craneal a través del foramen yugular, punto en donde se convierten en las venas yugulares internas.

Aracnoides

- La aracnoides constituye una membrana delicada e impermeable que se encuentra en medio de la duramadre y la piamadre.
- Se encuentra separada de la piamadre mediante el espacio subaracnoideo, el cual se encuentra lleno de LCE.
- En ciertas zonas, la aracnoides protruye hacia los senos durales venosos en forma de vellosidades aracnoideas, las cuales sirven como sitios en donde el LCE pasa a la circulación.
- La vasculatura para el sistema nervioso central se encuentra dentro del espacio subaracnoideo.

Piamadre

- La piamadre es una membrana vascular que rodea estrechamente el encéfalo, cubriendo los giros y descendiendo hasta los surcos más profundos.
- Las arterias cerebrales que entran en la sustancia llevan consigo una vaina de piamadre.

Meninges de la médula espinal

- La duramadre de la médula espinal se continúa con la capa meníngea de la duramadre craneal.
- La aracnoides se continúa con la aracnoides craneal y mantiene las mismas relaciones meníngeas en el conducto vertebral y la cavidad craneal.
- La piamadre cubre de manera estrecha la médula espinal y tiene diversos engrosamientos a cada uno de los lados, los cuales se denominan *ligamentos dentados* y sirven como medio de suspensión para la médula espinal y la duramadre.

? Solución de problemas clínicos

1. En un traumatismo encefálico, ¿qué estructuras del interior del cráneo limitan la lesión de los hemisferios y de otras partes del encéfalo? ¿Cuáles son los vasos sanguíneos que se lesionan con mayor frecuencia, las arterias o las venas cerebrales? ¿Es probable que se lesionen nervios craneales en los traumatismos craneoencefálicos? En tal caso, ¿cuáles se dañan con mayor frecuencia y cuál es el motivo de esta mayor susceptibilidad?

2. Al realizar la autopsia de una paciente que había fallecido por un meningioma, el patólogo explicaba a un grupo de estudiantes que estos tumores surgen de la aracnoides. Comentaba que se presentan en áreas en las cuales la aracnoides penetra la duramadre para formar las vellosidades aracnoideas que se proyectan en el interior de los senos venosos durales. En seguida, preguntó a los estudiantes dónde esperarían encontrar meningiomas. ¿Cómo respondería usted a esta pregunta?

3. Una niña de 10 años de edad fue ingresada en el hospital para la corrección quirúrgica de un estrabismo medial del ojo derecho. Veinticuatro horas después de una intervención exitosa, empezó a notar que su ojo derecho se proyectaba hacia adelante de manera excesiva (proptosis) y que la conjuntiva del mismo ojo se encontraba inflamada. Por debajo de los párpados salía una secreción acuosa purulenta. El oftalmólogo estaba muy preocupado, porque temía una complicación de trombosis del seno cavernoso. ¿Cuál es la conexión entre la infección del ojo y la trombosis del seno cavernoso?, ¿la trombosis del seno cavernoso es una enfermedad grave?

4. Un hombre de 41 años de edad presentaba a la exploración parálisis del músculo recto lateral del ojo izquierdo. La pupila izquierda estaba dilatada, pero reaccionaba lentamente a la luz. Existía cierto grado de anestesia de la piel sobre el lado izquierdo de la frente. Una arteriografía carotídea mostró la presencia de un aneurisma de la arteria carótida interna derecha, situado en el seno cavernoso. Utilizando sus conocimientos de anatomía, explique los hallazgos clínicos de la exploración.

5. Una mujer de 45 años de edad muestra en la exploración oftalmoscópica la presencia de edema de ambos discos ópticos (*papiledema bilateral*) y congestión de las venas retinianas. La causa del problema era un tumor craneal de rápido crecimiento. Utilizando sus conocimientos de anatomía, explique el papiledema. ¿Por qué presenta la paciente papiledema bilateral?

6. Un pediatra estaba observando a un niño de 6 años de edad mientras jugaba con sus juguetes. Notó que el niño utilizaba sus brazos con normalidad, pero que sus piernas permanecían rígidas, y cuando caminaba tendía a cruzarlas en una marcha parecida a unas tijeras. Estableció el diagnóstico de diplejía cerebral secundaria a lesiones del parto (algunos autores consideran que la diplejía cerebral congénita se produce tempranamente en la vida fetal y que es ocasionada por una infección vírica que frena el desarrollo cerebral). Parece ser que el niño había nacido prematuramente en presentación podálica. Utilizando sus conocimientos de anatomía, explique qué ocurre en los huesos del cráneo fetal durante el parto. ¿Por qué pueden lesionarse los senos venosos durales en el nacimiento? ¿Cuál es la hemorragia cerebral que se observa con mayor frecuencia en un bebé prematuro con una mala presentación?

7. Una mujer de 25 años de edad ingresó en el servicio de urgencias en estado de inconsciencia. Había sido golpeada en un lado de la cabeza por un automóvil mientras cruzaba la calle. En el curso de una hora, su estado de inconsciencia había empeorado. En la exploración se apreció que tenía una tumefacción grande, maleable, sobre el músculo temporal derecho. También presentaba signos de hemiplejía derecha. Más tarde, desarrolló una midriasis arreactiva derecha. En la radiografía lateral del cráneo presentaba una línea de fractura que cruzaba el surco correspondiente al trayecto de la división anterior de la arteria meníngea media derecha. Su estado de coma se hizo más profundo, y murió 4 h después del accidente. Utilizando sus conocimientos de neuroanatomía, establezca el diagnóstico en este caso. Explique los hallazgos clínicos. ¿Cómo explica la hemiplejía homolateral?

8. Una mujer de 50 años de edad visitó a su médico refiriendo una cefalea importante de 3 días de duración. Explicaba que el dolor de cabeza había empezado siendo muy intenso aproximadamente una hora después de haberse golpeado la cabeza con la repisa de la chimenea al agacharse para atizar el fuego. Fue ingresada para observación en el hospital. Tres horas después se encontraba mentalmente confusa y estaba desarrollando una hemiplejía derecha en el lado opuesto al traumatismo. Presentaba hiperreflexia osteotendinosa y signo de Babinski positivo en el lado derecho. El análisis del líquido cerebroespinal mediante punción lumbar demostró incremento de la presión, así como la presencia de sangre en dicho líquido. La exploración radiológica no presentó fracturas en el cráneo. Una TC mostró la presencia de un hematoma subdural. ¿Qué es exactamente un hematoma subdural?

Respuestas y explicaciones acerca de la solución de los problemas clínicos

1. Las meninges y el líquido cerebroespinal proporcionan un alto grado de protección al delicado cerebro. Las particiones de la duramadre, especialmente la falce del cerebro y la tienda del cerebelo, limitan la extensión del movimiento cerebral en el interior del cráneo.

   Las venas cerebrales, de paredes finas, tienden a lesionarse en el curso de los movimientos excesivos del cerebro en relación con el cráneo, especialmente en el punto en el que las venas se unen a los senos venosos durales. Las arterias cerebrales, de paredes fuertes, rara vez resultan lesionadas.

   Los nervios craneales, de pequeño diámetro y gran longitud, son particularmente propensos a la lesión durante los traumatismos craneoencefálicos. Los nervios troclear, *abducens* y oculomotor se lesionan con frecuencia.

2. Los meningiomas surgen de las vellosidades aracnoideas que se encuentran a lo largo de los senos venosos durales. Por ello, se observan con mucha más frecuencia a lo largo del seno sagital superior y del seno esfenoparietal. Son infrecuentes por debajo de la tienda del cerebelo.

3. La vena facial anterior, las venas oftálmicas y el seno cavernoso se encuentran directamente intercomunicados. Una infección de la piel de la cara en las proximidades de la nariz, la sinusitis etmoidal o la infección de los contenidos orbitarios pueden dar lugar a una trombosis de las venas y, finalmente, a una trombosis del seno cavernoso. Si no se trata con antibióticos, esta enfermedad puede ser mortal, puesto que el seno cavernoso drena muchas venas cerebrales desde su superficie inferior.

4. La arteria carótida interna tiene un trayecto por la superficie lateral del cuerpo del esfenoides, en el interior del seno cavernoso. Un aneurisma de la arteria puede comprimir el nervio *abducens* y causar parálisis del músculo recto lateral. Una mayor expansión del aneurisma puede motivar la compresión del nervio *abducens* y del ramo oftálmico del trigémino, puesto que se hallan situados en la pared lateral del seno cavernoso. Este paciente presentaba parálisis del recto lateral izquierdo y del músculo constrictor de la pupila izquierda, debido a la afectación de los nervios oculomotor y *abducens*, respectivamente. La ligera anestesia de la piel sobre el lado izquierdo de la frente era debida a la presión sobre la división oftálmica del nervio trigémino izquierdo.

5. Los nervios ópticos están rodeados por vainas derivadas de la piamadre, de la aracnoides y de la duramadre. Existe una extensión del espacio intracraneal subaracnoideo alrededor del nervio óptico hasta el polo posterior del globo ocular. Una elevación de la presión del líquido cerebroespinal debida a un tumor intracraneal ocasiona compresión en las finas paredes de la vena retiniana en el punto en el que cruza la extensión del espacio subaracnoideo en la cavidad orbitaria. Ello resultará en la congestión de la vena retiniana y el abombamiento de la papila óptica en ambos ojos.

6. Durante el descenso de la cabeza fetal a través del canal del parto, los huesos del cráneo se superponen, proceso que se denomina *modelado*. Si este proceso es excesivo o si se produce con demasiada rapidez, como ocurre en las anomalías de la presentación o en los partos prematuros (cuando hay un parto rápido de un feto pequeño), la falce del cerebro sufre un estiramiento anómalo. Esta fuerza afecta al seno sagital superior, especialmente si la compresión anteroposterior es excesiva, pudiendo sufrir un desgarro en el punto en el que se une con el seno transverso. También puede desgarrarse la gran vena cerebral. El resultado es una hemorragia subaracnoidea o subdural, con la lesión cerebral acompañante.

7. La pérdida inicial de consciencia fue debida a la contusión o traumatismo cerebral. La inflamación sobre el temporal derecho y el hallazgo radiológico de la fractura sobre la arteria meníngea media derecha eran debidos a la hemorragia procedente de la arteria sobre el músculo y las partes blandas suprayacentes. Esta paciente tenía una hemorragia extradural. La hemiplejía homolateral derecha era debida a la compresión del pedúnculo cerebral izquierdo contra el borde de la tienda del cerebelo. Es un hecho infrecuente. Es más frecuente una hemiplejía izquierda debida a la presión sobre el giro precentral derecho. La pupila fija y dilatada derecha se debía a la presión sobre el nervio oculomotor derecho por el giro del hipocampo, que se había herniado a través de la incisura de la tienda.

8. Un *hematoma subdural* es una acumulación de sangre coagulada en el espacio entre la capa meníngea de la duramadre y la aracnoides. Es resultado de un desgarro en las venas cerebrales superiores del cerebro en su punto de entrada en el interior del seno sagital superior. La causa suele ser un golpe en la frente o en la zona posterior de la cabeza, que ocasiona un desplazamiento anteroposterior excesivo del cerebelo en el interior del cráneo. Un hematoma subdural puede identificarse con facilidad mediante TC como un borde denso de sangre que se extiende a lo largo de la tabla interna del cráneo, obliterando las fisuras cerebrales y desplazando las estructuras cerebrales hacia el lado opuesto.

? Preguntas de revisión

Indicaciones: cada uno de los apartados numerados en esta sección se acompaña de respuestas. Seleccione la letra de la respuesta CORRECTA.

1. Las siguientes afirmaciones tienen que ver con las meninges del cerebro:
   (a) Ambas capas de la duramadre que recubren el cerebro se continúan a través del foramen magno con la duramadre que recubre la médula espinal.
   (b) La capa perióstica de la duramadre no se continúa con los ligamentos suturales del cráneo.
   (c) En el punto en el que cada nervio craneal pasa a través de su orificio en el cráneo, el nervio está rodeado solamente por una vaina tubular de aracnoides.
   (d) Los senos venosos craneales tienen un trayecto entre las capas meníngea y endóstica de la duramadre.
   (e) Las meninges se extienden anteriormente a través del conducto óptico y se fusionan con el periostio de la cavidad orbitaria.

2. Las siguientes afirmaciones generales tienen que ver con las meninges:
   (a) La cisterna cerebelobulbar se encuentra entre la superficie inferior del cerebelo y el techo del cuarto ventrículo, y contiene linfa.
   (b) La aracnoides es permeable al líquido cerebroespinal.
   (c) El líquido cerebroespinal en las vellosidades aracnoideas es capaz de drenar en los senos venosos a través de pequeños túbulos tapizados por células endoteliales.
   (d) La aracnoides que rodea la médula espinal finaliza inferiormente en el filum terminal, a nivel del borde inferior de la primera vértebra sacra.
   (e) El espacio extradural que separa la hoja de la duramadre de la médula espinal y las paredes del conducto vertebral contiene el plexo vertebral venoso externo.

3. Las siguientes afirmaciones hacen referencia a la tienda del cerebelo:
   (a) El borde libre se encuentra fijado en su parte anterior a los procesos clinoides posteriores.
   (b) Está formada a partir de la capa meníngea de la duramadre.
   (c) Separa el cerebelo de los lóbulos temporales del encéfalo.
   (d) El seno sigmoideo se sitúa en el interior del borde fijado al hueso occipital.
   (e) En el borde anterior se encuentra el seno venoso occipital.

4. Las siguientes afirmaciones hacen referencia a la cefalea:
   (a) El tejido cerebral es insensible al dolor.
   (b) El dolor intracraneal se origina en receptores situados en la piamadre.
   (c) Un tumor cerebral en expansión localizado en la fosa craneal posterior produce dolor irradiado a la cara.
   (d) Se postula que la cefalea migrañosa es debida a la dilatación de las venas cerebrales.
   (e) Las cefaleas asociadas con la presbicia son debidas al espasmo tónico de los músculos frontales.

5. Las siguientes afirmaciones hacen referencia al espacio subaracnoideo:
   (a) Está lleno de líquido cerebroespinal.
   (b) Se extiende inferiormente hasta el nivel de la cuarta vértebra sacra.
   (c) Las arterias y venas cerebrales no están situadas en el espacio subaracnoideo.
   (d) Los nervios craneales se encuentran fuera del espacio subaracnoideo en vainas que se derivan de la duramadre.
   (e) Las vellosidades aracnoideas se proyectan en el interior de los senos venosos como grandes evaginaciones del espacio subaracnoideo.

6. Las siguientes afirmaciones hacen referencia al seno cavernoso:
   (a) La arteria carótida externa pasa a través de este seno.
   (b) En su pared medial se encuentran el nervio oculomotor, el troclear y el ramo oftálmico del trigémino.
   (c) Drena directamente en la parte posterior del seno recto.
   (d) No comunica con la vena facial.
   (e) Se relaciona medialmente con la hipófisis y el seno esfenoidal.

7. Las siguientes estructuras limitan los movimientos rotatorios del encéfalo en el interior del cráneo:
   (a) Tienda (tentorio) del cerebelo.
   (b) Diafragma selar.
   (c) Falce del cerebro.
   (d) Dorso de la silla.
   (e) Parte escamosa del hueso temporal.

8. Los siguientes nervios son sensitivos para la duramadre:
   (a) Nervio oculomotor.
   (b) Nervio troclear.
   (c) Sexto nervio espinal cervical.
   (d) Nervio trigémino.
   (e) Nervio hipogloso.

Respuestas y explicaciones a las preguntas de revisión

1. D es correcta. Los senos venosos craneales tienen un trayecto entre las capas meníngea y endóstica de la duramadre (*véase* fig. 15-3). A. La capa perióstica (endóstica) de la duramadre que recubre el cerebro se continúa a través del foramen magno con el periostio de fuera del cráneo. Sólo la capa meníngea de la duramadre que recubre el encéfalo se continúa con la duramadre que recubre la médula espinal a través del foramen magno (*véase* fig. 15-3). B. La capa perióstica de la duramadre no se continúa con los ligamentos suturales del cráneo. C. En el punto en el que cada nervio craneal pasa a través de un foramen craneal, éste se encuentra rodeado por una vaina tubular formada por la piamadre, la aracnoides y la duramadre (*véase* fig. 15-2). E. Las meninges del interior del cráneo se extienden anteriormente a través del canal óptico y se fusionan con la esclerótica del globo ocular (*véase* fig. 15-8).

2. C es correcta. El líquido cerebroespinal en las vellosidades aracnoideas es capaz de drenar en los senos venosos a través de pequeños túbulos tapizados por células endoteliales (*véase* fig. 16-18). A. La cisterna cerebelobulbar se halla llena de líquido cerebroespinal, y se encuentra entre la superficie inferior del cerebelo y el techo del cuarto ventrículo. B. La aracnoides no es permeable al LCE. D. La aracnoides que rodea a la médula espinal finaliza caudalmente en el filum terminal, a nivel del borde inferior de la segunda vértebra sacra (*véase* fig. 15-9). E. El espacio extradural que separa la hoja dural de la médula espinal y las paredes del conducto vertebral se encuentra lleno de un tejido areolar laxo y contiene el plexo venoso vertebral interno (*véase* fig.1-3).

3. B es correcta. La tienda del cerebelo está formada por la capa meníngea de la duramadre (*véase* fig. 15-3). A. El borde libre de la tienda del cerebelo está fijado anteriormente a los procesos clinoides anteriores del hueso esfenoides. C. La tienda del cerebelo separa el cerebelo de los lóbulos occipitales del cerebro. D. El seno sigmoideo no se encuentra en el interior del borde libre de la tienda del cerebelo. E. En el eje anterior de la tienda del cerebelo se encuentra la incisura de la tienda (*véase* fig.15-4).

4. A es correcta. El tejido cerebral es insensible al dolor. El dolor intracraneal surge de receptores situados en la duramadre. C. Un tumor cerebral en expansión localizado en la fosa craneal posterior ocasiona un dolor irradiado a la nuca. D. Se considera que la cefalea migrañosa se debe a la dilatación de las arterias cerebrales y las ramas de la arteria carótida externa. E. Las cefaleas asociadas con presbicia son debidas al espasmo tónico de los músculos ciliares oculares.

5. A es correcta. El espacio subaracnoideo está lleno de LCE. B. El espacio subaracnoideo se extiende inferiormente hasta la segunda vértebra sacra (*véase* fig. 15-9). C. El espacio subaracnoideo contiene las arterias y venas cerebrales. D. Los nervios craneales se encuentran en el interior del espacio subaracnoideo. E. Las vellosidades aracnoideas se proyectan en el interior de los senos venosos como minúsculas saculaciones del espacio subaracnoideo.

6. E es correcta. El seno cavernoso se relaciona medialmente con la hipófisis y con el seno esfenoidal (*véase* fig 15-5). A. El seno cavernoso contiene la arteria carótida interna y el nervio *abducens* que lo atraviesa (*véase* fig. 15-5). B. El seno cavernoso contiene el nervio oculomotor, troclear y el ramo oftálmico del nervio trigémino en su pared lateral (*véase* fig. 15-6). C. El seno cavernoso drena posteriormente en los senos petrosos superior e inferior (*véase* fig.15-1). D. El seno cavernoso presenta una comunicación clínicamente muy importante con la vena facial, a través de la vena oftálmica superior.

7. C es correcta. La falce del cerebro limita los movimientos rotatorios del cerebro en el interior del cráneo.

8. D es correcta. El nervio trigémino es un importante nervio sensitivo para la duramadre en el interior del cráneo.

Sistema ventricular y líquido cerebroespinal

OBJETIVOS DEL CAPÍTULO

- Conocer las localizaciones, las funciones, los orígenes y el destino del líquido cerebroespinal.

- Explicar la estructura y la función de las barreras hematoencefálica y hematoespinal.

- Conocer cómo están protegidas determinadas partes del encéfalo frente a los fármacos u otros materiales exógenos potencialmente tóxicos.

Una mujer de 26 años de edad, víctima de un accidente de tránsito, ingresó en el servicio de urgencias. Su madre, que también viajaba en el auto, dijo al médico que en el momento del impacto la cabeza de su hija había sido proyectada hacia adelante contra el parabrisas.

En la exploración, la paciente estaba inconsciente y mostraba datos de una lesión grave en el lado izquierdo de la cabeza. Después de una exploración física minuciosa, el médico decidió realizar una punción lumbar. La presión del líquido cerebroespinal era de 160 mm H$_2$O, y se recogieron dos muestras. Las muestras mostraron eritrocitos en el fondo de los tubos, y el líquido sobrenadante estaba teñido de sangre. Tras reposar durante una hora, el líquido sobrenadante se volvió incoloro en ambos tubos.

El médico estableció el diagnóstico de hemorragia subaracnoidea secundaria a traumatismo craneoencefálico. La sangre podía proceder de una fractura grave del cráneo, del daño de uno de los vasos cerebrales o de una rotura o rasgado que afectara al encéfalo o a las meninges que lo cubren. El médico estaba seguro de que la sangre de las muestras de líquido cerebroespinal no procedía de la punción accidental de una vena vertebral durante el procedimiento de la punción lumbar. Descartó esta posibilidad mediante la extracción de dos muestras de líquido. Si hubiera puncionado una vena local con la aguja, la primera muestra habría estado teñida de sangre, y la segunda muestra habría sido probablemente más clara. Con esta paciente, ambas muestras estaban uniformemente teñidas de sangre, de forma que la sangre se hallaba en el espacio subaracnoideo.

El abordaje de esta paciente en el servicio de urgencias y la valoración de la punción lumbar dependían del conocimiento del sistema del líquido cerebroespinal, así como de la anatomía implicada en el procedimiento de la punción lumbar.

SISTEMA VENTRICULAR

Los ventrículos son cuatro cavidades llenas de líquido localizadas dentro del encéfalo: son los dos ventrículos laterales, el tercer ventrículo y el cuarto ventrículo (fig. 16-1; *véanse* también las láminas 3, 4, 7 y 8 del Atlas). Los dos **ventrículos laterales** se comunican con el **tercer ventrículo** a través del **foramen interventricular** (o de Monro). El tercer ventrículo está conectado al **cuarto ventrículo** mediante el **acueducto mesencefálico** (**cerebral**), o **acueducto de Silvio**. El cuarto ventrículo, a su vez, se continúa con el **conducto central** (**ependimario**) de la médula espinal, y a través de tres forámenes en su parte superior, con el espacio subaracnoideo. El conducto central en la médula espinal tiene una pequeña dilatación en su extremo inferior, conocido como el *ventrículo terminal*.

Los ventrículos están recubiertos por **epéndimo** y están llenos de **líquido cerebroespinal** (LCE) o cefalorraquídeo. Los ventrículos derivan de la cavidad del tubo neural.

Ventrículos laterales

Hay dos grandes ventrículos laterales, y cada uno de ellos se encuentra en uno de los hemisferios cerebrales (fig. 16-2). El ventrículo es una cavidad que, macroscópicamente, tiene forma de "C", y que se puede dividir en el **cuerpo**, que ocupa el lóbulo parietal y a partir del cual se extienden los cuernos **anterior**, **posterior** e **inferior** a los lóbulos frontal, occipital y temporal, respectivamente. El ventrículo lateral se comunica con la cavidad del tercer ventrículo a través del **foramen interventricular** (figs. 16-2 a 16-4). Esta abertura, que se localiza en la parte anterior de la pared medial del ventrículo, se encuentra limitada de forma anterior por el pilar anterior del fórnix cerebral, y posteriormente por el extremo anterior del tálamo.

El **cuerpo del ventrículo lateral** se extiende desde el foramen interventricular posteriormente hasta el extremo posterior del tálamo. Ahí, se continúa con los cuernos posteriores

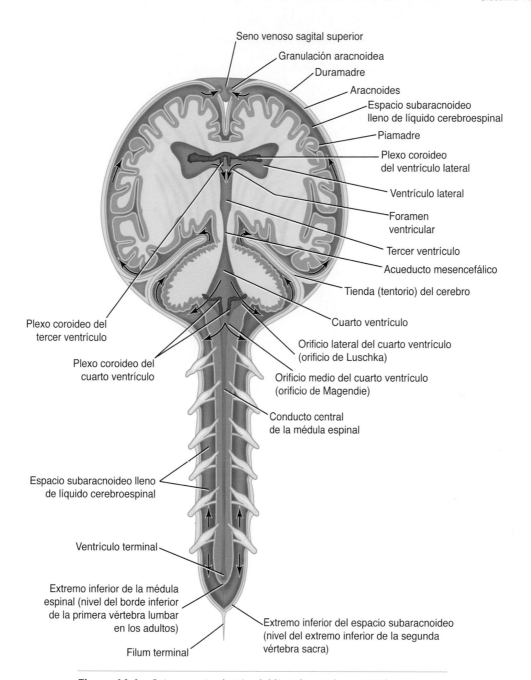

Seno venoso sagital superior

Granulación aracnoidea

Duramadre

Aracnoides

Espacio subaracnoideo
lleno de líquido cerebroespinal

Piamadre

Plexo coroideo
del ventrículo lateral

Ventrículo lateral

Foramen
ventricular

Tercer ventrículo

Acueducto mesencefálico

Tienda (tentorio) del cerebro

Cuarto ventrículo

Orificio lateral del cuarto ventrículo
(orificio de Luschka)

Orificio medio del cuarto ventrículo
(orificio de Magendie)

Conducto central
de la médula espinal

Plexo coroideo del
tercer ventrículo

Plexo coroideo del
cuarto ventrículo

Espacio subaracnoideo lleno
de líquido cerebroespinal

Ventrículo terminal

Extremo inferior de la médula
espinal (nivel del borde inferior
de la primera vértebra lumbar
en los adultos)

Filum terminal

Extremo inferior del espacio subaracnoideo
(nivel del extremo inferior de la segunda
vértebra sacra)

Figura 16-1   Origen y circulación del líquido cerebroespinal.

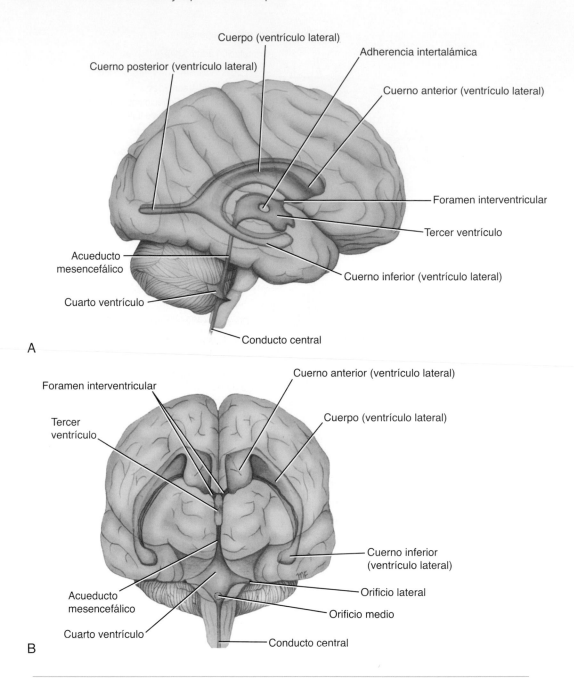

Figura 16-2 Molde de las cavidades ventriculares del encéfalo. **A.** Vista lateral. **B.** Vista anterior.

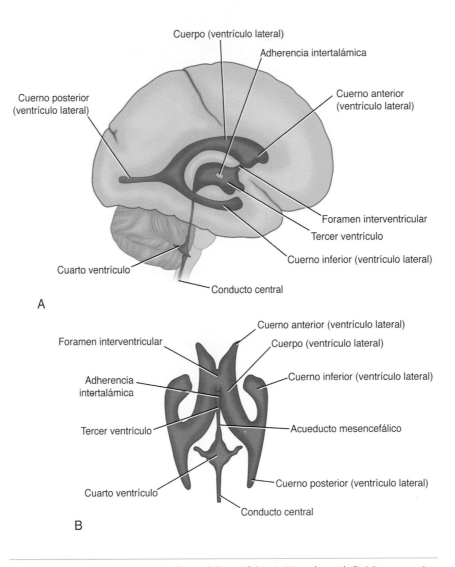

Figura 16-3 Cavidades ventriculares del encéfalo. **A.** Vista lateral. **B.** Vista superior.

e inferiores. El cuerpo del ventrículo lateral tiene un techo, un piso y una pared medial (fig. 16-5).

El **techo** está formado por la superficie inferior del **cuerpo calloso**. El **piso** o **suelo** está formado por el cuerpo del **núcleo caudado** y por el margen lateral del tálamo. La superficie superior del tálamo está oculta en su parte medial por el **cuerpo del fórnix**. El **plexo coroideo** del ventrículo se proyecta en el cuerpo del ventrículo a través de un hiato en forma de hendidura entre el cuerpo del fórnix y la superficie superior del tálamo. Este hiato en forma de hendidura se conoce como **fisura coroidea**; a través de ella, los vasos sanguíneos del plexo invaginan la piamadre de la tela coroidea y el epéndimo del ventrículo lateral. La **pared medial** está formada por el **septum pellucidum** por delante; por detrás, el techo y el piso se unen en la pared medial.

El **cuerno anterior del ventrículo lateral** se extiende hacia adelante en el lóbulo frontal (*véanse* figs. 16-2 y 16-3). Se continúa posteriormente con el cuerpo del ventrículo en el foramen interventricular. El cuerno anterior tiene un techo, un piso y una pared medial. El **techo** se encuentra formado

por la superficie inferior de la parte anterior del **cuerpo calloso**; la **rodilla del cuerpo calloso** limita el cuerno anterior por delante (*véase* fig. 16-5). El **piso** está conformado por la **cabeza redondeada del núcleo caudado**; medialmente, una pequeña proporción está constituida por la superficie superior del **pico del cuerpo calloso**. La **pared medial** está formada por el **septum pellucidum** y por el **pilar anterior del fórnix**.

El **cuerno posterior del ventrículo lateral** se extiende posteriormente en el lóbulo occipital (*véanse* figs. 16-2 y 16-3). El **techo** y la **pared lateral** están formados por fibras del **tapetum del cuerpo calloso**. Lateralmente al tapetum o membrana se hallan las fibras de la **radiación óptica** (*véase* fig. 16-5C). La **pared medial** de el cuerno posterior tiene dos elevaciones. La prominencia superior está conformada por las fibras del rodete del cuerpo calloso, conocidas como **fórceps mayor** o *posterior*, pasando hacia atrás en el lóbulo occipital; esta prominencia superior se conoce como **bulbo del cuerno posterior**. La prominencia inferior está

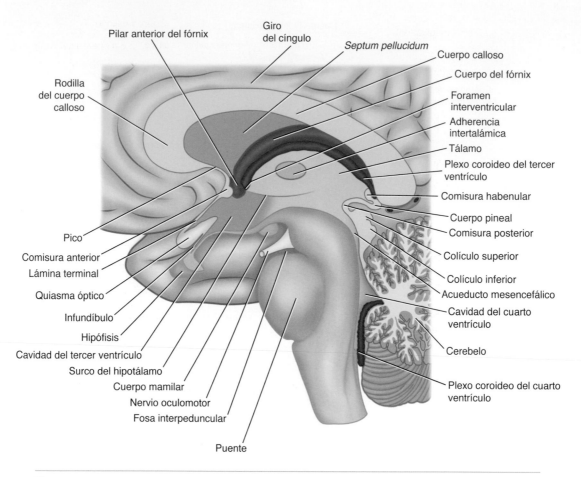

Figura 16-4 Sección sagital del encéfalo que muestra el tercer ventrículo, el acueducto mesencefálico y el cuarto ventrículo.

conformada por el **surco calcarino** y se denomina *espolón calcarino*.

El **cuerno inferior del ventrículo lateral** se extiende anteriormente en el lóbulo temporal (*véanse* figs. 16-2 y 16-3). El cuerno inferior tiene un techo y un piso (*véase* fig. 16-5B).

El **techo** está formado por la superficie inferior del **tapetum** o **membrana del cuerpo calloso**, y por la **cola del núcleo caudado** (*véase* fig. 9-5). Esta última pasa anteriormente para terminar en el **complejo amigdalino.** Medial a la cola del núcleo caudado se halla la **estría terminal**, que también termina anteriormente en el núcleo amigdalino.

El **piso** está formado lateralmente por la **eminencia colateral**, originada por el **surco colateral**, y medialmente por el hipocampo (*véanse* figs. 9-3 y 9-4). El extremo anterior del hipocampo se extiende y está ligeramente arrugado para formar el **pie del hipocampo.** El hipocampo está compuesto por materia gris; no obstante, la superficie ventricular del hipocampo se halla cubierta por una capa fina de materia blanca conocida como *álveo*, que está formada por los axones de las células del hipocampo. Estos axones convergen en el borde medial del hipocampo para formar un haz denominado *fimbria*. La fimbria del hipocampo se continúa posteriormente con el pilar **posterior del fórnix**.

En el espacio entre la estría terminal y la fimbria está la parte temporal de la fisura coroidea. Es aquí donde la parte inferior del **plexo coroideo** del ventrículo lateral se invagina en el epéndimo desde el lado medial y cierra la fisura (fig. 16-6).

Plexo coroideo

El **plexo coroideo** se proyecta en el ventrículo en la cara medial, y es una franja vascular compuesta por piamadre cubierta con el epéndimo que recubre la cavidad ventricular (fig. 16-7). El plexo coroideo constituye, de hecho, el borde irregular de la tela coroidea, que es un pliegue de dos capas de la piamadre situado entre el fórnix superiormente y la cara superior del tálamo (*véase* fig. 16-6A). En la unión del cuerpo del ventrículo lateral y el cuerno inferior, el plexo coroideo se continúa en el cuerno inferior, y se proyecta a través de la fisura coroidea. La función del plexo coroideo consiste en producir LCE.

Tercer ventrículo

El tercer ventrículo es una hendidura situada entre los dos tálamos. Se comunica anteriormente con los ventrículos laterales a través del foramen interventricular (de Monro) y posteriormente con el cuarto ventrículo a través del acueducto mesencefálico (de Silvio) (*véase* fig. 16-4). Las paredes del tercer ventrículo se describen en la página 363.

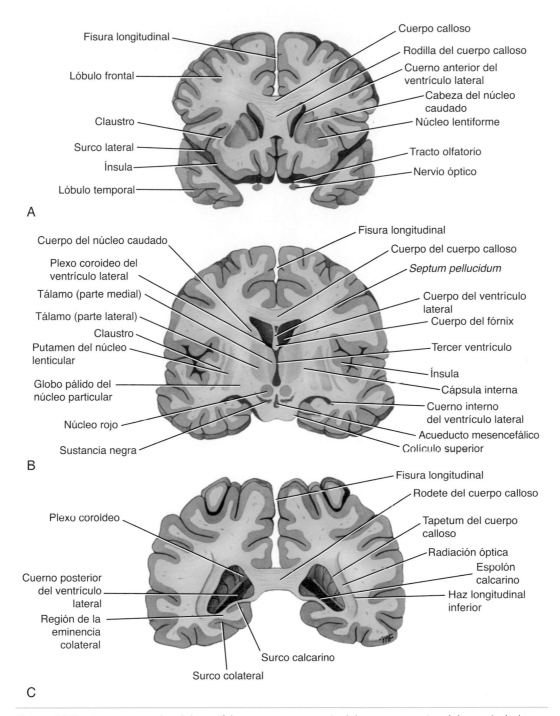

Figura 16-5 Cortes coronales del encéfalo que pasan a través del cuerno anterior del ventrículo lateral (**A**), el cuerpo del ventrículo lateral (**B**) y el cuerno posterior del ventrículo lateral (**C**).

Plexos coroideos

Los plexos coroideos están formados por la tela coroidea situada por encima del techo del ventrículo (*véase* fig. 16-7). La tela vascular coroidea se proyecta hacia abajo de cada lado de la línea media, invaginando el techo ependimario del ventrículo. Los dos bordes o franjas vasculares que cuelgan desde el techo del tercer ventrículo forman el plexo coroideo. La función de los plexos coroideos es producir LCE.

El flujo de sangre de la tela coroidea y, por lo tanto, también de los plexos coroideos del tercer ventrículo y de los ventrículos laterales ingresa por las **ramas coroideas de la carótida interna y de las arterias basilares.** La sangre venosa drena en las venas

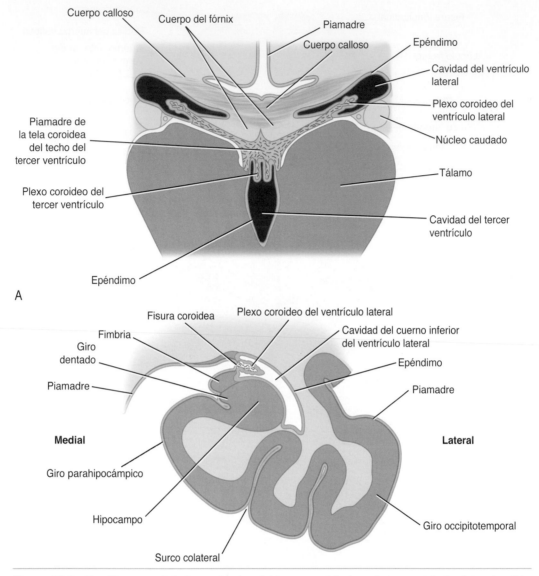

A

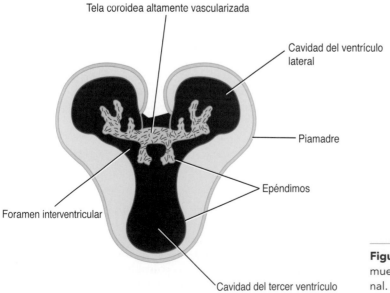

Figura 16-6 Sección coronal de las cavidades del tercer ventrículo y de los ventrículos laterales (**A**) y de la cavidad del cuerno inferior del ventrículo lateral (**B**).

Figura 16-7 Sección sagital del cuarto ventrículo que muestra el origen y la circulación del líquido cerebroespinal. Obsérvese la posición del orificio de Magendie.

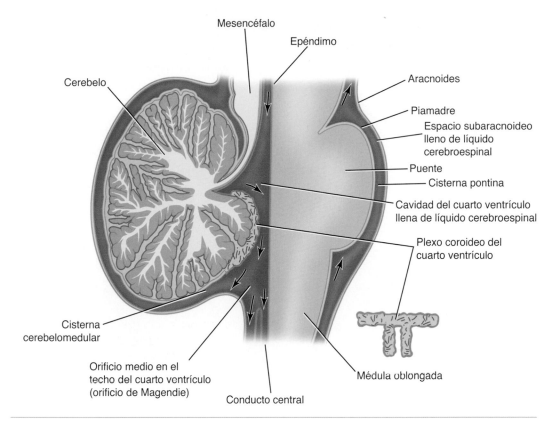

Figura 16-8 Diagrama esquemático de una sección coronal del tercer ventrículo y de los ventrículos laterales en el lugar del foramen interventricular, que muestra la estructura de la tela coroidea y su relación con el epéndimo y la piamadre.

cerebrales internas, las cuales se unen para formar la vena cerebral magna. La vena cerebral magna se conecta al seno sagital inferior para formar el seno recto.

Acueducto mesencefálico (cerebral)

El acueducto mesencefálico (de Silvio) consiste en un conducto estrecho (de 1.8 cm de longitud) que conecta el tercer ventrículo con el cuarto (*véanse* figs. 16-2 y 16-3). Está recubierto de epéndimo y se encuentra rodeado de una capa de sustancia gris que se conoce como el **gris central**. El LCE fluye desde el tercer ventrículo hacia el cuarto. No existe plexo coroideo en el acueducto mesencefálico.

Cuarto ventrículo

El cuarto ventrículo es una cavidad en forma de tienda, llena de LCE. Está situado anterior al cerebelo y posterior al puente (protuberancia) y a la mitad superior de la médula oblongada (bulbo raquídeo) (figs. 16-8 y 16-9: *véase también* fig. 16-4). Está recubierto por epéndimo y se continúa por arriba con el acueducto mesencefálico y por debajo con el conducto central de la médula oblongada y la médula espinal (*véase* fig. 16-3). El cuarto ventrículo posee límites laterales, un techo y un piso en forma romboidal.

Límites laterales

La parte inferior de cada límite lateral está formada por el pedúnculo cerebeloso anterior (fig. 16-10); la parte craneal de cada límite lateral lo está por el pedúnculo cerebeloso superior.

Pared posterior (techo)

El techo en forma de tienda se proyecta en el cerebelo (*véanse* figs. 16-8 y 16-9). La parte superior está formada por los bordes mediales de los dos pedúnculos cerebelosos superiores y por una lámina conectora de sustancia blanca llamada **velo medular superior** (fig. 16-11). La parte inferior del techo está formada por el **velo medular inferior**, que consiste en una hoja fina que carece de tejido nervioso conformada por el epéndimo ventricular y su cobertura posterior de la piamadre (fig. 16-12). Esta parte del techo está perforada en la línea media por una gran apertura, el **orificio medio (orificio de Magendie)**. El receso lateral se extiende lateralmente alrededor de los lados de la médula oblongada, y se abre anteriormente como **orificios laterales del cuarto ventrículo**, u **orificios de Luschka** (fig. 16-13). Por lo tanto, la cavidad del cuarto ventrículo se comunica con el espacio subaracnoideo a través de un único orificio medio y de dos orificios laterales. Estas importantes aberturas permiten que el LCE fluya desde el sistema ventricular al espacio subaracnoideo.

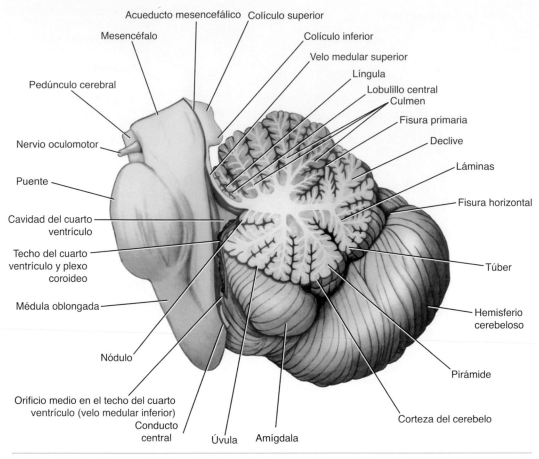

Figura 16-9 Sección sagital a través del tronco del encéfalo y del cerebelo que muestra el cuarto ventrículo.

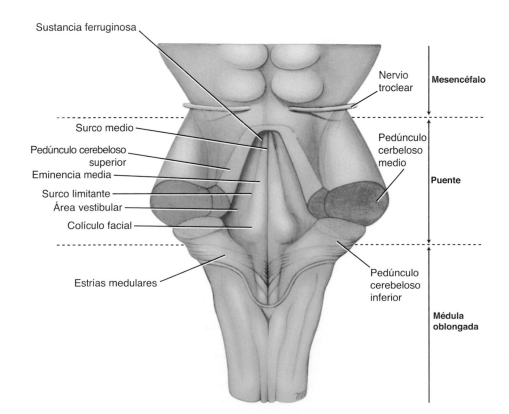

Figura 16-10 Superficie posterior del tronco encefálico que muestra el piso del cuarto ventrículo. Se ha eliminado el cerebelo.

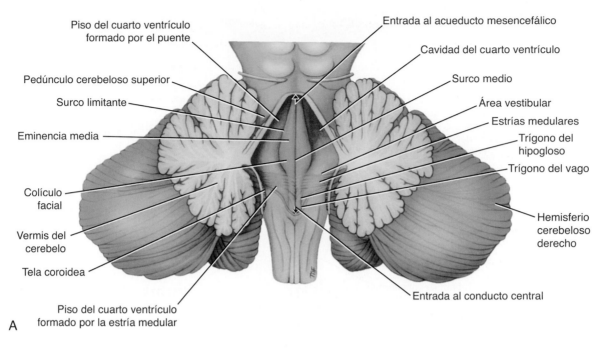

Piso del cuarto ventrículo formado por el puente

Entrada al acueducto mesencefálico

Cavidad del cuarto ventrículo

Pedúnculo cerebeloso superior

Surco medio

Surco limitante

Área vestibular

Eminencia media

Estrías medulares

Trígono del hipogloso

Trígono del vago

Colículo facial

Hemisferio cerebeloso derecho

Vermis del cerebelo

Tela coroidea

Piso del cuarto ventrículo formado por la estría medular

Entrada al conducto central

A

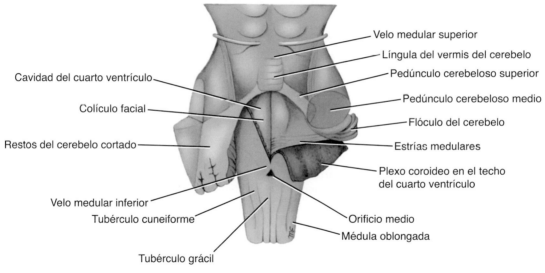

Velo medular superior

Língula del vermis del cerebelo

Pedúnculo cerebeloso superior

Cavidad del cuarto ventrículo

Pedúnculo cerebeloso medio

Colículo facial

Flóculo del cerebelo

Restos del cerebelo cortado

Estrías medulares

Plexo coroideo en el techo del cuarto ventrículo

Velo medular inferior

Tubérculo cuneiforme

Orificio medio

Médula oblongada

Tubérculo grácil

B

Figura 16-11 Vista posterior de la cavidad del cuarto ventrículo. **A.** El vermis del cerebelo se ha dividido en la línea media, y los hemisferios cerebelosos se han desplazado lateralmente. **B.** Se ha eliminado la mayor parte del cerebelo, dejando el velo medular superior e inferior. Obsérvese que la mitad derecha de la médula oblongada inferior se ha reflejado inferiormente para mostrar el plexo coroideo.

Fosa romboidea (piso)

El piso en forma de rombo está formado por la superficie posterior del puente (protuberancia) y por la mitad craneal de la médula oblongada (*véase* fig. 16-10). El piso está dividido en mitades simétricas por el **surco medio**. En cada lado de este surco hay una prominencia, la **eminencia medial**, que se halla rodeada lateralmente por otro surco, el **surco limitante**. Lateral al surco limitante existe una zona conocida como el *área vestibular* (*véanse* figs. 16-10 y 16-11). Los núcleos vestibulares están por debajo del área vestibular.

El *colículo facial* es una ligera protuberancia que se encuentra en el extremo inferior de la eminencia medial, producida por las fibras que tienen un trayecto desde el núcleo motor del nervio facial y que pasan por encima del núcleo del nervio *abducens* (fig. 16-14). En el extremo superior del surco limitante hay una zona gris azulada producida por una agrupación de células nerviosas que contienen pigmento de melanina: el grupo de células recibe la denominación de *sustancia ferruginosa*. Haces de fibras nerviosas, las **estrías medulares**, derivan de los núcleos arcuatos,

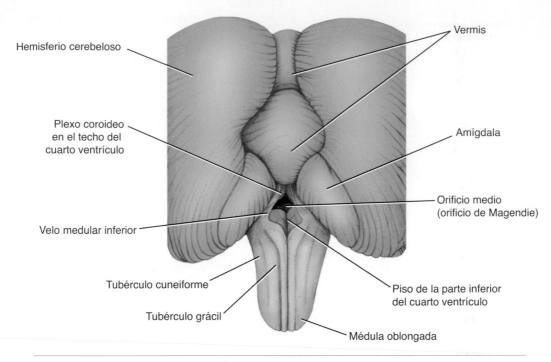

Figura 16-12 Vista posterior del techo del cuarto ventrículo. El cerebelo se ha desplazado superiormente para mostrar el gran orificio medio (orificio de Magendie).

aparecen desde el surco medio, tienen un trayecto lateral por encima de la eminencia medial y de la zona vestibular y penetran en el pedúnculo cerebeloso para llegar al cerebelo (*véase* fig. 16-10).

Por debajo de las estrías medulares se pueden reconocer las siguientes características en el piso del cuarto ventrículo. La más medial es el **trígono del hipogloso**, que indica

la posición del **núcleo hipogloso** subyacente (*véase* fig. 16-11). Lateral a éste se encuentra el **trígono del nervio vago**, por debajo del cual se encuentra el núcleo motor dorsal del vago. El *área postrema* es una zona estrecha situada entre el trígono del vago y el margen lateral del ventrículo, justo ventral a la apertura en el conducto central. La parte inferior del área vestibular también está lateral al trígono del vago.

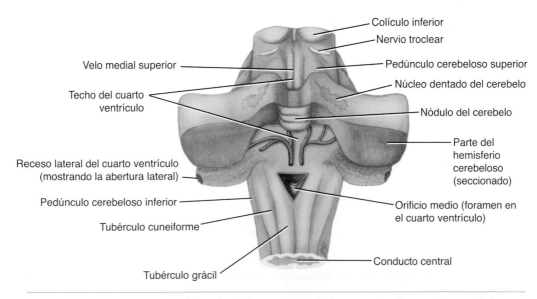

Figura 16-13 Vista posterior del techo del cuarto ventrículo tras retirar la mayor parte del cerebelo. Muestra el receso lateral y el orificio lateral (orificio de Luschka).

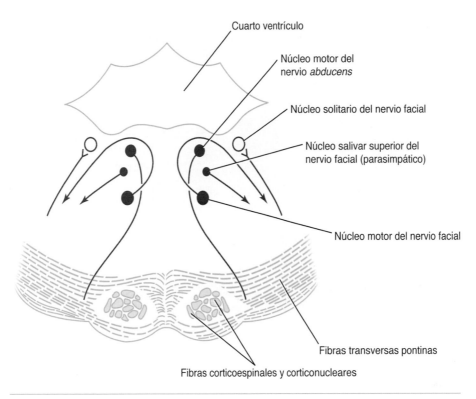

Cuarto ventrículo

Núcleo motor del nervio *abducens*

Núcleo solitario del nervio facial

Núcleo salivar superior del nervio facial (parasimpático)

Núcleo motor del nervio facial

Fibras transversas pontinas

Fibras corticoespinales y corticonucleares

Figura 16-14 Sección transversal a través del cuarto ventrículo y del puente (protuberancia), que muestra el núcleo del nervio facial y su relación con el núcleo del nervio *abducens*.

Plexo coroideo

El plexo coroideo tiene forma de "T", y la parte vertical de la "T" es doble (*véase* fig. 16-8). Está suspendida desde la mitad inferior del techo del ventrículo, y está formada por la tela coroidea, muy vascularizada. La tela coroidea es un pliegue de dos capas de piamadre que se proyecta a través del techo del ventrículo y que está cubierta por epéndimo. El aporte sanguíneo al plexo procede de las **arterias cerebelosas inferiores posteriores.** La función del plexo coroideo es producir LCE.

Conducto central

El conducto central se abre por arriba al cuarto ventrículo. Por debajo, se extiende a través de la mitad inferior de la médula oblongada y a través de toda la longitud de la médula espinal. En el cono medular de la médula espinal, se expande para formar el **ventrículo terminal** (*véase* fig. 16-1). El conducto central se halla cerrado en su extremo inferior, está lleno de LCE y está recubierto por epéndimo. El conducto central está rodeado de sustancia gris, la **comisura gris.** No existe plexo coroideo en el conducto central.

ESPACIO SUBARACNOIDEO

El espacio subaracnoideo es el espacio situado entre la membrana aracnoidea y la piamadre y, por lo tanto, se halla presente donde las meninges rodean el encéfalo y la médula espinal (*véase* fig. 16-1). El espacio está lleno de líquido cerebroespinal, y contiene los grandes vasos sanguíneos del encéfalo (fig. 16-15). Este espacio lo atraviesa una red de finas trabéculas, formadas por tejido conjuntivo delicado. El espacio subaracnoideo rodea completamente el encéfalo y se extiende a lo largo de los nervios olfatorios. El espacio subaracnoideo también se extiende a lo largo de los vasos sanguíneos cerebrales conforme entran y dejan la sustancia del encéfalo, y termina donde los vasos se convierten en una arteriola o en una vénula.

En determinadas situaciones, alrededor de la base del encéfalo, la aracnoides no sigue estrechamente la superficie del encéfalo. En estos casos, el espacio subaracnoideo se expande para formar las **cisternas subaracnoideas.** Las descripciones de las **cisternas cerebelomedulares,** la **cisterna pontina** y la **cisterna interpeduncular,** que son las cisternas más grandes, se encuentran en la página 449.

Por abajo, el espacio subaracnoideo se extiende más allá del extremo inferior de la médula espinal y rodea la **cola de caballo** (*véase* fig. 1-15). El espacio subaracnoideo rodea los nervios espinales y craneales y los sigue hasta donde dejan el cráneo y el conducto vertebral.

Aquí, la aracnoides y la piamadre se fusionan con el perineuro de cada nervio y los acompaña hasta el punto en el que salen del cráneo y el conducto vertebral. En este punto, la aracnoides y la piamadre se fusionan con el perineuro de cada nervio.

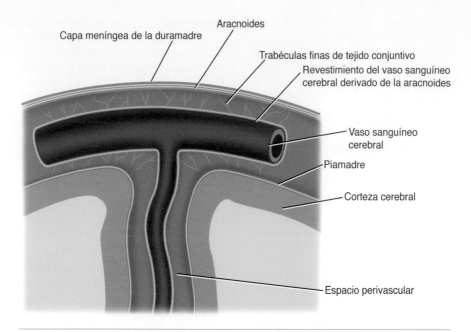

Capa meníngea de la duramadre

Aracnoides

Trabéculas finas de tejido conjuntivo

Revestimiento del vaso sanguíneo cerebral derivado de la aracnoides

Vaso sanguíneo cerebral

Piamadre

Corteza cerebral

Espacio perivascular

Figura 16-15 Diagrama del espacio subaracnoideo alrededor del hemisferio cerebral que muestra la relación del vaso sanguíneo cerebral con respecto a las meninges y la corteza cerebral.

LÍQUIDO CEREBROESPINAL

El líquido cerebroespinal se encuentra en los ventrículos del encéfalo y en el espacio subaracnoideo alrededor del encéfalo y de la médula espinal. Su volumen es de alrededor de 150 mL. Es transparente, incoloro y posee, disueltas, sales inorgánicas similares a las del plasma sanguíneo. El contenido de glucosa es de alrededor de la mitad del de la sangre, y sólo contiene una cantidad mínima de proteínas. Sólo hay unas pocas células que corresponden a linfocitos. El recuento linfocitario normal es de 0 a 3 células por milímetro cúbico. La presión del líquido cerebroespinal se **mantiene considerablemente constante**. En la posición de decúbito lateral, la presión, medida en una punción lumbar, es de 60-150 mm H₂O. Esta presión puede aumentar mediante el esfuerzo, la tos y la compresión de las venas yugulares externas en el cuello (*véase* p. 256). En la tabla 16-1 se resumen las características físicas y la composición del LCE.

Funciones

El líquido cerebroespinal, al bañar las superficies externas e internas del encéfalo y la médula espinal, sirve de amortiguador entre el sistema nervioso central y los huesos que lo rodean, lo cual lo protege frente a traumatismos mecánicos. Debido a que la densidad del encéfalo es sólo ligeramente superior a la del LCE, ello proporciona una capacidad mecánica para flotar y un apoyo para el encéfalo. La estrecha relación del líquido con el sistema nervioso central y con la sangre hace que sirva como un reservorio y ayude a la regulación de los contenidos del cráneo. Por ejemplo, si aumenta el volumen del encéfalo o de los vasos sanguíneos, entonces disminuye el volumen del LCE. Puesto que el líquido cerebroespinal es una sustancia fisiológica ideal, probablemente desempeña una parte activa en la alimentación del tejido nervioso; además, casi con certeza ayuda

a la eliminación de los productos del metabolismo neuronal. Es posible que las secreciones de la glándula pineal influyan en las actividades de la hipófisis por la circulación en el LCE en el tercer ventrículo (p. 253).

En la tabla 16-2 se resumen las funciones del LCE.

Formación

El líquido cerebroespinal se forma principalmente en los plexos coroideos de los ventrículos laterales, tercero y cuarto; parte de él se origina en las células ependimarias que recubren los ventrículos y en la sustancia encefálica a través de los espacios perivasculares.

Tabla 16-1 Características físicas y composición del líquido cerebroespinal

Aspecto	Transparente e incoloro
Volumen	Aprox. 150 mL
Tasa de producción	0.5 mL/min
Presión (punción lumbar con el paciente en decúbito lateral)	60-150 mm H₂O
Composición	
Proteínas	15-45 mg/100 mL
Glucosa	50-85 mg/100 mL
Cloruro	720-750 mg/100 mL
Número de células	0-3 linfocitos/mm³

Tabla 16-2 Funciones del líquido cerebroespinal

1. Funciona como amortiguador y protege al sistema nervioso central de traumatismos.
2. Proporciona estabilidad mecánica y apoyo para el encéfalo.
3. Sirve como reserva y ayuda a la regulación de los contenidos del cráneo.
4. Nutre al sistema nervioso central.
5. Elimina los metabolitos del sistema nervioso central.
6. Sirve como vía de las secreciones pineales para llegar a la hipófisis.

Los plexos coroideos tienen una superficie mucho mayor plegada, y cada pliegue consiste en un centro de tejido conjuntivo vascular cubierto con epitelio coroideo del epéndimo (fig. 16-16). La exploración con microscopía electrónica de las células epiteliales muestra que sus superficies libres se hallan cubiertas de microvellosidades. La sangre de los capilares está separada de la luz ventricular por el endotelio, una membrana basal y el epitelio superficial. Las células epiteliales están fenestradas, y son permeables a las moléculas grandes.

Los **plexos coroideos** secretan activamente LCE, y esto crea un pequeño gradiente de presión. Al mismo tiempo, transportan activamente metabolitos del sistema nervioso desde el líquido cerebroespinal a la sangre. El transporte activo también explica el hecho de que las concentraciones de potasio, calcio, magnesio, bicarbonato y glucosa sean más bajas en el LCE que en el plasma sanguíneo.

El líquido cerebroespinal se produce continuamente a una velocidad de alrededor de 0.5 mL por minuto y con un volumen total de aproximadamente 150 mL; esto se corresponde con un tiempo de recambio de alrededor de 5 h.

Es importante tener en cuenta que la producción de líquido cerebroespinal no está regulada por la presión (como en el caso de la presión arterial), y continúa produciéndose incluso si los mecanismos de reabsorción se hallan bloqueados.

Circulación

La circulación comienza con su secreción desde los plexos coroideos en los ventrículos (y en una pequeña cantidad, desde la superficie cerebral). El líquido pasa desde los ventrículos laterales hacia el tercer ventrículo a través de los forámenes interventriculares (fig. 16-17; *véase también* fig. 16-1). Pasa luego al cuarto ventrículo a través del estrecho acueducto mesencefálico. La circulación se ve ayudada por las pulsaciones arteriales de los plexos coroideos y por los cilios de las células ependimarias que recubren los ventrículos.

Desde el cuarto ventrículo, el líquido pasa lentamente a través del orificio medio y de los orificios laterales de los recesos laterales del cuarto ventrículo, y penetra en el espacio subaracnoideo. El líquido fluye desde la cisterna cerebelomedular y las cisternas pontinas, y circula hacia arriba a través de la incisura de la tienda (tentorio) del cerebelo para llegar a la superficie inferior del encéfalo. Tiene un trayecto hacia

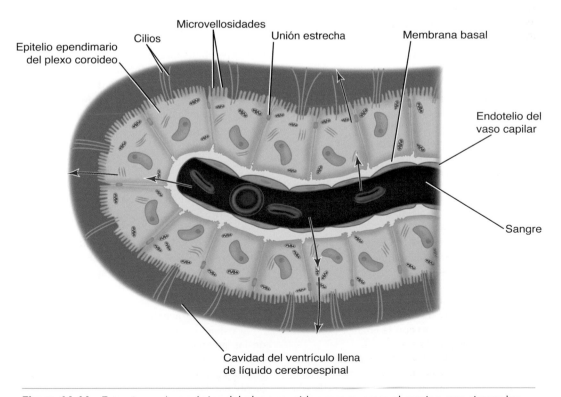

Epitelio ependimario del plexo coroideo · Cilios · Microvellosidades · Unión estrecha · Membrana basal · Endotelio del vaso capilar · Sangre · Cavidad del ventrículo llena de líquido cerebroespinal

Figura 16-16 Estructura microscópica del plexo coroideo que muestra el camino que siguen los líquidos en la formación del líquido cerebroespinal.

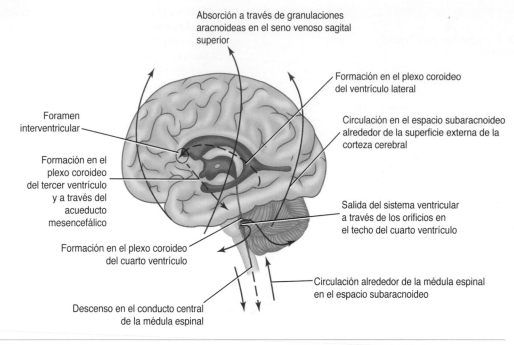

Figura 16-17 Circulación del líquido cerebroespinal. La *línea discontinua* indica la dirección que sigue el líquido dentro de las cavidades del sistema nervioso central.

arriba sobre la cara lateral de cada hemisferio cerebral, ayudado por las pulsaciones de las arterias cerebrales. Parte del líquido cerebroespinal se mueve hacia abajo por el espacio subaracnoideo, alrededor de la médula espinal y de la cola de caballo. Aquí, el líquido cerebroespinal se halla en un callejón sin salida, y la consiguiente circulación depende de las pulsaciones de las arterias espinales y de los movimientos de la columna vertebral, la respiración, la tos y los cambios en las posiciones del cuerpo.

El LCE no sólo baña las superficies ependimaria y de la piamadre del encéfalo y de la médula espinal, sino que también penetra en el tejido nervioso a lo largo de los vasos sanguíneos.

Absorción

Los principales lugares de absorción del líquido cerebroespinal son las **vellosidades aracnoideas** que se proyectan en los senos venosos de la duramadre, especialmente el **seno sagital superior** (fig. 16-18). Las vellosidades aracnoideas tienden a agruparse para formar elevaciones conocidas como **granulaciones aracnoideas**. Estructuralmente, cada vellosidad aracnoidea es un divertículo del espacio subaracnoideo que perfora la duramadre. El divertículo aracnoideo está cubierto por una capa celular fina que, a su vez, está cubierta por el endotelio de los senos venosos. Las granulaciones aracnoideas aumentan en número y tamaño con la edad, y tienden a calcificarse con la edad avanzada.

La absorción del LCE en los senos venosos se produce cuando la presión del LCE supera la presión venosa en el seno. Los estudios de microscopía electrónica de las vellosidades aracnoideas indican que los finos túbulos recubiertos con endotelio permiten un flujo directo de líquido desde el espacio subaracnoideo a la luz de los senos venosos. Si la presión venosa aumenta y supera la presión del líquido cerebroespinal, la compresión de los extremos de las vellosidades cierra los túbulos y evita el reflujo de la sangre en el espacio subaracnoideo. Las vellosidades aracnoideas sirven como válvulas.

Probablemente, parte del líquido cerebroespinal se absorbe directamente de las venas en el espacio subaracnoideo, y posiblemente un poco se escapa a través de los vasos linfáticos perineurales de los nervios craneales y espinales.

Debido a que la producción de LCE desde los plexos coroideos es constante, la velocidad de absorción del LCE a través de las vellosidades aracnoideas controla la presión del LCE.

Extensiones del espacio subaracnoideo

Una manga de espacio subaracnoideo se extiende alrededor del nervio óptico hasta la parte posterior del globo ocular (fig. 16-19). Aquí, la aracnoides y la piamadre se fusionan con la esclerótica. La arteria y la vena central de la retina cruzan esta extensión del espacio subaracnoideo para penetrar en el nervio óptico, y pueden estar comprimidas en los pacientes con aumento de la presión del LCE.

Pequeñas extensiones del espacio subaracnoideo también pueden hallarse alrededor de otros nervios craneales y espinales. Es aquí donde se produce cierta comunicación entre el espacio subaracnoideo y los vasos linfáticos perineurales.

El espacio subaracnoideo también se extiende alrededor de las arterias y de las venas del encéfalo y de la médula espinal en los puntos por los que penetran al tejido nervioso (*véase* fig. 16-15). La piamadre, sin embargo, se fusiona rápidamente con la capa externa de los vasos sanguíneos por debajo de la superficie del encéfalo y de la médula espinal, cerrando así el espacio subaracnoideo.

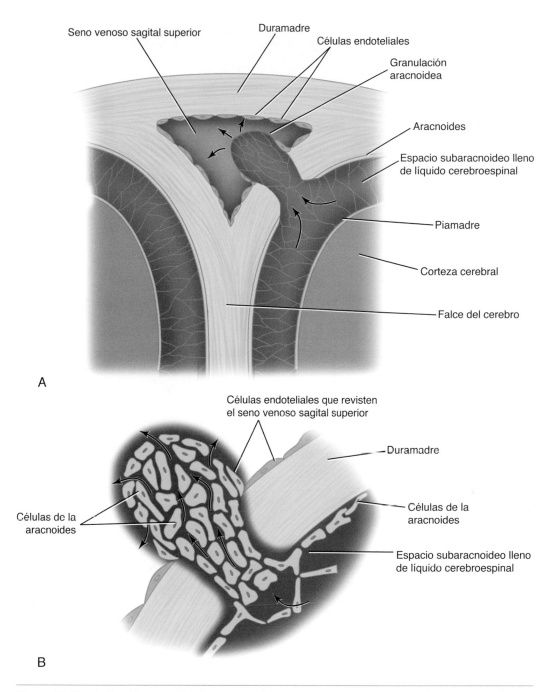

Figura 16-18   A. Sección coronal del seno sagital superior que muestra una granulación aracnoidea. **B.** Vista aumentada de una granulación aracnoidea que muestra el camino que sigue el líquido cerebroespinal en el sistema venoso.

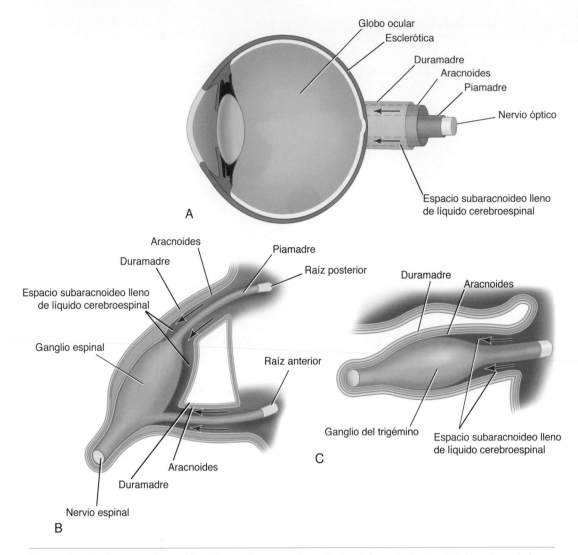

Figura 16-19 Vía que sigue el líquido cerebroespinal alrededor del nervio óptico (**A**), las raíces de los nervios espinales (**B**) y el nervio trigémino (**C**).

BARRERAS HEMATOENCEFÁLICA Y HEMATOESPINAL

El sistema nervioso central requiere un medio muy estable para funcionar con normalidad. Esta estabilidad se la proporciona el aislamiento del sistema nervioso central de la sangre mediante la existencia de las llamadas *barreras hematoencefálica* (BHE) y *hematoespinal*.

Barrera hematoencefálica

Los experimentos de Paul Ehrlich en 1882 mostraron que los animales vivos a los que se les inyectaban colorantes vitales, como el azul tripano, por vía intravascular mostraban una tinción de todos los tejidos del cuerpo excepto del encéfalo y la médula espinal. Más adelante, se demostró que aunque la mayor parte del encéfalo no se tiñe después de la inyección intravenosa de azul tripano, de hecho las siguientes áreas lo hacen: glándula pineal, lóbulo posterior de la hipófisis, tubérculo gris, pared del receso óptico y zona vascular postrema

(área de la médula oblongada sobre el piso del cuarto ventrículo inmediatamente rostral a la abertura del conducto central). Estas observaciones llevaron al concepto de BHE (*barrera hematoencefaloespinal* sería un nombre más preciso).

La permeabilidad de la BHE se halla inversamente relacionada con el tamaño de las moléculas, y directamente relacionada con la solubilidad lipídica. Los gases y el agua pasan fácilmente a través de la barrera, mientras que la glucosa y los electrólitos pasan más lentamente. La barrera es casi impermeable a las proteínas del plasma y a otras moléculas orgánicas. Los compuestos con pesos moleculares de alrededor de 60 000 Da o superiores permanecen dentro del sistema circulatorio. Ello explicaría que en los experimentos iniciales con azul tripano, que rápidamente se une a la proteína plasmática albúmina, el colorante no pasara al tejido neural en la mayor parte del encéfalo.

Estructura

La exploración con microfotografía electrónica del sistema nervioso central muestra que la luz de los capilares sanguíneos

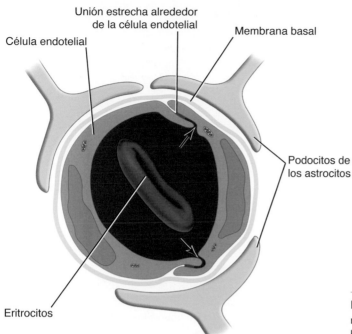

Célula endotelial

Unión estrecha alrededor de la célula endotelial

Membrana basal

Podocitos de los astrocitos

Eritrocitos

Figura 16-20 Sección transversal de los capilares sanguíneos del sistema nervioso central en la zona en la que existe barrera hematoencefálica.

está separada de los espacios extracelulares alrededor de las neuronas y de la neuroglía por las siguientes estructuras: 1) las células endoteliales en la pared del capilar, 2) una membrana basal continua que rodea al capilar por fuera de las células endoteliales y 3) los podocitos o prolongaciones pediculadas de los astrocitos, que se adhieren a la superficie exterior de la pared capilar (fig. 16-20).

El uso de marcadores electrodensos, como lantano o peroxidasa del rábano, ha mostrado que estas sustancias no penetran entre las células endoteliales de los capilares por la presencia de uniones estrechas que forman cinturones alrededor de las células. Cuando se introducen estos marcadores densos en los espacios extracelulares del neurópilo, pasan entre los podocitos extravasculares de los astrocitos hasta el endotelio que recubre el capilar. Con base en esta evidencia, se sabe que las uniones estrechas entre las células endoteliales de los capilares sanguíneos son las responsables de la BHE (los

nervios periféricos están aislados de la sangre de la misma forma que en el sistema nervioso central; las células endoteliales de los capilares sanguíneos en el endoneuro tienen uniones estrechas, por lo que existe una barrera hematonerviosa). En términos moleculares, la barrera hematoencefálica es, en consecuencia, una bicapa lipídica continua que rodea a las células endoteliales y que aísla el tejido cerebral de la sangre. Ello explica cómo las moléculas lipófilas pueden difundir fácilmente a través de la barrera, mientras que las moléculas hidrófilas son excluidas.

Aunque la barrera hematoencefálica existe en el recién nacido, hay evidencia de que es más permeable a determinadas sustancias de lo que ocurre en los adultos.

La estructura de la barrera hematoencefálica no es idéntica en todas las regiones del sistema nervioso central (fig. 16-21). En las áreas en las que la barrera hematoencefálica parece estar ausente, el endotelio capilar contiene fenestraciones

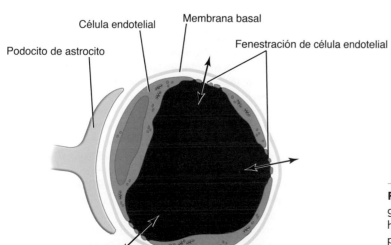

Podocito de astrocito

Célula endotelial

Membrana basal

Fenestración de célula endotelial

Figura 16-21 Sección transversal de un capilar sanguíneo del sistema nervioso central donde la barrera hematoencefálica parece estar ausente. Obsérvese la presencia de fenestraciones en las células endoteliales.

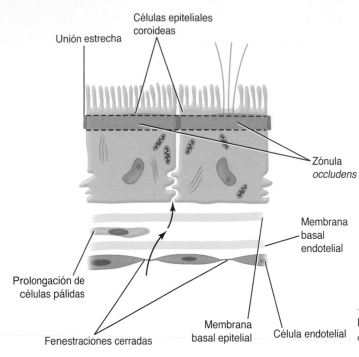

Figura 16-22 Sección de una vellosidad del plexo coroideo.

a través de las cuales pueden pasar proteínas y pequeñas moléculas orgánicas desde la sangre al tejido nervioso. Se ha sugerido que zonas como el área postrema del piso del cuarto ventrículo y el hipotálamo pueden servir como lugares en los que los receptores neuronales pueden tomar una muestra del contenido químico del plasma directamente. El hipotálamo, que está implicado en la regulación de la actividad metabólica del cuerpo, puede llevar a cabo modificaciones apropiadas de la actividad, protegiendo así al sistema nervioso.

Barrera hematoespinal

Existe un paso libre de agua, gases y sustancias liposolubles desde la sangre al LCE. Las macromoléculas, como las proteínas y la mayoría de las hexosas distintas de la glucosa, son incapaces de penetrar al LCE. Se ha sugerido que existe una barrera similar a la BHE en los plexos coroideos.

Estructura

El examen con microscopía electrónica de una vellosidad del plexo coroideo muestra que la luz del capilar sanguíneo se encuentra separada de la luz del ventrículo por las siguientes estructuras: 1) las células endoteliales, que están fenestradas y que tienen paredes muy finas (las fenestraciones no son verdaderas perforaciones, pero poseen un fino diafragma), 2) una membrana basal continua que rodea al capilar por fuera de las células endoteliales, 3) células pálidas esparcidas, con procesos o prolongaciones aplanadas, 4) una membrana basal continua en la que descansan y 5) las células epiteliales coroideas (fig. 16-22). El empleo de marcadores electrodensos no ha sido completamente exitoso en la localización precisa de la barrera. La peroxidasa de rábano inyectada por vía intravenosa se observa como un recubrimiento sobre la superficie luminal de las células endoteliales, y en muchas áreas examinadas pasaba

entre las células endoteliales. Es probable que las uniones estrechas entre las células epiteliales coroideas funcionen a manera de barrera.

Interfase líquido cerebroespinal-encéfalo

Aunque los colorantes vitales administrados por inyección intravenosa no logran acceder a la mayor parte de los tejidos encefálicos, si el colorante se inyecta en el espacio subaracnoideo o en los ventrículos, entra pronto en los espacios extracelulares alrededor de las neuronas y de las células neurogliales. Por lo tanto, no existe una barrera fisiológica comparable entre el LCE y el compartimento extracelular del sistema nervioso central. No obstante, es interesante considerar las estructuras que separan al líquido cerebroespinal del tejido nervioso: 1) la superficie cubierta por la piamadre del encéfalo y la médula espinal, 2) las extensiones perivasculares del espacio subaracnoideo en el tejido nervioso y 3) la superficie ependimaria de los ventrículos (fig. 16-23).

La superficie cubierta por la piamadre del encéfalo consiste en una capa de células dispuestas de forma laxa que descansa sobre una membrana basal. Debajo de la membrana basal se hallan los podocitos de los astrocitos. No existen uniones intercelulares entre las células piales adyacentes ni entre los astrocitos adyacentes; por lo tanto, los espacios extracelulares del tejido nervioso están en una continuidad casi directa con el espacio subaracnoideo.

La prolongación del espacio subaracnoideo en el tejido del sistema nervioso central termina con rapidez por debajo de la superficie del encéfalo, donde ocurre la fusión de la cobertura externa del vaso sanguíneo con la cobertura de la piamadre del tejido nervioso.

La superficie ventricular del encéfalo se encuentra cubierta por células ependimarias cilíndricas con uniones estrechas localizadas.

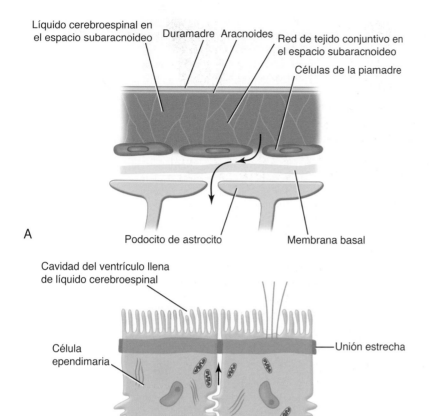

Líquido cerebroespinal en el espacio subaracnoideo
Duramadre
Aracnoides
Red de tejido conjuntivo en el espacio subaracnoideo
Células de la piamadre

A

Podocito de astrocito
Membrana basal

Cavidad del ventrículo llena de líquido cerebroespinal

Célula ependimaria

Unión estrecha

B

Procesos o terminaciones de astrocitos y otras células neurogliales

Figura 16-23 Sección de la interfase hematoespinal.
A. Superficie externa del encéfalo.
B. Superficie ventricular del encéfalo.

Se ha registrado la presencia de canales intercelulares que permiten una comunicación libre entre la cavidad ventricular y el espacio neural extracelular. El epéndimo no tiene membrana basal, y no existen podocitos especializados de los astrocitos, porque las células de la neuroglía se disponen de forma laxa.

Importancia funcional de las barreras hematoencefálica y hematoespinal

De forma normal, la hematoencefálica y la hematoespinal son dos importantes barreras semipermeables que protegen al encéfalo y la médula espinal de sustancias nocivas, mientras permiten que entren gases y nutrientes en el tejido nervioso.

 # Notas clínicas

Nervio óptico y papiledema

Los nervios ópticos están rodeados por vainas derivadas de la piamadre, la aracnoides y la duramadre. Existe una extensión del espacio subaracnoideo intracraneal desde adelante y alrededor del nervio óptico, hasta la parte posterior del globo ocular (*véase* fig. 16-19A). Una elevación en la presión del líquido cerebroespinal producida por un tumor intracraneal comprime las finas paredes de la vena de la retina cuando cruza la extensión del espacio subaracnoideo para penetrar en el nervio óptico. Ello da lugar a una congestión de la vena de la retina, protrusión hacia adelante de la papila o disco óptico y edema de éste, lo que se denomina *edema de papila* o ***papiledema***. Dado que ambas extensiones subaracnoideas son continuas con el espacio subaracnoideo intracraneal, ambos ojos mostrarán edema de papila. El edema de papila persistente da lugar a la atrofia del nervio óptico y a ceguera.

Hidrocefalia

La hidrocefalia es un aumento anómalo del volumen del LCE en el cráneo. Si la hidrocefalia va acompañada de un aumento de la presión del LCE, entonces se debe a lo siguiente: 1) incremento anómalo en la formación de líquido, 2) bloqueo de la circulación del líquido o 3) disminución de la absorción de líquido. Rara vez, la hidrocefalia se produce por una presión normal del LCE, y en estos pacientes existe una hipoplasia compensadora o atrofia de la sustancia encefálica.

Se describen dos variedades de hidrocefalia. En la **hidrocefalia no comunicante**, la presión aumentada del líquido cerebroespinal se debe al bloqueo en algún punto entre su formación en los plexos coroideos y su salida a través de los forámenes en el techo del cuarto ventrículo. En la **hidrocefalia comunicante** no existe obstrucción en la salida de líquido desde el sistema ventricular; el LCE alcanza libremente da ni en la entrada del el espacio subaracnoideo y resulta que tiene presión aumentada.

Formación excesiva de líquido cerebroespinal

La formación excesiva de LCE constituye una situación infrecuente que puede producirse cuando hay un tumor en el plexo coroideo.

Bloqueo de la circulación del líquido cerebroespinal

Una obstrucción del foramen interventricular por un tumor bloquea el drenaje del ventrículo lateral de ese lado. La producción continuada de LCE en el plexo coroideo del ventrículo produce una distensión de dicho ventrículo y la atrofia del tejido neural circundante.

Una obstrucción del acueducto mesencefálico puede ser congénita o consecuencia de una inflamación o de la presión por un tumor. Esto produce una distensión simétrica de ambos ventrículos laterales y distensión del tercer ventrículo.

La obstrucción del orificio medio (orificio de Magendie) en el techo del cuarto ventrículo y de las dos orificios laterales (orificios de Luschka) en los recesos laterales del cuarto ventrículo por un exudado inflamatorio o por el crecimiento de un tumor producirá una dilatación simétrica de ambos ventrículos laterales y del tercer y cuarto ventrículos.

Algunas veces, el exudado inflamatorio secundario a meningitis bloquea el espacio subaracnoideo y obstruye el flujo de LCE sobre la superficie externa de los hemisferios cerebrales. Aquí de nuevo se produce una distensión de todo el sistema ventricular del encéfalo.

Disminución de la absorción del líquido cerebroespinal

La interferencia con la absorción del LCE en las granulaciones aracnoideas puede deberse a un exudado inflamatorio, trombosis venosa o presión sobre los senos venosos, u obstrucción de la vena yugular interna.

Investigación clínica de los ventrículos cerebrales

El tamaño de los ventrículos cerebrales puede investigarse clínicamente mediante: 1) tomografía computarizada (TC), resonancia magnética (RM) y, si es necesario, 2) neumografía intracraneal.

La **TC** y la **RM** son seguras y fáciles de realizar. El contorno de los ventrículos se puede observar mediante el uso de tres métodos (*véanse* figs. 1-24 y 1-25). Aparte de la distensión o la distorsión ventricular, también se puede observar el tumor cerebral que produce la patología.

La **neumografía intracraneal** es esencialmente la sustitución del líquido cerebroespinal dentro de los ventrículos y del espacio subaracnoideo por aire u oxígeno. Debido a que el aire o el gas son menos densos que el líquido o que el tejido nervioso, pueden visualizarse los ventrículos y los surcos cerebrales. En un **encefalograma**, el aire o el oxígeno se introducen a través de una punción lumbar. Se efectúan entonces radiografías del cráneo. En un **ventriculograma**, el aire o el oxígeno se introducen en el ventrículo lateral a través de una aguja insertada a través de un agujero en el cráneo (en un niño pequeño, la aguja se puede insertar a través de una sutura). En la ventriculografía solamente se visualizan los ventrículos.

Presión y composición en la enfermedad del líquido cerebroespinal

El examen del LCE puede ser de gran ayuda para establecer un diagnóstico neurológico.

La determinación clínica de la presión del LCE mediante una punción lumbar se describe en la página 19. Un aumento de la presión suele deberse a meningitis o a un incremento del volumen del encéfalo producido por edema, formación de un tumor, un absceso cerebral o la presencia de un hematoma.

El aspecto macroscópico de una muestra de LCE es de gran valor. Habitualmente, es transparente e incoloro. Un líquido turbio suele indicar la presencia de leucocitos polimorfonucleares o una cantidad excesiva de proteínas. El aumento de los leucocitos sugiere inflamación de las meninges o encefalitis. Un aumento en el contenido de proteínas implica un cambio en la permeabilidad vascular y que las proteínas escapan al LCE. Un aumento de proteínas se observa en la meningitis tuberculosa y en la poliomielitis. En la esclerosis múltiple, la gammaglobulina está aumentada debido a la producción de inmunoglobulinas en el encéfalo y en la médula espinal.

El LCE normal no contiene eritrocitos. La sangre macroscópica en el LCE suele deberse a contaminación por la punción de una vena vertebral por la aguja de la punción lumbar. Se encuentra una tinción uniforme de sangre en la hemorragia subaracnoidea. La coloración amarilla o **xantocromía** se debe a la presencia de oxihemoglobina en el líquido horas después de una hemorragia subaracnoidea.

El LCE normal contiene menos de 4 leucocitos/mm^3. En las infecciones bacterianas, puede haber muchos miles de células/mm^3. En las infecciones víricas del sistema nervioso central, puede haber una reacción linfocítica moderada. Una ligera elevación en el recuento de linfocitos también puede producirse en los tumores cerebrales, el infarto cerebral y la esclerosis múltiple.

La concentración de glucosa en el LCE puede desaparecer completamente en las meningitis bacterianas agudas, pero sigue siendo normal en las infecciones víricas.

Las características físicas normales y la composición del LCE se resumen en la tabla 16-1.

Bloqueo del espacio subaracnoideo en el conducto vertebral

Un bloqueo del espacio subaracnoideo en el conducto vertebral puede producirse por un tumor de la médula espinal o de las meninges. La realización de una punción lumbar es de gran valor para establecer el diagnóstico. La presión normal del LCE con el paciente en reposo en decúbito lateral y respirando por la boca es de entre 60 y 150 mm H$_2$O. Si el flujo de LCE en el espacio subaracnoideo está bloqueado, las variaciones normales de la presión correspondientes al pulso y a la respiración están ausentes o reducidas. La compresión de las venas yugulares internas en el cuello eleva la presión venosa cerebral e inhibe la absorción del LCE en las vellosidades y en las granulaciones aracnoideas, lo que produce un aumento en la lectura manométrica de la presión del LCE. Si esto no ocurre así, es que el espacio subaracnoideo está bloqueado, y el paciente presenta un **signo de Queckenstedt** positivo. Si el tumor ocupara completamente el conducto vertebral en la región de la cola de caballo, no fluiría LCE en la punción lumbar.

El LCE suele ser transparente. En presencia de un tumor, el líquido se puede volver amarillento y coagularse espontáneamente debido al aumento de su contenido proteico.

Tumores del cuarto ventrículo

Los tumores pueden proceder del vermis del cerebelo o el puente e invadir el cuarto ventrículo. También se pueden producir los **ependimomas** que proceden de las células ependimarias del ventrículo. Los tumores de esta región pueden invadir el cerebelo y producir síntomas y signos de déficit cerebeloso, o pueden presionar los centros nucleares vitales situados por debajo del piso del ventrículo; los núcleos hipogloso y vago, por ejemplo, controlan los movimientos linguales, la deglución, la respiración, la frecuencia cardíaca y la presión arterial.

Barrera hematoencefálica en el feto y en el recién nacido

En el feto, el recién nacido o el niño prematuro, en los que estas barreras no están completamente desarrolladas, las sustancias tóxicas, como la bilirrubina, pueden penetrar fácilmente al SNC y producir una coloración amarillenta del encéfalo y querníctero. Este efecto no puede producirse en los adultos.

Traumatismo encefálico y barrera hematoencefálica

Cualquier lesión en el encéfalo, si es debida a un traumatismo directo o a toxinas inflamatorias o químicas, produce una rotura de la BHE, lo que permite la libre difusión de grandes moléculas en el tejido nervioso. Se considera que esto se debe a la destrucción de las células endoteliales vasculares o a la alteración de sus uniones estrechas.

Fármacos y barrera hematoencefálica

La administración sistémica de **penicilina** da lugar a que sólo una pequeña cantidad de ella penetre al sistema nervioso central. Ello es una suerte porque la penicilina en concentraciones elevadas es tóxica para el sistema nervioso central. No obstante, en caso de meningitis las meninges se vuelven más permeables localmente en el lugar de la inflamación, lo que permite que una cantidad suficiente de antibiótico llegue al lugar de la infección. El **cloranfenicol** y las **tetraciclinas** atraviesan fácilmente la BHE y penetran en el tejido nervioso. Las **sulfamidas** también atraviesan con facilidad la BHE.

Las sustancias liposolubles, como el agente anestésico **tiopental**, entran rápidamente en el encéfalo después de su inyección intravenosa. Por otro lado, sustancias hidrosolubles, como la **noradrenalina** exógena, no pueden cruzar la BHE. La **fenilbutazona** es un fármaco que se une a las proteínas plasmáticas, y por ello la molécula fármaco-proteína de gran tamaño es incapaz de atravesar la barrera. La mayor parte de las aminas terciarias, como la **atropina**, son liposolubles y penetran con rapidez en el encéfalo, donde los compuestos cuaternarios, como la **metilnitrato de atropina**, no pueden entrar.

En la enfermedad de Parkinson, existe una deficiencia del neurotransmisor dopamina en el cuerpo estriado. Por desgracia, la dopamina no se puede emplear en el tratamiento, porque no atraviesa la BHE. La levodopa atraviesa fácilmente la barrera y se ha empleado con mucho éxito.

Tumores y la barrera hematoencefálica

Los tumores encefálicos poseen vasos sanguíneos que no tienen BHE. Los astrocitomas anaplásicos malignos, los glioblastomas y los tumores metastásicos secundarios carecen de las barreras normales. Sin embargo, los tumores de lento crecimiento a menudo tienen barreras vasculares normales.

Conceptos clave

Sistema ventricular

- Los *ventrículos* son cavidades llenas de líquido que se localizan dentro del encéfalo.

- Los ventrículos están recubiertos por epéndimo y están llenos de LCE.

- Los ventrículos laterales son los de mayor tamaño y sus partes son cuerpo, cuerno anterior y cuernos laterales.

- Los ventrículos laterales se comunican con el tercer ventrículo, único y medial, mediante el foramen interventricular.

- El tercer ventrículo se encuentra entre ambos tálamos.

- El acueducto mesencefálico comunica el LCE entre el tercer y el cuarto ventrículo.

- El cuarto ventrículo se localiza entre el puente (protuberancia) del encéfalo y el cerebelo.

- El LCE sale del cuarto ventrículo a través de un orificio medio único (orificio de Magendie) y dos orificios laterales (orificios de Luschka).

- El plexo coroideo se encuentra dentro de los ventrículos laterales y produce LCE.

- Barreras hematoencefálica y hematoespinal.

- La BHE permite el paso libre de gases y agua y el paso lento de glucosa y electrólitos e impide el paso de proteínas plasmáticas y otras moléculas orgánicas de gran tamaño.

- La estructura de la BHE se compone de paredes capilares endoteliales, una membrana basal continua alrededor de los vasos, y los procesos pedios de los astrocitos que se adhieren a la pared capilar.

- Las uniones estrechas entre las células endoteliales son las responsables de restringir el paso de moléculas de gran tamaño, pero permiten que las moléculas lipófilas sí atraviesen la barrera.

- El agua, los gases y las sustancias liposolubles pasan libremente desde la sangre hacia el LCE, pero las macromoléculas son detenidas, lo que sugiere que existe una barrera similar dentro del plexo coroideo.

Solución de problemas clínicos

1. Un hombre de 55 años de edad estaba siendo explorado por presentar síntomas y signos que sugerían la presencia de un tumor cerebral. El examen con TC mostraba un aumento del tamaño y la distensión del ventrículo lateral izquierdo. ¿Qué otros estudios se deberían llevar a cabo en este paciente para valorar los ventrículos? Aplicando sus conocimientos de neuroanatomía, determine la localización del tumor en este paciente.

2. Un niño de 3 años de edad ha sido remitido a un hospital infantil porque la circunferencia de su cabeza superaba el límite normal para su edad. Después de una anamnesis exhaustiva y una exploración física detallada, se ha establecido el diagnóstico de hidrocefalia. ¿Cuál es su definición de hidrocefalia? Enumere tres causas frecuentes de hidrocefalia en los niños pequeños.

3. En un hombre de 50 años de edad se observó en la exploración oftalmológica que presentaba edema de ambas papilas (papiledema bilateral) y congestión de los vasos retinianos. La causa del problema era un tumor craneal de rápido crecimiento. Usando sus conocimientos de neuroanatomía, explique el papiledema. ¿Por qué presenta el paciente papiledema bilateral?

4. Un hombre de 38 años de edad ingresó en la unidad de neurocirugía con síntomas de cefalea persistente, vómitos y cierta inestabilidad en la marcha. La cefalea comenzó 6 semanas antes, y empeoró progresivamente. En la exploración, se observó que no se podía sentar en la cama si no le sujetaban. Las extremidades derechas mostraban pérdida del tono. La exploración del paciente cuando estaba de pie presentaba pérdida marcada del equilibrio. La exploración de los nervios craneales mostraba sordera central del oído derecho. La exploración oftalmoscópica reveló edema de papila bilateral grave. Empleando sus conocimientos de neuroanatomía, explique los síntomas y los signos experimentados por este paciente, y trate de establecer un diagnóstico.

5. En una niña de 4 años de edad se diagnosticó tuberculosis meníngea. Se ingresó inmediatamente en el hospital, y se inició la administración de estreptomicina e isoniazida. Tan pronto como se inició este tratamiento, se le administraron esteroides para reducir la incidencia de adherencias. Se recuperó completamente, sin complicaciones. Usando sus conocimientos de neuroanatomía, explique por qué es importante evitar la formación de adherencias en el espacio subaracnoideo.

6. Una niña de 5 años de edad con síntomas de cefalea, malestar general y vómitos ingresó en un hospital infantil. En la exploración, se observó que la temperatura corporal era de 40 °C y que el pulso era rápido. Los intentos por flexionar el cuello producían dolor y hacían que la paciente flexionara las caderas y las rodillas. Se llevó a cabo una punción lumbar; se observó que el líquido cerebroespinal era turbio y la presión estaba aumentada a 190 mm H_2O. El examen microscópico del líquido mostró una gran cantidad de leucocitos polimorfonucleares. Se estableció el diagnóstico de meningitis. El cultivo posterior mostró que la infección era una meningitis meningocócica. El residente recordaba vagamente haber leído en un libro de texto la importancia de la barrera hematoencefálica en el uso de los antibióticos en el tratamiento de la meningitis. ¿Qué es la BHE? ¿Influye la presencia de la BHE en la elección y en la dosificación de los antibióticos empleados en esta paciente?

7. Durante una visita a la sala en un hospital infantil, la pediatra informó a los estudiantes que un niño de 4 días con ictericia tenía ahora un valor de bilirrubina indirecta de 45 mg/100 mL, y que en ese momento el pigmento biliar teñía el encéfalo de color amarillo (querníctero). El daño neurológico se mostraba clínicamente por somnolencia y dificultad para la alimentación, y por espasmos musculares ocasionales. La doctora indicó que el pronóstico era muy malo. Uno de los estudiantes dijo que no podía comprender que el pigmento biliar tuviera un efecto tan dañino en el bebé. Recientemente, había examinado a un paciente que se estaba muriendo de un carcinoma inoperable de la cabeza del páncreas con una obstrucción total del colédoco. En dicho paciente, la piel estaba muy amarilla, pero aparte de las quejas de irritación cutánea intensa por las altas concentraciones de sales biliares en la sangre, y por la pérdida de peso, el paciente no tenía síntomas ni alteraciones neurológicas. Explique la razón de que el niño tuviera daño neuronal y el adulto no.

8. Enumere cinco áreas del encéfalo en las que la BHE se encuentra ausente. ¿Qué piensa del significado del hecho de que en unas pocas áreas del encéfalo la barrera esté ausente?

Respuestas y explicaciones acerca de la solución
de los problemas clínicos

1. Una RM muestra muy bien el contorno de los ventrículos. En ocasiones, cuando estos métodos muestran detalles insuficientes, se puede efectuar una ventriculografía. Este procedimiento consiste en la introducción de aire o de oxígeno en el ventrículo lateral a través de una aguja insertada a través de un agujero en el cráneo. Dado que el ventrículo lateral izquierdo era la única parte del sistema ventricular que mostraba distensión y distorsión, se puede asumir que el tumor había cerrado el foramen interventricular izquierdo y, por lo tanto, está en la vecindad de dicho foramen. Ello se confirmó en la TC.

2. La hidrocefalia es una situación en la que se produce dentro del cráneo un aumento anómalo del volumen del líquido cerebroespinal. La atresia congénita del acueducto mesencefálico, la meningitis, los tumores y el bloqueo de las granulaciones aracnoideas por la hemorragia subaracnoidea o por un exudado inflamatorio son causas frecuentes de esta patología en los niños pequeños.

3. Existe una extensión del espacio intracraneal subaracnoideo alrededor del nervio óptico hasta el polo posterior del globo ocular. Una elevación de la presión del líquido cerebroespinal producida por un tumor intracraneal comprime las paredes finas de la vena de la retina conforme cruza la extensión del espacio subaracnoideo para penetrar en el nervio óptico. Ello produce una congestión de la vena de la retina, protrusión de la papila y edema de la papila. Dado que ambas extensiones subaracnoideas son continuas con el espacio subaracnoideo intracraneal, ambos ojos mostrarán edema de papila.

4. Este hombre fue intervenido quirúrgicamente y se observó que tenía un gran astrocitoma del vermis del cerebelo. El tumor había invadido gran parte de la cavidad del cuarto ventrículo, produciendo una hidrocefalia interna y presión en el piso del ventrículo. Los síntomas de cefalea y vómitos persistentes se producían por el aumento de la presión intracraneal causado por el tumor en crecimiento. El tumor también bloqueaba el orificio medio y los laterales en el techo del cuarto ventrículo, originando una hidrocefalia interna que aumentaba todavía más la presión intracraneal. El edema de papila bilateral era secundario a la elevación de la presión intracraneal. La incapacidad para sentarse en la cama (ataxia del tronco) y la pérdida del equilibrio al estar de pie se debían a la afectación del tumor del vermis del cerebelo. La pérdida de tono de los músculos de las extremidades derechas indicaba diseminación del tumor hasta afectar el hemisferio cereboloso derecho. La sordera central del lado derecho se debía a la afectación del núcleo del octavo nervio craneal derecho por la masa tumoral. El paciente murió 6 meses después de la intervención neuroquirúrgica.

5. Las hormonas esteroideas (p. ej., prednisona) inhiben la reacción inflamatoria normal y, por lo tanto, reducen la incidencia de adherencias fibrosas. Es importante prevenir la formación de estas adherencias, dado que pueden bloquear las aberturas en el techo del cuarto ventrículo, evitando así la salida del líquido cerebroespinal en el espacio subaracnoideo desde dentro del sistema ventricular. Las adherencias también pueden evitar el flujo del LCE sobre los hemisferios cerebrales o reducir la absorción de líquido en las granulaciones aracnoideas. Por lo tanto, las adherencias de las meninges pueden producir hidrocefalia.

6. La BHE es una barrera semipermeable que existe entre la sangre y los espacios extracelulares del tejido nervioso del encéfalo. Permite el paso de agua, gases, glucosa, electrólitos y aminoácidos, pero es impermeable a sustancias de alto peso molecular. La presencia de la BHE afecta a la elección y la dosis de los antibióticos. La penicilina, cuando se inyecta por vía intramuscular en una persona sana, consigue unas concentraciones mucho menores en el LCE que en la sangre; ello se debe a la existencia de la BHE y a la hematoespinal. La inflamación de las meninges produce un incremento de la permeabilidad de los vasos sanguíneos meníngeos y, en consecuencia, la concentración de penicilina aumenta en el LCE. No obstante, es importante para que el tratamiento sea eficaz en los pacientes con meningitis, administrar dosis elevadas de penicilina por vía intravenosa. En contraposición, el cloranfenicol y las sulfamidas cruzan rápidamente la barrera hematoencefálica y la hematoespinal; por lo tanto, se puede mantener fácilmente una concentración adecuada en el LCE.

7. La barrera hematoencefálica en el recién nacido no está completamente desarrollada, y es más permeable de lo que sucede en los adultos. La bilirrubina indirecta atraviesa fácilmente la barrera en el recién nacido, pero no lo hace en el adulto. Una vez que el pigmento de la bilirrubina llega a los espacios extracelulares del tejido cerebral en el recién nacido, pasa a las neuronas y a las células de la neuroglía. Esto da lugar a una función celular anómala y, finalmente, a la muerte neuronal.

8. La glándula pineal, el lóbulo posterior de la hipófisis, el túber cinereum, la pared del receso óptico y el área vascular postrema en el extremo inferior del cuarto ventrículo son partes del encéfalo en las que el endotelio capilar contiene fenestraciones abiertas a través de las cuales pueden pasar las proteínas y las pequeñas moléculas orgánicas. Es en estas áreas donde la barrera hematoencefálica parece estar ausente. El significado de la ausencia de la barrera en la glándula pineal no se conoce. Es posible que los pinealocitos, para funcionar normalmente, necesiten una relación estrecha con el plasma sanguíneo para detectar las concentraciones de las hormonas. La ausencia de BHE en la región del hipotálamo permite a esta zona del encéfalo detectar los contenidos químicos del plasma, para que tengan lugar las modificaciones de la actividad metabólica, de forma que se proteja el tejido nervioso como un todo.

? Preguntas de revisión

Instrucciones: cada uno de los apartados numerados en esta sección se acompaña de respuestas. Seleccione la letra de la respuesta CORRECTA.

1. Las siguientes afirmaciones se refieren al sistema ventricular:
    (a) El acueducto mesencefálico conecta el tercer ventrículo con el cuarto ventrículo.
    (b) Los dos ventrículos laterales se comunican directamente uno con otro a través del foramen de Monro.
    (c) Los ventrículos se desarrollan desde el endodermo embrionario.
    (d) Está recubierto de epitelio escamoso.
    (e) Los plexos coroideos se encuentran sólo en los ventrículos laterales.

2. Las siguientes afirmaciones se refieren al sistema ventricular:
    (a) El cuarto ventrículo cuenta con un techo en forma rectangular.
    (b) El cuerpo pineal está suspendido del techo del cuarto ventrículo.
    (c) Los centros nerviosos que controlan la frecuencia cardíaca y la presión arterial se encuentran por debajo del piso del tercer ventrículo.
    (d) El plexo coroideo del ventrículo lateral se proyecta en la cavidad de su lado medial a través de la fisura coroidea.
    (e) El orificio de Magendie es una apertura en el techo del tercer ventrículo.

3. Las siguientes afirmaciones se refieren a la barrera hematoencefálica (BHE):
    (a) Protege el encéfalo de los compuestos tóxicos de bajo peso molecular.
    (b) Está presente en la glándula pineal.
    (c) Las células endoteliales de los capilares sanguíneos no están fenestradas.
    (d) Las células endoteliales de los capilares sanguíneos se mantienen juntas por uniones estrechas.
    (e) La levodopa presenta dificultades para atravesar la barrera hematoencefálica en el tratamiento de la enfermedad de Parkinson.

4. Las siguientes afirmaciones se refieren a la barrera hematoencefálica:
    (a) El cloranfenicol y las tetraciclinas no pueden atravesar la barrera hematoencefálica.
    (b) En el recién nacido, la barrera hematoencefálica no está completamente desarrollada.
    (c) El traumatismo o la inflamación cerebral tienen poco efecto en la integridad de la BHE.
    (d) Los gases y el agua pasan con dificultad a través de la barrera.
    (e) La glucosa y los electrólitos pasan rápidamente a través de la barrera.

5. Las siguientes afirmaciones se refieren a la barrera hematoespinal:
    (a) Las uniones estrechas en cinturón entre las células ependimarias coroideas forman la barrera.
    (b) Las proteínas y la mayor parte de las hexosas, excepto la glucosa, son capaces de atravesar la barrera.
    (c) Los gases y el agua no pueden pasar a través de la barrera.
    (d) Las sustancias liposolubles tienen dificultades para atravesar la barrera.
    (e) La membrana basal de las células endoteliales desempeña una parte vital en la formación de la barrera.

6. Las siguientes estructuras se refieren al techo del cuarto ventrículo:
    (a) Tectum del mesencéfalo.
    (b) Plexo coroideo.
    (c) Glándula pineal.
    (d) Cuerpo calloso.
    (e) Lóbulos temporales de los hemisferios cerebrales.

7. Las siguientes afirmaciones se refieren al LCE en el cuarto ventrículo:
    (a) Se produce fundamentalmente en el plexo coroideo del acueducto mesencefálico.
    (b) Sale del mesencéfalo a través de los forámenes interventriculares.
    (c) Penetra en la médula espinal a través del orificio de Luschka.
    (d) Es de color amarillo oscuro.
    (e) Escapa al espacio subaracnoideo a través de las aberturas en el techo del cuarto ventrículo.

8. Las fronteras laterales del cuarto ventrículo están formadas por:
    (a) La tienda del cerebelo.
    (b) El surco limitante.
    (c) Los pedúnculos cerebelosos.
    (d) Los pedúnculos cerebrales.
    (e) Las estrías medulares.

9. Los siguientes núcleos importantes están por debajo del piso del cuarto ventrículo:
    (a) Núcleo oculomotor.
    (b) Núcleo troclear.
    (c) Núcleo trigémino.
    (d) Núcleo hipogloso.
    (e) Núcleo olfatorio.

10. Las siguientes afirmaciones se refieren al tercer ventrículo:
    (a) Está situado entre los tálamos.
    (b) Se comunica con los ventrículos laterales a través del acueducto mesencefálico.
    (c) Se continúa con el cuarto ventrículo a través del foramen interventricular.
    (d) El plexo coroideo se localiza en el piso.
    (e) El plexo coroideo recibe su aporte arterial a través de las arterias cerebrales posteriores.

11. Las siguientes afirmaciones hacen referencia al espacio subaracnoideo:
    (a) Contiene LCE y arterias cerebrales, pero no venas cerebrales.
    (b) No se comunica con las cisternas.
    (c) El cuarto ventrículo drena en éste a través de un único orificio.
    (d) El espacio no rodea los nervios craneales ni espinales donde abandonan el cráneo y el conducto vertebral.
    (e) Constituye el espacio entre la aracnoides y la piamadre.

12. Las siguientes afirmaciones se refieren a la formación de líquido cerebroespinal:
    (a) No se origina nada de líquido en la sustancia cerebral.
    (b) Se forma fundamentalmente a partir de los plexos coroideos.
    (c) Es secretado pasivamente por las células ependimarias que recubren los plexos coroideos.
    (d) El líquido se produce continuamente a una velocidad de alrededor de 5 mL/min.
    (e) El líquido drena en el espacio subaracnoideo desde los vasos linfáticos del encéfalo y la médula espinal.

13. Las siguientes afirmaciones se refieren al líquido cerebroespinal (LCE):
    (a) Su circulación a través de los ventrículos no se ve ayudada por las pulsaciones de los plexos coroideos.
    (b) Se extiende inferiormente en el espacio subaracnoideo hasta el nivel de la quinta vértebra sacra.
    (c) La presión del LCE en el espacio subaracnoideo aumenta si se comprimen las venas yugulares del cuello.
    (d) Sale del sistema ventricular a través de los forámenes ventriculares.
    (e) Su circulación por el espacio subaracnoideo está ayudada por las pulsaciones de las venas cerebrales y espinales.

14. Las siguientes afirmaciones se refieren a la absorción del líquido cerebroespinal:
    (a) El líquido pasa a la sangre mediante un transporte activo a través de las células que forman las vellosidades aracnoideas.
    (b) Los principales sitios de absorción del líquido cerebroespinal son las venas en el espacio subaracnoideo y los linfáticos perineurales.
    (c) Las vellosidades aracnoideas desempeñan un papel importante en la absorción.
    (d) Los túbulos finos que se encuentran en las vellosidades aracnoideas desempeñan un papel menor en el flujo del LCE en los senos venosos.
    (e) En la hidrocefalia comunicante, existe una obstrucción del flujo del líquido cerebroespinal dentro del sistema ventricular y de la salida del flujo desde el sistema ventricular al espacio subaracnoideo.

Preguntas pareadas. Instrucciones: las siguientes preguntas se aplican a la figura 16-24. Paree los números presentados a la izquierda con las letras más apropiadas a la derecha. Cada letra puede seleccionarse ninguna, una o más de una vez.

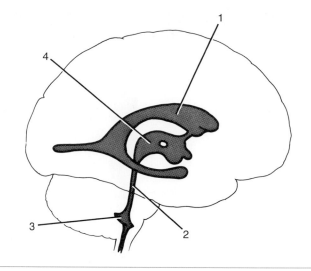

Figura 16-24 Vista lateral del encéfalo que muestra un esquema de las cavidades ventriculares.

15. Número 1   (a) Acueducto mesencefálico
16. Número 2   (b) Cuerpo del ventrículo lateral
17. Número 3   (c) Tercer ventrículo
18. Número 4   (d) Cuarto ventrículo
                (e) Ninguna de las anteriores

Instrucciones: cada historia clínica continúa con preguntas. Seleccione la MEJOR respuesta.

Una mujer de 24 años de edad que refería cefaleas intensas de reciente inicio y varios episodios de vómitos matutinos fue vista por un neurólogo. Una exploración física cuidadosa mostró hallazgos que sugerían que podría tener un tumor intracraneal que afectaba al cerebelo. El médico solicitó una RM del encéfalo de la paciente con focalización especial en los contenidos de la fosa craneal posterior.

19. La figura 16-25 es una RM coronal (con contraste) a nivel del cuarto ventrículo. El radiólogo hizo las siguientes observaciones correctas en su informe, excepto:
    (a) Los huesos del cráneo no mostraban nada anómalo. La corteza cerebral parecía ser normal.
    (b) Las estructuras de la línea media no estaban desplazadas a ninguno de los dos lados.
    (c) La cavidad del cuarto ventrículo estaba distorsionada y era más grande de lo normal.
    (d) El cuerpo del ventrículo lateral tenía un aspecto normal.

Una mujer embarazada, de 21 años de edad, fue invitada a una fiesta, y durante el transcurso de la tarde tomó varios gin tonic. La fiesta fue seguida por varias otras en las siguientes 3 semanas, en las que bebió mucho. Seis meses después, dio a luz a un niño que fue diagnosticado de hidrocefalia congénita.

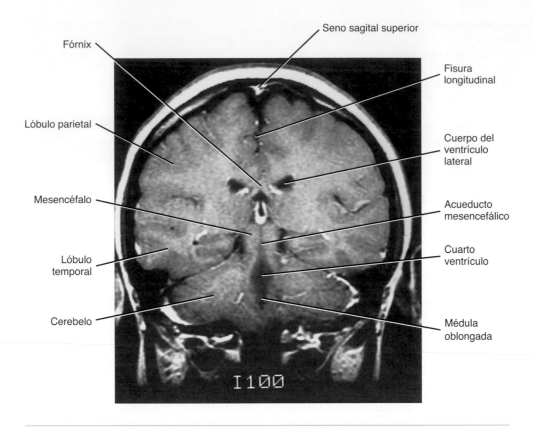

Figura 16-25 RM coronal (con contraste) a través del tronco encefálico que muestra el cuarto ventrículo y las estructuras nerviosas y óseas que lo rodean.

20. El neurólogo pediatra interrogó exhaustivamente a la madre y llegó a las siguientes conclusiones, excepto:
   (a) El consumo de una gran cantidad de alcohol durante el embarazo generalmente no tiene efectos adversos sobre el feto en desarrollo.
   (b) La alta ingesta etílica coincidió con el primer trimestre.
   (c) El alcohol cruza la barrera placentaria y penetra en la circulación fetal.
   (d) El alcohol probablemente ha cruzado la barrera hematoencefálica y ha penetrado en el encéfalo.
   (e) El neurólogo opinaba que el efecto tóxico del alcohol era probablemente el causante de la hidrocefalia.

✓ Respuestas y explicaciones a las preguntas de revisión

1. A es correcta. El acueducto mesencefálico conecta el tercer ventrículo con el cuarto ventrículo (*véase* fig. 16-4). B. Los dos ventrículos laterales no se comunican directamente el uno con el otro a través del foramen interventricular (foramen de Monro) (*véase* fig. 16-2). C. Los dos ventrículos se desarrollan a partir del tubo neural en el embrión. D. El sistema ventricular se halla recubierto por epéndimo, que es una única capa de células cuboidales o cilíndricas. E. Los plexos coroideos se encuentran en los ventrículos laterales y en el tercer y cuarto ventrículos.

2. D es correcta. El plexo coroideo del ventrículo lateral se proyecta en la cavidad de su lado medial a través de la fisura coroidea (*véase* fig. 16-7). A. El cuarto ventrículo tiene un piso de forma romboidea denominado *fosa romboidea* (*véase* fig. 16-11). B. El cuerpo pineal no se suspen-

de del techo del cuarto ventrículo (*véase* fig. 16-4). C. Los centros nerviosos que controlan la frecuencia cardíaca y la presión arterial se encuentran por debajo del piso del cuarto ventrículo (*véase* fig. 16-11). E. El orificio de Magendie es una abertura en el techo del cuarto ventrículo (*véase* fig. 16-12).

3. C es correcta. Las células endoteliales de los capilares sanguíneos en la BHE no son fenestradas. A. La BHE protege al encéfalo de los compuestos tóxicos de alto peso molecular. B. La BHE no está presente en la glándula pineal. D. Las células endoteliales de los capilares sanguíneos de la BHE no están unidas mediante uniones estrechamente localizadas; pasan a través de las células endoteliales. E. La levodopa pasa fácilmente a través de la BHE en el tratamiento de la enfermedad de Parkinson.

4. B es correcta. En el recién nacido, la barrera hematoencefálica no está completamente desarrollada. A. El cloranfenicol y las tetraciclinas pueden cruzar la BHE. C. El traumatismo cerebral y la inflamación tienen un gran efecto sobre la integridad de la BHE. D. Los gases y el agua atraviesan fácilmente la BHE. E. La glucosa y los electrólitos atraviesan lentamente la BHE.

5. A es correcta. En la barrera hematoespinal las uniones estrechas de tipo cinturón entre las células ependimarias coroideas forman la barrera. B. Las proteínas y la mayor parte de las hexosas, aparte de la glucosa, son incapaces de atravesar la barrera hematoespinal. C. Los gases y el agua pasan fácilmente a través de la barrera. D. Las sustancias liposolubles no tienen dificultad en atravesar la barrera. E. La membrana basal de las células endoteliales no participan en la formación de la barrera.

6. B es correcta. El plexo coroideo está presente en el techo del cuarto ventrículo (*véase* fig. 16-8).

7. E es correcta. El LCE en el cuarto ventrículo fluye al espacio subaracnoideo a través de la abertura en el techo del ventrículo (*véase* fig. 16-13). A. El líquido cerebroespinal en el cuarto ventrículo se produce fundamentalmente en los plexos coroideos de los ventrículos laterales, tercero y cuarto. B. Abandona el mesencéfalo a través del acueducto mesencefálico (*véase* fig. 16-17). C. El líquido cerebroespinal en el cuarto ventrículo penetra en la médula espinal a través del canal central (*véase* fig. 16-7). D. El LCE es claro e incoloro.

8. C es correcta. Los límites laterales del cuarto ventrículo están formados por los pedúnculos cerebelosos (*véase* fig. 16-10).

9. D es correcta. El núcleo hipogloso se encuentra por debajo del piso del cuarto ventrículo (*véase* el trígono del hipogloso en la fig. 16-11).

10. A es correcta. El tercer ventrículo se encuentra entre el tálamo (*véase* fig. 16-5). B. El tercer ventrículo se comunica con los ventrículos laterales a través del foramen interventricular (*véase* fig. 16-2). C. El tercer ventrículo se continúa con el cuarto ventrículo a través del acueducto mesencefálico (*véase* fig. 16-3). D. El plexo coroideo del tercer ventrículo se encuentra situado en el techo (*véase* fig. 16-6). E. El plexo coroideo del tercer ventrículo recibe su aporte arterial de las arterias carótida interna y basilar.

11. E es correcta. El espacio subaracnoideo es el intervalo entre la aracnoides y la piamadre (*véase* fig. 16-1). A. El espacio subaracnoideo contiene el líquido cerebroespinal, las arterias cerebrales y las venas cerebrales. B. El espacio subaracnoideo está en libre comunicación con las cisternas. C. El cuarto ventrículo drena en el espacio subaracnoideo a través de las aberturas en su techo (*véase* fig. 16-1). D. El espacio subaracnoideo rodea los nervios craneales y espinales hasta el punto en el que dejan el cráneo y el conducto vertebral.

12. B es correcta. El líquido cerebroespinal se forma en su mayor parte en los plexos coroideos. A. Parte del líquido cerebroespinal se origina en la sustancia cerebral. C. El líquido cerebroespinal es secretado activamente por las células ependimarias que recubren los plexos coroideos. D. El líquido cerebroespinal se produce continuamente a una velocidad de 0.5 mL/min (p. 459). E. El encéfalo y la médula espinal no tienen vasos linfáticos.

13. C es correcta. La presión del LCE en el espacio subaracnoideo aumenta si se comprimen las venas yugulares del cuello. A. La circulación del líquido cerebroespinal a través del ventrículo se ve ayudada por las pulsaciones de las arterias en los plexos coroideos. B. El líquido cerebroespinal se extiende inferiormente en el espacio subaracnoideo en la columna vertebral hasta el nivel del borde inferior de la segunda vértebra sacra (*véase* fig. 16-1). D. El líquido cerebroespinal sale del sistema ventricular del encéfalo a través de los orificios de Luschka y de Magendie (*véase* fig. 16-1). E. La circulación del LCE se ve ayudada por las pulsaciones de las arterias cerebrales y espinales.

14. C es correcta. Las vellosidades aracnoideas desempeñan un papel importante en la absorción del líquido cerebroespinal en los senos venosos craneales. A. El líquido cerebroespinal no pasa a la sangre mediante un transporte activo a través de las células que forman las vellosidades aracnoideas. B. Las venas en el espacio subaracnoideo y los vasos linfáticos perineurales son lugares menores para la absorción del LCE. D. Los túbulos finos que se encuentran en las vellosidades aracnoideas desempeñan un papel fundamental en el flujo del líquido cerebroespinal en los senos venosos (p. 460). E. En la hidrocefalia comunicante no existe obstrucción en el flujo del LCE dentro del sistema ventricular o del flujo de salida desde el sistema ventricular al espacio subaracnoideo.

Para las respuestas de las preguntas 15 a 18, estudie la figura 16-21.

15. B es correcta; 1 es el cuerpo del ventrículo lateral.

16. A es correcta; 2 es el acueducto mesencefálico.

17. D es correcta; 3 es el cuarto ventrículo.

18. C es correcta; 4 es el tercer ventrículo.

19. C es correcta. El tamaño y la forma de la cavidad del cuarto ventrículo estaban dentro de los límites normales.

20. A es correcta. Muchas sustancias químicas son tóxicas para el sistema nervioso central, y el alcohol en grandes cantidades es una de las más tóxicas. Durante el primer trimestre, el alcohol puede acceder fácilmente al encéfalo en un momento en el que es especialmente vulnerable. Antes de que los médicos receten un fármaco, el médico debe saber si éste es capaz de atravesar la BHE y qué efecto, si es que tiene alguno, tendrá sobre el sistema nervioso central.

17 Irrigación del encéfalo y la médula espinal

OBJETIVOS DEL CAPÍTULO

- Revisar las principales arterias y venas que irrigan el encéfalo y la médula espinal.

- Explicar las áreas de la corteza cerebral y de la médula espinal irrigadas por una arteria en particular, así como

describir la disfunción que aparecería en caso de que se ocluyera esa arteria.

- Revisar el círculo arterial cerebral, conocido como *polígono de Willis*, así como su distribución interna.

Una mujer de 61 años de edad se desmayó en el supermercado y estaba en coma cuando ingresó en el servicio de urgencias del hospital local. Veinticuatro horas después, recuperó la consciencia y se pudo observar que tenía una parálisis del lado izquierdo de su cuerpo, especialmente de la extremidad inferior. Tenía también pérdida sensitiva en la pierna y el pie izquierdos. Podía deglutir sin problemas y no parecía tener dificultad en el habla. La hemiplejía y la hemianestesia del lado izquierdo sugerían fuertemente un ictus o accidente cerebrovascular que afectaba al hemisferio cerebral derecho. La limitación de la parálisis y la anestesia a la pierna y pie izquierdos indicaban que la arteria cerebral anterior o una de sus ramas estaban ocluidas por un trombo o por un émbolo. El diagnóstico se confirmó

mediante tomografía por emisión de positrones (PET, *positron emission tomography*), que mostraba una ausencia de torrente sanguíneo en el área de la pierna de la superficie medial del hemisferio cerebral derecho.

Los ictus siguen siendo la tercera causa de morbilidad y de muerte en los Estados Unidos. En consecuencia, es muy importante conocer las áreas de la corteza cerebral y de la médula espinal irrigadas por una arteria en particular, y explicar la disfunción que se produciría si se ocluyera esa arteria. La cápsula interna, que contiene las principales vías ascendentes y descendentes a la corteza cerebral, con frecuencia resulta alterada por una hemorragia arterial o una trombosis cerebral.

ARTERIAS DEL ENCÉFALO

El encéfalo está irrigado por las dos arterias carótidas internas y por las dos arterias vertebrales. Las cuatro arterias se encuentran en el espacio subaracnoideo, y sus ramas se anastomosan en la superficie inferior del encéfalo para formar el círculo arterial cerebral (polígono de Willis).

Arteria carótida interna

La arteria carótida interna comienza en la bifurcación de la arteria carótida común (fig. 17-1), donde por lo general tiene una dilatación localizada, denominada **seno carotídeo**. Asciende por el cuello y entra al cráneo atravesando el conducto carotídeo del hueso temporal. La arteria se dirige entonces horizontalmente hacia adelante a través del seno cavernoso, y emerge en la cara medial del proceso clinoides anterior tras perforar la duramadre. Entra entonces en el espacio subaracnoideo perforando la aracnoides y gira hacia atrás hasta la región del extremo medial del surco cerebral lateral.

Aquí se divide en las **arterias cerebrales anterior** y **media** (fig. 17-2; *véase también* fig. 17-1).

Ramas de la porción cerebral

1. La **arteria oftálmica** se forma cuando la arteria carótida interna sale del seno cavernoso. Penetra en la órbita a través del conducto óptico por debajo y externamente al nervio óptico. Irriga el ojo y otras estructuras orbitarias, y sus ramas terminales riegan el área frontal del cuero cabelludo, los senos etmoidales y frontales y el dorso de la nariz.
2. La **arteria comunicante posterior** es un vaso pequeño que se origina desde la arteria carótida interna, cerca de su bifurcación terminal. La arteria comunicante posterior cuenta con un trayecto hacia atrás sobre el nervio oculomotor para unirse a la arteria cerebral posterior, formando así parte del círculo arterial cerebral o **polígono de Willis**.
3. La **arteria coroidea**, una rama pequeña, también se origina en la arteria carótida interna, cerca de su bifurcación

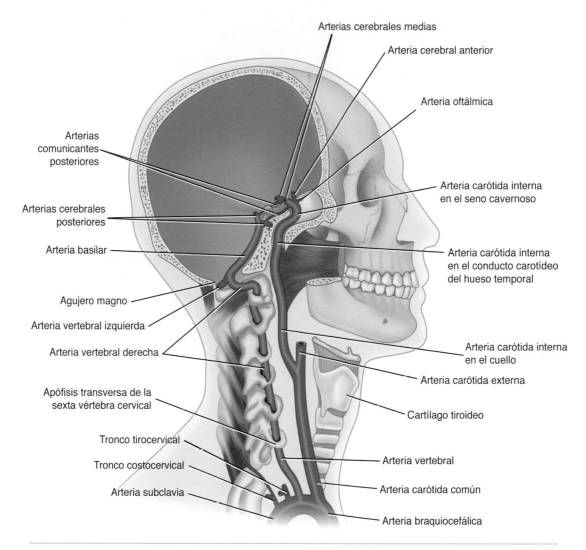

Arterias cerebrales medias

Arteria cerebral anterior

Arteria oftálmica

Arterias comunicantes posteriores

Arterias cerebrales posteriores

Arteria basilar

Agujero magno

Arteria vertebral izquierda

Arteria vertebral derecha

Apófisis transversa de la sexta vértebra cervical

Tronco tirocervical

Tronco costocervical

Arteria subclavia

Arteria carótida interna en el seno cavernoso

Arteria carótida interna en el conducto carotídeo del hueso temporal

Arteria carótida interna en el cuello

Arteria carótida externa

Cartílago tiroideo

Arteria vertebral

Arteria carótida común

Arteria braquiocefálica

Figura 17-1 Origen y recorrido de la arteria carótida interna y de las arterias vertebrales conforme ascienden por el cuello y penetran en el cráneo.

terminal. La arteria coroidea pasa hacia atrás cerca del tracto óptico, penetra en el cuerno posterior del ventrículo lateral, y termina en el plexo coroideo. Da lugar a numerosas ramas pequeñas a las estructuras que las rodean, incluyendo el pie peduncular, el cuerpo geniculado lateral, el tracto óptico y la cápsula interna.

4. La arteria cerebral anterior es la rama terminal más pequeña de la arteria carótida interna. Tiene un trayecto hacia delante y medialmente superior al nervio óptico, y penetra en la fisura longitudinal del cerebro. Aquí, se une a la arteria cerebral anterior del lado contrario mediante la **arteria comunicante anterior**. Se curva hacia atrás sobre el cuerpo calloso y, por último, se anastomosa con la arteria cerebral posterior (fig. 17-3; *véase también* fig. 17-8). Las **ramas corticales** irrigan toda la superficie medial de la corteza cerebral hasta el surco parietooccipital. También irrigan una franja de corteza de alrededor de 2.5 cm de ancho de la superficie lateral adyacente. La arteria cerebral anterior irriga por lo tanto el área de la extremidad inferior del giro precentral. Un grupo de **ramas centrales** atraviesan la sustancia perforada anterior y ayudan a irrigar parte de los núcleos lenticular y caudado y de la cápsula interna.

5. La **arteria cerebral media**, la rama más grande de la carótida interna, tiene un trayecto lateral en el surco cerebral lateral (*véase* fig. 17-2). Las **ramas corticales** riegan toda la superficie lateral del cerebro, excepto la franja estrecha irrigada por la arteria cerebral anterior, el polo occipital y la superficie inferolateral del cerebro, que están alimentadas por la arteria cerebral posterior (*véase* fig. 17-3). Esta arteria irriga, por lo tanto, toda el área motora, excepto el área de la extremidad inferior. Las **ramas centrales** penetran en la sustancia perforada anterior y perfunden los núcleos caudado y lenticular y la cápsula interna (fig. 17-4).

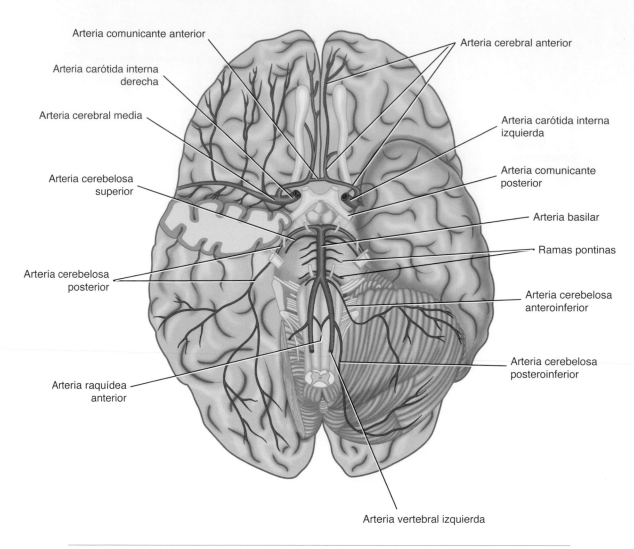

Figura 17-2 Arterias de la superficie inferior del cerebro. Obsérvese la formación del círculo arterial cerebral. Se ha eliminado parte del lóbulo temporal para mostrar el trayecto de la arteria cerebral media.

Arteria vertebral

La arteria vertebral, una rama de la primera parte de la arteria subclavia, asciende por el cuello al atravesar los forámenes de los procesos transversos de las seis vértebras cervicales superiores (*véase* fig. 17-1). Penetra en el cráneo a través del foramen magno y atraviesa la duramadre y la aracnoides para entrar en el espacio subaracnoideo. Después, sigue hacia arriba, hacia adelante y medialmente sobre la médula oblongada o bulbo raquídeo (*véase* fig. 17-2). En el extremo inferior del **puente** (protuberancia), se une al vaso del lado contralateral para formar la **arteria basilar**.

Ramas de la porción craneal

1. Las **ramas meníngeas** son pequeñas e irrigan el hueso y la dura en la fosa craneal posterior.
2. La **arteria espinal posterior** puede proceder de la arteria vertebral o de la arteria cerebelosa posteroinferior. Desciende en la superficie posterior de la médula espinal, cerca de las raíces posteriores de los nervios espina-

les. Las ramas están reforzadas por las arterias radiculares, que penetran en el conducto vertebral a través de los forámenes intervertebrales. Para la distribución detallada de esta arteria, *véase* la página 471.

3. La **arteria espinal anterior** está formada a partir de una rama que se origina de cada arteria vertebral, cerca de su terminación (*véase* fig. 17-2). La arteria única desciende por la superficie anterior de la médula oblongada y de la médula espinal, y está incluida en la piamadre a lo largo de la fisura media anterior. La arteria se encuentra reforzada por arterias radiculares que penetran en el conducto vertebral a través de los forámenes intervertebrales. Para conocer una distribución detallada de esta arteria, *véase* la página 472.
4. La **arteria cerebelosa posteroinferior**, la rama más grande de la arteria vertebral, sigue un curso irregular entre la médula oblongada y el cerebelo (*véanse* figs. 17-12 y 17-14). Irriga la superficie inferior del vermis, los núcleos centrales del cerebelo y la superficie inferior del hemisferio cerebeloso; también riega la médula oblongada y el plexo coroideo del cuarto ventrículo.

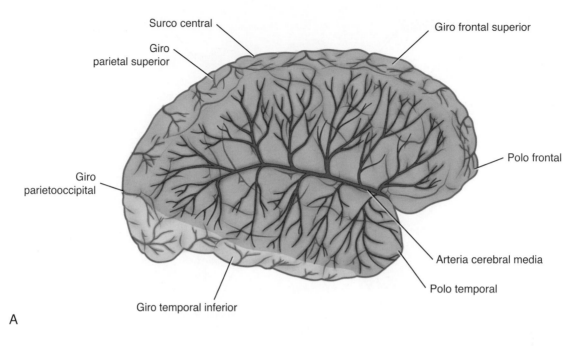

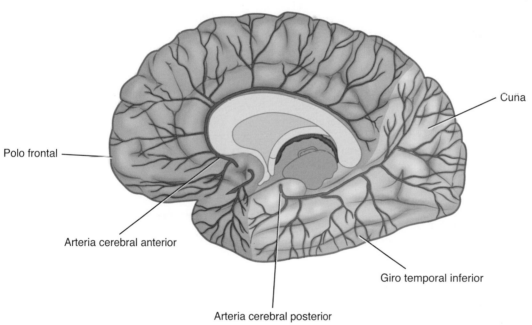

Figura 17-3 Zonas irrigadas por las arterias cerebrales. **A.** Superficie lateral del hemisferio derecho. **B.** Superficie medial del hemisferio derecho. La zona perfundida por la arteria cerebral anterior está coloreada de *azul*, la zona irrigada por la arteria cerebral media lo está de *rosa*, y la arteria irrigada por la arteria cerebral posterior lo está de *marrón*.

5. Las **arterias medulares** son ramas muy pequeñas que están distribuidas en la médula oblongada.

Arteria basilar

La arteria basilar, que está conformada por la unión de las dos arterias vertebrales (*véase* fig. 17-1), asciende por un surco en la superficie anterior del puente o protuberancia (*véase* fig. 17-2; *véanse también* figs. 17-13 y 17-14). En el extremo superior del puente, se divide en las dos arterias cerebrales posteriores.

Ramas

1. Las **arterias pontinas** se encuentran conformadas por numerosos vasos pequeños que penetran a la sustancia del puente.
2. La **arteria laberíntica** es una arteria larga y estrecha que acompaña a los nervios facial y vestibulococlear en el meato acústico interno, y que irriga el oído interno. A menudo, se forma como una rama de la arteria cerebelosa anteroinferior.

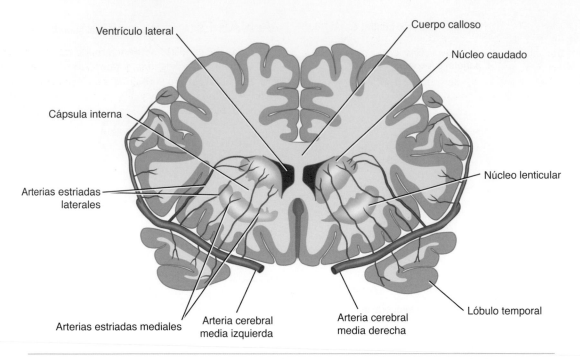

Figura 17-4 Corte coronal de los hemisferios cerebrales que muestra la irrigación arterial a las estructuras cerebrales profundas desde la arteria cerebral media.

3. La **arteria cerebelosa anteroinferior** presenta un trayecto hacia atrás y lateralmente, e irriga las partes anterior e inferior del cerebelo. Algunas de las ramas se dirigen al puente y a la parte superior de la médula oblongada.

4. La arteria cerebelosa superior se origina cerca de la terminación de la arteria basilar (*véanse* figs. 17-2, 17-11 y 17-14). Tiene un trayecto alrededor del pedúnculo cerebral, e irriga la superficie superior del cerebelo. También irriga al puente, la glándula pineal y el velo medular posterior.

5. La **arteria cerebral posterior** se curva de forma lateral y hacia atrás alrededor del mesencéfalo, y se une con una rama comunicante posterior de la arteria carótida interna (*véanse* figs.17-1, 17-2, 17-11 y 17-14). Las ramas corticales irrigan las superficies inferolateral y medial del lóbulo temporal y las superficies medial y lateral del lóbulo occipital (*véase* fig. 17-3). Por lo tanto, la arteria cerebral posterior irriga la corteza visual. Las **ramas centrales** perforan el parénquima cerebral e irrigan partes del tálamo y del núcleo lenticular, así como el mesencéfalo, la glándula pineal y los cuerpos geniculados mediales. Una **rama coroidea** penetra en el cuerno inferior del ventrículo lateral e irriga el plexo coroideo; también irriga el plexo coroideo del tercer ventrículo.

Círculo arterial cerebral

El círculo arterial cerebral se encuentra en la fosa interpeduncular en la base del encéfalo. Está formado por la anastomosis entre las dos arterias carótidas internas y las dos arterias vertebrales (*véase* fig. 17-2). Las arterias comunicante anterior, cerebral anterior, carótida interna, comunicante posterior, cerebral posterior y basilar contribuyen al círculo arterial cerebral. Éste permite que la sangre que penetra tanto por la carótida interna como por las arterias vertebrales se distribuya a cualquier parte de ambos hemisferios cerebrales. Las ramas corticales y centrales proceden del círculo e irrigan la superficie cerebral.

Las variaciones en el tamaño de las arterias que forman el círculo arterial cerebral son frecuentes, y se ha descrito la ausencia de una o de ambas arterias comunicantes.

Arterias para áreas encefálicas específicas

El **cuerpo estriado** y la **cápsula interna** están irrigados principalmente por las ramas centrales estriadas medial y lateral de la arteria cerebral media (*véase* fig. 17-4); las ramas centrales de la arteria cerebral anterior irrigan el resto de estas estructuras.

El **tálamo** está irrigado principalmente por ramas de las arterias comunicante posterior, basilar y cerebral posterior.

El **mesencéfalo** está irrigado por las arterias cerebral posterior, cerebelosa superior y basilar.

El **puente** está irrigado por las arterias basilar y cerebelosa anterior, inferior y superior.

La **médula oblongada** está irrigada por las arterias vertebral, espinal anterior y posterior, cerebelosa posteroinferior y basilar.

El **cerebelo** está irrigado por las arterias cerebelosa superior, cerebelosa anteroinferior y cerebelosa posteroinferior.

Inervación de las arterias cerebrales

Las arterias cerebrales reciben un rico aporte de fibras nerviosas posganglionares simpáticas. Estas fibras derivan del ganglio simpático cervical superior. La estimulación de estos nervios produce la vasoconstricción de las arterias cerebrales. No obstante, en circunstancias normales, el torrente sanguíneo local se encuentra controlado principalmente por las concentraciones de dióxido de carbono, hidrogeniones y oxígeno presentes en el tejido nervioso; la elevación de la concentración de dióxido de carbono o de hidrogeniones y la disminución en la tensión de oxígeno dan origen a la vasodilatación.

VENAS DEL ENCÉFALO

Las venas del encéfalo no tienen tejido muscular en sus paredes, que son muy delgadas, y tampoco disponen de válvulas. Proceden del cerebro y se sitúan en el espacio subaracnoideo. Atraviesan la aracnoides y la capa meníngea de la duramadre y drenan en los senos venosos craneales (fig. 17-5).

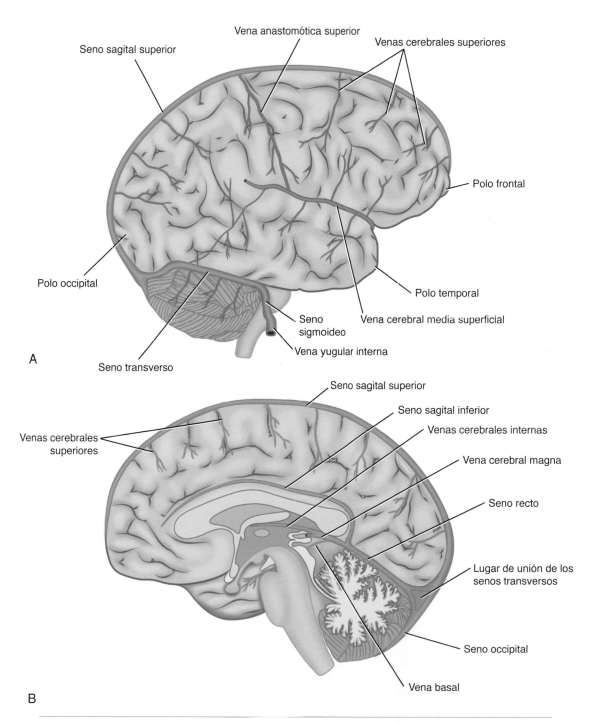

Figura 17-5   Drenaje venoso del hemisferio cerebral derecho. **A.** Superficie lateral. **B.** Superficie medial.

Venas cerebrales externas

Las **venas cerebrales superiores** pasan por encima de la superficie lateral del hemisferio cerebral y drenan en el seno sagital superior.

La **vena cerebral media superficial** drena en la superficie lateral del hemisferio cerebral. Tiene un trayecto hacia abajo en el surco lateral, y se vacía en el seno cavernoso.

La **vena cerebral media profunda** drena la ínsula y se une con las venas **cerebral anterior** y **estriadas** spara formar la vena basal. La vena basal se une finalmente a la vena cerebral magna, que a su vez drena en el seno recto.

Venas cerebrales internas

Existen dos venas cerebrales internas que están formadas por la unión de la **vena talamoestriada** con la **vena coroidea** en el foramen interventricular. Las dos venas tienen un trayecto posterior por la tela coroidea del tercer ventrículo, y se unen por debajo del rodete del cuerpo calloso para formar la vena cerebral magna, que drena en el seno recto.

Venas de áreas encefálicas específicas

El **mesencéfalo** drena por venas que desembocan en las venas basales o cerebrales magnas.

El **puente** drena a través de venas que desembocan en la vena basal, de las venas cerebelosas o de los senos venosos vecinos.

La **médula oblongada** drena a través de venas que desembocan en las venas espinales y en los senos venosos vecinos.

El **cerebelo** drena a través de venas que desembocan en la vena cerebral magna o en los senos venosos adyacentes.

CAPILARES ENCEFÁLICOS

El aporte de sangre capilar al encéfalo es mayor en la sustancia gris que en la sustancia blanca. Esto es previsible, puesto que la actividad metabólica de los cuerpos de las neuronas en la sustancia gris es mucho mayor que en las terminaciones nerviosas de la sustancia blanca. La barrera hematoencefálica aísla el tejido cerebral del resto del cuerpo y está formada por las uniones estrechas que existen entre las células endoteliales en los lechos capilares (pp. 452-453).

CIRCULACIÓN CEREBRAL

La circulación sanguínea al encéfalo debe aportar oxígeno, glucosa y otros nutrientes al tejido nervioso, y eliminar dióxido de carbono, ácido láctico y residuos metabólicos. Se ha mostrado que el encéfalo está irrigado por sangre arterial procedente de las dos arterias carótidas internas y de las dos arterias vertebrales. El aporte de sangre a la mitad del encéfalo procede de la arteria carótida interna, y la arteria vertebral de este lado y sus respectivos flujos se juntan en la arteria comunicante posterior en el punto en el que la presión de las dos es igual y no se mezclan (fig. 17-6). No obstante, si la arteria carótida interna o la arteria vertebral se ocluyen, la sangre fluye hacia atrás o hacia adelante a lo largo de este punto para compensar la reducción del torrente sanguíneo. El círculo arterial cerebral también permite que el torrente sanguíneo atraviese la línea media, como se observa cuando se ocluye la arteria carótida interna o vertebral de un lado. También se ha observado que los dos flujos de sangre desde las arterias vertebrales se mantienen separados del mismo lado de la luz en la arteria basilar, y que no se mezclan.

Aunque las arterias cerebrales se anastomosan las unas con las otras en el círculo arterial cerebral y mediante ramas en la superficie de los hemisferios cerebrales, una vez que penetran en la sustancia cerebral, no se producen más anastomosis.

El factor más importante para que la sangre fluya a través del cerebro es la presión sanguínea arterial. A ésta se oponen factores como el aumento de la presión intracraneal, una mayor viscosidad de la sangre o estenosis del diámetro vascular. El flujo de sangre cerebral es marcadamente constante a pesar de los cambios de la presión sanguínea general. Esta autorregulación de la circulación se logra mediante

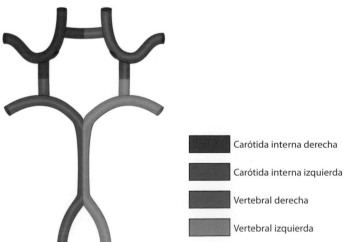

Carótida interna derecha

Carótida interna izquierda

Vertebral derecha

Vertebral izquierda

Figura 17-6 Círculo arterial cerebral que muestra la distribución de sangre desde las cuatro arterias principales.

una disminución compensatoria de la resistencia vascular cerebral cuando disminuye la presión intracraneal, y por un aumento de la resistencia vascular cuando aumenta la presión arterial. No es necesario insistir en que esta autorregulación no mantiene un flujo sanguíneo adecuado cuando la presión arterial se reduce a un nivel muy bajo.

El diámetro de los vasos sanguíneos cerebrales es el principal factor que contribuye a la resistencia vascular cerebral. A pesar de que se sabe que los vasos sanguíneos cerebrales están inervados por las fibras nerviosas posganglionares simpáticas, y que responden a la noradrenalina, aparentemente desempeñan un papel escaso o nulo en el control de la resistencia vascular cerebral en los seres humanos sanos. La influencia vasodilatadora más poderosa sobre los vasos sanguíneos cerebrales es el aumento del dióxido de carbono o de la concentración del ion de hidrógeno; la reducción de la concentración de oxígeno también produce vasodilatación. Se ha observado, mediante PET, que el aumento en la actividad neuronal en diferentes partes del cerebro produce un incremento local en el torrente sanguíneo. Por ejemplo, la visión de un objeto aumenta el consumo de oxígeno y de glucosa en la corteza cerebral de los lóbulos occipitales. Esto da lugar a una elevación de las concentraciones locales de dióxido de carbono y de iones de hidrógeno, y produce un incremento local en el torrente sanguíneo.

El torrente sanguíneo cerebral en los pacientes puede medirse mediante una inyección intracarotídea o con la inhalación de criptón o de xenón radiactivo. Una circulación cerebral de 50-60 mL/100 g de tejido cerebral por minuto se considera normal.

ARTERIAS DE LA MÉDULA ESPINAL

La médula espinal recibe su aporte sanguíneo de tres arterias pequeñas: las dos arterias espinales posteriores y la espinal anterior. Estas arterias, que tienen un trayecto longitudinal, se ven reforzadas por pequeñas arterias dispuestas de forma segmentaria que proceden de arterias que se encuentran fuera de la columna vertebral y que penetran en el conducto vertebral a través de los forámenes intervertebrales. Estos vasos se anastomosan en la superficie de la médula y envían ramas a la sustancia blanca y a la sustancia gris. Existen variaciones considerables con respecto al tamaño y los niveles segmentarios en lo que se refiere a las arterias reforzantes.

Arterias espinales posteriores

Las arterias espinales posteriores proceden ya sea directamente de las arterias vertebrales dentro del cráneo o indirectamente de las arterias cerebelosas posteroinferiores. Cada arteria desciende sobre la superficie posterior de la médula espinal cerca de las raíces nerviosas posteriores, y da lugar a ramas que penetran en la sustancia de la médula (fig. 17-7). Las arterias espinales posteriores irrigan el tercio posterior de la médula espinal.

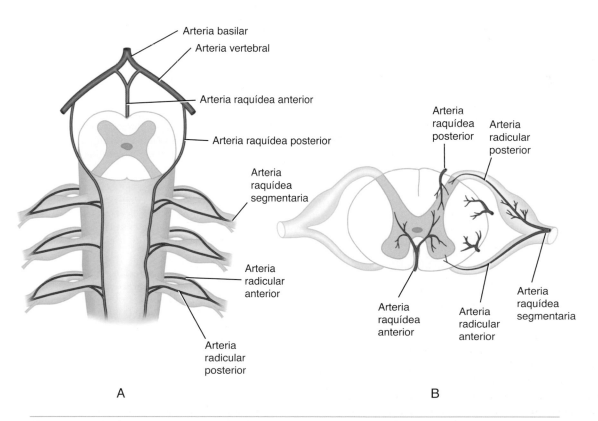

A

B

Figura 17-7 A. Irrigación arterial de la médula espinal que muestra la formación de dos arterias espinales posteriores y de una arteria espinal anterior. **B.** Sección transversal de la médula espinal que muestra las arterias segmentarias posteriores y las arterias radiculares.

Las arterias espinales posteriores son pequeñas en la región torácica, y los primeros tres segmentos torácicos de la médula espinal son especialmente vulnerables a la isquemia si se ocluyen las arterias segmentarias o radiculares en esta región.

Arteria espinal anterior

La arteria espinal anterior está formada por la unión de dos arterias, cada una de las cuales procede de la arteria vertebral dentro del cráneo. La arteria espinal anterior desciende sobre la superficie anterior de la médula espinal en la fisura media anterior. Las ramas de la arteria espinal anterior penetran en la sustancia de la médula e irrigan los dos tercios anteriores de la médula espinal.

En los segmentos torácicos superiores e inferiores de la médula espinal, la arteria espinal anterior puede ser muy pequeña. Si las arterias segmentarias o radiculares se ocluyen en estas regiones, el cuarto segmento torácico y el primer segmento lumbar de la médula espinal son especialmente sensibles a la necrosis isquémica.

Arterias espinales segmentarias

En cada foramen intervertebral, las arterias espinales anterior y posterior, que tienen un trayecto longitudinal, están reforzadas por pequeñas arterias segmentarias a ambos lados. Las arterias son ramas de arterias fuera de la columna vertebral (cervicales profundas, intercostales y lumbares). Después de penetrar en el conducto vertebral, cada arteria espinal segmentaria da lugar a las arterias radicular **anterior** y **posterior** que acompañan a las raíces nerviosas anterior y posterior a la médula espinal.

Otras **arterias nutricias** penetran en el conducto vertebral y se anastomosan con las arterias espinales anteriores y posteriores; no obstante, el número y el tamaño de estas arterias varía considerablemente de una persona a otra. Una arteria nutricia grande e importante, la **gran arteria medular anterior de Adamkiewicz**, procede de la aorta en los niveles vertebrales torácicos inferiores o lumbares superiores; es unilateral y, en la mayoría de las personas, penetra en la médula espinal desde el lado izquierdo. La importancia de esta arteria está en el hecho de que puede ser la fuente principal de sangre de los dos tercios inferiores de la médula espinal.

VENAS DE LA MÉDULA ESPINAL

Las venas de la médula espinal drenan en seis conductos longitudinales tortuosos que se comunican superiormente dentro del cráneo con la venas del cerebro y con los senos venosos. Drenan principalmente en el plexo venoso vertebral interno.

 # Notas clínicas

El encéfalo recibe alrededor del 15% del gasto cardíaco en reposo. El aporte arterial llega al cerebro a través de las dos arterias carótidas internas y de las dos arterias vertebrales; la carótida interna es el principal aporte de sangre arterial.

Las arterias distribuidoras –las arterias cerebrales anterior, media y posterior– que proceden del círculo arterial cerebral pasan por encima de la superficie externa del encéfalo y se anastomosan unas con otras. Dan lugar a ramas que penetran en el cerebro en ángulo recto. En la sustancia cerebral, se forman más ramas, pero no tienen lugar más anastomosis. La anastomosis de la superficie del cerebro es la que proporciona la circulación colateral cuando se ocluye una de las arterias.

A pesar de la reciente disminución de la enfermedad cerebrovascular producida por el tratamiento de la hipercolesterolemia y del tratamiento enérgico de la hipertensión, se estima que la enfermedad cerebrovascular sigue siendo responsable de alrededor del 50% de todos los ingresos hospitalarios por causa neurológica en los adultos.

Isquemia cerebral

La pérdida de consciencia se produce en alrededor de 5-10 s si se corta completamente el flujo de sangre al cerebro. El daño cerebral irreversible con la muerte del tejido nervioso sigue rápidamente al cese completo del flujo cerebral. Se ha estimado que la función neurológica cesa tras alrededor de 1 min, y que los cambios irreversibles empiezan una vez transcurridos unos 4 min, aunque este tiempo puede ser mayor si el cuerpo del paciente se ha enfriado (se debe hacer hincapié en que la lesión cerebral puede revertirse si se restablece el flujo cerebral incluso después de 5 min). El paro cardíaco debido a trombosis coronaria es la causa más frecuente de esta patología.

Interrupción de la circulación cerebral

Las lesiones vasculares del encéfalo son muy frecuentes, y el defecto neurológico resultante depende del tamaño de la arteria ocluida, de la situación de la circulación colateral y de la zona del encéfalo afectada.

SÍNDROMES ARTERIALES CEREBRALES

Los estudios clínicos y la exploración del material *post mortem* han centrado la atención en la elevada frecuencia de lesiones en la arteria carótida común, la carótida interna y las arterias vertebrales en el cuello.

OCLUSIÓN DE LA ARTERIA CEREBRAL ANTERIOR

Si la oclusión de la arteria cerebral anterior es proximal a la arteria comunicante anterior, la circulación colateral suele ser adecuada para conservar la circulación. La oclusión distal a la arteria comunicante puede producir los siguientes signos y síntomas:

1. Hemiparesia y hemianestesia que afectan principalmente a la pierna y al pie (giro paracentral de la corteza).
2. Incapacidad para identificar objetos correctamente, apatía y cambios de personalidad (lóbulos frontal y parietal).

OCLUSIÓN DE LA ARTERIA CEREBRAL MEDIA

La oclusión de la arteria cerebral media puede producir los siguientes signos y síntomas, pero el cuadro clínico depende del lugar de la oclusión y de la presencia de anastomosis colaterales:

1. Hemiparesia y hemihipoestesia contralateral que afecta principalmente a la cara y al brazo (giro precentral y postcentral).

2. Afasia, si se afecta el hemisferio izquierdo (rara vez si se afecta el derecho).
3. Hemianopsia homónima contralateral (daño del tracto óptico).
4. Anosognosia, si se afecta el hemisferio derecho (rara vez si se afecta el hemisferio izquierdo).

OCLUSIÓN DE LA ARTERIA CEREBRAL POSTERIOR

La oclusión de la arteria cerebral posterior puede producir los siguientes signos y síntomas, pero el cuadro clínico puede variar según el lugar de la oclusión y la disponibilidad de las anastomosis colaterales:

1. Hemianopsia homónima contralateral con algún grado de conservación macular (daño de la corteza calcarina, respetando la mácula debido a que el polo occipital recibe aporte sanguíneo colateral desde la arteria cerebral media).
2. Agnosia visual (isquemia del lóbulo occipital izquierdo).
3. Afectación de la memoria (posible daño de la cara medial del lóbulo temporal).

OCLUSIÓN DE LA ARTERIA CARÓTIDA INTERNA

La oclusión de la arteria carótida interna puede producirse sin causar síntomas ni signos, o bien, puede originar una isquemia cerebral masiva, dependiendo de la presencia de anastomosis colaterales.

1. Los signos y síntomas son los de la oclusión de la arteria cerebral media, incluyendo hemiparesia y hemihipoestesia contralaterales.
2. Existe pérdida completa o parcial de la visión del mismo lado, pero la pérdida permanente es infrecuente (los émbolos procedentes de la arteria carótida interna llegan a la retina a través de la arteria oftálmica).

OBSTRUCCIÓN DE LA ARTERIA VERTEBROBASILAR

Las arterias vertebral y basilar irrigan todas las partes del sistema nervioso central en la fosa craneal posterior, y a través de las arterias cerebrales posteriores irrigan la corteza visual a ambos lados. Los signos y síntomas clínicos son muy variables, y pueden incluir los siguientes:

1. Pérdida de la sensación del dolor y de la temperatura homolateral de la cara, y pérdida de la sensación de dolor y de temperatura contralateral del cuerpo.
2. Crisis de hemianopsia o ceguera cortical completa.
3. Pérdida homolateral del reflejo nauseoso, disfagia y disfonía como consecuencia de las lesiones del núcleo de los nervios glosofaríngeo y vago.
4. Vértigo, nistagmo, náuseas y vómitos.
5. Síndrome de Horner homolateral.
6. Ataxia y otros signos cerebelosos homolaterales.
7. Hemiparesia unilateral o bilateral.
8. Coma.

Deterioro del torrente sanguíneo cerebral

El deterioro del torrente sanguíneo cerebral puede estar originado por un gran número de patologías, y las más importantes se consideran bajo los siguientes epígrafes: 1) enfermedades que alteran la presión arterial, 2) enfermedades de las paredes arteriales y 3) enfermedades que dan origen al bloqueo de la luz arterial.

HIPOTENSIÓN POSTURAL

Los pacientes que se levantan después de estar en cama durante varios días, los soldados que permanecen inmóviles durante períodos prolongados al sol, y los fieles que se arrodillan en la iglesia pueden experimentar la acumulación de sangre venosa en las extremidades o una afectación del retorno venoso al corazón, con la consecuente caída del gasto cardíaco y un descenso de la presión arterial. La presión arterial general tiene que bajar considerablemente antes de que disminuya el flujo sanguíneo cerebral.

SHOCK FÍSICO Y PSICOLÓGICO

La caída profunda y prolongada de la presión arterial puede producirse tras un traumatismo físico, como un accidente de tránsito o una intervención quirúrgica prolongada, especialmente en los ancianos, en los que las arterias cerebrales ya están estenosadas por la enfermedad, lo cual puede hacer que el paciente pierda la consciencia. La hiperventilación en situaciones de ansiedad puede reducir el flujo cerebral por disminución de la concentración de dióxido de carbono en la sangre.

CAMBIO EN LA VISCOSIDAD SANGUÍNEA

En la policitemia rubra vera, el flujo cerebral está considerablemente más reducido como consecuencia del aumento de la viscosidad de la sangre.

SÍNDROME DEL SENO CAROTÍDEO

El seno carotídeo, situado en el extremo proximal de la arteria carótida interna, es muy sensible a los cambios en la presión sanguínea arterial. La distensión de las paredes arteriales produce una reducción refleja de la frecuencia cardíaca y caída de la presión arterial. Esto se produce como consecuencia de un aumento en el número de impulsos nerviosos que pasan a través del nervio del seno, un ramo del nervio glosofaríngeo, que se conecta con los centros cardioinhibidor y vasomotor. La hipersensibilidad del reflejo o la presión externa pueden hacer que la presión arterial caiga bruscamente y produzca isquemia cerebral y pérdida de la consciencia.

CARDIOPATÍA

Cualquier patología cardíaca grave, como la trombosis coronaria, la fibrilación auricular o el bloqueo cardíaco, que resultan en una caída marcada en el gasto cardíaco, darán lugar a un descenso grave de la presión arterial general y a una reducción en el flujo sanguíneo cerebral.

ENFERMEDADES DE LAS PAREDES ARTERIALES

La causa más frecuente de estenosis de la luz de las arterias que irrigan al encéfalo es la ateromatosis. Esta enfermedad puede afectar a las principales arterias que irrigan el encéfalo en su trayecto a lo largo del cuello, así como en su trayecto por el cráneo. Además, la afectación de la circulación cerebral puede empeorar por un episodio de trombosis coronaria, con su hipotensión asociada, por un choque debido a una intervención quirúrgica, por anemia grave, o incluso por rotación de la cabeza con presión externa sobre las arterias carótidas.

La degeneración ateromatosa de las arterias cerebrales se produce con mayor frecuencia en las personas de mediana edad o de edad avanzada, y a menudo se complica con diabetes e hipertensión. Cuando finalmente se produce el bloqueo de una arteria, el efecto depende del tamaño y de la localización del vaso. Las células nerviosas y sus fibras degenerarán en la zona avascular, y la neuroglía que la rodea prolifera e invade la zona. En los pacientes con una estenosis generalizada de las arterias cerebrales sin bloqueo de una arteria única, el cerebro puede sufrir una atrofia difusa. Hay que recordar que una arteria ateromatosa muy estrecha puede bloquearse con un trombo, lo que cierra completamente la luz.

ENFERMEDADES QUE PRODUCEN BLOQUEO DE LA LUZ ARTERIAL

La embolia de una arteria cerebral puede producirse de dos formas: 1) un trombo (lo más frecuente) o 2) un émbolo graso. El trombo puede producirse en cualquier parte del recubrimiento endotelial desde el lado izquierdo del corazón a los grandes vasos de los que se originan las arterias cerebrales.

Un lugar habitual de origen es una placa ateromatosa de la carótida interna, la carótida común o la arteria vertebral. Otra zona puede ser el lugar de una endocarditis en la válvula aórtica o mitral, o en el endocardio en la zona de un infarto de miocardio tras una trombosis coronaria. En las mujeres, la trombosis cerebral es más frecuente entre las que toman anticonceptivos orales, especialmente aquellas que toman la combinación de dosis altas de estrógenos y de progesterona.

La embolia grasa suele producirse después de fracturas graves de uno de los huesos largos. Los émbolos grasos de la médula amarilla macerada penetran en las venas nutricias, pasan a través de la circulación pulmonar y terminan bloqueando múltiples pequeñas arterias cerebrales terminales.

Aneurismas cerebrales

Los aneurismas congénitos se producen con mayor frecuencia en el lugar en el que dos arterias se unen en el círculo arterial cerebral de Willis. En este punto, existe una deficiencia en la túnica media, y esto se complica con el desarrollo de ateromatosis, lo que debilita la pared arterial y produce una dilatación local. Los aneurismas pueden presionar las estructuras vecinas, como el nervio óptico o los pares craneales tercero, cuarto y sexto, y provocar síntomas o signos, o pueden romperse bruscamente en el espacio subaracnoideo. En este último caso, se puede producir una cefalea brusca, seguida de confusión. La muerte puede ocurrir rápidamente, o el paciente puede sobrevivir a la primera hemorragia sólo para morir semanas o días después. La colocación de un clip o la ligadura del cuello del aneurisma ofrecen la mejor posibilidad de recuperación.

Otros tipos de aneurismas son infrecuentes e incluyen los debidos al debilitamiento de la pared arterial después del alojamiento de un émbolo séptico; los debidos al daño de la carótida interna al entrar en el seno cavernoso después de una fractura de cráneo, y los que se asocian con enfermedades de la pared arterial, como la ateromatosis.

Hemorragia intracraneal

La hemorragia intracraneal puede ser consecuencia de un traumatismo o de lesiones cerebrales vasculares. Se consideran cuatro variantes: 1) epidural, 2) subdural, 3) subaracnoidea y 4) cerebral. Las hemorragias subdural y epidural se describen en la página 23. Las hemorragias epidurales y subdurales se describen en las páginas 429 y 430.

Hemorragia subaracnoidea

La hemorragia subaracnoidea suele ser consecuencia de la extravasación o rotura de un aneurisma congénito en el círculo arterial cerebral o, con menor frecuencia, de un angioma o de una contusión o laceración del encéfalo y de las meninges. Los síntomas, que son de inicio brusco, incluyen cefalea, rigidez de nuca y pérdida de la consciencia. El diagnóstico se establece mediante la tomografía computarizada (TC). Se pueden identificar las zonas de sangre densas en el espacio subaracnoideo. La extracción de líquido cerebroespinal muy hemorrágico mediante punción lumbar también es diagnóstica, pero este método ha sido sustituido por la TC.

Hemorragia cerebral

La hemorragia cerebral se debe generalmente a la rotura de una arteria ateromatosa, y es más frecuente en los pacientes con hipertensión. Suele producirse en pacientes de mediana edad, y a menudo implica la rotura de la arteria lenticuloestriada de pared fina, rama de la arteria cerebral media. Las fibras corticonucleares y corticoespinales importantes en la cápsula interna resultan dañadas, produciendo hemiplejía contralateral del cuerpo. El paciente pierde inmediatamente la consciencia, y la parálisis es evidente cuando ésta se recupera. En algunos casos, la hemorragia se abre al ventrículo lateral, dando lugar a una pérdida de consciencia más profunda y a lesiones corticoespinales en ambos lados del cuerpo. La hemorragia también puede producirse en el puente, así como en el cerebelo.

Tomografía computarizada, resonancia magnética (RM) y tomografía por emisión de positrones

La TC, la RM y la PET son técnicas indispensables para establecer el diagnóstico de las distintas formas de enfermedad cerebrovascular. El diagnóstico generalmente puede establecerse con rapidez, precisión y seguridad. Un coágulo sanguíneo intracraneal se puede reconocer por su densidad. Estas técnicas han reemplazado ampliamente a la angiografía (*véase* más adelante).

Angiografía cerebral

La angiografía cerebral se utiliza para la detección de anomalías de los vasos sanguíneos, la detección y la localización de lesiones ocupantes de espacio, como tumores, hematomas o abscesos, o la determinación del patrón vascular de tumores para ayudar al diagnóstico de su patología. Con el paciente bajo anestesia general y en decúbito supino, la cabeza se centra en el aparato de rayos X que tomará radiografías repetidas cada 2 s. Se obtienen proyecciones anteroposteriores y laterales. Se inyecta rápidamente un medio radioopaco en la luz de la arteria carótida común o de la arteria vertebral, o se introduce indirectamente en una de estas arterias a través de un catéter colocado en la arteria radial o femoral. Conforme el material radioopaco se introduce rápidamente, se toma una serie de radiografías. De esta forma, se pueden mostrar las arterias cerebrales, el llenado capilar y las venas. En las figuras 17-8 a 17-15 se muestran ejemplos de angiografías carotídeas y de arterias vertebrales de aspecto normal.

La angiografía cerebral es una técnica intravenosa que, por desgracia, tiene una morbilidad del 0.5-2.5%. La TC y la RM se deben utilizar, por lo tanto, siempre que sea posible. La PET se utiliza amliamente hoy en día.

Isquemia de médula espinal

El aporte sanguíneo a la médula espinal es sorprendentemente escaso considerando la importancia de este tejido nervioso. Las arterias espinales anterior y posterior son pequeñas y tienen un diámetro variable, y las arterias segmentarias de refuerzo varían en número y tamaño.

El tercio posterior de la médula espinal recibe su aporte arterial de las arterias espinales posteriores. Los dos tercios anteriores de la médula espinal están irrigados por la pequeña y fina arteria espinal anterior. Esta última arteria perfunde, por lo tanto, el cordón anterior de sustancia blanca, los cuernos grises anteriores y la parte anterior de los cordones blancos laterales y la raíz de los cordones posteriores.

La oclusión de la arteria espinal anterior puede producir los siguientes signos y síntomas (fig. 17-16):

1. Pérdida de la función motora (paraplejía) por debajo del nivel de la lesión, que se produce debido al daño bilateral de los fascículos corticoespinales.
2. Termoanestesia y analgesia bilateral que se produce por debajo del nivel de la lesión debido al daño bilateral de los fascículos espinotalámicos.
3. Debilidad de los músculos de las extremidades, que se puede producir por el daño de los cuernos anteriores de sustancia gris en las regiones cervical o lumbar de la médula.
4. Pérdida del control de la vejiga y del intestino, que se produce por el daño de los tractos descendentes autónomos.

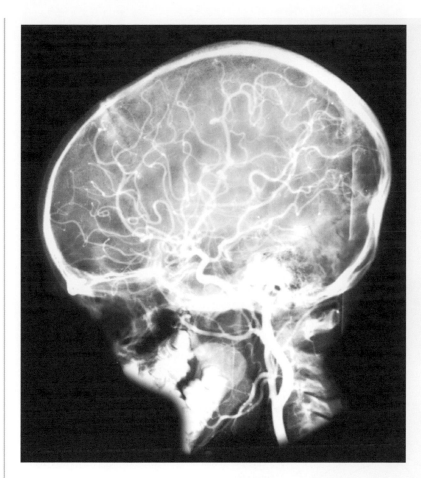

Figura 17-8 Arteriografía lateral de la carótida interna de un hombre de 20 años de edad.

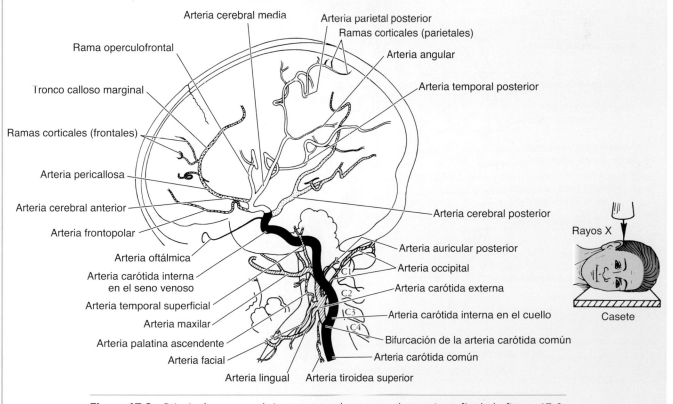

Arteria cerebral media

Rama operculofrontal

Tronco calloso marginal

Ramas corticales (frontales)

Arteria pericallosa

Arteria cerebral anterior

Arteria frontopolar

Arteria oftálmica

Arteria carótida interna en el seno venoso

Arteria temporal superficial

Arteria maxilar

Arteria palatina ascendente

Arteria facial

Arteria lingual

Arteria parietal posterior

Ramas corticales (parietales)

Arteria angular

Arteria temporal posterior

Arteria cerebral posterior

Arteria auricular posterior

Arteria occipital

Arteria carótida externa

Arteria carótida interna en el cuello

Bifurcación de la arteria carótida común

Arteria carótida común

Arteria tiroidea superior

C1

C2

C3

C4

Rayos X

Casete

Figura 17-9 Principales características que se observan en la arteriografía de la figura 17-8.

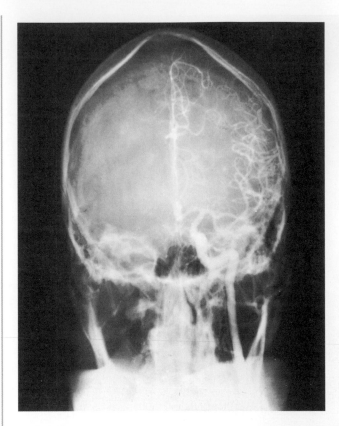

Figura 17-10 Arteriografía anteroposterior de la carótida interna de un hombre de 20 años de edad.

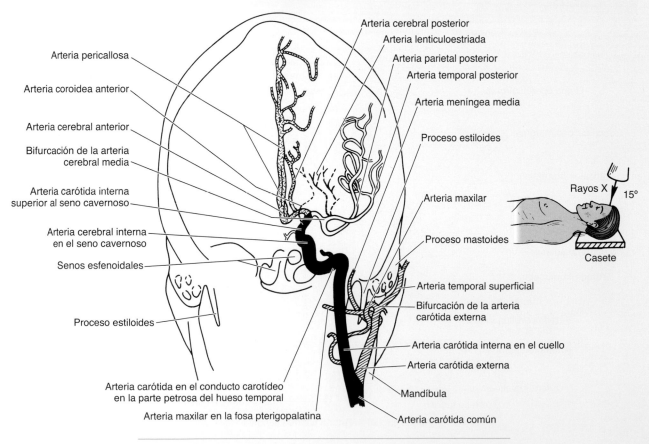

Figura 17-11 Principales características que se observan en la radiografía de la figura 17-10.

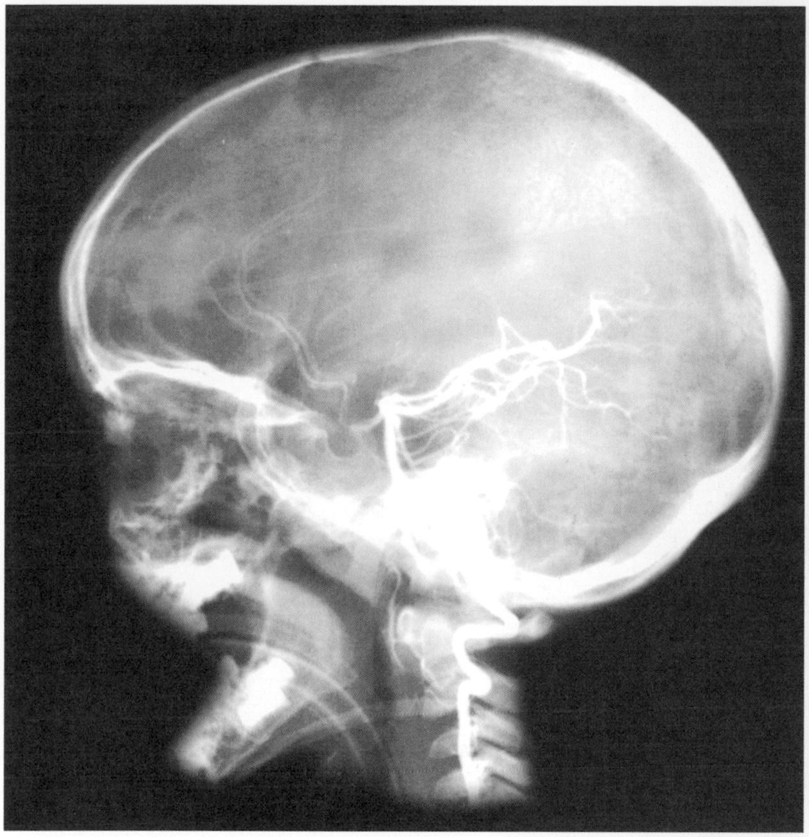

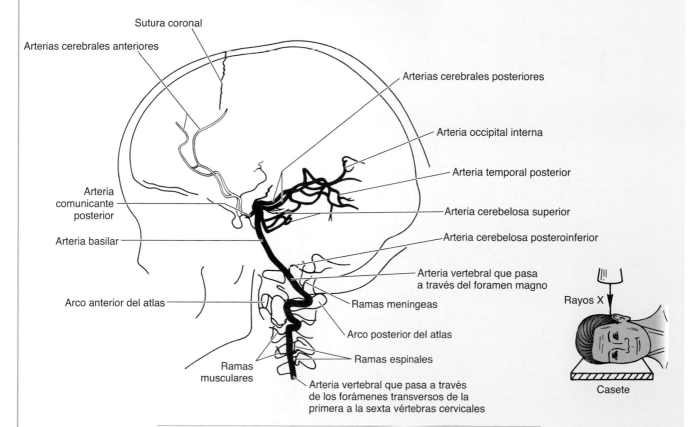

Figura 17-12 Arteriografía vertebral lateral de un hombre de 20 años de edad.

Figura 17-13 Principales características que se observan en la radiografía de la figura 17-12.

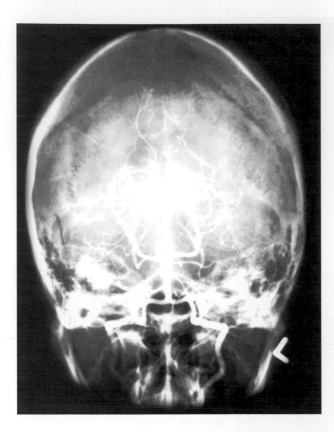

Figura 17-14 Arteriografía anteroposterior vertebral (angulada) de una mujer de 35 años de edad.

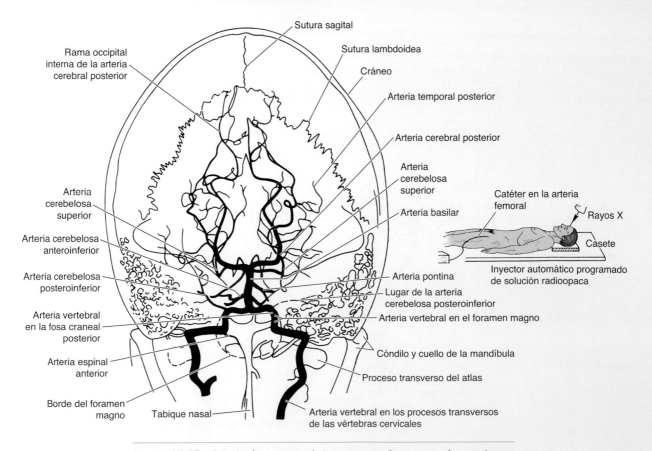

Sutura sagital

Sutura lambdoidea

Cráneo

Rama occipital interna de la arteria cerebral posterior

Arteria temporal posterior

Arteria cerebral posterior

Arteria cerebelosa superior

Arteria cerebelosa superior

Arteria basilar

Catéter en la arteria femoral

Rayos X

Casete

Arteria cerebelosa anteroinferior

Arteria pontina

Inyector automático programado de solución radioopaca

Arteria cerebelosa posteroinferior

Lugar de la arteria cerebelosa posteroinferior

Arteria vertebral en el foramen magno

Arteria vertebral en la fosa craneal posterior

Cóndilo y cuello de la mandíbula

Arteria espinal anterior

Proceso transverso del atlas

Borde del foramen magno

Tabique nasal

Arteria vertebral en los procesos transversos de las vértebras cervicales

Figura 17-15 Principales características que se observan en la arteriografía de la figura 17-14.

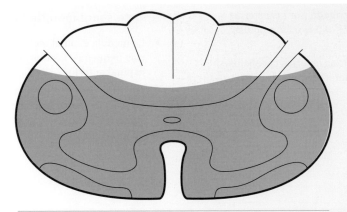

Figura 17-16   Oclusión de la arteria espinal anterior. El *color rosa* indica la región de la médula espinal afectada.

5. El sentido de la posición, vibración y tacto leve son normales al conservarse los cordones posteriores de sustancia blanca que están irrigados por las arterias espinales posteriores.

La isquemia de la médula espinal puede seguir fácilmente al daño menor de la irrigación arterial como consecuencia de procedimientos de bloqueo nervioso, cirugía aórtica o cualquier intervención con una hipotensión grave. Los segmentos torácicos cuarto y quinto de la médula son especialmente sensibles a la isquemia.

Isquemia de la médula espinal y disección de la aorta torácica

La región torácica de la médula espinal recibe sus arterias segmentarias de las arterias intercostales posteriores, que proceden directamente de la aorta torácica. En la disección de la aorta torácica, el coágulo de sangre que se expande en la pared aórtica puede bloquear los orígenes de las arterias intercostales posteriores, produciendo la isquemia de la médula espinal.

Isquemia de la médula espinal como complicación de extravasación de un aneurisma de la aorta abdominal

La región lumbar de la médula espinal recibe sus arterias segmentarias de las arterias lumbares, que son ramas de la aorta abdominal. El efecto de la presión directa sobre las arterias lumbares por un aneurisma con extravasación puede interferir en el aporte de sangre a la médula espinal.

Conceptos clave

Aporte sanguíneo encefálico

- El encéfalo recibe sangre desde dos arterias carótidas internas y dos arterias vertebrales que se encuentran dentro del líquido cerebroespinal en el espacio subaracnoideo.

- La carótida interna comienza en la bifurcación de la carótida común en el cuello, en donde cuenta con una dilatación que se denomina *seno carotídeo.*

- La carótida interna entra en el cráneo a través del conducto carotídeo del hueso temporal.

- La carótida interna termina al dividirse en las arterias cerebrales anterior y media, justo después de originar las venas oftálmica y comunicante posterior.

- Las dos arterias vertebrales entran al cráneo mediante el foramen magno después de ascender a través de los forámenes transversos de las vértebras cervicales.

- La porción craneal de la arteria vertebral se ramifica en las arterias espinal posterior, espinal anterior, cerebelosa posteroinferior, medular y meníngea.

- Las arterias vertebrales se unen para crear la arteria basilar en la superficie anterior del puente.

- La arteria basilar se divide en pontina, laberíntica, cerebelosa inferoanterior, cerebelosa superior y cerebral posterior.

- El círculo arterial cerebral se forma por la anastomosis entre las dos carótidas internas y las arterias que aportan la sangre vertebral, lo cual representa la unión de la cerebral anterior, arterias comunicantes anteriores, carótidas internas, comunicantes posteriores, cerebrales posteriores y basilar.

- El cuerpo estriado y la cápsula interna reciben sangre mediante las ramas medial y lateral de la cerebral media.

- El tálamo está irrigado de forma principal por ramas de las arterias comunicante posterior, basilar y cerebral posterior.

- El mesencéfalo está irrigado por las arterias cerebral posterior, cerebelosa superior y basilar.

- El puente recibe su aporte sanguíneo desde la basilar y las cerebelosas anteroinferior y superior.

- La médula oblongada está irrigada por las arterias vertebral, espinal anterior y posterior, cerebelosa posteroinferior y basilar.
- El cerebelo está irrigado por las arterias cerebelosa superior, cerebelosa anteroinferior y cerebelosa posteroinferior.

Aporte sanguíneo de la médula espinal

- La médula espinal recibe su aporte sanguíneo de tres arterias pequeñas: las dos arterias espinales posteriores y la espinal anterior.
- Estas arterias longitudinales son reforzadas por pequeñas arterias dispuestas en segmentos que entran en la columna vertebral a través de los forámenes intervertebrales de la columna vertebral.

? Solución de problemas clínicos

1. Un distinguido neurocirujano, mientras daba una conferencia sobre ictus (accidentes cerebrovasculares), hace la siguiente afirmación: "Se acepta de forma generalizada que no hay anastomosis de importancia clínica entre el final de las arterias terminales en la sustancia cerebral, pero existen muchas anastomosis entre las arterias grandes, tanto dentro como fuera del cráneo, y éstas pueden desempeñar un papel fundamental en la determinación de la extensión del daño cerebral en la enfermedad cerebrovascular". Comente esta afirmación y enumere las localizaciones en las que tienen lugar importantes anastomosis arteriales.

2. Durante una angiografía carotídea, el medio de contraste llenaba las arterias cerebral anterior y media, pero no era capaz de llenar la cerebral posterior. Al seguir cuidadosamente el medio de contraste, se observó que entraba en la arteria comunicante posterior, pero que no seguía más allá. Explique este fenómeno en una persona sana.

3. Un hombre de 45 años de edad ingresó en el hospital después de sufrir una pérdida de consciencia en su domicilio 3 días antes. Se hallaba en un estado de semiinconsciencia en el piso cuando lo encontró un amigo. En la exploración física, tenía una hemianopsia homónima del lado derecho, aunque la exploración exhaustiva de los campos visuales mostró que las regiones maculares eran normales. También había hemianestesia y hemianalgesia derecha, aunque el paciente se quejaba de ardor importante en la pierna derecha. Durante las primeras 24 h en el hospital, el paciente mostró una hemiparesia derecha leve de tipo flácido, que desapareció en 2 días. ¿Cuál es el diagnóstico? Sea específico al describir las ramas de la arteria que se encuentran implicadas.

4. Durante la realización de la autopsia de un paciente que había fallecido recientemente de un ictus, el patólogo hizo el comentario de que, en la ateroesclerosis de las arterias cerebrales, las placas de ateroma tendían a producirse donde se dividen las arterias principales o donde las arterias se curvan de forma brusca. Se piensa que, en estas localizaciones, los cambios de la presión del flujo pueden ser un factor para producir el proceso de la enfermedad. Usando sus conocimientos de anatomía, enumere todos los sitios que pueda en los que las principales arterias cerebrales se dividen o sufren un cambio brusco en su trayecto.

5. Tras haber examinado exhaustivamente a un paciente con un ictus, el médico se reunió con la familia para exponer la naturaleza de la enfermedad, el curso del tratamiento y el pronóstico. La hija del paciente le preguntó al médico cuál era el significado del término *ictus*, así como sus causas más frecuentes. También le preguntó por qué los hallazgos clínicos variaban tanto de un paciente a otro. Utilizando sus conocimientos de anatomía y la fisiología del torrente sanguíneo cerebral, explique por qué los pacientes con enfermedad cerebrovascular presentan esta variedad de síndromes.

6. El signo clásico de la enfermedad cerebrovascular es la hemiplejía, aunque se sabe que la mayoría de los pacientes también presentan déficit sensitivo de distintos tipos. Usando sus conocimientos sobre la distribución anatómica de las arterias cerebrales, explique los principales tipos de pérdida sensitiva que se pueden encontrar en estos pacientes.

7. Durante el análisis de los síntomas y signos de una mujer de 70 años de edad que ha sido ingresada en el hospital para el tratamiento de un ictus, una estudiante de medicina de cuarto año hizo el comentario de que estaba sorprendida de ver que muchos de los síntomas y signos eran bilaterales en esta paciente. Dijo que los tres pacientes previos que había examinado tenían sólo síntomas y signos unilaterales. Emplee sus conocimientos de neuroanatomía para explicar por qué algunos pacientes muestran signos y síntomas bilaterales, mientras que en otros el síndrome es claramente unilateral.

8. Los neurólogos hablan con frecuencia del hemisferio dominante, y si el ictus afecta a dicho hemisferio, debería uno esperar que el paciente posiblemente presente una afasia global o sensitivomotora completa. Explique este fenómeno.

9. Explique la razón de que los pacientes con una trombosis de la arteria cerebral media a menudo se presenten con hemianopsia homónima así como con hemiplejía y hemianestesia.

10. Durante el curso de neurobiología, el profesor de neuroanatomía hizo hincapié en la importancia de conocer la estructura y el aporte sanguíneo de la cápsula interna. Explicó la distribución de los tractos ascendente y descendente dentro de la cápsula, y mostró cómo se concentraban en una pequeña área entre el tálamo y el núcleo caudado medialmente y el núcleo lenticular lateralmente. Por supuesto, una interrupción de la irrigación a esta zona vital produciría unos amplios defectos neurológicos. ¿Cuál es la irrigación de la cápsula interna?

11. Un hombre de 36 años de edad visitó a su médico afirmando que se había desmayado tres veces en los últimos 6 meses en el trabajo. Durante un interrogatorio exhaustivo, el paciente señaló que, en cada ocasión, se había desmayado mientras estaba sentado en su escritorio y mientras entrevistaba al personal de su oficina; añadió que la persona a la que estaba entrevistando se sentaba en la silla que se hallaba inmediatamente a la derecha de su escritorio. Dijo que antes de cada pérdida de consciencia se sintió mareado; luego, perdió la consciencia y la recuperó en unos momentos. La tarde anterior, había tenido un mareo similar cuando giró rápidamente la cabeza a la derecha para hablar con un amigo en la calle. El médico se fijó en que el paciente llevaba un cuello rígido que estaba demasiado ajustado. Cuando el médico comentó esto, el paciente dijo que siempre llevaba este tipo de cuello para trabajar. No se encontraron signos físicos anómalos. Empleando sus conocimientos de anatomía y fisiología, ¿qué diagnóstico puede establecer?

12. Un hombre de 45 años de edad, director de una compañía, se levantó para pronunciar su discurso anual después de la cena cuando sufrió de forma repentina un dolor "insoportable y como si le aplastaran" sobre el esternón. Sintiéndose mareado y débil, se cayó en la silla. Unos pocos momentos después, perdió el conocimiento. Un comensal de la cena, quien había recibido alguna formación sobre reanimación cardiopulmonar mientras era miembro de las fuerzas armadas, se acercó y observó que el paciente había dejado de respirar. Comenzó rápidamente con la reanimación boca a boca y con el masaje cardíaco, y no paró hasta que llegó el personal de la ambulancia para llevar al paciente al hospital. El médico de la unidad de cuidados intensivos del hospital le dijo posteriormente al paciente que le había salvado la vida la rapidez y competencia del comensal de la cena. Usando sus conocimientos de neurofisiología, cuente cómo puede sobrevivir el tejido cerebral cuando se ha producido un paro cardíaco completo y se ha dejado de respirar.

13. Un hombre de 62 años de edad con antecedentes de hipertensión visitó a su médico porque el día anterior había sufrido una pérdida temporal de visión en el ojo derecho. Explicó que la pérdida de visión era parcial, y que duró alrededor de media hora. En el interrogatorio exhaustivo, el paciente admitió que había sufrido episodios similares de ceguera en el mismo ojo durante los 6 meses previos, pero que habían durado solamente unos pocos minutos. El paciente también mencionó que algunos días no podía recordar los nombres de la gente ni de las cosas. También había sufrido recientemente cefaleas hemicraneales derechas graves. Cuando se le preguntó por sus actividades, dijo que no podía caminar tan bien como lo hacía previamente, y que su pierna izquierda a veces estaba más débil y adormecida. Mientras se llevaba a cabo una exploración física cuidadosa, el médico oyó con su estetoscopio un soplo sistólico claro sobre el lado derecho del cuello. Dado que el paciente tiene una enfermedad vascular del cerebro, ¿qué arteria es probable que esté implicada en el proceso de la enfermedad? ¿Qué estudios clínicos especiales realizaría para confirmar el diagnóstico?

14. Un hombre joven, de 39 años de edad, ingresó en el hospital con antecedente de una cefalea generalizada intensa y brusca mientras trabajaba en el jardín. Se siguió, 10 min después, de una pérdida de conocimiento del paciente, que cayó al piso. Tras ser trasladado al interior y colocado en un sofá, el paciente recuperó el conocimiento, pero se hallaba confuso. Se quejaba de una cefalea muy intensa y de rigidez de nuca. La exploración física mostraba algo de rigidez en el cuello, pero nada más. Una exploración neurológica exhaustiva 3 días después mostró cierta pérdida del tono en los músculos de la pierna izquierda. Empleando sus conocimientos de anatomía, establezca el diagnóstico. ¿Cuál es la razón de la rigidez de nuca?

15. Un joven de 26 años de edad, después de salir de un bar en el que había tomado unas copas, caminaba por una carretera a la una de la madrugada, cuando fue golpeado por un automóvil que pasaba. Afortunadamente, el auto iba despacio y golpeó la cabeza del paciente en dirección oblicua. Una hora más tarde, un policía encontró al paciente inconsciente al lado del camino. La exploración física en el hospital local mostró que el paciente había recuperado el conocimiento durante unos pocos minutos, pero que rápidamente volvió a quedar inconsciente. La pupila derecha estaba dilatada, y el tono muscular de la pierna izquierda también era menor de lo normal. El signo de Babinski era positivo en el lado izquierdo. La exploración del cuero cabelludo mostró un hematoma importante sobre la sien derecha, y la radiografía lateral del cráneo mostró una fractura del ángulo anteroinferior del hueso parietal. Una TC presentó una zona densa que se extendía desde la zona anterior hasta la posterior a lo largo de la tabla interna del hueso parietal derecho. ¿Cuál es el diagnóstico? Supongamos que no estuviera disponible un equipo de TC, y que se decidiera realizar una punción lumbar; la prueba podría mostrar un aumento en la presión del líquido cerebroespinal, y el líquido estaría ligeramente teñido de sangre. Explique estos hallazgos adicionales.

16. Una mujer de 50 años de edad que se quejaba de cefalea, somnolencia y confusión visitó a su médico. En un interrogatorio exhaustivo, la paciente recordaba haberse golpeado la cabeza contra la puerta de un armario cuando se había agachado, 3 semanas antes. La TC mostraba la presencia de una gran lesión ocupante de espacio sobre el lóbulo frontal derecho del cerebro. ¿Cuál es el probable diagnóstico?

17. Un hombre de 55 años de edad con antecedentes de hipertensión perdió el conocimiento en la calle mientras iba caminando a trabajar. Experimentó una cefalea brusca e intensa. Tras 5 min, su cara comenzó a torcerse hacia el lado derecho, y su habla se volvió dificultosa. En el

ingreso en el hospital, se observó que su pierna y brazo derechos estaban más débiles que los del lado izquierdo, y los músculos se encontraban hipotónicos. Los ojos estaban desviados a la izquierda. Más adelante, el brazo y la pierna derechos mostraron una parálisis completa y eran insensibles al pinchazo de una aguja. Se encontró signo de Babinski positivo en el lado derecho. Dos horas más tarde, el paciente entró en coma profundo, con pupi-

las midriáticas (dilatadas) fijas bilaterales. Después, la respiración se volvió profunda e irregular, y el paciente murió 6 h más tarde. Empleando sus conocimientos de neuroanatomía, establezca el diagnóstico.

18. ¿Cuál es la irrigación de la médula espinal? ¿Qué zonas de la médula espinal están irrigadas por la arteria espinal anterior? ¿Cuáles son las regiones de la médula espinal más susceptibles a la isquemia?

Respuestas y explicaciones acerca de la solución de los problemas clínicos

1. Una vez que las ramas terminales de las arterias cerebrales penetran en la sustancia cerebral, no se producen más anastomosis. La obstrucción patológica de dichas arterias terminales se ve seguida rápidamente por necrosis y muerte neuronal. La neuroglía circundante suele proliferar entonces e invade la zona, produciendo una cicatriz de neuroglía o la formación de una cavidad quística. Existen las siguientes anastomosis importantes en las arterias cerebrales: 1) el círculo arterial cerebral; 2) anastomosis entre las ramas de las arterias cerebrales sobre la superficie de los hemisferios cerebrales y los hemisferios cerebelosos y 3) anastomosis entre las ramas de las arterias carótidas interna y externa: a) en el origen de la arteria carótida común, b) en la anastomosis entre las ramas de la arteria oftálmica dentro de la órbita y las arterias facial y maxilar, y c) entre las ramas meníngeas de la arteria carótida interna y la arteria meníngea media.

2. El trabajo de McDonald y Potter en 1951 mostró que la arteria comunicante posterior es el lugar en el que se juntan las corrientes de sangre de la arteria carótida interna y de las arterias vertebrales del mismo lado, y dado que sus presiones en este punto son iguales, no se mezclan. Sin embargo, en la práctica clínica, el buen llenado de la arteria cerebral posterior con material radioopaco, como se observa en la angiografía de carótida, se produce en alrededor del 25% de los pacientes. Se puede ver un llenado ligero en personas sanas. Los resultados variables pueden explicarse sobre la base de que el tamaño de las arterias que forman el polígono arterial está sujeto a una considerable variación y, en consecuencia, el torrente sanguíneo puede variar en distintas personas.

3. La oclusión de las ramas corticales de la arteria cerebral posterior izquierda dará lugar a una hemianopsia homónima del lado derecho por isquemia de la zona visual primaria en el surco calcarino. El respeto de la región macular puede explicarse por el solapamiento del aporte arterial de esta zona del lóbulo occipital por las arterias cerebrales posterior y media izquierdas. La hemianestesia del lado derecho y la presencia de un dolor importante de tipo urente en la pierna derecha se conocen clínicamente como *síndrome talámico*, y se deben a la oclusión de una de las ramas centrales de la arteria cerebral posterior izquierda que irriga los núcleos sensitivos del tálamo izquierdo. La presencia de una leve hemipare-

sia pasajera del lado derecho se podría explicar por la oclusión temporal de una rama de la arteria cerebral posterior izquierda en el lado del pedúnculo cerebral izquierdo.

4. Las placas ateromatosas tienden a producirse en las siguientes localizaciones: 1) en el seno carotídeo de la arteria carótida interna o justo más allá de la bifurcación de la arteria carótida común, 2) en la bifurcación principal de la arteria cerebral media, 3) donde las arterias vertebrales se unen para formar la arteria basilar, 4) donde la arteria cerebral anterior se curva superior y posteriormente sobre la rodilla del cuerpo calloso y 5) donde la arteria cerebral posterior pasa alrededor del lado lateral del pedúnculo cerebral.

5. Un *ictus* puede definirse como un desarrollo brusco de un déficit neurológico, generalmente asociado con el desarrollo de algún grado de hemiparesia y algunas veces acompañado de pérdida de la consciencia; suele deberse a un accidente cerebrovascular. Los síntomas y los signos dependen de la causa de la interrupción del flujo sanguíneo cerebral y del tamaño de la arteria afectada. Por ejemplo, la embolia cerebral o la hemorragia cerebral son acontecimientos bruscos, mientras que el desarrollo de ateroesclerosis en un paciente con hipertensión es un proceso lento que rápidamente empeora cuando se produce una trombosis en el lugar de la placa ateromatosa. La hemiplejía constituye el signo más frecuente, pero pueden producirse defectos sensitivos adicionales, dependiendo de la arteria obstruida. Son ejemplos la hemianestesia, la hemianopsia, la disfasia y la disartria.

6. La oclusión de la arteria cerebral media o de sus ramas puede producir, además de la parálisis de los músculos del lado contrario del cuerpo, hemianestesia contralateral debido a la isquemia del surco posterior y a la hemianopsia homónima debida a isquemia de la radiación óptica. La oclusión de la arteria cerebral anterior o de sus ramas puede producir una pérdida sensitiva contralateral en la pierna, el pie y los dedos de los pies, debido a la isquemia de la zona de la pierna de la corteza cerebral. La oclusión de la arteria cerebral posterior o de sus ramas puede producir una hemianopsia homónima contralateral debida a la isquemia de la zona visual primaria en la región del surco calcarino. Si las ramas del tálamo también se bloquean, aparecerá una hemianestesia contralateral y, posiblemente, el desarrollo de un dolor

intenso en las mismas áreas. Estos déficits sensitivos son los que se observan con mayor frecuencia. El grado de afectación sensitiva depende del tamaño y del número de ramas de la arteria ocluida.

7. La arteria carótida interna y las arterias basilares resultan igualmente afectadas por la enfermedad. La arteria carótida interna irriga predominantemente un hemisferio cerebral a través de la arteria cerebral anterior y de las ramas de la cerebral media; por lo tanto, la oclusión de la arteria carótida interna produce hemiplejía, hemianestesia y hemianopsia contralaterales, y afasia y agnosia, dependiendo de que el hemisferio dominante esté afectado. Por otra parte, la arteria basilar contribuye a la perfusión de sangre de ambos lados del encéfalo a través de las dos arterias cerebrales posteriores y de muchas ramas de ambos lados del tronco del encéfalo. En consecuencia, la obstrucción de la arteria basilar provoca una pérdida sensitiva y motora en ambos lados, así como afectación bilateral de los nervios craneales y el cerebelo.

8. El hemisferio dominante posee la función del lenguaje. En las personas diestras (y en algunas personas zurdas), el lenguaje es una función del hemisferio izquierdo. Un ictus que afecte a la arteria cerebral media del lado izquierdo será, por lo tanto, más grave que en el lado derecho, dado que afectará a la zona cortical del habla y producirá una afasia motora y sensitiva completa. En las personas que tienen un hemisferio derecho dominante, ocurre al revés.

9. La arteria cerebral media, además de dar lugar a ramas corticales, da origen a ramas centrales que irrigan parte de la rama posterior de la cápsula interna y de la radiación óptica. La oclusión de estas ramas origina una hemianopsia homónima contralateral.

10. Dado que muchos tractos ascendentes y descendentes importantes tienen un trayecto por la cápsula interna, una oclusión de su aporte sanguíneo produce un déficit neurológico extenso. La cápsula interna se encuentra irrigada por las ramas estriadas central y lateral de la arteria cerebral media y por las ramas centrales de la arteria cerebral anterior.

11. Este paciente presenta síntomas de síndrome del seno carotídeo. Para una descripción completa de este síndrome, *véase* la página 473.

12. Se ha estimado que los cambios irreversibles comienzan a producirse en el tejido del sistema nervioso alrededor de 4 min después de la detención completa del flujo cerebral (este tiempo puede ser mayor si se ha enfriado el cuerpo del paciente).

13. La afectación de la visión del ojo derecho con síntomas motores en la pierna izquierda resulta fuertemente sugerente de una oclusión parcial de la arteria carótida interna derecha. Cuando a esto se une la pérdida de memoria y un soplo sistólico sobre la arteria carótida interna derecha, el diagnóstico es casi seguro. Las cefaleas del lado derecho son síntomas habituales en esta patología. Una angiografía de la arteria carótida derecha confirmará la presencia de una estenosis crítica de la arteria carótida interna en su origen. Las mediciones oftalmodinamométricas pueden mostrar una disminución de la presión de la arteria retiniana del lado derecho debido a una reducción de la presión en la arteria oftálmica derecha.

14. Este paciente tenía un aneurisma congénito de la arteria comunicante anterior. El inicio brusco de una cefalea grave, que a menudo es tan intensa que el paciente siente como si hubiese sido golpeado en la cabeza, resulta característico de la rotura de un aneurisma congénito en el espacio subaracnoideo. La rigidez de nuca se debe a la irritación meníngea producida por la presencia de sangre en el espacio subaracnoideo. Este paciente no tenía evidencia de una presión previa sobre el nervio óptico que diera lugar a un defecto de visión unilateral, lo que a veces se produce cuando el aneurisma se halla situado en la parte anterior del círculo arterial cerebral. La pérdida de tono de los músculos de la pierna izquierda resulta difícil de explicar, aunque se puede deber al daño que provoca la hemorragia brusca situada en el espacio subaracnoideo en el hemisferio cerebral derecho.

15. Este paciente tenía una hemorragia extradural del lado derecho, debida a la fractura de la región anterior del hueso parietal, que ha roto la división anterior de la arteria meníngea media derecha. El antecedente de que este paciente fue encontrado inconsciente y de que después recuperó la consciencia durante un tiempo para luego volver a quedar inconsciente es un hallazgo característico. El traumatismo inicial generalmente es responsable de una pérdida inicial de la consciencia. La recaída en el estado de inconsciencia se debe a un gran coágulo de sangre a baja presión que comprimía la capa meníngea de la duramadre. Esto es la causa de la midriasis en el lado derecho debido a la presión indirecta en el nervio oculomotor derecho. La presión sobre el giro precentral derecho produce hemiplejía y debilidad de la pierna izquierda; también provoca un signo de Babinski positivo en el lado izquierdo. La aparición de un gran coágulo de sangre en la cavidad intracraneal es fácilmente reconocible en la TC. La presencia de un coágulo también era la responsable de la elevación de la presión del líquido cerebroespinal. La ligera tinción de sangre del líquido obtenido a través una punción lumbar se debía a una pequeña extravasación de sangre desde el espacio extradural en el espacio subaracnoideo en el lugar de la fractura.

16. Esta paciente tenía un hematoma subdural crónico después de un traumatismo en la cabeza producido 3 semanas antes. Se desarrolló porque se rasgó una de las venas cerebrales superiores en el punto de entrada en el seno sagital superior. La sangre se acumulaba a baja presión entre la duramadre y la aracnoides. Las cefaleas, la somnolencia y la confusión se debían a un aumento de la presión intracraneal. El coágulo de sangre se puede observar fácilmente en la TC. El coágulo se extirpó satisfactoriamente a través de un orificio en el cráneo, y la paciente no presentó más síntomas.

17. El antecedente de hipertensión, el inicio brusco de cefalea muy intensa, la dificultad para hablar, la debilidad de la parte inferior de la hemicara derecha, la hemiplejía del lado derecho, el signo de Babinski positivo derecho, la hemianestesia del lado derecho y la desviación de los ojos al lado izquierdo son todos diagnósticos de un ictus que afecta al hemisferio cerebral izquierdo. En la necropsia se observó que las ramas centrales perforantes de la arteria cerebral media izquierda se hallaban extensamente afectadas por ateroesclerosis. Una de estas arterias se había roto,

dando lugar a un gran hematoma en el núcleo lenticular y en la cápsula interna izquierda. La combinación de hipertensión y de degeneración ateroesclerótica de la arteria fue la causante de la hemorragia mortal. Las pupilas fijas dilatadas, la irregularidad de la respiración y, finalmente, la muerte, se debieron al aumento de la presión intracraneal dentro del hemisferio, produciendo una compresión hacia abajo que afectaba al tronco encefálico.

18. La irrigación de la médula espinal se describe de forma exhaustiva en las páginas 471 y 472. La arteria espinal anterior irriga los dos tercios anteriores de la médula espinal. Los segmentos torácicos superior e inferior tienen un aporte relativamente escaso de sangre porque la arteria espinal anterior en esta región puede ser muy pequeña; en consecuencia, son más susceptibles a la isquemia.

 Preguntas de revisión

Instrucciones: cada uno de los apartados numerados en esta sección se acompaña de respuestas. Seleccione la letra de la respuesta CORRECTA.

1. Las siguientes afirmaciones se refieren al aporte de sangre al encéfalo:
   (a) El encéfalo recibe su aporte sanguíneo directamente de las dos arterias carótidas externas.
   (b) El círculo arterial cerebral está formado por la arteria cerebral anterior, la arteria carótida interna, la arteria cerebral posterior, la arteria basilar y las arterias comunicantes anterior y posterior.
   (c) Las arterias cerebrales no se anastomosan en la superficie del cerebro.
   (d) Existen numerosas anastomosis entre las ramas de las arterias cerebrales una vez que han penetrado en la sustancia cerebral.
   (e) La principal irrigación de la cápsula interna procede de las ramas centrales de la arteria cerebral anterior.

2. Las zonas de la corteza cerebral enumeradas a continuación reciben su aporte de sangre como se indica:
   (a) El giro precentral (área de la cara) está irrigado por la arteria cerebral media.
   (b) El surco postcentral (área de la cara) está irrigado por la arteria cerebral anterior.
   (c) La cuña está irrigada por la arteria cerebral anterior.
   (d) El surco temporal inferior está irrigado por la arteria cerebral media.
   (e) El área de Wernicke está irrigada por la arteria cerebral posterior.

3. Las arterias enumeradas a continuación proceden de las arterias principales como se indica:
   (a) La arteria oftálmica es una rama de la arteria cerebral media.
   (b) Las arterias pontinas son ramas de la arteria carótida interna.
   (c) La arteria comunicante posterior es una rama de la arteria cerebral media.
   (d) La arteria espinal posterior procede de la arteria vertebral.
   (e) La arteria cerebelosa posteroinferior es una rama de la arteria basilar.

4. Las venas enumeradas a continuación drenan en los senos venosos indicados:
   (a) Las venas cerebrales superiores drenan en el seno sagital inferior.
   (b) Las grandes venas cerebrales drenan en el seno sagital superior.
   (c) Las venas cerebrales superiores drenan en el seno sagital inferior.
   (d) Las venas espinales drenan en el plexo venoso vertebral externo.
   (e) El seno sagital inferior drena en el seno recto.

5. Las siguientes afirmaciones se refieren al torrente sanguíneo cerebral:
   (a) Las fibras posganglionares simpáticas ejercen un gran control sobre el diámetro de los vasos sanguíneos cerebrales.
   (b) Varía mucho con los cambios en la presión arterial general.
   (c) La tensión de oxígeno en la sangre cerebral no tiene efecto sobre el diámetro de los vasos sanguíneos cerebrales.
   (d) Uno de los vasodilatadores conocidos más potentes de los vasos sanguíneos cerebrales es el dióxido de carbono.
   (e) El torrente sanguíneo para una zona particular del tejido nervioso tras la oclusión de una arteria cerebral no depende de la circulación colateral.

6. Las siguientes afirmaciones se refieren a la isquemia cerebral:
   (a) La degeneración ateromatosa de una arteria cerebral no produce degeneración de las células nerviosas en la zona avascular, debido a la presencia de líquido cerebroespinal.
   (b) La función neuronal cesa una vez que el flujo sanguíneo se ha interrumpido alrededor de 10 s.
   (c) El daño cerebral irreversible comienza después de la interrupción del flujo sanguíneo durante aproximadamente 4 min.
   (d) El *shock* que se produce como consecuencia de un traumatismo físico no provoca isquemia cerebral.
   (e) Enfriar el cuerpo del paciente tras un ictus acelera la degeneración cerebral.

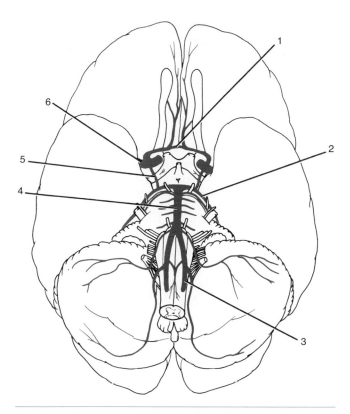

Figura 17-17   Arterias de la superficie inferior del encéfalo.

Preguntas pareadas. Instrucciones: para resolver las siguientes preguntas se utiliza como referencia la figura 17-17. Paree los números presentados a la izquierda con las letras apropiadas presentadas a la derecha. Cada letras puede seleccionarse ninguna, una o más de una vez.

7. Número 1   (a) Arteria cerebral media
8. Número 2   (b) Arteria comunicante anterior
9. Número 3   (c) Arteria cerebral posterior
10. Número 4   (d) Arteria basilar
11. Número 5   (e) Ninguna de las anteriores
12. Número 6

Instrucciones: en la siguiente pregunta, seleccione la respuesta CORRECTA.

13. Las siguientes afirmaciones se refieren a la irrigación de la médula espinal:
    (a) Las arterias espinales posteriores irrigan el tercio posterior de la médula espinal.
    (b) Las venas no se comunican con las venas del cerebro ni con los senos venosos.
    (c) La arteria radicular magna (la arteria de Adamkiewicz) procede de la región torácica superior del arco aórtico.
    (d) La arteria espinal anterior es doble, pero generalmente procede de una arteria vertebral.

(e) Las arterias espinales no están reforzadas por ramas de arterias locales.

Instrucciones: cada historia clínica continúa con preguntas. Seleccione la MEJOR respuesta.

Un hombre de 58 años de edad, mientras cenaba, se quejó bruscamente de cefalea. Momentos después, cayó hacia adelante y quedó inconsciente.

14. Al ingresar en el hospital, el médico que lo examinó encontró los siguientes signos, **excepto**:
    (a) Estaba en coma profundo, y su respiración era profunda y lenta.
    (b) La cabeza del paciente estaba girada a la izquierda.
    (c) El lado derecho de su cara estaba aplanado, y le caía saliva por la comisura derecha de la boca.
    (d) El tono muscular de las extremidades era menor en el lado derecho que en el izquierdo.
    (e) Estaban ausentes los reflejos abdominales derechos, y había una respuesta positiva de Babinski en el lado izquierdo.

15. Tres días después, el paciente recuperó la consciencia, y los signos que aparecieron fueron los siguientes, **excepto**:
    (a) El brazo derecho y, en menor medida, la pierna derecha estaban paralizados.
    (b) Los movimientos del brazo y pierna izquierdos y del lado izquierdo de la cara eran normales.
    (c) Las partes superior e inferior del lado derecho de su cara estaban paralizadas.
    (d) El paciente tenía dificultad para deglutir.
    (e) El paciente era incapaz de hablar.

16. Durante las siguientes 2 semanas, se desarrollaron los siguientes signos, **excepto**:
    (a) Los músculos de las extremidades del lado derecho se volvieron hipertónicos.
    (b) Los reflejos tendinosos del lado derecho se volvieron muy reactivos.
    (c) El paciente tenía algo de pérdida sensitiva en el lado derecho.
    (d) El paciente sufría de incontinencia urinaria.
    (e) Los músculos del lado izquierdo del cuerpo mostraban hipotonía.

17. El neurólogo encargado del paciente interpretó los hallazgos como sigue. Todas sus interpretaciones fueron correctas, **excepto**:
    (a) El inicio brusco de una cefalea intensa seguido de la pérdida de consciencia es un hallazgo habitual en los individuos con obstrucción de una arteria cerebral.
    (b) La profundidad del coma no tiene relación con la extensión de la obstrucción arterial.
    (c) La parálisis de la cara en el lado derecho indicaba la presencia de una lesión en el lado izquierdo del encéfalo.
    (d) La cabeza y los ojos del paciente estaban desviados hacia la izquierda (es decir, hacia el lado de la lesión).
    (e) La pérdida de los reflejos abdominales del lado derecho indicaban la presencia de una lesión en el lado izquierdo del encéfalo.

18. Los siguientes signos físicos y los datos anatómicos conocidos sugerían la afectación de la arteria cerebral media, **excepto**:
    (a) La parálisis del lado derecho de la cara y del brazo derecho era más grave que la de la pierna derecha.
    (b) La presencia de afasia.
    (c) Las ramas centrales de la arteria cerebral media no irrigan el núcleo lenticular, el núcleo caudado ni la cápsula interna.
    (d) La arteria cerebral media izquierda irriga toda la superficie lateral del hemisferio cerebral, excepto una franja estrecha irrigada por la arteria cerebral anterior.
    (e) La arteria cerebral posterior izquierda irriga el polo occipital y la superficie inferolateral del hemisferio cerebral.

Un hombre de 60 años ingresó en el servicio de urgencias quejándose del inicio brusco de un dolor insoportable y lacerante localizado en la parte de atrás del tórax y en la espalda. Tras una exploración física y pruebas radiológicas, se estableció el diagnóstico de disección de la aorta descendente. En pocas horas, el paciente comenzó a experimentar un dolor "en cinturón" que afectaba al cuarto dermatoma torácico en ambos lados. Más adelante, se observó que tenía termoanestesia bilateral y analgesia por debajo del nivel del cuarto dermatoma torácico. El sentido de la posición, la vibración y el tacto superficial se mantuvieron normales. Se desarrolló rápidamente parálisis espástica completa en ambas piernas.

19. El inicio brusco del dolor "en cinturón" en este paciente se debía con **mayor probabilidad** a:
    (a) Presión en los cuartos nervios espinales torácicos.
    (b) Bloqueo de los orígenes de las arterias intercostales posteriores que dan lugar a las arterias espinales segmentarias por la disección aórtica.
    (c) Molestias producidas por el crecimiento del aneurisma.
    (d) Artrosis de la columna vertebral.

20. El desarrollo de la termoanestesia y de la analgesia bilateral por debajo del nivel del cuarto segmento torácico de la médula y el posterior desarrollo de la **paraplejía podría estar causado por:**
    (a) Ausencia de circulación en las arterias espinales posteriores.
    (b) Hemorragia cerebral.
    (c) Ausencia de circulación en la arteria espinal anterior.
    (d) Colapso del cuarto cuerpo vertebral torácico.

 ## Respuestas y explicaciones a las preguntas de revisión

1. B es correcta. El círculo arterial cerebral está formado por la arteria cerebral anterior, la arteria carótida interna, la arteria cerebral posterior, la arteria basilar y las arterias comunicantes anterior y posterior (*véase* fig. 17-6). A. El cerebro recibe su sangre directamente e indirectamente desde las dos carótidas internas y las dos arterias vertebrales que se trasladan dentro del espacio subaracnoideo. C. Las arterias cerebrales se anastomosan en la superficie del encéfalo. D. No existen anastomosis entre las ramas de las arterias cerebrales una vez que han entrado en la sustancia encefálica. E. El principal aporte sanguíneo de la cápsula interna procede de las ramas centrales de la arteria cerebral media.

2. A es correcta. El giro precentral (zona de la cara) se encuentra irrigado por la arteria cerebral media (*véanse* figs. 8-5 y 17-3). B. La superficie de la cara del surco postcentral está perfundida por la arteria cerebral media. C. La cuña está irrigada por la arteria cerebral posterior (*véase* fig. 17-3). D. El surco temporal inferior se encuentra perfundida por la arteria cerebral posterior (*véase* fig. 17-3). E. La zona de Wernicke está irrigada por la arteria cerebral media.

3. D es correcta. La arteria espinal posterior procede de la arteria vertebral (*véase* fig. 17-7). A. La arteria oftálmica es una rama de la porción cerebral de la arteria carótida interna. B. Las arterias pontinas son ramas de la arteria basilar (*véase* fig. 17-2). C. La arteria comunicante posterior es una rama de la arteria carótida interna (*véase* fig. 17-2). E. La arteria cerebelosa posteroinferior es una rama de la arteria vertebral (*véase* fig. 17-2).

4. E es correcta. El seno sagital inferior drena en el seno recto (*véase* fig. 17-5). A. Las venas cerebrales superiores drenan en el seno sagital superior (*véase* fig. 17-5). B. La vena cerebral magna drena en el seno recto (*véase* fig. 17-5). C. Las venas cerebelosas superiores drenan en el seno recto, el seno transverso y el seno occipital (*véase* fig. 17-5). D. Las venas espinales drenan en el plexo venoso vertebral interno.

5. D es correcta. Uno de los vasodilatadores más potentes de los vasos sanguíneos cerebrales es el dióxido de carbono. A. Las fibras posganglionares simpáticas ejercen un control mínimo sobre el diámetro de los vasos sanguíneos cerebrales. B. El flujo sanguíneo cerebral varía sólo ligeramente con los cambios en la presión sanguínea general. C. La presión baja de oxígeno en la sangre cerebral produce la vasodilatación de los vasos sanguíneos cerebrales. E. El flujo sanguíneo de una zona particular del tejido del sistema nervioso tras la oclusión de una arteria cerebral depende de la adecuada circulación colateral.

6. C es correcta. El daño cerebral irreversible comienza tras el cese del flujo sanguíneo durante alrededor de 4 min. A. La degeneración ateromatosa de una arteria cerebral puede producir degeneración de las células nerviosas en la zona avascular y la proliferación de las células de la microglía en la zona circundante. B. La función neuronal cesa una vez que el flujo sanguíneo se ha detenido alrededor de 1 min. D. El choque que se produce como consecuencia de un traumatismo físico grave puede causar isquemia cerebral. E. El enfriamiento del cuerpo del paciente tras un ictus hace más lenta la degeneración cerebral.

Para las respuestas de las preguntas 7 a 12, estudie la figura 17-17, que muestra las arterias de la superficie inferior del encéfalo.

7. B es correcta; 1 es la arteria comunicante anterior.
8. C es correcta; 2 es la arteria cerebral posterior.
9. E es correcta; 3 es la arteria vertebral izquierda.
10. D es correcta; 4 es la arteria basilar.
11. E es correcta; 5 representa la arteria comunicante posterior (derecha).
12. A es correcta; 6 es la arteria cerebral media (derecha).
13. A es correcta. Las arterias espinales posteriores irrigan el tercio posterior de la médula espinal (p. 471). B. Las venas de la médula espinal se comunican con las venas del encéfalo y con los senos venosos. C. La arteria radicular magna (arteria de Adamkiewicz) procede de la aorta en los niveles torácico inferior o lumbar superior. D. La arteria espinal anterior es única, pero generalmente procede de ambas arterias vertebrales. E. Las arterias espinales están reforzadas por las arterias radiculares, que son ramas de las arterias locales.
14. E es la excepción. Se encontró signo de Babinski positivo en el lado derecho.
15. C es la excepción. Los músculos de la parte superior de la cara del lado derecho no están afectados por una lesión que afecte a las motoneuronas superiores del lado izquierdo del cerebro. Esto se debe al hecho de que la parte facial del núcleo del séptimo nervio craneal que controla los músculos de la parte superior de la cara recibe fibras corticonucleares desde ambos hemisferios cerebrales.
16. E es la excepción. La lesión cerebral estaba en el lado izquierdo del encéfalo, y los músculos de la pierna izquierda estaban completamente respetados por el ictus.

17. B es la excepción. La profundidad del coma depende de la extensión de la oclusión arterial.
18. C es la excepción. Las ramas centrales de la arteria cerebral media derecha irrigan los núcleos lenticular y caudado derechos y la cápsula interna derecha.
19. B es correcta. En la región torácica, las arterias intercostales posteriores proceden directamente de la aorta torácica, y pueden resultar bloqueadas por un coágulo de sangre conforme progresa la disección aórtica. Las arterias espinales segmentarias, que son ramas de las arterias intercostales posteriores, dan lugar a arterias radiculares que irrigan los nervios espinales y sus raíces. Si estas arterias se hallan comprometidas, se experimenta un dolor intenso en la distribución de los nervios espinales implicados, y de ahí el dolor "en cinturón".
20. C es correcta. La irrigación de la médula espinal es escasa, y si las arterias segmentarias que refuerzan a las arterias espinales posteriores y anteriores están afectadas, le seguirá una isquemia de la médula espinal. En este paciente, la circulación en la arteria espinal anterior cesó, y el aporte sanguíneo a los dos tercios anteriores de la médula espinal se cortó. Esto explicaría el desarrollo brusco de una termoanestesia y una analgesia bilateral (fascículos espinotalámicos en ambos cordones laterales de sustancia blanca) y paraplejía (fascículos corticoespinales en ambos cordones laterales de sustancia blanca). La conservación de la sensación de posición, vibración y tacto superficial, que tienen un trayecto por el fascículo grácil y el cuneiforme, puede explicarse por el hecho de que los cordones posteriores de sustancia blanca están irrigados por arterias espinales posteriores, en las que la circulación era adecuada.

Desarrollo del sistema nervioso

OBJETIVOS DEL CAPÍTULO

- Revisar el desarrollo del sistema nervioso.

- Conocer las relaciones entre las diferentes partes del sistema nervioso.

- Explicar cómo los diferentes tractos nerviosos se distribuyen entre las masas centrales de sustancia gris.

- Revisar las anomalías congénitas usuales del sistema nervioso.

Un pediatra estaba explorando a un niño recién nacido después de un parto dificultoso, y encontró una masa blanda y fluctuante sobre la columna vertebral, a nivel de la región lumbosacra. La masa medía alrededor de 7.5 cm de diámetro y se encontraba recubierta por una fina capa de piel intacta. La transiluminación del saco mostraba lo que parecía ser tejido nervioso sólido. Se investigó cuidadosamente la presencia de cualquier déficit neurológico, y se apreció que el niño movía normalmente ambas piernas y parecía responder bien a la estimulación dolorosa de la piel de las piernas. La exploración del esfínter anal mostró un tono normal. Se

realizó una exploración cuidadosa de otras anomalías congénitas, especialmente de hidrocefalia, sin que se detectara nada anómalo.

Se estableció el diagnóstico de mielomeningocele. En esta enfermedad existe un fallo en el desarrollo de los arcos vertebrales, con una herniación de las meninges y del tejido nervioso a través del defecto. Más tarde, el niño fue intervenido. El extremo distal de la médula espinal y la cola de caballo fueron recolocados en el conducto, reparándose el defecto vertebral. El niño tuvo una recuperación sin incidencias.

En el capítulo 1 se ha considerado el desarrollo temprano del sistema nervioso para proporcionar al lector alguna información acerca de cómo aparecen el cerebro y la médula espinal (p. 14). En este capítulo se continúa el proceso del desarrollo, siguiendo las diferentes partes del sistema nervioso a lo largo de su evolución. Se expondrá la explicación embrionaria de algunas de las anomalías congénitas más frecuentes.

MÉDULA ESPINAL

En el desarrollo temprano, el tubo neural presenta una dilatación en su extremo cefálico formando las vesículas encefálicas primarias: **vesícula del cerebro anterior** o **prosencéfalo**, la **vesícula media** o **mesencéfalo** y la **vesícula posterior** o **rombencéfalo** (fig. 18-1A). El resto del tubo se elonga y continúa con un menor diámetro y dará lugar a la **médula espinal.**

La pared del tubo neural consta de una capa única de células epiteliales columnares seudoestratificadas, denominadas *células de la matriz* o *neuroepitelio*. Esta zona gruesa del epitelio se extiende desde la cavidad del tubo hacia la periferia y se conoce como la ***zona ventricular***. Los núcleos de estas células se desplazan hacia la cavidad del tubo para dividirse y dirigirse hacia la periferia durante las fases intermitóticas

del ciclo celular (*véase* fig. 18-1C). La repetida división de las células de la matriz da lugar a un incremento en la longitud y diámetro del tubo neural. Finalmente, se forman los **neuroblastos** iniciales, y éstos terminan la diferenciación a neuronas. Estas células migran a la periferia para formar la **zona intermedia**. La zona intermedia constituirá la **sustancia gris** de la médula espinal. Ahora, los neuroblastos darán lugar a las neuronas que están conformadas por cuerpo y fibras nerviosas; éstas crecen periféricamente y originan una capa externa a la zona intermedia denominada la ***zona marginal***. Las fibras nerviosas en la zona marginal se mielinizan y dan lugar a la **sustancia blanca** de la médula espinal.

Mientras se están formando los neuroblastos, las células de la matriz también dan origen a los **astrocitos** y los **oligodendrocitos** de la neuroglía. Más adelante, las células **microgliales**, que derivan del mesénquima circundante, migran al interior de la médula en desarrollo, junto con los vasos sanguíneos. Cuando el neuroepitelio termina de formar neuronas y neuroglía, se diferencia a **células ependimarias**.

Ahora, la cavidad del tubo neural se estrecha para formar la hendidura dorsoventral con paredes laterales gruesas y unas **placas basal** y del **techo** delgadas (*véase* fig. 18-1A). La zona intermedia de la pared lateral del tubo conforma un gran engrosamiento ventral o anterior conocido como ***placa***

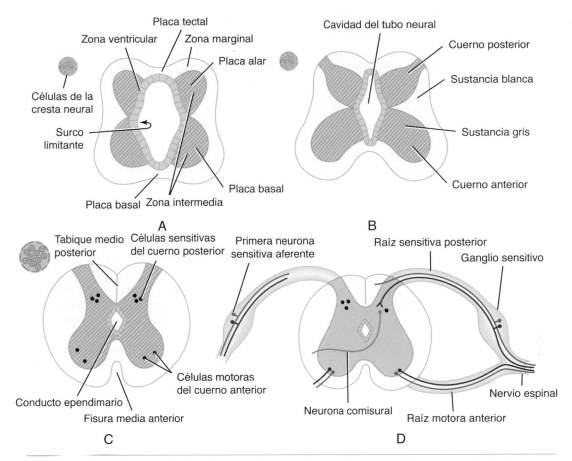

Figura 18-1 Diferentes estadios en el desarrollo de la médula espinal, mostrando las células de la cresta neural, que formarán las primeras neuronas aferentes en la vía sensitiva.

basal, y un engrosamiento posterior más pequeño denominado **placa alar**. Los neuroblastos de la placa basal formarán las células motoras de la columna o cuerno anterior, mientras que los neuroblastos de la placa alar desarrollarán las células sensitivas de la columna o cuerno posterior. La placa basal motora y la placa alar sensitiva están separadas en cada lado por el **surco limitante**. Las placas basal y del techo permanecen con espesor delgado y las células contribuyen al epéndimo.

El crecimiento continuo de las placas basales de cada lado de la línea media forma un surco longitudinal profundo denominado *fisura media anterior* (*véase* fig. 18-1C). Las placas alares también aumentan de tamaño y se extienden medialmente, comprimiendo la parte posterior de la luz del tubo neural. Finalmente, las paredes de la porción posterior del tubo se fusionan, formando el **tabique medio posterior**. La luz del tubo neural se convierte en el **conducto ependimario**.

Desarrollo posterior de las motoneuronas

El grupo medial de motoneuronas forma grandes células multipolares, cuyos axones abandonan la superficie anterior de la médula espinal para inervar la musculatura del cuerpo. En la actualidad, los investigadores se cuestionan cómo los axones de una neurona en desarrollo se guían desde sus puntos de origen hasta una diana específica. Se postula que el extremo de

crecimiento del axón posee numerosos receptores que responden a claves químicas a lo largo de su camino.

El grupo lateral de neuronas da lugar a axones que abandonarán la superficie anterior de la médula espinal como fibras autónomas preganglionares. Entre los segmentos primero torácico y segundo o tercero lumbar de la médula espinal madura, el grupo lateral de neuronas formará la columna o cuerno **gris lateral**, que representa la eferencia simpática. En conjunto, los axones que abandonan la superficie anterior de la médula espinal formarán las **raíces anteriores de los nervios espinales** (*véase* fig. 18-1D).

Desarrollo de las primeras neuronas aferentes de la vía sensitiva

Las primeras neuronas de la vía sensitiva tienen sus cuerpos celulares fuera de la médula espinal y emergen de la cresta neural (*véanse* figs. 1-16 y 18-1D). Las células de la cresta neural migran a la posición posterolateral (o dorsolateral) a cada lado de la médula espinal en desarrollo, y se segmentan en grupos celulares. Algunas de las células de cada agrupación se diferencian en neuroblastos. Cada neuroblasto desarrolla dos procesos: uno periférico y otro central. El periférico crece lateralmente para convertirse en los característicos axones de las fibras nerviosas sensitivas. Los procesos centrales, también axones, crecen en la parte posterior de la médula espinal en desarrollo y, o bien acaban en el cuerno posterior o dorsal, o bien ascienden a través de la zona marginal (sustancia blanca) hacia uno de los centros cerebrales superiores. Estos procesos centrales se asocian formando la **raíz posterior del nervio espinal** (*véase* fig. 18-1D). Los procesos periféricos se unen a la raíz anterior para formar el **nervio espinal.**

Algunas de las células de la cresta neural dan lugar a las células **capsulares** o **satélite**, las cuales rodean los cuerpos de las células nerviosas unipolares en los ganglios. Cada **ganglio espinal posterior** está formado, por lo tanto, por neuronas unipolares y células capsulares.

Desarrollo posterior de las neuronas sensitivas en el cuerno posterior de sustancia gris

Los neuroblastos que han penetrado en las placas alares desarrollan ahora procesos que entran en la zona marginal (sustancia blanca) de la médula, en el mismo lado, y ascienden o descienden a otros niveles. Otras células nerviosas envían procesos al lado opuesto de la médula a través de la placa del piso, desde donde ascienden o descienden distancias variables (fig. 18-1A).

Desarrollo de las meninges y relación de la médula espinal con la columna vertebral

La **piamadre**, la **aracnoides** y la **duramadre** se forman a partir del mesénquima que rodea el tubo neural. El **espacio subaracnoideo** se desarrolla como una cavidad en el mesénquima, que se llena de **líquido cerebroespinal** (**LCE**). El **ligamento dentado** se forma a partir de áreas de condensación del mesénquima.

Durante los primeros 2 meses de vida intrauterina, la médula espinal tiene la misma longitud que la columna vertebral. Posteriormente, la columna vertebral en desarrollo crece con mayor rapidez que la médula espinal. Por ello, en el momento del nacimiento, la terminación coccígea de la médula se encuentra a nivel de la tercera vértebra lumbar. En el adulto, el extremo inferior de la médula espinal se encuentra a nivel del borde inferior del cuerpo de la primera vértebra lumbar. Como resultado de esta desproporción en el ritmo de crecimiento de la columna vertebral en comparación con el de la médula espinal, las raíces anterior y posterior de los nervios espinales por debajo del primer segmento lumbar de la médula espinal descienden en el interior del conducto vertebral hasta que alcanzan la salida apropiada a través de los orificios intervertebrales. Por otra parte, la piamadre, que fija el extremo coccígeo de la médula espinal al cóccix, se extenderá ahora formando una fina banda fibrosa desde el final de la médula hasta el cóccix, denominándose *filum terminal*. Las raíces anteriores y posteriores de los nervios espinales siguen un trayecto oblicuo. Junto con el filum terminal, que ahora ocupa el extremo inferior del conducto vertebral, forman la **cola de caballo.**

Ahora se entiende la manera en la que la cola de caballo se encuentra incluida en el interior del espacio subaracnoideo hasta alcanzar el nivel de la segunda vértebra sacra. En esta región, por debajo del nivel del extremo distal de la médula espinal, es donde puede llevarse a cabo la punción lumbar (p. 19).

Como resultado del desarrollo de los esbozos de las extremidades durante el cuarto mes y de las neuronas sensitivas y motoras, la médula espinal se engruesa en las regiones cervical y lumbar para formar los engrosamientos **cervical** y **lumbar**.

ENCÉFALO

Una vez que ha culminado el cierre del tubo neural, las **tres vesículas primarias** (la **vesícula prosencefálica**, la **vesícula mesencefálica** y la **vesícula rombencefálica**) completan su desarrollo (fig. 18-2). La vesícula prosencefálica dará lugar al cerebro anterior (**prosencéfalo**), la vesícula mesencefálica al cerebro medio (**mesencéfalo**) y la vesícula rombencefálica al cerebro posterior (**rombencéfalo**).

Alrededor de la quinta semana, las vesículas prosencefálica y rombencefálica se dividen en dos vesículas secundarias. La vesícula prosencefálica forma el **telencéfalo**, con sus hemisferios cerebrales primitivos, y el **diencéfalo**, que desarrolla las vesículas ópticas. La vesícula rombencefálica forma el **metencéfalo**, el futuro puente (protuberancia) y el cerebelo, y el **mielencéfalo** desarrolla a la médula oblongada (bulbo raquídeo) (tabla 18-1).

El patrón básico del sistema ventricular queda, entonces, bien establecido. La cavidad de cada hemisferio cerebral se denomina *ventrículo lateral*. La cavidad del diencéfalo se conoce como *tercer ventrículo*. Con el crecimiento continuado, la cavidad de la vesícula mesencefálica se hace pequeña y forma el **acueducto mesencefálico (cerebral)**, o **acueducto de Silvio**. La cavidad de la vesícula rombencefálica forma el **cuarto ventrículo**, que se continúa con el conducto ependimario o conducto central de la médula espinal. Los ventrículos laterales se comunican con el tercer ventrículo a través de los **orificios interventriculares**. El sistema ventricular y el conducto central de la médula espinal están tapizados por epéndimo y llenos de LCE. En las fases más iniciales, el LCE situado en el interior del sistema ventricular no se comunica con el del espacio subaracnoideo.

Al inicio del desarrollo, el embrión es un disco plano y el tubo neural es recto. Más adelante, con el desarrollo del pliegue cefálico y del pliegue caudal, el tubo neural se incurva.

Médula oblongada (mielencéfalo)

Las paredes de la vesícula rombencefálica muestran inicialmente la característica organización que se observa en el tubo neural, con los engrosamientos anteriores, conocidos como *placas basales*, y los posteriores, denominados *placas alares*, que se encuentran separados por el **surco limitante** (fig. 18-3). A medida que progresa el desarrollo, las paredes laterales se desplazan lateralmente (como una almeja que se abre) a niveles más elevados por el cuarto ventrículo en expansión. Como resultado, las placas alares se sitúan lateralmente a las placas basales. Las neuronas de la placa basal forman los núcleos motores de los nervios craneales IX, X, XI y XII, y se sitúan en el piso del cuarto ventrículo, medial al surco limitante. Las neuronas de la placa alar forman los núcleos sensitivos de los nervios craneales V, VIII, IX y X y los núcleos **grácil** y **cuneiforme**. Otras células de la placa alar migran en dirección ventrolateral y forman los **núcleos olivares**.

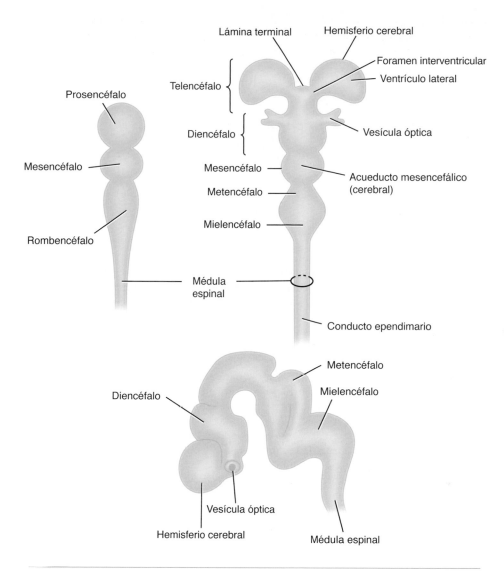

Figura 18-2   División de la vesícula prosencefálica en telencéfalo y diencéfalo, y de la vesícula rombencefálica en metencéfalo y mielencéfalo. También se muestra la manera en la que el hemisferio cerebral de cada lado se desarrolla a partir de un divertículo procedente del telencéfalo.

Tabla 18-1 Divisiones primarias del encéfalo en desarrollo

Vesícula primaria	División primaria	Subdivisión	Estructuras adultas
Vesícula prosencefálica	Prosencéfalo	Telencéfalo	Hemisferio cerebral, núcleos basales, hipocampo
		Diencéfalo	Tálamo, hipotálamo, glándula pineal, infundíbulo
Vesícula mesencefálica	Mesencéfalo	Mesencéfalo	Tectum, tegmento, pie peduncular
Vesícula rombencefálica	Rombencéfalo	Metencéfalo	Puente, cerebelo
		Mielencéfalo	Médula oblongada

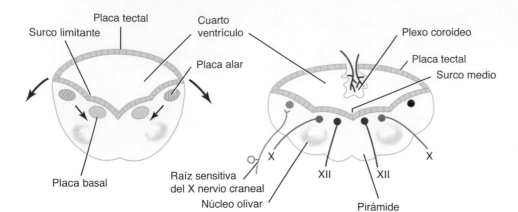

Figura 18-3 Desarrollo de la médula oblongada (mielencéfalo).

El epéndimo del techo del cuarto ventrículo está revestido por la piamadre, y las dos capas forman la tela coroidea. El mesénquima vascular que está en contacto con la superficie externa de la placa del techo forma la piamadre y las dos capas en conjunto forman la **tela coroidea**. Los brotes vasculares de la tela coroidea se proyectan en la cavidad del cuarto ventrículo para formar los **plexos coroideos**. Entre el cuarto y quinto mes, se produce la reabsorción local de la placa tectal, formándose el par de **orificios laterales** (**Luschka**) y el **orificio medio** (**Magendie**). Estos importantes orificios permiten la salida del LCE, el cual se produce en los ventrículos, hacia el espacio subaracnoideo (p. 443).

La placa inferior sigue siendo estrecha y forma la región del surco medio. En la capa marginal, sobre la cara anterior de la médula, los axones descendentes de las neuronas de las áreas motoras de la corteza cerebral (giro precentral) generan unas masas prominentes denominadas *pirámides*.

Puente (protuberancia; parte ventral del metencéfalo)

El puente surge de la parte anterior del metencéfalo (fig. 18-4), pero también recibe una contribución medular procedente de la parte alar del mielencéfalo.

Las neuronas de las placas basales forman los núcleos motores de los nervios craneales V, VI y VII. Las neuronas de la parte ventromedial de cada placa alar forman el núcleo sensitivo principal del V nervio craneal, un núcleo sensitivo del VII nervio craneal y los núcleos vestibular y coclear del VIII nervio craneal. También forman los **núcleos pontinos**. Los axones de los núcleos pontinos crecen transversalmente para penetrar en el cerebelo en desarrollo del lado opuesto, formando así las fibras **transversas pontinas** y el **pedúnculo cerebeloso medio**.

Cerebelo (parte posterior del metencéfalo)

El cerebelo está formado a partir del arco posterior de las placas alares del metencéfalo. En cada lado, las placas alares se doblan medialmente para formar los **labios rómbicos** (fig. 18-5). A medida que aumentan de tamaño, los labios se proyectan caudalmente sobre la placa tectal del cuarto ventrículo y se unen entre sí en la línea media para formar el cerebelo (figs. 18-6 y 18-5). Hacia la semana 12 puede reconocerse una pequeña porción de la línea media, el **vermis**, y dos porciones laterales, los **hemisferios del cerebelo**. Al final del cuarto mes se desarrollan unas fisuras en la superficie del cerebelo y, gradualmente, se diferencian las características láminas del cerebelo adulto.

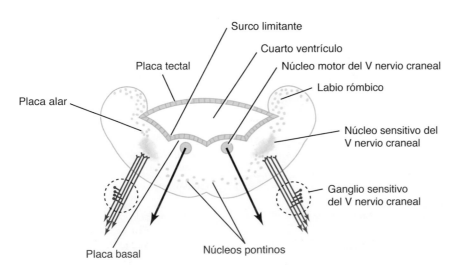

Figura 18-4 Desarrollo del puente (protuberancia) desde la parte anterior del metencéfalo.

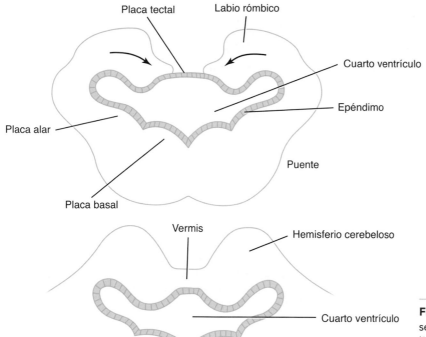

Figura 18-5 Desarrollo del cerebelo. También se muestra la fusión de los labios rómbicos en la línea media para formar el cerebelo con forma de mancuerna.

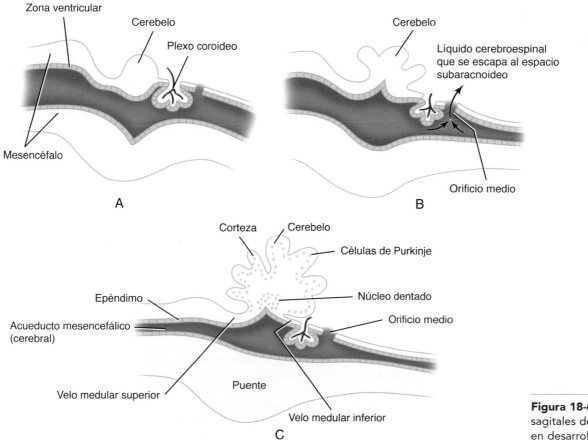

Figura 18-6 Cortes sagitales del cerebelo en desarrollo.

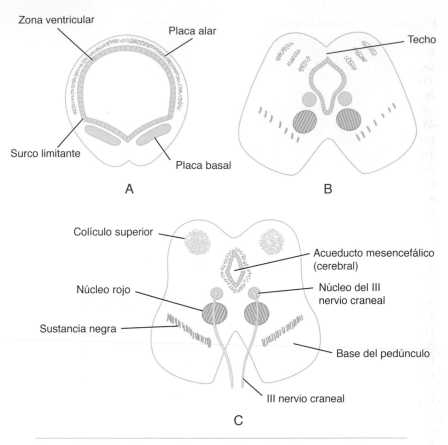

Figura 18-7 Estadios sucesivos en el desarrollo del mesencéfalo.

Los neuroblastos derivan de las células de la matriz de la zona ventricular que migran hacia la superficie del cerebelo y, finalmente, dan lugar a las neuronas que forman la **corteza del cerebelo**. Otros neuroblastos siguen cercanos a la superficie ventricular y se diferencian para formar el núcleo **dentado** y otros núcleos cerebelosos profundos. Con el posterior desarrollo, los axones de las neuronas que forman estos núcleos crecen hacia el interior del mesencéfalo (cerebro medio) para alcanzar el prosencéfalo, de modo que estas fibras formarán la parte principal del pedúnculo cerebeloso superior. Más tarde, el crecimiento de los axones de las fibras pontocerebelosas y las fibras corticopontinas conectarán la corteza cerebral con el cerebelo, formándose el pedúnculo cerebeloso medio. El pedúnculo cerebeloso inferior estará conformado principalmente por el crecimiento de los axones sensitivos procedentes de la médula espinal, núcleos vestibulares y núcleos olivares.

Mesencéfalo

El mesencéfalo se desarrolla a partir de la vesícula mesencefálica, cuya cavidad se reduce mucho para formar el **acueducto mesencefálico** (**cerebral**), o **de Silvio** (fig. 18-7). El surco limitante separa la placa alar de la placa basal a cada lado, como se ha visto en la médula espinal en desarrollo. Los neuroblastos de las placas basales se diferenciarán en las neuronas que forman los núcleos del **III** y **IV nervios craneales** y, posiblemente, el **núcleo rojo**, la **sustancia negra** y la **formación reticular**. La zona marginal de cada placa basal se engruesa considerablemente, formando las **bases de los pedúnculos**, por medio del descenso de fibras nerviosas procedentes de la corteza cerebral hasta los centros motores inferiores en el puente y la médula espinal, esto es, los **fascículos corticopontino**, **corticobulbar** y **corticoespinal**.

Las dos placas alares y la placa tectal original forman el **techo**. Los neuroblastos de las placas alares se diferencian en las neuronas sensitivas de los **colículos superior** e **inferior**. Los cuatro salientes representan los cuatro colículos que aparecen en la superficie posterior del mesencéfalo. Los colículos superiores se asocian con los reflejos visuales, y el colículo inferior con los reflejos auditivos.

Con el posterior desarrollo, las fibras del IV nervio craneal se decusan y posteriormente emergen en la superficie posterior del mesencéfalo y se decusan por completo en el velo medular superior. Las fibras del III nervio craneal emergen en la superficie anterior en los pedúnculos cerebrales.

Prosencéfalo

El prosencéfalo se desarrolla a partir de la vesícula prosencefálica. Las placas basal y del techo permanecen delgadas, mientras que las paredes laterales se engrosan de igual forma que lo hace la médula espinal en desarrollo. En un estadio inicial, aparece a cada lado del prosencéfalo un divertículo lateral denominado *vesícula óptica*. La parte del prosencéfalo que queda rostral a la vesícula óptica es el telencéfalo (fig. 18-8). Al final del desarrollo, la vesícula óptica y el tallo formarán la retina y el nervio óptico.

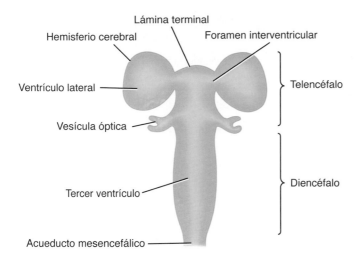

Figura 18-8 División de la vesícula prosencefálica en el telencéfalo y el diencéfalo.

Ahora, el telencéfalo desarrolla un divertículo lateral a cada lado de los hemisferios cerebrales, y su cavidad se denomina *ventrículo lateral*. Por ello, la parte anterior del tercer ventrículo estará formada por la parte medial del telencéfalo, finalizando en la **lámina terminal**, que representa el extremo rostral del tubo neural. Su apertura a cada uno de los ventrículos laterales representará los futuros **forámenes interventriculares**.

Destino del diencéfalo

La cavidad del diencéfalo forma la mayor parte del tercer ventrículo (fig. 18-8). Su techo muestra un pequeño divertículo inmediatamente anterior al mesencéfalo, que formará la **glándula pineal**. La parte restante del techo forma el **plexo coroideo del tercer ventrículo** (fig. 18-9). En la pared lateral del tercer ventrículo, surge el **tálamo** como un engrosamiento

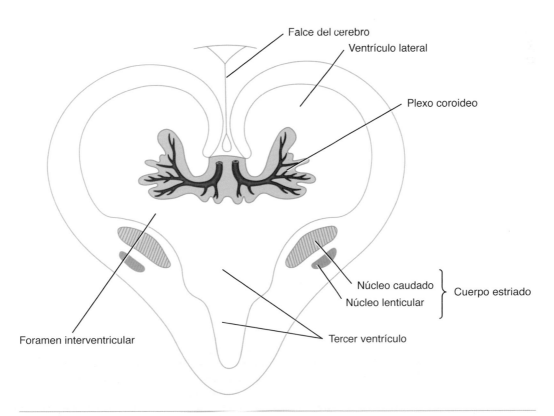

Figura 18-9 Representación esquemática de un corte coronal de los hemisferios cerebrales que muestra los plexos coroideos en desarrollo en el tercer ventrículo y los ventrículos laterales.

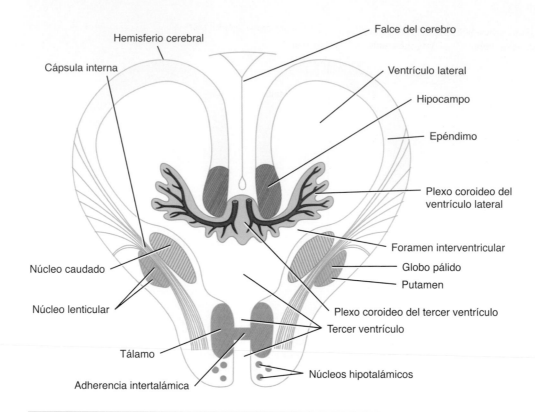

Figura 18-10 Representación esquemática de un corte coronal de los hemisferios cerebrales que muestra los plexos coroideos en el tercer ventrículo y los ventrículos laterales. También se muestran los núcleos caudado y lenticular y el tálamo. Los tractos nerviosos ascendentes y descendentes pueden apreciarse pasando entre las masas de sustancia gris para formar la cápsula interna.

de la placa alar de cada lado. En la región posterior del tálamo se desarrollan como unos brotes sólidos los **cuerpos geniculados medial** y **lateral**. Con el crecimiento continuado de los dos tálamos, la cavidad ventricular se estrecha, y en algunas personas ambos tálamos pueden llegar a unirse y fusionarse en la línea media para formar la **adherencia intertalámica** de sustancia gris, que atraviesa el tercer ventrículo (fig. 18-10).

La parte inferior de la placa alar de cada lado se diferenciará en un gran número de **núcleos hipotalámicos**. Uno de ellos se hace muy evidente en la superficie inferior del hipotálamo, y forma un engrosamiento redondeado a cada lado de la línea media, denominado **cuerpo mamilar**.

El **infundíbulo** se desarrolla como un divertículo procedente del piso del diencéfalo, y a partir de él se originará el **tallo** y la **porción nerviosa de la hipófisis**.

Destino del telencéfalo

El telencéfalo forma el extremo anterior del tercer ventrículo, que queda cerrado por la lámina terminal, mientras que el divertículo de cada lado formará los hemisferios cerebrales.

Hemisferios cerebrales

Los hemisferios cerebrales surgen al principio de la quinta semana del desarrollo. A medida que se expanden hacia arriba, sus paredes se engruesan y el foramen interventricular

se reduce de tamaño (*véanse* figs. 18-8 a 18-10). El mesénquima situado entre los hemisferios cerebrales se condensa para formar la **falce del cerebro**. A medida que progresa el desarrollo, los hemisferios cerebrales crecen y se expanden rápidamente, primero en sentido anterior para formar los **lóbulos frontales**, y después lateral y superiormente para conformar los **lóbulos parietales**. Finalmente, lo hacen posterior e inferiormente para dar lugar a los **lóbulos occipitales** y **temporales**. Como resultado de su gran expansión, los hemisferios acaban recubriendo el mesencéfalo y el rombencéfalo (fig. 18-11).

La pared medial del hemisferio cerebral permanece delgada y está constituida por células ependimarias. Esta área resulta invaginada por el mesodermo vascular, que forma el **plexo coroideo del ventrículo lateral** (*véase* fig. 18-10). El lóbulo occipital del hemisferio cerebral queda separado del cerebelo por mesénquima, que se condensa para dar origen al **tentorio (tienda) del cerebelo**.

Entre tanto, las células de la matriz que tapizan el piso de la vesícula prosencefálica proliferan produciendo un gran número de neuroblastos. Éstos forman, colectivamente, una proyección en el interior de la cavidad del ventrículo lateral denominada **cuerpo estriado** (*véase* fig. 18-9). Más tarde, éste se diferencia en dos partes: 1) la porción dorsomedial, el **núcleo caudado** y 2) la parte ventrolateral, el **núcleo lenticular**. Este último se subdivide en una parte lateral, el **putamen**, y una parte medial, el **globo pálido** (*véase* fig. 18-10). A medida

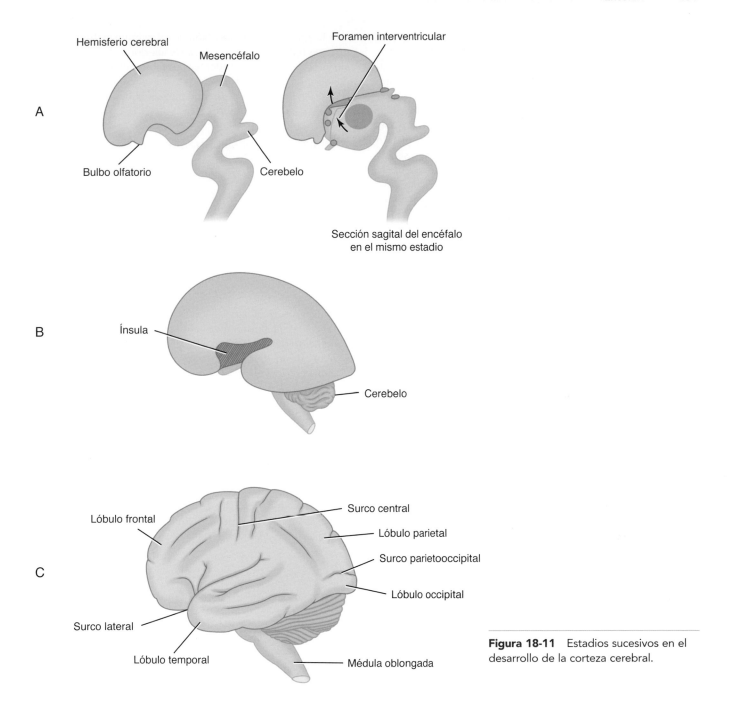

Figura 18-11 Estadios sucesivos en el desarrollo de la corteza cerebral.

que se expanden los hemisferios, su superficie medial se aproxima a la superficie lateral del diencéfalo. Así, el núcleo caudado y el tálamo se encontrarán en estrecho contacto.

En la pared de la vesícula prosencefálica se produce un engrosamiento longitudinal que protruye en el interior del ventrículo lateral, formando el **hipocampo**.

Mientras se desarrollan estas diferentes masas de sustancia gris en el interior de cada uno de los hemisferios cerebrales, las neuronas en maduración de diferentes partes del sistema nervioso envían axones, ya sea hacia o desde la corteza en fase de diferenciación. Estos axones forman los grandes **tractos ascendentes** y **descendentes** que, a medida que se desarrollan, se ven forzados a pasar entre el tálamo y el núcleo caudado medialmente y el núcleo lenticular lateral-

mente. El haz compacto de fibras ascendentes y descendentes se denomina *cápsula interna*. La **cápsula externa** está constituida por unas pocas fibras de proyección cortical que pasan lateralmente hacia el núcleo lenticular.

Corteza cerebral

A medida que se expande rápidamente el hemisferio cerebral, se hacen evidentes en su superficie los **giros**, o **circunvoluciones**, que quedan separados por **surcos**. La corteza que recubre el núcleo lenticular permanece en un área fija denominada *ínsula* (*véase* fig. 18-11B). Más tarde, esta región quedará enterrada en el **surco lateral** como resultado del sobrecrecimiento de los lóbulos adyacentes temporal, parietal y frontal.

Las células de la matriz tapizan la cavidad del hemisferio cerebral produciendo grandes cantidades de neuroblastos y de células **neurogliales** que migran hacia la zona marginal. Las restantes células de la matriz formarán, finalmente, el **epéndimo**, que tapiza los ventrículos laterales. En la duodécima semana, la corteza se hace muy celular debido a la migración de un gran número de neuroblastos. Al término, los neuroblastos se habrán diferenciado, asumiendo una disposición estratificada como resultado de la presencia de fibras entrantes y salientes. Las diferentes áreas de la corteza enseguida mostrarán tipos celulares específicos. Así, la corteza motora contiene grandes cantidades de **células piramidales** mientras que las áreas sensitivas se caracterizan principalmente por las **células granulares**.

Comisuras

La **lámina terminal**, que corresponde al extremo cefálico del tubo neural, forma un puente entre los dos hemisferios cerebrales para permitir el paso de las fibras nerviosas de un hemisferio al otro (*véase* fig. 18-8).

La **comisura anterior** es la primera que se desarrolla. Tiene un trayecto por el interior de la lámina terminal, y conecta el bulbo olfatorio y el lóbulo temporal de la corteza de un lado con las estructuras homólogas del hemisferio opuesto.

El **fórnix** es la segunda comisura que se desarrolla, y conecta la corteza del hipocampo con cada uno de los hemisferios.

El **cuerpo calloso**, la mayor y más importante comisura, es la tercera en desarrollarse. Sus primeras fibras conectan los lóbulos frontales de ambos lados y, posteriormente, los lóbulos parietales. A medida que el cuerpo calloso aumenta de tamaño debido al incremento en el número de fibras, se va arqueando hacia atrás sobre el techo del tercer ventrículo en desarrollo. El resto de la lámina terminal que se encuentra entre el cuerpo calloso y el fórnix resulta esti-

rada hasta formar un fino tabique, el **septum pellucidum**. El **quiasma óptico** se forma en la parte inferior de la lámina terminal. Contiene fibras procedentes de ambas mitades de la retina, que se cruzan en la línea media para unirse al tracto óptico del lado opuesto y, de este modo, pasar al **cuerpo geniculado lateral** y el **colículo superior**.

Mielinización del sistema nervioso central

La capa de mielina en el sistema nervioso central está producida y mantenida por los oligodendrocitos de la neuroglía (p. 54).

La mielinización de la médula espinal empieza primero en la región cervical y, desde aquí, el proceso se extiende en sentido caudal. El proceso de mielinización empieza en la médula alrededor del cuarto mes, y las fibras sensitivas son las que se mielinizan primero. Las menos mielinizadas son las fibras motoras descendentes.

La mielinización del cerebro empieza alrededor del sexto mes de vida fetal, pero se limita a las fibras de los núcleos basales. Más tarde, las fibras sensitivas que proceden de la columna vertebral se mielinizan, pero el proceso es lento. Por ello, en el momento del nacimiento, el encéfalo todavía está mayoritariamente desmielinizado. En el recién nacido, existe muy poca función cerebral. Las reacciones motoras, como la respiración, la succión y la deglución, son esencialmente reflejas. Después del nacimiento, las fibras corticomedulares, corticoespinales, tectoespinales y corticopontocerebelosas empiezan con la mielinización. Este proceso no se realiza al azar, sino que es sistemático y se presenta en diferentes fibras nerviosas en momentos específicos. Por ejemplo, las fibras corticoespinales empiezan la mielinización alrededor de 6 meses después del nacimiento, y el proceso prácticamente está completo al final del segundo año. Se considera que algunas fibras nerviosas del encéfalo y de la médula espinal no completan la mielinización hasta la pubertad.

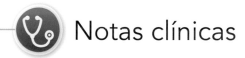 Notas clínicas

Anomalías congénitas

Prácticamente cualquier parte del sistema nervioso puede mostrar defectos del desarrollo, y éstos pueden dar lugar a una amplia variedad de signos y síntomas clínicos. Aquí sólo se expondrán los defectos habituales del sistema nervioso central. La espina bífida, la hidrocefalia y la anencefalia se presentan unas 6 veces por cada 1000 nacimientos, y constituyen las anomalías congénitas más frecuentes.

Espina bífida

En la espina bífida, no se forman los procesos espinosos ni los arcos de una o más vértebras adyacentes (fig. 18-12). Esta anomalía se produce con mayor frecuencia en las regiones torácica inferior, lumbar y sacra. Por debajo del defecto, las meninges y la médula espinal pueden, o no, estar afectadas en grados variables. La anomalía es el resultado del fallo en el desarrollo del mesénquima, que crece entre el tubo neural y la superficie

del ectodermo, y no llega a formar los arcos vertebrales en la región afectada. Los tipos de espina bífida son los siguientes:

1. **Espina bífida oculta.** Están ausentes los procesos espinosos y los arcos de una o más vértebras, habitualmente en la región lumbar, y el conducto vertebral permanece abierto por detrás. La médula espinal y las raíces nerviosas suelen ser normales. El defecto se encuentra recubierto por los músculos posvertebrales y no puede verse desde la superficie. Sobre el defecto puede existir un pequeño mechón de vello o un tumor de grasa. La mayoría de los casos son asintomáticos y se diagnostican por casualidad al realizar una radiografía de columna.
2. **Meningocele.** Las meninges se proyectan a través del defecto en los arcos vertebrales, formando una masa quística por debajo de la piel que contiene LCE y que comunica con el espacio subaracnoideo (figs. 18-13 y 18-12). La médula espinal y los nervios suelen ser normales.

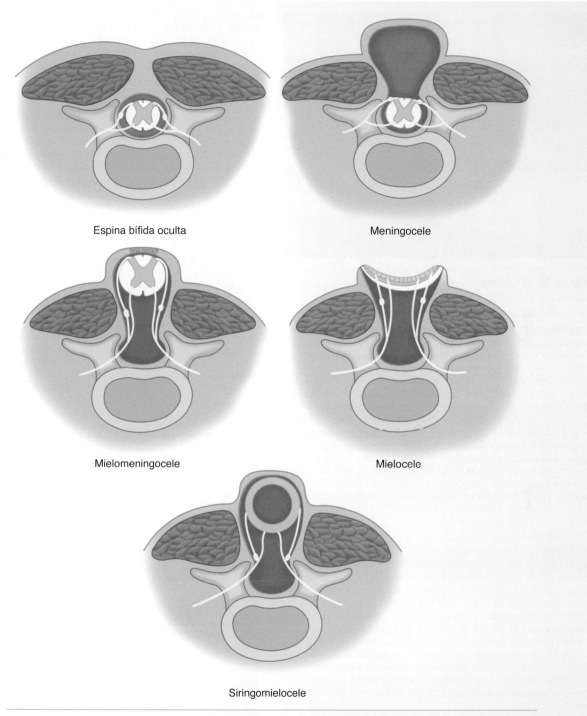

Espina bífida oculta

Meningocele

Mielomeningocele

Mielocele

Siringomielocele

Figura 18-12 Diferentes tipos de espina bífida.

3. **Mielomeningocele.** La médula espinal normal o la cola de caballo se encuentran en el interior del saco meníngeo, que las protege a través del defecto del arco posterior (*véase* fig. 18-12). La médula espinal o las raíces nerviosas se adhieren a la pared interna del saco.
4. **Mielocele.** El tubo neural no queda cerrado en la región del defecto. Se presenta un área ovalada en una superficie, la cual representa el surco neural con sus labios fusionados. El conducto ependimario exuda líquido cerebroespinal hacia la superficie.

5. **Siringomielocele.** Esta anomalía es infrecuente. Existe un mielomeningocele y, además, el conducto ependimario de la médula espinal a nivel del defecto óseo se encuentra marcadamente dilatado.

La espina bífida oculta representa el defecto más habitual. El siguiente en frecuencia es el mielocele, y muchos de los niños afectados nacen muertos. Si el niño sobrevive al nacimiento, puede producirse la muerte por infección de la médula espinal en el curso de unos pocos días.

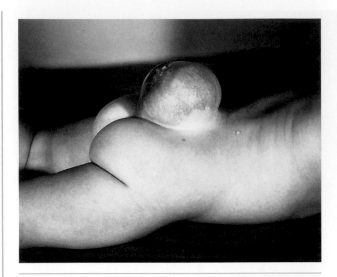

Figura 18-13 Meningocele en la región lumbosacra (cortesía de: Dr. L. Thompson).

La mayoría de los casos de espina bífida oculta no requieren tratamiento. El meningocele debe tratarse quirúrgicamente a los pocos días de vida. Los niños con mielomeningocele también deberán ser intervenidos. Se abre el saco y se liberan la médula espinal o los nervios, recolocándolos cuidadosamente en el conducto vertebral. Se suturan las meninges por encima de la médula y se aproximan los músculos posvertebrales.

Como resultado de los avances en el tratamiento médico y quirúrgico, en la actualidad sobreviven muchos niños con formas graves de espina bífida. Por desgracia, es probable que estos niños presenten discapacidades y problemas psicosociales durante el resto de su vida. Los déficits neurológicos pueden dar lugar, por sí mismos, a la deformidad de las extremidades y de la columna y a disfunción de la vejiga, del intestino y del aparato reproductor.

Hidrocefalia

La *hidrocefalia* es en un incremento anómalo del volumen de LCE en el interior del cráneo. Esta anomalía puede asociarse con la espina bífida y el meningocele. La hidrocefalia, por sí misma, puede estar causada por estenosis del acueducto mesencefálico o, con mayor frecuencia, por la sustitución de un conducto normal único por un conjunto de túbulos diminutos insuficientes. Otra causa, que es progresiva, es el crecimiento excesivo de la neuroglía alrededor del acueducto. También puede ser la causa un desarrollo inadecuado o la ausencia del foramen interventricular o de los orificios de Magendie y Luschka.

En los casos de hidrocefalia con espina bífida, puede producirse el **fenómeno de Arnold-Chiari**. Durante el desarrollo, el extremo cefálico de la médula espinal se encuentra fijado por efecto del cerebro, que se encuentra en el interior del cráneo. En presencia de espina bífida, puede ocurrir que el extremo caudal de la médula también se encuentre fijo. El crecimiento longitudinal de la columna vertebral es más rápido y de mayor magnitud que el de la médula espinal, lo que produce una tracción que tira de la médula y parte del cerebelo a través del foramen magno. Este desplazamiento inferior del cerebro posterior obstruye el flujo de LCE a través de los orificios del techo del cuarto ventrículo.

La hidrocefalia puede presentarse antes del nacimiento y, si es considerable, puede dificultar el parto. Suele detectarse durante los primeros meses de vida al apreciarse un crecimiento de la cabeza, que puede llegar a tener un tamaño enorme, midiendo a veces más de 75 cm de diámetro (fig. 18-14).

Las suturas craneales se encuentran ampliamente separadas y la fontanela anterior está muy agrandada. Las venas del cuero cabelludo se aprecian distendidas, y los ojos miran hacia abajo. Es habitual la parálisis de los nervios craneales. Los ventrículos cerebrales se dilatan marcadamente. Esta expansión ventricular se produce principalmente a expensas de la sustancia blanca, preservándose bastante las neuronas de la corteza cerebral. Por ello, la función cerebral se preserva, pero la destrucción de los fascículos, especialmente del corticomedular y corticoespinal, ocasiona una progresiva pérdida de la función motora.

Si esta anomalía se diagnostica por ecografía en el feto, es posible realizar una cirugía prenatal con la introducción de un catéter en los ventrículos encefálicos y drenar el líquido cerebroespinal en la cavidad amniótica. Si el diagnóstico se retrasa hasta después del nacimiento, el tratamiento consiste en la aplicación de un tubo de drenaje con una válvula que conecta los ventrículos con la vena yugular interna en el cuello.

Anencefalia

En la anencefalia está ausente la mayor parte del encéfalo y de la calvaria (fig. 18-15). La anomalía está ocasionada por el fracaso en el desarrollo del extremo rostral del tubo neural. Como consecuencia, la cavidad permanece abierta. En lugar de existir tejido neural normal, existe una serie de conductos vasculares de paredes finas que se parecen a los plexos coroideos, y masas desorganizadas de tejido neural. Aunque están presentes los ojos, faltan los nervios ópticos. La anomalía suele implicar a la médula espinal, y el tubo neural permanece abierto en la región cervical. La alteración suele diagnosticarse mediante ecografía o radiología antes del nacimiento. La mayoría de los niños que desarrollan anencefalia nacen muertos o mueren poco tiempo después del nacimiento.

Prevención de los defectos del tubo neural con ácido fólico

El desarrollo y cierre del tubo neural suele haberse completado en el curso de 28 días. Desde el punto de vista práctico, ello significa que los defectos del tubo neural ya han aparecido antes de que muchas mujeres sepan que están embarazadas.

Una extensa investigación ha mostrado que los factores ambientales y los factores genéticos interactúan en la etiología

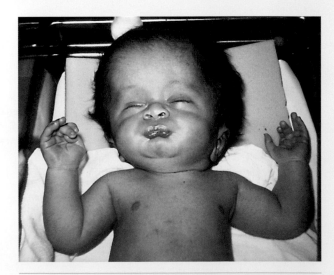

Figura 18-14 Hidrocefalia. Obsérvese el gran tamaño de la cabeza (cortesía de: Dr. G. Avery).

de los defectos del tubo neural. El riesgo aumentado de defectos neurales en el grupo socioeconómico bajo sugiere que la mala nutrición puede representar un factor importante. La investigación clínica más reciente ha identificado que el riesgo de recurrencia de defectos neurales se ve significativamente reducido en las mujeres que toman 4 000 mg de **ácido fólico** al día, en comparación con las mujeres que no lo hacen. Estudios posteriores han demostrado que las dosis diarias 10 veces menores también son eficaces para la prevención del defecto. Estos hallazgos han estimulado nuevas investigaciones para identificar las bases genéticas y bioquímicas de los defectos del tubo neural.

Dado que hasta el 50% de los embarazos en Estados Unidos no son planificados, y puesto que el tubo neural se cierra antes de que muchas mujeres sepan que se encuentran gestantes, los médicos deberían insistir en la recomendación de tomar, por lo menos, 400 mg de ácido fólico al día a aquellas mujeres con posibilidad de quedar embarazadas, preferentemente en forma de suplemento multivitamínico.

Tratamiento con células madre embrionarias de las enfermedades neurológicas

Freed y cols. (2001) publicaron el tratamiento de pacientes con enfermedad de Parkinson grave mediante el trasplante de precursores de las células nerviosas dopaminérgicas obtenidas de fragmentos de mesencéfalo aislado a partir de fetos de 7 a 8 semanas después de la concepción. Los resultados demostraron que los trasplantes sobrevivieron, produciendo cierto beneficio clínico en los pacientes más jóvenes, pero no en los mayores. Se concluyó que las células sobrevivían y se diferenciaban, como pudo observarse mediante tomografía por emisión de positrones o mediante examen histológico (*véase* fig. 10-9). Dado el gran número de pacientes con enfermedad de Parkinson en todo el mundo, es improbable que el trasplante de fragmentos embrionarios llegue a ser un tratamiento práctico.

Las células madre embrionarias tienen la propiedad única de ser capaces de dar lugar a cualquier célula de tipo adulto, incluidas las del sistema nervioso. Se ha conseguido con éxito el trasplante de células madre embrionarias en modelos animales de enfermedad de Parkinson, de enfermedad de la motoneurona y en la lesión espinal. Estos resultados tan prometedores han estimulado la imaginación de los científicos y de los pacientes. Sin embargo, la utilización de líneas celulares derivadas de células madre embrionarias humanas presenta profundos dilemas éticos.

Las células madre embrionarias derivan de las masas celulares internas del blastocisto, el estadio en el cual el embrión en desarrollo se implanta en el útero. Las células madre embrionarias fueron aisladas con éxito por primera vez por Thomson y cols. en 1998. Las células de la masa celular interna aisladas fueron cultivadas en el laboratorio. Aunque se han realizado sustanciales avances en este campo, es fundamental efectuar enormes esfuerzos para mejorar la salud de los pacientes con enfermedades neurológicas debilitantes crónicas.

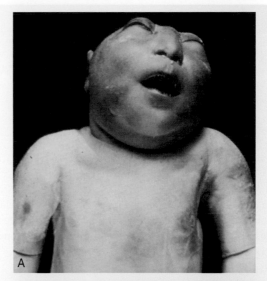

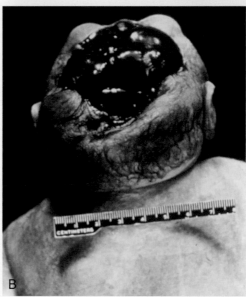

Figura 18-15   Ejemplo de anencefalia. Obsérvese que la mayor parte del cerebro y la calvaria craneal se hallan ausentes. En la vista posterior, se expone lo que queda de cerebro (cortesía de: Dr. M. Platt).

Conceptos clave

Médula espinal

- En el desarrollo temprano, el tubo neural se dilata en su porción cefálica para formar las vesículas del prosencéfalo, el mesencéfalo y el rombencéfalo. El resto del tubo neural se alarga para formar la médula espinal.

- Las células de la matriz en las paredes epiteliales del tubo neural se denominan la *zona ventricular*. Las múltiples divisiones de las células de la matriz aumentan la longitud y el diámetro del tubo neural.

- En cierto punto, emergen los neuroblastos y migran a la zona intermedia para formar la sustancia gris de la médula espinal.

- Las células de la zona intermedia producen fibras que se extienden para formar una capa externa de la zona intermedia, la cual se llama *zona marginal*. Estas fibras se mielinizan y forman la sustancia blanca de la médula espinal.

- Las células de la matriz también dan lugar a los astrocitos y los oligodendrocitos. Las células microgliales migran a su lugar desde el mesénquima.

- Las capas de las meninges se forman a partir del mesénquima que rodea el tubo neural.

Encéfalo

- Una vez que se cierra el tubo neural, las tres vesículas primarias completan su desarrollo.

- El prosencéfalo da lugar al telencéfalo, el cual madura en el hemisferio cerebral, los núcleos basales y el hipocampo; y el diencéfalo, el cual se convierte en el tálamo, el hipotálamo, la glándula pineal y el infundíbulo.

- La vesícula mesencefálica produce el tectum, el tegmento y el pie peduncular dentro del mesencéfalo.

- El rombencéfalo forma el metencéfalo, el cual contiene el puente y el cerebelo; y el mielencéfalo, que incluye la médula oblongada.

? Solución de problemas clínicos

1. Un niño de 10 años de edad cayó de su bicicleta, lastimándose la espalda. Después de una exploración física completa en urgencias, no se encontró nada anómalo. Sin embargo, en la exploración radiológica se apreció una completa ausencia de los procesos espinosos y de las láminas de la quinta vértebra lumbar. ¿Cómo se explica la presencia de este defecto óseo?

2. Una paciente de 20 años de edad dio a luz con normalidad a un niño varón. El pediatra examinó al recién nacido y encontró una gran masa en la parte baja de su espalda, sobre la cuarta y quinta vértebras lumbares. En una exploración más detenida, la cúspide de la inflamación presentaba un área oval irregular de la que rezumaba un líquido claro. Las piernas mostraban hiperextensión de las rodillas, y los pies estaban en posición de pie talo. ¿Cuál es

el diagnóstico? ¿Cómo se explica el defecto congénito de la espalda?

3. Una niña de 2 meses de edad fue llevada al pediatra porque su madre estaba preocupada por el tamaño de su cabeza. "Tiene una cabeza muy grande", decía. La exploración muestra que la cabeza es grande y con forma globular. La fotanela anterior estaba muy aumentada y se extendía posteriormente hasta la fontanela posterior, también agrandada. La cabeza aumentada contrastaba marcadamente con la cara pequeña. La exploración neurológica reveló la evidencia de atrofia óptica bilateral, y existía un tono incrementado en los músculos de ambas extremidades inferiores. ¿Cuál es el diagnóstico? ¿Cómo se explica esta anomalía congénita? ¿Cuál es el pronóstico si se deja al paciente sin tratamiento?

Respuestas y explicaciones acerca de la solución de los problemas clínicos

1. Este paciente tiene una espina bífida oculta que implica a la quinta vértebra lumbar. La anomalía es el resultado del fallo en el crecimiento del mesénquima existente entre el tubo neural y el ectodermo de superficie, por lo que no se forma el arco vertebral. Éste permanece abierto en su zona posterior. Sin embargo, el defecto ha existido desde antes del nacimiento, y no podía ser visto ni palpado en la exploración física, puesto que estaba cubierto por los músculos posvertebrales. La médula espinal y las raíces nerviosas espinales suelen ser normales. No requiere tratamiento.

2. Este niño tiene un mielocele. Además del fallo en la formación de los arcos vertebrales de la cuarta y quinta vértebras lumbares, el tubo neural no se ha cerrado en esta región. El área irregular oval apreciada en este paciente corresponde al surco neural, cuyos labios no se han unido. El conducto central está exudando líquido cerebroespinal claro en la superficie de la piel. Las deformidades de las articulaciones de las rodillas y de los pies son el resultado de una anomalía del desarrollo de la médula espinal en la región lumbar, con la consecuente interferencia en la inervación de ciertos grupos musculares en las piernas.

3. Esta niña tiene hidrocefalia. Una exploración post mórtem realizada un año después mostró que el acueducto mesencefálico no se había desarrollado con normalidad y que estaba formado por una serie de pequeños túbulos. Ello dio como resultado la excesiva acumulación de líquido cerebroespinal en el interior de los ventrículos laterales y el tercer ventrículo del encéfalo. La distensión de éstos, con el consiguiente engrosamiento del encéfalo y el aumento de la presión intracraneal, ocasionaron la separación de los huesos de la calvaria, de modo que la cabeza crecía de manera progresiva. La atrofia óptica probablemente estaba ocasionada por el estiramiento de los nervios ópticos. El aumento del tono muscular de las extremidades inferiores casi seguro era el resultado de la destrucción de los fascículos corticoespinales y otros tractos descendentes, por la presión ejercida por los ventrículos laterales en expansión. Aunque en algunos casos la cabeza deja de crecer de manera espontánea, en la mayoría de los pacientes la hidrocefalia es progresiva y, finalmente, conduce a la muerte. Puede intentarse el tratamiento quirúrgico de la hidrocefalia.

 Preguntas de revisión

Indicaciones: cada uno de los apartados numerados en esta sección se acompaña de respuestas. Seleccione la letra de la respuesta CORRECTA.

1. Las siguientes afirmaciones se refieren al tubo neural:
   (a) Está tapizado por células escamosas estratificadas.
   (b) Los neuroblastos migran medialmente para formar la zona intermedia.
   (c) La división repetida de las células de la matriz no incrementa la longitud ni el diámetro del tubo.
   (d) La zona ventricular dará lugar a la sustancia gris de la médula espinal.
   (e) Las fibras nerviosas en la zona marginal se mielinizan y dan origen a la sustancia blanca de la médula espinal.

2. Las siguientes afirmaciones hacen referencia a las células de la cresta neural:
   (a) Se forman a partir del margen medial de la placa neural.
   (b) Dan lugar a los ganglios de las raíces posteriores.
   (c) No forman las neuronas de los ganglios autónomos.
   (d) Las células de Schwann de los nervios periféricos no proceden de las células de la cresta neural.
   (e) Dan lugar a las células de la corteza suprarrenal.

3. Las siguientes afirmaciones hacen referencia a la médula espinal en desarrollo:
   (a) Las placas alares forman las neuronas en las columnas grises anteriores.

   (b) Las células nerviosas del sistema simpático no proceden de las placas basales.
   (c) En el adulto, el extremo inferior de la médula espinal se encuentra a nivel del borde inferior del cuerpo de la primera vértebra lumbar.
   (d) Al momento del nacimiento, el extremo inferior de la médula espinal se encuentra al nivel de la tercera vértebra sacra.
   (e) Las meninges que rodean la médula espinal se desarrollan a partir del endodermo.

4. Las siguientes afirmaciones hacen referencia al desarrollo del tronco del encéfalo:
   (a) El cerebelo se forma a partir de la parte dorsal de las placas alares del metencéfalo.
   (b) Las neuronas de los núcleos cerebelosos profundos derivan de las células de la matriz que tapizan la cavidad de la vesícula mesencefálica.
   (c) Los neuroblastos de las placas dorsales darán lugar a los núcleos de los nervios troclear y oculomotor.
   (d) Los neuroblastos de los colículos superior e inferior también se forman a partir de neurocitos de las placas basales.
   (e) El puente surge de la parte alar del metencéfalo, con contribuciones celulares procedentes de la parte alar del mielencéfalo.

5. Las siguientes afirmaciones hacen referencia al destino de la vesícula prosencefálica:
   (a) La vesícula óptica crece a partir de la vesícula mesencefálica.

(b) El tálamo se forma a partir de las placas alares en la pared medial del diencéfalo.

(c) La lámina terminal se forma a partir del extremo rostral del diencéfalo.

(d) La porción nerviosa de la hipófisis se forma a partir del piso del diencéfalo.

(e) Los núcleos hipotalámicos se forman a partir de las placas basales del diencéfalo.

6. Las siguientes afirmaciones hacen referencia al desarrollo de los hemisferios cerebrales:

(a) El cuerpo estriado se forma por la proliferación de las células de la matriz que tapizan el techo de la vesícula prosencefálica.

(b) El foramen interventricular se forma a partir de la cavidad del diencéfalo.

(c) El plexo coroideo del ventrículo lateral está formado por ectodermo vascular recubierto por células ependimarias.

(d) La cápsula interna está formada por los tractos ascendentes y descendentes en desarrollo que crecen entre el tálamo y el núcleo caudado medialmente y el núcleo lenticular lateralmente.

(e) Las neuronas corticales se desarrollan *in situ* y no migran lateralmente desde las células de la matriz que tapizan la cavidad del hemisferio cerebral.

7. Las siguientes afirmaciones hacen referencia al desarrollo de la mielinización del cerebro:

(a) La mielinización empieza al momento del nacimiento.

(b) Las fibras sensitivas son las últimas en mielinizarse.

(c) El proceso de mielinización es aleatorio.

(d) La mielinización de los tractos nerviosos prácticamente se ha completado al cuarto año de vida.

(e) La mielinización se lleva a cabo por los oligodendrocitos y no por las neuronas.

8. Las siguientes afirmaciones hacen referencia a la espina bífida:

(a) Es una de las anomalías congénitas más habituales del sistema nervioso central.

(b) La forma más frecuente de espina bífida es el siringomielocele.

(c) La anomalía se produce con mayor frecuencia en las regiones cervical y torácica alta.

(d) En un mielocele, el tubo neural se cierra en la región del defecto.

(e) La mayoría de los casos de espina bífida oculta requieren cirugía exploratoria.

Instrucciones: cada historia clínica continúa con preguntas. Seleccione la MEJOR respuesta.

Una niña de 6 meses fue vista por el cirujano plástico debido a una masa a nivel de la raíz nasal. La madre decía que había notado la inflamación en el momento del nacimiento y que, desde entonces, había aumentado de tamaño gradualmente.

9. El cirujano examinó a la niña y encontró los siguientes signos probables, excepto:

(a) La masa se situaba en la raíz nasal, a nivel de la línea media.

(b) La masa estaba localizada entre el hueso frontal y el nasal.

(c) La masa era fluctuante y, con una presión suave, se reducía de tamaño.

(d) La masa era pulsátil, y el pulso coincidía con el latido cardíaco.

(e) El pulso no coincidía con el pulso notado sobre la fontanela anterior del cráneo.

10. Se consultó a un neurocirujano, que encontró los siguientes posibles hallazgos adicionales, excepto:

(a) Una radiografía lateral del cráneo revelaba un defecto en los huesos membranosos que implicaba a los procesos nasales del hueso frontal.

(b) El defecto en los huesos membranosos se denomina *craneosquisis*.

(c) La anomalía se asociaba con un meningocele cefálico.

(d) Existía una hernia de las meninges a través de un defecto en el cráneo.

(e) Nunca se encuentra tejido cerebral en el interior de la hernia.

✓ Respuestas y explicaciones a las preguntas de revisión

1. E es correcta. Las fibras nerviosas de la zona marginal del tubo neural en desarrollo se mielinizan y forman la sustancia de la médula espinal. A. La pared del tubo neural está formada por una capa única de células epiteliales cilíndricas seudoestratificadas (*véase* fig. 18-1). B. Los neuroblastos migran periféricamente para formar la zona intermedia (*véase* fig. 18-1). C. La repetida división de las células de la matriz del tubo neural da lugar a un incremento en la longitud y diámetro del tubo. D. La zona intermedia del tubo neural formará la sustancia gris de la médula espinal.

2. B es correcta. Las células de la cresta neural dan lugar a los ganglios de las raíces posteriores (*véase* fig. 1-18).

A. Las células de la cresta neural se forman a partir del margen lateral de la placa neural (*véase* fig. 18-1). C. Las células de la cresta neural forman las neuronas de los ganglios autónomos (*véase* fig. 1-18). D. Las células de Schwann de los nervios periféricos se forman a partir de las células de la cresta neural (*véase* fig. 18-1). E. Las células de la cresta neural forman las células de la médula suprarrenal (*véase* fig. 18-1).

3. C es correcta. En el adulto, el extremo inferior de la médula espinal se encuentra a nivel del borde inferior del cuerpo de la primera vértebra lumbar. A. Las placas alares forman las neuronas de las columnas grises posteriores. B. Las células nerviosas de la eferencia simpática

se forman a partir de las placas basales. D. Al nacimiento, el extremo inferior de la médula espinal se sitúa al nivel de la tercera vértebra lumbar. E. Las meninges de la médula espinal se desarrollan a partir del mesénquima que rodea el tubo neural.

4. A es correcta. El cerebelo se forma a partir de la parte dorsal de las placas alares del metencéfalo (*véase* fig. 18-6). B. Las neuronas de los núcleos cerebelosos profundos derivan de las células de la matriz que tapizan la cavidad de la vesícula mesencefálica. C. Los neuroblastos de las placas basales darán lugar a los núcleos de los nervios troclear y oculomotor. D. Los neuroblastos de los colículos superior e inferior se forman a partir de los neurocitos de las placas alares (*véase* fig. 18-8). E. El puente surge de la parte anterior del metencéfalo, con contribuciones celulares procedentes de la parte alar del mielencéfalo.

5. D es correcta. La porción nerviosa de la hipófisis se forma a partir del piso del diencéfalo. A. Las vesículas ópticas crecen a partir de la vesícula prosencefálica (*véase* fig. 18-3). B. El tálamo se forma a partir de las placas alares en las paredes laterales del diencéfalo (*véase* fig. 18-10). C. La lámina terminal está formada a partir del extremo rostral del telencéfalo. E. Los núcleos hipotalámicos se forman a partir de las placas alares del diencéfalo.

6. D es correcta. La cápsula interna está formada por los tractos ascendentes y descendentes en desarrollo que crecen entre el tálamo y el núcleo caudado medialmente y el núcleo lenticular lateralmente (*véase* fig. 18-11). A. El cuerpo estriado está formado a partir de la proliferación de las células de la matriz que tapizan el piso de la vesícula prosencefálica. B. El foramen interventricular se forma por la cavidad del telencéfalo (*véase* fig. 18-11). C. El plexo coroideo del ventrículo lateral se forma por el mesénquima vascular recubierto por células ependimarias. E. Las neuronas de la corteza cerebral se desarrollan a partir de las células matriciales que tapizan la cavidad del hemisferio cerebral. Estas células producen un gran número de neuroblastos que migran al interior de la zona marginal.

7. E es correcta. En el cerebro en desarrollo, la mielinización está producida por los oligodendrocitos, no por las neuronas. A. En el cerebro en desarrollo, la mielinización empieza alrededor del sexto mes de vida. B. En el cerebro en desarrollo, las fibras sensitivas se mielinizan primero. C. La mielinización de los tractos nerviosos no es aleatoria sino sistemática, y se produce en diferentes fibras nerviosas en diferentes momentos. D. La mielinización de los tractos nerviosos se completa prácticamente al final del segundo año de vida.

8. A es correcta. La espina bífida es una de las anomalías congénitas más frecuentes del sistema nervioso central. B. La forma más frecuente de espina bífida es la oculta (*véase* fig. 18-13). C. La espina bífida se produce con mayor frecuencia en las regiones torácica inferior, lumbar y sacra. D. En un mielocele, el tubo neural no se cierra en la región del defecto (*véase* fig. 18-13). E. La mayoría de los casos de espina bífida oculta no requieren tratamiento.

9. E es la excepción. En un meningocele cefálico, el LCE en el interior de la masa se encuentra en comunicación directa con el que existe en el espacio subaracnoideo. La pulsación de la tumoración está producida por la onda de pulso generada por las arterias cerebrales a través del LCE. La onda de pulso coincidirá con el pulso palpado sobre la fontanela anterior del cráneo.

10. E es la excepción. La craneosquisis se caracteriza por un defecto en los huesos membranosos del cráneo a través del cual pueden protruir las meninges o las meninges junto con tejido neural. El defecto suele producirse en la línea media en la región occipital o entre los huesos frontal y nasal. Probablemente, la anomalía sea resultado de la formación y la separación anómalas del tubo neural desde la superficie ectodérmica del embrión.

Apéndice

DATOS NEUROANATÓMICOS DE RELEVANCIA CLÍNICA Y TÉCNICAS DE NEUROANATOMÍA CLÍNICA

Base del cráneo

La base del cráneo se extiende desde el borde inferior de la órbita, en dirección posterior, a través del margen superior del meato acústico externo. El **cerebro** se encuentra enteramente por encima de este plano basal, mientras que el **cerebelo** se sitúa en la fosa craneal posterior, por debajo del tercio posterior de la base (fig. A-1).

Falce del cerebro, seno sagital superior y fisura cerebral longitudinal entre los hemisferios cerebrales

La posición del falce del cerebro, el seno sagital superior y la fisura longitudinal cerebral entre los hemisferios cerebrales puede estimarse pasando una línea imaginaria sobre el vértice del cráneo en el plano sagital que una la raíz de la nariz con la protuberancia occipital externa.

Eminencia parietal

La *eminencia parietal* es un área elevada de la superficie lateral del hueso parietal que puede notarse alrededor de 5 cm por encima del pabellón auricular. Se encuentra cerca del límite inferior del **surco central del encéfalo**.

Pterion

El *pterion* es el punto en el que el ala mayor del hueso esfenoides se articula con el ángulo anteroinferior del hueso parietal. Se localiza a 4 cm por encima del punto medio del arco cigomático. No está marcado por una eminencia ni una depresión, pero es importante, ya que las **ramas anteriores de la arteria** y la **vena meníngea media** se sitúan por debajo de éste.

Tratamiento del hematoma intracraneal

La descompresión craneal se realiza en el paciente con antecedentes de deterioro neurológico progresivo y signos de herniación encefálica, a pesar de un adecuado tratamiento médico. La presencia de un hematoma debe confirmarse mediante tomografía computarizada (TC), siempre que sea posible.

Trépano temporal

1. Se sitúa al paciente en posición de decúbito supino, con la cabeza rotada hacia un lado, de modo que quede hacia arriba el lado en el que debe practicarse la intervención. Por ejemplo, en un paciente con una pupila midriática y fija en el lado derecho, lo cual indica una herniación del uncus derecho con presión sobre el nervio oculomotor derecho, debe pensarse que hay un hematoma en el lado derecho, por lo que hay que aplicar un trépano en ese lado.
2. Se afeita la piel temporal y se prepara para cirugía de la manera habitual.
3. Se realiza una incisión cutánea vertical de 3 cm, dos dedos por delante del trago de la oreja y tres dedos por encima de este nivel (fig. A-2).
4. Se realiza una incisión de las siguientes estructuras:
   a. Piel.
   b. Fascia superficial que contiene pequeñas ramas de la arteria temporal superficial.
   c. Fascia profunda que recubre la superficie externa del músculo temporal.
   d. Se efectúa una incisión en el músculo temporal verticalmente en dirección al periostio de la parte escamosa del hueso temporal.
   e. Se eleva el músculo temporal de su inserción en el cráneo y se coloca un separador (puede presentarse cierto sangrado muscular).
   f. Se perfora un pequeño orificio a través de la tabla externa e interna del cráneo en ángulo recto sobre la superficie del hueso. El orificio se ensancha mediante un trépano (a menos que exista un coágulo entre la tabla interna y la capa endóstica de la duramadre).
   g. La capa meníngea blanca de la duramadre es flexible y cede ligeramente con una suave presión.
   h. El agujero puede aumentarse de tamaño con una cureta, y la hemorragia procedente del díploe puede controlarse con cera para hueso.

La herida quirúrgica se cierra por capas con puntos separados, aplicados sobre el músculo temporal, sobre la fascia profunda que lo recubre y sobre el cuero cabelludo.

Trepanación de hematoma epidural

Una vez que la tabla interna de la parte escamosa del hueso temporal (o el ángulo inferior del hueso parietal) se ha perforado con un pequeño agujero y se ha aumentado con el trépano, suele reconocerse con facilidad el coágulo rojo oscuro debajo de la capa endóstica de la duramadre. Sin embargo, la presencia de sangre roja líquida significa que la arteria meníngea media o una de sus ramas continúa sangrando. La arteria meníngea se sitúa profundamente al coágulo, entre las capas endóstica y meníngea de la duramadre, bien en la sustancia de la capa endóstica, o en el interior de un túnel óseo.

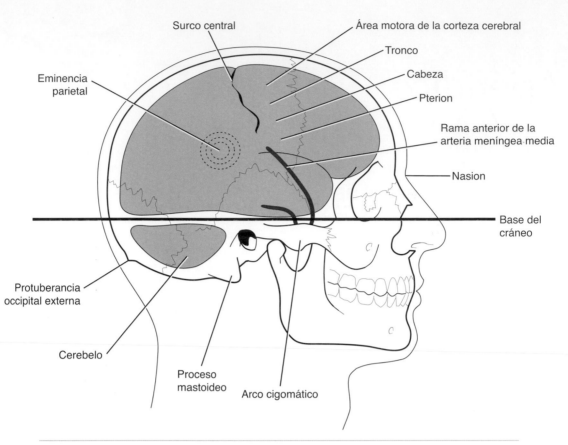

Figura A-1   Referencias en la superficie del lado derecho de la cabeza. Se muestra la relación de la arteria meníngea media y del encéfalo con la superficie del cráneo.

Trepanación de hematoma subdural

Cuando se penetra la parte escamosa del hueso temporal, como se describe previamente, la capa endóstica de la duramadre queda expuesta. En este caso, no existe sangre entre la capa endóstica y la meníngea, sino que ambas capas fusionadas de la duramadre se aprecian de color azulado oscuro. Se incide la duramadre (capa endóstica y meníngea) con cuidado para penetrar en el espacio entre la capa meníngea de la duramadre y la aracnoides. Suele fluir la sangre subdural, dejando el cerebro desprotegido en el fondo del orificio, cubierto únicamente por la aracnoides y la piamadre.

Ventriculostomía

La ventriculostomía está indicada en la hidrocefalia aguda, en la que existe una obstrucción súbita del flujo de líquido cerebroespinal.

Anatomía para la técnica de ventriculostomía

Para realizar una ventriculostomía, la aguja se inserta en el ventrículo lateral a través de un orificio de trépano, ya sea frontal o parietal. La anatomía de estos orificios de trépano ya ha sido descrita previamente. La aguja se inserta a través del orificio utilizando las siguientes referencias anatómicas:

1. **Abordaje frontal.** La aguja se inserta a través de un orificio de trépano frontal y se dirige hacia abajo y adelante, en dirección al canto interno del ojo homolateral (fig. A-3).

2. **Abordaje parietal.** La aguja se inserta a través del orificio de trépano y se dirige hacia abajo y adelante en dirección a la pupila del ojo homolateral (*véase* fig. A-3).

La aguja se inserta hasta una profundidad de aproximadamente 5.5 cm desde la abertura craneal. En los casos de hidrocefalia crónica con dilatación importante de los ventrículos, la profundidad de la penetración en la cavidad ventricular puede ser mucho menor.

Números vertebrales y segmentos medulares

En la tabla A-1 se detalla qué cuerpo vertebral se relaciona con cada segmento de la médula espinal.

Inervación segmentaria de los músculos

Es posible valorar la integridad de la inervación segmentaria de los músculos mediante la simple exploración de los reflejos musculares de un paciente.

Reflejo bicipital C5-C6 (flexión de la articulación del codo al percutir el tendón del bíceps).
Reflejo tricipital C6-C7 y C8 (extensión de la articulación del codo al percutir el tendón tricipital).
Reflejo braquiorradial C5-C6 y C7 (supinación de la articulación radiocubital al percutir la inserción del tendón braquiorradial).
Reflejos cutaneoabdominales (contracción de los músculos abdominales subyacentes mediante la estimulación

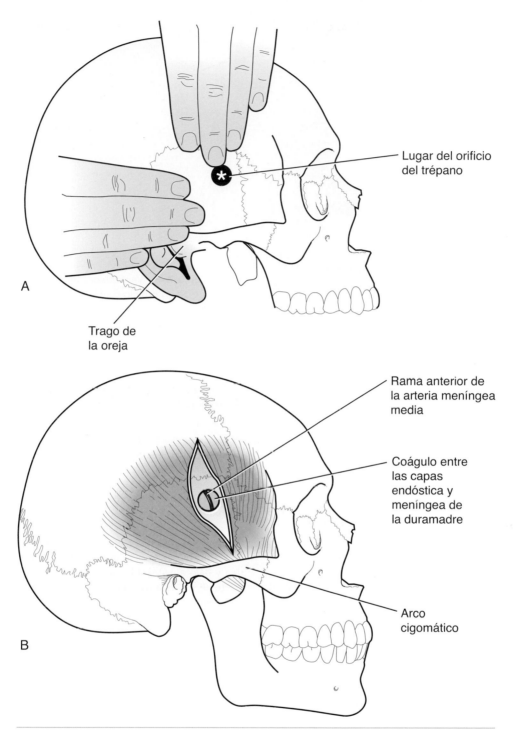

Lugar del orificio
del trépano

Trago de
la oreja

Rama anterior de
la arteria meníngea
media

Coágulo entre
las capas
endóstica y
meníngea de
la duramadre

Arco
cigomático

Figura A-2   A. Referencias superficiales para un orificio de trépano temporal. **B.** La incisión vertical pasa a través del músculo temporal hasta el hueso. La arteria meníngea media se sitúa entre las capas endóstica y meníngea de la duramadre, encontrándose inmersa en la capa endóstica, o bien, en el interior de un túnel óseo.

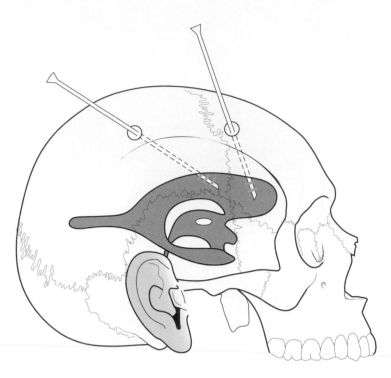

Figura A-3 Ventriculostomía. La aguja pasa a través de un orificio de trépano frontal o parietal para penetrar en el área del ventrículo lateral. Se inserta hasta una profundidad de aproximadamente 5.5 cm desde la apertura del cráneo para penetrar en el ventrículo lateral.

superficial de la piel). Reflejo cutaneoabdominal superior T6-T7; reflejo cutaneoabdominal medio T8-T9, y reflejo cutaneoabdominal inferior T10-T12.

Reflejo patelar L2, L3 y L4 (extensión de la articulación de la rodilla al percutir el tendón patelar).

Reflejo aquíleo S1 y S2 (flexión plantar de la articulación del tobillo al percutir el tendón aquíleo o calcáneo).

Relación entre las posibles hernias de discos intervertebrales y las raíces de los nervios espinales

Las relaciones para las regiones cervical y lumbar se muestran en la figura A-4.

En la tabla A-2 se presenta una correlación entre las raíces nerviosas implicadas, el dermatoma doloroso, la debilidad muscular y la desaparición o atenuación de los reflejos.

Tabla A-1 Relación de los cuerpos vertebrales con los segmentos de la médula espinal

Vértebra(s)	Segmento(s) medular(es)
Vértebras cervicales	Añadir 1
Vértebras torácicas superiores	Añadir 2
Vértebras torácicas inferiores (7-9)	Añadir 3
Décima vértebra torácica	Segmentos medulares L1-L2
Undécima vértebra torácica	Segmentos medulares L3-L4
Duodécima vértebra torácica	Segmento medular L5
Primera vértebra lumbar	Segmentos medulares sacros y coccígeos

Referencias superficiales para la realización de una punción lumbar

Para realizar una punción lumbar, se sitúa al paciente en posición de decúbito lateral o en posición sentada. Debe flexionarse el tronco hacia adelante para abrir al máximo el espacio entre las láminas adyacentes en la región lumbar. Existe un surco que recorre la línea media de la espalda sobre los procesos espinosos de las vértebras torácicas y las cuatro primeras lumbares. Los procesos se hacen más prominentes cuando se flexiona la columna. Una línea imaginaria que une los puntos más altos de las crestas ilíacas pasa sobre el proceso espinoso de la cuarta vértebra lumbar. Con una adecuada técnica aséptica y bajo anestesia local, la aguja para punción lumbar, que contiene un mandril, pasa al interior del conducto vertebral por encima o por debajo del proceso espinoso de la cuarta vértebra lumbar.

A continuación se presentan las estructuras perforadas por la aguja para punción lumbar (fig. A-5):

1. Piel
2. Fascia superficial
3. Ligamento supraespinoso
4. Ligamento interespinoso
5. Ligamento amarillo
6. Tejido areolar (que contiene el plexo venoso vertebral interno en el espacio epidural)
7. Duramadre
8. Aracnoides

La **profundidad** que debe alcanzar la aguja varía desde unos 2.5 cm o menos en los niños hasta 10 cm en los adultos obesos.

La **presión** del líquido cerebroespinal en la posición de decúbito lateral se encuentra entre 60 y 150 mm H$_2$O.

Véase la tabla 16-1 para las características físicas y la composición del líquido cerebroespinal.

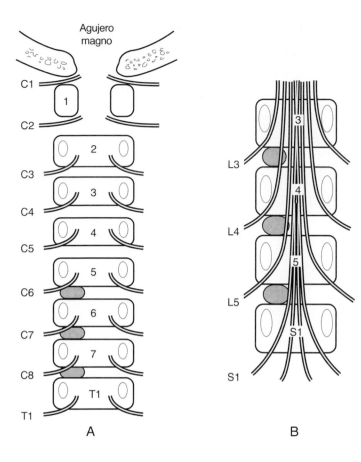

Figura A-4 A, B. Vista posterior de los cuerpos vertebrales en las regiones cervical y lumbar que muestran la relación existente entre un núcleo pulposo herniado (*rosa*) y las raíces nerviosas espinales. Obsérvese que existen ocho nervios cervicales y sólo siete vértebras cervicales. En la región lumbar, por ejemplo, las raíces nerviosas emergentes L4 pasan lateralmente cercanas a los pedículos de la cuarta vértebra lumbar, y no se relacionan con el disco intervertebral situado entre la cuarta y la quinta vértebras lumbares. La presión sobre el nervio motor L5 produce debilidad de la flexión plantar en la articulación del tobillo.

Tabla A-2 Correlación entre las raíces nerviosas afectadas, dermatomas cutáneos, debilidad muscular y la pérdida o disminución de reflejos

Lesión de la raíz	Dermatoma doloroso	Músculos inervados	Movimiento debilitado	Reflejos implicados
C5	Cara inferolateral del brazo	Deltoides y bíceps	Abducción del hombro, flexión del codo	Bíceps
C6	Cara lateral del antebrazo	Extensores radiales del carpo largo y corto	Extensión de la muñeca	Braquiorradial
C7	Dedo medio	Tríceps y flexor radial del carpo	Extensión del codo y flexión de la muñeca	Tríceps
C8	Cara medial del antebrazo	Flexores superficial y profundo de los dedos	Flexión de los dedos	Ninguno
L1	Ingle	Iliopsoas	Flexión de la cadera	Cremastérico
L2	Cara anterior del muslo	Iliopsoas, sartorio, aductores de la cadera	Flexión de la cadera, aducción de la cadera	Cremastérico
L3	Cara medial de la rodilla	Iliopsoas, sartorio, cuádriceps, aductores de la cadera	Flexión de la cadera, extensión de la rodilla, aducción de la cadera	Patelar
L4	Cara medial de la pantorrilla	Tibial anterior, cuádriceps	Inversión del pie, extensión de la rodilla	Patelar
L5	Parte lateral de la pierna y dorso del pie	Extensor largo del primer dedo, extensor largo de los dedos	Extensión de los dedos, dorsiflexión del tobillo	Ninguno
S1	Borde lateral del pie	Gastrocnemio, sóleo	Flexión plantar del tobillo	Reflejo aquíleo
S2	Parte posterior del muslo	Flexor largo de los dedos, flexor largo del primer dedo	Flexión plantar del tobillo, flexión de los dedos	Ninguno

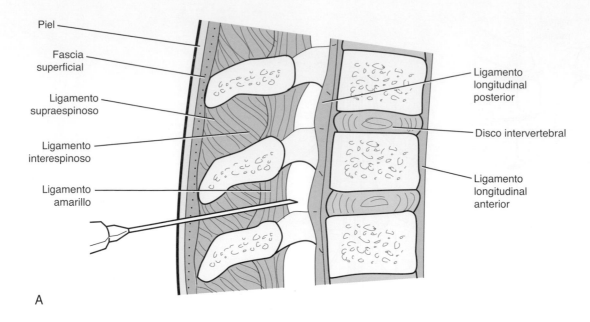

Piel

Fascia superficial

Ligamento supraespinoso

Ligamento interespinoso

Ligamento amarillo

Ligamento longitudinal posterior

Disco intervertebral

Ligamento longitudinal anterior

A

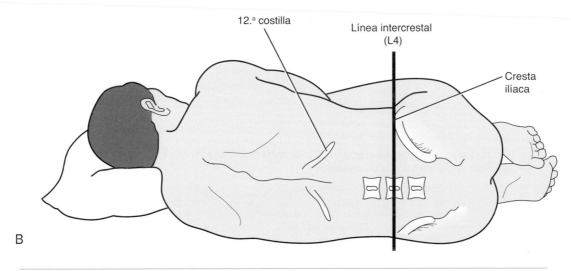

12.ª costilla

Línea intercrestal (L4)

Cresta ilíaca

B

Figura A-5 A. Estructuras que penetra la aguja para punción lumbar antes de alcanzar la duramadre. **B.** Referencias anatómicas importantes para realizar una punción lumbar. Aunque suele realizarse con el paciente en posición de decúbito lateral, con la columna bien flexionada, también puede ser colocado en posición sentada e inclinado hacia adelante.

Índice alfabético de materias

Nota: los números de páginas seguidos por *f* indican figuras. Los números de páginas seguidos por *t* indican tablas.